国家卫生健康委员会"十四五"规划教材

全国高等学校**制药工程专业第二轮**规划教材

供制药工程专业用

药物分析 第**2**版

主　编　孙立新

副主编　余江南　宋沁馨

编　者（以姓氏笔画为序）

王　新（辽宁大学药学院）　　　　宋沁馨（中国药科大学）

王　静（辽宁中医药大学）　　　　陈晓颖（广东药科大学）

冯雪松（中国医科大学）　　　　　周婷婷（中国人民解放军海军军医大学）

孙立新（沈阳药科大学）　　　　　哈　婧（河北科技大学）

李　清（沈阳药科大学）　　　　　贺怀贞（西安交通大学药学院）

吴志生（北京中医药大学）　　　　高桂花（济宁医学院）

余江南（江苏大学药学院）　　　　彭金咏（大连医科大学）

邹纯才（皖南医学院）　　　　　　蔡　圣（浙江大学药学院）

人民卫生出版社

·北京·

图书在版编目（CIP）数据

药物分析 / 孙立新主编 . —2 版 . —北京：人民
卫生出版社，2024.5
　　ISBN 978-7-117-36099-9

　　Ⅰ.①药…　Ⅱ.①孙…　Ⅲ.①药物分析 – 医学院校 –
教材　Ⅳ.①R917

　　中国国家版本馆 CIP 数据核字（2024）第 058118 号

| 人卫智网 | www.ipmph.com | 医学教育、学术、考试、健康，购书智慧智能综合服务平台 |
| 人卫官网 | www.pmph.com | 人卫官方资讯发布平台 |

药　物　分　析
Yaowu Fenxi
第 2 版

主　　编：孙立新
出版发行：人民卫生出版社（中继线 010-59780011）
地　　址：北京市朝阳区潘家园南里 19 号
邮　　编：100021
E - mail：pmph @ pmph.com
购书热线：010-59787592　010-59787584　010-65264830
印　　刷：北京汇林印务有限公司
经　　销：新华书店
开　　本：850×1168　1/16　　印张：33　　插页：1
字　　数：781 千字
版　　次：2014 年 5 月第 1 版　　2024 年 5 月第 2 版
印　　次：2024 年 6 月第 1 次印刷
标准书号：ISBN 978-7-117-36099-9
定　　价：109.00 元

出版说明

随着社会经济水平的增长和我国医药产业结构的升级,制药工程专业发展迅速,融合了生物、化学、医学等多学科的知识与技术,更呈现出了相互交叉、综合发展的趋势,这对新时期制药工程人才的知识结构、能力、素养方面提出了新的要求。党的二十大报告指出,要"加强基础学科、新兴学科、交叉学科建设,加快建设中国特色、世界一流的大学和优势学科。"教育部印发的《高等学校课程思政建设指导纲要》指出,"落实立德树人根本任务,必须将价值塑造、知识传授和能力培养三者融为一体、不可割裂。"通过课程思政实现"培养有灵魂的卓越工程师",引导学生坚定政治信仰,具有强烈的社会责任感与敬业精神,具备发现和分析问题的能力、技术创新和工程创造的能力、解决复杂工程问题的能力,最终使学生真正成长为有思想、有灵魂的卓越工程师。这同时对教材建设也提出了更高的要求。

全国高等学校制药工程专业规划教材首版于2014年,共计17种,涵盖了制药工程专业的基础课程和专业课程,特别是与药学专业教学要求差别较大的核心课程,为制药工程专业人才培养发挥了积极作用。为适应新形势下制药工程专业教育教学、学科建设和人才培养的需要,助力高等学校制药工程专业教育高质量发展,推动"新医科"和"新工科"深度融合,人民卫生出版社经广泛、深入的调研和论证,全面启动了全国高等学校制药工程专业第二轮规划教材的修订编写工作。

此次修订出版的全国高等学校制药工程专业第二轮规划教材共21种,在上一轮教材的基础上,充分征求院校意见,修订8种,更名1种,为方便教学将原《制药工艺学》拆分为《化学制药工艺学》《生物制药工艺学》《中药制药工艺学》,并新编教材9种,其中包含一本综合实训,更贴近制药工程专业的教学需求。全套教材均为国家卫生健康委员会"十四五"规划教材。

本轮教材具有如下特点:

1. 专业特色鲜明,教材体系合理　本套教材定位于普通高等学校制药工程专业教学使用,注重体现具有药物特色的工程技术性要求,秉承"精化基础理论、优化专业知识、强化实践能力、深化素质教育、突出专业特色"的原则来合理构建教材体系,具有鲜明的专业特色,以实现服务新工科建设,融合体现新医科的目标。

2. 立足培养目标,满足教学需求　本套教材编写紧紧围绕制药工程专业培养目标,内容构建既有别于药学和化工相关专业的教材,又充分考虑到社会对本专业人才知识、能力和素质的要求,确保学生掌握基本理论、基本知识和基本技能,能够满足本科教学的基本要求,进而培养出能适应规范化、规模化、现代化的制药工业所需的高级专业人才。

3. 深化思政教育，坚定理想信念　以习近平新时代中国特色社会主义思想为指导，将"立德树人"放在突出地位，使教材体现的教育思想和理念、人才培养的目标和内容，服务于中国特色社会主义事业。各门教材根据自身特点，融入思想政治教育，激发学生的爱国主义情怀以及敢于创新、勇攀高峰的科学精神。

4. 理论联系实际，注重理工结合　本套教材遵循"三基、五性、三特定"的教材建设总体要求，理论知识深入浅出，难度适宜，强调理论与实践的结合，使学生在获取知识的过程中能与未来的职业实践相结合。注重理工结合，引导学生的思维方式从以科学、严谨、抽象、演绎为主的"理"与以综合、归纳、合理简化为主的"工"结合，树立用理论指导工程技术的思维观念。

5. 优化编写形式，强化案例引入　本套教材以"实用"作为编写教材的出发点和落脚点，强化"案例教学"的编写方式，将理论知识与岗位实践有机结合，帮助学生了解所学知识与行业、产业之间的关系，达到学以致用的目的。并多配图表，让知识更加形象直观，便于教师讲授与学生理解。

6. 顺应"互联网＋教育"，推进纸数融合　在修订编写纸质教材内容的同时，同步建设以纸质教材内容为核心的多样化的数字化教学资源，通过在纸质教材中添加二维码的方式，"无缝隙"地链接视频、动画、图片、PPT、音频、文档等富媒体资源，将"线上""线下"教学有机融合，以满足学生个性化、自主性的学习要求。

本套教材在编写过程中，众多学术水平一流和教学经验丰富的专家教授以高度负责、严谨认真的态度为教材的编写付出了诸多心血，各参编院校对编写工作的顺利开展给予了大力支持，在此对相关单位和各位专家表示诚挚的感谢！教材出版后，各位教师、学生在使用过程中，如发现问题请反馈给我们（发消息给"人卫药学"公众号），以便及时更正和修订完善。

人民卫生出版社

2023 年 3 月

前　言

　　《药物分析》第 1 版于 2014 年出版发行,此教材为制药工程专业学生提供了制药过程中药品质量控制的相关知识内容。为了适应新修订的《中华人民共和国药品管理法》(2019年)、《药品生产质量管理规范》(2020 年)、《中华人民共和国药典》(简称《中国药典》)(2020年版)等法律法规的变化,满足制药工程专业学生的培养要求,有必要对《药物分析》第 1 版进行修订。

　　修订后的《药物分析》在第 1 版的基础上更加注重药学与工程学的融合,使之能更好地适应制药工程专业的发展。教材由 14 章增加至 15 章,增加的内容为药包材的质量控制。其他章节根据相关法律法规的修订以及分析技术的发展作相应修订,如调整第八章化学药分析的结构,以典型药物及其制剂分析为例阐述结构 - 性质 - 分析方法之间的关系;精简和修订第二章的知识内容,增强教材的可读性;更新第十四章和第十五章的新技术和新方法,使制药工程专业学生能更好地了解药品生产过程分析和质量控制方法的前沿技术。

　　本教材由孙立新教授主编,编委来自全国 15 所医药类高等院校。第一章和第二章由孙立新编写,第三章和第五章由邹纯才编写,第四章由贺怀贞编写,第六章由周婷婷编写,第七章由高桂花编写,第八章由李清、余江南、陈晓颖和王静共同编写,第九章由冯雪松编写,第十章由哈婧编写,第十一章由蔡圣编写,第十二章由王新编写,第十三章由宋沁馨编写,第十四章由吴志生编写,第十五章由彭金咏编写。

　　本教材编写过程中得到了人民卫生出版社和沈阳药科大学的支持和指导,在此表示深深谢意。

　　由于编者知识和水平有限,本版教材中缺点和错误在所难免,敬请读者批评指正。

编　者

2024 年 4 月

目　录

第一章　绪论

　　药物分析（pharmaceutical analysis）是关于药品质量控制的学科，是药学学科的重要组成部分。药物分析是利用物理学、化学、物理化学、生物学及微生物学等分析测定手段，发展药物的分析方法，研究药物的质量规律，对药物进行全面检验和控制的科学。药物分析旨在培养学生强烈的药品质量观念，为药品安全、有效、质量可控保驾护航。

第一节　药品生产与制药工业

一、药品与药品生产

　　药物（drug）是指用于预防、治疗、诊断人的疾病，有目的地调节人的生理功能并规定有适应证或者功能主治、用法和用量的物质。药品（medicinal product）是指由药物经过一定的处方和工艺制备而成的制剂产品，是供临床使用的特殊商品。为了保证用药的安全和有效，药品必须达到规定的质量要求。

（一）药品的特殊性

　　药品是用于治病救人、保护健康的特殊商品，包括中药材、中药饮片、中成药、化学原料药及其制剂、抗生素、生化药品、放射性药品、血清、疫苗、血液制品和诊断药品等。其特殊性主要表现在：

　　1. 药品与人的生命具有关联性　这是药品与其他商品最大的不同之处。药品有其各自的适应证和用法用量，若没有对症下药，或用法用量不适当，均会影响人的健康，甚至危及生命。药品必须符合质量要求，以保障用药安全，维护公众健康。

　　2. 药品质量要求高　由于药品与人的健康和生命息息相关，药品必须符合质量标准的要求，才能保证药品安全有效。药品只有合格品与不合格品之分，没有顶级品、优质品和等外品的划分。为确保药品的质量，国家对药品的研制、生产、流通、使用实行严格的质量监督管理，推行《药物非临床研究质量管理规范》（Good Laboratory Practice，GLP）、《药物临床试验质量管理规范》（Good Clinical Practice，GCP）、《药品生产质量管理规范》（Good Manufacture Practice，GMP）、《药品经营质量管理规范》（Good Supply Practice，GSP）等质量管理规范。《中华人民共和国药品管理法》（简称《药品管理法》）规定药品上市许可持有人应当对已上市药品的安全性、有效性定期开展上市后评价。必要时，国务院药品监督管理部门可以责令药品上市许可持有人开展上市后评价。《药品管理法》还规定国家实行药品不良反应报告制度，药品上市许可持有人、药品生产企业、药品经营企业和医疗机构必须经常考察本单位所生产、经营、使用的药品质量、疗效和反应。

3. 药品具有公共福利性　由于药品质量要求高，其成本势必会比较高，但制药企业应担负起为人类健康服务的社会职责。《药品管理法》规定药品上市许可持有人、药品生产企业、药品经营企业和医疗机构应当遵守国务院药品价格主管部门关于药品价格管理的规定，制定和标明药品零售价格，禁止暴利和损害用药者利益的价格欺诈行为。国家医保药品目录通过准备、申报、评审、谈判、公布结果等多个阶段动态调整，保证公众能买到质量高、价格适宜的药品，充分体现了药品具有公共福利性。

4. 药品使用具有高度专业性　药品用以防病治病、康复保健，但药品又有不同程度的毒副作用。用之得当，能保护健康、治病救人；使用不当，会危害人民健康和生命安全。药品研发和生产需要多学科高级专业技术人才共同合作才能完成。药品使用时，处方药必须有医师处方才能购买，零售处方药和甲类非处方药的药店必须配备执业药师。因此制药工业被称为高科技产业，药品则被称为指导性商品。由此可见，药品和其他商品不同的又一特征是高度专业性。

5. 药品品种多且个别产品需求量有限　据报道，人类疾病有10万种以上，所以客观需要多种药品来防治疾病。多品种、产量有限是药品与其他商品的不同之处之一。诊断和治疗罕见疾病，虽然仅需极少数药品，但也要研制生产，这种药被称为"孤儿药"（orphan drug）。

（二）药品生产的种类

药品生产指将原料加工制备成能供医疗用的药品的过程。药品生产可分原料药的生产和药物制剂的生产。

1. 原料药的生产　原料药包括动物、植物和其他生物产品，也包括无机元素、无机化合物和有机化合物。原料药的生产根据原材料性质、加工制造方法，可分为以下方面。

（1）生药的加工：生药是来自植物和动物的生物药材，通常为植物和动物机体、器官或分泌物。中药材经过蒸、炒、炙、煅等炮制过程制成中药饮片。

（2）药用无机元素和无机化合物的加工：通常采用无机化工的方法进行生产，但因药品质量要求严格，其生产工艺与同品种化工产品并不完全相同。

（3）药用有机化合物的加工

1）从天然物分离提取：从天然资源制取的药品类别繁多，制备方法各异，主要包括以植物为原料的分离提取和以动物为原料的分离提取。

2）化学合成法制备：随着科学技术和生产水平的不断提高，许多早年以天然物为来源的药品，已逐渐改用合成法或半合成法进行生产，如维生素、甾体、激素等。化学合成法所得产品往往价格低廉、纯度高，生产操作也便于掌握。

3）生物技术获得生物制品：生物技术包括基因工程、细胞工程、蛋白质工程、发酵工程等。生物材料有微生物、各种动物和人源的细胞及体液等。

2. 药物制剂的生产　由各种来源和不同方法制得的原料药，需进一步制成适合于医疗或预防用的形式，即药物制剂（或称药物剂型），才能用于患者。各种不同的剂型有不同的加工制造方法。

（三）药品生产的特点

药品生产属于工业生产，具有一般工业生产的共性。由于药品品种很多，产品质量要求高，法律控制严格，因此药品生产具有以下特点。

1. 原辅料品种多　在化学原料药及其制剂、抗生素、生化药品、生物制品、中成药的生产过程中，投入原辅料的种类数远远超过其他轻化工产品的生产。其范围从无机物到有机物、从植物到动物到矿物，几乎无所不及。

2. 机械化和自动化程度要求高　药品生产所用机器体系与其他化工工业有很多不同之处，药品品种多，生产工艺各不相同，产品质量要求高，而产量与一般化工产品相比却少得多。因此，所使用的生产设备要便于变动、清洗；材料应对药品不产生化学或物理的变化；密封性能好，以防止污染或变质等。

3. 卫生要求严格　生产车间的卫生洁净程度及厂区的卫生状况都会对药品质量产生很大影响，同一品种或不同品种的不同批次的药品之间互为污染源。因此，药品生产对生产环境的卫生要求十分严格，厂区、路面和运输等不能对药品的生产造成污染，生产人员、设备及药品的包装物等均不能对药品造成污染。

4. 药品生产具有综合性和复杂性　药品生产技术涉及药学、化学、生物学、医学、化学工程、电子学等领域的技术。现代制药工业的发展，很大程度取决于科学技术水平。药物研究成果迅速且有效地转化为生产力是发展制药工业的关键环节。

5. 产品质量要求严格　药品与人们生命和健康有密切的关系，因此对药品质量的要求特别严格。世界各国政府都有管理药品质量的制度和方法，并对本国生产的每一种药品制定了质量标准，使药品生产企业的生产经营活动置于国家严格监督管理之下。

6. 生产管理法制化　政府制定法律法规加强对药品质量的监督管理，《药品管理法》规定，从事药品生产活动，应当取得药品生产许可证。这是从事药品生产的起点，也是必要条件。《药品生产监督管理办法》对生产许可证的核发条件、办理程序时限、现场检查要求等环节进行了规定。自 2019 年 12 月 1 日起，取消 GMP 认证发证后，GMP 仍然是药品生产活动的基本遵循和监督管理的依据，药品监管部门将五年一次的 GMP 认证检查，改为对 GMP 执行情况的符合性检查，对企业持续符合 GMP 要求提出了更高的要求。

二、我国制药工业概况

（一）我国古代药物的发展

我国殷商时代用龟甲兽骨作文字载体，已发现甲骨文中记载 13 种疾病，但未见"药"字。周朝至春秋期间的《诗经》和《山海经》分别记载 100 余种药物。我国古老的药方书《五十二病方》介绍了 52 种疾病和 200 多个药方。

秦汉时期是我国医药学的奠基时期。《黄帝内经》是我国第一部医学理论书籍，奠定了医学理论基础；《神农本草经》是我国第一部药物专著，奠定了药物应用的基础；《伤寒杂病论》是我国第一部医学理论和治疗实践结合的医学典籍，后经编辑分为《伤寒论》和《金匮要略》。

从魏晋南北朝到唐宋时期陆续出现我国第一部制药专著《雷公炮炙论》、第一部药典《新修本草》、第一部中外药物交流专著《海药本草》。这个时期是我国古代药物大发展时期。

明代杰出医药学家李时珍历经 27 年完成科学巨著《本草纲目》，这标志着我国古代药物发展已进入成熟期。

（二）我国制药工业的发展

1900 年开始我国有自己开办的药厂，也有世界跨国制药公司（如默沙东、拜耳、武田等）开办的药厂。1949 年我国共有制药企业 150 家左右，规模都很小，生产原料药种类少，批量也很少。当时化学药主要靠进口，尚未形成制药工业规模。1950—1985 年，我国制药工业逐渐形成规模。2001—2023 年我国医药工业取得长足进步，我国制药行业的全球地位正逐步提升。2001 年我国加入世界贸易组织（WTO），国务院出台相关政策来规范医药行业的发展，并调整药品监管机构，鼓励创新、强化监管，提高行业整体水平。2016 年 10 月中共中央、国务院印发《"健康中国 2030"规划纲要》，提出到 2030 年我国要"跨入世界制药强国行列"。"十四五"规划中，党中央继续把"全面推进健康中国建设"作为未来的重大任务。2019 年，中国生物制药有限公司、江苏恒瑞医药股份有限公司 2 家企业首次荣登美国《制药经理人》（*Pharm Exec*）杂志"全球制药企业 50 强榜单"。2020 年增至 4 家，包括云南白药集团股份有限公司、中国生物制药有限公司、江苏恒瑞医药股份有限公司、上海医药集团股份有限公司；2021 年增至 5 家，除 2020 年的 4 家外，石药控股集团有限公司也进入榜单；截至 2023 年，中国生物制药有限公司（第 39 名）、上海医药集团股份有限公司（第 41 名）、江苏恒瑞医药股份有限公司（第 43 名）、石药控股集团有限公司（第 48 名）连续三年挤进榜单。

我国制药工业历经艰辛，从无到有，从小到大，基本保证了人民药物治疗的需要。随着科技体制改革和市场经济的发展，我国制药工业正加快现代化建设步伐。一方面深化体制改革，加快现代企业制度建设；同时在药品生产管理上与国际接轨，增强国产药品在世界市场上的竞争力。

第二节　药品质量控制模式

药品作为治疗疾病的特殊商品，必须满足安全有效的要求，而保证其安全有效的基础是药品质量的稳定可控。在长期的药品生产与管理实践中逐渐形成了"检验控制质量"（quality by test，QbT）、"生产控制质量"（quality by production，QbP）和"设计控制质量"（quality by design，QbD）等质量控制模式。药品质量控制包括过程控制和终点控制。在药品生产实践中，根据对过程控制和终点控制权重的认识和把握，药品质量控制模式为"检验控制质量"模式-"生产控制质量"模式-"设计控制质量"模式的逐级递进。

一、"检验控制质量"模式

"检验控制质量"模式属于终点控制，是在生产工艺固定的前提下，药品生产企业在每批药品生产后，按比例抽取一定数量的样品进行检验，如符合质量标准的要求，即可将产品出厂。

对市场上销售使用的药品,各级药品监督管理部门将按计划进行抽检,以保证药品的质量。

在我国药品生产中,"检验控制质量"模式已使用多年,在保证药品质量中发挥了积极作用,但这一模式有两个缺陷。

1. "检验控制质量"模式是一种事后控制,侧重终产品检测,具有滞后性。即终产品一旦检验不合格,虽然可以避免劣质产品流入市场,但会给生产企业造成经济损失。

2. 由于每批药品数量较大,只能按比例抽取一定数量的样品进行检验,当药品的质量不均一时,受检样品的质量并不能完全反映整批药品的质量。即药品抽检的结果只能否定该批药品的质量,而不能完全肯定该批药品的质量。例如,终产品的无菌检查,仅按常规取样量很难保证每批产品真正无菌,尤其是当产品的实际染菌率较低时,仅靠常规数量的抽检,很难发现染菌的产品。因此,仅仅依靠对终产品的检验来控制药品的质量,存在着明显的不足。

二、"生产控制质量"模式

为了弥补"检验控制质量"模式的不足,20 世纪 90 年代,我国参考国外药品生产情况提出"好的药品是生产出来的,不是检验出来的"观点,并正式引入了生产模式概念,并逐步发展形成了"生产控制质量"模式。"生产控制质量"模式侧重采用过程分析技术(process analytical technology,PAT)进行过程控制,通常要多点同步控制,也称为事中控制,是将药品质量控制的支撑点前移,结合生产环节来综合控制药品质量。这一模式首先是保证药品的生产要严格按照经过验证的工艺进行,然后通过终产品的质量检验,从而较好地控制药品的质量。

现以注射剂的无菌检查为例来说明"生产控制质量"模式与"检验控制质量"模式的不同之处。在"生产控制质量"模式下,保证药品无菌的重点不再是仅依靠终产品的无菌检查,其重点已前移至生产过程中。即该产品的生产线要符合 GMP 要求,无菌生产要严格按照标准操作规程(standard operating procedure,SOP)进行操作。根据这一模式,国外较先进的注射剂生产企业要经过严格审批,已开始在"无菌检查"采用参数放行的方式,即只要每批药品的生产按照事先确定的工艺参数进行,则该批药品无须通过企业的无菌检查就可直接销售,除非随后进行的无菌检查证明产品不合格。

虽然"生产控制质量"模式与"检验控制质量"模式相比,有了很大进步,但"生产控制质量"模式仍然存在不足,即如果在药品的研发阶段,该药品的生产工艺并没有经过充分的优化、筛选、验证,那么即使完全按照工艺生产,但因工艺本身不尽合理,仍不能保证所生产药品的质量。

三、"设计控制质量"模式

基于"生产控制质量"模式并不能解决所有问题,特别是如果药品在整体设计上存在缺陷时,对药品质量的影响更大。

近年来,国外特别是美国食品药品管理局(FDA)提出了"质量源于设计(quality by design,QbD)"的理念,形成一种新的质量控制模式——"设计控制质量"模式,此模式侧重在前期设计阶段增加风险控制,即为事前控制。也就是将药品质量控制的支撑点再进一步前移至药品的设计与研发阶段,从而消除因药品生产工艺设计不合理对药品质量带来的不利影响。

"设计控制质量"模式基于可靠的科学和质量风险管理之上,预先定义好目标,强调对产品和工艺的理解,以及对工艺的控制。

"设计控制质量"模式的基本思路:以预想设定的目标产品质量特性作为研发的起点,通过收集资料、试验等手段确定关键影响因素(critical quality attribute, CQA),同时将所有的CQA与原辅料影响因素和工艺参数关联,逐步建立设计空间(design space),最终完成设计并完善整体战略方案,并在药品整个生命周期(life cycle)过程中进行有效管理。同时,QbD在设计中引入风险评估概念,通过对每一设计步骤的评估,更好地帮助药品研发者判断前进方向,引导研发。

现以原料药中一类溶剂的控制为例来说明"设计控制质量"模式的优势。假设某原料药在制备过程中使用苯为反应溶剂。由于苯具有较大毒性,需要在原料药中控制其残留量。如果按照"检验控制质量"模式,只需在质量标准检查项中设置苯残留量的测定,产品检验合格就可放行。而按照"设计控制质量"的模式,在设计合成路线时,要考虑能否用其他毒性小的溶剂替代苯,如果实在无法替代,要对使用苯的生产工艺进行优化和验证,确定在何种条件下能去除残留的苯或将其控制在规定的限度内。在以后的生产中严格按照确定的工艺条件进行生产,从而确保产品中苯的残留量符合要求。

第三节　药物分析的作用和任务

一、药物分析在药学领域的作用

药品的质量控制和安全保证不仅局限于静态的分析检验,只有对药品的研制、生产、经营、使用和监管进行全面的动态的药物分析研究,才能实现药品使用的安全、有效和合理。哪里有药物,哪里就有药物分析。

1. 药物分析在药物研发中的作用　药物分析既是药物研究与开发的重要组成部分,又是制药技术综合系统中各单元相互关联的重要纽带。药物分析在靶点与药物的发现、临床前药物开发与研究、临床药物开发与研究、药品注册评审和批准上市与再评价等新药研究中起到工具和"眼睛"的作用。

2. 药物分析在药品生产过程中的应用　"高品质的药品是生产出来的,而不是检验出来的",单一的"检验控制质量"模式已不能有效地对药品质量进行控制。目前,药品质量控制已深入药品生产全过程,通过控制中间体的质量和对生产工艺的优化,获得安全有效的药品。

3. 药物分析在药品经营中的作用　药品均有特定的稳定性特征,在经营和流通中,必须按照药品规定的条件贮运和保存,定期对其进行分析和检验,并在有效期内销售和使用。

4. 药物分析在药品使用中的作用　患者的生理因素、病理因素、基因类型等都影响药物的体内过程,开展治疗药物监测,指导医生合理用药,是保证临床用药安全、有效、合理的重要措施。药物分析为临床药学的研究提供灵敏、快速、准确的分析方法。

5. 药物分析在药品监督管理中的作用　为了保证药品质量和用药的安全、有效，各国政府都设立专门机构对药品的研发、生产、经营和使用进行指导、监督和管理。国家药品监督管理局（NMPA）主管我国的药品监督管理工作。药物分析是国家对药品监督管理的重要技术支撑和工具手段。

二、药物分析在生产过程中的任务

在药品生产过程中，依据相关质量标准，采用现代分析技术，对药品生产的原辅料、中间体、原料药和成品进行分析检验，尤其是应用分析技术对生产过程进行监测和控制，确保药品符合质量标准。药物分析在生产过程中的任务主要有以下三个方面。

1. 药品生产过程中常规的分析检验　药品生产涉及的原材料、辅料、中间体、原料药和制剂都需要按照相关质量标准进行分析检验，符合质量标准才能投料或进行下一个生产工序。

药品生产流程一般由多个生产单元组成，前一个生产单元的产品是后一个生产单元的起始原料。在生产过程中要对此类产品进行质量检验，确保生产流程的正常运行。

2. 药品生产过程的自动控制　药品生产和过程控制建立在工艺设计的基础上，工艺设计中要考虑原辅料的性质、生产过程的取样、物料的传送、隔离与密闭技术、过程单元操作等。剂型不同，生产和过程控制的要求不同，但通常都要经过充分的设计和评估。通过验证确定控制生产过程的运行标准，通过对已验证状态的监控，控制整个工艺过程，确保质量。

根据生产工艺的需要，将药品生产过程中的每一步均制定合适的控制标准，在研发中要对这些标准的可行性范围进行研究，在后续的生产中加以控制。按照工艺设计的各项标准要求进行生产，药品符合质量标准，并且可以在此生产工艺下重复生产。

3. 药品生产的过程分析　药品生产中传统的质量控制是通过原辅料、中间产品、最终产品的检验而达到控制质量的目的。随着分析检验技术和计算机技术的发展，在线实时监测成为可能。过程分析技术（process analytical technology, PAT）是对加工过程的关键环节进行在线测量，以便对生产过程进行反馈和控制，可实现产品的全检验，确保产品质量。PAT可以保证每批的加工控制过程和对生产过程中原辅料、中间体等物料适当检验，确保药品的一致性和完整性。

ER1-2　第一章　目标测试

（孙立新）

第二章　药品质量的科学管理与药品质量标准

ER2-1　第二章　药品质量的科学管理与药品质量标准（课件）

药品是高科技产品，是与人的生命和健康密不可分的特殊商品，因此，药品生产需要在相关的法律法规保障下，经过规范的生产过程和有效的产品检验获得安全、有效和质量可控的商品。本章主要介绍国内外药品质量管理的法律、规范和药品质量标准，以及药品检验的相关要求。

第一节　药品质量的科学管理

一、我国药品质量管理的法律与规范

（一）《药品管理法》

《药品管理法》于1984年9月20日第六届全国人民代表大会常务委员会第七次会议通过，1985年7月1日起施行。2001年2月28日第九届全国人民代表大会常务委员会第二十次会议对其进行第一次修订，2001年12月1日起施行。2019年8月26日第十三届全国人民代表大会常务委员会第十二次会议对其进行第二次修订，2019年12月1日起施行。它是规范药品研制、生产、经营、使用和监管的法律。

《药品管理法》共12章155条，其中第四章是"药品生产"，共10条（41～50条），对药品生产许可证制度、开办药品生产企业的法定程序和必须具备的条件、药品生产的具体规定和质量要求等作了明确的法律规定。

《药品管理法》的颁布实施，对于规范药品生产经营活动，加强药品监督管理，保证公众用药安全，促进药品产业发展，发挥了巨大作用。

（二）药品质量管理规范

药品的特殊属性决定了药品质量是公众关心的焦点，也是药品监管机构的核心职能。药品的质量控制是药品质量保证的基础，它涵盖药品生命周期的各个阶段，涉及研发、生产、流通、使用与仓储的各个环节。药品质量控制需要相关法律法规的约束和保障，需要行政监督和技术监督体系履行药品质量监管职责，更需要企业完善的质量保证体系。为保证药品质量的关键属性与临床研究中使用的完全一致，国家药品监督管理局发布了一系列药品研发与生产的质量管理规范，如《药物非临床研究质量管理规范》《药品生产质量管理规范》《药物临床试验质量管理规范》《药品经营质量管理规范》等，从制度设计到机构设置，充分保障了药品的质量与安全。

1. **《药物非临床研究质量管理规范》** 《药物非临床研究质量管理规范》(Good Laboratory Practice, GLP)指有关非临床安全性评价机构运行管理和非临床安全性评价研究项目试验方案设计、组织实施、执行、检查、记录、存档和报告等全过程的质量管理要求。

本规范是为保证药物非临床安全性评价研究的质量,保障公众用药安全,根据《药品管理法》和《中华人民共和国药品管理法实施条例》而制定。

本规范适用于为申请药品注册而进行的非临床安全性评价研究。药物非临床安全性评价研究的相关活动应当遵守本规范。以注册为目的的其他药物临床前相关研究活动参照本规范执行。

药物非临床安全性评价研究是药物研发的基础性工作,应当确保行为规范,数据真实、准确、完整。

2. **《药品生产质量管理规范》** 《药品生产质量管理规范》(Good Manufacturing Practice, GMP)是药品生产管理和质量控制的基本要求,以确保持续稳定地生产出适用于预定用途、符合注册批准或规定要求和质量标准的药品,并最大限度减少药品生产过程中污染、交叉污染以及混淆、差错的风险。

《药品生产质量管理规范》的主要内容有质量管理、机构与人员、厂房与设施、设备、物料与产品、确认与验证、文件管理、生产管理、质量控制与质量保证、委托生产与委托检验、产品发运与召回、自检等。适用于药品制剂生产的全过程、原料药生产中影响成品质量的关键工序。

3. **《药物临床试验质量管理规范》** 《药物临床试验质量管理规范》(Good Clinical Practice, GCP)是规范药物临床试验全过程的标准规定,包括方案设计、组织实施、监查、稽查、记录、分析总结和报告,是一种国际性道德和科学质量标准。《药物临床试验质量管理规范》不仅是药物临床试验全过程的技术要求,也是药品监管部门、卫生健康主管部门对药物临床试验监督管理的主要依据。

新修订的《药物临床试验质量管理规范》已于2020年7月1日起施行。

《药物临床试验质量管理规范》的基本内容主要包括:①对保护受试者的有关规定,所有临床试验都应当符合《赫尔辛基宣言》等伦理原则;试验方案与其他有关资料及其修改应当经伦理委员会审查;应当获得受试者的知情同意书等。②对有关各方人员的资格或职责的规定,包括伦理委员会、研究者、申办者、监查员的资格和职责以及药品监督管理部门的职责等。③对试验全过程的标准化要求,包括试验准备、开展条件、试验方案、数据记录、统计分析与总结报告、试验用药管理等。④对试验资料及文件管理的要求,包括必须保存的资料或文件,负责保存的人员、场所、条件和时间等。⑤对临床试验的质量保证体系的要求,包括SOP、质量控制、监查、稽查和视察(或检查)等。

4. **《药品经营质量管理规范》** 《药品经营质量管理规范》(Good Supply Practice, GSP)是药品经营管理和质量控制的基本准则,企业应当在药品采购、储存、销售、运输等环节采取有效的质量控制措施,确保药品质量。药品生产企业销售药品、药品流通过程中其他涉及储存与运输药品,也应当符合本规范相关要求。

《药品经营质量管理规范》包括总则、药品批发的质量管理、药品零售的质量管理、附则。

现行版 GSP 引入供应链管理理念,增加了计算机信息化管理、仓储温湿度自动检测、药品冷链管理等新的管理要求,同时引入质量风险管理、体系内审、验证等理念和管理方法,从药品经营企业人员、机构、设施设备、文件体系等质量管理要素的各个方面,对药品的采购、验收、储存、养护、销售、运输、售后管理等环节作出规定。

二、人用药品注册技术要求国际协调理事会

为了严格管理药品质量,必须对药品的研制、开发、生产、销售、进口等进行审批,形成了药品的注册制度。但是不同国家对药品注册要求各不相同,这不仅不利于患者在药品的安全性、有效性和质量方面得到科学的保证及国际技术和贸易交流,同时也造成制药工业和科研、生产部门人力、物力的浪费,不利于人类医药事业的发展。因此,由美国、日本和欧洲共同体(现称欧盟)三方的政府药品注册部门和制药行业在 1990 年发起了"人用药品注册技术要求国际协调会"(International Conference on Harmonization of Technical Requirements for Registration of Pharmaceuticals for Human Use,ICH)。2015 年 10 月 ICH 宣布组织改革,成为瑞士法律下的法律实体,其架构及工作流程都发生了改变,并更名为"人用药品注册技术要求国际协调理事会"(International Council on Harmonization of Technical Requirements for Registration of Pharmaceuticals for Human Use,ICH)。

目前,ICH 的组成包括 15 个成员和 24 个观察员。15 个成员包括 3 个创始监管机构(欧盟、美国、日本)、6 个后加入的药监机构(加拿大、瑞士、巴西、中国、新加坡、韩国)、3 个创始行业组织(欧盟制药工业联合会 EFPIA、日本制药工业协会 JPMA、美国药物研究和生产联合会 PhRMA)和 3 个后加入的行业组织(生物技术产业协会 BIO、国际仿制药和生物类似药协会 IGBA、世界自我药疗产业协会 WSMI)。24 个观察员包括 2 个常任观察员(世界卫生组织 WHO、国际制药工业协会联合会 IFPMA)、9 个监管机构观察员、6 个区域性协调行动组织、1 个国际药品行业组织和 6 个国际协调组织(即 ICH 指导原则所覆盖的组织)。2017 年 6 月,中国正式加入 ICH,真正开始融入国际药品监管体系。2018 年 6 月在日本神户举行的国际 ICH 2018 年第一次大会上,中国国家药品监督管理局当选为 ICH 管理委员会成员,参与药品注册领域的核心国际规则制定。

ICH 遵循从患者利益出发的原则,尊重科学技术的规律,通过协商对话使三方对药品注册的技术要求取得了共识,制定出质量、安全性和有效性共同技术文件,并已在三方的药品审评中得到应用。这无疑促进了药品的国际贸易,缩短新药的审批时间,降低新药研制成本,使新药能及早地服务于患者。

ICH 有关药品安全性的技术要求(Safety,以 S 标识)包括药物的致癌性试验、遗传毒性试验、长期毒性试验、毒代和药代动力学试验、生殖毒性试验、免疫毒性试验、抗肿瘤药物的非临床试验等。

ICH 有关药品质量的技术要求(Quality,以 Q 标识)包括稳定性试验、分析方法验证、杂质研究、药典方法、质量标准、原料药 GMP、药品研发、生物技术产品质量和安全、质量风险管理和药品质量体系等。

ICH 有关药品有效性的技术要求(Efficacy,以 E 标识)包括临床安全性的评价、数据管理、安全警戒、临床试验研究的设计、特殊人群试验、种族影响因素数据分析、报告要求和 GCP 等。

ICH 有关药品综合的技术要求(Multidisciplinary,以 M 标识)包括药品注册申请技术文件(电子)的统一格式要求、药物词典的内容和格式要求等。

ICH 在药品注册和生产领域中具有重要影响,我国药品监督管理部门制定和实施的药品质量管理规范是根据国情并参考 ICH 的技术要求而制定的。

第二节 药品质量标准

药品质量标准是由一系列的检验、有关分析方法及可接受标准组成,这些标准以限度值、范围或其他描述来表示。在药品的质量保证中,药品质量标准是非常重要一部分。

一、药品质量标准体系的变更

我国的药品管理与药品质量标准经历了六次主要的变更。第一次是 1978 年 7 月 30 日颁布的《药政管理条例》,首次将药品标准分为三类,分别为《中华人民共和国药典》(简称《中国药典》)、卫生部标准和地方标准。第二次是 1985 年 7 月 1 日实施的《药品管理法》,将药品标准分为两类,第一类为国家药品标准,第二类为省、自治区、直辖市药品标准。第三次为 2001 年 12 月 1 日实施的《药品管理法》,将药品标准归为一类即国家药品标准(中药材仍保留地方标准),取消了地方标准,使得同品种不同标准的混乱状况得到抑制。第四次变更为 2007 年 10 月 1 日实施的《药品注册管理办法》取消了药品试行标准。第五次变更为 2015 年 4 月 24 日第二次修正的《药品管理法》中明确规定国务院药品监督管理部门颁布的《中国药典》和药品标准为国家药品标准,药品必须符合国家药品标准。为规范和加强药品标准管理,建立最严谨的药品标准,保障药品安全有效和质量可控,促进药品高质量发展,自 2024 年 1 月 1 日起实施由国家药品监督管理局组织制定的《药品标准管理办法》,适用的药品质量标准包括国家药品标准、药品注册标准和省级中药标准。

二、药品质量标准的分类

药品质量标准是国家对药品质量、规格及检验方法所作的技术规定,是药品生产、供应、使用、检验和监督管理部门共同遵循的法定依据。《药品标准管理办法》中规定:《中国药典》和药品标准为国家药品标准,《中国药典》增补本与其对应的现行版《中国药典》具有同等效力;药品注册标准是经药品注册申请人提出,由国务院药品监督管理部门药品审评中心核定,国务院药品监督管理部门在批准药品上市许可补充申请时,发给药品上市许可持有人的经核准的质量标准;省级中药标准包括省、自治区、直辖市人民政府药品监督管理部门制定的国家药品标准没有规定的中药材标准、中药饮片炮制规范和中药配方颗粒标准。

（一）国家药品标准

1.《中国药典》 《中国药典》是记载国家药品标准的法典，由国家药典委员会组织编纂，并由国务院药品监督管理部门批准颁布实施，具有法律约束力。

《中国药典》标准主要体现了药品的共性要求，即体现共性的指标，对于不同厂家不同生产工艺的个性化控制指标难以体现在同一个质量标准中。如此，药典标准为药品的最基本要求，是国家对不同生产企业生产的同一产品的最基本要求。

2. 药品标准 未列入《中国药典》的其他药品标准，由国家药品监督管理部门另行成册颁布，包括《化学药品地方标准上升国家标准》《新药转正标准》《国家中成药标准汇编：中成药地方标准上升国家标准部分》《藏药卫生部标准》《蒙药卫生部标准》《维药卫生部标准》等。

（二）药品注册标准

药品注册标准系指针对特定注册申请人的特定申请而批准的质量标准，该标准要综合所注册药物固有的性质与药物特定工艺条件的研究而制定，既体现了药物共性化特征又体现了该药的个性化要求，更强调个性化和针对性指标的制定。药品注册标准要符合《中国药典》通用技术要求。对于相同品种，国家药品标准不能代替药品注册标准，药品注册标准一般高于或至少不低于国家药品标准。

（三）临床研究用药品质量标准

在药品研发阶段，药品注册申请人根据临床前研究和临床试验的要求，研究制定并由国家药品监督管理部门批准的临时性药品质量标准。临床研究用药品质量标准的作用是保证临床试验的安全性，仅在临床试验期间有效，且仅供药品研制单位和临床试验单位使用。

（四）企业药品标准

企业药品标准由药品生产企业研究制定并用于药品质量控制的标准，属于非法定标准。企业药品标准必须高于法定标准的要求，并且具有保密性。企业标准在提高产品质量、增强产品竞争力、防止产品被假冒等方面发挥重要作用。

（五）省级中药标准

省级中药标准是国家药品标准体系的重要组成部分，收载的品种为国家药品标准未收载的。为加强省级中药标准的管理，保障用药安全，禁止以下情形收载入地方标准：①无本地区临床习用历史的品种；②已有国家标准的中药材；③国内新发现的中药材；④中药材新的药用部位；⑤从国外进口、引种或引进养殖的非我国传统习用的动物、植物、矿物等产品；⑥经基因修饰等生物技术处理的动植物产品；⑦其他不适宜收载入地方标准的品种。

三、药品质量标准的主要内容

（一）原料药质量研究的主要内容

原料药的质量研究应在确证化学结构或组分的基础上进行。原料药的质量研究项目包括性状、鉴别、检查和含量（效价）测定等。

1. 性状

（1）外观：原料药的色泽、臭、味、结晶性、引湿性等为药物的外观性状，应予以考察。

（2）物理常数

1）溶解度：考察药物在水及常用溶剂（与该药物溶解特性密切相关的、配制制剂、制备溶液或精制所用溶剂等）中的溶解度。

2）熔点或熔距：作为已知化学结构原料药的一个重要物理常数，熔点或熔距数据是鉴别和检查该原料药的纯度指标之一。常温下呈固体状态的原料药应考察其受热后的熔融、分解、软化等情况。结晶性原料药一般应有明确的熔点，对熔点难以判断或熔融时分解的品种应同时采用热分析方法进行比较研究。

3）旋光度或比旋度：旋光度或比旋度是反映具光学活性化合物固有的特性及纯度的指标，应采用不同溶剂考察其旋光性质，测定旋光度或比旋度。

4）吸收系数：化合物对紫外 - 可见光的选择性吸收、最大波长处的吸收系数，作为化合物的物理常数应该研究。

5）其他物理常数：根据化合物性质，还有以下物理常数需要研究，包括相对密度、凝点、馏程、折光率、黏度、碘值、酸值、皂化值、羟值等。

2. 鉴别

原料药的鉴别试验需采用专属性强、灵敏度高、重现性好、便于操作的方法，常用的方法有化学反应法、色谱法和光谱法等。

（1）化学反应法：化学反应法的主要原理是选择官能团专属的化学反应进行鉴别。主要有显色反应、沉淀反应、盐类的离子反应等。

（2）色谱法：色谱法主要包括气相色谱法（gas chromatography，GC）、高效液相色谱法（high performance liquid chromatography，HPLC）和薄层色谱法（thin-layer chromatography，TLC）等。

（3）光谱法：常用的光谱法有红外吸收光谱法（infrared absorption spectrometry，IR）、紫外 - 可见吸收光谱法（ultraviolet-visible absorption spectrometry，UV）。红外吸收光谱法是原料药鉴别试验的重要方法，应根据产品的性质选择适当的药品制备方法。紫外 - 可见吸收光谱法应规定在指定溶剂中的最大吸收波长，必要时，规定最小吸收波长；或规定几个最大吸收波长处的吸光度比值或特定波长处的吸光度，以提高鉴别的专属性。

3. 检查

检查项目设置通常应考虑安全性、有效性、均一性和纯度。药物按既定的工艺生产和正常贮藏过程中可能产生一些杂质，包括工艺杂质、降解产物、异构体和残留溶剂等，因此要进行质量研究，并结合实际制订能真实反映产品质量的杂质控制项目，以保证药品的安全有效。

（1）一般杂质：一般杂质包括氯化物、硫酸盐、重金属、砷盐、炽灼残渣等。对于一般杂质，研制产品在检验时应根据各项试验的反应灵敏度配制不同浓度系列的对照液，考察多批数据，确定所含杂质的范围。

（2）有关物质：有关物质主要是在生产过程中带入的起始原料、中间体、聚合体、副反应产物，以及贮藏过程中的降解产物等。有关物质研究是药物质量研究中关键性的项目之一，其含量是反映药物纯度的直接指标。对药物的纯度要求,应基于安全性和生产实际情况两方面的考虑,因此,允许含一定量无害或低毒的共存物,但对毒性杂质则应严格控制。毒性杂质的确认主要依据安全性试验资料或文献资料。与已知毒性杂质结构相似的杂质,亦被认为是毒性杂质。

(3)残留溶剂:某些有机溶剂具有致癌、致突变、有害健康、危害环境等特性,且残留溶剂亦在一定程度上反映精制等后处理工艺的可行性,因此应对生产工艺中使用的有机溶剂在药物中的残留量进行研究。

(4)晶型:许多药物具有多晶型现象。物质的晶型不同,其物理性质会有所不同,并可能对生物利用度和稳定性产生影响,故应对结晶性药物的晶型进行研究,确定是否存在多晶型现象;尤其对难溶性药物,其晶型如果有可能影响药物的有效性、安全性和稳定性时,则必须进行晶型的研究。晶型检查通常采用熔点、红外吸收光谱、粉末 X 射线衍射、热分析等方法。对于具有多晶型现象,且为晶型选型性药物,应确定有效晶型,并对无效晶型进行控制。

(5)粒度:用于制备固体制剂或混悬剂的难溶性原料药,其粒度对生物利用度、溶出度和稳定性有较大影响时,应检查原料药的粒度和粒度分布,并规定其限度。

(6)溶液的澄清度与颜色、溶液的酸碱度:溶液的澄清度与颜色、溶液的酸碱度是原料药质量控制的重要指标,特别是制备注射剂用的原料药。

(7)干燥失重和水分:原料药常规的检查项目。含结晶水的药物通常应测定水分,再结合其他试验研究确定所含结晶水的数目。质量研究中一般应同时进行干燥失重检查和水分测定,并将两者的测定结果进行比较。

(8)异构体:异构体包括顺反异构体和光学异构体等。由于不同的异构体可能具有不同的生物活性或药代动力学性质,因此,须进行异构体的检查。具有顺、反异构现象的原料药应检查其异构体。单一光学活性的药物应检查其光学异构体,如对映体杂质检查。

(9)其他检查项目:根据研究品种的特点,以及工艺和贮藏过程中发生的变化,有针对性地设置检查研究项目。如聚合物药物应检查平均分子量等。抗生素类药物或供注射用的原料药(无菌粉末直接分装),必要时检查异常毒性、细菌内毒素或热原、降压物质、无菌等。

4. 含量(效价)测定 凡用理化方法测定药物含量的称为"含量测定",凡以生物学方法或酶化学方法测定药物效价的称为"效价测定"。化学原料药的含量(效价)测定是评价产品质量的主要指标之一,应选择适当的方法对原料药的含量(效价)进行研究。

(二)制剂质量研究的主要内容

药物制剂的质量研究通常应结合制剂的处方工艺研究进行。质量研究的内容应结合不同剂型的质量要求确定。与原料药相似,制剂的研究项目也包括性状、鉴别、检查和含量测定等几个方面。

1. 性状 制剂的性状是考察样品的外形和颜色。如片剂应描述是什么颜色的压制片或包衣片(包薄膜衣或糖衣),除去包衣后片芯的颜色,以及片子的形状,如异形片(长条形、椭圆形、三角形等);片面有无印字或刻痕或有商标记号等也应描述。硬胶囊剂应描述内容物的颜色、形状等。注射液一般为澄明液体(水溶液),但也有混悬液或黏稠性溶液,需注意对颜色的描述,还应考察贮藏过程中性状是否有变化。

2. 鉴别　通常采用灵敏度较高、专属性较强、操作简便、不受辅料干扰的方法对制剂进行鉴别。鉴别试验一般至少采用两种以上不同类型的方法,如化学反应法和 HPLC 法等。必要时对异构体药物应有专属性强的鉴别试验。

3. 检查　各种制剂需进行的检查项目,除应符合相应的制剂通则中的共性规定(具体内容请参照现行版《中国药典》制剂通则)外,还应根据其特性、工艺及稳定性考察结果,制定其他的检查项目。如口服片剂、胶囊剂除按制剂通则检查外,一般还应进行溶出度、杂质检查等;缓控释制剂、肠溶制剂、透皮吸收制剂等应进行释放度检查;小剂量制剂(主药含量低)应进行含量均匀度检查;注射剂应进行 pH、颜色(或溶液的颜色)、杂质(或已知杂质)检查,注射用粉末或冻干品还应检查干燥失重或水分,大体积注射液检查重金属与不溶性微粒等。

4. 含量(效价)测定　通常应采用专属、准确的方法对药物制剂的含量(效价)进行测定。

四、药品质量标准的制定

(一)质量标准制定的基本过程

药品质量标准的建立主要包括以下过程:确定质量研究的内容、方法学研究、确定质量标准的项目及限度、制定及修订质量标准。

1. 确定质量研究的内容　质量研究内容的确定应该根据所研究产品的特性(原料药或制剂)、所采用的生产工艺、稳定性研究结果,以使质量研究内容能充分反映产品的特性和质量变化。原料药一般考虑结构特征和理化性质;制剂考虑不同剂型特点、临床用法、复方制剂不同成分之间的相互作用,以及辅料的影响(如眼用制剂中的防腐剂、注射剂中的抗氧剂等)。对于原料药一般考虑在制备过程中所用的起始物料及试剂、制备中间体和副产物,以及有机溶剂对最终产品的质量影响;制剂一般考虑所用辅料、不同工艺的影响,可能的降解产物。同时要考虑批量(生产规模)的影响。在确定质量研究内容时还需参考稳定性的研究结果,考虑在贮藏过程中质量可能发生的变化和直接接触药品的包装材料对产品质量的影响。

2. 方法学研究　方法学研究包括方法的选择和方法的验证。要根据所选择的研究项目和试验目的选择试验方法。常规项目通常采用《中国药典》收载的方法,鉴别项应重点考察方法的专属性;检查项重点考察方法的专属性、灵敏度和准确性;有关物质检查和含量测定通常采用两种或两种以上的方法进行对比研究,比较方法的优劣,选定一种方法,所选方法要经方法学验证。

3. 确定质量标准的项目及限度　质量标准中要设定通用性项目,也要设定针对产品特点的项目,能灵敏地反映产品的质量变化情况。质量标准中限度的确定主要基于安全性和有效性的考虑,同时要考虑工业化生产的批量与研发时样品的一致性。对于一般杂质可参照现行版《中国药典》的要求确认,特殊杂质和有关物质则需要有限度确认的试验或文献依据。

4. 制定与修订质量标准　根据已经确定的质量标准的项目和限度,参照现行版《中国药典》的规范用语和格式,制定科学、合理、可行的质量标准。质量标准一般应包括药品名称(通用名、汉语拼音名、英文名)、化学结构式、分子式、分子量、化学名(原料药)、含量限度、性状、理化性质(原料药)、鉴别、检查(原料药的纯度检查项目、与剂型相关的质量检查项目等)、含量(效价)测定、类别、规格(制剂)、贮藏、制剂(原料药,指该原料药现有的制剂剂型,如法莫替丁,制剂项下有法莫替丁片、法莫替丁注射液、法莫替丁胶囊)、有效期等内容,各项目应有相应的起草说明。

随着分析技术的发展、生产质量数据的积累,以及生产工艺的提高,质量标准应进行相应的修订。同时还需要考虑工艺变更、原料供应商的变更给产品质量带来的影响。

(二)药品质量标准的制定原则

鉴于药品质量标准在药品质量控制中的重要作用,标准的制定必须坚持"科学性、先进性、规范性和权威性"的原则。

质量标准主要由检测项目、分析方法和限度三方面内容组成。在全面、有针对性的质量研究基础上,充分考虑药物的安全性和有效性,以及生产、流通、使用各个环节的影响,确定控制产品质量的项目和限度,制定出合理、可行的、能反映产品特征和质量变化情况的质量标准,有效地控制产品批间质量的一致性及验证生产工艺的稳定性。

质量标准中所用的分析方法要尽量采用先进的方法,方法应经过方法学验证,应符合"准确、灵敏、简便、快速"的原则,而且要有一定的适用性和重现性,同时还应考虑原料药和其制剂质量标准的关联性。

药品质量标准制定时要按照相关的法律、规范和指导原则的要求,规范其体例格式、名词术语、计量单位、数字符号等。

药品质量标准具有法律效力,制定时要从科学监管的理念出发,既能保障公众用药安全,也能保护药品的正常生产、流通和使用。

五、《中国药典》概况

(一)《中国药典》的沿革

《中国药典》(Chinese Pharmacopoeia, ChP)是《中华人民共和国药典》(Pharmacopoeia of the People's Republic of China)的简称,由国家药典委员会(Chinese Pharmacopoeia Committee, CPC)编制和修订,由国家药品监督管理局(National Medical Products Administration, NMPA)颁布实施。

中华人民共和国成立以后,《中国药典》已经颁布了11版,分别为1953、1963、1977、1985、1990、1995、2000、2005、2010、2015、2020年版。

第1版(ChP1953)仅一部。第2版(ChP1963)开始分为两部,一部收载中药材和中药成方制剂,二部收载化学药。第3版(ChP1977)、第4版(ChP1985)、第5版(ChP1990)、第6版(ChP1995)和第7版(ChP2000)仍分为一部和二部。第5版(ChP1990)组织编著了《临床用药须知》；第 6 版（ChP1995）编著了《药品红外光谱集》《临床用药须知》（第二版）、二部及一部注释选编、《中国药品通用名称》等；第 7 版（ChP2000）在二部附录中首次收载了药品分析方法验证要求等 6 项指导原则。第 8 版（ChP2005）药典分成三部，将《中国生物制品规程》并入药典设为药典三部。同时一部增加了有害元素测定法和中药注射剂安全性检查法应用指导原则；二部增加了药品杂质检查分析指导原则，增订了注射剂的不溶性微粒检查，增修订了细菌内毒素检查，参照 ICH 要求制定了残留溶剂限度及测定方法；三部增订了逆转录酶活性检查法。第 9 版（ChP2010）收载品种有较大升幅，基本覆盖了基本药物目录品种。第 10 版（ChP2015）首次将原药典"附录"整合为"通则"，并与药用辅料单独成卷作为药典四部。配套出版了《药品红外光谱集》《临床用药须知》《中国药品通用名称》《国家药品标准工作手册》《药典注释》《中药彩色图集》《中药薄层色谱彩色图集》。

第 11 版（ChP2020）是现行版，由一、二、三、四部组成。主要特点有：

（1）稳步推进药典品种收载：坚持以临床需求为导向，进一步扩大国家基本药物目录和国家基本医疗保险用药目录品种的收载；及时收载新上市的品种。

（2）健全药典标准体系：构建并完善以凡例为基本要求、通则为总体规定、指导原则为技术指导、品种正文为具体要求的药典架构，不断健全以《中国药典》为核心的国家药品标准体系。

（3）扩大成熟分析检测技术应用：高效液相色谱法逐步替代薄层色谱法测定化学药有关物质；新增 X 射线荧光光谱法用于元素杂质控制；新增聚合酶链式反应（PCR）法和 DNA 测序技术等。

（4）药品安全性控制要求不断加强：加强化学药品杂质控制；对可能引入基因毒性杂质的部分产品增订工艺评估要求；重点加强高风险制剂涉及安全性控制项目的要求；修订并规范相关品种无菌和微生物限度要求。

（5）药品有效性控制不断完善：完善药品制剂的有效性指标项目，针对不同剂型特点，增订相应控制项目；进一步完善口服固体制剂溶出度检测方法。

（6）全过程质量控制体系逐步构建：进一步加强涉及药品研发、生产、检测、运输、包装、贮藏等可能影响药品质量环节的相关指导原则的制定，逐步构建全过程质量控制体系。

（7）辅料标准水平进一步提升：贯彻原辅包关联审评审批制度，不断健全药用辅料国家标准体系。

（8）国际标准协调进一步加强：加强与国外药典的比对研究，注重国际成熟技术标准的借鉴和转化，不断推进与各国药典标准的协调；逐步推进 ICH 相关指导原则在《中国药典》的转化实施。

（9）药典导向作用进一步强化：紧跟国际药品标准发展趋势，兼顾我国药品生产的实际状况，在药品监管理念、质量控制要求、检测技术应用、工艺过程控制、产品研发指导等方面不断加强；在检测项目和限度标准设置方面，既考虑保障药品安全的底线，又充分关注临床用药的可及性，进一步强化药典对药品质量控制的导向作用。

（二）《中国药典》的结构与内容

1.《中国药典》（2020 年版）由一部、二部、三部、四部及增补本组成。一部收载药材及饮片、植物油脂和提取物、单味制剂和成方制剂；二部收载化学药品、抗生素、生化药品、放射性药品；三部收载生物制品及相关通用技术要求；四部收载通用技术要求和药用辅料。

2.《中国药典》的内容包括凡例、品种正文、通用技术要求。

（1）凡例：凡例是为正确使用《中国药典》进行药品质量检定的基本原则，是对《中国药典》正文、通则及与质量检定有关的共性问题的统一规定。药典收载的凡例、通则、总论的要求对未载入本版药典的其他药品标准具同等效力。

凡例和通则中采用的"除另有规定外"这一用语，表示存在与凡例或通用技术要求有关规定不一致的情况时，则在正文中另作规定，并按此规定执行。

《中国药典》（2020年版）二部的凡例包括9项内容，分别是：①名称与编排；②项目与要求；③检验方法和限度；④标准品与对照品；⑤计量；⑥精确度；⑦动物试验；⑧试药、试液、指示剂；⑨说明书、包装与标签。下面列举主要内容和名词术语。

1）名称与编排：中文药品名称通常按照《中国药品通用名称》收载的名称及其命名原则命名，《中国药典》收载的药品中文药品名称均为法定名称；药品英文名除另有规定外，均采用国际非专利药名（International Nonproprietary Names, INN）。药品化学结构式采用世界卫生组织（World Health Organization, WHO）推荐的"药品化学结构式书写指南"书写。

品种正文按药品中文名称笔画顺序排列。索引按汉语拼音顺序的中文索引、英文名和中文名对照索引排列。

2）项目与要求

①药品的近似溶解度以下列名词术语表示。

极易溶解：系指溶质1g（ml）能在溶剂不到1ml中溶解。

易溶：系指溶质1g（ml）能在溶剂1～不到10ml中溶解。

溶解：系指1g（ml）能在溶剂10～不到30ml中溶解。

略溶：系指溶质1g（ml）能在溶剂30～不到100ml中溶解。

微溶：系指溶质1g（ml）能在溶剂100～不到1 000ml中溶解。

极微溶解：系指溶质1g（ml）能在溶剂1 000～不到10 000ml中溶解。

几乎不溶或不溶：系指溶质1g（ml）在溶剂10 000ml中不能完全溶解。

试验法：除另有规定外，称取研成细粉的供试品或量取液体供试品，置于25℃±2℃一定容量的溶剂中，每隔5分钟强力振摇30秒钟；观察30分钟内的溶解情况，如无目视可见的溶质颗粒或液滴时，即视为完全溶解。

②贮藏的基本要求，以下列名词术语表示。

遮光：系指用不透光的容器包装，例如棕色容器或黑纸包裹的无色透明、半透明容器。

密闭：系指将容器密闭，以防止尘土及异物进入。

密封：系指将容器密封以防止风化、吸潮、挥发或异物进入。

熔封或严封：系指将容器熔封或用适宜的材料严封，以防止空气与水分的侵入并防止污染。

阴凉处：系指不超过20℃。

凉暗处：系指避光并不超过20℃。

冷处：系指2～10℃。

常温：系指10～30℃。

除另有规定外，贮藏项下未规定贮藏温度的一般系指常温。

3）检验方法和限度：药典正文收载的所有品种，均应按规定的方法进行检验；如采用其他方法，应将该方法与规定的方法做比较试验，根据试验结果掌握使用，但在仲裁时仍以本版药典规定的方法为准。

药典中规定的各种纯度和限度数值以及制剂的重（装）量差异，系包括上限和下限两个数值本身及中间数值。规定的这些数值不论是百分数还是绝对数字，其最后一位数字都是有效位。

试验结果在运算过程中，可比规定的有效数字多保留一位数，而后根据有效数字的修约规则进舍。计算所得的最后数值或测定读数值均可按修约规则进舍至规定的有效位，取此数值与标准中规定的限度数值比较，以判断是否符合规定的限度。

原料药的含量（%），除另有注明者外，均按重量计。如规定上限为100%以上时，系指用本药典规定的分析方法测定时可能达到的数值，它为药典规定的限度或允许偏差，并非真实含有量；如未规定上限时，系指不超过101.0%。

制剂的含量限度范围，系根据主药含量的多少、测定方法误差、生产过程不可避免偏差和贮存期间可能产生降解的可接受程度而制定的，生产中应按标示量100%投料。如已知某一成分在生产或贮存期间含量会降低，生产时可适当增加投料量，以保证在有效期（或使用期限）内含量能符合规定。

4）标准品与对照品：系指用于鉴别、检查、含量测定的标准物质。标准品与对照品（不包括色谱用的内标物质）均由国家药品监督管理部门指定的单位制备、标定和供应。标准品系指用于生物检定、抗生素或生化药品中含量或效价测定的标准物质，按效价单位（或μg）计，以国际标准物质进行标定；对照品除另有规定外，均按干燥品（或无水物）进行计算后使用。

5）计量

①法定计量单位名称和符号

长度：米（m）、分米（dm）、厘米（cm）、毫米（mm）、微米（μm）、纳米（nm）。

体积：升（L）、毫升（ml）、微升（μl）。

质（重）量：千克（kg）、克（g）、毫克（mg）、微克（μg）、纳克（ng）、皮克（pg）。

温度：摄氏度（℃）。

②滴定液和试液的浓度，以mol/L表示，其浓度要求精密标定的滴定液用"XXX滴定液（YYYmol/L）"表示；作其他用途不需要精密标定其浓度时，用"YYYmol/LXXX溶液"表示。

③有关的温度描述，一般以下列名词术语表示。

水浴温度：除另有规定外，均指98～100℃。

热水：系指70～80℃。

微温或温水：系指40～50℃。

室温（常温）：系指10～30℃。

冷水：系指2～10℃。

冰浴：系指约0℃。

放冷：系指放冷至室温。

④符号"%"表示百分比，系指重量的比例；但溶液的百分比，除另有规定外，系指溶液100ml中含有溶质若干克；乙醇的百分比，系指在20℃时容量的比例。此外，根据需要可采用下列符号。

%（g/g）：表示溶液100g中含有溶质若干克。

%（ml/ml）：表示溶液100ml中含有溶质若干毫升。

%（ml/g）：表示溶液100g中含有溶质若干毫升。

%（g/ml）：表示溶液100ml中含有溶质若干克。

⑤缩写"ppm"表示百万分比，系指重量或体积的比例；缩写"ppb"表示十亿分比，系指重量或体积的比例。

⑥液体的滴，系指在20℃时，以1.0ml水为20滴进行换算。

⑦粉末分等

最粗粉：指能全部通过一号筛，但混有能通过三号筛不超过20%的粉末。

粗粉：指能全部通过二号筛，但混有能通过四号筛不超过40%的粉末。

中粉：指能全部通过四号筛，但混有能通过五号筛不超过60%的粉末。

细粉：指能全部通过五号筛，并含能通过六号筛不少于95%的粉末。

最细粉：指能全部通过六号筛，并含能通过七号筛不少于95%的粉末。

极细粉：指能全部通过八号筛，并含能通过九号筛不少于95%的粉末。

⑧溶液后标示的符号：溶液后标示的（1→10）符号系指固体溶质1.0g或液体溶质1.0ml加溶剂使成10ml的溶液。未指明用何种溶剂时，均指水溶液。

两种或两种以上液体混合物，名称间用半字线"-"隔开，其后括号内的"："符号，系指各液体混合时的体积（质量）比例。

⑨乙醇未指明浓度时，均系指95%（ml/ml）的乙醇。

6）精确度

①试验中供试品与试药等"称重"或"量取"的量，均以阿拉伯数码表示，其精确度可根据数值的有效数位来确定，如称取"0.1g"系指称取重量可为0.06～0.14g；称取"2g"，系指称取重量可为1.5～2.5g；称取"2.0g"，系指称取重量可为1.95～2.05g；称取"2.00g"，系指称取重量可为1.995～2.005g。

②"精密称定"系指称取重量应准确至所取重量的千分之一；"称定"系指称取重量应准确至所取重量的百分之一；"精密量取"系指量取体积的准确度应符合国家标准中对该体积移液管的精确度要求；"量取"系指可用量筒或按照量取体积的有效数位选用量具。取用量为"约"若干时，系指取用量不得超过规定量的±10%。

③恒重，除另有规定外，系指供试品连续两次干燥或炽灼后称重的差异在0.3mg以下的

重量；干燥至恒重的第二次及以后各次称重均应在规定条件下继续干燥 1 小时后进行；炽灼至恒重的第二次称重应在继续炽灼 30 分钟后进行。

④试验中规定"按干燥品（或无水物，或无溶剂）计算"时，除另有规定外，应取未经干燥（或未去水，或未去溶剂）的供试品进行试验，并将计算中的取用量按【检查】项下测得的干燥失重（或水分，或溶剂）扣除。

⑤试验中的"空白试验"，系指在不加供试品或以等量溶剂替代供试液的情况下，按同法操作所得的结果；含量测定中的"并将滴定的结果用空白试验校正"，系指按供试品所耗滴定液的量（ml）与空白试验中所耗滴定液量（ml）之差进行计算。

⑥试验时的温度，未注明者，系指在室温下进行；温度高低对试验结果有显著影响者，除另有规定外，应以 25℃±2℃为准。

7）试药、试液、指示剂：试验用的试药，除另有规定外，均应根据附录试药项下的规定，选用不同等级并符合国家标准或国务院有关行政主管部门规定的试剂标准。试液、缓冲液、指示剂与指示液、滴定液等，均应符合附录的规定或按照附录的规定制备。

试验用水，除另有规定外，均系指纯化水。酸碱度检查所用的水，均系指新沸并放冷至室温的水。

酸碱性试验时，如未指明用何种指示剂，均系指石蕊试纸。

（2）品种正文：品种正文系根据药物自身的理化性质与生物学特性，按照批准的处方来源、生产工艺、贮藏运输条件等所制定的，用以检测药品质量是否达到用药要求并衡量其质量是否稳定均一的技术规定。

品种正文内容根据品种和剂型的不同，按顺序可分别列有：①品名（包括中文名、汉语拼音与英文名）；②有机药物的结构式；③分子式与分子量；④来源或有机药物的化学名称；⑤含量或效价规定；⑥处方；⑦制法；⑧性状；⑨鉴别；⑩检查；⑪含量或效价测定；⑫类别；⑬规格；⑭贮藏；⑮制剂；⑯标注；⑰杂质信息等。

原料药与制剂中已知杂质的名称与结构式等信息一般均在原料药正文中列出，相应制剂正文直接引用。复方制剂中活性成分相互作用产生的杂质，一般列在该品种正文项下。

正文所设各规定是针对符合 GMP 的产品而言。任何违反 GMP 或有未经批准添加物质所生产的产品，即使符合《中国药典》或按照《中国药典》没有检出其添加物质或相关杂质，亦不能认为其符合规定。

（3）通用技术要求：通用技术要求包括通则和指导原则。通则主要包括制剂通则、其他通则和通用检测方法等。制剂通则系按照药物剂型分类，针对剂型特点所规定的基本技术要求；通用检测方法系各品种进行相同检查项目的检测时应采用的统一的设备、程序、方法及限度等。指导原则系为规范药典执行，指导药品标准制定和修订，提高药品质量控制水平所规定的非强制性、推荐性技术要求。

六、国外药典简介

国际上有数十个国家编制出版国家药典，除《中国药典》一部，各国药典主要结构及内容基本一致。随着我国药品生产质量水平的提高,原料药与制剂出口会越来越普遍,因此了解并满足国外的药典要求是监管部门制定国家药品标准的参考,也是生产企业需要达到的水平。以下为主要的国外药典简介。

（一）《美国药典》

《美国药典》（United States Pharmacopeia, USP）是由美国药典委员会（The United States Pharmacopeia Convention）编制。其包含关于药物、剂型、原料药、辅料、医疗器械和食品补充剂的标准。

1820 年,成立美国药典委员会,建立了美国第一部药品标准和质量控制系统,这就是《美国药典》的最早版本。1950 年开始 USP 每 5 年修订一次。1888 年美国药学会出版第一部《国家处方集》（National Formulary, NF）,名称为《非法定制剂的国家处方集》。NF 自 1980 年并入 USP,美国药典委员会将这两个法定药品标准合订出版,第一部合订本为 USP20-NF15。从 2002 年开始每年修订一次,同时发行光盘版。随着计算机技术和网络的发展,开始同时出版印刷版、USB 闪存驱动器格式版和网络版。从 2020 年 2 月 1 日出版的 USP43-NF38 第一增补本开始,将不再提供印刷版、USB 闪存驱动器格式版,只发行网络在线版（online.uspnf.com）。USP-NF 自 2021 年起更名,且每年修订出版 3 次,分别为 USP-NF2021 issue 1（先前称为 USP44-NF39）（5 月 1 日）、USP-NF2021 issue 2（8 月 1 日）、USP-NF2021 issue 3（12 月 1 日）。在 USP-NF Online 平台中,USP 引入以单个文件标准为中心的模型,每个文件有其正式生效日期（Official date）,并且有 USP-NF Online 平台中的唯一永久性文件标识（Doc ID）,该 Doc ID 不会因为每期出版而发生改变。

《美国药典》主要内容包括凡例（General Notice）、各论（Monograph）和通则（General Chapter）。

凡例分为 10 大项,分别为:①名称与修订;②官方地位和法律认可;③标准一致性;④各论与通则;⑤各论结构;⑥检验程序与过程;⑦试验结果;⑧术语和定义;⑨开处方与配方;⑩保存、包装、贮藏和标签。

各论是针对终产品的试验,不以生产方法为基础,目的是保证产品在质量上的一致性,同品种制品在一般情况下只收载一个标准。各论部分先列出原料药,然后依次列出其各种制剂品种。原料药标准首先列出药品名称,然后依次给出结构式、分子式、分子量、化学名和化学文摘（CA）登记号,然后是定义。制剂标准直接以定义开头。用符号"《"表示定义。

通则主要由三部分组成,分别是:一般试验和含量测定方法、一般信息、食品补充剂。一般试验和含量测定方法中列出了通则编号 1～999 的规定,是 FDA 或其他法定部门强制实施的,是法定的;一般信息为通则编号 1 000～1 999 的规定,涉及药物信息,作为信息发布;通则编号 2 000 以上的规定,用于食品补充剂。

（二）《欧洲药典》

《欧洲药典》（European Pharmacopoeia, EP）由欧洲药品质量管理局（EDQM）编制,有英文和法文两种法定文本。《欧洲药典》是欧盟成员国家管理当局药品批准颁发的强制性执行标准,适用于药品生产者。《欧洲药典》各论标准作为品种采购的依据。

《欧洲药典》始创于1964年,在欧盟国家管理当局对药品管理中发挥着重要作用。从2002年EP第4版开始每3年修订一版,并每年出版3期增补本。现行版为EP第11版,包括EP11.0正文内容和8个补充文件(EP 11.1~EP 11.8)。

《欧洲药典》的基本组成有凡例、通用分析方法(包括一般鉴别试验、一般检查方法、常用物理和化学测定法、常用含量测定方法、生物检查和生物分析、生药学方法)、容器和材料、试剂、正文和索引等。《欧洲药典》正文品种的内容包括品名(英文名称、拉丁名)、分子结构式、分子式与分子量、含量限度及化学名称、性状、鉴别、检查、含量测定、贮藏、可能的杂质结构等。

《欧洲药典》最大的特点是其各论中只收载原料药质量标准,不收载制剂质量标准。除此以外,《欧洲药典》的附录也独具特色,不仅包括各论中通用的检测方法,而且凡是与药品质量密切相关的项目和内容在附录中都有规定。如药品包装容器及其制造的原材料,注射用的玻璃容器和塑料容器所用的瓶塞都有规定。在收载的附录中,除了采用通用的检测方法外,收载的先进技术也比较多,如原子吸收光谱、原子发射光谱、质谱、核磁共振谱和拉曼光谱测定法等,对色谱法还专门设立一项色谱分离技术附录。从整体上看,《欧洲药典》的附录是至今世界药典中最全面、最完善,也是最先进的。《欧洲药典》虽不收载制剂,但制定的制剂通则与制剂有关的检测方法很全面,并具有一定的特点。每个制剂通则总则中包含三项内容:一是定义(Definition)、二是生产(Production)、三是检查(Test)。附录中与制剂有关的专项,根据不同内容和要求分别在三项内容中作出规定。近几年来,《欧洲药典》的权威性和影响力正在不断扩大,参与制定和执行《欧洲药典》的国家在不断增加。欧洲药典委员会在ICH中与美国、日本等国药典委员会协调统一药典标准进程中也起着积极主导作用。中国药典委员会于1994年成为欧洲药典委员会的观察员之一,进一步加强与欧洲药典委员会的联系。

(三)《英国药典》

《英国药典》(British Pharmacopoeia, BP)由英国药典委员会(British Pharmacopoeia Commission)编制,是英国制药标准的重要来源。收载的药品标准中不仅包括出口到英国的药品标准,也包括《欧洲药典》的所有药品标准内容。

《英国药典》第一版出版于1964年。目前,BP每年8月修订,次年1月实施。现行版为BP2024。

《英国药典》分为6卷:第1卷和第2卷收载原料药;第3卷收载药用配方制剂;第4卷收载草药、草药制剂和草药产品、顺势疗法制剂中所使用的物质、血液制品、免疫制品、放射性药物制剂、手术材料;第5卷收载凡例、红外对照图谱、附录、补充章节、索引;第6卷为兽药典。

(四)《日本药局方》

《日本药局方》(Japanese Pharmacopoeia, JP)是由日本药典委员会编制,厚生劳动省颁布执行。第1版《日本药局方》出版于1886年,每10年修订一次,从第9版开始每5年大修订一次,从第12版开始每5年进行两次增补。现行版为《日本药局方》第18版(JP18),于2021年6月颁布。

《日本药局方》主要包括通则（生药通则和制剂通则）、通用试验方法（化学分析、物理试验方法、粉末特性测定、生物学测定/生化测定/微生物限度色谱法、生药学试验法、制剂试验法、容器及包装材料检查、其他如灭菌法或无菌操作、标准品、标准液、试剂试药等）、一些方法的指导原则、原料及制剂品种、生药品种。另外《日本药局方》还包括标准紫外可见吸收光谱、标准红外吸收光谱、参考信息、附录、索引（日本名、英文名、拉丁名）。

《日本药局方》"医药品各论"中药品的质量标准，按顺序分别列有：品名（日本名、英文名、拉丁名和日本别名）、有机药物的结构式、分子式与分子量、来源或有机药物的化学名、CA 登录号、含量和效价规定、性状和物理常数、鉴别、检查、含量或效价测定、容器和贮藏、少量品种有效期等。《日本药局方》的格式和《中国药典》类似。

（五）《国际药典》

《国际药典》（The International Pharmacopoeia, Ph.Int）是由 WHO 编纂，旨在为所选药品、辅料和剂型的质量标准达成一个全球范围的统一的标准性文献。其采用的信息是综合了各国实践经验并广泛协商后整理出的，但它对各国无法律约束力，仅作为各国编纂药典时的参考标准。

《国际药典》1951 年出版第一版，现行版为 2022 年颁布的第十一版。

《国际药典》由凡例及索引、各论、分析方法、对照红外光谱集、试剂试液与滴定液及补充信息组成。凡例对各论涉及的命名、定义、生产、性状、对照品、结果计算等内容进行了说明。各论分为原料药与辅料、制剂和放射性药品。原料药和辅料项下仅有具体品种标准；制剂包括制剂通则和具体品种标准；放射性药品包括通则、具体品种标准、分析方法和补充信息。

第三节　药品检验的要求和工作程序

一、药品检验的基本要求

药品质量直接关系到人民的身体健康和生命安危，保证其检验结果准确可靠是保证用药安全、有效的手段。药品检验必须达到以下基本要求：

1. **公正性**　公正性是药检人员必须具备的职业道德，也是对药检人员最基本的要求。药检人员必须严格执行药品质量法规和技术标准，严格执行检验制度，实事求是地判定检验的结果。当产品质量发生争议时，药检部门必须以第三者的客观立场提供检验数据，进行公正的仲裁。对药检机构来说，必须对所有客户提供同等质量服务，维护药检人员工作的独立性，不准任何人进行行政干预，影响检验结果的判定，对违反者追究责任，严肃处理。

2. **准确性**　药检人员必须确保提供的检验数据准确可靠，即在同一条件下能重复，在一定条件下能再现。药检工作的准确性取决于药检人员的高度责任心、严谨的科学态度和对检验业务的精益求精。药检人员要严格执行质量标准、抽样方法、检验规程、检验方法和各种管理制度,严格执行检验工作程序和质量责任制。工作要严谨,操作要规范,计算要准确,结论要可靠,反馈要及时。

3. **权威性** 药品检验机构的权威性是其职能决定的。药检机构应有先进且适宜的检测手段,以保证其检验能力;有科学完善的质量管理体系,以保证其出具的检验报告准确可靠;有一支操作熟练、职业素质高的检验队伍。在坚持公正性的前提下,保证检验结果的准确性,以严谨求实的工作态度、一丝不苟的工作作风和高效准确的工作结果,树立起检验工作的权威性。

二、药品检验的类型

药品检验按其检验的性质和检验结果的效力可分为两大类:第一类是药品研究、生产、经营和使用单位等因自身需要对药品进行的检验,属于非强制检验;第二类是药品监督管理部门依法履行药品监督管理职能所需要进行的检验,属于法定的强制检验,包括注册检验、监督检验、委托检验和复验。本部分主要介绍第二类检验。

(一)注册检验

药品注册是指国家药品监督管理局根据药品注册申请人的申请,依照法定程序,对拟上市销售的药品的安全性、有效性、质量可控性等进行审查,并决定是否同意其申请的审批过程。药品审批时所需的药品检验即为药品注册检验。药品注册检验包括样品检验和药品标准复核。样品检验是指药品检验机构按照申请人的申报或国家药品监督管理局核定的药品标准对样品进行的检验。药品标准复核是指药品检验机构对申报的药品标准中检验方法的可行性、科学性、设定的项目和指标能否控制药品质量等进行的实验室检验和审核工作。

(二)监督检验

监督检验是指药品检验机构承担的药品质量监督检查所需的检验,包括抽查检验、强制性检验、口岸检验等。抽查检验是药品检验机构根据药品监督管理部门的抽验计划,主动到药品生产、经营和使用单位抽取样品进行检验,属日常性监督;强制性检验是药品监督管理部门对一些可能存在安全性隐患、需要加强管理的药品实施上市前的检验行为;口岸检验,又称通关检验,是指国家药品监督管理局确定的药品检验机构,即口岸药品检验所,对抵达口岸的进口药品依法实施的检验工作。

(三)委托检验

委托检验是指检验实验室接受委托,利用其人力和技术资源等向社会提供药品检验的服务。委托检验包括:①在行政管理中或司法部门在办理案件过程中,药品监督管理部门或其他政府管理部门根据需要对药品进行检验时,向药品检验机构提出的委托检验;②药品检验机构由于如工作量大,需要更多专业技术或暂时不具备能力等未预料的原因,或持续性原因需将检验工作分包时,接受分包的药品检验机构则将该检验视为委托检验;③药品生产、经营和使用单位等因不具备检验能力,自愿委托社会上具有检验条件的机构进行检验,这类委托检验也称为"合同检验"。委托检验和合同检验的检验结果只对所送样品和所检验的项目负责。

（四）复验

《药品管理法》第一百零二条规定：当事人对药品检验机构的检验结果有异议的，可以自收到药品检验结果之日起七日内向原药品检验机构或者上一级药品监督管理部门设置或者指定的药品检验机构申请复验，也可以直接向国务院药品监督管理部门设置或者指定的药品检验机构申请复验。受理复验的药品检验机构必须在国务院药品监督管理部门规定的时间内作出复验结论。

三、药品检验机构和药品检验的相关管理规范

（一）检验机构

目前，我国的药品检验机构有：①国务院药品监督管理部门设置的药品检验机构——中国食品药品检定研究院；②省、自治区、直辖市人民政府药品监督管理部门设置的药品检验机构——省级食品药品检验所；③由省、自治区、直辖市人民政府药品监督管理部门提出，报省、自治区、直辖市人民政府批准设置的地级食品药品检验所。

（二）药品检验的相关管理规范

药品检验结果不仅关系到人民用药安全和有效，也与药品的相关企业的切身利益息息相关，为确保检验数据和检验结论的准确和公正，应对药品检验实验室进行标准化、规范化和科学化的管理。

《国家药品检验实验室管理规范》（Good Practice for National Pharmaceutical Control Laboratories，GPCL）是由世界卫生组织发布，主要适用于国家政府部门设置的药品检验实验室，其内容主要包括管理和组织机构、物资供应和仪器设备以及其他器具的安装、工作规程、实验室安全等。

我国国家药品监督管理局制定了《药品检验所实验室质量管理规范》，该规范对药品质量检验和标准复核及相关工作全过程的实施和实验室条件作出了明确的规定，包括人员、质量保证体系、实验室设施、仪器设备、标准品和对照品、标准操作规程、实验室管理制度、检验记录与检验报告书、档案资料管理等。

四、药品检验的工作程序

药品检验的工作程序一般分为抽样、检品的登记、留样、检验、检验结果的评价、检验报告的填写和审签。

（一）抽样

药品抽样是药品检验工作的重要组成部分，抽样要按照科学合理的抽样程序进行，才能保证随后的检验结果准确可靠。药品抽样的一般原则有以下几个方面。

1. 公正性原则 公正性原则主要指抽样人员在按抽验计划或根据监督需要进行抽样时，在执行抽样的程序上的一致性。

2. **合法性原则** 合法性原则指：①抽样是按照药品监督管理部门下达的抽验计划或指示进行的，或者是在监督检查过程中发现药品质量可疑时进行的；②抽样人员应向被抽样单位或个人出示派遣其执行任务的药品监督管理部门或药品检验机构的介绍信及药品监督员证或工作证；③按照规定的抽样程序进行抽样。

3. **代表性原则** 代表性原则指：①从统计学意义上确定样品与总体的代表关系。即抽样人员按计划抽样时，从药品来源、包装、外观性状等方面看不出拟抽样药品有质量可疑问题时，采用随机抽样法抽样，以保证抽样的代表性。②从法律意义上确定所抽样品与整体的代表关系。这是指从抽样手续和相关文书上确定所抽样品与被抽样的单位、地点、药品品种、规格、批号的关系，以防日后有争议时，发生诉讼时败诉。后一层代表性意义不仅适用于随机抽样，也适用于非随机抽样。

4. **针对性原则** 针对性原则指尽可能抽取能证明被抽样药品为不合格药品或有其他违法行为的样品。针对性原则首先适用于检查抽验（即监督检查过程中发现药品质量可疑时或根据群众举报进行的抽验）。针对性抽样不强调统计学意义上的代表性，而是强调如何选准不合格样品，并将此样品与总体的代表关系从法律意义上确定下来。

5. **科学性原则** 科学性原则指抽样方法、取样操作和样品贮运过程的合理性。应根据情况选择适当的随机抽样法或非随机抽样法抽样。在取样操作上，应注意保证所取样品与大样（抽样单元）的质量一致，绝不能由于取样操作的不当造成药品性质、质量的变化，以至影响检验结果。同样，对抽得样品的贮存和运送也存在保证质量一致的问题。

6. **规范化原则** 规范化原则指把经过研究和实践证明为科学合理的抽样步骤、方法相对固定下来，形成规范化的抽样程序，使各地的药品抽样人员有所遵循，使被抽样者也知道应当如何配合抽样。

（二）检品的登记

收检部门对样品、所附资料及检验申请单进行审查核对，符合收检要求的检品，按规定登记有关信息，填写检品卡，统一编号，贴签后分发有关检验实验室进行检验。

（三）留样

接收检品检验必须按规定留样，留样数量不得少于一次全项检验用量。留样可在检品登记后分检的同时由收检部门留样交留样库，也可在检验完成后将剩余检品由检验人员填写留样单，注明数量和留样日期，签封后交留样部门，清点登记，入库保存。

（四）检验

检验者确认检品无误后，按照质量标准及其方法和有关标准操作规程进行检验，并按要求做好原始记录。

1. **检验依据** 常规检验以国家药品标准为检验依据。进口药品必须按照国家药品监督管理局颁发的《进口药品注册证》载明的质量标准检验，并按照《进口药品注册证》注明标准编号。国产药品按药品监督管理部门批准的质量标准检验，已成册的质量标准应写明标准名称、版本和部、册等，如《中国药典》（2020年版）二部等；单页的质量标准应写出标准名和标准编号，如"国家药品监督管理局标准（试行）WS-135（X-119）—2000"等。新药和进口药品注册按企业申报资料所附的质量标准检验。抽查检验应按国家药品标准进行检验，并可根据监督工作的需要进行部分检验。委托检验按委托书或合同所附的标准进行检验。

2. **检验项目** 药品检验应按药品质量标准规定的项目进行检验,检验项目可分为性状、鉴别、检查、含量(效价)测定四大项,每一大项又分为若干小项。

(1)性状:药品质量标准中有关性状的规定,包括外观、颜色、臭、味、溶解度及其他物理常数。性状不仅可以鉴别药物,而且可以反映药品的纯杂程度。

(2)鉴别:药品质量标准中鉴别项下规定的试验方法,结合性状观测结果对药品的真伪作出结论。

(3)检查:药品质量标准"检查"项下包括安全性、有效性、纯度要求和均一性四个方面。安全性的检查有微生物限度、异常毒性、热原、降压物质、无菌检验等;有效性的检查是指与药物疗效有关,但在鉴别、纯度检查和含量测定中不能控制的项目,如氢氧化铝的制酸力、药用炭的吸着力检查等;纯度要求即药物的杂质检查,亦称限度检查、纯度检查。在药物制剂的质量标准中,还需进行重量差异、崩解时限、融变时限、含量均匀度、溶出度等检查。

(4)含量(效价)测定:药品的含量是评价药品质量和保证药品疗效的重要手段。药品含量测定的方法有容量分析法、重量分析法、光谱法、色谱法、抗生素微生物检定法、酶分析法等。

判断药品质量是否符合标准,必须全面考虑性状、鉴别、检查和含量测定的检验结果。

3. **标准操作规程** 为确保检验数据的可靠性,应制定各项检验的标准操作规程(SOP)。标准操作规程应写明操作程序,其内容应详细、明确。标准操作规程应存放于各有关实验现场,供检验人员随时参阅。

为了加强药品检验操作的规范化、标准化,中国食品药品检定研究院组织全国药品检验机构编写并出版了两本指导药品检验人员进行检验工作的参考书,分别是《中国药品检验标准操作规范》和《药品检验仪器操作规程》。

4. **检验原始记录** 检验原始记录是检验人员对其检验工作的全面记载,是出具检验报告书的依据,也是进行科学研究和技术总结的原始资料,检验人员必须认真做好检验原始记录。

检验原始记录要记载检验过程的一切原始数据和现象,包括检品的名称、来源、数量、批号、检验日期、检验依据、检验数据和计量单位、演算过程、图谱、结论、检验人员和复核人员签字或盖章等内容。检验原始记录必须做到记录原始、数据真实、内容完整、字迹清晰,确保其原始、正确、可靠、严密和全面。

5. **检验结果的复检** 检验结果不合格的项目或结果处于边缘的项目,除另有规定以一次检验结果为准不得复检外,一般应予复检。必要时可指定他人进行复检。

(五)检验结果的评价

检验完毕后,需要对检验结果进行评价。如果有要求,在完成所有检验后应进行统计学分析,确定结果是否相互一致以及是否符合所用质量标准,评价应考虑所有检验结果。当出现有疑问的结果时,应对其进行审查,按照内部质量体系对全部检验方法进行检查。只有经鉴定明确是由于过失造成的有疑问的结果,才可将其舍弃。检验结果评价无误后,所有结论应由检验人员填入检验原始记录,并交由复核人员复核签名。

(六) 检验报告的填写和审签

检验报告是对药品质量作出的技术鉴定,是具有法律效力的技术文件。检验报告应由检验人员根据检验原始记录来起草,保证检验报告与检验原始记录的一致性。药检人员应本着严肃负责、实事求是的态度认真书写检验报告书,做到字迹清晰、数据完整、语言规范、结论明确。

ER2-2　第二章　目标测试

（孙立新）

第三章 分析数据的处理与分析
方法验证

ER3-1 第三章 分析
数据的处理与分析
方法验证（课件）

在药品质量控制的数据获得与处理过程中，由于受到分析方法、测量仪器、试剂和分析工作人员的操作水平等主、客观因素的限制，所得结果不可能绝对准确，总伴有一定的误差。由于误差的客观存在，无论采用何种方法对药物进行鉴别、检查和含量测定，为确保其分析结果的可靠性，要求分析方法应准确、稳定、耐用。所以，需要对所建立的分析方法进行方法学验证。

第一节　误差与数据处理

一、误差的概念与分类

（一）误差的概念

误差（error）是指测量值与真实值之间的差异。其有绝对误差和相对误差两种表示方法。

1. 绝对误差（absolute error，E） 指测量值（x）与真实值（μ）之差。

$$E = x - \mu \qquad\qquad 式（3-1）$$

误差有正负之分，当测量值大于真实值时为正误差，表示分析结果偏高；反之，为负误差，表示分析结果偏低。

2. 相对误差（relative error，RE） 指绝对误差与真实值之比值的百分数。如果不知道真实值，可以用测量值代替。

$$RE = \frac{E}{\mu} \times 100\% \quad 或 \quad RE = \frac{E}{x} \times 100\% \qquad 式（3-2）$$

实际工作中，常用绝对误差表示分析仪器的精度，而用相对误差衡量分析结果的准确度。用相对误差表示测定结果的准确度比用绝对误差更合理些。

（二）误差的分类

根据误差产生的原因及性质，可把误差分为系统误差和偶然误差。

1. 系统误差 系统误差（systematic error）也称可定误差（determinate error），是指由某些固定的原因引起的误差。其具有单向性（即误差的正负固定）、确定性（误差的大小较固定）、重复性（重复测定重复出现）及可测性（测定结果系统地偏高或偏低），所以可加以校正或消除。

系统误差按产生的原因可分为方法误差、仪器或试剂误差和操作误差三种。

（1）方法误差：指分析方法本身的不足所造成的误差。例如：在用滴定分析方法进行定量分析时，滴定反应不完全，或因滴定终点与化学计量点不完全相符合等，都会产生系统误差。

（2）仪器或试剂误差：由于使用的仪器本身不精准或试剂纯度不够等原因引起的误差。例如：容量瓶的刻度不够准确；紫外-可见分光光度计的波长未校准；试剂不纯等，均能产生系统误差。

（3）操作误差：是指由于操作人员的主观原因所造成的误差。例如：操作人员对滴定终点颜色变化的敏感性不同（习惯性偏深或偏浅）等。

2. 偶然误差　偶然误差（accidental error）也称不可定误差（indeterminate error），是由一些偶然因素所造成的误差。例如：实验室温度、气压、相对湿度的偶然变化等，都会引起偶然误差。偶然误差的方向（正或负）和大小都不固定，甚至有时无法控制，因此无法在操作中消除。但可通过增加平行测定次数，取平均值表示测量结果，以减小偶然误差。

系统误差和偶然误差可能在一次测量中同时存在，但划分并不绝对，有时很难区别。例如：滴定分析中观察终点颜色变化始终偏深或偏浅，属于系统误差。但多次测量中，观察终点颜色变化始终偏深或偏浅的程度不可能完全一致，因此必然有偶然误差。

二、有效数字及其运算规则

在药品质量控制中，为了得到准确的检测结果，不仅要准确地测定各种数据，而且还必须正确记录数据，并合理地进行各种数据的处理和运算。

（一）有效数字的概念

有效数字（significant figure）是指在分析工作中实际检测到的数字。其位数受到测量仪器的精度和分析方法的准确度限制，包括所有准确数字和最后一位可疑数字。

在确定有效数字的位数时，数据中的 1～9 均为有效数字，数据中的"0"具有双重性。"0"可能是有效数字，也可能只起定位作用。如，25ml 滴定管的刻度可准确到 0.1ml，估计读到 0.01ml。在测量时，滴定管的读数为 21.08ml，数据中的"0"是有效数字，此数值为四位有效数字，其中 21.0 是准确数字，最后一位 8 是可疑数字，存在 ±1 单位的误差，其实际应为 21.08ml±0.01ml。再如，用万分之一的分析天平称量某试样时，试样的质量为 0.252 0g，处于非 0 数字前面的"0"仅起定位作用，不是有效数字；非 0 数字后面的 0 是有效数字，因此该数据是四位有效数字，其中 0.252 为准确数字，最后一位 0 是可疑数字，其实际质量应为 0.252 0g±0.000 1g。可见，有效数字不仅反映数值的大小，还反映了测量数据的绝对误差和相对误差。不能随意增加或减少有效数字的位数。

值得注意的是，对于首位数字是 8 或 9 时，可以多计一位有效数字，如 9.15，可看作四位有效数字；对于 pH、pK_a 等有效数字的位数取决于数值的小数部分的位数，如 pH=5.12，即 $[H^+]=7.59\times10^{-6}mol/L$，其为两位有效数字；对于非测量值的自然数如测量次数、样品份数、反应中的化学计量关系以及各类常数时，可视为准确数字，在有效数字的修约与计算中不考虑其有效位数。

（二）有效数字的记录、修约及运算规则

1. 记录　根据所用仪器精度的要求，记录只保留一位可疑数字的测量数据。

2. 有效数字的修约规则　根据有效数字的要求，合理取舍各测量值的有效数字的位数，以正确表达分析结果的准确度的过程称为数字的修约。有效数字的修约采用"四舍六入五留双"规则，具体如下：

（1）被修约的数字小于或等于4时，则该数字舍去。

（2）被修约的数字大于或等于6时，则进1。

（3）被修约的数字等于5时，若5后数字不为零，则进1；若5后无数字或为零，则看5前一位数字的奇偶性，是奇数则进1，是偶数则舍去。

例如：将下列数字修约成四位有效数字

0.213 54→0.213 5　　　0.213 56→0.213 6　　　0.213 552→0.213 6

0.213 55→0.213 6　　　0.213 45→0.213 4

3. 有效数字的运算法则

（1）加减法：加减法所得和或差的误差是各个数值绝对误差的传递结果。所以，计算结果的绝对误差必须与各数据中绝对误差最大的数据相当。

例如：0.143 2+1.34+9.2=10.7

（2）乘除法：乘除法所得积或商的误差是各个数据相对误差的传递结果。所以，计算结果的相对误差必须与各数据中相对误差最大的数据相当。

例如：0.143 2×1.34÷9.2=0.021

第二节　分析方法验证

分析方法验证的目的是证明建立的方法适合于相应检测要求。在建立药品质量标准、变更药品生产工艺或制剂组分、修订原分析方法时，需对分析方法进行验证。

验证的分析项目有：鉴别试验、杂质测定（限度或定量分析）、含量测定（包括特性参数和含量/效价测定，其中特性参数如药物溶出度、释放度等）。

验证的指标有：专属性、准确度、精密度（包括重复性、中间精密度和重现性）、检测限、定量限、线性、范围和耐用性。在分析方法验证中，须用标准物质进行试验。由于分析方法具有各自的特点，并随分析对象而变化，因此需要视具体情况拟订验证的指标。表3-1中列出的分析项目和相应的验证指标可供参考。

一、验证项目

（一）准确度

准确度系指用该方法测定的结果与真实值或参考值接近的程度，一般用回收率（%）表示。准确度应在规定的范围内测试。

表 3-1　检验项目和验证内容

内容＼项目	鉴别	杂质测定		含量测定及溶出量测定
		定量	限度	
准确度	−	＋	−	＋
精密度				
重复性	−	＋	−	＋
中间精密度	−	＋①	−	＋①
专属性②	＋	＋	＋	＋
检测限	−	−③	＋	−
定量限	−	＋	−	−
线性	−	＋	−	＋
范围	−	＋	−	＋
耐用性	＋	＋	＋	＋

注：①已有重现性验证，不需验证中间精密度。

②如一种方法不够专属，可用其他分析方法予以补充。

③视具体情况予以验证。

1. 含量测定方法的准确度

（1）原料药可用已知纯度的对照品或供试品进行测定，或用本法所得结果与已知准确度的另一个方法测定结果进行比较。

（2）制剂可用含已知量被测物的各组分混合物进行测定。如不能得到制剂的全部组分，可向制剂中加入已知量的被测物进行测定（即用已知纯度的对照品作加样回收测定：于已知被测成分含量的供试品中再精密加入一定量的已知纯度的被测成分对照品，依法测定。用实测值与供试品中含有量之差，除以加入对照品量计算回收率），或用本法的所得结果与已知准确度的另一个方法测定结果进行比较。

在加样回收试验中须注意对照品的加入量与供试品中被测成分含量之和必须在标准曲线线性范围之内；加入的对照品的量要适当，过小则引起较大的相对误差；过大则干扰成分相对减少，真实性差。

如该分析方法已经测试并求出了精密度、线性和专属性，在准确度也可推算出来的情况下，这一项可不必再做。

2. 杂质定量测定的准确度　可向原料药或制剂中加入已知量杂质进行测定。如不能得到杂质或降解产物，可用本法测定结果与另一成熟的方法进行比较，如药典标准方法或经过验证的方法。在不能测得杂质或降解产物的响应因子或不能测得对原料药的相对响应因子的情况下，可用原料药的响应因子。应明确表明单个杂质和杂质总量相当于主成分的重量比（％）或面积比（％）。

3. 数据要求　在规定范围内，取同一浓度的供试品，用 6 个测定结果进行评价；或设计

3 个不同浓度,每个浓度各分别制备 3 份供试品溶液进行测定,用 9 个测定结果进行评价,一般中间浓度加入量与所取供试品含量之比控制在 1∶1 左右。应报告供试品取样量、供试品中含有量、对照品加入量、测定结果和回收率(%)计算值,以及回收率(%)的相对标准偏差(RSD)或可信限。

计算公式:

$$\text{回收率}(\%) = \frac{测得量}{加入量} \times 100\% \qquad\qquad \text{式}(3\text{-}3)$$

$$\text{回收率}(\%) = \frac{C-A}{B} \times 100\% \qquad\qquad \text{式}(3\text{-}4)$$

式(3-4)中,A 为加入对照品前供试品所含被测成分量;B 为加入对照品量;C 为加入对照品后的实测值。

(二)精密度

精密度系指在规定的测试条件下,同一个均匀供试品,经多次取样测定所得结果之间的接近程度。精密度一般用偏差(deviation,d)、标准偏差(standard deviation,S)或相对标准偏差(relative standard deviation,RSD)表示。

精密度包含重复性、中间精密度和重现性。

$$d = x_i - \bar{x} \qquad\qquad \text{式}(3\text{-}5)$$

$$S = \sqrt{\frac{\sum_{i=1}^{n}(x_i - \bar{x})^2}{n-1}} \qquad\qquad \text{式}(3\text{-}6)$$

$$\text{RSD}(\%) = \frac{S}{\bar{x}} \times 100\% = \frac{\sqrt{\dfrac{\sum_{i=1}^{n}(x_i - \bar{x})^2}{n-1}}}{\bar{x}} \times 100\% \qquad\qquad \text{式}(3\text{-}7)$$

在相同操作条件下,由同一个分析人员在较短的间隔时间内测定所得结果的精密度称为重复性;在同一个实验室,不同时间由不同分析人员用不同设备测定结果之间的精密度,称为中间精密度;在不同实验室由不同分析人员测定结果之间的精密度,称为重现性。

用于定量测定的分析方法均应考察方法的精密度。

1. 重复性 在规定范围内,取同一浓度的供试品,用 6 个测定结果进行评价;或设计 3 个不同浓度,每个浓度各分别制备 3 份供试品溶液进行测定,用 9 个测定结果进行评价。

2. 中间精密度 为考察随机变动因素对精密度的影响,应设计方案进行中间精密度试验。变动因素为不同日期、不同分析人员、不同设备。

3. 重现性 当分析方法将被法定标准采用时,应进行重现性试验。例如,建立药典分析方法时,通过不同实验室的复核检验得出重现性结果。复核检验的目的、过程和重现性结果均应记载在起草说明中。应注意重现性试验用的样品本身的质量均匀性和贮存运输中的环境影响因素,以免影响重现性结果。

4. 数据要求 均应报告标准偏差、相对标准偏差和可信限。

（三）专属性

专属性系指在其他成分（如杂质、降解产物、辅料等）可能存在下,采用的方法能正确测定出被测物的特性。鉴别试验、杂质检查和含量测定等方法,均应考察其专属性。如方法不够专属,应采用多个方法予以补充。

1. 鉴别试验 应能与可能共存的物质或结构相似化合物区分。不含被测成分的供试品,以及结构相似或组分中的有关化合物,应均呈负反应。显微鉴别、色谱和光谱鉴别等应附相应的代表性图像或图谱。

2. 含量测定和杂质测定 以不含被测成分的供试品（如除去含待测成分药材或不含待测成分的模拟复方等）试验说明方法的专属性。色谱法、光谱法等应附代表性图谱,并标明相关成分在图中的位置,色谱法中的分离度应符合要求。

在杂质可获得的情况下,对于含量测定,试样中可加入杂质或辅料,考察测定结果是否受干扰,并可与未加杂质或辅料的试样比较测定结果。对于杂质测定,也可向试样中加入一定量的杂质,考察杂质之间能否得到分离。

在杂质或降解产物不能获得的情况下,可将含有杂质或降解产物的试样进行测定,与另一个经验证了的方法或药典方法比较结果。用强光照射、高温、高湿、酸（碱）水解或氧化的方法进行加速破坏,以研究可能的降解产物和降解途径。含量测定方法应比对两法的结果,杂质检查应比对检出的杂质个数,必要时可采用光电二极管阵列检测和质谱检测,进行峰纯度检查。

（四）检测限

检测限(limit of detection, *LOD*)系指试样中被测物能被检测出的最低量。药品的鉴别试验和杂质检查方法,均应通过测试确定方法的检测限。常用的方法如下。

1. 直观法 用一系列已知浓度的供试品进行分析,试验出能被可靠地检测出的最低浓度或量。可用于非仪器分析方法,也可用于仪器分析方法。如采用薄层色谱法(TLC)对某药物进行杂质限量检查,其 *LOD* 为 10μg/ml（点样量为 10μl）。如图 3-1。

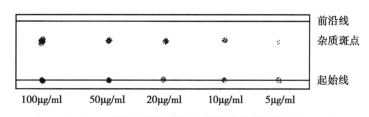

图 3-1 薄层色谱法检查有关物质检测限的确定

2. 信噪比法 仅适用于能显示基线噪声的分析方法,即把已知低浓度试样测出的信号与空白样品测出的信号进行比较,算出能被可靠地检测出的最低浓度或量。一般以信噪比为 3∶1 时相应浓度或注入仪器的量确定检测限。HPLC 色谱图中的信号(S)与基线噪声(N)如图 3-2 所示。

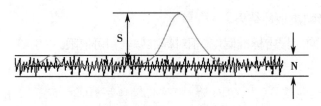

图 3-2　高效液相色谱图中信号与噪声示意图

3. 数据要求　应附测试图谱,说明测试过程和检测限结果。

(五)定量限

定量限(limit of quantitation,*LOQ*)系指试样中被测物能被定量测定的最低量,其测定结果应具一定准确度和精密度。用于限量检查的定量测定的分析方法应确定定量限。

常用信噪比法确定定量限。一般以信噪比为 10∶1 时相应浓度或注入仪器的量确定定量限。

(六)线性

线性系指在设计的范围内,测试结果与试样中被测物浓度直接成正比关系的程度。

应在规定的范围内测定线性关系。可用一贮备液经精密稀释,或分别精密称样,制备一系列供试样品的方法进行测定,至少制备 5 个浓度的供试样品。以测得的响应信号作为被测物浓度的函数作图,观察是否呈线性,再用最小二乘法进行线性回归计算。必要时,响应信号可经数学转换,再进行线性回归计算。

数据要求:应列出回归方程、相关系数和线性图。

(七)范围

范围系指能达到一定精密度、准确度和线性,测试方法适用的高低限浓度或量的区间。

范围应根据分析方法的具体应用和线性、准确度、精密度结果和要求确定。原料药和制剂含量测定,范围应为测试浓度的 80%~120%;制剂含量均匀度检查,范围应为测试浓度的 70%~130%,根据剂型特点,如气雾剂和喷雾剂,范围可适当放宽;溶出度或释放度中的溶出量测定,范围应为限度的 ±20%,如规定了限度范围,则应为下限的 −20% 至上限的 +20%;杂质测定,范围应根据初步实测,拟订为规定限度的 ±20%。如果含量测定与杂质检查同时进行,用百分归一化法,则线性范围应为杂质规定限度的 −20% 至含量限度(或上限)的 +20%。

(八)耐用性

耐用性系指在测定条件有小的变动时,测定结果不受影响的承受程度,为使方法可用于常规检验提供依据。开始研究分析方法时,应考虑其耐用性。如果测试条件要求苛刻,则应在方法中写明。典型的变动因素有被测溶液的稳定性,样品的提取次数、时间等。液相色谱法中典型的变动因素有流动相的组成和 pH、不同厂牌或不同批号的同类型色谱柱、柱温、流速等。气相色谱法变动因素有不同厂牌或批号的色谱柱、固定相、不同类型的担体、柱温、进样口和检测器温度等。

经试验,应说明小的变动能否通过设计的系统适用性试验,以确保方法有效。

二、验证内容的选择

分析方法验证内容的选择应根据分析的项目和一般原则进行,试验方案的设计应系统、合理,验证过程应规范、严谨,验证的结果应足以证明采用的分析方法适合于相应的分析要求。

在进行方法验证时需注意各项内容间的关联性,注重方法验证的整体性和系统性。例如,用于鉴别的分析方法要求具有较强的专属性,以判断被分析物是目标化合物,而非其他物质。但实际上每种鉴别方法都存在一定的局限性,因此鉴别试验一般至少采用两种以上不同类型的方法,如化学法和HPLC法等,来加强鉴别项目的整体专属性。

药品质量标准分析方法验证内容选择的一般原则如下。

1. 非定量分析方法 如杂质的限度检查法,一般需要验证方法的"专属性""检测限"和"耐用性"三项内容。

2. 定量分析方法 如原料药或制剂的含量测定及含量均匀度、溶出度或释放度的测定方法,除用于验证方法灵敏度的"检测限"和"定量限"外,其余六项内容均需验证。

3. 微量定量分析方法 如杂质的定量测定方法,除"检测限"视情况而定外,其余七项内容均需验证。即,在定量分析方法验证的基础上,增加"定量限",以确保方法可准确测定微量组分的含量。

药品质量标准中各分析项目所涉及的分析方法需验证的具体内容见表3-1。

第三节　分析方法确认

分析方法确认是指首次使用法定分析方法,由现有的分析人员或实验室对分析方法中关键的验证指标进行有选择性的考察,以证明方法对所分析样品的适用性,同时证明分析人员有能力使用该法定分析方法。《中国药典》(2020年版)四部指导原则9101分析方法验证指导原则中提供了建立分析方法需要验证的指标,分析方法的确认并不是重复验证过程。分析方法验证指导原则不涉及微生物分析方法的确认。

一、确认过程

分析方法的确认过程,是指应用法定方法对药物及其制剂进行测定时,评价该方法能否达到预期的分析目的。开展分析方法确认的分析人员应具备一定的药物分析经验和知识,经培训后能够理解和执行法定方法,以确保法定方法能够按预期顺利实施。如果法定方法确认失败,并且相关工作人员(或起草人员)未能协助解决失败问题,也可能是该方法不适用于在该实验室测定待分析的样品。

二、确认要求

1. 确认原则 分析方法确认一般无须对法定方法进行完整的再验证,但是需要将表 3-1 中列出的分析方法验证的指标用于方法的确认。分析方法确认的范围和指标取决于实验人员的培训和经验水平、分析方法种类、相关设备或仪器、具体的操作步骤和分析对象等。分析方法确认的指标和检验项目(鉴别、杂质分析、含量测定等)有关,不同的检验项目,方法确认所需的指标也不同。

2. 考察指标 分析方法确认应包含对影响方法的必要因素的评估。对于化学药,方法确认应考虑原料药的合成路线和制剂的生产工艺等因素;对于中药,方法确认应考虑中药材种类、来源、饮片制法和制剂的生产工艺等因素,从而评价法定方法是否适用于原料药和制剂基质。

在原料药和制剂含量测定时,方法专属性是确认法定分析方法是否适用的关键指标。如《欧洲药典》盐酸瑞芬太尼含量测定方法(HPLC 法)需要确认的参数是专属性和精密度。

(1)专属性:根据《美国药典》通则 1226 的建议,《美国药典》收录的色谱方法一般可以通过色谱系统适用性试验对专属性进行确认。因此对于盐酸瑞芬太尼含量测定方法来说,只需要系统适用性试验通过(对照溶液瑞芬太尼峰对称因子不超过 2.2)即可。

(2)精密度:《欧洲药典》含量方法精密度一般只需要对重复性进行确认即可,因此对盐酸瑞芬太尼含量测定方法来说,需要确认重复性符合《欧洲药典》通则 2.2.46 色谱分离技术中的要求(连续 6 针 RSD≤0.85%)。

此外,药物含有不同的辅料、容器组分,这些都可能会影响药物在基质中的回收率,对法定方法具有潜在的干扰。针对上述情况,可能需要更加全面的基质效应评估,以证明该法定方法对于特定药物及其制剂的适用性。

《中国药典》中收载的限度检查,若被测物浓度在定量限附近的检测,如残留溶剂检查法,此类限度检查方法确认的具体内容见表 3-2。若被测物浓度较高,如某些有关物质检查或水分测定等特定检测项目,此类检验与含量测定属于同一类别。较高浓度的限度检查和含量测定方法确认的内容见表 3-3。

表 3-2 在定量限附近的限度检查方法确认内容

方法学参数	是否进行方法确认	方法确认内容	进行方法确认的理由
检测限	需要	在检测限附近测定 1 份样品	检测限很容易受到样品基质和分析仪器的影响
定量限	需要	在定量限附近测定 1 份样品	定量限很容易受到样品基质和分析仪器的影响
专属性	不需要 / 需要	如果实验室样品与药典方法样品相同,并且检验仪器之间的差别不会对方法专属性产生影响,则不需要考察,否则就需要考察	如果方法的专属性是基于化学反应,并且实验室样品与药典方法样品具有相同的基质,那么专属性就不会受到影响

表 3-3　较高浓度的限度检查和含量测定方法确认内容

方法学参数	是否进行方法确认	方法确认内容	进行方法确认的理由
准确度	需要	如果是较高浓度的限度检查或者是最高浓度与最低浓度之差小于 1 个数量级的含量测定,在 1 个浓度水平测试加样回收率,否则在高浓度、中等浓度和低浓度水平分别测试加样回收率	在比较窄的浓度范围内,方法的准确度和精密度差异不会很大,因此进行 1 个浓度的验证即可。否则,需要在高、中、低 3 个不同浓度水平验证
精密度	需要	进行 1 次重复性考察。如果方法最高浓度和最低浓度之差大于 1 个数量级,那么重复性验证就要包括高、中、低 3 个浓度水平	在比较窄的浓度范围内,方法的准确度和精密度差异不会很大,因此进行 1 个浓度的验证即可。否则,需要在高、中、低 3 个不同浓度水平验证,同时还要进行中间精密度验证,以保证不同分析人员有能力进行正确的操作
专属性	不需要 / 需要	如果实验室样品与药典方法样品相同,并且检验仪器之间的差别不会对方法专属性产生影响,则不需要考察,否则就需要考察	如果方法的专属性是基于化学反应,并且实验室样品与药典方法样品具有相同的基质,那么专属性就不会受到影响

3. 确认豁免　如果没有特殊说明,《中国药典》(2020 年版)收载的通用检测方法无须确认。这些通用检测方法包括但不仅限于干燥失重、炽灼残渣、多种化学湿法和简单的仪器测试(如 pH 测定法)。然而,首次将这些通用检测方法应用于各品种项下时,建议充分考虑不同的样品处理或溶液制备需求。

第四节　分析方法转移

分析方法转移是一个文件记录和实验确认过程,目的是证明一个实验室(方法接收实验室)在采用另一实验室(方法建立实验室)建立并经过验证的非法定分析方法检测样品时,该实验室有能力成功地操作该方法,检测结果与方法建立实验室检测结果一致。分析方法转移是保证不同实验室之间获得一致、可靠和准确检测结果的一个重要环节,同时也是对实验室检测能力的一个重要评估。

《中国药典》(2020 年版)四部指导原则 9100 分析方法转移指导原则总结了可能存在的分析方法转移的类型和转移方案的内容等。分析方法转移指导原则不提供统计方法相关信息,也不包含微生物和生物检验方法的转移。

一、转移类型

分析方法转移可通过多种途径实现。最常用的方法是相同批次均一样品的比对试验或专门制备用于测试样品的检测结果的比对试验。其他方法包括：实验室间共同验证、接收方对分析方法进行完全或部分验证和合理的转移豁免。分析方法转移实验、转移范围和执行策略制定要依据接收方经验和知识、样品复杂性和特殊性、分析过程的风险评估。

1. **比对试验** 比对试验是分析方法转移时最常用的方法，需要接收方和转移方共同对预先确定数量的同一批次样品进行分析。也可以采用其他方法，如：在样品中加入某个杂质的回收率实验，接收方能够达到预先制定的可接受标准。分析时要依据已被批准的转移方案，此方案包括明确列出的细节、使用的样品、预先制定的验收标准和可允许的偏差。检测结果符合预先制定的可接受标准是确保接收方有资格运行该方法的必要条件。

2. **两个或多个实验室间共同验证** 执行分析方法验证的实验室条件是要具备运行该分析方法的资格。转移方可与接收方一起进行实验室间的共同验证工作，包括接收方可作为转移方分析方法验证团队的一部分，从而获得重现性评估数据。共同验证要按照预先批准的转移或验证方案进行，方案中需说明具体方法、所使用样品和预定的可接受标准。《中国药典》（2020 年版）四部指导原则 9101 分析方法验证指导原则对分析方法验证指标选择提供了指导意见。

3. **再验证** 分析方法转移的可接受方法还包括再验证或部分验证。再验证时应对《中国药典》（2020 年版）四部指导原则 9101 分析方法验证指导原则中收载的可能在转移中受到影响的验证指标进行说明。

4. **转移豁免** 在某些特定的情况下，常规的分析方法转移可豁免。此时，接收方使用转移分析方法，不需要比对实验室间数据。转移豁免的情况为：①新的待测定样品的组成与已有样品的组成类似和 / 或活性组分的浓度与已有样品的浓度类似，并且接收方有使用该分析方法的经验；②被转移的分析方法收载在药典中，并无改变，此时应采用分析方法确认[见《中国药典》（2020 年版）四部指导原则 9099 分析方法确认指导原则]；③被转移的分析方法与已使用方法相同或相似；④转移方负责方法开发、验证或日常分析的人员调转到接收方。如果符合转移豁免，接收方应根据豁免理由形成文件。

二、转移要素

分析方法转移指导原则推荐了能够成功进行分析方法转移的一些要素，这些要素也可能存在关联性。实施分析方法转移前，转移方应对接收方进行培训，或者接收方需在转移方案批准前进行预实验以发现可能需要解决的问题。培训要有记录。

转移方，通常是方法开发方，负责提供分析方法过程、对照品、验证报告和必需文件，并在方法转移的过程中根据接收方需要提供必要的培训和帮助。接收方可能是质量控制部门、公司内部的其他部门，或其他公司（如委托研发机构）。在方法转移前，接收方应提供有资质的人员或适当人员培训，确保设施和仪器根据需要被正确校正并符合要求，确认实验室体系与执行法规和实验室内部管理规程相一致。转移方和接收方应比较和讨论转移的实验数据以及转移过程的方案偏差。双方应充分讨论转移报告及分析方法中任何必要的更正或者更新，以便能够在接受方重现该方法。

方法转移可选择一个批次样品，因为转移目的与生产工艺无关，是为了评价接收方是否具备使用该方法的能力。

三、转移方案

分析方法转移前，双方通过讨论达成共识并制定文件形成转移方案。文件要表达双方的一致意愿与执行策略，并包含各方的要求和职责。建议方案要包含以下内容：转移的目的、范围、双方责任、使用的材料和仪器、分析方法、试验设计和在方法转移中使用的可接受标准。根据验证数据和验证过程知识，转移方案应明确需要评价的验证指标和用于评价可接受的转移结果的分析[见《中国药典》(2020 年版)四部指导原则 9101 分析方法验证指导原则和指导原则 9099 分析方法确认指导原则]。如某薄膜包衣片的分析方法转移方案，明确了需要验证的项目以及可接受质量标准，说明产品质量目标与验证项目的关系与实现方式，见表3-4。

表 3-4　某薄膜包衣片分析方法转移方案

产品属性	目标	验证项目	可接受质量标准
剂型	快速释放的包衣片		
颜色	白色	性状	白色圆形薄膜包衣片
形状	圆形		
鉴别	活性成分阳性	HPLC/UV	图谱匹配
含量测定（HPLC）	标示量的 95.0%～105.0%	含量测定 已知杂质	95.0%～105.0% 不超过 2.0%
辅料和杂质	符合 ICH Q3B 的要求	未知杂质 总杂质	不超过 0.5% 不超过 1.5%
均一性要求	符合药典要求	均一性要求	符合 USP
体外溶出度	≥80%，30 分钟溶解	溶出度	30 分钟，HPLC 测定含有效成分不少于 80%
微生物限度	符合药典要求	微生物	符合药典要求
储存周期	36 个月	ICH 稳定性测定	储存期内符合规定
包装材料	铝箔、高密度聚乙烯瓶	供应商提供合格证书	合格

根据分析方法的类型和已获得的测定数据所建立的分析方法转移可接受标准应包括所有研究地点的试验结果的比对标准。这些标准可以用统计学方法制定，其原则一般基于双方均值差异以及拟定的范围来计算，并应提供变异估计（如每个试验场所的相对标准偏差 RSD），特别是接收方的中间精密度和 / 或用于比对含量和含量均匀度试验均值的统计学方法。在杂质检查时，精密度一般较差（如痕量杂质检查），可使用简便的描述性方法。溶出度可通过使用 f_2 因子或比较特定时间点的溶出数据进行评价。对于未评价的分析方法验证指标，双方实验室应说明原因。对所使用的材料、对照品、样品、仪器和仪器参数也要逐一说明。如通过比对试验进行某样品（原料药或制剂）相关分析方法转移的接受标准，见表3-5。

表 3-5　通过比对试验进行某样品（原料药或制剂）相关分析方法转移的接受标准示例

检验项目	样品数 [*]	原料药（或功能性辅料）	制剂
外观（目测）	1	不适用	应符合标准
溶液澄清度	1		
溶液颜色	1		
溶液吸收值	1	$\Delta \leq 0.03$ 或者 $\Delta \leq$ 标准的 50%，选择小的数值	$\Delta \leq$ 标准的 50%
熔点	3	$\Delta \leq 2\,℃$ 或视项目而定	不适用
鉴别（红外分光光度法）	1	应符合标准要求	应符合标准要求
鉴别（液相色谱法，紫外分光光度法，薄层色谱）	1	应符合标准要求	应符合标准要求
干燥失重（热失重仪，干燥箱，红外分光光度法）水分（卡尔费休）	2	平均值偏差 Δ： $RT \leq X \leq 0.5\%$：$\leq 0.1\%$ abs $0.5\% < X \leq 5.0\%$：$\leq 15\%$ rel s_{rel}（中间精密度，$n=4$）：[**] $0.1\% \leq X \leq 0.2\%$：$\leq 50\%$ $0.2\% < X \leq 0.5\%$：$\leq 40\%$ $0.5\% < X \leq 5.0\%$：$\leq 15\%$	平均值偏差 Δ： $0.1\% \leq X \leq 0.5\%$：$\leq 0.1\%$ abs $0.5\% < X \leq 5.0\%$：$\leq 20\%$ rel s_{rel}（中间精密度，$n=4$）：[**] $0.1\% \leq X \leq 0.2\%$：$\leq 50\%$ $0.2\% < X \leq 0.5\%$：$\leq 40\%$ $0.5\% < X \leq 5.0\%$：$\leq 15\%$
杂质（例如：相关物质、对映体、降解产物、溶剂残留）	2 或 3	平均值偏差 Δ： $RT \leq X \leq 0.5\%$：$\leq 0.1\%$ abs $0.5\% < X \leq 2.0\%$：$\leq 0.2\%$ abs s_{rel}（中间精密度，$n=6$）：[**] $X \leq 0.1\%$：$\leq 40\%$ $0.1\% \leq X \leq 0.2\%$：$\leq 30\%$ $0.2\% < X \leq 0.5\%$：$\leq 15\%$ $0.5\% < X \leq 2.0\%$：$\leq 10\%$	平均值偏差 Δ： $RT \leq X \leq 0.5\%$：$\leq 0.1\%$ abs $0.5\% < X \leq 1.0\%$：$\leq 0.2\%$ abs $X > 1.0\%$：$\leq 0.3\%$ abs s_{rel}（中间精密度，$n=6$）：[**] $X \leq 0.1\%$：$\leq 40\%$ $0.1\% \leq X \leq 0.2\%$：$\leq 30\%$ $0.2\% < X \leq 0.5\%$：$\leq 20\%$ $0.5\% < X \leq 2.0\%$：$\leq 10\%$
纯度（DSC）	2	平均值偏差：$\Delta \leq 0.3\%$ abs 和/或项目另有规定	不适用
溶出度	6、12 或 24 [***]	不适用	平均值偏差：$\Delta \leq 5.0\%$ abs at Q value or $50 \leq f_2 \leq 100$
重金属（ICP-OES，AAS）	1	应符合标准要求	不适用
比旋光度	2	平均值偏差 Δ： $X > 10°$：$\leq 2.0\%$ rel $X \leq 10°$：项目标准 s_{rel}（中间精密度，$n=4$）：[**] $X > 10°$：$\leq 3.0\%$	不适用
含量测定（HPLC、GC、CE）	2 或 3	平均值偏差 Δ：$\leq 2.0\%$ abs s_{rel}（中间精密度，$n=6$）：[**] $\leq 2.0\%$	平均值偏差 Δ：$\leq 2.0\%$ abs s_{rel}（中间精密度，$n=6$）：[**] $\leq 2.0\%$
含量测定（滴定法）	2	平均值偏差 Δ：$\leq 1.0\%$ abs	平均值偏差 Δ：$\leq 1.0\%$ abs s_{rel}（中间精密度，$n=4$）：[**] 2：$\leq 1.0\%$

检验项目	样品数*	原料药(或功能性辅料)	制剂
含量均匀度(HPLC、UV、片重差异)	10 或 30	不适用	双方结果均符合含量均匀度要求(USP/JP/EP) 对于每个实验室,10 个单元的平均值在含量测试平均值的±3% 内;如其中 1 个实验室 s_{rel} >4%,则 s_{rel}(接收实验室)/s_{rel}(转移实验室)≤2

注:Δ 转出实验室和接收实验室的平均值绝对偏差。

RT,报告阈值。

* 每批样品需要配制的供试品溶液数。

** 中间精密度,如 $n=4$,则是在转移实验室和接收实验室进行的 2 个重复测定的相对标准偏差。

*** 根据 USP、EP 和 JP 制定。

应慎重选择并评估失效、久置或加标样品,从而明确采用不同设备制备样品的差异所导致的潜在问题,并评估对已上市产品的潜在异常结果的影响。转移方案的文件应包括报告的格式,以确保可持续记录检验结果,并提高实验室间的一致性。该部分还应包含实验结果的其他信息,如样品的色谱图和光谱图、误差的相关信息。方案中还应说明如何管理可接受标准的偏差。当转移失败,对转移方案发生的任何变更,须获得批准后才能收集新数据。

四、转移方法

应详细阐述分析方法的细节并进行明确的指导说明,以保证培训后的分析人员能够顺利实施该方法。方法转移前,为了说明并解决方法转移中的相关问题,转移方和接收方可以召开会议,讨论相关事宜。如果有完整验证或部分验证数据,应同实验实施技术细节一并提供给接收方。在某些情况下,转移现场有参与初始方法开发或验证的人员将有助于方法转移。使用液相色谱或气相色谱时,应明确规定重复次数和进样序列。在进行溶出度试验时,应明确规定每种剂量的试验次数。

五、转移报告

当分析方法转移成功后,接收方应起草方法转移报告,报告应提供与可接受标准相关的实验结果,确认接收方已具备使用所转移分析方法的资格。应对方案中的所有偏差进行完整记录并说明理由。如果实验结果符合制定的可接受标准,则分析方法转移成功,并且接收方具备了实施该方法的资质。否则不能认为分析方法转移已完成,此时应采取有效的补救措施使其符合可接受标准。通过调查研究,可以提供关于补救措施性质和范围的指导原则,依据不同的实验过程,补救措施可以是再培训,也可以是对复杂检测方法的清晰阐述。分析方法转移的基本流程见图 3-3。

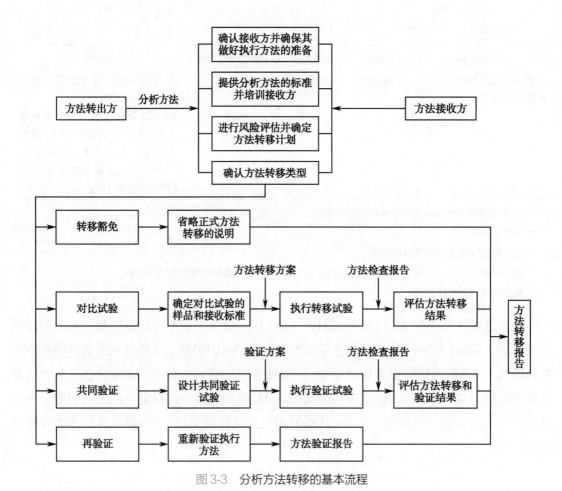

图 3-3　分析方法转移的基本流程

ER3-2　第三章　目标测试

（邹纯才）

ER4-1 第四章 制药
工业中样品的采集与
预处理（课件）

第四章 制药工业中样品的采集与预处理

药品是人类救治疾病的关键，与人类的身体健康息息相关，保障药品质量对于保障人民健康、提高人民生活品质具有重要意义。药品检验是保证药品质量的重要环节，并可为药品的生产、销售、使用及研究过程的监督管理提供技术支撑。在长期的实践过程中，人们对药品生产及质量保证手段的认识也在逐步深化。其中，正确的药品采集和样品预处理方法，可保证药品质量分析结果的准确性。因此，深入开展对样品的采集和预处理方法的研究具有重要意义。

第一节 样品种类及采集

药品生产过程中涉及的样品种类一般包括原辅料、中间体、成品及药品包装材料。依据相关质量标准，在药品生产过程中对药品的原辅料、中间体、成品及药品包装材料进行质量控制，是规范药品生产、保证药品质量的关键环节。

样品采集（又称取样），是指从整批被检样品中抽取具有代表性的样品的过程，以供分析检验用。药品取样的合理性直接影响药品检验结果的真实性，欲从大量的药品中抽取少量样品进行分析，必须全面考虑取样的科学性、规范性、真实性、公正性与代表性。如果所采样品不具代表性，药品检验也就失去了检验的意义，甚至造成误导，直接损害患者和生产企业的利益。

一、样品种类

（一）原辅料

原辅料是指药品生产过程中所需要的原料和辅助用料的总称。药品生产中的原料为原料药，包括化学药、中药和生物技术药物；辅料为各种稳定剂、赋形剂等，这些统称为原辅料。

原料药（bulk drug）是用于生产各类制剂的原料药物，是制剂中的有效成分。原料药一般由化学合成、植物提取或者生物技术制备所得，常为粉末、结晶、浸膏等，但患者无法直接服用。此种物质在疾病的诊断、治疗，症状缓解、处理或疾病的预防中有药理活性，或者能影响机体的功能或结构。原料药只有加工成为药物制剂，才能成为可供临床应用的药品。

原料药根据其来源可分为化学合成药和天然化学药两大类。化学合成药又可分为无机合成药和有机合成药。无机合成药是通过化学反应合成或者提纯出的无机化合物（极个别为元素），如用于治疗胃及十二指肠溃疡的氢氧化铝、三硅酸镁等；有机合成药主要是由基本有机化工原料，经一系列有机化学反应而制得的药物（如阿司匹林、氯霉素、咖啡因等）。天然化学药按其来源，也可分为生物化学药与植物化学药两大类。抗生素一般系由微生物发酵制得，属于生物化学范畴。随着科技的发展，医药行业的研发能力增强，近年出现的多种半合成抗生素，则是生物合成和化学合成相结合的产品。植物化学药则是从天然的植物或者动物身上提取出来的药物，如中药。原料药中，有机合成药的品种、产量及产值所占比例最大，是化学制药工业的主要支柱。

药用辅料是指在制剂处方设计时，为解决制剂的成型性、有效性、稳定性、安全性等问题而加入处方中除主药以外的一切药用物料的统称，包括赋形剂和附加剂。国际药用辅料协会（IPEC）将辅料定义为药物制剂中经过合理的安全评价的不包括有效成分或前体的组分，其作用包括：①在药物制剂制备过程中有利于成品的加工；②提高药物制剂的稳定性、生物利用度和患者的顺应性；③有助于从外观上鉴别药物制剂；④改善药物制剂在贮藏或应用时的安全性和有效性。药用辅料除了赋形、充当载体、提高稳定性外，还具有增溶、助溶、缓控释等重要功能，是可能会影响到药品的质量、安全性和有效性的重要成分。长期以来，辅料都被视为惰性物质，随着人们对药物从释放到被吸收过程的深入了解，逐渐认识到，辅料可能改变药物从制剂中释放的速度或稳定性，从而影响其生物利用度和质量，其质量的可靠性和多样性是保证剂型和制剂先进性的基础。

（二）药物中间体

药物中间体是指那些用于药物合成工艺过程中的一些化工原料或化工产品。这种化工产品，不需要药品的生产许可证，在普通的化工厂即可生产，只要达到一些级别，即可用于药物的合成。药物中间体是精细化工的重要组成部分，其发展水平是一个国家化工现代化水平的标志。多年来，药物中间体行业是世界各国重点投入、激烈竞争的焦点。化学合成药是以一定的原料为起点，按照设定的路线合成出的具有药物功能的目标化合物。在各种药物的生产中，相同的药物可以经由不同的合成路线、不同的加工工艺得到，所以会得到不同的中间产品，某一生产路线中的加工产品也可能是另一生产路线的中间产品。由于中间体是药物合成的过程中产生的，往往具有与产物相同或类似的基团和特征。

（三）药物成品

药物成品是原料药经过一定的生产工艺制成的有一定疗效的制剂形式，又称药物制剂。药物制剂是一类关系到人类生命健康、可供销售的产品。为保证人民用药的安全、有效、稳定和使用方便，成品必须达到一定的质量要求。药物制剂的种类虽然繁多，但有效成分不变，只改变制剂类型，不但可提高药效，降低毒副作用，还有可能扩大药物的适用范围。常用的药物剂型有40余种，如散剂、颗粒剂、胶囊剂、片剂、注射剂、溶液剂、乳剂、混悬剂、栓剂、软膏剂、气雾剂、滴鼻剂等。

（四）包装材料

药品包装材料是指用于制造包装容器、包装装潢、包装印刷、包装运输等满足产品包装要求所使用的材料，既包括金属、塑料、玻璃、陶瓷、纸、竹木、天然纤维、化学纤维、复合材料等主要包装材料，又包括涂料、黏合剂、捆扎带、装潢、印刷材料等辅助材料，主要起到物流、传递信息和物理防护的作用。药品包装是药品生产的最后一道工序，药包材的质量对药品的质量控制具有重要意义。理想的包装材料应满足以下要求：①良好的安全性能。包装材料本身的毒性要小，以免污染产品和影响人体健康；包装材料应无腐蚀性，并具有防虫、防蛀、防鼠、抑制微生物等性能，以保护产品安全。②一定的机械性能。包装材料应能有效地保护产品，因此应具有一定的强度、韧性和弹性等，以适应压力、冲击、振动等静力和动力因素的影响。③阻隔性能。根据对产品包装的不同要求，包装材料应对水分、水蒸气、气体、光线、芳香气、异味、热量等具有一定的阻挡性能。④合适的加工性能。包装材料应易于加工，易于制成各种包装容器，易于包装作业的机械化、自动化，以适应大规模工业生产，还应适于印刷，便于印刷包装标志。⑤较好的经济性能。包装材料应来源广泛、取材方便、成本低廉，使用后的包装材料和包装容器应易于处理，不污染环境，以免造成公害。

药品包装材料的选择需结合药物的基本理化性质来进行，且不同剂型对药品包装材料有不同的要求。常用的包装材料有玻璃、金属、塑料、橡胶等。①玻璃容器常用于注射剂、片剂、口服溶液剂等剂型包装。玻璃按材质可分为硼硅、低硼硅、钠钙玻璃等。不同成分的材质其性能有很大差别，应重点考察玻璃中碱性离子的释放对药液 pH 的影响；有害金属元素的释放；不同温度（尤其冷冻干燥时）、不同酸碱度条件下玻璃的脱片；含有着色剂的避光玻璃被某些波长的光线透过，使药物分解；玻璃对药物的吸附以及玻璃容器的针孔、瓶口歪斜等问题。②金属常用于软膏剂、气雾剂、片剂等的包装。应重点考察药物对金属的腐蚀；金属离子对药物稳定性的影响；金属上保护膜试验前后的完整性等。③塑料常用于片剂、胶囊剂、注射剂、滴眼剂等剂型的包装。按材质可分为高、低密度聚乙烯、聚丙烯、聚对苯二甲酸乙二醇酯、聚氯乙烯等。应重点考察水蒸气、氧气的渗入；水分、挥发性药物的透出；脂溶性药物、抑菌剂向塑料的转移；塑料对药物的吸附；溶剂与塑料的作用；塑料中添加剂、加工时分解产物对药物的影响以及微粒、密封性等问题。④橡胶通常作为容器的塞、垫圈。按材质可分为异戊二烯、卤代丁基橡胶。鉴于橡胶配方的复杂性，应重点考察其中各种添加物的溶出对药物的作用；橡胶对药物的吸附以及填充材料在溶液中的脱落。在进行注射剂、粉针、口服溶液剂等的检测时，瓶子应倒置、侧放，使药液能充分与橡胶塞接触。其他常见的药品包装检验项目如表4-1所示。

表4-1　常见药品包装及检验项目

品种	标准	检验项目
药品包装用复合膜类	YBB00132002	红外光谱、外观、水蒸气透过量、氧气透过量、内层与次内层剥离强度、溶剂残留量、重金属等
口服固体药用塑料瓶	YBB00112002	外观、红外光谱、密度、密封性、振荡试验、水蒸气渗透、乙醛、炽灼残渣、易氧化物、重金属等
钠钙玻璃输液瓶	YBB00032002	外观、气泡、结石、合缝线、刻度线、字、内表面耐水性、热稳定性、抗热震性、退火质量等
低硼硅玻璃安瓿	YBB00332002	外观、三氧化二硼的含量、内表面耐水性、内应力、圆跳动、折断力等

品种	标准	检验项目
注射液用卤化丁基橡胶塞	YBB00042005	外观、鉴别、密封性与穿刺器保持性、灰分、挥发性硫化物、澄清度与颜色、pH 变化值、紫外吸收度等
注射用无菌粉末用卤化丁基橡胶塞	YBB00052005	外观、鉴别、灰分、挥发性硫化物、澄清度与颜色、pH 变化值、紫外吸收度、不挥发物、易氧化物等
聚丙烯输液瓶	YBB00022002	密度、温度适应性、抗跌落、透明度、不溶性微粒、穿刺力、穿刺部位不渗透性、悬挂力、水蒸气渗透物等
五层共挤输液用袋	YBB00112005	密度、温度适应性、抗跌落、透明度、不溶性微粒、穿刺力、穿刺部位不渗透性、悬挂力、水蒸气渗透等

二、样品采集

样品采集通常简称取样,属科学的研究方法。所谓取样是指从整批被检产品中抽取一部分有代表性的样品,供分析化验用。取样要有科学性、真实性和代表性。取样是药品分析的首项工作。

(一)样品采集要求

样品采集是基于数理统计和概率论的基本原理,从整批产品中抽取一定量具有代表性样品的过程。正确的样品采集原则如下:①样品的代表性与典型性。采集的样品要均匀,有代表性,能反映全部被测药品的组分、质量和卫生状况;要针对性地采集能够达到监测目的的典型样品。②取样方法与分析目的一致性。③取样过程的稳定性。取样过程中要设法保持原有样品的理化指标,避免预测组分发生化学变化或丢失(如水分、气味、挥发性酸等)。此外,在取样过程中还应防止带入杂质或污染;取样方法要尽量简单,处理装置要适当。

(二)取样相关术语

在药品取样过程中常用术语见表 4-2。

表 4-2 药品取样常用术语

序号	术语名称	术语释义
1	批	在规定限度内具有同一性质和质量,在同一连续生产周期生产的药品
2	批号	用于识别"批"的数字或者字母加数字,可用于追溯生产历史
3	抽样批	实施抽样的一批药品
4	抽样单元	实施抽样的包装件
5	包装件	库存或货架上可直接被清点、搬运及堆放的药品包装单位
6	最小包装	药品大包装套小包装时的最小包装单位
7	均质性药品	不同部分的性质和质量相同的一批药品
8	非均质性药品	不同部分的性质和质量有所不同的一批药品
9	单元样品	从一个抽样单元中抽取的样品
10	最终样品	从不同抽样单元抽取的单元样品汇集制成的样品,供检验、复核、留样

（三）取样方式

常见的取样方式有随机取样、系统取样和分层取样，三种方式相互联系。简单的随机取样是最基本的抽样方式；系统取样在起始部分取样时采用简单随机取样；分层取样中各层抽样时采用简单随机取样或系统取样。适用范围：随机取样适用于总体中个体数较少；系统取样适用于总体中个体数较多；分层取样适用于总体由差异明显的几部分组成。

1. **随机取样（random sampling）** 随机取样又称概率取样。是将取样对象的全体划分成不同编号的部分，用随机数表进行取样。当总体中的个体数较少时，也常采用抽签的方法取样。这种取样方法的特点是要使总体中每个个体被抽取的可能性都相同。

2. **系统取样（systematic sampling）** 系统取样是按已知的变化规律取样。可将总体分成均衡的若干部分，然后按照预先定出的规则，从每一部分抽取相同个数的个体，如按时间间隔或物料量的间隔取样。当总体中个体数较多，且其分布没有明显的不均匀情况时，常采用系统取样。常规的系统取样法包括编号、分段、确定第一个个体编号及成样四步。

示例 4-1 研制小组欲从小试生产出的 50 个药品片剂中随机抽取 5 片进行崩解试验，应如何取样？

具体取样过程如下：

（1）将这 50 个药片从 1 开始编号。

（2）按号码顺序以一定的间隔进行抽取，由于 50÷5=10，这个间隔定为 10，即将编号按顺序每 10 个为一段，分成 10 段。

（3）在第一段号码 1~10 中用随机取样法抽出一个作为起始号码，如 6。

（4）从"6"开始，每隔 10 个号码抽取一个，得到 6、16、26、36、46，这样就得到一个容量为 5 的样本，完成取样过程。

3. **分层取样（stratified sampling）** 当总体由有明显差异的几个部分组成时，用上面两种方法抽出的样本，其代表性都不强。这时要将总体按差异情况分成几个部分，然后按各部分所占的比例进行取样，这种取样方式称为分层取样。

示例 4-2 某药房有 60 种药品，其中颗粒剂 36 种，片剂 24 种，欲从中抽取一个容量为 10 的样本，分析重金属的含量情况，应如何取样？

分析：因为颗粒剂与片剂差异明显，应采用分层取样的方法为宜。具体过程如下：

（1）将 60 种药品分为 2 层，其中颗粒剂与片剂各为一层。

（2）按照样本容量的比例，计算各层应随机抽取的样本量。

$$颗粒剂：36×\frac{10}{60}=6 个$$

$$片剂：24×\frac{10}{60}=4 个$$

（3）应用随机取样方法，分别在 36 种颗粒剂中抽取 6 个，24 种片剂中抽取 4 个。

（4）将这10个样品组到一起，即完成了取样的过程。

（四）取样数量

为减小取样误差，必须抽取适宜的样品量。取样量太大，需要花费大量时间来进行采集与分析，分析成本大；取样量太小，样本不能代表总体的性质，导致误差很大。因此，取样量应符合有关规定。其中影响取样误差的主要因素为以下方面。

1. 总体各单位标志值的差异程度　差异程度愈大则取样误差愈大，差异程度愈小则取样误差愈小。

2. 样本单位数　在其他条件相同的情况下，样本的单位数愈多，则取样误差愈小。

3. 取样方法　取样方法不同，取样误差也不同。

（五）取样注意事项

1. 取样工具应该清洁，不应将任何有害物质带入样品中。

2. 样品在检测前，不得受到污染，发生变化。

3. 样品抽取后，应迅速送检测室进行分析。

4. 在感官性质上差别很大的药品不允许混在一起，要分开包装，并注明其性质。

5. 盛样容器可根据要求选用硬质玻璃或聚乙烯制品，容器上要贴上标签，并做好标记。

第二节　样品离线与在线的取样方法

药品生产的各个环节都需要取样进行质量检查。取样操作主要服务于原材料（包括辅料、活性成分和包装材料）、中间产品、中间过程控制的取样及成品（包括留样的取样）等生产阶段的质量控制。样品采集可分为离线取样和在线取样。离线取样的研究可获得经典的取样理论和方法；在线取样的研究可促进在线取样装置的开发。

一、离线检测的取样方法

（一）取样的一般步骤

1. 检查药品所处环境是否符合要求，确定取样批，检查该批药品内、外包装情况，标签上的药品名称、批准文号、批号、生产企业名称等字样是否清晰，标签和说明书的内容是否符合国家药品监督管理局或省、自治区、直辖市药品监督管理局所核准的内容，核实被抽取药品的库存量。必要时，按《药品质量抽查检验管理办法》规定向被抽查单位或者个人查看或者索取有关资料。

2. 确定取样单元数、取样单元及取样量。

3. 检查取样单元的外观情况，如无异常，进行下一步；如发现异常情况（如破损、受潮、受污染，混有其他品、批号，或者有掺假、掺劣、假冒迹象等），应当作针对性取样。

4. 用适当方法拆开抽样单元的包装，观察内容物的情况，如无异常情况，进行下一步骤；如发现异常情况，应当作针对性取样。

5. 用适宜取样工具抽取单元样品，进而制作最终样品，分为 3 份，分别装入盛样器具并签封。

6. 将被拆包的取样单元重新包封，贴上已被取样的标记。

7. 填写相关"抽样记录及凭证"。

（二）取样工具和盛样器具

直接接触药品的取样工具和盛样器具，应不与药品发生化学作用，使用前应当洗净并干燥。用于取放无菌样品或者须作微生物检查的样品的取样工具和盛样器具，须经灭菌处理。直接接触药品的取样工具使用后，应当及时洗净，不残留被取样物质，并贮于洁净场所备用。

1. 取样工具

（1）固体或者半固体原料药的取样工具：粉末状固体原料药和半固体原料药一般使用一侧开槽、前端尖锐的不锈钢取样棒取样，某些情况下也可使用瓷质或者不锈钢质药匙取样。

（2）液体原料药的取样工具：低黏度液体原料药使用吸管、烧杯、勺子、漏斗等取样。腐蚀性或者毒性液体原料药取样时需配用吸管辅助器。高黏度液体原料药可用玻璃棒蘸取。

（3）制剂的取样工具：无特殊取样工具。

2. 盛样器具　原料药使用可密封的玻璃瓶等适宜器具盛样。制剂使用纸袋（盒、箱）等适宜器具盛样。盛样器具一般需满足以下要求：①易于装入样品；②易于倒出样品；③容器表面不吸附样品；④易于密封和存储；⑤重量轻，便于携带；⑥如需要，应该能够避光。

（三）抽样批的确定

1. 如拟抽样品种的库存批数不多于计划抽样批数，各批均为抽样批。

2. 如拟抽样品种的库存批数多于计划抽样批数，采取以下方法抽样。

（1）简单随机抽样：如拟抽样品种为统一药品生产企业生产，可将各批药品的批号记下并另编号（从 1 开始连续编号），采取抽签、掷随机数骰子（参见国家标准 GB 10111—88）、随机数表或者用计算器发随机数等简单随机抽样法确定抽样批）。

（2）分批比例随机抽样：如拟抽样品种为多个药品生产企业生产，可将这些药品生产企业按其产品质量信誉的高低分为若干层（例如可以分为 A、B、C 三层），按照质量信誉高的少抽、质量信誉低的多抽的原则，确定各层次药品生产企业的抽样比例（例如 1∶2∶3），算出各层次药品生产企业的抽样批数。再将同层次药品生产企业的各批药品统一编号（从 1 开始连续编号），按简单随机抽样法确定抽样批。

（3）针对性抽样（非随机抽样）：当发现某一批或者若干批药品质量可疑或者有其他违法情形时，应当从随机抽样的总体中划出，列为针对性抽样批。

（四）抽样单元数（n）的确定

1. 原料药抽样单元数（n）的确定

（1）均质性和正常非均质性原料药抽样单元数（n）的确定

1）当一批药品的包装件数（N）不多于 100 件时，抽样单元数（n）按表 4-3 确定。

表4-3　原料药抽样单元数(n)

N	n	N	n
1	1	31~40	6
2~5	2	41~50	7
6~10	3	51~70	8
11~20	4	71~90	9
21~30	5	91~100	10

2）当一批药品的包装件数（N）超过100件时，抽样单元数（n）按式（4-1）计算确定。

$$n = \sqrt{N} \qquad\qquad 式（4-1）$$

（2）异常非均质性原料药或者不熟悉供货者提供的原料药抽样单元数（n）的确定：将该批原料药的各个包装件均作为抽样单元，即$n=N$。

2. 制剂抽样单元数（n）的确定

（1）如需抽取的最终样品数少于6个最小包装，应当从相应数量的抽样单元中取样。例如，如需抽取4个最小包装，应当从4个抽样单元中各取1个最小包装。

（2）如需抽取的最终样品等于或者多于6个最小包装，则应当从6个抽样单元中抽样，并且从各单元中抽取的最小包装数应当大致相等。例如，如需抽取12个最小包装，应当从6个抽样单元中各取2个最小包装。

（五）抽样单元的确定

1. 原料药抽样单元的确定

（1）随机抽样：适用于外观检查不能判别药品质量的一批药品的抽样单元的确定。采用本法抽样可获得抽样批药品的平均质量信息。

1）简单随机抽样：清点药品包装件数并对各包装件编号（从1开始连续编号）。采取抽签、掷随机数骰子、随机数表或者用计算器发随机数等简单随机抽样法，抽取n个（即抽样单元数）包装件作为抽样单元。

2）系统随机抽样：先将抽样批总体（即全部包装件数N）分成n个（即抽样单元数）部分，再用简单随机抽样法确定第一部分的第k号包装件作为抽样单元，随后按相等间隔（N/n）从每个部分中各抽取一个包装件作为抽样单元。

3）分段随机抽样：适用于大包装套小包装的一批药品的抽样单元的确定。根据大包装的件数，确定一级抽样单元数（n_1），再按简单随机抽样法或者系统随机抽样法确定一级抽样单元；根据一级抽样单元中较小包装的件数，确定二级抽样单元数（n_2），再按简单随机抽样法或者系统随机抽样法确定二级抽样单元；以此类推，直至抽出最小包装的抽样单元。

（2）针对性抽样（非随机抽样）：适用于对质量可疑或者有其他违法情形的一批药品的抽样单元的确定。

抽样人员选择能证实该批药品为不合格药品或者有其他违法情形的包装件作为抽样

单元。

2. 制剂抽样单元的确定

（1）随机抽样：同原料药。

（2）非随机抽样

1）偶遇抽样：适用于外观检查不能判别药品质量而又难以实施随机抽样的一批药品的抽样单元的确定。抽样人员在不受被抽样单位或者个人意愿影响的情况下，从抽样批的不同部位确定所遇见的包装件作为抽样单元。必要时，可采取秘密购买（即在不让供货者知道购买目的的情况下购买）的方式获取样品。注：当需要了解抽样批药品的平均质量信息时，不宜采用本法。此时应当倒垛改变抽样批药品的堆放方式，使之便于清点和编号，进而采用随机抽样法确定抽样单元。

2）针对性抽样：当发现某一批或者若干批药品质量可疑时，应当从随机抽样的总体中划出，列为针对性抽样批次。方法同原料药。

（六）抽样量

1. 原料药的抽样量

（1）均质性和正常非均质性原料药的抽样量（W）：一般为3倍全检量，贵重药品为2倍全检量。抽样量（W）在每个抽样单元中的分配（即单元样品量）应当大致相等。

（2）对异常非均质性原料药或者不熟悉供货者提供的原料药的抽样量（W_i）：抽样量应当适当增加，按式（4-2）计算。

$$W_i = PW \hspace{4cm} 式（4-2）$$

式中，W为3倍全检量；当N不超过100时，P值按表4-4确定，N为该批药品的包装件数。

表4-4　原料药的抽样量表

N	P	N	P
1～10	1	41～80	3
11～40	2	81～100	4

当N超过100时，P值按式（4-2）计算。

抽样量（W_i）在每个抽样单元中的分配（即单元样品量）应当大致相等。

2. 制剂的抽样量

一般为3倍全检量，贵重药品为2倍全检量，每个全检量至少有3个最小包装。该抽样量在每个抽样单元中的分配（即单元样品量）应当大致相等。此外，样品取样量还与药物制剂的类型有关（表4-5）。

表4-5　常用药物制剂抽样参考数量表

剂型	主要检验项目	规格	抽样量 一次全检量	备注
片剂	重量差异、崩解时限（溶出度、释放度）、有关物质检查、含量测定		60片+10g	①3个以上最小包装；②10g为微生物限度检查用量

剂型	主要检验项目	规格	抽样量 一次全检量	备注
胶囊	装量差异、崩解时限(溶出度、释放度)、有关物质检查、含量测定		60粒+20g	①3个以上最小包装;②20g为微生物限度和水分检查用量
注射液	装量、可见异物、无菌、热原(肉毒素)、不溶性微粒、含量测定	<1ml	60支	含无菌检查30支
		≥1ml<100ml	50支	含无菌检查15支
		≥100ml	30瓶	含无菌检查9瓶
注射用无菌粉末	装量差异、可见异物、无菌、热原(肉毒素)、不溶性微粒、含量测定	<50mg	60支	含无菌检查30支
		≥50mg	40支	含无菌检查15支
颗粒剂	装量差异、水分(干燥失重)、溶化性、粒度、含量测定		40袋+10g	10g为微生物限度检查用量
散剂	装量差异、粒度、外观均匀度、干燥失重、含量测定,必要时无菌检查(深部创伤用)		12袋+20g	①20g为微生物限度检查用量;②如需作无菌检查(深部创伤用)还需增加11袋
丸剂、滴丸剂	重量差异、装量差异、溶散时限、水分、含量测定等	大蜜丸(0.5g以上丸重)	20丸+10g	20g为微生物限度和水分检查用量
		小蜜丸、滴丸、水丸等	140粒+20g	①3个以上最小包装;②10g为微生物限度和水分检查用量
软膏剂	装量、粒度、含量测定,必要时无菌检查(烧伤用)		38支+10g	①10g为微生物限度检查用量;②其中已含无菌检查用量11支(烧伤用)
眼膏剂	装量、金属性异物、粒度、含量测定,必要时无菌检查(手术、伤口用)		50支+10g	①10g为微生物限度检查用量;②其中已含无菌检查11支(手术、伤口用)
滴眼液	澄明度、混悬液粒度、装量、含量测定,必要时无菌检查(角膜穿透伤和手术用)		50支+10g	①10g为微生物限度检查用量;②已含无菌检查用量11支(角膜穿透伤和手术用);③已含澄明度检查
糖浆剂	装量、相对密度、pH、含量测定等		8瓶	已含微生物限度检查用量
口服液	装量、相对密度、pH、含量测定等		5瓶+200ml	①8个以上最小包装;②已含微生物限度检查用量
栓剂	重量差异、融变时限、含量测定等		30粒+10g	10g为微生物限度检查用量
气雾剂、喷雾剂	泄漏率、喷射速度、每瓶总喷次、每揿喷量、装量、含量测定等		20支+10g	10g为微生物限度检查用量

剂型	主要检验项目	规格	抽样量 一次全检量	备注
滴耳剂、滴鼻剂	装量、pH、含量测定，必要时无菌检查（手术、伤口用）		20支+10g	①10g为微生物限度检查用量；②如需作无菌检查（手术、伤口用）还需增加11支
洗剂、搽剂、凝胶剂	装量、pH、含量测定等		8瓶	已含微生物限度检查用量
酒剂	装量、总固体、甲醇量、乙醇量、含量测定等		8瓶	已含微生物限度检查用量
煎膏剂、流浸膏剂	相对密度、不溶物、装量、含量测定等		8瓶	已含微生物限度检查用量
膏药、橡皮膏剂	含膏量、耐热试验、含量测定、软化点、重量差异等		15片	

以上提供的制剂取样数量，是按照《中国药典》（2020年版）一部、二部收载的药品的常用剂型、类别和规格大致测算得到的，不能准确覆盖每个具体品种，仅供现场抽样人员参考，如有必要，应进一步查阅药品质量标准中规定的检验用量。

（七）取样方法

1. 原料药的取样方法

（1）固体或者半固体原料药的取样方法：将抽样单元表面拭净后移至洁净取样室，用洁净干燥的抽样棒等适宜取样工具，从确定的抽样单元内抽取单元样品。一般应当从上、中、下、前、后、左、右等不同部位取样，但不一定从同一抽样单元的不同部位取样，而可在不同抽样单元的不同部位取样。取得的单元样品分别置于不同的洁净干燥的盛样器具中，并将品名、批号、抽样单元的编号标记于该器具上。n个抽样单元即有n个单元样品。固体样品按规定取样后，需进行缩分。除另有规定外，一般采用"四分法"，如图4-1所示。

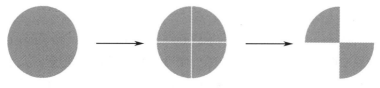

图4-1 "四分法"取样示意图

（2）液体原料药的取样方法：将抽样单元表面拭净后移至洁净取样室，先将液体混匀，再用洁净干燥的吸管等适宜取样工具，从确定的抽样单元内抽取单元样品。有结晶析出的液体，应当在不影响药品质量的情况下，使结晶溶解并混匀后取样。取得的单元样品分别置于不同的洁净干燥的盛样器具中，并将品名、批号、抽样单元的编号标记于该器具上。n个抽样单元即有n个单元样品。

对非均质液体原料药（如混悬液），应当在充分混匀后迅速取样。

2. 制剂的取样方法 制剂以完整的最小包装作为取样对象，从确定的抽样单元内抽取单元样品。

3. 其他样品的取样方法 药品原料和制剂的存在形态多为固体和液体,在实际工作中,也会涉及对气体的检测分析,气体样品易于扩散、挥发,不易保存。气体样品的取样方法有所不同,包括直接采样法、富集采样法和无动力采样法。

(1)直接采样法:直接采样法是一种将气体样品直接采集在合适的空气收集器内,再进行分析的采样方法。该法主要适用于采集气体和蒸气状态的检测物,适用于空气检测物浓度较高,或是分析方法灵敏度较高时;不适宜使用动力采样的场合。用直接采样法采样后应尽快分析,所得的测定结果代表空气中有害物质的瞬间或短时间内的平均浓度。

根据所用收集器和操作方法的不同,直接采样法又可分为注射器采样法、塑料袋采样法、采气管采样法和真空瓶采样法。

(2)富集采样法:富集采样法是大量的空气样品通过空气收集器时,其中的待测物被吸收、吸附或阻留,将低浓度的待测物富集在收集器内。该法适用于空气中待测物浓度较低,或分析方法的灵敏度较低时,需对空气样品进行浓缩、富集,以满足分析方法的要求。富集采样法所采集空气样品的测定结果代表采样期间内待测物的平均浓度,具体包括溶液吸收法、填充柱阻留法和滤料阻留法。

(3)无动力采样法:无动力采样法常用于单一的某个检测项目,是一种无须抽气动力的气体采样方法。例如过氧化铅法、碱片法采集含硫化物的气体样品,石灰滤纸法采集微量氟化物等均属于无动力采样法。

(八)最终样品的制作

1. 原料药最终样品的制作

(1)均质性与正常非均质性原料药的最终样品制作:取 n 个单元样品,目视检查其均质性,如外观性状一致,则将它们汇集成一个最终样品,并用适当方法充分混匀,然后分为 3 份,以备检验、复核和留样之用。如发现某些单元样品外观性状与其他单元样品不一致,则应当对这些单元样品所来源的抽样单元加大抽样量至 3 倍全检量,并单独进行检验。

(2)异常非均质性原料药或者不熟悉供货者提供的原料药的最终样品制作:目视检查取得的每个单元样品的均质性,并做鉴别试验,如外观性状一致并均呈正反应,则将它们等分成 P 个最终样品,用适当方法充分混匀,再将每个最终样品等分成 3 份,以备检验、复核和留样之用,并进行 P 次检验。如发现某些单元样品鉴别不呈正反应,则应当将这些单元样品所来源的抽样单元与其他抽样单元隔离,并加大抽样量,以便做进一步的鉴定试验。如发现某些单元样品鉴别虽呈正反应,但外观性状与其他单元样品不一致,则应当对这些单元样品所来源的抽样单元加大抽样量至 3 倍全检量,单独进行检验。

2. 制剂最终样品的制作 将取得的单元样品汇集成最终样品,在保持最小包装完好的情况下混合均匀,等分为 3 份,以备检验、复核和留样之用。

(九)最终样品的包装、签封、填写"抽样记录及凭证"和贮存

1. 将原料药的最终样品分为 3 份,分别放入洁净干燥的盛样器具,密封、避光保存。

2. 将制剂的最终样品分为 3 份,分别放入纸袋(盒、箱)内并封口。

3. 最终样品应当按《药品质量抽查检验管理办法》统一规定的格式签封,封签上应注明品名、批号、生产单位,由抽样人员和被抽样个人共同签字,并加盖抽样单位和被抽样单位公章。

4. 抽样人员应如实填写《药品质量抽查检验管理办法》统一规定的"抽样记录及凭证",一式 3 份,一份交被抽样单位或者个人作抽样凭证,一份随检品卡流转,一份存根。"抽样记录及凭证"应当由抽样人员和被抽样单位负责人或者被抽样个人共同签名,并加盖抽样单位和被抽样单位公章。

5. 最终样品应当及时送达承检的药品检验机构,贮运过程中应当采取必要措施保证其质量不变,并防止盛样器具破损。

二、在线检测的取样方法

药品在线质量控制是通过对药品生产过程中的原料、中间体、成品或过程的定性或定量信息的及时监测,来控制过程质量或优化生产工艺的技术,是制药工程、化学、数学、电子信息学和自动化控制等多学科相互渗透交叉而形成的新的研究领域。主要包括离线(off line)分析和在线(on line)分析。作为在线检测的关键组成部分,在线取样需根据不同的检测对象,设计相应的取样方法,以确保分析的快速、准确、灵敏。

制药过程分析的对象,从物态上分主要包括液体样品、固体样品和气体样品三大类。液体样品主要来自提取、浓缩、醇沉、配液等生产过程,包括注射剂、口服液等液体制剂;固体样品主要来自原材料、各种固体生产中间体,包括片剂、颗粒剂等固体制剂以及包装材料;气体样品研究报道较少。实际应用中,需要根据检测对象的特点,设计相应的样品处理和检测方法。

为保证制药过程的连续性和自动化,在线分析需要设计专门的取样装置来实现将样品自动引入分析系统进行在线分析,在线分析样品的取样和样品预处理系统属于复杂的机电一体化装置,对于取样点、返样点、分析取样口的设置,取样探头、模型校正系统的设计等,均需进行全面系统的考虑。

(一)液体样品

液体样品的在线取样,主要有两种取样方式:泵抽取样和压差引样。泵抽取样是通过旁路上附加抽力泵及控制阀来实现在线取样。压差引样则要求取样点与分析装置之间存在压力差,靠压力差将待测液体引入在线分析仪器中进行测定。

图 4-2 为采取泵抽取样,并通过近红外光谱检测药物乙酸乙酯萃取液含量的示意图。

(二)固体样品

固体样品的在线取样系统常采用两种方式,即靠重力输送的被动方式和靠压缩空气或电动输送带传输的主动方式。在药品固体制剂生产过程(如混合、制粒、压片、包衣等)中,对于颗粒状、粉末状、块状等固体样品,一般要求无损在线分析。这时往往采用视窗或探头的方式,在线采集样品的光谱信息,来研究其有效成分的含量、成分分布均匀性、片剂包衣厚度以及其他质量属性。固体样品的在线分析比液体样品更加困难,固体样品的几何形状、固体颗

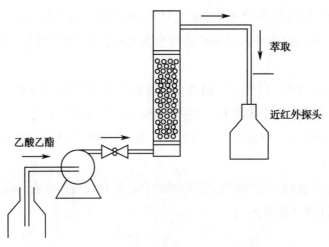

图 4-2　液液萃取过程在线检测示意图

粒或粉末的密度可显著影响光散射和光穿透深度,进而影响最终的分析结果。如果涉及固体样品的粉碎、过筛、混合、溶解等操作,分析过程将变得更加复杂。

(三)气体样品

气体样品的取样,需根据气体所处的状态(常压、负压、正压)采用不同的取样方法。例如,残留溶剂的在线检测系统,将正压与负压整合在一个系统中,包括真空系统、氮气输送系统、干燥箱、红外传感器和傅里叶变换红外光谱仪(FT-IR)。其原理为一定压强的氮气通过干燥箱时,将样品中挥发出来的有机溶剂带入检测容器内,由红外光谱仪进行分析检测,通过数据处理,计算出有机溶剂的残留量,有机溶剂由真空泵回收。该系统可对干燥过程的不同阶段进行快速判别。见图4-3。

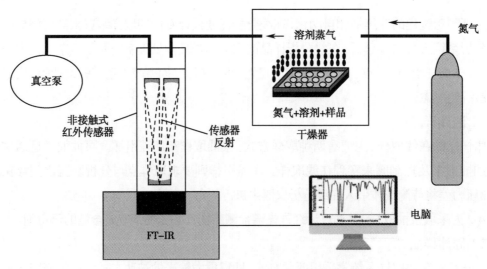

图 4-3　干燥过程中溶剂残留量在线检测示意图

第三节　样品预处理

一、概述

药品在进行定性、定量分析之前，一般需根据分析方法的特点、化学原料药的结构与性质及制剂的处方组成采用不同的方法对样品进行前处理，以达到富集、纯化和使测量信号增强的目的，满足所选用分析方法的要求。对于分析含金属或卤素的有机药物，由于所含金属或卤原子在药物分子结构中结合状态不同，在分析前常需要作适当处理，处理方法常分为：①不经有机破坏的预处理方法；②经有机破坏的预处理方法。下面分别作简要叙述。

二、不经有机破坏的预处理方法

（一）直接测定法

适用于金属原子不直接与碳原子相连的或某些C—M（金属原子直接与碳原子相连）键结合不牢固的有机金属药物，在水溶液中可以电离，因而无须有机破坏，可直接选用适当的方法进行测定。

示例4-3　富马酸亚铁的含量测定

富马酸亚铁在水中几乎不溶而能溶于热稀矿酸，同时分解释放出亚铁离子，可选用硫酸铈滴定液进行滴定，指示剂邻二氮菲与亚铁离子形成红色配位化合物，遇微过量氧化剂（硫酸铈）被氧化生成浅蓝色高铁离子配位化合物指示终点，此时所生成的富马酸没有干扰。测定方法：精密称定富马酸亚铁0.3g，加稀硫酸15ml，加热溶解后，放至冷却，加新沸过的冷水50ml与邻二氮菲指示液2滴，立即用硫酸铈滴定液（0.1mol/L）滴定，并将滴定的结果用空白试验校正。每1ml的硫酸铈滴定液（0.1mol/L）相当于16.99mg的$C_4H_2FeO_4$。

（二）经水解后测定法

1. 直接回流后测定法　本法是将含卤素的有机药物溶于适当溶剂（如乙醇）中，加氢氧化钠或一定量过量的硝酸银溶液后，加热回流使其水解，将有机结合的卤素经水解作用转变为无机卤素离子，然后选用间接银量法（Volhard法）进行测定。本法适用于含卤素有机药物结构中卤素原子结合不牢固的药物（如卤素和脂肪碳链相连者）。

示例4-4　三氯叔丁醇的含量测定

原理：将三氯叔丁醇在氢氧化钠溶液中加热回流，使氯元素全部转化为氯化钠。随后采用剩余滴定法，即于水解液中加硝酸酸化，再加入硝酸银与之反应生成氯化银沉淀。过量的硝酸银以Fe^{3+}为指示剂，用硫氰酸铵滴定。

$$CC1_3C(CH_3)_2OH + 4NaOH \xrightarrow{\text{回流}} (CH_3)_2CO + 3NaCl + HCOONa + 2H_2O$$

$$NaCl + AgNO_3 \longrightarrow AgCl\downarrow + NaNO_3$$

$$AgNO_3 + NH_4SCN \longrightarrow AgSCN\downarrow + NH_4NO_3$$

测定方法：取本品约0.1g，精密称定，加乙醇5ml，溶解后，加20%氢氧化钠溶液5ml，加热回流 15 分钟, 放冷至室温, 加水 20ml 与硝酸 5ml, 精密加硝酸银滴定液（0.1mol/L）30ml, 再加邻苯二甲酸二丁酯 5ml, 密塞、强力振摇后, 加硫酸铁铵指示液 2ml, 用硫氰酸铵滴定液（0.1mol/L）滴定, 并将滴定的结果用空白试验校正。每 1ml 的硝酸银滴定液（0.1mol/L）相当于 6.216mg 的 $C_4H_7Cl_3O \cdot 1/2H_2O$。实验中加入的邻苯二甲酸二丁酯 5ml 作为滴定时的凝聚剂, 取代了《中国药典》前几版中应用的硝基苯。

2. 硫酸水解后测定法

示例 4-5　硬脂酸镁的含量测定

硬脂酸镁与定量的硫酸溶液加热共沸, 水解生成硬脂酸和硫酸镁, 剩余的硫酸用氢氧化钠溶液进行酸碱滴定。

$$Mg(C_{17}H_{35}COO)_2 + H_2SO_4 \xrightarrow{\triangle} MgSO_4 + 2C_{17}H_{35}COOH$$

$$H_2SO_4 + 2NaOH \longrightarrow Na_2SO_4 + 2H_2O$$

测定方法: 取本品约 1g, 精密称定, 精密加硫酸滴定液（0.05mol/L）50ml, 煮沸至油层澄清, 继续加热 10 分钟, 放冷至室温, 加甲基橙指示液 1～2 滴, 用氢氧化钠滴定液（0.1mol/L）滴定。每 1ml 的硫酸滴定液（0.05mol/L）相当于 2.016mg 的 MgO。

示例 4-6　汞撒利的含量测定

某些含汞有机药物, 由于 C—Hg 键不牢固, 在水溶液（冰浴）中滴加硫酸使其水解, 将有机汞定量转化为硫酸汞, 再用硫氰酸铵滴定液滴定。

测定方法: 精密称定汞撒利 0.5g, 加蒸馏水 10ml, 置冰浴中, 滴加硫酸 10ml, 边滴边搅拌, 直至产生的沉淀复溶解, 再加蒸馏水 50ml, 硫酸铁铵指示液 2ml, 用硫氰酸铵滴定液（0.1mol/L）滴定。每 1ml 的硫氰酸铵滴定液（0.1mol/L）相当于 25.29mg 的汞撒利。

（三）经氧化还原分解后测定法

1. 碱性还原后测定　卤素结合于芳环上时, 由于分子中碘结合较为牢固, 需在碱性溶液中加还原剂（如镁粉）加热回流, 使碳 - 碘键断裂, 形成无机碘化物后测定。

示例 4-7　泛影酸的含量测定

泛影酸的还原反应式如下:

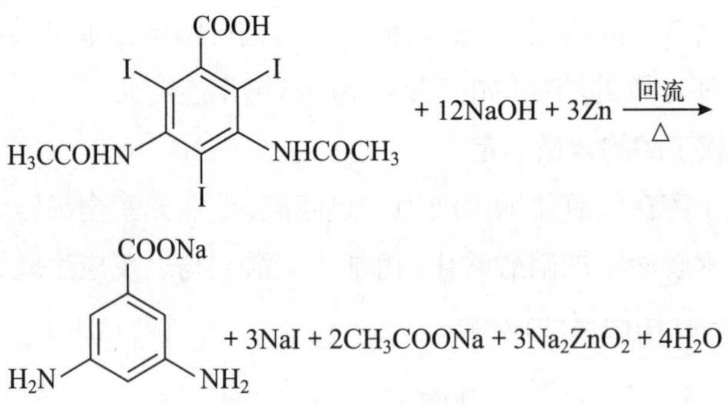

$$NaI + AgNO_3 \longrightarrow AgI \downarrow + NaNO_3$$

测定方法: 精密称定泛影酸约 0.4g, 加氢氧化钠试液 30ml 与锌粉 1.0g, 加热回流 30 分钟, 放冷, 冷凝管用少量水洗涤, 滤过, 烧瓶与滤器用水洗涤 3 次, 每次 15ml, 洗液与滤液, 加冰醋酸 5ml 与曙红钠指示液 5 滴，用硝酸银滴定液（0.1mol/L）滴定。每 1ml 的硝酸银滴定液（0.1mol/L）相当于 20.46mg 的 $C_{11}H_9I_3N_2O_4$。

2. 酸性还原后测定法

示例 4-8　碘番酸的含量测定

碘番酸在醋酸酸性条件下用锌粉还原，使碳 - 碘键断裂，形成无机碘化物后用银量法测定。

测定方法：精密称定干燥后的碘番酸约 0.4g，加锌粉 1g 及冰醋酸 10ml，加热回流 30 分钟，用 30ml 水洗涤冷凝器，用脱脂棉过滤。烧瓶及脱脂棉用水洗涤 2 次，每次 20ml，合并滤液和洗液，冷却至室温，加四溴酚酞乙酯指示液 1ml，用硝酸银滴定液（0.1mol/L）滴定，终点时黄色沉淀变为绿色。每 1ml 的硝酸银滴定液（0.1mol/L）相当于 19.031mg 的 $C_{11}H_{12}I_3NO_2$。

3. 汞齐化法　汞齐化法属还原反应。在酸性或碱性溶液中，加锌粉，加热回流，将药物中有机结合的汞还原析出，并与过量的锌生成锌汞齐。将锌汞齐溶于硝酸后，选用适当的方法测定汞的含量，并换算成含汞有机药物的含量。

示例 4-9　醋酸苯汞的含量测定

测定方法：精密称定醋酸苯汞约 0.5g，置 100ml 烧瓶中，加水 15ml，甲酸 5ml，锌粉 1g，回流 30 分钟。放冷，滤过，滤纸和锌汞齐用蒸馏水洗涤至洗液对石蕊试纸不显酸性反应。将锌汞齐溶解在稀硝酸（1：2）40ml 中，置蒸气浴上加热 3 分钟，加尿素 0.5g 和足够的高锰酸钾试液至显桃红色。冷却后，加过氧化氢溶液脱色，加硫酸铁铵指示剂 1 滴，用硫氰酸铵滴定液（0.1mol/L）滴定，即得。每 1ml 硫氰酸铵液（0.1mol/L）相当于 16.84mg 的 $C_8H_8O_2Hg$。

4. 利用药物中可游离的金属离子的氧化性测定含量

（1）含锑药物

示例 4-10　葡萄糖酸锑钠的含量测定

利用五价锑有机药物中可游离的 Sb^{5+} 的氧化性，在酸性溶液中氧化碘化钾，并定量析出碘，可用硫代硫酸钠溶液滴定。

$$Sb^{5+} + 2KI \xrightarrow{H^+} Sb^{3+} + I_2 + 2K^+$$

$$I_2 + 2Na_2S_2O_3 \longrightarrow 2NaI + Na_2S_4O_6$$

测定方法：精密称定葡萄糖酸锑钠约 0.3g，置具塞锥形瓶中，加水 100ml、盐酸 15ml 与碘化钾试液 10ml，密塞、振摇后，在暗处静置 10 分钟，用硫代硫酸钠滴定液（0.1mol/L）滴定，至近终点时，加淀粉指示液，继续滴定至蓝色消失，并将滴定的结果用空白试验校正。每 1ml 的硫代硫酸钠滴定液（0.1mol/L）相当于 6.088mg 的 Sb。

（2）含铁药物

示例 4-11　枸橼酸铁铵的含量测定

将含铁药物加酸溶解后，便游离出 Fe^{3+}，利用 Fe^{3+} 在酸性溶液中氧化碘化钾，析出的碘可用硫代硫酸钠溶液滴定以测定含量。

$$2Fe^{3+} + 2KI \longrightarrow 2Fe^{2+} + I_2 + 2K^+$$

$$I_2 + 2Na_2S_2O_3 \longrightarrow 2NaI + Na_2S_4O_6$$

测定方法：精密称定枸橼酸铁铵 0.5g，置具塞锥形瓶中。加水 15ml 溶解后，加硫酸 1ml，加热至溶液由暗棕色变成淡黄色，放冷至约 15℃，滴加高锰酸钾试液至溶液显粉红色并持续 5 秒钟，加盐酸 15ml 与碘化钾试液 15ml，密塞，静置 3 分钟，加水 50ml 稀释后，用硫代硫酸钠滴定液（0.1mol/L）滴定至近终点时，加淀粉指示液 2ml，继续滴定至蓝色消失，并将滴定的结果用空白试验校正。每 1ml 的硫代硫酸钠滴定液（0.1mol/L）相当于 5.585mg 的 Fe。

三、经有机破坏的预处理方法

当处理某些有机药物时，由于其内部所含的金属原子或卤素与碳原子结合较为牢固，故需要采用有机破坏的预处理方法，将药物分子破坏，使有机结合状态的金属及卤素转变为可测定的无机化合物，进而采用合适的分析方法测定。有机破坏法一般包括湿法破坏、干法破坏及氧瓶燃烧法破坏等方法。

（一）湿法破坏

又称湿法消化法（消化法），是常用的样品无机化方法。即向样品中加入强氧化剂，并加热消煮，使样品中的有机物质完全分解、氧化，呈气态逸出，待测成分则转化为无机物状态存在于消化液中，供测试用。使用该法有机物分解速度快，所需时间短；由于加热温度较干法低，故可减少金属挥发逸散的损失。但在消化过程中，常产生大量有害气体，因此操作过程需在通风橱内进行；消化初期，还易产生大量泡沫，造成外溢现象，故需操作人员随时照管；此外，该法试剂用量较大，空白值偏高。主要以硫酸作为分解剂，常加入氧化剂如硝酸、高锰酸钾、过氧化氢等辅助分解剂，根据所用辅助分解剂的不同，湿法破坏法包含如下几种。

1. **硝酸 - 高氯酸法** 适用于含 Sn、Fe 的有机化合物的样品破坏，以及血、尿、组织等生物样品的破坏。经本法破坏后，所得的无机金属离子一般为高价态。具体操作步骤为：将待测样品置于凯氏烧瓶中，加少许水使之湿润，加硝酸 - 高氯酸（4：1）混合液，放置片刻。缓慢加热，待作用缓和后放冷，沿瓶壁加入浓硫酸，再加热，至瓶中液体开始变成棕色时，不断沿瓶壁滴加硝酸 - 高氯酸（4：1）混合液至有机物分解完全。加大加热火力至产生白烟，溶液应澄清，呈无色或微黄色。本法破坏能力强，反应比较激烈，必须严密注意切勿将容器中的内容物蒸干，以免发生爆炸。值得注意的是，本法对含氮杂环药物的破坏不够完全，此时宜选用干法灼烧进行破坏。

2. **硝酸 - 硫酸法** 本法适用于 Pb、As、Cu、Zn 等样品的破坏，经本法破坏分解所得的无机金属离子均为高价态离子。因碱土金属可与硫酸形成不溶性的硫酸盐，将会吸附被测定的金属离子，使测定结果偏低，所以本法不适用于含碱土金属有机药物的破坏。具体操作步骤为：将样品置于凯氏烧瓶中，分别加入浓硝酸和浓硫酸，先以小火加热，待剧烈作用停止后，加大火力并不断滴加浓硝酸直至溶液透明不再转黑后，继续加热数分钟至有白烟逸出，消化液应澄清透明。

3. **硫酸 - 硫酸盐法** 本法以浓硫酸作氧化剂，加入硫酸钾（或无水硫酸钠）提高硫酸的沸点，以增强浓硫酸的氧化破坏能力。经本法破坏分解得到的金属离子多呈低价态，常用于含砷或含锑有机药物的破坏分解，得到三价砷或三价锑。

含氮有机药物及蛋白质类药物的定量分析方法——凯氏定氮法。

ER4-2 凯氏定氮法（动画）

凯氏定氮法（Kjeldahl nitrogen determination）是由 Kjeldahl 首创，属于硫酸 - 硫酸盐法。《中国药典》（2020 年版）四部通则"0704 氮测定法"分为第一法（常量法）和第二法（半微量法）。本法系依据含氮有机物经硫酸消化后，生成的硫酸铵被氢氧化钠分解释放出氨，后者借水蒸气被蒸馏入硼酸液中生成硼酸铵，最后用强酸滴定，依据强酸消耗量可计算出供试品的氮含量。该法主要用于含氮有机药物及蛋白质类药物的定量分析，不能用于硝基化合物、亚硝基化合物及偶氮类化合物的测定。

（1）仪器装置：凯氏定氮法为 30～50ml（半微量法）或 500ml（常量法）硅玻璃或硼玻璃制成的硬质茄形烧瓶，具体装置如图 4-4 所示。

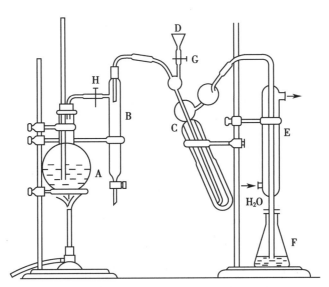

A. 1 000ml 圆底烧瓶；B. 安全瓶；C. 连有氮气球的蒸馏器；
D. 漏斗；E. 直形冷凝管；F. 100ml 锥形瓶；G、H. 橡皮管夹。

图 4-4　凯氏定氮蒸馏装置

（2）消解剂的选择：为使有机药物中的氮定量转化，必须使有机结构完全破坏，但长时间受热可导致铵盐分解。因此，常在硫酸中加入硫酸钾（或无水硫酸钠）提高硫酸沸点，从而提高消解温度，也可防止硫酸在加热过程中过早地分解为三氧化硫而损失；消解过程需加入催化剂加快消解速度，以缩短消解时间。常用的催化剂有汞盐、硒粉、铜盐、二氧化锰等，其中汞或汞盐催化作用最强。但因汞盐易与氨生成硫酸铵汞配位化合物 $[Hg(NH_3)_2]SO_4$，其中的氨不易被碱游离，且当样品中有卤素存在时，则卤素可与汞结合生成难离解的卤化汞（HgX）而失去催化作用。硫酸铜因廉价易得，且无挥发性，毒性低，最常用作本法的催化剂。

（3）操作方法

1）常量法：取供试品适量（相当于含氮量 25～30mg），精密称定，若供试品为固体或半固体，可用滤纸称取，并连同滤纸置于干燥的 100ml 或 500ml 凯氏烧瓶中；然后依次加入硫酸钾（或无水硫酸钠）10g 和硫酸铜粉末 0.5g，再沿瓶壁缓缓加入硫酸 20ml；在凯氏烧瓶口放一小漏斗,并使凯氏烧瓶成45°斜置,用直火缓缓加热,使溶液的温度保持在沸点以下,等泡沸停止,强热至沸腾,待溶液呈澄明的绿色后,除另有规定外,继续加热30分钟,放冷,沿瓶壁缓缓加水250ml,振摇使混合,放冷后,加40%氢氧化钠溶液75ml,注意使沿瓶壁流至瓶底,自成一液层,加锌粒数粒(防爆沸),用氮气球将凯氏烧瓶与冷凝管连接;另取2%硼酸溶液50ml,置500ml锥形瓶中,加甲基红-溴甲酚绿混合指示液10滴;将冷凝管的下端插入硼酸溶液的液面下,轻轻摆动凯氏烧瓶,使溶液混合均匀,加热蒸馏,至接收液的总体积约为250ml时,将冷凝管尖端提出液面,使蒸汽冲洗约1分钟,用水淋洗尖端后停止蒸馏;溜出液用硫酸滴定液(0.05mol/L)滴定至溶液由蓝绿色变为灰紫色,并将滴定的结果用空白试验校正。1ml硫酸滴定液(0.05mol/L)相当于1.401mg的氮。

2)半微量法:参考图4-3的蒸馏装置,在A瓶中加适量水与甲基红指示液数滴,加稀硫酸使成酸性,加玻璃珠或沸石数粒,从D漏斗加水约50ml,关闭G夹,开放冷凝水,煮沸A瓶中的水,当蒸汽从冷凝管尖端冷凝而出时,移去火源,关H夹,使C瓶中的水反抽到B瓶,开G夹放出B瓶中的水,关B瓶及C夹,将冷凝管尖端插入约50ml水中,使水自冷凝管反抽至C瓶,再抽至B瓶,如上法放去,如此将仪器内部洗涤2~3次。

取供试品适量(相当于含氮量1.0~2.0mg),精密称定,置30~50ml凯氏烧瓶中,加硫酸钾(或无水硫酸钠)0.3g与30%硫酸铜溶液5滴,再沿瓶壁滴加硫酸2.0ml;在凯氏烧瓶口放一小漏斗,并使凯氏烧瓶成45°倾斜,用小火缓缓加热并保持在沸点以下,等泡沸停止,逐步加大火力,沸腾至溶液呈澄明的绿色后,除另有规定外,继续加热10分钟,放冷,加水2ml。

另取2%硼酸溶液10ml,置100ml锥形瓶中,加甲基红-溴甲酚绿混合指示剂5滴,将冷凝管的下端插入液面下。然后将凯氏烧瓶中的内容物经由D漏斗转入蒸馏瓶C中,用少量水淋洗凯氏烧瓶及漏斗数次,再加入40%氢氧化钠溶液10ml,用少量水再洗漏斗数次,关G夹,加热A瓶,进行蒸气蒸馏,至硼酸溶液开始由酒红色变为蓝绿色时起,继续蒸馏约10分钟后,将冷凝管尖端提出液面,使蒸气继续冲洗约1分钟,用水淋洗尖端后停止蒸馏。

馏出液用硫酸滴定液(0.005mol/L)滴定至溶液由蓝绿色变为灰紫色,并将滴定的结果用空白试验(空白和供试品所得馏出液容积应基本相同,约为70~75ml)校正。1ml硫酸滴定液(0.005mol/L)相当于0.140 1mg的氮。

(4)注意事项

1)对于以偶氮或肼等结构存在的含氮药物,由于在消解过程中易于生成N_2而损失,需在消解前加锌粉还原后再按本法处理;而杂环中的氮,因不易断键而难以消解,此时可用氢碘酸或红磷还原成氢化杂环后再进行消解。

2)过程中,辅助氧化剂的使用应慎重,且不能在高温时加入,应待消解液冷却后加入,并再次加热继续消解。

3)对于含氮量较高(超过10%)的样品,可在消解液中加入少量多碳化合物,如蔗糖、淀粉等作为还原剂,以利于氮转化为氨。

示例4-12 扑米酮的含量测定

扑米酮为取代丙二酰亚胺,含有两个酰胺键,《中国药典》采用凯氏定氮法测定其含量。扑米酮结构如下:

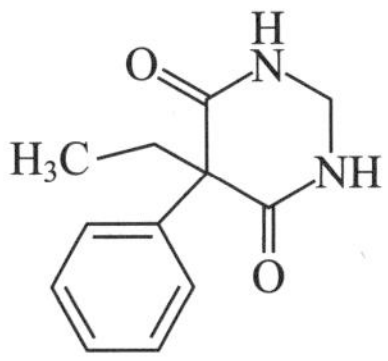

$$C_{12}H_{14}N_2O_2 \qquad M: 218.26g/mol$$

测定方法：取本品约 0.2g，精密称定，照氮测定法测定。每 1ml 硫酸滴定液（0.05mol/L）相当于 10.91mg 的扑米酮（$C_{12}H_{14}N_2O_2$）。

湿法破坏除了以上三种试剂组合的方式之外，还有硝酸 - 硫酸 - 高氯酸法、硫酸 - 过氧化氢法、硫酸 - 高锰酸钾法等，其原理均是增加氧化剂，使有机物破坏分解完全，破坏后，金属在溶液中均以高价态（如砷酸）存在。湿法破坏所用的仪器，一般为硅玻璃或硼玻璃制成的凯氏烧瓶；所用试剂及蒸馏水均不应含有被测金属离子或干扰测定的其他金属离子；由于整个操作过程所用酸量数倍于样品，所以必须按相同条件进行空白试验校正；操作时应在通风橱内进行。

关于样品的取用量，应视被测含金属有机药物中所含金属元素的量和破坏后所用测定方法而定。一般来说，含金属元素量在 10～100μg 范围内时，取样量为 10g；如果测定方法灵敏度较高，取样量可相应减少。对于生物样品，血样一般 10～15ml，尿样 50ml。

（二）干法破坏

干法破坏适用于湿法不易破坏完全的有机物（如含氮杂环类有机药物）以及某些不能用硫酸进行破坏的有机药物，不适用于含挥发性金属（如汞、砷等）有机药物的破坏。主要用于含卤素、硫、磷等有机药物分析的前处理，也用于某些药物中硒及砷盐的检查。根据破坏方式的不同，主要分为高温炽灼法和低温灰化法。

1. 高温炽灼法 本法系将有机物灼烧灰化以达分解的目的。将适量样品置于瓷坩埚或镍坩埚、铂坩埚中，常加无水碳酸钠或轻质氧化镁等以助灰化，混合均匀后，先小火加热，使样品完全炭化，然后放入高温炉中灼烧，使其灰化完全即可。应用本法时要注意以下几个问题。

（1）加热或灼烧时，应控制温度在 420℃以下，以防止某些被测金属化合物的挥发。

（2）灰化完全与否，直接影响测定结果的准确性。如欲检查灰化是否完全，可将灰分放冷后，加入稍过量的稀盐酸 - 水（1∶3）或硝酸 - 水（1∶3）的混合液，振摇，注意观察溶液是否呈色或有无有机物不溶成分存在。若呈色或有不溶有机物，可于水浴上将溶液蒸干，并用小火炭化后，再行灼烧。

（3）经本法破坏后，所得灰分往往不易溶解，但此时切勿弃去。

2. 低温灰化法 本法系将样品放在低温灰化炉中，先将空气抽至 0～133Pa，然后不断通入氧气，0.3～0.8L/min。用射频照射使氧气活化，在低于 150℃的温度下便可使样品完全灰化，从而可以克服高温灰化的缺点，但所需仪器价格较高，不易普及。

（三）氧瓶燃烧法

氧瓶燃烧法[《中国药典》（2020 年版）四部通则 0703]系指将含有卤素或硫等元素的有机

药物在充满氧气的密闭燃烧瓶中,在铂丝的催化作用下进行燃烧,使有机化合物快速分解为水溶性的无机离子型产物,燃烧过程的局部温度达1 000~1 200℃,燃烧产物被吸入吸收液后,采用适宜的分析方法检查或测定相应元素的含量;吸收液常用水、稀酸、稀碱、过氧化氢溶液等。本法是快速分解有机物的简单方法,它不需要复杂设备,就能使有机化合物中的待测元素定量分解成离子型。

1. **燃烧瓶容积大小的选择**　燃烧瓶容积大小的选择主要取决于被燃烧分解样品量的多少。一般取样量(10~20mg)使用500ml燃烧瓶,加大样品量(200mg)时可选用1 000ml或2 000ml燃烧瓶。使用燃烧瓶前,应检查瓶塞是否严密。燃烧瓶为不同容积大小的磨口硬质玻璃锥形瓶,瓶塞应严密、空心,底部熔封铂丝一根(直径为1mm),铂丝下端做成网状或螺旋状,长度约为瓶身长度的2/3,如图4-5所示。

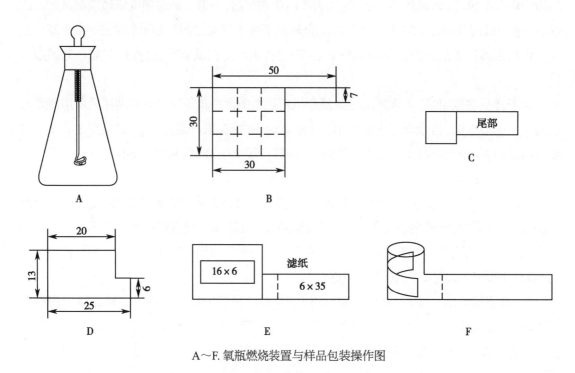

A~F.氧瓶燃烧装置与样品包装操作图

图4-5　氧瓶燃烧装置及滤纸折叠方法图(单位:mm)

2. **操作步骤**　按各药品项下的规定,精密称取供试品(如为固体,应研细),除另有规定外,置于无灰滤纸(图4-5B)中心,按虚线折叠后(图4-5C),固定于铂丝下端的网内或螺旋处,使尾部露出。如为液体供试品,可在透明胶纸和滤纸做成的纸袋中称样,方法为将透明胶纸剪成规定的大小和形状(图4-5D),中部贴一约16mm×6mm的无灰滤纸条,并于其突出部分贴一6mm×35mm的无灰滤纸条(图4-5E),将胶纸对折,紧粘住底部及另一边,并使上口敞开(图4-5F);精密称定重量,用滴管将供试品从上口滴在无灰滤纸条上,立即捏紧粘住上口,精密称定重量,两次重量之差即为供试品重,将含有供试品的纸袋固定于铂丝下端的网内或螺旋处,使尾部露出。另在燃烧瓶内按各药品项下的规定加入吸收液,并将瓶口用水湿润,小心急速通入氧气约1分钟(通气管应接近液面,使瓶内空气排尽),立即用表面皿覆盖瓶口,移置他处;点燃包有供试品的滤纸尾部,迅速放入燃烧瓶中,按紧瓶塞,用水少量封闭瓶口,待燃烧完毕(应无黑色碎片),充分振摇,使生成的烟雾完全吸入吸收液中,放置15分钟,用水少量冲洗瓶塞及铂丝,合并洗液及吸收液。同法另做空白试验。然后按各药品项下规定的方法进行检查或测定。

3. 吸收液的选择　吸收液可使样品经燃烧分解所产生的各种价态的卤素定量地被吸收并使其转变为一定的便于测定的价态,以适应所选择的分析方法,根据被测物质的种类及所用分析方法来选择合适的吸收液。《中国药典》(2020年版)用于卤素、硫、硒等的鉴别、检查及含量测定的吸收液多数是水或水与氢氧化钠的混合液,少数是水-氢氧化钠-浓过氧化氢的混合液或硝酸溶液(1→30)。例如:含氟药物的燃烧产物为单一的氟化氢,可选用水作为吸收液;含氯药物燃烧产物为单一的氯化氢,其在水中的溶解度较低,需用水-氢氧化钠溶液作为吸收液;含碘药物的燃烧产物主要为单质碘,并含少量的五价碘(HIO_3)、一价碘(HIO)和微量的I^-(HI),当使用硝酸银滴定法测定含量时,可用水-氢氧化钠溶液-二氧化硫饱和溶液作为吸收液,使不同价态的碘均转变为I^-(NaI)。含硫药物的燃烧产物主要为SO_3,可用浓H_2O_2溶液与水的混合物作为吸收液。

4. 注意事项　①氧气要充足,确保燃烧完全。燃烧产生的烟雾应完全被吸收液吸收。②注意防爆。为了保证安全,操作中可戴防护面罩。③一般情况下,由于取样量很少,燃烧又在瞬间即可完成,因此,如果按规定方法操作,实际上几乎没有爆破危险。④操作中,应将燃烧瓶洗涤干净,不得残留有机溶剂,也不能用有机润滑剂涂抹瓶塞。⑤燃烧中产生的热气往往使塞子被顶动,因此点燃后,必须立即用手按紧瓶塞,直到火焰熄灭为止。⑥测定氟化物时应用石英燃烧瓶。因为含氟有机药物燃烧后生成的氟化氧气体可腐蚀玻璃,同时与玻璃中的硼生成的硼氟化物(如BF_3)在水溶液中仅部分解离成氟离子,而使氟的测定结果偏低。

示例4-13　碘苯酯的含量测定

$$C_{19}H_{29}IO_2 \quad M: 416.34g/mol$$

原理:碘苯酯是有机碘化物,用氧瓶燃烧法分解,转变为碘化物,继而氧化为游离的碘,并被定量地吸收于吸收液中,和氢氧化钠反应,生成碘化物与碘酸盐,加入溴-醋酸溶液,使全部转变为碘酸盐,过量的溴用甲酸或通空气去除。加入碘化钾,使之与碘酸盐反应析出游离碘,用硫代硫酸钠溶液滴定,碘与淀粉结合所显的蓝色消失即为终点。

碘苯酯,主要为10-对碘苯基十一酸乙酯及邻、间位的碘苯基十一酸乙酯的混合物。

$$3I_2 + 6NaOH \longrightarrow NaIO_3 + 5NaI + 3H_2O$$

$$3NaIO \xrightarrow{OH^-} NaIO_3 + 2NaI$$

$$3Br_2 + I^- + 3H_2O \longrightarrow IO_3^- + 6HBr$$

$$Br_2 \text{(过量)} + HCOOH \longrightarrow 2HBr + CO_2$$

$$IO_3^- + 5I^- + 6H^+ \longrightarrow 3I_2 + 3H_2O$$

$$I_2 + 2Na_2S_2O_3 \longrightarrow 2NaI + Na_2S_4O_6$$

测定方法：取本品约 20mg，精密称定，照氧瓶燃烧法进行有机破坏，用氢氧化钠试液 2ml 与水 10ml 为吸收液，待吸收完全后，加溴醋酸溶液 10ml（取醋酸钾 10g，加冰醋酸适量使溶解，加溴 0.4ml，再加冰醋酸使成 100ml），密塞，振摇，放置数分钟，加甲酸约 1ml，用水洗涤瓶口，并通入空气流 3~5 分钟以除去剩余的溴蒸气，加碘化钾 2g，密塞，摇匀，用硫代硫酸钠滴定液（0.02mol/L）滴定，至近终点时，加淀粉指示液，继续滴定至蓝色消失，并将滴定的结果用空白试验校正。每 1ml 的硫代硫酸钠滴定液（0.02mol/L）相当于 1.388mg 的 $C_{19}H_{29}IO_2$。

四、其他样品预处理方法

随着研究的深入，越来越多的样品预处理方法在药物分析中得到广泛的应用。这里介绍几种常见方法。

（一）溶剂提取法

溶剂提取法多用于中药材及其制剂的分析中。在同一溶剂中，不同物质具有不同的溶解度。利用样品各组分在某一溶剂中溶解度的差异，将各组分完全或部分地分离的方法，称为溶剂提取法。溶剂提取法又分为浸提法、溶剂萃取法、盐析法。

1. **浸提法**　用适当的溶剂将固体样品中的某种待测成分浸提出来的方法，又称液固萃取法、浸泡法。

一般提取剂的选择要满足稳定，不与样品发生作用，提取效果应符合相似相溶的原则，故应根据被提取物的极性强弱选择提取剂。对极性较小的成分（如有机氯农药）可用极性较小的溶剂（如正己烷、石油醚）提取；对极性较大的成分（如黄曲霉毒素 B_1）可用极性较大的溶剂（如甲醇与水的混合溶液）提取。溶剂沸点宜在 45~80℃，沸点太低易挥发，沸点太高则不易浓缩，且对热稳定性差的被提取成分也不利。提取方法有振荡浸渍法、捣碎法、索氏提取法。

2. **溶剂萃取法**　该法用于从溶液中提取某一药物组分，利用该组分在两种互不相溶的试剂中分配系数的不同，使其从一种溶液中转移至另一种溶剂中，从而与其他组分分离，达到分离和富集的目的，提高测定灵敏度。萃取的机制既有物理的溶解作用，又有化学的配合作用，是一个复杂的物理溶解过程。

此法操作迅速，分离效果好，应用广泛，但萃取试剂通常易燃、易挥发，且有毒性。选择萃取溶剂时应注意其与原溶剂互不溶，但对被测组分有最大溶解度，而对杂质有最小溶解度；或被测组分在萃取溶剂中有最大的分配系数，而杂质只有最小的分配系数。经萃取后，被测组分进入萃取溶剂中，与仍留在原溶剂中的杂质分离开。此外，还应考虑两种溶剂分层的难易以及是否会产生泡沫等问题。

3. **盐析法**　向溶液中加入某一盐类物质，使溶质在原溶剂中的溶解度大大降低，从溶液中沉淀出来。如在蛋白质溶液中，加入大量的盐类，特别是加入重金属盐，蛋白质就从溶液中沉淀出来。在蛋白质的测定过程中，也常用氢氧化铜或碱性醋酸铅将蛋白质从水溶液中沉淀出来,将沉淀消化并测定其中的含氮量,据此以断定样品中纯蛋白质的含量。

在进行盐析工作时,应注意溶液中所要加入的物质的选择。它不能破坏溶液中所要析出的物质,否则达不到盐析提取的目的。此外,要注意选择适当的盐析条件,如溶液的 pH、温度等。盐析沉淀后,根据溶剂和析出物质的性质和实验要求,选择适当的分离方法,如过滤、离心分离和蒸发等。

(二)固相萃取法

固相萃取(solid phase extraction,SPE)是由液固萃取和液相色谱技术相结合发展起来的一项样品前处理技术,其原理类似液相柱色谱分离过程,用于待测组分的分离、纯化和富集。主要目的在于降低样品基质干扰,提高检测灵敏度。固相萃取使用样品量少,分离快速,回收率高,目前已广泛应用于制药、临床医学、食品、环境等各个领域。

固相萃取前处理过程主要包含固定相活化、样品上柱、淋洗去杂质、洗脱收集分析物 4 个步骤,而选择合适的吸附剂和洗脱剂是整个前处理的关键。随着吸附剂和操作模式的不断更新发展,在固相萃取基础上涌现出分子印迹固相萃取、磁性固相萃取、基质固相分散萃取、免疫亲和固相萃取等多种新型技术。

(三)微萃取技术

微萃取技术是近代发展起来的一种重要的分析前处理手段,主要包括固相微萃取和液相微萃取两种。与常规萃取方法相比,微萃取技术优点显著。

1. 固相微萃取法(solid phase microextraction,SPME) 该法以熔融石英光导纤维或其他材料为基体支持物,采取"相似相溶"原则,在其表面涂渍不同性质的高分子固定相薄层,通过直接或顶空方式,完成对待测物的提取、富集、进样和解析过程。实验证明,待测物在样品及涂层间的分配系数及萃取涂层体积是影响方法灵敏度的主要因素。通过选择对待测物有较强吸附作用的涂层,增加萃取纤维的长度及涂层厚度可提高萃取效率。当样品体积足够大时,分析物萃取量与样品中分析物的浓度即成正比,这是 SPME 的定量依据。

2. 液相微萃取法 该法的原理是目标分析物在样品与微升级的萃取溶剂之间达到分配平衡,从而实现溶质的微萃取。在药物分析方面,该技术的应用模式主要包括基于中空纤维的两相模式或三相模式的液液微萃取或液液液微萃取以及基于悬挂液滴形式的单滴微萃取。该方法的主要特点是有机溶剂用量小,属于环境友好型,且可在提取的同时使样品得到富集的效果。

(四)化学衍生化法

1. GC 中化学衍生化法 药物的化学衍生化前处理对 GC 十分必要,衍生化可使药物分子中的极性基团,如羟基、氨基、羧基等基团变成无极性的、易于挥发的分子,从而使 GC 的温度不必很高即可适合 GC 的分析要求。

主要的衍生化反应有烷基化、酰化、硅烷化等。此外,异构体的分离也十分重要。分离光学异构体的方法之一,就是采用不对称试剂,使其生成非对映异构体衍生物,然后用 GC 法或HPLC 法进行分析测定。

2. HPLC 中化学衍生化法 当采用 HPLC 法时,其衍生化目的是提高药物的检测灵敏度。一些在紫外、可见光区没有吸收或者摩尔吸收系数小的药物,可以使其衍生成对可见 -

紫外检测器、荧光检测器及电化学检测器等具有高灵敏度的衍生物。

（五）紫外光分解法

紫外光分解法是一种消解样品中的有机物从而测定其中的无机离子的氧化分解法。紫外光由高压汞灯提供,在 85℃±5℃ 的温度下进行光解。为了加速有机物的降解,在光解过程中通常加入过氧化氢。光解时间可根据样品的类型和有机物的量而改变。有报道称测定植物样品中的 Cl^-、Br^-、SO_4^{2-}、PO_4^{3-}、Cd^{2+}、Cu^{2+}、Zn^{2+}、Co^{2+} 等离子时,称取 5～300mg 磨碎或匀化的样品置于石英管中,加入 1～2ml 过氧化氢(30%)后,用紫外光光解 60～120 分钟即可将其完全光解。

（六）微波消解法

微波消解法是一种利用微波为能量对样品进行消解的新技术,包括溶解、干燥、灰化、浸取等,该法适于处理大批量样品及萃取极性化合物与热不稳定化合物。微波消解法以其快速、溶剂用量少、节省能源、易于实现自动化等优点而广泛应用。目前这种方法已用于消解废水、废渣、淤泥、生物组织、流体、医药等多种试样,被认为是"理化分析实验室的一次技术革命"。美国公共卫生组织已将该法作为测定金属离子时消解植物样品的标准方法。

此外,随着现代分析技术的发展,更多相关领域的方法也被引入药物分析工作中来。更多的样品前处理技术向着小型化、自动化的方向快速发展。

ER4-3　第四章　目标测试

（贺怀贞）

第五章　药物的鉴别试验

药物的鉴别试验是根据药物的分子结构、理化性质或组织构造,采用物理、化学、生物学等方法来判断药物的真伪。《中国药典》和世界各国药典所收载的药品项下的鉴别试验方法,均为用来证实贮藏在有标签容器中的药物是否为其所标示的药物,而不是对未知物的定性分析。正如《中国药典》(2020年版)凡例中项目与要求项下的叙述:鉴别项下规定的试验方法,系根据反映该药品某些物理、化学或生物学等特性所进行的药物鉴别试验,不完全代表对该药品化学结构的确证。

药物鉴别的主要目的是判断药物的真伪,有时通过鉴别也能检查药物的纯度。判断药物的真伪是保证药品安全、有效的前提条件,因此药物的鉴别试验是药品质量检验工作的首项任务,只有在药物鉴别无误的情况下,进行药物的杂质检查和含量测定等分析才有意义。

第一节　鉴别试验的项目

鉴别项下规定的试验方法仅适用于鉴别药物的真伪;对于原料药(含中药饮片),还应结合性状项下的外观或物理常数进行确认。

一、性状

药物的性状反映药物特有的物理性质,一般包括外观、溶解度和物理常数等。

(一)外观

外观是对药品的色泽和外表感观的规定,包括药品的聚集状态、晶型以及色、臭、味等性质。

示例5-1　阿司匹林的性状描述

本品为白色结晶或结晶性粉末;无臭或微带醋酸臭;遇湿气即缓缓水解。

示例5-2　山楂的性状描述

本品为圆形片,皱缩不平,直径1~2.5cm,厚0.2~0.4cm。外皮红色,具皱纹,有灰白色小斑点。果肉深黄色至浅棕色。中部横切片具5粒浅黄色果核,但核多脱落而中空。有的片上可见短而细的果梗或花萼残迹。气微清香,味酸、微甜。

(二)溶解度

溶解度是药品的一种物理性质,在一定程度上反映了药品的纯度、晶型或粒度,也可供精制或制备溶液时参考。《中国药典》(2020 年版)采用"极易溶解、易溶、溶解、略溶、微溶、极微溶解、几乎不溶或不溶"等名词术语来描述药品在不同溶剂中的溶解度。

试验法：除另有规定外，称取研成细粉的供试品或量取液体供试品，于 25℃±2℃一定容量的溶剂中，每隔 5 分钟强力振摇 30 秒钟；观察 30 分钟内的溶解情况，如无目视可见的溶质颗粒或液滴时，即视为完全溶解。

示例 5-3 阿司匹林的溶解度

本品在乙醇中易溶，在三氯甲烷或乙醚中溶解，在水或无水乙醚中微溶；在氢氧化钠溶液或碳酸钠溶液中溶解，但同时分解。

（三）物理常数

物理常数是评价药品质量的主要指标之一，其测定结果不仅对药品具有鉴别的意义，也可反映药品的纯度。《中国药典》(2020 年版)中收载的物理常数包括相对密度、馏程、熔点、凝点、比旋度、折光率、黏度、吸收系数、碘值、皂化值和酸值等。

二、物理常数的测定

在药品标准中规定的物理常数，是根据符合临床用药要求的供试品测定结果制定的。测定时应严格按照现行版药典中规定的方法和要求进行测定，并参考国内外现行版药典及其他文献的结果，以便设置合理的范围。至于选择哪些物理常数纳入药品标准中以进行质量控制，则应根据不同药品的具体情况针对性地进行选定。

（一）熔点测定法

熔点是指一种物质按规定方法测定，由固体熔化成液体的温度或融熔同时分解的温度或在熔化时初熔至全熔经历的温度范围。融熔同时分解是指某一药品在一定温度产生的气泡、变色或混浊等现象。

测定熔点的药品，应是遇热晶型不转化，其初熔点和终熔点容易分辨的药品。测定熔点可以鉴别药物，检查药物的纯杂程度。

依照供试品的性质不同，测定法分为下列三种。各品种项下未注明时，均系指第一法。

第一法　测定易粉碎的固体药品

A. 传温液加热法

取供试品适量，研成细粉，除另有规定外，应按照各品种项下干燥失重的条件进行干燥。若该药品为不检查干燥失重、熔点范围低限在 135℃以上、受热不分解的供试品，可采用 105℃干燥；熔点在 135℃以下或受热分解的供试品，可在五氧化二磷干燥器中干燥过夜或用其他适宜的干燥方法干燥，如恒温减压干燥。

分取供试品适量，置熔点测定用毛细管(简称毛细管，由中性硬质玻璃管制成，长 9cm 以上，内径 0.9～1.1mm，壁厚 0.10～0.15mm，一端熔封；当所用温度计浸入传温液在 6cm 以上时，管长应适当增加，使露出液面 3cm 以上)中，轻击管壁或借助长短适宜的洁净玻璃管，垂直放在表面皿或其他适宜的硬质物体上，将毛细管自上口放入使自由落下，反复数次，使粉末紧密集结在毛细管的熔封端。装入供试品的高度为 3mm。另将玻璃温度计(分浸型，具有

0.5℃刻度,经熔点测定用对照品校正)放入盛装传温液(熔点在80℃以下者,用水;熔点在80℃以上者,用硅油或液体石蜡)的容器中,使温度计汞球部的底端与容器的底部距离2.5cm以上(用内加热的容器,温度计汞球与加热器上表面距离2.5cm以上)或使用经对照品校正后的电阻式数字温度计;加入传温液以使传温液受热后的液面适在温度计的分浸线处。将传温液加热,俟温度上升至较规定的熔点低限约低10℃时,将装有供试品的毛细管浸入传温液,贴附在温度计上(可用橡皮圈或毛细管夹固定),位置须使毛细管的内容物部分适在温度计测量区中部;继续加热,调节升温速率为每分钟上升1.0~1.5℃,加热时须不断搅拌使传温液温度保持均匀,记录供试品在初熔至终熔时的温度,重复测定3次,取其平均值,即得。

"初熔"系指供试品在毛细管内开始局部液化出现明显液滴时的温度。

"终熔"系指供试品全部液化时的温度。

"熔距"系指初熔与终熔的温度差值。熔距值可反映供试品的化学纯度,当供试品存在多晶型现象时,在保证化学纯度的基础上,熔距值大小也可反映其晶型纯度。

测定熔融同时分解的供试品时,方法如上述,但调节升温速率使每分钟上升2.5~3.0℃;供试品开始局部液化时(或开始产生气泡时)的温度作为初熔温度;供试品固相消失全部液化时的温度作为终熔温度。遇有固相消失不明显时,应以供试品分解物开始膨胀上升时的温度作为终熔温度。某些药品无法分辨其初熔、终熔时,可以其发生突变时的温度作为熔点。

B. 电热块空气加热法

系采用自动熔点仪的熔点测定法。自动熔点仪有两种测光方式:一种是透射光方式,另一种是反射光方式;某些仪器兼具两种测光方式。大部分自动熔点仪可置多根毛细管同时测定。

分取经干燥处理(同A法)的供试品适量,置熔点测定用毛细管(同A法)中;将自动熔点仪加热块加热至较规定的熔点低限约低10℃时,将装有供试品的毛细管插入加热块中,继续加热,调节升温速率为每分钟上升1.0~1.5℃,重复测定3次,取其平均值,即得。

测定熔融同时分解的供试品时,方法如上述,但调节升温速率使每分钟上升2.5~3.0℃。

遇有色粉末、熔融同时分解、固相消失不明显且生成分解物导致体积膨胀,或含结晶水(或结晶溶剂)的供试品时,可适当调整仪器参数,提高判断熔点变化的准确性。当透射和反射测光方式受干扰明显时,可允许目视观察熔点变化;通过摄像系统记录熔化过程并进行追溯评估,必要时,测定结果的准确性需经A法验证。

自动熔点仪的温度示值要定期采用熔点标准品进行校正。必要时,供试品测定应随行采用标准品校正仪器。

若对B法测定结果持有异议,应以A法测定结果为准。

第二法 测定不易粉碎的固体药品(如脂肪、脂肪酸、石蜡、羊毛脂等)

取供试品,注意用尽可能低的温度熔融后,吸入两端开口的毛细管(同第一法,但管端不熔封)中,使供试品高约10mm。在10℃或10℃以下的冷处静置24小时,或置冰上放冷不少于2小时,凝固后用橡皮圈将毛细管紧缚在温度计(同第一法)上,使毛细管的内容物适在温度计汞球中部。照第一法将毛细管连同温度计浸入传温液中,供试品的上端应适在传温液液面下约10mm处;小心加热,俟温度上升至较规定的熔点低限低约5℃时,调节升温速率使每分钟上升不超过0.5℃,至供试品在毛细管中开始上升时,检读温度计上显示的温度,即得。

第三法　测定凡士林或其他类似物质

取供试品适量,缓缓搅拌并加热至温度达90～92℃时,放入一平底耐热容器中,使供试品厚度达到12mm±1mm,放冷至较规定的熔点上限高8～10℃;取刻度为0.2℃、水银球长18～28mm、直径5～6mm的温度计(其上部预先套上软木塞,在塞子边缘开一个小槽),使冷至5℃后,擦干并小心地将温度计汞球部垂直插入上述熔融的供试品中,直至碰到容器的底部(浸没12mm),随即取出,直立悬置,俟黏附在温度计汞球部的供试品表面混浊,将温度计浸入16℃以下的水中5分钟,取出,再将温度计插入一个外径约25mm、长150mm的试管中,塞紧,使温度计悬于其中,并使温度计汞球部的底端距试管底部约为15mm;将试管浸入约16℃的水浴中,调节试管的高度使温度计上分浸线同水面相平;加热使水浴温度以每分钟2℃的速率升至38℃,再以每分钟1℃的速率升温至供试品的第一滴脱离温度计为止;检读温度计上显示的温度,即可作为供试品的近似熔点。再取供试品,照前法反复测定数次;如前后3次测得的熔点相差不超过1℃,可取3次的平均值作为供试品的熔点;如3次测得的熔点相差超过1℃时,可再测定2次,并取5次的平均值作为供试品的熔点。

示例5-4　对乙酰氨基酚的熔点

本品的熔点为168～172℃。

(二)旋光度测定法

许多有机药物结构中含有不对称手性碳原子,具有旋光现象。利用测定药物的旋光度进行药物的鉴别、杂质检查和含量测定的分析方法称为旋光度测定法。旋光度测定法具有操作简便、快速等优点。

平面偏振光通过含有某些光学活性化合物的液体或溶液时,能引起旋光现象,使偏振光的平面向左或向右旋转。旋转的度数,称为旋光度。在一定波长与温度下,偏振光透过每1ml含有1g旋光性物质的溶液且光路为长1dm时,测得的旋光度称为比旋度。比旋度(或旋光度)可以用于鉴别或检查光学活性药品的纯杂程度,亦可用于测定光学活性药品的含量。

1. 旋光度测定法　除另有规定外,本法系采用钠光谱的D线(589.3nm)测定旋光度,测定管长度为1dm(如使用其他管长,应进行换算),测定温度为20℃。用读数至0.01°并经过检定的旋光计。

旋光度测定一般应在溶液配制后30分钟内进行测定。测定旋光度时,将测定管用供试液体或溶液(取固体供试品,按各品种项下的方法制成)冲洗数次,缓缓注入供试液体或溶液适量(注意勿使发生气泡),置于旋光计内检测读数,即得供试液的旋光度。使偏振光向右旋转者(顺时针方向)为右旋,以"+"符号表示;使偏振光向左旋转者(反时针方向)为左旋,以"-"符号表示。用同法读取旋光度3次,取3次的平均数,照下列公式计算,即得供试品的比旋度。

$$对液体供试品　\quad [\alpha]_D^t = \frac{\alpha}{ld} \qquad\qquad 式(5\text{-}1)$$

$$对固体供试品　\quad [\alpha]_D^t = \frac{100\alpha}{lc} \qquad\qquad 式(5\text{-}2)$$

式中，[α]为比旋度；D 为钠光谱的 D 线；t 为测定时的温度，℃；l 为测定管长度，dm；α 为测得的旋光度；d 为液体的相对密度；c 为每 100ml 溶液中含有被测物质的重量（按干燥品或无水物计算），g。

旋光计的检定，可用标准石英旋光管进行，读数误差应符合规定。

2. 注意事项

（1）每次测定前应以溶剂作空白校正，测定后，再校正 1 次，以确定在测定时零点无变动；如第 2 次校正时发现旋光度差值超过 ±0.01 时表明零点有变动，则应重新测定旋光度。

（2）配制溶液及测定时，均应调节温度至 20℃±0.5℃（或各品种项下规定的温度）。

（3）供试的液体或固体物质的溶液应充分溶解，供试液应澄清。

（4）物质的旋光度与测定光源、测定波长、溶剂、浓度和温度等因素有关。因此，表示物质的旋光度时应注明测定条件。

（5）当已知供试品具有外消旋作用或旋光转化现象，则应相应地采取措施，对样品制备的时间以及将溶液装入旋光管的间隔测定时间进行规定。

示例 5-5 维生素 C 的比旋度测定

取本品，精密称定，加水溶解并定量稀释制成每 1ml 中约含 0.10g 的溶液，依法测定（通则 0621），比旋度为 +20.5°～+21.5°。

（三）制药用水电导率测定法

本法是用于检查制药用水的电导率进而控制水中电解质总量的一种测定方法。

电导率是表征物体导电能力的物理量，其值为物体电阻率的倒数，单位是 S/cm（Siemens）或 μS/cm。

纯水中的水分子也会发生某种程度的电离而产生氢离子与氢氧根离子，所以纯水的导电能力尽管很弱，但也具有可测定的电导率。水的电导率与水的纯度密切相关，水的纯度越高，电导率越小，反之亦然。当空气中的二氧化碳等气体溶于水并与水相互作用后，便可形成相应的离子，从而使水的电导率增高。水中含有其他杂质离子时，也会使水的电导率增高。另外，水的电导率还与水的 pH 与温度有关。

仪器和操作参数

测定水的电导率必须使用精密的并经校正的电导率仪，电导率仪的电导池包括两个平行电极，这两个电极通常由玻璃管保护，也可以使用其他形式的电导池。根据仪器设计功能和使用程度，应对电导率仪定期进行校正，电导池常数可使用电导标准溶液直接校正，或间接进行仪器比对，电导池常数必须在仪器规定数值的 ±2% 范围内。进行仪器校正时，电导率仪的每个量程都需要进行单独校正。仪器最小分辨率应达到 0.1μS/cm，仪器精度应达到 ±0.1μS/cm。

温度对样品的电导率测定值有较大影响，电导率仪可根据测定样品的温度自动补偿测定值并显示补偿后读数。水的电导率采用温度修正的计算方法所得数值误差较大，因此本法采用非温度补偿模式，温度测量的精确度应在 ±2℃ 以内。

测定法

1. 纯化水 可使用在线或离线电导率仪，记录测定温度。在表 5-1 中，测定温度对应的电导率值即为限度值。如测定温度未在表5-1中列出,则应采用线性内插法计算得到限度值。如测定的电导率值不大于限度值,则判为符合规定;如测定的电导率值大于限度值,则判为不符合规定。

表5-1 温度和电导率的限度(纯化水)

温度/℃	电导率/(μS/cm)	温度/℃	电导率/(μS/cm)
0	2.4	60	8.1
10	3.6	70	9.1
20	4.3	75	9.7
25	5.1	80	9.7
30	5.4	90	9.7
40	6.5	100	10.2
50	7.1		

内插法的计算公式为:

$$k = \left(\frac{T - T_0}{T_1 - T_0}\right) \times (k_1 - k_0) + k_0 \qquad \text{式}(5\text{-}3)$$

式中,k 为测定温度下的电导率限度值;k_1 为表5-1中高于测定温度的最接近温度对应的电导率限度值;k_0 为表5-1中低于测定温度的最接近温度对应的电导率限度值;T 为测定温度;T_1 为表5-1中高于测定温度的最接近温度;T_0 为表5-1中低于测定温度的最接近温度。

2. 注射用水

(1)可使用在线或离线电导率仪。在表5-2中,不大于测定温度的最接近温度值,对应的电导率值即为限度值。如测定的电导率值不大于限度值,则判为符合规定;如测定的电导率值大于限度值,则继续按(2)进行下一步测定。

表5-2 温度和电导率的限度(注射用水)

温度/℃	电导率/(μS/cm)	温度/℃	电导率/(μS/cm)
0	0.6	55	2.1
5	0.8	60	2.2
10	0.9	65	2.4
15	1.0	70	2.5
20	1.1	75	2.7
25	1.3	80	2.7
30	1.4	85	2.7
35	1.5	90	27
40	1.7	95	29
45	1.8	100	3.1
50	1.9		

（2）取足够量的水样（不小于100ml），置适当容器中，搅拌，调节温度至25℃，剧烈搅拌，每隔5分钟测定电导率，当电导率值的变化小于0.1μS/cm时，记录电导率值。如测定的电导率不大于2.1μS/cm，则判为符合规定；如测定的电导率大于2.1μS/cm，继续按（3）进行下一步测定。

（3）应在上一步测定后5分钟内进行，调节温度至25℃，在同一水样中加入饱和氯化钾溶液（每100ml水样中加入0.3ml），测定pH，精确至0.1pH单位（通则0631），在表5-3中找到对应的电导率限度，并与（2）中测得的电导率值比较，如（2）中测得的电导率值不大于该限度值，则判为符合规定；如（2）中测得的电导率值超出该限度值或pH不在5.0～7.0内，则判为不符合规定。

表5-3　pH和电导率的限度

pH	电导率/（μS/cm）	pH	电导率/（μS/cm）
5.0	4.7	6.1	2.4
5.1	4.1	6.2	2.5
5.2	3.6	6.3	2.4
5.3	3.3	6.4	2.3
5.4	3.0	6.5	2.2
5.5	2.8	6.6	2.1
5.6	2.6	6.7	2.6
5.7	2.5	6.8	3.1
5.8	2.4	6.9	3.8
5.9	2.4	7.0	4.6
6.0	2.4		

3．灭菌注射用水　调节温度至25℃，使用离线电导率仪进行测定。标示装量为10ml或10ml以下时，电导率限度为25μS/cm；标示装量为10ml以上时，电导率限度为5μS/cm。测定的电导率值不大于限度值，则判为符合规定；如测定的电导率值大于限度值，则判为不符合规定。

（四）其他

对于液体药物还有相对密度、馏程、凝点、折光率和黏度等物理常数，这些物理常数均应照《中国药典》（2020年版）通则0600相应的测定法测定，可用于区别不同药物、检查某些药品的纯杂程度。

示例5-6　丙二醇的相对密度

本品的相对密度（通则0622）在25℃时为1.035～1.037。

三、一般鉴别试验

一般鉴别试验是依据某一类药物的化学结构或理化性质的特征，通过化学反应来鉴别药物的真伪。对无机药物是依据其组成的阴离子和阳离子的特性反应；对有机药物则大多采用药物的官能团反应。因此，一般鉴别试验只能证实是某一类药物，而不能证实是哪一种药物。

《中国药典》（2020年版）附录项下的一般鉴别试验所包括的项目有：丙二酰脲类、托烷生物碱类、芳香第一胺类、有机氟化物、无机金属盐类（钠盐、钾盐、锂盐、铵盐、镁盐、钙盐、钡盐、铁盐、铝盐、锌盐、铜盐、银盐、汞盐、铋盐、锑盐、亚锡盐）、有机酸盐（水杨酸盐、枸橼酸盐、乳酸盐、苯甲酸盐、酒石酸盐）、无机酸盐（亚硫酸盐或亚硫酸氢盐、硫酸盐、硝酸盐、硼酸盐、碳酸盐与碳酸氢盐、醋酸盐、磷酸盐、氯化物、溴化物、碘化物）。现以几个典型的无机离子及有机物官能团为例来阐明鉴别试验原理。

（一）有机氟化物

鉴别方法：取供试品约7mg，照氧瓶燃烧法进行有机破坏，用水20ml与0.01mol/L氢氧化钠溶液6.5ml为吸收液，俟燃烧完毕后，充分振摇；取吸收液2ml，加茜素氟蓝试液0.5ml，再加12%醋酸钠的稀醋酸溶液0.2ml，用水稀释至4ml，加硝酸亚铈试液0.5ml，即显蓝紫色；同时做空白对照试验。

反应原理：有机氟化物经氧瓶燃烧破坏，被碱性溶液吸收成为无机氟化物，与茜素氟蓝、硝酸亚铈在pH4.3的溶液中形成蓝紫色络合物，反应式如下：

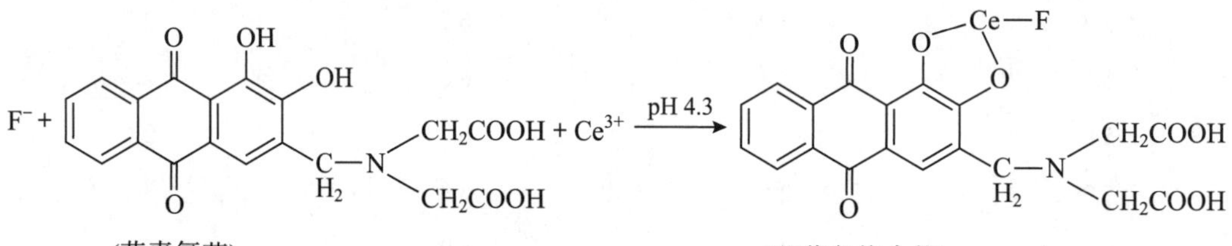

（茜素氟蓝）　　　　　　　　　　　　　（蓝紫色络合物）

（二）有机酸盐

1. 水杨酸盐

鉴别方法一：取供试品的中性或弱碱性稀溶液，加三氯化铁试液1滴，即显紫色。

反应原理：本品在中性或弱酸性条件下，与三氯化铁试液生成配位化合物，在中性时显红色，弱酸性时呈紫色。

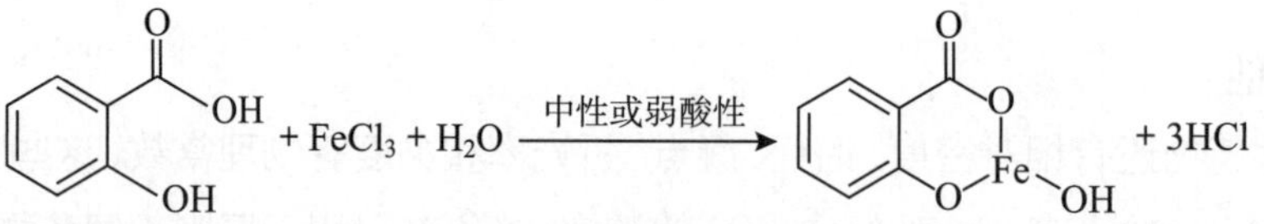

鉴别方法二：取供试品溶液，加稀盐酸，即析出白色水杨酸沉淀；分离，沉淀在醋酸铵试液中溶解。

水杨酸不溶于水，故供试液加酸即析出游离水杨酸。由于水杨酸的酸性（$K_a=1.06\times10^{-3}$，25℃）大于醋酸（$K_a=1.85\times10^{-5}$，25℃），故能与醋酸铵作用释放出醋酸，而本身形成铵盐溶解。

2. 酒石酸盐
取供试品的中性溶液，置洁净的试管中，加氨制硝酸银试液数滴，置水浴中加热，银即游离并附在试管的内壁成银镜。

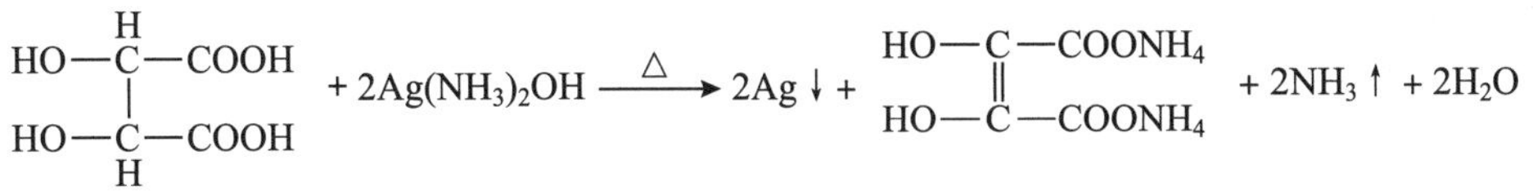

$$\text{HO-}\overset{H}{\underset{H}{\text{C}}}\text{-COOH} \quad + 2Ag(NH_3)_2OH \xrightarrow{\triangle} 2Ag\downarrow + \text{HO-}\overset{}{\underset{}{\text{C}}}\text{-COONH}_4 + 2NH_3\uparrow + 2H_2O$$

（三）芳香第一胺类

鉴别方法：取供试品约 50mg，加稀盐酸 1ml，必要时缓缓煮沸使溶解，加 0.1mol/L 亚硝酸钠溶液数滴，加与 0.1mol/L 亚硝酸钠溶液等体积的 1mol/L 脲溶液，振摇 1 分钟，滴加碱性 β-萘酚试液数滴，视供试品不同，生成由粉红到猩红色沉淀。

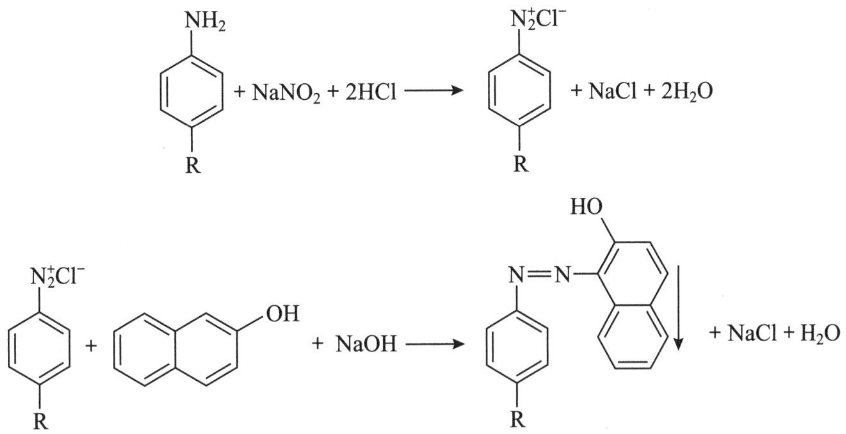

（芳香第一胺与 NaNO₂ + 2HCl 反应生成重氮盐，再与 β-萘酚及 NaOH 偶合生成偶氮染料）

（四）托烷生物碱类

鉴别方法：取供试品约 10mg，加发烟硝酸 5 滴，置水浴上蒸干，得黄色的残渣，放冷，加乙醇 2～3 滴湿润，加固体氢氧化钾一小粒，即显深紫色。

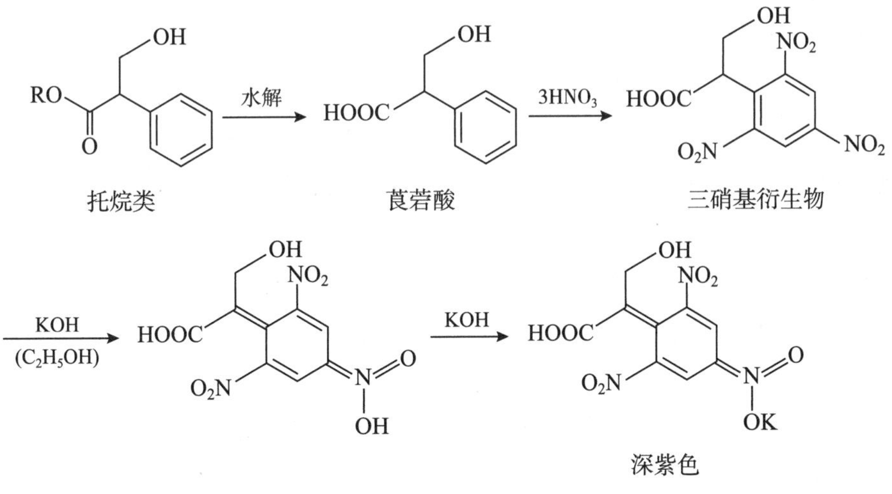

托烷类 —水解→ 莨菪酸 —3HNO₃→ 三硝基衍生物 —KOH(C₂H₅OH)→ —KOH→ 深紫色

（五）无机金属盐

1. 钠盐、钾盐、钙盐、钡盐的焰色反应

鉴别方法：取铂丝，用盐酸湿润后，蘸取供试品，在无色火焰中燃烧。钠盐，火焰显鲜黄色；钾盐，火焰显紫色（但有少量的钠盐混存时，须隔蓝色玻璃透视，方能辨认）；钙盐，火焰显砖红色；钡盐，火焰显黄绿色（通过绿色玻璃透视，火焰显蓝色）。

钠的火焰光谱有 589.0nm、589.6nm 两条主要谱线，显黄色；反应灵敏，最低检出量为

0.1ng 钠离子。钾的火焰光谱有 766.49nm、769.90nm 两条强谱线,显紫色;但人眼在此波长附近敏感度较差,若有反应灵敏的钠盐混存,须隔蓝色玻璃透视,方能辨认。钙的火焰光谱有 622nm、554nm、442.67nm 与 602nm 等几条主要谱线,以 622nm 的谱线最强,显砖红色。钡的火焰光谱有 553.56nm、513nm 与 488nm 等几条主要谱线,其中以 553.56nm 的谱线最强,此外在 500nm 附近还有数条较弱谱线,显黄绿色,通过绿色玻璃透视,火焰显蓝色。

2. 铵盐

鉴别方法一:取供试品,加过量的氢氧化钠试液后,加热,即分解,发生氨臭;遇用水湿润的红色石蕊试纸,能使之变蓝色,并能使硝酸亚汞试液湿润的滤纸显黑色。

$$NH_4^+ + OH^- \longrightarrow NH_3\uparrow + H_2O$$

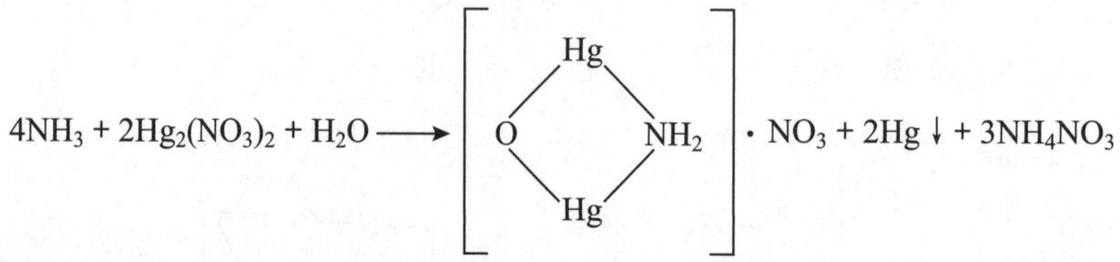

$$4NH_3 + 2Hg_2(NO_3)_2 + H_2O \longrightarrow \left[O \diamond \begin{matrix} Hg \\ \\ Hg \end{matrix} NH_2 \right] \cdot NO_3 + 2Hg\downarrow + 3NH_4NO_3$$

鉴别方法二:取供试品溶液,加碱性碘化汞钾试液 1 滴,即生成红棕色沉淀。

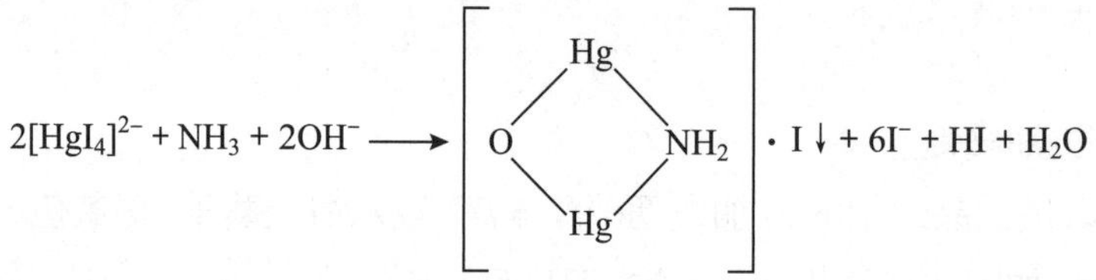

$$2[HgI_4]^{2-} + NH_3 + 2OH^- \longrightarrow \left[O \diamond \begin{matrix} Hg \\ \\ Hg \end{matrix} NH_2 \right] \cdot I\downarrow + 6I^- + HI + H_2O$$

(六)无机酸根

1. 氯化物

鉴别方法一:取供试品溶液,加稀硝酸使成酸性后,滴加硝酸银试液,即生成白色凝乳状沉淀;分离,沉淀加氨试液即溶解,再加稀硝酸酸化后,沉淀复生成。如供试品为生物碱或其他有机碱的盐酸盐,须先加氨试液使成碱性,将析出的沉淀滤过除去,取滤液进行试验。

鉴别方法二:取供试品少量,置试管中,加等量的二氧化锰,混匀,加硫酸湿润,缓缓加热,即发生氯气,能使用水湿润的碘化钾淀粉试纸显蓝色。

2. 硫酸盐

鉴别方法一:取供试品溶液,滴加氯化钡试液,即生成白色沉淀;分离,沉淀在盐酸或硝酸中均不溶解。

鉴别方法二:取供试品溶液,滴加醋酸铅试液,即生成白色沉淀;分离,沉淀在醋酸铵试液或氢氧化钠试液中溶解。

鉴别方法三:取供试品溶液,加盐酸,不生成白色沉淀(与硫代硫酸盐区别)。

3. 硝酸盐

鉴别方法一:取供试品溶液,置试管中,加等量的硫酸,小心混合,冷后,沿管壁加硫酸亚铁试液,使成两液层,接界面显棕色。

鉴别方法二：取供试品溶液，加硫酸与铜丝（或铜屑），加热，即发生红棕色的蒸气。

鉴别方法三：取供试品溶液，滴加高锰酸钾试液，紫色不应褪去（与亚硝酸盐区别）。

四、专属鉴别试验

药物的专属鉴别试验是证实某一种药物的依据，是根据每一种药物的化学结构的差异及其所引起的物理化学特性不同，选用某些特有的灵敏的定性反应，来鉴别药物的真伪。如巴比妥类药物含有丙二酰脲母核，主要区别在于 5,5- 位取代基（含苯环或丙烯基）和 2- 位取代基（含硫原子），可根据这些取代基的性质，采用各自的专属反应进行鉴别。具体详见有关章节。

一般鉴别试验与专属鉴别试验的不同点在于：一般鉴别试验是以某些药物的共同化学结构为依据，根据其相同的物理化学性质进行药物真伪的鉴别，以区别不同类别的药物；而专属鉴别试验是在一般鉴别试验的基础上，利用各种药物的化学结构差异来鉴别药物，以区别同类药物或具有相同化学结构部分的各个药物单体，达到最终确证药物真伪的目的。

第二节　鉴别试验方法与方法选择

药物的鉴别方法要求专属性强，耐用性好，灵敏度高，操作简便、快速等。对于化学药物常用鉴别方法有化学法、光谱法、色谱法和生物学法。对于中药的鉴别方法还有显微鉴别法和特征图谱或指纹图谱鉴别法。

一、鉴别试验方法

（一）化学鉴别法

化学鉴别法是根据药物与化学试剂在一定条件下发生化学反应所产生的颜色、沉淀、气体、荧光等现象或对生成物的熔点进行测定等，鉴别药物真伪的方法。

1. **呈色或褪色反应**　呈色或褪色反应是在供试品溶液中加入适当的试剂，在一定条件下生成易于观察的有色产物或使试剂褪色的反应。如含酚羟基化合物的三氯化铁反应，含芳伯氨基化合物的重氮化 - 偶合反应，羧酸衍生物的异羟肟酸铁反应，很多药物与无机酸（如浓硫酸）发生的呈色反应，司可巴比妥钠使碘试液褪色反应等。呈色或褪色反应操作简便，结果便于观察，应用广泛。

2. **沉淀反应**　沉淀反应是在供试品溶液中加入适当的试剂，在一定条件下生成易于观察的沉淀的鉴别反应。如巴比妥类药物与铜盐、银盐生成沉淀的反应，二氢吡啶类药物与氯化汞生成沉淀的反应等。

3. **气体生成反应**　大多数的胺（铵）类药物、酰脲类药物以及某些酰胺类药物，可经强碱处理后,加热,产生氨气;醋酸酯类药物,经硫酸水解后,加乙醇可产生乙酸乙酯的香味,这些反应均可用于药物的鉴别。

4. **荧光反应** 在适当的溶剂中药物本身在可见光下发射荧光或药物与适当试剂反应后发射荧光,可用于药物的鉴别。如维生素B_1的硫色素反应等。

5. **制备衍生物测定熔点** 某些药物熔点过高,对热不稳定或熔点不敏锐,可通过加入试剂使药物与试剂反应生成衍生物再测定熔点予以鉴别。如盐酸丁卡因的鉴别。

(二)光谱鉴别法

1. **紫外光谱鉴别法** 紫外光谱(ultraviolet spectrum,UV)是分子的价电子在不同的分子轨道之间跃迁而产生的。具有共轭结构的有机药物,在200~760nm的紫外和可见光区有明显吸收。结构不同的药物,电子轨道能级差不同,会得到不同的紫外光谱,故可用于鉴别。但其专属性不如红外光谱。因为紫外光谱特征(吸收峰、谷位置及吸收强度等)主要取决于分子中的生色团和助色团及其共轭情况,若分子中其他部分略有不同,对吸收光谱影响不大。所以吸收光谱相同,不一定就是相同物质。

常用的方法:

(1)测定最大吸收波长,或同时测定最小吸收波长。

示例5-7 盐酸多西环素的UV鉴别

取本品适量,加甲醇溶解并稀释制成每1ml中含20μg的溶液,照紫外-可见分光光度法测定,在269nm和354nm的波长处有最大吸收,在234nm和296nm的波长处有最小吸收。

(2)规定一定浓度的供试液在最大吸收波长处的吸光度。

示例5-8 盐酸异丙肾上腺素的UV鉴别

取本品,加水制成每1ml中含50μg的溶液,照紫外-可见分光光度法测定,在280nm的波长处有最大吸收,吸光度约为0.50。

(3)规定吸收波长和吸收系数法。

示例5-9 盐酸氨溴索的UV鉴别

取本品适量,精密称定,加0.01mol/L盐酸溶液并定量稀释制成每1ml中约含25μg的溶液,照紫外-可见分光光度法,在244nm的波长处测定吸光度,吸收系数($E_{1cm}^{1\%}$)为233~247。

(4)规定吸收波长和吸光度比值法。

示例5-10 尼群地平软胶囊的UV鉴别

避光操作。取本品的内容物1g,置100ml量瓶中,用无水乙醇稀释至刻度,摇匀,取10ml,置100ml量瓶中,用无水乙醇稀释至刻度,照紫外-可见分光光度法测定,在353nm与303nm的波长处分别测定吸光度,在353nm与303nm的吸光度比值应为2.1~2.3。

(5)经化学处理后,测定其反应产物的吸收光谱特征。

示例5-11 萘普生钠的UV鉴别

取本品约0.25g,加水10ml溶解后,加稀盐酸数滴,即发生白色沉淀,滤过,取沉淀物,用水洗涤至中性,在105℃干燥1小时,取细粉约30mg,加甲醇制成每1ml中含30μg的溶液,

照紫外 - 可见分光光度法，在 262nm、271nm、317nm 与 331nm 的波长处有最大吸收。

（6）以上方法可以单独应用，也可几个结合起来使用，或采用其他特殊的光谱特征进行鉴别。

示例 5-12 尼群地平的 UV 鉴别

避光操作。取本品，加无水乙醇制成每 1ml 中约含 20μg 的溶液，照紫外 - 可见分光光度法测定，在 236nm 与 353nm 的波长处有最大吸收，在 303nm 的波长处有最小吸收。在 353nm 与 303nm 的波长处的吸光度比值应为 2.1～2.3。

示例 5-13 酮康唑的 UV 鉴别

取本品约 60mg，置 100ml 量瓶中，加 0.1mol/L 盐酸溶液 10ml 溶解，用水稀释至刻度，摇匀，取适量，用 0.01mol/L 盐酸溶液稀释制成每 1ml 中含 15μg 的溶液，照紫外 - 可见分光光度法测定，在 221nm 与 269nm 的波长处有最大吸收，在 276nm 的波长处有一肩峰。

2. 红外光谱鉴别法 红外光谱（infrared spectrum，IR）是由分子的振动、转动能级引起的光谱。不同的分子具有不同的振动和转动形式和能级，因此具有不同的红外吸收光谱，据此可进行药物的鉴别。红外光谱法是一种专属性很强、应用较广（固体、液体、气体样品）的鉴别方法。主要用于组分单一、结构明确的原料药，制剂的适宜品种，特别适合于用其他方法不易区分的同类药物，如磺胺类、甾体激素类和半合成抗生素类药物的鉴别。

用红外光谱法鉴别药物时，《中国药典》（2020 年版）采用标准图谱对照法、对照品对照法和吸收波数法。

（1）光谱图的绘制及使用

1）光谱图的绘制

①试样的制备：试样的制备方法有压片法、糊法、膜法、溶液法、衰减全反射法和气体法。其中压片法较为常用。

压片法：取供试品约 1mg，置玛瑙研钵中，加入干燥的溴化钾或氯化钾细粉约 200mg，充分研细混匀，移置于直径为 13mm 的压模中，使铺布均匀，抽真空约 2 分钟后，加压至 0.8～1GPa，保持 2～5 分钟，除去真空，取出制成的供试片，目视检查应均匀透明，无明显颗粒（也可采用其他直径的压模制片，样品与分散剂的用量可相应调整以制得浓度合适的片子）。将供试片置于仪器的样品光路中，并扣除用同法制成的空白溴化钾或氯化钾片的背景，绘制光谱图。

对溴化钾或氯化钾的质量要求：用溴化钾或氯化钾制成空白片，录制光谱图，基线应大于75% 透光率；除在 3 440cm^{-1} 及 1 630cm^{-1} 附近因残留或附着水而呈现一定的吸收峰外，其他区域不应出现大于基线 3% 透光率的吸收谱带。

②绘制图谱：以波数（cm^{-1}）为横坐标，透光率（T/%）为纵坐标，用分辨率为 2cm^{-1} 条件绘制，基线一般控制在 90% 透光率以上，供试品取样量一般控制在使其最强吸收峰在 10% 透光率以下。

2）光谱图的使用

①光谱图的波数范围为 4 000～400cm^{-1}。若所使用的红外光谱仪录制范围不同，除另有规定外，可使用《中国药典》（2020 年版）中所收载的光谱图中相应的波数区间比对。

②固体样品在测定时,可能由于晶型的影响,致使录制的光谱图与标准光谱集中的图谱不一致,遇此情况,一是应按药品红外光谱集中备注的方法或该品种正文中规定的方法进行预处理,再行录制。二是如未规定该品种供药用的晶型或预处理方法,则可使用对照品,并采用适当的溶剂对供试品与对照品在相同的条件下同时进行重结晶,然后依法绘制光谱,比对(如更昔洛韦、阿奇霉素、苯扎贝特、苯妥英钠、氢溴酸右美沙芬、盐酸美克洛嗪、盐酸美沙酮、盐酸赛庚啶片的 IR 鉴别)。三是如已规定特定的药用晶型,则应采用相应晶型的对照品或同晶型的标准图谱依法比对(如棕榈氯霉素及其混悬剂、片剂、颗粒剂的 IR 鉴别)。四是当采用固体制样技术不能满足鉴别需要时,可改用溶液法测定光谱后进行比对。

③采用压片法时,影响图谱形状的因素较多,使用标准光谱集对照时,应注意供试片的制备条件对图谱形状及各谱带的相对吸收强度可能产生的影响。压片时,若样品(盐酸盐)与溴化钾之间不发生离子交换,则采用溴化钾作为制片基质。否则,盐酸盐样品制片时必须使用氯化钾基质。

④由于各种型号的仪器性能不同,供试品制备时研磨程度的差异或吸水程度不同等原因,均会影响光谱的形状。因此,进行光谱比对时,应考虑各种因素可能造成的影响。常用的傅里叶变换红外光谱仪系单光束型仪器。因此,应注意二氧化碳和水汽等的大气干扰,必要时,应采取适当措施(如采用干燥氮气吹扫)予以改善。

⑤为便于光谱的比对,光谱集收载了聚苯乙烯薄膜的光谱图。在比对所测药品的光谱图与光谱集收载的药品的光谱图时,宜首先在测定药品所用的仪器上录制聚苯乙烯薄膜的光谱图,与光谱集收载的聚苯乙烯的光谱图加以比较。由于仪器间的分辨率存在差异及不同操作条件的影响,聚苯乙烯薄膜光谱图的比较,将有助于药品光谱图比对时的判断。

⑥在《中国药典》(2020 年版)中各品种项下规定"应与对照的图谱(光谱集××图)一致",系指《药品红外光谱集》第一卷(1995 年版)、第二卷(2000 年版)、第三卷(2005 年版)、第四卷(2010 年版)、第五卷(2015 年版)的图谱。同一化合物的图谱若在不同卷上均有收载时,则以后卷所收载的图谱为准。

(2)原料药鉴别:除另有规定外,应按照国家药典委员会编订的《药品红外光谱集》各卷收载的各光谱图所规定的制备方法制备供试品,录制光谱图并与标准图谱比对。

示例 5-14　谷氨酸的 IR 鉴别

本品的红外光吸收图谱应与对照的图谱(光谱集 958 图)一致。如图 5-1。

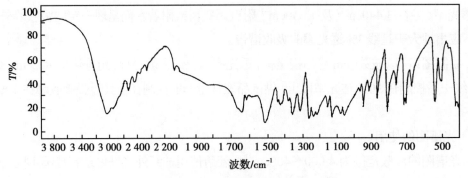

图 5-1　谷氨酸的红外光谱图

中文名: 谷氨酸

英文名: Glutamic Acid

分子式: C₅H₃NO₄

结构式:

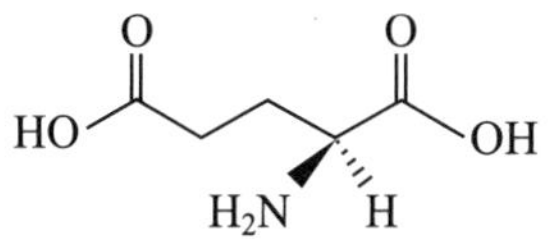

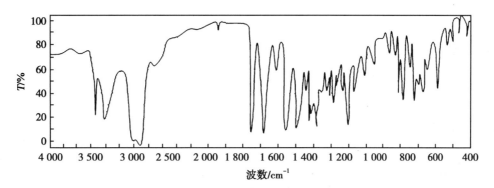

试样制备: KBr 压片法

备注: 加水溶解后, 置水浴上浓缩蒸干得 β 型; 或加水加热溶解后, 冷却结晶得 α 型。

示例 5-15 棕榈氯霉素的 IR 鉴别

取本品(A 晶型或 B 晶型), 用糊法测定, 其红外光吸收图谱应与同晶型对照的图谱(光谱集 37 图或 38 图)一致。如图 5-2 和图 5-3。

图 5-2 棕榈氯霉素 A 型的红外光谱图

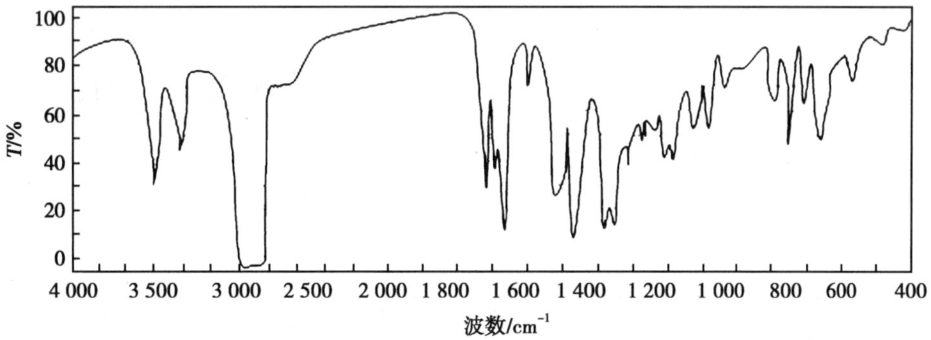

图 5-3 棕榈氯霉素 B 型的红外光谱图

中文名: 无味氯霉素 A 型

　　　　(棕榈氯霉素 A 型)

英文名: Chloramphenicoli Palmitas

　　　　(Polymorph A)

结构式:

$$O_2N-\langle\text{ring}\rangle-\overset{\overset{\displaystyle OH}{|}}{\underset{\underset{\displaystyle H}{|}}{C}}-\overset{\overset{\displaystyle H}{|}}{\underset{\underset{\displaystyle NH-CO-CHCl_2}{|}}{C}}-CH_2-OCO(CH_2)_{14}CH_3$$

分子式：$C_{27}H_{42}Cl_2N_2O_6$

试样制备：糊法

中文名：无味氯霉素 B 型

（棕榈氯霉素 B 型）

英文名：Chloramphenicoli Palmitas

（Polymorph B）

结构式：

$$O_2N-\langle\text{ring}\rangle-\overset{\overset{\displaystyle OH}{|}}{\underset{\underset{\displaystyle H}{|}}{C}}-\overset{\overset{\displaystyle H}{|}}{\underset{\underset{\displaystyle NH-CO-CHCl_2}{|}}{C}}-CH_2-OCO(CH_2)_{14}CH_3$$

分子式：$C_{27}H_{42}Cl_2N_2O_6$

试样制备：糊法

（3）制剂的鉴别：药典品种鉴别项下明确规定了制剂的前处理方法，通常采用溶剂提取法。提取时应选择适宜的溶剂，以尽可能减少辅料的干扰，并力求避免导致可能的晶型转变。提取的样品再经适当干燥后依法进行红外光谱鉴别。比对时应注意以下四种情况。

1）辅料无干扰，待测成分的晶型不变化，此时可直接与原料药的标准光谱进行比对。

示例 5-16 布洛芬及其片剂、胶囊剂的 IR 鉴别

布洛芬的 IR 鉴别：本品的红外光吸收图谱应与对照的图谱（光谱集 943 图）一致，如图 5-4。

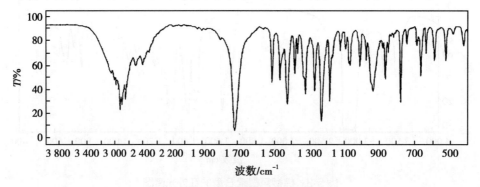

图 5-4　布洛芬的红外光谱图

布洛芬片（胶囊）的 IR 鉴别：取本品 5 片（粒），将内容物研细，加丙酮 20ml 使布洛芬溶解，滤过，取滤液挥干，真空干燥后测定。本品的红外光吸收图谱应与对照的图谱（光谱集 943 图）一致。

中文名：布洛芬

英文名：Ibuprofen

结构式:

分子式: $C_{13}H_{18}O_2$

试样制备: KBr 压片法

2）辅料无干扰,但待测成分的晶型有变化,此种情况可用对照品经同法处理后的光谱比对。

示例 5-17 盐酸赛庚啶片的 IR 鉴别

取本品细粉适量(约相当于无水盐酸赛庚啶 20mg),置分液漏斗中,加水 10ml 和 0.1mol/L 氢氧化钠溶液 2.5ml,振摇使盐酸赛庚啶溶解,加二氯甲烷 10ml 振摇提取,静置使分层,二氯甲烷层经铺有脱脂棉与无水硫酸钠的滤器滤过,滤液蒸发至干,取残渣测定。本品的红外光吸收图谱应与盐酸赛庚啶对照品同法制备的图谱一致。

3）待测成分的晶型不变化,而辅料存在不同程度的干扰,此时可参照原料药的标准光谱,在指纹区内选择 3～5 个不受辅料干扰的待测成分的特征谱带作为鉴别的依据。鉴别时,实测谱带的波数误差应小于规定值的 0.5%。

示例 5-18 依替膦酸二钠片的 IR 鉴别

取本品细粉适量(约相当于依替膦酸二钠 0.2g),加水 10ml,振摇使依替膦酸二钠溶解,滤过,滤液加热浓缩,放冷,有结晶析出,取结晶在 105℃干燥 3 小时,照红外分光光度法测定,在 898cm^{-1}、811cm^{-1}、644cm^{-1}、543cm^{-1} 和 463cm^{-1} 波数处有特征吸收。

4）待测成分的晶型有变化,辅料也存在干扰,此种情况一般不宜采用红外光谱鉴别。

3. 近红外光谱法 近红外光谱法(near infrared spectrometry, NIRS)系通过测定被测物质在近红外光谱区 750～2 500nm(12 800～4 000cm^{-1})的特征光谱并利用适宜的化学计量学方法提取相关信息后,对被测物质进行定性、定量分析的一种分析技术。近红外分光光度法具有快速、准确、对样品无破坏的检测性,不仅可用于"离线"供试品的检验,还能直接对"在线"样品进行检测,可广泛地应用于药品的理化分析。应用近红外分光光度法对药物进行定性分析首先要建立参考谱库,然后进行数据预处理和数据评估,最后对数据库的专属性和耐用性进行验证。其定性分析方法的建立通常可按以下程序进行:选择适宜的代表性样品建立定性分析模型;采用数学方法进行谱图预处理和降维处理;将样品的性质与光谱的变化相关联,采用模式识别的方法建立定性分析模型;使用一些与谱库中的物质在化学结构上相近的化合物,对模型进行专属性验证,另外需对方法的重现性进行验证。

4. 其他方法 除以上较为常用的 3 种方法可用于药物的鉴别外,还可通过 X 射线粉末衍射法、原子吸收法、核磁共振法等来用于药物的鉴别。

X 射线粉末衍射(X-ray powder diffraction)用于结晶物质鉴别和纯度检查,X 射线单晶衍射(X-ray single-crystal diffraction)主要用于分子量和晶体结构的测定。

结晶物质的鉴别可通过比较供试品与已知物质的 X 射线粉末衍射图来完成。各种射线的衍射角(2θ)、相对强度和面间距是进行鉴别的依据。

原子吸收(atomic absorption)法是利用原子蒸气可以吸收该元素作为阴极的空心阴极灯发出的特征谱线的特性,根据供试溶液在特征谱线处的最大吸收和特征谱线的强度减弱程度可以进行定性、定量的分析方法。例如 USP 对微量元素注射液(trace elements injection)的鉴别即采用原子吸收法。

核磁共振(nuclear magnetic resonance, NMR)法是利用原子核的物理性质,采用当代先进的电子和计算机技术,用于各种分子物理和化学结构的研究。NMR 技术已在 BP 和 USP 中用于药物的鉴别。

(三)色谱鉴别法

色谱鉴别法(chromatography)是由于药物分子结构不同,其吸附或分配等性质也不同,在一定的色谱条件下产生差速迁移,根据药物分子的特征色谱行为(R_f 值或保留时间)进行鉴别的方法。常用的方法有薄层色谱鉴别法、高效液相色谱鉴别法和气相色谱鉴别法。

1. 薄层色谱鉴别法 薄层色谱(thin-layer chromatography, TLC)鉴别法是将供试品溶液点样于薄层板上,经展开、检视后所得的色谱图,与适宜的对照物按同法所得的色谱图作对比,用于药物鉴别的方法。有以下四种测定法。

(1)可采用与供试品溶液同浓度的对照品溶液,在同一块薄层板上点样、展开与检视,供试品溶液所显主斑点的颜色(或荧光)与位置(R_f)应与对照品溶液的主斑点一致,而且主斑点的大小与颜色的深浅也应大致相同。

(2)采用供试品溶液与对照品溶液等体积混合,应显示单一、紧密的斑点。

(3)选用与供试品化学结构相似的药物对照品与供试品溶液的主斑点比较,两者 R_f 应不同。

(4)将(3)项下两种溶液等体积混合,应显示两个清晰分离的斑点。

以上测定方法如图 5-5 所示。

《中国药典》(2020 年版)规定了薄层色谱法的系统适用性试验,以使斑点的比移值(R_f)、检出限、分离度(分离效能)、相对标准偏差符合规定。

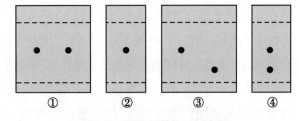

图 5-5　薄层色谱鉴别示意图

比移值(R_f): 系指从基线至展开斑点中心的距离与从基线至展开剂前沿的距离的比值。

$$R_f = \frac{基线至展开斑点中心的距离}{基线至展开剂前沿的距离}$$

除另有规定外,杂质检查时,各杂质斑点的比移值 R_f 以在 0.2～0.8 为宜。

检出限: 系指限量检查或杂质检查时,供试品溶液中被测物质能被检出的最低浓度或量。一般采用已知浓度的供试品溶液或对照标准溶液,与稀释若干倍的自身对照标准溶液在规定的色谱条件下,在同一薄层板上点样、展开、检视,后者显示清晰可辨斑点的浓度或量作为检出限。

分离度(分离效能):鉴别时,供试品与标准物质色谱中的斑点均应清晰分离。当薄层色谱扫描法用于限量检查和定量测定时,要求定量峰与相邻峰之间有较好的分离度,分离度(R)的计算公式为:

$$R = 2(d_2 - d_1)/(W_1 + W_2)$$ 式(5-4)

式中,d_2 为相邻两峰中后一峰与原点的距离;d_1 为相邻两峰中前一峰与原点的距离;W_1 及 W_2 为相邻两峰各自的峰宽。

除另有规定外,分离度应大于 1.0。

在化学药品杂质检查的方法选择时,可将杂质对照品用供试品自身稀释的对照溶液溶解制成混合对照溶液,也可将杂质对照品用待测组分的对照品溶液溶解制成混合对照标准溶液,还可采用供试品以适当的降解方法获得的溶液,上述溶液点样展开后的色谱图中,应显示清晰分离的斑点。

相对标准偏差:薄层扫描含量测定时,同一供试品溶液在同一薄层板上平行点样的待测成分的峰面积测量值的相对标准偏差不大于 5.0%;需显色后测定的或者异板的相对标准偏差应不大于 10.0%。

示例 5-19 阿莫西林的 TLC 鉴别

取本品与阿莫西林对照品各约 0.125g,分别加 4.6% 碳酸氢钠溶液溶解并稀释制成每 1ml 中约含阿莫西林 10mg 的溶液,作为供试品溶液与对照品溶液;另取阿莫西林对照品和头孢唑林对照品各适量,加 4.6% 碳酸氢钠溶液溶解并稀释制成每 1ml 中约含阿莫西林 10mg 和头孢唑林 5mg 的溶液作为系统适用性试验溶液。照薄层色谱法试验,吸取上述三种溶液各 2μl,分别点于同一硅胶 GF$_{254}$ 薄层板上,以乙酸乙酯 - 丙酮 - 冰醋酸 - 水(5∶2∶2∶1)为展开剂,展开,晾干,置紫外灯 254nm 下检视。系统适用性试验溶液应显两个清晰分离的斑点,供试品溶液所显示主斑点的位置和颜色应与对照品溶液主斑点的位置和颜色相同。

2. 高效液相色谱和气相色谱鉴别法 高效液相色谱(high pressure liquid chromatography,HPLC)和气相色谱(gas chromatography, GC)鉴别法一般规定按供试品含量测定项下或有关物质检查项下的色谱条件进行试验。要求供试品溶液和对照品溶液主峰保留时间一致。含量测定方法为内标时,可要求供试品溶液和对照品溶液色谱图中药物峰的保留时间与内标物峰的保留时间应一致。

示例 5-20 氯氮䓬片的 HPLC 法鉴别

取有关物质项下供试品溶液适量,用流动相稀释制成每 1ml 中约含氯氮䓬 20μg 的溶液作为供试品溶液;另取氯氮䓬对照品,用流动相溶解并稀释制成每 1ml 含 20μg 的溶液作为对照品溶液。照有关物质项下色谱条件,量取上述两种溶液各 10μl,分别注入液相色谱仪,记录色谱图。供试品溶液主峰的保留时间应与对照品溶液主峰的保留时间一致。

(四)显微鉴别法

显微鉴别主要用于中药及其制剂的鉴别,通常采用显微镜对药材(饮片)切片、粉末、解离组织或表面制片,以及含饮片粉末的制剂中饮片的组织、细胞或内含物等特征进行鉴别的一种方法。鉴别时选择有代表性的供试品,根据各品种鉴别项的规定制片。制剂根据不同剂型适当处理后制片。随着扫描电子显微镜的广泛应用,显微鉴定的水平有了进一步的提高,而且药材不需制作切片和染色即可直接进行表面或断面的观察,获得更细微的三维结构特征。

示例 5-21 人参(*Panax ginseng* C. A. Mey.)的显微鉴别

本品横切面:木栓层为数列细胞。栓内层窄。韧皮部外侧有裂隙,内侧薄壁细胞排列较紧密,有树脂道散在,内含黄色分泌物。形成层成环。木质部射线宽广,导管单个散在或数个相聚,断续排列成放射状,导管旁偶有非木化的纤维。薄壁细胞含有草酸钙簇晶。如图 5-6 所示。

粉末淡黄白色。树脂道碎片易见,含黄色块状分泌物。草酸钙簇晶直径 20~68μm,棱角锐尖。木栓细胞表面观类方形或多角形,壁细波状弯曲。网纹导管和梯纹导管直径 10~56μm。淀粉粒甚多,单粒类球形、半圆形或不规则多角形,直径 4~20μm,脐点点状或裂缝状;复粒由 2~6 个分粒组成。如图 5-7 所示。

(五)指纹图谱和特征图谱鉴别法

中药指纹图谱(traditional Chinese medicine fingerprint)系指药材、饮片、提取物或中药制

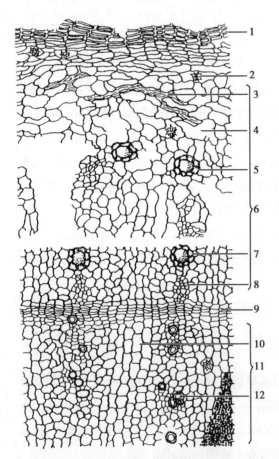

1. 木栓层;2. 草酸钙簇晶;3. 颓废筛管群;4. 裂隙;5、7. 树脂道;6. 韧皮部;8. 筛管群;9. 形成层;10. 射线;11. 木质部;12. 导管。

图 5-6 人参(根)横切面组织图

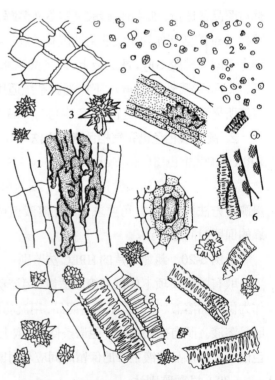

1. 树脂道;2. 淀粉粒;3. 草酸钙簇晶;4. 导管;5. 木栓细胞;6. 木薄壁细胞。

图 5-7 人参(根)粉末图

剂等经适当处理后,采取一定的分析技术和方法得到的能够标示其化学的、生物学的或其他特性的共有峰的图谱。特征图谱通常是指主要有效成分的特征峰的谱图。因此,指纹图谱与特征图谱相比较,指纹图谱包括的内容更多,也更具有专一性。

中药指纹图谱或特征图谱赖以鉴别中药的真伪优劣所要强调的是作为药用植物物种的"共有特征性",即由次生代谢产物组成的中药提取物的色谱指纹图谱或特征图谱不仅具备个体的绝对的唯一性,更强调的是物种特征的唯一性与同种个体之间的相似性。因此说,中药指纹图谱不同于传统的鉴别之处在于它不是从一个"点",而是从一个二维的"面"(一个在特定条件下的完整色谱的整体特征信息)来鉴定真伪,同时在定量操作的前提下,得到的"量"方面的信息还可以估量待测样品之间总体"量"的差别,从而从量的角度给以动态的质量评价。

建立中药色谱指纹图谱或特征图谱的目的是全面反映中药所含内在化学成分的种类与数量,所以,应体现系统性、特征性和稳定性三个基本原则。系统性,即指纹图谱或特征图谱所反映的化学成分,应包括中药有效部位所含大部分成分的种类,或指标成分的全部。特征性,即指纹图谱中反映的化学成分信息(具体表现为保留时间或位移值等)具有高度选择性,能特征地鉴定中药的真伪与优劣,成为中药自身的"化学条码"。稳定性,即所建立的指纹图谱,在规定的方法与条件下,不同的操作者和不同的实验室应能做出相同的指纹图谱,其误差应在允许范围内,方可以保证指纹图谱的使用具有通用性和实用性,这是作为标准方法所必备的特征之一。

示例 5-22 人参茎叶总皂苷特征图谱鉴别

色谱条件与系统适用性试验:以十八烷基硅烷键合硅胶为填充剂(柱长为 25cm,内径为 4.6mm,粒径为 5μm,载碳量 11%);以乙腈为流动相 A,以 0.1% 磷酸溶液为流动相 B,按表 5-4 中的规定进行梯度洗脱;柱温为 30℃;流速为每分钟 1.3ml;检测波长为 203nm。理论板数按人参皂苷 Re 峰计算应不低于 6 000,按人参皂苷 Rd 峰计算应不低于 200 000。

表 5-4 人参茎叶总皂苷特征图谱的流动相

时间 /min	流动相 A/%	流动相 B/%
0~30	19	81
30~35	19→24	81→76
35~60	24→40	76→60

参照物溶液的制备:取人参皂苷 Rg$_1$ 对照品、人参皂苷 Re 对照品和人参皂苷 Rd 对照品适量,精密称定,加甲醇制成每 1ml 各含人参皂苷 Rg$_1$ 0.3mg、人参皂苷 Re 0.5mg 和人参皂苷 Rd 0.2mg 的溶液,即得。

供试品溶液的制备:取本品 20mg,精密称定,置 10ml 量瓶中,加甲醇超声使溶解并稀释至刻度,滤过,取续滤液,即得。

测定法:分别精密吸取参照物溶液和供试品溶液各 10μl,注入液相色谱仪,测定,记录 60 分钟的色谱图(图 5-8),即得。

供试品特征图谱中应有 6 个特征峰,其中 3 个峰应分别与相应的参照物峰保留时间相同,与人参皂苷 Rd 参照物峰相应的峰为 S 峰,计算特征峰 3~6 的相对保留时间,其相对保留时

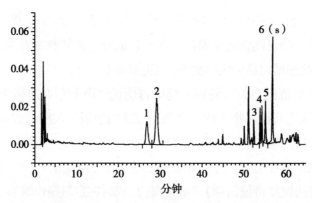

峰 1. 人参皂苷 Rg₁; 峰 2. 人参皂苷 Re; 峰 3. 人参皂苷 Rc;
峰 4. 人参皂苷 Rb₂; 峰 6(s). 人参皂苷 Rd

图 5-8　人参茎叶总皂苷对照特征图谱

间应在规定的 ±5% 之内。规定值为 0.93(峰 3)、0.95(峰 4)、0.97(峰 5)、1.00(峰 6)。

示例 5-23　天舒胶囊的指纹图谱鉴别

色谱条件与系统适用性试验：以十八烷基硅烷键合硅胶为填充剂(Phenomenex Luna, 柱长为 250mm, 柱内径为 4.6mm, 粒径为 5μm)；以甲醇为流动相 A, 0.1% 磷酸溶液为流动相 B, 按表 5-5 中的规定进行梯度洗脱；流速为每分钟 1ml；检测波长为 276nm；柱温为 30℃。理论板数按阿魏酸峰计算应不低于 6 000。

表 5-5　天舒胶囊指纹图谱的流动相

时间 /min	流动相 A/%	流动相 B/%
0～5	15	85
5～55	15→95	85→5
55～60	95	5
60～70	15	85

参照物溶液的制备：取阿魏酸对照品适量，精密称定，加 50% 甲醇制成每 1ml 含 20μg 的溶液，即得。

供试品溶液的制备：取本品内容物，混匀，研细，取约 1g, 精密称定，置具塞锥形瓶中，精密加入 50% 甲醇 25ml, 称定重量，超声处理(功率 250W, 频率 40Hz)30 分钟，放冷，再称定重量，用 50% 甲醇补足减失的重量，摇匀，滤过，取续滤液，即得。

测定法：分别精密吸取参照物溶液与供试品溶液各 10μl, 注入液相色谱仪，记录 60 分钟色谱图(图 5-9)。

按中药色谱指纹图谱相似度评价系统计算，屏蔽 2 号色谱峰后，供试品指纹图谱与对照指纹图谱的相似度不得低于 0.85。

(六)生物学鉴别法

生物学鉴别法是利用药效学和分子生物学等有关技术来鉴定药物品质的一种方法，主要用于抗生素、生化药物以及中药的鉴别，通常分为生物效应鉴别法和基因鉴别法两大类。按照鉴定的目的和对象不同，可分为免疫鉴别法、细胞生物学鉴别法、生物效价测定法、纯指标

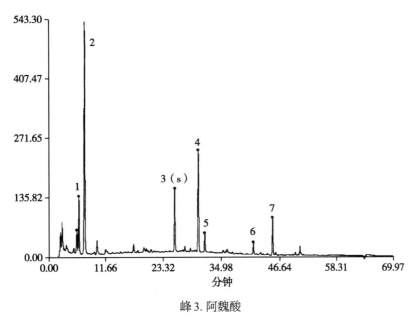

峰 3. 阿魏酸

图 5-9　天舒胶囊对照指纹图谱

测定法、DNA 遗传标记鉴别法、mRNA 差异显示鉴别法等。

示例 5-24　乌梢蛇的鉴别：聚合酶链式反应法

（1）模板 DNA 提取：取本品 0.5g，置乳钵中，加液氮适量，充分研磨使成粉末，取 0.1g 置 1.5ml 离心管中，加入消化液 275μl[细胞核裂解液 200μl，0.5mol/L 乙二胺四醋酸二钠溶液 50μl，蛋白酶 K（20mg/ml）20μl，RNA 酶溶液 5μl]，在 55℃水浴保温 1 小时，加入裂解缓冲液 250μl，混匀，加到 DNA 纯化柱中，离心（10 000r/min）3 分钟；弃去过滤液，加入洗脱液 800μl[5mol/L 醋酸钾溶液 26μl，1mol/L Tris- 盐酸溶液（pH 7.5）18μl，0.5mol/L 乙二胺四醋酸二钠溶液（pH 8.0）3μl，无水乙醇 480μl，灭菌双蒸水 273μl]，离心（10 000r/min）1 分钟；弃去过滤液，再离心 2 分钟，将 DNA 纯化柱转移入另一离心管中，加入无菌双蒸水 100μl，室温放置 2 分钟后，离心（10 000r/min）2 分钟，取上清液作为供试品溶液，置零下 20℃保存备用。另取乌梢蛇对照药材 0.5g，同法制成对照药材模板 DNA 溶液。

（2）PCR 反应

1）鉴别引物：5′GCGAAAGCTCGACCTAGCAAGGGGACCACA3′ 和 5′CAGGCTCCTCT AGGTTGTTATGGGGTACCG3′。

2）PCR 反应体系：在 200μl 离心管中进行，反应总体积为 25μl，反应体系包括 10×PCR 缓冲液 2.5μl，dNTP（2.5mmol/L）2μl，鉴别引物（10μmol/L）各 0.5μl，高保真 Taq DNA 聚合酶（5U/μl）0.2μl，模板 0.5μl，无菌双蒸水 18.8μl。将离心管置 PCR 仪。

3）PCR 反应参数：95℃预变性 5 分钟，循环反应 30 分钟（95℃ 30 秒，63℃ 45 秒），延伸（72℃）5 分钟。

（3）电泳检测：照琼脂糖凝胶电泳法，胶浓度为 1%，胶中加入核酸凝胶染色剂 GelRed；供试品和对照药材 PCR 反应溶液的上样量分别为 8μl，DNA 分子量标记上样量 2μl（0.5μg/μl）。电泳结束后，取凝胶片在凝胶成像仪上或紫外透光仪上检视。供试品凝胶电泳图谱中,在与对照药材凝胶电泳图谱相应位置上,在300~400bp应有单一DNA条带。

二、鉴别试验方法选择

药品标准制定中,可供鉴别试验的方法很多。如何选取并纳入药品标准的基本原则如下:

1. 要有一定的专属性、灵敏性和简便性。
2. 尽可能采用药典已有收载的方法。
3. 一般选用2~4种不同类型的方法,化学法与仪器法相结合,相互取长补短。
4. 原料药应侧重于具有指纹性的光谱方法,制剂应侧重于抗干扰的色谱方法。

药品鉴别应根据其结构特征进行试验方法的设计和建立,机制要明确,耐用性要好。并注意结构相似药物可能存在的干扰和鉴别区分。

对于手性药物,应特别注意立体构型的专属鉴别,如已制定比旋度测定或立体异构体检查项时,可不考虑鉴别方法的立体专属性。

第三节　鉴别试验条件

鉴别试验的目的是判断药物的真伪,它以所采用的化学反应或物理特性产生的明显的易于觉察的特征变化为依据,因此,鉴别试验必须在规定条件下完成,否则将会影响结果的判断。影响鉴别反应的因素主要有溶液的浓度、试剂的用量、溶液的酸碱度、反应的温度、反应的时间和干扰物质等。

一、溶液的浓度

在鉴别试验中加入的各种试剂一般是过量的,溶液的浓度主要是指被鉴别药物的浓度。鉴别试验多采用观察沉淀、颜色或测定各种光学参数(λ_{max}、λ_{min}、A、$E_{1cm}^{1\%}$)的变化来判定结果,药物的浓度直接影响上述参数的变化,必须严格控制。

二、溶液的酸碱度

许多鉴别反应都需要在一定酸碱度的条件下才能进行。溶液酸碱度的作用在于能使各反应物有足够的浓度处于反应活化状态,使反应生成物处于稳定和易于观察的状态。

三、反应的温度

温度对化学反应的影响很大,一般温度每升高10℃,可使反应速度增加2~4倍。但温度的升高也可使某些生成物分解,导致颜色变浅,甚至观察不到阳性结果。

四、反应的时间

有机化合物的化学反应和无机化合物不同,一般反应速度较慢,达到预期试验结果需要较长时间。这是因为有机化合物是以共价键相结合,化学反应能否进行,依赖于共价键的断裂和新价键形成的难易,这些价键的更替需要一定的反应时间和条件。同时,在化学反应过程中有时存在着许多中间阶段,甚至需加入催化剂才能启动反应。因此,使鉴别反应完成需要一定时间。

第四节 鉴别试验的方法验证

鉴别的目的在于判定被分析物是目标化合物,而非其他物质,因此用于鉴别的分析方法要求具有较强的专属性。鉴别试验一般需要对方法的专属性和耐用性进行验证。

在鉴别试验中,如果药物结构中的其他部分或药物制剂中的其他组分也可发生反应,则会干扰鉴别试验现象的观察,难以作出正确的判断。这时,必须选择专属性更高的鉴别方法或将其分离后再进行试验。

示例 5-25 阿司匹林的鉴别

(1)化学鉴别法:与三氯化铁反应和水解反应需通过空白试验(应显阴性反应)验证方法专属性;通过减少供试品取样量验证方法检测限;通过改变试剂的浓度、用量,溶液的酸碱度,加热温度及反应时间等条件验证方法的耐用性,确保方法有效。

(2)红外光谱法:通过比对供试品与对照品的红外光谱图验证方法专属性,供试品与对照品的红外光谱应一致。

示例 5-26 复方吡拉西坦片剂中维生素 B_2 鉴别方法的建立与验证

复方吡拉西坦片剂由吡拉西坦、脑蛋白水解物、谷氨酸、硫酸软骨素、维生素 B_1、维生素 B_2、维生素 B_6 和维生素 E 等 8 种药物加适量辅料制成,处方中既有结构明确的化学药,又有成分复杂的生物制品。如何鉴别该片剂中的各个药物、如何排除干扰、怎样考察鉴别方法的专属性,这是在建立复方制剂鉴别方法时必须考虑的问题。在设计复方制剂鉴别方法时,首先应了解各组分的理化性质、各原料药物及单方制剂的鉴别方法,经分析比较不同鉴别试验的专属性,选取其中一种方法进行预试,同时进行阳性对照试验和空白试验。通常取被测组分的原料药或对照品(标准品)作为阳性对照,取缺被测物的空白复方制剂做空白试验,与复方制剂同法操作,比较试验结果。现以复方吡拉西坦片剂中维生素 B_2 的鉴别为例,说明鉴别方法的建立过程。

方法设计:参考《中国药典》(2020 年版)收载的维生素 B_2 的鉴别试验(1)项下方法,以维生素 B_2 原料药为阳性对照,另取处方中其他药物和辅料作为阴性对照(空白试验),同法试验。

方法：取本品 10 片，置研钵中，加水 50ml，充分研磨，滤过，滤液作为供试液；另取维生素 B_2 原料药适量，加水溶解，作为对照液。取对照液和供试液各 6ml，观察颜色与荧光，两者均显淡黄绿色，并有强烈的黄绿色荧光；各分成 3 份，一份加稀硫酸溶液，一份加氢氧化钠试液，另一份加连二亚硫酸钠结晶少许，摇匀后观察现象。结果在连二亚硫酸钠溶液中维生素 B_2 对照液和本品滤液均黄色消褪，荧光亦消失。在氢氧化钠溶液中，两者荧光均消失。但在酸性溶液中，两者出现了不同的结果，维生素 B_2 对照液黄绿色荧光消失，但本品滤液却出现蓝色荧光，与原料药的鉴别结果不一致，表明片剂中其他成分在酸性条件下有荧光干扰。取各组分适量，分别按上述方法进行鉴别试验，结果脑蛋白水解物的水溶液显蓝色荧光，而其他成分均无此现象。

　　讨论：本品滤液的水溶液因有维生素 B_2 而显强黄绿色荧光，掩盖了脑蛋白水解物蓝色荧光，当加酸后，维生素 B_2 的荧光消失，显现出蓝色荧光。比较《中国药典》（2020 年版）对维生素 B_2 的鉴别试验（1）的描述："取本品约 1mg，加水 100ml 溶解后，溶液在透射光下显淡黄绿色并有强烈的黄绿色荧光；分成二份：一份中加无机酸或碱溶液，荧光即消失；另一份中加连二亚硫酸钠结晶少许，摇匀后，黄色即消褪，荧光亦消失"。显然维生素 B_2 供试液在碱性或酸性条件下产生的结果是一致的，但本实验结果表明碱性条件下专属性差，不能区别制剂中维生素 B_2 和脑蛋白水解物。本实验采用同时观察酸性和碱性条件下的荧光变化，发现了脑蛋白水解物对维生素 B_2 鉴别的干扰。经对维生素 B_2 的药典鉴别方法稍作改进，即同时考察酸性和碱性条件下结果，可用来同时鉴别维生素 B_2 和脑蛋白水解物。以加酸后出现蓝色荧光来鉴别脑蛋白水解物；加碱后荧光消失，以及加连二亚硫酸钠后溶液的黄色和荧光均消失来鉴别维生素 B_2。

ER5-2　第五章　目标测试

（邹纯才）

ER6-1 第六章 药物的杂质检查（课件）

第六章 药物的杂质检查

杂质检查是药品标准中检查项下的一项重要内容。药物的杂质研究具有重要意义。药品在临床使用中产生的不良反应除了与药品本身的药理活性有关外，有时与药品中存在的杂质有直接关系。在药物的研究与开发过程中，杂质研究涉及药学研究的全过程。药物杂质的来源、检测方法、规定限度、可能存在的安全性隐患等这些由杂质带来的因素，对于工艺确定、剂型选择、处方组成、分析方法的研究以及药物的贮藏均产生较大的影响。所以药物中的杂质是否能有效控制，直接关系到药物的安全性与质量可控性。与《中国药典》（2015 年版）相比，《中国药典》（2020 年版）进一步完善杂质和有关物质的分析方法，推广先进检测技术的应用，强化对有毒有害杂质的控制，对部分原料药及其制剂收紧了杂质限度规定。此外，还修订了药品杂质分析指导原则，将药品多晶型杂质、遗传毒性杂质、无机杂质检查的相关内容列入其中，对杂质鉴定与质控决策进行了更加详细的呈现。并且增订了遗传毒性杂质控制指导原则，对遗传毒性杂质的限度和检查作出了详细说明。

第一节 杂质和杂质的限度检查

一、药物的纯度与杂质

药物的纯度是指药物的纯净程度，是反映药品质量的重要指标。任何影响药物纯度的物质统称为杂质（impurity）。药物中的杂质无治疗作用，或影响药物的稳定性和疗效，甚至对人体健康有害。

在药物的生产、贮藏和供应等过程中，难免引入杂质，因此杂质是影响药物纯度的主要因素。药物纯度的评价涉及药物的外观性状、理化常数、杂质检查和含量测定等多方面。杂质增多会使药物含量或效价降低，毒副作用增加，物理常数及外观性状等发生变化，因此，杂质检查是评价药物纯度的一个重要方面，药物的纯度检查也常称为杂质检查。

药物的纯度与化学试剂的纯度不能混为一谈。药物的纯度主要从对用药安全性、有效性，以及对药物稳定性的影响等方面考虑。化学试剂是从杂质可能引起的化学变化对其使用的影响，以及化学试剂的使用范围和目的来限定杂质限度，并不考虑杂质对生物体的生理作用及毒副作用。

随着人们对药物安全性的日益关注，杂质研究逐渐成为药物质量控制的重点内容，杂质控制理念也不断更新，经历了纯度控制、限度控制和杂质谱控制三个阶段的变迁。对药物中杂质的种类、杂质检查项目、检测手段和限度要求等规定均不是一成不变，而是随着科学的进步、分离检测技术的提高、生产工艺的改进以及对杂质生物学特性的深入研究不断发展和完善。

二、杂质来源

药物中的杂质检查项目是根据可能存在的杂质来确定的。了解药物中杂质的来源，可以有针对性地制定出杂质检查项目和检查方法。药物中存在的杂质主要有两个来源：药物的生产过程和药物的贮藏过程。

（一）生产过程引入

在药物的生产过程中引入杂质有多种可能途径。

在合成药物的生产过程中，未反应完全的原料、反应中间体和副产物，在精制时未完全除去，就会成为药物中的杂质，这是合成药物杂质的主要来源。如 2,3- 二甲基苯胺是甲芬那酸的主要合成原料，故甲芬那酸中需检查杂质 2,3- 二甲基苯胺；司可巴比妥钠在合成过程中易产生酰脲、酰胺等副产物，故需检查这些杂质。原料、辅料或试剂本身不纯，其杂质也可带入终产品中。

在药物的生产过程中，常需用到一些试剂和溶剂，若未能完全除去，可能会残留在产品中成为杂质。使用酸性或碱性试剂处理后，可能使产品中带有酸性或碱性杂质。用有机溶剂提取或精制后，在产品中可能残留有机溶剂，尤其是一些毒性溶剂，必须严格控制。残留有机溶剂检查是原料药检查的一项重要内容，各国药典和人用药品注册技术要求国际协调理事会（ICH）均对残留溶剂检查进行了明确规定。如地塞米松磷酸钠在生产过程中使用大量甲醇和丙酮，有可能残留在成品中，故其原料药需要检查残留溶剂甲醇和丙酮；使用金属作为还原剂，产品中可能会引入这些试剂。如胆影酸的生产工艺中用铁盐还原硝基，故原料药中需检查铁盐。

药物在制成制剂的过程中，可能产生新的杂质。如葡萄糖在高温或弱酸性条件下可脱水产生 5- 羟甲基糠醛，故制成葡萄糖注射液后需进行 5- 羟甲基糠醛的限度检查。盐酸普鲁卡因注射液中需要检查对氨基苯甲酸，是因为高温灭菌过程中，盐酸普鲁卡因易于水解产生对氨基苯甲酸。

从植物原料中提取分离药物时，由于植物中常含有与药物结构、性质相近的物质，很难完全分离除去，可能引入产品中。如自阿片提取吗啡，有可能引入罂粟碱及阿片中其他生物碱。从植物中提取的盐酸小檗碱也含有药根碱、巴马汀等其他小檗碱型生物碱。

生产过程中，由于使用金属器皿、装置以及不耐酸、碱的金属工具，均可引入砷盐，以及铅、铁、铜等金属杂质，这些杂质广泛存在于药物中，因此进行药物质量控制方法研究时，需要考虑这些杂质的影响。

药物中还可能存在一些无效、低效异构体或晶型，也属于杂质范畴。不同光学异构体，其生物活性可能有很大差异。如肾上腺素为左旋体，其右旋体的升压作用仅为左旋体的 1/12；布洛芬右旋体的药理作用是左旋体的 160 倍。存在几何异构体的药物，其顺式体与反式体的生物活性多数也不相同,如降血糖新药那格列奈含有反式 4- 异丙基环己酸与 D- 苯丙氨酸键合的结构基元,若其中的 4- 异丙基环己酸为顺式或苯丙氨酸为 L- 型则无活性或活性不适用临床;驱虫药双羟萘酸噻嘧啶顺式体的药效仅为反式体的 1/60。药物的晶型不同,其理化常数、溶解性、稳定性、体内的吸收和疗效也有差异。如棕榈氯霉素共有 A、B、C 3 种晶型及无定形,其中 B 型在水中表观溶解度或溶出速度比稳定的 A 型快得多,且易被胰脂肪酶水解为氯霉素而吸收,血中浓度几乎为 A 型的 7 倍,为有效晶型;C 型在储存过程中易转变为 A 型,血药浓度不高,与 A 型同为无效晶型。在生产中低效、无效的异构体或晶型很难完全分离除尽,且生产条件如加热温度、结晶溶剂的不同,以及贮藏中受光线、温度、湿度等的影响也可引起晶型的转变。因此异构体和多晶型对药物有效性与安全性的影响,在药物的纯度研究中日益受到重视。

(二)贮藏过程引入

在外界条件如温度、湿度、日光、空气的影响下或在微生物的作用下,药物可能发生水解、氧化、异构化、晶型转变、聚合、潮解和发霉等变化产生有关的杂质。

水解反应是药物容易发生的一种变质反应,酯、内酯、酰胺、环酰胺及苷类药物在水分存在下均容易水解。如阿司匹林分子中有酯键可水解生成水杨酸和醋酸。在酸、碱性条件下或温度高时,水解反应更容易发生。如吲哚美辛因分子中有酰胺键,遇酸或碱易水解。

具有酚羟基、巯基、亚硝基、醛基以及长链共轭双键等结构的药物,在空气中容易被氧化,可使这些药物降效、失效、变色甚至产生毒性。如利血平在贮藏过程中,光照和有氧存在均易被氧化变质,氧化产物无降血压作用。麻醉乙醚在日光、空气及水分的作用下,易氧化分解为醛及有毒的过氧化物。维生素 C 有强还原性,在贮藏期间易氧化变色。

有的杂质既可以由生产引入,也会因贮藏产生。如对氨基酚既是对乙酰氨基酚合成过程中的中间体,也是贮藏过程中酰胺键水解产生的分解产物。

需要说明的是,《中国药典》中规定的各杂质检查项目,系指该药品在按既定工艺进行生产和正常贮藏过程中可能含有或产生并需要控制的杂质,改变生产工艺时需另考虑增修有关项目。对于正常情况下本不应存在的生产过程中产品间的交叉污染、外源性污染物(如灰尘等)、人为加入的毒物等不属于杂质研究范畴,而是通过 GMP 等措施予以控制。

三、杂质分类

药物中的杂质分类方法有多种。

按理化性质,杂质可分为有机杂质、无机杂质和残留溶剂。有机杂质包括工艺中引入的杂质(起始原料、副产物、中间体、试剂、配位体、催化剂)和降解产物等,可能是已知的或未知的、挥发性的或不挥发性的。由于这类杂质的化学结构一般与活性成分类似或具渊源关系,故通常又可称为有关物质(related substances/compounds)。无机杂质是指在原料药及制剂生产或传递过程中产生的杂质,这些杂质通常是已知的,主要包括:反应试剂、配位体、催化剂、重金属、其他残留的金属、无机盐、助滤剂、活性炭等。残留溶剂是指在原料药及制剂生产过程中使用的但未能完全除去的有机溶剂,我国已制定了有机溶剂残留研究的技术指导原则,具体内容可参见本章第三节。

按来源不同,杂质可分为工艺杂质(包括合成中未反应完全的反应物及试剂、中间体、副产物等)、降解产物、从反应物及试剂中混入的杂质等。

按分布情况,杂质可分为一般杂质和特殊杂质。一般杂质是指在自然界中分布较广泛,在多种药物的生产和贮藏过程中容易引入的杂质,如氯化物、硫酸盐、铁盐、重金属、砷盐等。特殊杂质是指在特定药物的生产和贮藏过程中引入的杂质,包括化学反应的起始原料、中间体、聚合物、副产物和降解产物等。

按其毒性分类,杂质又可分为信号杂质和毒性杂质。信号杂质即指在存在量下无显著不良生物作用的杂质,但如果其含量过多,提示该药的生产工艺或生产控制出现问题,如氯化物、硫酸盐。而毒性杂质为具有强烈不良生物作用的杂质,如重金属、砷盐。

按化学结构,杂质还可分为其他甾体、其他生物碱、几何异构体、光学异构体和聚合物等。

杂质的分类方法很多,本章按一般杂质和特殊杂质分类,分别在第三节和第四节介绍其检查方法。而药品质量标准中"检查"项下杂质的项目名称,应根据国家药典委员会编写的《国家药品标准工作手册》的要求进行规范。有机杂质的项目名称可参考下列原则选用。

(1)检查对象明确为某一物质时,以该杂质的化学名作为项目名称,如磷酸可待因中的"吗啡",氯贝丁酯中的"对氯酚"等。如果该杂质的化学名太长,又无通用的简称,可选用相宜的简称或习称作项目名称,并在质量标准起草说明中写明该已知杂质的结构式,如螺内酯项下的"巯基化合物"、肾上腺素中的"酮体"、盐酸地芬尼多中的"烯化合物"等。

(2)检查对象不能明确为某一单一物质而又仅知为某一类物质时,其项目名称可采用"有关物质""残留溶剂""其他甾体""其他生物碱""其他氨基酸""还原糖""脂肪酸""芳香第一胺""含氯化合物"等。

(3)未知杂质仅根据检测方法选用项目名称。如"杂质吸光度""易氧化物""易炭化物""不挥发物""挥发性杂质"等。

四、杂质限度

(一)杂质限量和杂质限度的定义

从杂质的引入过程分析,完全除去药物的杂质,既不可能也没有必要。因此,在不影响药物的疗效和不产生毒性的前提下,允许药物中存在有一定量的杂质。药物中所含杂质的最大允许量被称为杂质限量。杂质限度不能用绝对量表示,而常采用杂质在药物中所占的百分含量表示。如果杂质限量非常低,也可用百万分之几(parts per million, ppm)表示。

(二)杂质限量控制方式

依据杂质控制方式不同,药物的杂质检查可分为两类:杂质限度检查和杂质定量测定。

1. 杂质限度检查法 杂质限度检查不要求测定杂质的含量,而只检查其是否超过规定限量。按操作方法不同,又可分对照法、比较法和灵敏度法。

(1)对照法:系指以限度量杂质、自身稀释供试品或对照药物为对照,与一定量供试品在相同条件下处理,比较反应结果。采用该法必须遵循平行原则。如氯化物、硫酸盐、铁盐等一般杂质的检查以及杂质的薄层色谱法检查均属于该法。

（2）比较法:系指测定供试品或待检杂质的某特征数值,与规定的限量值(如某波长处的吸光度值、消耗标准溶液的体积等)进行比较。该法无须采用对照。如维生素 B_2 中检查感光黄素,利用维生素 B_2 几乎不溶于三氯甲烷,而感光黄素溶于三氯甲烷的性质,用无乙醇三氯甲烷提取供试品中的感光黄素,在 440nm 波长处测定三氯甲烷液的吸光度,不得超过 0.016。又如维生素 E 中检查生育酚,利用生育酚易被氧化的性质,采用硫酸铈滴定液(0.01mol/L)滴定供试品,规定消耗的硫酸铈滴定液不得过 1.0ml。

（3）灵敏度法:系指在供试品溶液中加入一定量的试剂,在一定反应条件下,不得有正反应出现,从而判断供试品中所含杂质是否符合限度规定。该法也无须采用对照。如乳酸中的枸橼酸、草酸、磷酸或酒石酸的检查,就是称取 0.50g 供试品加水成 5ml 后,在氨试液的微碱性条件下,加氯化钙 1ml,水浴加热 5 分钟,不得发生混浊。

2. 杂质定量测定法　　杂质定量测定即采用规定方法测定杂质的含量,测得值不得超过规定限度。常采用色谱法,尤其是高效液相色谱法(具体方法在本章第三节详细介绍)。也可采用滴定分析法。如硫酸亚铁中高铁盐的检查:取本品 5.0g,精密称定,置 250ml 碘瓶中,加盐酸 10ml 与新沸的冷水 100ml 的混合溶液,振摇使溶解,加碘化钾 3g,密塞,摇匀,在暗处放置 5 分钟,立即用硫代硫酸钠滴定液(0.1mol/L)滴定,至近终点时,加淀粉指示液 0.5ml,继续滴定至蓝色消失,并将滴定的结果用空白试验校正。每 1ml 硫代硫酸钠滴定液(0.1mol/L)相当于 5.585mg 的 Fe。本品含高铁盐不得过 0.5%。

（三）杂质限度计算

杂质限度计算是杂质研究的一项主要内容,不同杂质检查方法限度计算也不同,但都遵循杂质限度的定义:

$$杂质限度(\%) = \frac{杂质限量}{供试品量} \times 100\%$$

1. 对照法　　本法中限度量杂质一般采用一定量杂质标准溶液制备,所以所含杂质最大允许量可以通过杂质标准溶液的浓度和体积的乘积表示。

$$L(\%) = \frac{C \times V}{S} \times 100\% \qquad\qquad 式(6\text{-}1)$$

式中,L 为杂质限度;C 为杂质标准溶液的浓度;V 为杂质标准溶液的体积;S 为供试品的量。

示例6-1　异戊巴比妥中氯化物的检查

取本品约 0.30g,加水 30ml,煮沸 2 分钟,放冷,滤过,自滤器上添加水适量使滤液成 50ml,摇匀,分取 25ml,再加稀硝酸 10ml;溶液如不澄清,应滤过;置 50ml 纳氏比色管中,加水使成约 40ml,摇匀,即得供试品溶液。另取该品种项下规定的标准氯化钠溶液(10μgCl/ml) 7.0ml,置 50ml 纳氏比色管中,加稀硝酸 10ml,加水使成 40ml,摇匀,即得对照溶液。于供试品溶液与对照溶液中分别加入硝酸银试液 1.0ml,用水稀释成 50ml,摇匀,在暗处放置 5 分钟,同置黑色背景下,从比色管上方向下观察、比较,求氯化物的限度。

$$L(\%) = \frac{C \times V}{S} \times 100\% = \frac{10 \times 10^{-6} \times 7.0}{0.30 \times \dfrac{25}{50}} \times 100\% = 0.047\%$$

示例 6-2 盐酸胺碘酮中 2- 氯 -N,N- 二乙基胺的检查

取本品,精密称定,加二氯甲烷溶解并定量稀释制成每 1ml 中约含 100mg 的溶液,作为供试品溶液;另取 2- 氯 -N,N- 二乙基胺,精密称定,加二氯甲烷溶解并定量稀释成每 1ml 中约含 0.02mg 的溶液,作为对照溶液(1);精密量取供试品溶液与对照溶液(1)各 2ml,混匀,作为对照溶液(2)。吸取供试品溶液与对照溶液(1)各 50μl,对照溶液(2)100μl,分别点于同一硅胶 GF$_{254}$ 薄层板上,以二氯甲烷 - 甲醇 - 无水甲酸(85:10:5)为展开剂,展开,晾干,喷稀碘化铋钾溶液,然后喷稀过氧化氢溶液,立即检视。供试品溶液如显与对照溶液(2)中 2- 氯 -N,N- 二乙基胺 R_f 值一致的斑点,与对照溶液(1)的主斑点比较,不得更深,求杂质的限度。

$$L(\%) = \frac{C \times V}{S} \times 100\% = \frac{0.02 \times 50}{100 \times 50} \times 100\% = 0.02\%$$

2. 吸光度比较法 本法可直接利用杂质限度的定义和比尔定律计算。

示例 6-3 肾上腺素中酮体的检查

取本品 0.20g,置 100ml 量瓶中,加盐酸溶液(9→2 000)溶解并稀释至刻度,摇匀,在 310nm 处测定吸光度不得超过 0.05,酮体的 $E_{1cm}^{1\%}$ 为 435,求酮体的限度。

$$L(\%) = \frac{\dfrac{A}{E_{1cm}^{1\%} \times 100} \times V}{S} \times 100\% = \frac{\dfrac{0.05}{435} \times \dfrac{1}{100} \times 100}{0.20} \times 100\% = 0.06\%$$

3. 高效液相色谱法 本法利用杂质限度定义直接计算。

示例 6-4 尼莫地平片中有关物质的检查

取本品细粉适量(约相当于尼莫地平 10mg),置 50ml 量瓶中,加流动相适量,超声 15 分钟使尼莫地平溶解,放冷,用流动相稀释至刻度,摇匀,离心 10 分钟(3 000 转 /min)。取上清液作为供试品溶液。精密量取供试品溶液 0.1ml,置 10ml 量瓶中,用流动相稀释至刻度,制成每 1ml 含 2μg 的溶液作为对照溶液。精密量取对照溶液 20μl 注入液相色谱仪,调节检测灵敏度,使主成分色谱峰的峰高约为满量程的 50%;再精密量取供试品溶液与对照溶液各 20μl,分别注入液相色谱仪,记录色谱图至主成分峰保留时间的 3 倍。供试品溶液中如有杂质峰,除与主成分峰的相对保留时间小于 0.35 的色谱峰不计外,单个杂质的峰面积不得大于对照溶液主峰面积。各杂质峰面积的和不得大于对照溶液主峰面积的 2 倍。

$$L(\%)_{单个杂质} = \frac{2 \times 10^{-3} \times 20}{\dfrac{10}{50} \times 20} \times 100\% = 1\%$$

$$L(\%)_{总杂质} = \frac{2\times10^{-3}\times20\times2}{\dfrac{10}{50}\times20}\times100 = 2\%$$

第二节　杂质的检查方法

一、杂质研究规范

　　杂质研究是药品研发的一项重要内容。规范性地进行杂质研究,并将其控制在一个安全、合理的限度范围之内,将直接关系到药品的质量和安全性。ICH Q3A 和 Q3B 分别规定了原料和制剂中的杂质检查规范。我国国家食品药品监督管理局也于 2005 年颁布了《化学药物杂质研究的技术指导原则》,《中国药典》(2005 年版)附录中首次收载药品杂质分析指导原则,并持续修订,目前收载在《中国药典》(2020 年版)通则 9102。

　　药物杂质研究应结合药物具体生产工艺以及药物结构特点开展。首先,结合具体工艺及药物结构特点来分析药物中可能产生何种杂质,全面了解药物中杂质的来源、种类和结构情况,确定杂质检查项目。其次,在以上分析的基础上,有针对性地选择并建立合适的分析方法,以确保杂质能有效地检出和控制。最后,综合药学、药理毒理及临床研究结果确定合理的杂质限度,保证药品的质量及安全性。

　　（一）杂质研究主要术语

　　报告阈值(reporting threshold):超出此阈值的杂质均应在检测报告中报告,并应报告具体的检测数据。

　　鉴定阈值(identification threshold):超出此限度的杂质均应进行定性分析,确定其化学结构。

　　确证阈值(qualification threshold):超出此阈值的杂质均应基于其生物安全性评估数据,确定控制限度。

　　特定杂质(specified impurity):指在质量标准中分别规定了明确的限度,并单独进行控制的有机杂质。包括已知结构的和未知结构的。

　　非特定杂质(unspecified impurity):在质量标准中未单独列出,而仅采用一个通用的限度进行控制的系列杂质。

　　（二）杂质项目的确定

　　在药物研发阶段,应根据国家有关新药申报要求,或参考 ICH 规定,结合生产工艺和药物结构特点,对在合成、纯化和贮藏中实际存在的杂质和潜在的杂质,以及在稳定性试验中出现的降解产物,进行全面研究,并采用有效的分离分析方法进行检测。对于表观含量在 0.1%及以上的杂质,以及表观含量在 0.1% 以下的具有强烈生物作用的杂质或毒性杂质,予以定性或确证其结构。

　　以上的研究目的是分析和预测产品中可能存在的杂质,但在产品实际的生产过程和贮藏包装条件下,并不一定产生上述所有的杂质。最终对产品的控制,需结合样品在生产过程中实际产生的杂质情况,以及在加速和长期留样稳定性研究中实际产生的杂质情况来确定。故药品质量标准中的杂质检查项目应包括经研究和稳定性考察检出的,并在批量生产中出现的杂质和降解产物,并包括相应的限度。除降解产物和毒性杂质外,已在原料药质量标准中控制,且在制剂过程中含量没有增加的杂质,制剂中一般不再控制。原料药和制剂中的无机杂质,应根据其生产工艺、起始原料情况确定检查项目,但对于毒性无机杂质,应在质量标准中规定其检查项。ICH 详细规定了新原料药和新药制剂质量标准中的杂质检查项目。新原料药杂质检查项目包括:有机杂质、残留溶剂和无机杂质,其中有机杂质包括结构已知的特定杂质、结构未知的特定杂质、任何不大于鉴定限度的非特定杂质、杂质总量;新药制剂杂质检查项目包括:结构已知的降解产物、结构未知的降解产物、任何不大于鉴定限度认可标准的非特定降解产物和降解产物总量。

共存的异构体和抗生素多组分一般不作为杂质检查项目,作为共存物质,必要时,在质量标准中规定其比例。但当共存物质为毒性杂质时,该物质就不再认为是共存物质。单一对映体药物,其可能共存的其他对映体应作为杂质检查。消旋体药物,当已有其单一对映体药物的法定质量标准时,应在该消旋体药物的质量标准中设旋光度检查项目。

残留溶剂应根据生产工艺中所用有机溶剂及其残留情况,确定检查项目。可参考《中国药典》关于残留溶剂的要求,或参考 ICH Q3C(残留溶剂的指导原则)。对残留的毒性溶剂,应规定其检查项目。

(三)杂质分析方法的选择

分析方法的选择直接关系到杂质测定结果的专属性与准确性,因此,选择合适的杂质分析方法是杂质研究的关键。杂质分析方法包括光谱法、色谱法和化学法等,具体方法在本节第二部分内容介绍。

杂质检查分析方法应专属、灵敏,尽量采用现代分离分析手段,主成分与杂质和降解产物均能分开,其检测限应满足限度检查的要求,对于需作定量检查的杂质,方法的定量限应满足相应的要求。在选择合适的分析方法时还应考虑普遍适用性、生产能力及质量控制的可行性等因素。

对于有机杂质,应根据药物及杂质的理化性质、化学结构、杂质的控制要求等确定适宜的检测方法。目前普遍采用高效液相色谱法、薄层色谱法、气相色谱法、毛细管电泳等方法,特别是高效液相色谱法。由于各种分析方法均具有一定的局限性,因此在进行杂质分析时,应注意不同原理的分析方法间的相互补充与验证,如高效液相色谱法与薄层色谱法或毛细管电泳法的互相补充,反相高效液相色谱系统与正相高效液相色谱系统的相互补充,高效液相色谱不同检测器检测结果的相互补充等。

对于无机杂质,各国药典都收载了经典、简便而又行之有效的检测方法。对于成熟生产工艺的仿制,可根据实际情况,采用药典收载的方法进行质量考察及控制。对于采用新生产工艺生产的新药,鼓励采用离子色谱法及电感耦合等离子发射光谱 - 质谱(ICP-MS)等分析技术,对产品中可能存在的各类无机杂质进行定性、定量分析,以便对其生产工艺进行合理评价,并为制定合理的质量标准提供依据。

（四）杂质的毒性和安全性研究

对于创新药物中超过鉴定限度的杂质,应该进行毒性(包括遗传毒性)试验,评价杂质可能产生的毒副作用。具体研究方法可以采用含有一定杂质的样品(杂质的量可能与临床研究用样品不同,但杂质种类和个数应该一致)在啮齿类和非啮齿类动物上进行急性毒性试验和长期毒性试验,确定原料药不能观察到反应的量和每日可接受的最大摄入量。在毒性试验可接受的前提下,只要临床使用的药品中杂质的用量小于毒性试验中杂质的用量,则可认为杂质的安全性可以得到确定。临床研究用样品的杂质量不得高于毒性试验研究用样品的杂质量。如果合成工艺发生较大的变更,终产品的杂质种类和数量均发生变化,则需要重新进行杂质的毒性研究。

（五）杂质限度的确定

影响杂质限度确定的因素有杂质的安全范围、药品实际的生产能力、稳定性试验期间的变化程度、检测方法的变异性。在确定杂质的限度时,首先应从安全性方面进行考虑,尤其对于有药理活性或毒性的杂质;其次应考虑生产的可行性及批与批之间的正常波动;还要考虑药品本身的稳定性。

当杂质有特殊的药理活性或毒性时,分析方法的定量限及检出限应与该杂质的控制限度相适应。设定的杂质限度不能高于安全性数据所能支持的水平,同时也要与生产的可行性及分析能力相一致。在确保产品安全的前提下,杂质限度的确定主要基于中试规模以上产品的实测情况,考虑到实际生产情况的误差及产品的稳定性,往往对限度作适当放宽。如果各批次间的杂质含量相差很大,则应以生产工艺稳定后的产品为依据,确定杂质限度。

对于不同注册类别的药品而言,因可参考信息量的不同,杂质限度的确定思路会有些不同。

创新药杂质的限度确定具有阶段性。申报临床时,杂质限度确定的依据主要是从已进行的临床前安全性研究中获得的结果,通常是要求用于临床试验的样品杂质不得超过用于临床前安全性研究的样品。申报上市时,杂质限度的确定要在已有基础上,结合生产工艺的放大和优化,多批产品生产数据以及稳定性信息,本着尽可能低的原则制定合理限度。从申报临床到申报上市,产品总杂质限度趋于严格,并且对单个已知杂质进行定性和定量研究,分别制定限度。

对于仿制已有国家标准的药品,可以根据已有的标准制定相应的杂质限度。如果该标准中未规定杂质的限度,应与已上市同品种药品(建议首选原研发企业在有效期内的产品)进行全面的质量对比研究,分析其杂质的种类与含量,根据研究结果以及稳定性考察结果,决定是否需在质量标准中对杂质进行控制。

对于其他新药,可参照创新药物或仿制药物的要求进行。

药品杂质的报告、鉴定和确证阈值见表6-1,药品杂质鉴定与质控的决策树见图6-1。

表 6-1 药品杂质的报告、鉴定和确证阈值

名称	报告阈值		鉴定阈值		质控阈值	
	最大日剂量	限度	最大日剂量	限度	最大日剂量	限度
原料药	≤2g	0.05%	≤2g	0.10% 或 1.0mg（取最小值）	≤2g	0.15% 或 1.0mg（取最小值）
	>2g	0.03%	>2g	0.05%	>2g	0.05%
制剂	≤1g	0.1%	<1mg	1.0% 或 5μg（取最小值）	<10mg	1.0% 或 50μg（取最小值）
			1～10mg	0.5% 或 20μg（取最小值）	10～100mg	0.5% 或 200μg（取最小值）
	>1g	0.05%	>10mg～2g	0.2% 或 2mg（取最小值）	>100mg～2g	0.2% 或 3mg（取最小值）
			>2g	0.10%	>2g	0.15%

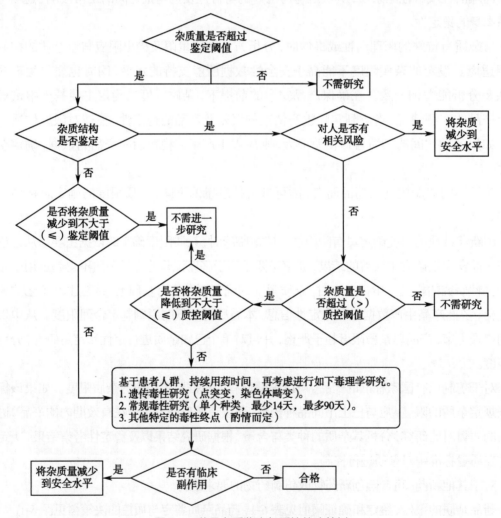

图 6-1 药品杂质鉴定与质控的决策树

二、常用杂质检查方法

无论是药物中的杂质限度检查还是定量测定,无论是一般杂质检查还是特殊杂质检查,杂质检查均是利用药物和杂质的物理性质或化学性质的差异来进行。依据所利用性质差异不同,即方法原理不同,常用杂质检查方法有化学反应法、色谱法、光谱法、酸碱度检查法、物理性状法和热分析法。其中光谱法中的红外分光光度法和热分析法主要用于药物中无效低效晶型的检查,在本章第四节再详细介绍。

(一)化学反应法

1. 原理 化学反应法是利用药物和杂质对同一化学反应表现出的化学性质差异而进行的,如杂质能与某试剂反应产生颜色、气体或沉淀,而药物不发生该反应。该方法常用于药物的杂质限度检查,一般杂质和特殊杂质均适用。

2. 方法

(1)比色法和比浊法:利用待检杂质与试剂特有的成色反应和沉淀反应,将限度量待检杂质配成对照液,一定量供试品配制成供试品溶液,两者在相同条件下反应,比较颜色深浅或浊度,判断供试品中所含杂质是否符合限度规定。本章第三节中一般杂质氯化物、硫酸盐、铁盐、重金属等检查即属于本法。对于结构已知的特殊杂质检查也可应用。

示例 6-5 维生素 C 钠中草酸的检查

取本品 0.25g,加水 5.0ml,振摇使溶解,加稀醋酸 1ml 与氯化钙试液 0.5ml,摇匀,放置 1 小时,作为供试品溶液;精密称取草酸 75mg,置 500ml 量瓶中,加水溶解并稀释至刻度,摇匀,精密量取 5ml,加稀醋酸 1ml 与氯化钙试液 0.5ml,摇匀,放置 1 小时,作为对照溶液。供试品溶液产生的混浊不得浓于对照溶液(0.3%)。

示例 6-6 盐酸普萘洛尔中游离萘酚的检查

取本品 20mg,加乙醇与 10% 氢氧化钠溶液各 2ml,振摇使溶解,加重氮苯磺酸试液 1ml,摇匀,放置 3 分钟;如显色,与 α- 萘酚的乙醇溶液(每 1ml 中含 α- 萘酚 20μg)0.30ml 用同一方法制成的对照液比较,不得更深(0.03%)。

(2)灵敏度法:利用待检杂质与试剂特有的成色反应和沉淀反应的检测限来控制杂质的量。本法在特殊杂质检查中常有应用。

示例 6-7 贝诺酯中对氨基酚的检查

取本品 1.0g,加甲醇溶液(1→2)20ml,搅匀,加碱性亚硝基铁氰化钠试液 1ml,摇匀,放置 30 分钟,不得显蓝绿色。

示例 6-8 维生素 D_2 中麦角固醇的检查

取本品 10mg,加 90% 乙醇 2ml 溶解后,加洋地黄皂苷溶液(取洋地黄皂苷 20mg,加 90% 乙醇 2ml,加热溶解制成)2ml,混合,放置 18 小时,不得发生混浊或沉淀。

(3)滴定法:利用杂质与标准溶液的定量反应,通过规定消耗标准溶液的体积来控制杂质限度。

示例 6-9 依地酸钙钠中依地酸二钠的检查

取本品 5.00g,精密称定,置锥形瓶中,加水 250ml 溶解,加氨 - 氯化铵缓冲液(pH 10.0)

5ml,加铬黑 T 指示剂少许。用锌滴定液(0.05mol/L)滴定,至溶液由纯蓝色变成紫色。消耗锌滴定液(0.05mol/L)不得过 3.0ml(1.0%)。

(二)色谱法

色谱法检查药物杂质是依据药物与杂质的吸附或分配性质差异进行的,是检查有关物质的首选方法。有关物质主要是在生产过程中引入的起始原料、中间体、副产物、聚合物,以及贮藏过程中的降解产物等,它们的化学结构常常与药物类似或具有渊源关系,难以采用化学法和光谱法对其进行检查。色谱法可有效地将药物和有关物质分离并进行检测,因而广泛应用于药物的有关物质检查。

1. 高效液相色谱法 高效液相色谱法不仅分离效能高,而且可以准确地测定各组分的峰面积,是目前杂质定量测定的最常用方法。一般而言,对于使用高效液相色谱法测定含量的药物,可采用同一色谱条件进行杂质(有关物质)检查。

《中国药典》(2020 年版)四部规定了 4 种高效液相色谱杂质检查方法:外标法测定杂质含量、加校正因子的主成分自身对照法、不加校正因子的主成分自身对照法、面积归一化法。

(1)外标法测定杂质含量

1)方法:精密称(量)取杂质对照品和供试品,配制成溶液,分别精密取一定量注入色谱仪,测定杂质对照品溶液和供试品溶液中杂质峰的峰面积或峰高,按外标法计算杂质的含量。

示例 6-10 单硝酸异山梨酯片中硝酸异山梨酯与 2- 单硝酸异山梨酯的检查

取本品 20 片,精密称定,研细,精密量取适量(约相当于单硝酸异山梨酯 25mg),置 25ml 量瓶中,加流动相适量,振摇 20 分钟使单硝酸异山梨酯溶解,用流动相稀释至刻度,摇匀,滤过,取续滤液作为供试品溶液;另取硝酸异山梨酯对照品和 2- 单硝酸异山梨酯对照品,精密称定,加流动相溶解并定量稀释制成每 1ml 中各约含 0.25mg 的混合溶液,精密量取 2ml,置于 200ml 量瓶中,再精密加供试品溶液 1ml,用流动相稀释至刻度,作为对照溶液。按高效液相色谱法测定,用十八烷基硅烷键合硅胶为填充剂;以甲醇 - 水(25∶75)为流动相;检测波长为 210nm。取对照溶液 20μl,注入液相色谱仪,调节检测灵敏度,使单硝酸异山梨酯的峰高约为满量程的 25%。再精密量取供试品溶液和对照溶液各 20μl,分别注入液相色谱仪,记录色谱图至单硝酸异山梨酯峰保留时间的 1.1 倍。供试品溶液的色谱图中,如有与硝酸异山梨酯和 2- 单硝酸异山梨酯保留时间一致的色谱峰,按外标法以峰面积计算,均不得过单硝酸异山梨酯标示量的 0.5%。

2)适用范围:适用于有杂质对照品,而且进样量能够精确控制(以定量环或自动进样器进样)的情况。

3)方法评价:本法可准确测得杂质的含量,是最为理想的杂质定量方法。但它必须使用杂质对照品,而杂质对照品不易获得,使其应用受到限制。

(2)加校正因子的主成分自身对照法

1)方法:在建立方法时,精密称(量)取杂质对照品和待测成分对照品各适量,配制成测定杂质校正因子的溶液,进样分析,按式(6-2)计算杂质相对于主成分(待测成分)的校正因子(f):

$$f = \frac{A_S/C_S}{A_R/C_R} \qquad \qquad 式（6-2）$$

式中，A_S 为待测成分对照品的峰面积；A_R 为杂质对照品的峰面积；C_S 为待测成分对照品的浓度；C_R 为杂质对照品的浓度。

测定杂质含量时，将供试品溶液稀释成与杂质限度相当的溶液作为对照溶液，进样，调节检测灵敏度（以噪声水平可接受为限）或进样量（以柱子不过载为限），使对照溶液的主成分色谱峰的峰高为满量程的 10%～25% 或其峰面积能准确积分（通常含量低于 0.5% 的杂质，其峰面积的 RSD 应小于 10%；含量在 0.5%～2% 的杂质，其峰面积 RSD 应小于 5%；含量大于 2% 的杂质，其峰面积 RSD 应小于 2%）。然后，取供试品溶液和对照溶液，分别进样，除另有规定外，供试品溶液的记录时间应为主成分色谱峰保留时间的 2 倍。测量供试品溶液色谱图中各杂质的峰面积，分别乘以相应的校正因子后，与对照溶液主成分的峰面积比较，计算杂质含量。

$$C_X = f \cdot \frac{A_X}{A_S'/C_S'} \qquad \qquad 式（6-3）$$

式中，A_X 为供试品溶液杂质的峰面积；A_S' 为对照溶液药物主成分的峰面积；C_X 为杂质的浓度；C_S' 为对照溶液中药物的浓度。

示例 6-11 阿奇霉素片中有关物质的测定

取本品细粉适量，精密称定，加乙腈溶解并定量稀释制成每 1ml 中含阿奇霉素 10mg 的溶液，滤过，取续滤液作为供试品溶液；精密量取供试品溶液 1ml，置 200ml 量瓶中，用乙腈稀释至刻度，摇匀，作为对照溶液；精密量取对照溶液 10ml，置 50ml 量瓶中，用乙腈稀释至刻度，摇匀，作为灵敏度检测溶液。用十八烷基硅烷键合硅胶为填充剂；以磷酸盐缓冲液（取 0.05mol/L 磷酸氢二钾溶液，用 20% 的磷酸溶液调节 pH 至 8.2）- 乙腈（45：55）为流动相 A，以甲醇为流动相 B；柱温为 30℃（必要时适当调整）；按表 6-2 进行线性梯度洗脱；流速为每分钟 1.0ml；检测波长为 210nm。

表 6-2 阿奇霉素片中有关物质的测定梯度洗脱流动相组成

时间 /min	流动相 A/%	流动相 B/%	时间 /min	流动相 A/%	流动相 B/%
0	75	25	65	75	25
35	95	5	71	75	25
64	95	5			

取灵敏度检测溶液 50μl，注入液相色谱仪，调节检测灵敏度，使主峰能准确积分，精密量取供试品溶液和对照溶液各 50μl，分别注入液相色谱仪，记录色谱图至主成分峰保留时间的 2 倍，供试品溶液中色谱图中如有杂质峰，阿奇霉素 B 峰面积不得大于对照溶液主峰面积的 4.0 倍（2.0%），阿奇霉素 Gx 与红霉素 A 偕亚胺醚（相对保留时间约为 0.61、0.27）按校正后的峰面积计算（分别乘以校正因子 0.1、0.4）不得大于对照溶液主峰面积 2.0 倍（1.0%），其他单个杂质峰面积不得大于对照溶液主峰面积 2.0 倍（1.0%），按校正后的峰面积计算各杂质峰面

积的和不得大于对照溶液主峰面积的 8.0 倍（4.0%）（相对保留时间 0.12 之前的色谱峰为辅料峰，计算时予以扣除）。

2）适用范围：该法在方法建立时，需要有杂质对照品，在进行杂质检查时，可以不用杂质对照品。因此适用于杂质结构已知，但大量制备困难的情况。

3）方法评价：本法的优点是既省去了杂质对照品，又考虑了杂质与主成分响应因子的不同所引起的测定误差，准确度较好。缺点是在方法建立时，仍然需要有杂质对照品。另外，在日常检验时，因为没有杂质对照品，必须以主成分为参照，采用相对保留时间定位杂质，所以杂质校正因子及其相对于主成分的相对保留时间也需一并载入各品种项下。

（3）不加校正因子的主成分自身对照法

1）方法：将供试品溶液稀释成与杂质限度相当的溶液作为对照溶液，调节检测灵敏度后，取供试品溶液和对照溶液适量，分别进样，除另有规定外，供试品溶液的记录时间应为主成分色谱峰保留时间的 2 倍，测量供试品溶液色谱图中各杂质的峰面积，并与对照溶液主成分的峰面积比较，计算杂质含量。

示例 6-12 枸橼酸喷托维林中有关物质的测定

取本品 50mg，置 50ml 量瓶中，加流动相溶解并稀释至刻度，摇匀，作为供试品溶液；精密量取 1ml，置 100ml 量瓶中，用流动相稀释至刻度，摇匀，作为对照溶液。按高效液相色谱法，用十八烷基硅烷键合硅胶为填充剂；以水（取三乙胺 10ml，用水稀释至 1 000ml，用磷酸调节 pH 至 3.0）- 甲醇（45∶55）为流动相；检测波长为 215nm。理论板数按喷托维林峰计算不低于 2 000，喷托维林峰与相邻峰的分离度应符合要求。取对照溶液 20μl，注入液相色谱仪，调节检测灵敏度，使主成分峰高为满量程的 20%；精密量取供试品溶液与对照溶液各 20μl，分别注入液相色谱仪，记录色谱图至主成分峰保留时间的 3 倍。供试品溶液色谱图中如有杂质峰，单个杂质峰面积不得大于对照溶液主峰面积的 0.2 倍（0.2%），各杂质峰面积的和不得大于对照溶液的主峰面积（1.0%）。

2）适用范围：该方法多在单一杂质含量较少，无法得到杂质对照品，杂质结构与主成分相似，即杂质与主成分的响应因子基本相同的情况下适用。

3）方法评价：本法的使用前提是假定杂质与主成分的校正因子基本相同。一般情况下，如杂质与主成分的分子结构相似，其响应因子差别不会太大。已知杂质，特别是毒性杂质对主成分的相对校正因子在 0.9～1.1 时，可以用本法计算含量；超过 0.9～1.1 时，宜用加校正因子的主成分自身对照法或外标法计算含量。

（4）面积归一化法

1）方法：配制供试品溶液适量，取一定量注入液相色谱仪，记录色谱图。测量各峰的面积和色谱图中除溶剂峰以外的总色谱峰面积，计算各杂质峰面积占总峰面积的百分率，应不得超过限度。

2）适用范围：通常只适用于供试品中结构相似、相对含量较高且限度范围较宽的杂质含量的粗略考查。如异构体相对含量的检查。

示例 6-13 维生素 K_1 中顺式异构体的检查

取苯甲酸胆甾酯约 37.5mg，置 25ml 量瓶中，用流动相溶解并稀释至刻度，摇匀，作为内标溶液。取本品约20mg，精密称定，置50ml量瓶中，加流动相溶解并稀释至刻度，摇匀，精密量取5ml与内标溶液1ml，置10ml量瓶中，用流动相稀释至刻度，摇匀。按高效液相色谱法，用硅胶为填充剂；以石油醚（60～90℃）-正庚醇（2 000：2.5）为流动相；检测波长为254nm。取配制好的溶液10μl注入液相色谱仪，记录色谱图。按峰面积归一化法计算，顺式异构体的含量不得过21.0%。

3）方法评价：该法简便快捷，但因各杂质与主成分响应因子不一定相同，杂质量与主成分量不一定在同一线性范围内，仪器对微量杂质和常量主成分的积分精度及准确度不相同等因素，所以在质量标准中采用有一定的局限性。

研究工作中，可根据实际情况选用合适的高效液相色谱有关物质定量方法。有关物质中包括已知杂质和未知杂质。已知杂质对主成分的相对响应因子在0.9～1.1时，可以用主成分的自身对照法计算含量，超出0.9～1.1时，宜用外标法计算含量，也可用加校正因子的主成分自身对照法。理想的定量方法为外标法与未知杂质不加校正因子的主成分自身对照法两者的结合。

2. 薄层色谱法　薄层色谱法操作简便，分离速度快，且不需要特殊设备，在药物的特殊杂质检查中有较多应用。《中国药典》（2020年版）常用4种薄层色谱杂质检查方法：杂质对照品法、供试品溶液自身稀释对照法、杂质对照品与供试品溶液自身稀释对照并用法和对照药物法。

（1）杂质对照品法

1）方法：根据杂质限度，取供试品溶液和一定浓度杂质对照品溶液，分别点样于同一薄层板上，展开，斑点定位。供试品溶液除主斑点外的其他斑点与相应的杂质对照品溶液相应主斑点进行比较，不得更深。

2）适用范围：通常用于已知杂质并能制备杂质对照品的情况，用来检查供试品中与之相同的杂质。但有时也用于有关物质检查，适用于其他杂质未知或没有对照品，但斑点颜色与该杂质相同的情况。若各杂质限度不同，可配制系列浓度的杂质对照品溶液作为对照进行比较。

示例6-14　羟基脲中脲的检查

取本品0.10g，精密称定，置5ml量瓶中，加水溶解并稀释至刻度，摇匀，作为供试品溶液；另取脲对照品5.0mg，精密称定，置50ml量瓶中，加水溶解并稀释至刻度，摇匀，作为对照品溶液；另取本品与脲各5mg，置同一50ml量瓶中，加水溶解并稀释至刻度，摇匀，作为系统适用性试验溶液。吸取上述三种溶液各10μl，分别点于同一硅胶G薄层板上，取溶剂[吡啶-水-乙酸乙酯（2：2：10）]，振摇，静置使分层，取上层液为展开剂，展开，取出，晾干，喷以对二甲氨基苯甲醛的盐酸溶液（取对二甲氨基苯甲醛，加1mol/L盐酸溶液溶解并稀释制成每1ml中含10mg的溶液），在90℃干燥1～2分钟，系统适用性试验溶液应显两个清晰的斑点，供试品溶液如显杂质斑点，与对照品溶液所显的主斑点比较，不得更深（0.5%）。

（2）供试品溶液自身稀释对照法

1）方法：先配制一定浓度的供试品溶液，然后将供试品溶液按限度要求稀释至一定浓度作为对照溶液,将供试品溶液和对照溶液分别点样于同一薄层板上,展开,斑点定位。供试品溶液所显杂质斑点与自身稀释对照溶液相应主斑点比较,不得更深。当供试品中有多个杂质时,可以配制系列浓度的自身稀释对照溶液作为对照进行比较。

2)适用范围:适用于杂质的结构不确定,或者杂质结构已知但没有杂质对照品的情况,仅限于杂质斑点的颜色与主成分斑点颜色相同或相近的情况下使用。

示例 6-15 盐酸去氧肾上腺素中有关物质检查

取本品,加甲醇溶解并定量稀释制成每 1ml 中约含 20mg 的溶液,作为供试品溶液。精密量取供试品溶液适量,用甲醇定量稀释制成每 1ml 中约含 0.10mg 的溶液,作为对照溶液。吸取供试品溶液与对照溶液各 10μl,分别点于同一硅胶 G 薄层板上,以异丙醇 - 三氯甲烷 - 浓氨溶液(80:5:15)为展开剂展开,晾干,喷以重氮苯磺酸试液使显色。供试品溶液如显杂质斑点,与对照溶液的主斑点比较,颜色不得更深(0.5%)。

(3)杂质对照品与供试品溶液自身稀释对照并用法:当药物中存在多个杂质时,若已知杂质有对照品,则采用杂质对照品法检查;共存的未知杂质或没有对照品的杂质,则可同时采用供试品溶液自身稀释对照法检查。

示例 6-16 盐酸黄酮哌酯中有关物质的检查

盐酸黄酮哌酯易水解形成 3- 甲基黄酮 -8- 羧酸,其有关物质的检查以三氯甲烷 - 甲醇(1:1)为溶剂,制备浓度为 20mg/ml 的供试品溶液;精密量取适量,用溶剂稀释成浓度为 0.10mg/ml 的溶液作为对照溶液;另取 3- 甲基黄酮 -8- 羧酸对照品,制成浓度为 0.10mg/ml 的溶液作为对照品溶液。吸取上述三种溶液各 10μl,分别点于同一硅胶 GF$_{254}$ 薄层板上,以环己烷 - 乙酸乙酯 - 甲醇 - 二乙胺(8:2:2:1)为展开剂,经展开和紫外灯(254nm)下斑点定位。供试品溶液如显杂质斑点,不得多于 2 个,其中在与对照品溶液相同的位置上所显斑点的颜色与对照品溶液的主斑点比较,不得更深,另一杂质斑点颜色与对照溶液的主斑点比较,不得更深。

黄酮哌酯　　　　　　　　　　　　3-甲基黄酮-8-羧酸

(4)对照药物法:当无合适的杂质对照品,或者是供试品显示的杂质斑点颜色与主成分斑点颜色有差异,难以判断限度时,可采用与供试品相同的药物(如药物对照品)作为对照。对照药物中所含待检杂质需符合限度要求,且稳定性好。

示例 6-17 马来酸麦角新碱中有关物质的检查

取马来酸麦角新碱供试品,以乙醇 - 浓氨水(9:1)为溶剂,配制浓度分别为 5mg/ml 和 0.2mg/ml 的供试品溶液①和②;同时取马来酸麦角新碱对照品,配制成浓度为 5mg/ml 的对照品溶液。吸取上述三种溶液各 10μl,分别点于同一硅胶 G 薄层板上,以三氯甲烷 - 甲醇 - 水(25:8:1)为展开剂,展开,晾干,置紫外灯(365nm)下检视。供试品溶液①主斑点的位置和颜色应与对照品溶液的主斑点相同,如显杂质斑点,其颜色与对照品溶液对应的杂质斑点比较,不得更深,并不得显对照品溶液以外的杂质斑点;供试品溶液②除主斑点外,不得显任何杂质斑点。

3. 气相色谱法 气相色谱法是挥发性杂质测定的常用方法。不仅用于药物中残留溶剂的检查,也可用于一些挥发性特殊杂质。除了与高效液相色谱法相同的杂质检查方法外,气相色谱法检查药物杂质还有内标法和标准溶液加入法。

（1）内标法:按各品种项下的规定,精密称(量)取对照品和内标物质,分别配成溶液,精密量取各适量,混合配成校正因子测定用的对照溶液。取一定量注入仪器,记录色谱图。测量对照品和内标物质的峰面积或峰高,按式(6-4)计算校正因子:

$$校正因子(f) = \frac{A_S/C_S}{A_R/C_R} \qquad 式(6\text{-}4)$$

式中,A_S 为内标物质的峰面积或峰高;A_R 为对照品的峰面积或峰高;C_S 为内标物质的浓度;C_R 为对照品的浓度。

再取各品种项下含有内标物质的供试品溶液,注入仪器,记录色谱图,测量供试品中待测成分和内标物质的峰面积或峰高,按式(6-5)计算含量:

$$含量(C_X) = f \cdot \frac{A_X}{A_S'/C_S'} \qquad 式(6\text{-}5)$$

式中,A_X 为供试品的峰面积或峰高;C_X 为供试品的浓度;A_S' 为内标物质的峰面积或峰高;C_S' 为内标物质的浓度;f 为校正因子。

示例 6-18 酞丁安中二氧六环的检查

取本品约 0.15g,精密称定,置 10ml 量瓶中,用内标溶液(取异丁醇适量,加 N,N-二甲基甲酰胺溶解并稀释制成每 1ml 中含 3.3mg 的溶液)溶解并稀释至刻度,摇匀,作为供试品溶液;另取二氧六环对照品约 0.15g,精密称定,置 50ml 量瓶中,用内标溶液溶解并稀释至刻度,摇匀,作为对照品溶液。采用气相色谱法测定,以 5% 苯基-95% 二甲基聚硅氧烷(或极性相近)为固定液;起始温度为 50℃,维持 5 分钟,以每分钟 8℃ 的速率升温至 110℃;进样口温度为 150℃;检测器温度为 250℃;顶空瓶平衡温度为 85℃;平衡时间为 15 分钟。理论板数按二氧六环峰计算不低于 5 000,二氧六环峰与内标峰的分离度应大于 2.0。取供试品溶液和对照品溶液各 1ml,分别置 10ml 顶空瓶中,密封,顶空进样,记录色谱图,按内标法以峰面积计算,含二氧六环应为 14.0%～20.0%。

（2）标准溶液加入法:精密称(量)取杂质对照品适量,配制成适当浓度的杂质对照品溶液,取一定量,精密加入供试品溶液中,根据外标法或内标法测定杂质的含量,再扣除加入的对照品溶液含量,即得供试品溶液中杂质的含量。

也可按以下方法进行计算:

$$\frac{A_{is}}{A_X} = \frac{C_X + \Delta C_X}{C_X}$$

$$C_X = \frac{\Delta C_X}{(A_{is}/A_X) - 1}$$

式（6-6）

式中，C_X为供试品中组分X的浓度；A_X为供试品中组分X的峰面积；ΔC_X为所加入的已知浓度的待测组分对照品的浓度；A_{is}为加入对照品后组分X的峰面积。

（三）光谱法

光谱检查法是依据药物和药物中的杂质对光选择吸收性质差异进行的。

1. 紫外-可见分光光度法

（1）利用药物与杂质在紫外光区或可见光区的吸收特征差异进行检查，通常用于杂质限度检查，采用比较法。即杂质在某一波长处有最大吸收，而药物在此波长处无吸收，可配制一定浓度的供试品溶液，通过控制供试品溶液在此波长处的吸光度来控制杂质的量。也可采用本法对杂质进行定量测定。

示例6-19 地蒽酚中二羟基蒽醌的检查

二羟基蒽醌为地蒽酚合成工艺的原料及氧化分解产物。该杂质的三氯甲烷溶液在432nm波长处有最大吸收，吸收系数（$E_{1cm}^{1\%}$）约为495，而地蒽酚在该波长处几乎无吸收，吸收系数（$E_{1cm}^{1\%}$）约为2.2，见图6-2。地蒽酚中二羟基蒽醌的检查方法：取地蒽酚，加三氯甲烷制成每1ml中约含0.10mg的溶液，在432nm的波长处测定吸光度，不得过0.12，即相当于含二羟基蒽醌的量不大于2.4%。

（2）若杂质与药物的紫外吸收光谱在某波长处有重叠，则药物在某两个波长处的吸光度比值易被改变，故可以通过控制供试品溶液的吸光度比值来控制杂质的量。

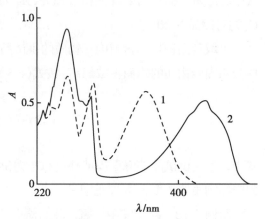

1. 0.001% 地蒽酚的三氯甲烷溶液；2. 0.000 9% 二羟基蒽醌的三氯甲烷溶液。

图6-2 二羟基蒽醌和地蒽酚的紫外-可见吸收光谱图

示例6-20 碘解磷定注射液中分解产物的检查

碘解磷定的水溶液不稳定，在酸、碱条件下或遇光均有分解物产生。碘解磷定在盐酸（9→100）中，在294nm波长处有最大吸收，在262nm波长处有最小吸收，两波长处的吸光度比值经测定为3.39。分解产物在294nm波长处无吸收，在262nm波长处有吸收，当含分解产物时，供试液在262nm波长处的吸收值增大，可使两波长处的吸光度比值减少。因此，规定取本品含量测定项下的溶液，在294nm与262nm的波长处分别测定吸光度，其比值应不小于3.1，以此控制本品中分解产物的量。

（3）利用待检杂质与试剂特有的呈色反应，供试品在一定条件下的吸光度不得过一定值或不得比对照溶液相同条件下呈色更深。

示例6-21 双水杨酯中游离水杨酸的检查

取本品1.0g，加三氯甲烷20ml使溶解，作为供试品溶液，另取水杨酸约25mg，精密称定，置 100ml 量瓶中,加三氯甲烷溶解,并稀释至刻度,摇匀,精密量取 20ml,作为对照溶液。分别将上述两种溶液置于分液漏斗中,各用硝酸铁溶液[取硝酸铁 1g,加硝酸溶液(0.1→100)溶解,并稀释成 1 000ml]提取 4 次,每次 20ml,分取硝酸铁溶液,滤过,置 100ml 量瓶中,并用硝酸铁溶液稀释至刻度,摇匀。按紫外 - 可见分光光度法,在 530nm 的波长处分别测定吸光度。供试品溶液的吸光度不得大于对照溶液的吸光度。

2. 原子吸收分光光度法 原子吸收分光光度法的测量对象是呈原子状态的金属元素和部分非金属元素,灵敏度高。《中国药典》(2020 年版)通常采用标准加入法进行药物中金属杂质的限度检查。具体方法为:取供试品,按各品种项下的规定,制备供试品溶液;另取等量的供试品,加入限度量的待测元素溶液,制成对照溶液。在规定波长处分别测定供试品溶液和对照溶液的吸光度。设对照溶液的读数为 a,供试品溶液的读数为 b,b 值应小于(a–b)。如维生素 C 中铁盐和铜盐的检查。随着对中药质量的日益关注,原子吸收分光光度法也越来越多地应用于中药中部分重金属及有害元素的含量测定。

(四)酸碱度检查法

药物中的碱性或酸性杂质检查时,可以利用药物与杂质之间的酸碱性差异,采用酸碱滴定法、指示剂法或 pH 测定法进行检查。

1. 酸碱滴定法 在一定指示液下,用酸或碱滴定供试品溶液中的碱性或酸性杂质,以消耗酸或碱滴定液的毫升数作为限度指标。如己酸羟孕酮中有过量的正己酐、对甲苯磺酸等存在时,可能使酸度增加。《中国药典》(2020 年版)在"酸度"检查项中规定:取本品 0.20g,加中性无水乙醇(对溴麝香草酚蓝指示液显中性)25ml 溶解后,立即加溴麝香草酚蓝指示液数滴并用氢氧化钠滴定液(0.02mol/L)滴定至显微蓝色,消耗氢氧化钠滴定液不得过 0.50ml。

2. 指示剂法 将一定量指示液的变色 pH 范围作为供试液中酸碱性杂质的限度指标。苯巴比妥中杂质为苯基丙二酰脲,由于苯基丙二酰脲 5 位碳原子上的氢受相邻二羧基的影响,其酸性较苯巴比妥强,能使甲基橙指示液显红色,故其水溶液中加甲基橙指示液不得显红色来控制该杂质。

3. pH 测定法 采用酸度计测定供试品溶液的 pH,衡量其酸碱性杂质是否符合限量规定。如乙琥胺中酸度的检查,主要检查酰胺化(环合)未完全的 2- 甲基 -2- 乙基丁二酸。取本品 0.10g,加水 10ml 使溶解,以玻璃电极为指示电极,用酸度计进行测定,pH 应为 3.0~4.5。

(五)物理性状法

根据药物与杂质在物理性状上的不同,如臭味和挥发性的差异、颜色的差异、溶解行为的差异进行检查。

1. 利用臭味的差异 药物中如存在具有特殊气味的杂质,可由气味判断该杂质的存在。乙醚由乙醇缩合制备,而乙醇用淀粉发酵制备时,可能引入某些沸点高的副产物,如正丙醇、异丁醇、戊醇、异戊醇的杂油醇;如不精制,它们即使被缩合,挥发性仍较弱,而产生异臭。故麻醉乙醚中有异臭检查项:取供试品 10ml,至瓷蒸发皿中,使自然挥发,挥散完毕后,不得有异臭。

2. 利用挥发性的差异 利用药物与杂质的挥发性差异,可对挥发性药物中的不挥发性杂质进行检查。例如樟脑(合成)中不挥发物的检查时,对药物挥发后遗留的残渣称定重量,可控制不挥发性杂质:取供试品 2.0g,在 100℃加热使樟脑全部挥发并干燥至恒重,遗留残渣不得过 1mg。

3. 利用颜色的差异 某些药物自身无色,但从生产中引入了有色的有关物质,或其分解产物有颜色。采用检查供试品溶液颜色的方法,可以控制药物中有色杂质的量。例如,盐酸胺碘酮中游离碘的检查:取本品 0.5g,加水 10ml,振摇 30 秒钟,放置 5 分钟,滤过,滤液加稀硫酸 1ml 与三氯甲烷 2ml,振摇,三氯甲烷层不得显色。游离碘是由于盐酸胺碘酮的合成反应中未反应完全或氧化分解而引入,它能溶于三氯甲烷中显紫红色。

4. 利用溶解行为的差异 有的药物可溶于水、有机溶剂、酸或碱溶液中,而其杂质不溶;或反之,杂质可溶而药物不溶。如吡哌酸在碱溶液中易溶,而其可能杂质双吡哌酸甲酯(Ⅰ)及吡哌酸酯(Ⅱ)均为碱中不溶物。选用氢氧化钠作为溶剂,控制供试品溶液的澄清度,可以限制(Ⅰ)(Ⅱ)的量。由于(Ⅱ)长时间处于氢氧化钠试液中,将因分解而溶解,因此进行此项检查时,要求观察迅速。

第三节　一般杂质检查

《中国药典》(2020 年版)通则中规定了氯化物、硫酸盐、铁盐、重金属、砷盐、水分、干燥失重、易炭化物、炽灼残渣、溶液的颜色和澄清度、残留溶剂检查等多种一般杂质检查项目。本节一一介绍其原理、检查方法和注意事项。

一、氯化物检查法

氯化物多来源于生产中所用的干燥剂、催化剂等,其残留量的多少可反映药品纯度,也可反映生产工艺或生产控制过程是否正常,常称为信号杂质。

ER6-2　氯化物
检查法(动画)

(一)原理

氯化物(chlorides)在硝酸酸性条件下与硝酸银作用,生成氯化银显白色混浊,与一定量的标准氯化钠溶液在相同条件下产生的氯化银混浊程度进行比较,判定供试品中氯化物是否符合限度规定。

$$Cl^- + Ag^+ \longrightarrow AgCl\downarrow(白)$$

(二)方法

取各品种项下规定量的供试品,加水使溶解成 25ml(溶液如显碱性,可滴加硝酸使成中性),再加稀硝酸 10ml;溶液如不澄清,应滤过(滤纸事先用含有硝酸的水洗净其上的氯化物);置 50ml 纳氏比色管中,加水使成约 40ml,摇匀,即得供试液。另取各药品项下规定量的标准氯化钠溶液,置 50ml 纳氏比色管中,加稀硝酸 10ml,加水使成 40ml,摇匀,即得对照溶液。于供试品溶液与对照溶液中,分别加入硝酸银试液 1.0ml,用水稀释至 50ml,摇匀,在暗处放置5分钟,同置黑色背景上,从比色管上方向下观察,比较,即得。

(三)注意事项

1. 氯化物浓度以50ml中含50~80μg的Cl为宜。此范围内氯化物所显混浊度明显,便于比较。

2. 标准氯化钠溶液浓度为每1ml相当于10μg的Cl。

3. 采用硝酸酸性条件可避免弱酸银盐,如碳酸盐、磷酸盐及氧化银沉淀的形成而产生干扰,同时可加速氯化银沉淀的生成并产生较好的乳浊。酸度以50ml供试品溶液中含稀硝酸10ml为宜。

4. 由于氯化银为白色沉淀,比较时应将比色管置黑色背景上,从上向下观察,比较。

5. 供试品溶液如带颜色,可采用内消色法消除干扰。可取供试品溶液两份,分置50ml纳氏比色管中,一份中加硝酸银试液1.0ml,摇匀,放置10分钟,如显混浊,可反复滤过,至滤液完全澄清,再加规定量的标准氯化钠溶液与水适量使成50ml,摇匀,在暗处放置5分钟,作为对照溶液;另一份中加硝酸银试液1.0ml与水适量使成50ml,摇匀,在暗处放置5分钟,按上述方法与对照溶液比较,即得。

二、硫酸盐检查法

硫酸盐也是一种信号杂质。

(一)原理

硫酸盐(sulfates)在稀盐酸酸性条件下与氯化钡作用,生成硫酸钡显白色混浊,与一定量标准硫酸钾溶液在相同条件下产生的硫酸钡混浊程度进行比较,判定供试品中硫酸盐是否符合限度规定。

$$SO_4^{2-} + Ba^{2+} \longrightarrow BaSO_4 \downarrow (白)$$

(二)方法

取各品种项下规定量的供试品,加水溶解使成约40ml(溶液如显碱性,可滴加盐酸使成中性),溶液如不澄清,应滤过;置50ml纳氏比色管中,加稀盐酸2ml,摇匀,即得供试品溶液。另取各药品项下规定量的标准硫酸钾溶液,置50ml纳氏比色管中,加水使成约40ml,加稀盐酸2ml,摇匀,即得对照溶液。于供试品溶液与对照溶液中,分别加入25%氯化钡溶液5ml,用水稀释成50ml,充分摇匀,放置10分钟,同置黑色背景上,从比色管上方向下观察,比较,即得。

(三)注意事项

1. 标准硫酸钾溶液浓度一般为每1ml相当于100μg的SO₄。

2. 采用盐酸酸性条件可防止碳酸钡或磷酸钡等弱酸钡盐沉淀的形成而产生干扰,但酸度过大可使硫酸钡溶解。以50ml供试品溶液中含稀盐酸2ml为宜。

3. 由于硫酸钡为白色沉淀,比较时应将比色管置黑色背景上,从上向下观察,比较。

4. 供试品溶液如带颜色,可采用内消色法消除干扰。

三、铁盐检查法

微量铁盐(iron)的存在可能会加速药物的氧化和降解,因此需控制铁盐的限度。《中国药典》(2020年版)和USP均采用硫氰酸盐法,BP采用巯基醋酸法。

(一)硫氰酸盐法

1. **原理** 铁盐在盐酸酸性溶液中与硫氰酸盐作用生成红色可溶性的硫氰酸铁配离子,与一定量标准铁溶液用同法处理后进行比色。

$$Fe^{3+} + 6SCN^- \longrightarrow [Fe(SCN)_6]^{3-}$$

2. **方法** 取各品种项下规定量的供试品,加水溶解成25ml,移置50ml纳氏比色管中,加稀盐酸4ml与过硫酸铵50mg,用水稀释使成35ml后,加30%硫氰酸铵溶液3ml,再加水适量稀释成50ml,摇匀;如显色,立即与标准铁溶液一定量同法制成的对照溶液比较,即得。

3. **注意事项**

(1)本法用硫酸铁铵[$FeNH_4(SO_4)_2 \cdot 12H_2O$]配制标准铁溶液,并加入硫酸防止铁盐水解,使易于保存。标准铁溶液浓度为每1ml相当于10μg的Fe。

(2)当50ml溶液中含Fe^{3+}为5~90μg时,溶液的吸光度与浓度呈良好线性关系。目视比色时以50ml溶液中含10~50μg Fe^{3+}为宜。在此范围内,溶液的色泽梯度明显,易于区别。

(3)比色时,应将供试管与对照管同置白色背景上,从上向下观察,比较。

(4)在盐酸酸性条件下反应,可防止Fe^{3+}的水解,并避免弱酸盐如醋酸盐、磷酸盐、砷酸盐等的干扰。以50ml溶液中含稀盐酸4ml为宜。

(5)加入氧化剂过硫酸铵可将供试品中Fe^{2+}氧化成Fe^{3+},同时可防止由于光线使硫氰酸铁还原或分解褪色。故本法控制的是Fe^{2+}和Fe^{3+}限量之和。

$$2Fe^{2+} + (NH_4)_2S_2O_8 \longrightarrow 2Fe^{3+} + (NH_4)_2SO_4 + SO_4^{2-}$$

某些药物(如葡萄糖、糊精和硫酸镁等)在检查过程中需要加硝酸处理,则不再加过硫酸铵。硝酸也可将Fe^{2+}氧化成Fe^{3+}。因硝酸中可能含亚硝酸,它能与硫氰酸根离子作用,生成红色亚硝酰硫氰化物,影响比色,所以剩余的硝酸必须加热煮沸除去。

$$HNO_2 + SCN^- + H^+ \longrightarrow \cdot NO \cdot SCN + H_2O$$

(6)因硫氰酸铁配位离子在正丁醇等有机溶剂中的溶解度大,故若供试管与对照管色调不一致时,可分别移至分液漏斗中,各加正丁醇20ml提取,俟分层后,将正丁醇层移置50ml纳氏比色管中,再用正丁醇稀释至25ml,比较,即得。

(7)某些有机药物特别是具环状结构的有机药物,在实验条件下不溶解或对检查有干扰,需经炽灼破坏,使铁盐转变成Fe_2O_3留于残渣中,处理后再依法检查。

(二)巯基醋酸法

本法的原理是巯基醋酸还原Fe^{3+}为Fe^{2+},在氨碱性溶液中生成红色配离子,与一定量标准铁溶液经同法处理后产生的颜色比较。本法灵敏度较高,但试剂较昂贵。

$$2Fe^{3+} + 2HS \cdot CH_2COOH \longrightarrow 2Fe^{2+} + \begin{array}{c} S \cdot CH_2COOH \\ | \\ S \cdot CH_2COOH \end{array} + 2H^+$$

$$Fe^{2+} + 2HS \cdot CH_2CHOOH \longrightarrow Fe(S \cdot CH_2COOH)_2 + 2H^+$$

$$Fe(S \cdot CH_2COOH)_2 \xrightarrow{2OH^-} [Fe(S \cdot CH_2COO)_2]^{2-} + 2H_2O$$

四、重金属检查法

重金属（heavy metal）系指在规定实验条件下能与硫代乙酰胺或硫化钠作用显色的金属杂质，如银、铅、汞、铜、镉、铋、锑、锡、砷、锌、钴与镍等。重金属影响药物的稳定性及安全性。因在药品生产中遇到铅的机会较多，且铅易积蓄中毒，故作为重金属的代表，以铅的限度表示重金属限度。如需对某种（些）特定金属离子或上述方法不能检测到的金属离子作限度要求，可采用专属性较强的原子吸收分光光度法或具有一定专属性的经典比色法（如药典已收载的铜、锌等杂质的检查法）。《中国药典》（2020 年版）通则 0821 中规定了三种重金属检查法。

（一）第一法——硫代乙酰胺法

本法适用于溶于水、稀酸和乙醇的药物，为最常用的方法。

1. **原理** 硫代乙酰胺在弱酸性条件下水解，产生硫化氢，与重金属离子生成黄色到棕黑色的硫化物混悬液，与一定量标准铅溶液经同法处理后所呈颜色比较，判定供试品中重金属是否符合限度规定。

$$CH_3CSNH_2 + H_2O \longrightarrow CH_3CONH_2 + H_2S$$

$$Pb^{2+} + H_2S \xrightarrow{pH\ 3.5} PbS \downarrow + 2H^+$$

2. **方法** 取 25ml 纳氏比色管三支，甲管中加标准铅溶液一定量与醋酸盐缓冲液（pH 3.5）2ml 后，加水或各药品项下规定的溶剂稀释使成 25ml；乙管中加入按各药品项下规定方法制成的供试品溶液 25ml；丙管中加入与乙管相同重量的供试品，加配制供试品溶液的溶剂适量使溶解，再加与甲管相同量的标准铅溶液与醋酸盐缓冲液（pH 3.5）2ml 后，用溶剂稀释成 25ml；再在甲、乙、丙三管中分别加硫代乙酰胺试液各 2ml，摇匀，放置 2 分钟，同置白纸上，自上向下透视；当丙管中显出的颜色不浅于甲管时，乙管中显出的颜色与甲管比较，不得更深。如丙管中显出的颜色浅于甲管，应取样按第二法重新检查。

3. **注意事项**

（1）本法标准铅溶液为每 1ml 相当于 10μg 的 Pb^{2+}。适宜目视比色的浓度范围为每 27ml 溶液中含 10～20μg 的 Pb^{2+}，相当于标准铅溶液 1～2ml。

（2）金属离子与硫化氢的呈色溶液受 pH 影响较大。当 pH 3.0～3.5 时，硫化铅沉淀较完全。酸度增大，重金属离子与硫化氢呈色变浅，甚至不显色。因此供试品若用强酸溶解，或在处理中用了强酸，在加入硫代乙酰胺试液前，应先加氨水至溶液对酚酞指示液显中性，再加 pH 3.5 醋酸盐缓冲液调节溶液的酸度。

（3）若供试品溶液带颜色，可在加硫代乙酰胺试液前在甲管中滴加少量的稀焦糖溶液或其他无干扰的有色溶液,使之与乙管、丙管一致;若按以上方法仍不能使两管颜色一致时,应取样按第二法检查。

(4)供试品如含高铁盐,在弱酸性溶液中易氧化硫化氢析出硫,产生混浊,影响重金属检查。可在甲、乙、丙三管中分别加入相同量的维生素 C 0.5～1.0g,使高铁离子还原为亚铁离子,再按上述方法检查。

(5)配制供试品溶液时,如使用的盐酸超过 1ml,氨试液超过 2ml,或加入其他试剂进行处理者,除另有规定外,甲管溶液应取同样同量的试剂置瓷皿中蒸干后,加醋酸盐缓冲溶液(pH 3.5)2ml 与水 15ml,微热溶解后,移置纳氏比色管中,加标准铅溶液一定量,再用水或各品种项下规定的溶剂稀释成 25ml。

(二)第二法——炽灼后的硫代乙酰胺法

本法适用于含芳环、杂环以及难溶于水、稀酸及乙醇的有机药物。

1. 原理 重金属可能会与芳环、杂环形成较牢固的价键,需先将供试品炽灼破坏,残渣加硝酸加热处理,使有机物完全分解、破坏后,再按第一法进行检查。

2. 方法 取各品种项下规定量的供试品,按炽灼残渣检查法进行炽灼处理,然后取遗留的残渣;或直接取炽灼残渣项下遗留的残渣;如供试品为溶液,则取各品种项下规定量的溶液,蒸发至干,再按上述方法处理后取遗留的残渣;加硝酸 0.5ml,蒸干,至氧化氮蒸气除尽后(或取供试品一定量,缓缓炽灼至完全炭化,放冷,加硫酸 0.5～1ml,使恰湿润,用低温加热至硫酸除尽后,加硝酸 0.5ml,蒸干,至氧化氮蒸气除尽后,放冷,在 500～600℃炽灼使完全灰化),放冷,加盐酸 2ml,置水浴上蒸干后加水 15ml,滴加氨试液至对酚酞指示液显微粉红色,再加醋酸盐缓冲液(pH 3.5)2ml,微热溶解后,移置纳氏比色管中,加水稀释成 25ml,作为乙管;另取配制供试品溶液的试剂,置瓷皿中蒸干后,加醋酸盐缓冲液(pH 3.5)2ml 与水 15ml,微热溶解后,移置纳氏比色管中,加标准铅溶液一定量,再用水稀释成 25ml,作为甲管;再在甲乙两管中分别加硫代乙酰胺试液各 2ml,摇匀,放置 2 分钟,同置白纸上,自上向下透视;乙管中显出的颜色与甲管比较,不得更深。

3. 注意事项

(1)炽灼温度对重金属检查影响较大,温度越高,重金属损失越多,应控制炽灼温度在 500～600℃。

(2)炽灼残渣加硝酸加热处理后,必须蒸干,除尽氧化氮,否则亚硝酸可氧化硫化氢析出硫,影响比色。

(3)含钠盐或氟的有机药物在炽灼时能腐蚀瓷坩埚而引入重金属,应改用铂坩埚或硬质玻璃蒸发皿。

(三)第三法——硫化钠法

本法适用于溶于碱而难溶于稀酸或在稀酸中生成沉淀的药物,如磺胺类、巴比妥类药物等。

1. 原理 在碱性条件下,以硫化钠为显色剂,与重金属离子生成黄色到棕黑色的硫化物混悬液,与一定量标准铅溶液经同法处理后所呈颜色比较,判断供试品中重金属是否符合限度规定。

$$Pb^{2+} + S^{2-} \longrightarrow PbS \downarrow$$

2. 方法　除另有规定外，取供试品适量，加氢氧化钠试液 5ml 与水 20ml 溶解后，置纳氏比色管中，加硫化钠试液 5 滴，摇匀，与一定量的标准铅溶液同法处理后的颜色比较，不得更深。

3. 注意事项　硫化钠试液对玻璃有一定的腐蚀性，且久置后产生絮状物，应临用新制。

五、砷盐检查法

砷盐（arsenic）为毒性杂质，多由药物生产过程所使用的无机试剂引入，多种药物须严格控制砷盐限度。《中国药典》（2020 年版）在通则 0822 中规定了古蔡氏法和二乙基二硫代氨基甲酸银法两种重金属检查法。含锑药物采用了白田道夫法，并未收载在其中。

ER6-3　砷盐检查法（古蔡氏法）（动画）

（一）古蔡氏法

1. 原理　金属锌与酸作用产生新生态的氢，与药物中微量砷盐反应，生成具挥发性的砷化氢，遇溴化汞试纸，产生黄色至棕色的砷斑，与一定量标准砷溶液所生成的标准砷斑比较，判断供试品中砷盐是否符合限度规定。

$$As^{3+} + 3Zn + 3H^+ \longrightarrow 3Zn^{2+} + AsH_3 \uparrow$$

$$AsO_3^{3-} + 3Zn + 9H^+ \longrightarrow 3Zn^{2+} + 3H_2O + AsH_3 \uparrow$$

$$AsH_3 + 3HgBr_2 \longrightarrow 3HBr + As(HgBr)_3（黄色）$$

$$2As(HgBr)_3 + AsH_3 \longrightarrow 3AsH(HgBr)_2（棕色）$$

$$As(HgBr)_3 + AsH_3 \longrightarrow 3HBr + As_2Hg_3（黑色）$$

2. 方法

（1）仪器装置与使用：本法所用检砷装置如图 6-3 所示。A 为 100ml 标准磨口锥形瓶；B 为中空的标准磨口塞，上连导气管 C（外径 8.0mm，内径 6.0mm），全长约 180mm；D 为具孔的有机玻璃旋塞，其上部为圆形平面，中央有一圆孔，孔径与导气管 C 的内径一致，其下部孔径与导气管 C 的外径相适应，将导气管 C 的顶端套入旋塞下部孔内，并使管壁与旋塞的圆孔相吻合，黏合固定；E 为中央具有圆孔（孔径 6.0mm）的有机玻璃旋塞盖，与 D 紧密吻合。

测试时，于导气管 C 中装入醋酸铅棉花 60mg（装管高度 60～80mm），再于旋塞 D 的顶端平面上放一片溴化汞试纸，盖上旋塞 E 并旋紧。

（2）标准砷斑的制备：精密量取标准砷溶液 2ml，置 A 瓶中，加盐酸 5ml 与水 21ml，再加碘化钾试液 5ml 与酸性氯化亚锡试液 5 滴，在室温放置 10 分钟后，加锌粒 2g，立即将装妥的导气管

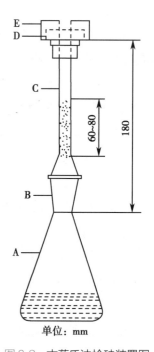

单位：mm

图 6-3　古蔡氏法检砷装置图

C 密塞于 A 瓶上,并将 A 瓶置 25～40℃水浴中,反应 45 分钟,取出溴化汞试纸,即得。

（3）检查法:取按各品种项下规定方法制成的供试品溶液,置 A 瓶中,照标准砷斑的制备,自"再加碘化钾试液 5ml"起,依法操作。将生成的砷斑与标准砷斑比较,颜色不得更深。

3. 注意事项

（1）标准砷溶液采用三氧化二砷制备。先制备贮备液,临用前取贮备液新鲜配制标准砷溶液,每 1ml 相当于 1μg 的 As。

（2）与其他一般杂质检查不同,本法采用固定标准即标准砷斑作为对照。标准砷斑过深或过浅均影响比色的正确性,《中国药典》（2020 年版）规定采用标准砷溶液 2ml 制备标准砷斑。药物含砷限度不同,可按规定限度改变供试品取用量,但不能改变标准砷溶液量。制备标准砷斑应与供试品检查同时进行。

（3）在本法中,除原理中涉及的试剂外,还在反应液中加入了碘化钾试液与酸性氯化亚锡试液。两种试剂有如下作用:

1）作为还原剂,将五价砷还原为三价砷,使生成砷化氢的速度增加。

$$AsO_4^{3-} + 2I^- + 2H^+ \longrightarrow AsO_3^{3-} + I_2 + H_2O$$

$$AsO_4^{3-} + Sn^{2+} + 2H^+ \longrightarrow AsO_3^{3-} + Sn^{4+} + H_2O$$

2）碘化钾被氧化生成的碘又可被氯化亚锡还原为碘离子,后者与反应中产生的锌离子能形成稳定的配位离子,有利于生成砷化氢的反应不断进行。

$$I_2 + Sn^{2+} \longrightarrow 2I^- + Sn^{4+}$$

$$4I^- + Zn^{2+} \longrightarrow [ZnI_4]^{2-}$$

3）抑制锑化氢的生成,防止锑化氢与溴化汞试纸作用生成锑斑。

4）氯化亚锡可与锌作用,锌置换出锡沉积在锌表面,形成锌锡齐,加快锌与盐酸的作用,从而使氢气均匀而连续地产生。

（4）醋酸铅棉花系取脱脂棉 1.0g,浸入醋酸铅试液与水的等容混合液 12ml 中,湿透后,挤压除去过多的溶液,并使之疏松,在 100℃以下干燥后备用。供试品和锌粒中可能含有少量硫化物,在酸性液中能产生硫化氢气体,能与溴化汞作用生成硫化汞的色斑,干扰试验结果,故用醋酸铅棉花吸收硫化氢。应控制醋酸铅棉花填充的松紧度,使既能免除硫化氢的干扰,又可使砷化氢以适宜的速度通过。一般采用醋酸铅棉花 60mg,装管高度 60～80mm。

（5）溴化汞试纸与砷化氢作用较氯化汞试纸灵敏,但所呈砷斑不够稳定,遇光、热及湿气则褪色。因此在反应中应保持干燥及避光,反应完毕立即比较。

（6）为与标准砷斑制备平行,供试品溶液制备时,一般取供试品适量,加水 23ml（相当于标准砷斑制备时标准砷溶液 2ml 和水 21ml 的体积）,盐酸 5ml,使成 28ml,自"再加碘化钾试液 5ml"起,依标准砷斑制备方法操作。若供试品有干扰或需进行有机破坏,仍需加盐酸和水至 28ml 后,再依法操作。例如葡萄糖中砷盐的检查:取供试品 2.0g,加水 5ml 溶解后,加稀硫酸 5ml 与溴化钾 - 溴试液 0.5ml,置水浴上加热约 20 分钟,使保持稍过量的溴存在,必要时,再补加溴化钾 - 溴试液适量,并随时补充蒸发的水分,放冷。加盐酸 5ml 与水适量使成 28ml,依法检查。

（二）二乙基二硫代氨基甲酸银法（sliver diethyldithiocarbamate，Ag-DDC）

1. 原理 金属锌与酸作用产生新生态的氢，与微量砷盐反应生成具挥发性的砷化氢，还原二乙基二硫代氨基甲酸银，产生红色胶态银，同时在相同条件下使一定量标准砷溶液呈色，用目视比色法或在510nm波长处测定吸光度进行比较。

$$AsH_3 + 6Ag(DDC) + 3 \text{〔苯〕} \longrightarrow As(DDC)_3 + 6Ag + 3 \text{〔苯〕} \cdot HDDC$$

其中Ag（DDC）的结构为：

$$H_5C_2 \diagdown N - C \diagup_{\diagdown S}^{= S} \diagdown Ag$$

2. 方法

（1）仪器装置与使用：本法所用检砷装置如图6-4所示，A为100ml标准磨口锥形瓶；B为中空的标准磨口塞，上连导气管C（一端外径为8mm，内径为6mm；另一端长为180mm，外径为4mm，内径为1.6mm，尖端内径为1mm）。D为平底玻璃管（长为180mm，内径为10mm，于5.0ml处有一个刻度）。

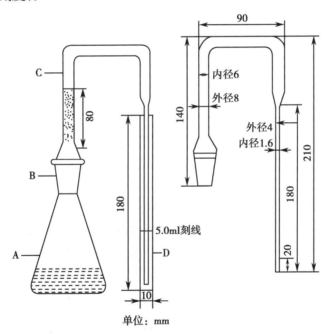

图6-4 二乙基二硫代氨基甲酸银法检砷装置图

测试时，于导气管C中装入醋酸铅棉花60mg（装管高度约80mm），并于D管中精密加入二乙基二硫代氨基甲酸银试液5ml。

（2）标准砷对照液的制备：精密量取标准砷溶液2ml，置A瓶中，反应条件（加入试剂种类、用量）同古蔡氏法，加锌粒后，立即将导气管C与A瓶密塞，使生成的砷化氢气体导入D管中，并将A瓶置25～40℃水浴中反应45分钟，取出D管，添加三氯甲烷至刻度，混匀，即得。

（3）检查法：取按各品种项下规定方法制成的供试品溶液，置于A瓶中，照标准砷对照液的制备,自"再加碘化钾试液 5ml"起,依法操作。将所得溶液与标准砷对照液同置白色背景上,从 D 管上方向下观察、比较,所得溶液的颜色不得比标准砷对照液更深。必要时,可将所得溶液转移至 1cm 吸收池中,照紫外 - 可见分光光度法在 510nm 处以二乙基二硫代甲酸银试液作空白,测定吸光度,与标准砷对照液按同法测得的吸光度比较,即得。

3. 注意事项　本法不仅可用于砷盐的限量检查,也可用作微量砷盐的含量测定。在目视比色难以判断结果时,可采用本法测定具体砷盐含量。《中国药典》(2020 年版)中药用辅料硬脂酸聚烃氧(40)酯中砷盐即采用本法进行检查,要求限度为 0.000 3%。

(三)白田道夫(Betterdorff)法

本法适用于含锑的药物的砷盐检查。用古蔡氏法检查砷时,锑盐也可被还原为锑化氢,与溴化汞试纸作用,产生灰色锑斑,干扰砷斑的检出。本法是利用氯化亚锡在盐酸中将砷盐还原成棕褐色的胶态砷,与一定量标准砷溶液用同法处理后的颜色比较,以控制供试品中砷盐的限度。

$$2As^{3+} + 3SnCl_2 + 6HCl \longrightarrow 2As\downarrow + 3SnCl_4 + 6H^+$$

此法的反应灵敏度以 As_2O_3 计为 2μg/ml。加入微量二氯化汞(30μg)后,灵敏度可提高到 0.2μg/ml。例如葡萄糖酸锑钠中砷盐的检查:取本品 0.1g,置比色管中,加 0.01% 二氯化汞溶液 0.3ml 与盐酸 9.2ml,再加氯化亚锡溶液(取氯化亚锡 22.5g,加盐酸 12ml,加热使溶解)0.5ml,混匀,静置 30 分钟后,如显色,与对照液(取每 1ml 中含 As 5μg 的溶液 0.3ml,加 0.01% 二氯化汞溶液 0.3ml 与盐酸 8.9ml,再加氯化亚锡溶液 0.5ml,混匀,静置 30 分钟)比较,不得更深(0.001 5%)。

六、澄清度检查法

澄清度(clarity of solution)是对药品中在规定溶剂中的不溶性杂质进行检查,在一定程度上可以反映药品的质量和生产工艺水平。《中国药典》(2020 年版)中澄清度的检查是通过比较供试品溶液和浊度标准液的浊度,来判断供试品溶液的澄清度是否符合规定。

(一)方法

在室温条件下,将用水稀释至一定浓度的供试品溶液与等量的浊度标准液分别置于配对的比浊用玻璃管中,在浊度标准液制备 5 分钟后,在暗室内垂直同置于伞棚灯下,照度为 1 000lx,从水平方向观察、比较;用以检查溶液的澄清度或其混浊程度。除另有规定外,供试品溶解后应立即检视。

(二)注意事项

1. 浊度标准液是利用乌洛托品的水解产物甲醛与硫酸肼缩合生成不溶于水的白色甲醛腙的反应制备而成。将硫酸肼水溶液和乌洛托品水溶液混合制备浊度标准贮备液(可在 2 个月内使用),取浊度标准贮备液一定量加水稀释配制成浊度标准原液(550nm 波长处的吸光度应在 0.12～0.15,48 小时内使用)。使用时,取浊度标准原液与水,按表 6-3 配制,即得不同级号的浊度标准液。

表 6-3　不同级别浊度标准液

级号	0.5	1	2	3	4
浊度标准原液/ml	2.50	5.0	10.0	30.0	50.0
水/ml	97.50	95.0	90.0	70.0	50.0

2.《中国药典》(2020 年版)品种项下规定的"澄清"系指供试品溶液的澄清度与所用溶剂相同,或未超过 0.5 号浊度标准液的浊度。"几乎澄清"系指供试品溶液的浊度介于 0.5 号至 1 号浊度标准液的浊度之间。

3. 光线和温度对混悬液的形成有影响。在阳光直射下形成的混悬液的浊度较低;在自然光或荧光灯下形成的混悬液的浊度相近,在暗处形成的混悬液的浊度最高。在低温(1℃)反应不能进行,不产生沉淀;温度较高时形成的混悬液的浊度稍低,因此,规定在 25℃±1℃制备浊度标准贮备液。

4. 多数药物的澄清度检查以水为溶剂,但也有或同时有用酸、碱或有机溶剂(如乙醇、甲醇、丙酮)作溶剂的。

5. 有机酸的碱金属盐类药物强调用"新沸过的冷水",因为水中若溶有二氧化碳,将影响溶液的澄清度;当检查后的溶液还需供"酸度"检查用时,也应强调用"新沸过的冷水"。

七、溶液颜色检查法

药物在生产或贮存过程中可能产生有色杂质,因此药物溶液的颜色及其与规定颜色的差异能在一定程度上反映药物的纯度。《中国药典》(2020 年版)通则 0901 中收载了三种药物溶液颜色(colour of solution)检查方法。

(一)第一法——目视比色法

将药物溶液的颜色与规定的标准比色液颜色相比较,根据颜色的深浅来判断检查结果。

取规定量的供试品,加水溶解,置于 25ml 的纳氏比色管中,加水稀释至 10ml。另取规定色调和色号的标准比色液 10ml,置于另一 25ml 的纳氏比色管中,两管同置白色背景上,自上向下透视,或同置白色背景前,平视观察;供试管呈现的颜色与对照管比较,不得更深。如供试品管呈现的颜色与对照管的颜色深浅非常接近或色调不尽一致,使目视观察无法辨别两者的深浅时,应改用第三法(色差计法)测定,并将其测定结果作为判断依据。

标准比色液的制备:分别配制比色用重铬酸钾液(黄色,每 1ml 含 0.800mg 的 $K_2Cr_2O_7$)、比色用硫酸铜液(蓝色,每 1ml 含 62.4mg 的 $CuSO_4 \cdot 5H_2O$)和比色用氯化钴液(红色,每 1ml 含 59.5mg 的 $CoCl_2 \cdot 6H_2O$),按不同比例混合并用水稀释配成绿黄色、黄绿色、黄色、橙黄色、橙红色和棕红色 6 种色调标准贮备液。将每种色调标准贮备液按一定比例用水稀释成 10 种色号的标准比色液,即共 50 种色号的标准比色液。

规定的"无色"系指供试品溶液的颜色与所用溶剂相同,"几乎无色"系指浅于用水稀释 1 倍后的相应色调 1 号标准比色液。

硫酸长春碱中检查溶液的澄清度与颜色:取本品 50mg,加水 10ml 溶解后,溶液应澄清无色;如显色,与黄色1号标准比色液比较,不得更深。

(二)第二法——吸光度测定法

通过控制药物溶液在规定波长处的吸光度来检查其颜色。

取规定量的供试品,加水溶解使成10ml,必要时滤过,滤液于规定波长处测定吸光度,不得超过规定值。

(三)第三法——色差计法

通过色差计直接测定药物溶液的透射三刺激值(在给定的三色系统中与待测色达到色匹配所需要的三个原刺激量),对其颜色进行定量表述和分析。当目视比色法较难判定供试品与标准比色液之间的差异时,应考虑采用本法进行测定与判断。

一般使用光电积分型色差计作为测色仪器。测定时,用水对仪器进行校准。取按规定方法分别制得的供试品溶液和标准比色液,置仪器上进行测定,供试品溶液与水的色差值 ΔE^* 应不超过相应色调的标准比色液与水的色差值 ΔE^*。

如品种项下规定的色调有两种,且供试品溶液的实际色调介于两种规定色调之间,且难以判断更倾向何种色调时,将测得的供试品溶液与水的色差值(ΔE^*)与两种色调标准比色液与水的色差值的平均值[$\Delta E^* \leqslant (\Delta E_{s1}^* + \Delta E_{s2}^*)/2$]比较,不得更深。

八、易炭化物检查法

易炭化物(readily carbonizable substances)系指药物中存在的遇硫酸易炭化或易氧化而呈色的微量有机杂质。这类杂质多为未知结构的化合物,可用硫酸呈色的方法控制其限度。

(一)方法

取内径一致的比色管两支,甲管中加各品种项下规定的对照溶液5ml;乙管中加硫酸[含 H_2SO_4 94.5%~95.5%(g/g)]5ml后,分次缓缓加入规定量的供试品,振摇使溶解。除另有规定外,静置15分钟后,将甲乙两管同置白色背景前,平视观察,乙管中所显颜色不得较甲管更深。

(二)注意事项

1. 供试品如为固体,应先研成细粉。如需加热才能溶解时,可取供试品与硫酸混合均匀,加热溶解后,放冷,再移置比色管中。

2. 对照液主要有三类:"溶液颜色检查"项下的不同色调色号的标准比色液;由比色用氯化钴液、比色用重铬酸钾液和比色用硫酸铜液按规定方法配制成的对照液;高锰酸钾液。

九、炽灼残渣检查法

炽灼残渣(residue on ignition)系指有机药物经炭化或挥发性无机药物加热分解后,再经高温炽灼,所产生的非挥发性无机杂质的硫酸盐。

(一)方法

取供试品1.0~2.0g或各药品项下规定的重量,置已炽灼至恒重的坩埚中,精密称定,缓缓炽灼至完全炭化,放冷;除另有规定外,加硫酸 0.5～1ml 使湿润,低温加热至硫酸蒸气除尽后,在 700～800℃炽灼使完全灰化,移置干燥器内,放冷,精密称定后,再在 700～800℃炽灼至恒重,即得。

$$炽灼残渣(\%)=\frac{残渣与坩埚总重-空坩埚重}{供试品重}\times100\%$$

（二）注意事项

1. 炽灼残渣的量应恒重。

2. 供试品的取用量应根据炽灼残渣限度和称量误差决定。样品量过多,炭化和灰化时间太长;样品量过少,称量误差增大。一般应使炽灼残渣量为 1～2mg,残渣限度一般为 0.1%～0.2%。

3. 若供试品分子中含有碱金属或氟元素,因对瓷坩埚有腐蚀,则应使用铂坩埚。

4. 一些重金属(如铅)于高温下易挥发,如需将炽灼残渣留作重金属检查时,则炽灼温度必须控制在 500～600℃。

十、干燥失重测定法

干燥失重(loss on drying)系指药品在规定的条件下,经干燥后所减失的量。主要检查药物中的水分及其他挥发性物质。由供试品干燥前后减失的重量和取样量计算干燥失重,以百分率表示。计算公式为:

$$干燥失重(\%)=\frac{供试品重-供试品干燥后重}{供试品重}\times100\%$$

根据采用的干燥方式不同,干燥失重常用三种测定方法:常压恒温干燥法、减压干燥法与干燥剂干燥法。

（一）常压恒温干燥法

本法适用于受热较稳定的药物。

1. **方法** 取供试品,混合均匀,取 1g 或各品种项下规定的重量,置与供试品相同条件下干燥至恒重的扁形称量瓶中,精密称定,除另有规定外,在 105℃干燥至恒重。

2. **注意事项**

（1）供试品若为较大的结晶,应先迅速捣碎使成 2mm 以下的小粒。

（2）供试品干燥时,应平铺在扁形称量瓶中,其厚度不可超过 5mm,如为疏松物质,厚度不可超过 10mm。放入干燥箱进行干燥时,应将瓶盖取下,置称量瓶旁,或将瓶盖半开进行干燥;取出时,须将瓶盖盖好,置干燥器中放冷,然后称定重量。

（3）含有较多结晶水的药物,在 105℃不易除去结晶水,可提高干燥温度。如硫酸吗啡分子中含 5 个结晶水,在 145℃下干燥 1 小时,减失重量应为 9.0%～12.0%。

（4）供试品如未达规定的干燥温度即融化时,除另有规定外,应先将供试品在低于熔点

5～10℃的温度下干燥至大部分水分除去后,再按规定条件干燥。如硫代硫酸钠含 5 分子结晶水,在 48.2℃以上出现融化现象。其干燥失重测定方法为:取本品 1g,先在 40～50℃加热,使结晶水缓缓失去;渐次升高温度至 105℃干燥至恒重,减失重量应为 32.0%～37.0%。

（5）某些易吸湿或受热发生相变而达不到恒重的药物,可采用一定温度下、干燥一定时间所减失的重量代表干燥失重。右旋糖酐 20 极易吸湿,经多次干燥,仍不易恒重,空气湿度较大时,恒重更为困难。《中国药典》(2020 年版)规定在 105℃干燥 6 小时后,减失重量不得超过 5.0%。

（二）减压干燥法

本法适用于熔点低、受热分解或水分较难除去的药物。在室温或规定温度下,采用减压干燥器或恒温减压干燥箱进行干燥。除另有规定外,压力应在 2.67kPa(20mmHg)以下。如头孢他啶中干燥失重的测定:取本品 1g,在 60℃减压干燥至恒重,减失重量应为 13.0%～15.0%。

（三）干燥剂干燥法

本法适用于受热分解或易升华的供试品。将供试品置干燥器中,利用干燥器内的干燥剂吸收水分,干燥至恒重。常用的干燥剂为五氧化二磷、无水氯化钙或硅胶。如马来酸麦角新碱分子中具有酰胺结构,在较高的温度下会分解,其干燥失重检查采用干燥剂法:取供试品,置五氧化二磷干燥器中干燥至恒重,减失重量不得过 2.0%。

十一、水分测定法

药物中的水分包括结合水和吸附水。药物中若含有较多的水分,不仅使药物的含量降低,还会引起药物的水解或霉变,使药物变质失效。《中国药典》(2020 年版)四部收载了 5 种水分测定法:费休氏法、甲苯法、烘干法、减压干燥法和气相色谱法。

（一）费休氏法

费休氏法是卡尔·费休法的简称,1935 年由德国科学家卡尔·费休(Karl Fischer)建立,可准确地测定药物中结晶水、吸附水和游离水,是化学药水分测定的最常用方法。《中国药典》(2020 年版)规定了两种费休氏法:容量滴定法和库伦滴定法。两种方法反应原理相同,但操作不同。

1. 原理 本法是根据碘和二氧化硫在吡啶和甲醇溶液中能与水起定量反应的原理以测定水分。反应方程式为:

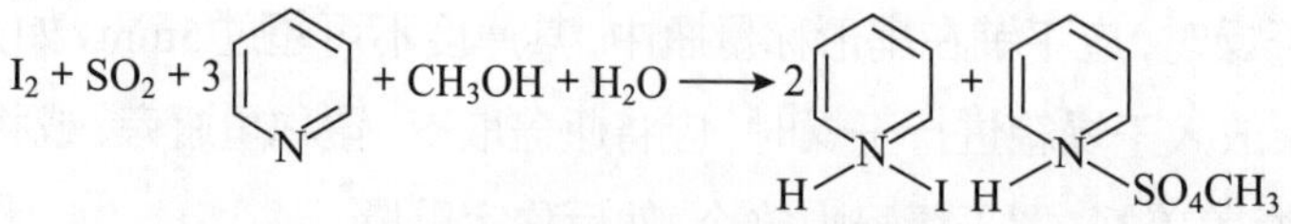

按一定比例和方法配制成碘、二氧化硫、无水甲醇和无水吡啶的混合液(即费休氏试液)作为滴定液,用其滴定供试品溶液中的水分,根据费休氏试液的消耗量即可计算供试品中水分的量。

2. 容量滴定法

（1）方法

1）费休氏试液的配制：称取碘（置硫酸干燥器内48小时以上）110g，置干燥的具塞锥形瓶中，加无水吡啶160ml，注意冷却，振摇至碘全部溶解，加无水甲醇300ml，称定重量，将锥形瓶置冰浴中冷却，在避免空气中水分侵入的条件下，通入干燥的二氧化硫至重量增加72g，再加无水甲醇使成1 000ml，密塞，摇匀，于暗处放置24小时进行标定。

2）费休氏试液的标定：精密称取纯化水10～30mg，用水分测定仪直接标定或人工标定，得到每1ml费休氏试液相当于水的重量（mg）。

3）测定：可采用水分测定仪直接测定或人工测定。①水分测定仪测定：精密称取供试品适量，除另有规定外，溶剂为无水甲醇，用水分测定仪直接测定。②人工测定：精密称取供试品适量（消耗费休氏试液1～5ml），置干燥的具塞玻璃瓶中，加溶剂适量，在不断振摇或搅拌下用费休氏试液滴定至终点。指示终点的方法有两种：一种是自身指示法，用费休氏试液中碘的颜色变化指示终点，终点前，费休氏试液显淡黄色，终点时呈红棕色；另一种是永停滴定法，该法需做空白试验校正。供试品中水分含量按式（6-7）计算：

$$水分含量（\%）= \frac{(A-B)\times F}{W}\times 100\% \qquad 式（6-7）$$

式中，A 为供试品所含消耗费休氏液的体积，ml；B 为空白所消耗费休氏液的体积，ml；F 为每1ml费休氏液相当于水的重量，mg；W 为供试品的重量，mg。

（2）注意事项

1）卡尔-费休氏试液应避光、密封，置阴凉干燥处保存。临用前应标定浓度。

2）卡尔-费休氏试液也可以使用稳定的市售试液。市售试液可以是不含吡啶的其他碱化剂、不含甲醇的其他醇类等；也可以是单一的溶液或由两种溶液混合而成。

3）称取供试品时，如供试品引湿性较强或毒性较大，可取适量置干燥的容器中，密封（宜在通干燥惰性气体的手套操作箱中操作），精密称定，用干燥的注射器注入适量无水甲醇或其他适宜溶剂，精密称定总重量，振摇使供试品溶解，测定该溶剂水分。洗净并烘干容器，精密称定其重量，同时测定溶剂的水分。按式（6-8）计算：

$$供试品中水分含量（\%）= \frac{(W_1-W_3)\times C_1-(W_1-W_2)\times C_2}{W_2-W_3}\times 100\% \qquad 式（6-8）$$

式中，W_1 为供试品、溶剂和容器的重量，g；W_2 为供试品、容器的重量，g；W_3 为容器的重量，g；C_1 为供试品溶液的水分含量，g/g；C_2 为溶剂的水分含量，g/g。

3. 库仑滴定法 本法仍以卡尔-费休氏反应为基础，应用永停滴定法测定水分。与容量滴定法相比，库仑滴定法中滴定剂碘不是从滴定管加入，而是由含有碘离子的阳极电解液电解产生。一旦所有的水被滴定完全，阳极电解液中就会出现少量过量的碘，使铂电极极化而停止碘的产生。根据法拉第定律，产生的碘的量与通过的电量成正比，因此可以用测量滴定过程中的总电量的方法测定水分总量。本法主要用于测定化学惰性物质如烃类、醇类和酯类中的水分。所用仪器应干燥,并能避免空气中水分的侵入;测定操作宜在干燥处进行。

费休氏试液按卡尔 - 费休氏库仑滴定仪的要求配制或购置滴定液。本法无须标定滴定液。

测定法:先将系统中的水分预滴定除去,而后精密量取供试品适量(含水量 0.5～5mg),迅速转移至阳极电解液中,用卡尔 - 费休氏库仑滴定仪直接测定,以永停滴定法指示终点,从仪器显示屏上直接读取供试品中水分的含量,其中每 1mg 水相当于 10.72C 的电量。

(二)甲苯法

本法适用于含挥发性成分的药品,化学药品和中药材及其制剂均适用。本法是利用水可与甲苯在 69.3℃共沸蒸出,收集馏出液,待分层后由刻度管测定出所含水分的量。

1. 仪器装置 图 6-5 为甲苯法仪器装置图。A 为 500ml 的短颈圆底烧瓶;B 为水分测定管;C 为直形冷凝管,外管长 40cm。使用前,全部仪器应清洁,并置烘箱中烘干。

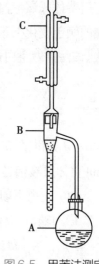

2. 测定法 取供试品适量(相当于含水量 1～4ml),精密称定,置 A 瓶中,加甲苯约 200ml,必要时加入干燥、洁净的沸石或玻璃珠数粒,将仪器各部分连接,自冷凝管顶端加入甲苯,至充满 B 管的狭细部分。将 A 瓶置电热套中或用其他适宜方法缓缓加热,待甲苯开始沸腾时,调节温度,使每秒钟馏出 2 滴。待水分完全馏出,即测定管刻度部分的水量不再增加时,将冷凝管内部先用甲苯冲洗,再用饱蘸甲苯的长刷或其他适宜的方法,将管壁上附着的甲苯推下,继续蒸馏 5 分钟,放冷至室温,拆卸装置,如有水黏附在 B 管的管壁上,可用蘸甲苯的钢丝推下,放置,使水分与甲苯完全分离(可加亚甲蓝粉末少量,使水染成蓝色,以便分离观察)。检读水量,并计算供试品中含水量(%)。

图 6-5 甲苯法测定水分仪器装置图

(三)烘干法

本法适用于不含或少含挥发性成分的药品,常用于中药材及其制剂的检查,与干燥失重测定方法略有不同。

测定时,取供试品 2～5g,平铺于干燥至恒重的扁形称量瓶中,厚度不超过 5mm,疏松供试品不超过 10mm,精密称定,打开瓶盖在 100～105℃干燥 5 小时,将瓶盖盖好,移置干燥器中,冷却 30 分钟,精密称定,再在上述温度干燥 1 小时,冷却,称重,至连续两次称重的差异不超过 5mg 为止。根据减失的重量,计算供试品中含水量(%)。

(四)减压干燥法

本法适用于含有挥发性成分的贵重药品。

测定时,取直径 12cm 左右的培养皿,加入五氧化二磷干燥剂适量,使铺成 0.5～1cm 的厚度,放入直径 30cm 的减压干燥器中。取供试品 2～4g 混合均匀,分取 0.5～1g,置已在供试品同样条件下干燥并称重的称量瓶中,精密称定,打开瓶盖,放入上述减压干燥器中,减压至 2.67kPa(20mmHg)以下持续 30 分钟,室温放置 24 小时。在减压干燥器出口连接无水氯化钙干燥管,打开活塞,待内外压一致,关闭活塞,打开干燥器,盖上瓶盖,取出称量瓶迅速精密称定重量,计算供试品中的含水量(%)。

常用五氧化二磷和无水氯化钙为干燥剂,干燥剂应及时更换。

(五)气相色谱法

本法简便、灵敏、专属,无论样品是否具有挥发性成分,含水量是常量还是微量,均不影响测定。本法采用无水乙醇浸提供试品中的水分,以纯化水作为标准对照,采用外标法测定含量。

1. 色谱条件与系统适用性试验　用直径为 0.18～0.25mm 的二乙烯苯 - 乙基乙烯苯型高分子多孔小球作为载体,柱温为 140～150℃,热导检测器检测。注入无水乙醇,应符合下列要求:理论板数按水峰计算应大于 1 000,理论板数按乙醇峰计算应大于 150;水和乙醇两峰的分离度应大于 2;用无水乙醇进样 5 次,水峰面积的相对标准偏差不得大于 3.0%。

2. 对照溶液的制备　取纯化水约 0.2g,精密称定,置 25ml 量瓶中,加无水乙醇至刻度,摇匀,即得。

3. 供试品溶液的制备　取供试品适量(含水量约 0.2g),剪碎或研细,精密称定,置具塞锥形瓶中,精密加入无水乙醇 50ml,密塞,混匀,超声处理 20 分钟,放置 12 小时,再超声处理 20 分钟,密塞放置,待澄清后倾取上清液,即得。

4. 测定　取无水乙醇、对照溶液及供试品溶液各 1～5μl,注入气相色谱仪,测定,用外标法计算供试品中的含水量。计算时应扣除无水乙醇中的含水量,方法如下:

对照溶液中实际加入的水的峰面积＝对照溶液中总水峰面积 −K× 对照溶液中乙醇峰面积;供试品中水的峰面积＝供试品溶液中总水峰面积 −K× 供试品溶液中乙醇峰面积。

$$K = \frac{无水乙醇中水峰面积}{无水乙醇中乙醇峰面积}$$

十二、残留溶剂测定法

药品中的残留溶剂(residual solvent)系指在原料药或辅料的生产中,以及在制剂制备过程中使用的,但在工艺过程中未能完全去除的有机溶剂。与 ICH 的要求一致,《中国药典》(2020 年版)中也将残留溶剂按有机溶剂的毒性程度分为四类并规定了限度要求,见表 6-4。除另有规定外,第一、第二、第三类溶剂的残留限度应符合表 6-4 中的规定;对其他溶剂,应根据生产工艺的特点,制定相应的限度,使其符合产品规范、GMP 或其他基本的质量要求。《中国药典》(2020 年版)规定残留溶剂的检查方法采用气相色谱法。

(一)色谱柱

色谱柱可采用填充柱,也可采用毛细管柱。

1. 毛细管柱　极性相近的同类色谱柱之间可以互换使用。

(1)非极性色谱柱:固定液为 100% 的二甲基聚硅氧烷的毛细管柱。

(2)极性色谱柱:固定液为聚乙二醇(PEG-20M)的毛细管柱。

(3)中极性色谱柱:固定液为(35%)二苯基 -(65%)甲基聚硅氧烷、(50%)二苯基 -(50%)二甲基硅氧烷、(35%)二苯基 -(65%)二甲基聚硅氧烷、(14%)氰丙基苯基 -(86%)二甲基聚

表 6-4 药品中常见的残留溶剂及限度

溶剂种类	溶剂名称	限度/%	溶剂种类	溶剂名称	限度/%
第一类溶剂 （应该避免使用）	苯	0.000 2	第三类溶剂 （药品 GMP 或 其他质量要求 限制使用）	醋酸	0.5
	四氯化碳	0.000 4		丙酮	0.5
	1,2-二氯乙烷	0.000 5		甲氧基苯	0.5
	1,1-二氯乙烯	0.000 8		正丁醇	0.5
	1,1,1-三氯乙烷	0.15		仲丁醇	0.5
				乙酸丁酯	0.5
第二类溶剂 （应该限制使用）	乙腈	0.014		叔丁基甲基醚	0.5
	氯苯	0.036		异丙基苯	0.5
	三氯甲烷	0.006		二甲基亚砜	0.5
	环己烷	0.388		乙醇	0.5
	1,2-二氯乙烯	0.187		乙酸乙酯	0.5
	二氯甲烷	0.06		乙醚	0.5
	1,2-二甲氧基乙烷	0.01		甲酸乙酯	0.5
	N,N-二甲基乙酰胺	0.109		甲酸	0.5
	N,N-二甲基甲酰胺	0.088		正庚烷	0.5
	二氧六环	0.038		乙酸异丁酯	0.5
	2-乙氧基乙醇	0.016		乙酸异丙酯	0.5
	乙二醇	0.062		乙酸甲酯	0.5
	甲酰胺	0.022		3-甲基-1-丁醇	0.5
	正己烷	0.029		丁酮	0.5
	甲醇	0.3		甲基异丁基酮	0.5
	2-甲氧基乙醇	0.005		异丁醇	0.5
	甲基丁基酮	0.005		正戊烷	0.5
	甲基环己烷	0.118		正戊醇	0.5
	N-甲基吡咯烷酮	0.053		正丙醇	0.5
	硝基甲烷	0.005		异丙醇	0.5
	吡啶	0.02		乙酸丙酯	0.5
	四氢噻吩	0.016			
	四氢化萘	0.01	第四类溶剂 （尚无足够毒理 学资料）[②]	1,1-二乙氧基丙烷	
	四氢呋喃	0.072		1,1-二甲氧基甲烷	
	甲苯	0.089		2,2-二甲氧基丙烷	
	1,1,2-三氯乙烯	0.008		异辛烷	
	二甲苯[①]	0.217		异丙醚	
				甲基异丙基酮	
				甲基四氢呋喃	
				石油醚	
				三氯乙酸	
				三氟乙酸	

注：①通常含有 60% 间二甲苯、14% 对二甲苯、9% 邻二甲苯和 17% 乙苯。

②药品生产企业在使用时应提供该类溶剂在制剂中残留水平的合理性论证报告。

硅氧烷、（6%）氰丙基苯基 -（94%）二甲基聚硅氧烷的毛细管柱等。

2. 填充柱　以直径为 0.18～0.25nm 的二乙烯苯 - 乙基乙烯苯型高分子多孔小球或其他适宜的填料作为固定相。

（二）系统适用性试验

1. 用待测物的色谱峰计算，毛细管色谱柱的理论板数一般不低于 5 000；填充柱法的理论板数一般不低于 1 000。

2. 色谱图中，待测物色谱峰与其相邻色谱峰的分离度应大于 1.5。

3. 以内标法测定时，对照品溶液连续进样 5 次，所得待测物与内标物峰面积之比的 RSD 应不大于 5%；若以外标法测定，所得待测物峰面积的 RSD 应不大于 10%。

（三）供试品溶液的制备

根据进样方式不同，有两种溶液制备方法。

1. 顶空进样　精密称取供试品 0.1～1g，根据供试品和待测溶剂的溶解度，选择适宜的溶剂，根据品种项下残留溶剂的限度规定，配制供试品溶液，其浓度应满足系统定量测定的需要。所选溶剂且应不干扰待测溶剂的测定。通常以水为溶剂，对于非水溶性药物，可采用 N,N- 二甲基甲酰胺（DMF）、二甲基甲砜（DMSO）或其他适宜溶剂。

2. 溶液直接进样　精密称取供试品适量，用水或合适的有机溶剂使溶解；根据品种项下残留溶剂的限度规定，配制供试品溶液，其浓度应满足系统定量测定的需要。

（四）对照品溶液的制备

精密称取规定检查的有机溶剂适量，采用与制备供试品溶液相同的方法和溶剂制备对照品溶液。如用水作溶剂，应先将待测有机溶剂溶解在 50%DMSO 或 DMF 溶液中，再用水逐步稀释。若为限度检查，根据残留溶剂的限度规定确定对照品溶液的浓度；若为定量测定，为保证定量结果的准确性，应根据供试品中残留溶剂的实际残留量确定对照品溶液的浓度；通常对照品溶液色谱峰面积不宜超过供试品溶液中对应的残留溶剂色谱峰面积的 2 倍。必要时，应重新调整供试品溶液或对照品溶液的浓度。

（五）测定法

1. 第一法——毛细管柱顶空进样等温法　本法适用于需检查的有机溶剂数量不多，且极性差异较小的情况。

（1）色谱条件：柱温一般为 40～100℃；常以氮气为载气，流速为 1.0～2.0ml/min；以水为溶剂时顶空瓶平衡温度为 70～85℃，顶空瓶平衡时间为 30～60 分钟；进样口温度为 200℃；如采用火焰离子化检测器（FID），温度为 250℃。

（2）测定法：取对照品溶液和供试品溶液，分别连续进样不少于 2 次，测定待测峰的峰面积。

2. 第二法——毛细管柱顶空进样程序升温法　本法适用于需检查的有机溶剂数量较多，且极性差异较大时的情况。

（1）色谱条件：柱温一般先在 40℃维持 8 分钟，再以 8℃/min 的速度升至 120℃，维持 10 分钟；以氮气为载气，流速为 2.0ml/min；以水为溶剂时顶空瓶平衡温度为 70～85℃，顶空瓶平衡时间为 30～60 分钟；进样口温度为 200℃；如采用 FID 检测器，进样口温度为 250℃。

进行测定时,可根据残留溶剂的组成调整程序升温速率。

（2）测定法：取对照品溶液和供试品溶液,分别连续进样不少于 2 次,测定待测峰的峰面积。

3. 第三法——溶液直接进样法 本法可采用填充柱,亦可采用适宜极性的毛细管柱。

取对照品溶液和供试品溶液,分别连续进样 2～3 次,每次约 2μl,测定待测峰的峰面积。

（六）计算法

1. 限度检查 以内标法测定时,供试品溶液所得被测溶剂峰面积与内标峰面积之比不得大于对照品溶液的相应比值。以外标法测定时,供试品溶液所得被测溶剂峰面积不得大于对照品溶液的相应峰面积。

2. 定量测定 按内标法或外标法计算各残留溶剂的量。

（七）注意事项

1. 顶空条件的选择

（1）应根据供试品中残留溶剂的沸点选择顶空平衡温度,一般应低于溶解供试品所用溶剂的沸点 10℃以下。对沸点较高的残留溶剂,通常选择较高的顶空平衡温度,但此时应兼顾供试品的热分解特性,尽量避免供试品产生的挥发性热分解产物对测定的干扰;对于沸点过高的溶剂,如甲酰胺、2- 甲氧基乙醇、2- 乙氧基乙醇、乙二醇、*N*- 甲基咯烷酮（在酸性环境中）等,采用顶空进样灵敏度低,可采用溶液直接进样法测定。

（2）顶空平衡时间一般为 30～45 分钟,以保证供试品溶液的气 - 液两相有足够的时间达到平衡。顶空平衡时间通常不宜过长,如超过 60 分钟,可能引起顶空瓶的气密性变差,导致定量准确性降低。

（3）对照品溶液与供试品溶液必须使用相同的顶空条件。

2. 定量方法的验证 当采用顶空样品进样时,供试品与对照品处于不完全相同的基质中,故应考虑气液平衡过程中的基质效应（供试品溶液与对照品溶液组成差异对顶空气液平衡的影响）。由于标准加入法可以消除供试品溶液基质与对照品溶液基质不同所致的基质效应的影响,故通常采用标准加入法验证定量方法的准确性;当标准加入法与其他定量方法的结果不一致时,应以标准加入法的结果为准。

3. 干扰峰的排除 供试品中的未知杂质或其挥发性热降解物易对残留溶剂的测定产生干扰。干扰作用包括在测定的色谱系统中未知杂质或其挥发性热降解物与待测物的保留值相同（共出峰）;或热降解物与待测物的结构相同（如甲氧基热裂解产生甲醇）。当测定的有机溶剂残留量超出限度,但未能确定供试品中是否有未知杂质或其挥发性热降解物对测定有干扰作用时,应通过试验排除干扰作用的存在。对第一类干扰作用,通常采用在另一种极性不同的色谱柱系统中对相同供试品再进行测定,比较不同色谱系统中测定结果的方法。如两者结果一致,则可以排除测定中有共出峰的干扰;如两者结果不一致,则表明测定中有共出峰的干扰。对第二类干扰作用,通常要通过测定已知不含该溶剂的对照样品来加以判断。

4. 其他注意事项 测定含氮碱性化合物时,普通气相色谱的不锈钢管路、进样器的衬管等对有机胺等含氮碱性化合物具有较强的吸附作用,致使其检出灵敏度降低,应采用惰性的硅钢材料或镍钢材料管路；采用溶液直接进样法测定时，供试品溶液应不呈酸性，以免待测物与酸反应后不易气化。通常采用弱极性的色谱柱或其填料预先经碱处理过的色谱柱分析含氮碱性化合物，如果采用胺分析专用柱进行分析，效果更好。对不宜采用气相色谱法测定的含氮碱性化合物，如 N- 甲基吡咯烷酮等，可采用其他方法如离子色谱法进行测定。

第四节　特殊杂质的分析与研究

　　杂质研究是一项系统工程，尤其是特殊杂质，与制备工艺、稳定性、药理毒理及临床研究之间存在着密切关系。特殊杂质的研究不仅要考虑分析检测方法，其制备和鉴定也是检测和分析的重要前提，尤其是对于超过鉴定限度的杂质，必须进行定性或结构确证。

　　本章第二节介绍的杂质检查方法，对特殊杂质同样适用。但药物中的无效低效晶型和异构体性质较为特殊，因此本节有关特殊杂质的检查方法仅针对两者进行介绍。

一、特殊杂质的制备和鉴定

　　目前特殊杂质的制备和鉴定常有三种途径。

（一）色谱分离制备杂质对照品，并确证结构

　　当药物中待鉴定的杂质量较大时，可采用柱色谱法、半制备或制备高效液相色谱法等，将杂质从药物中分离、纯化，再进行结构确证。该法目标明确，但不适合杂质对照品的批量制备。

　　示例 6-22　盐酸艾司洛尔注射液中杂质的高效液相色谱法制备

　　盐酸艾司洛尔为芳氧丙胺类超短效的选择性 β_1 受体拮抗剂。对有效期内的盐酸艾司洛尔注射液产品进行液相色谱分析发现，主峰前有一明显的杂质峰（图 6-6），与主峰紫外吸收一致，而原料中没有该杂质且也非其辅料，且在注射液有效期内该杂质含量普遍偏高，有的高达8%。故采用制备高效液相色谱法制备该杂质。

　　采用制备液相色谱仪，XDB-C_{18}（914mm×250mm，5μm）制备柱，流动相为乙腈 - 水（10：

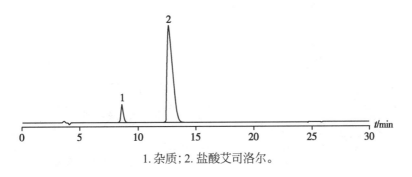

1. 杂质；2. 盐酸艾司洛尔。

图 6-6　盐酸艾司洛尔注射液的高效液相色谱图

90），流速 10ml/min，检测波长 280nm，进样量：900μl。

取盐酸艾司洛尔注射液 50 支，混匀，浓缩大约至 10ml，上制备液相分离出杂质，收集杂质峰，旋转蒸发浓缩，得到杂质粗品约 40mg，再次上制备液相以相同的方法制备分离，得到杂质样品约 30mg，高效液相色谱测定纯度为 98.7%。此杂质样品为白色粉末，易溶于水和甲醇，不溶于三氯甲烷，且样品水溶液呈氯离子的正反应。经测定熔点，UV、IR、NMR 分析，发现测定数据结合盐酸艾司洛尔注射液杂质的考察情况、盐酸艾司洛尔的结构特征以及其制成注射液的情况，同时与盐酸艾司洛尔的结构数据进行比较，确证该杂质是盐酸艾司洛尔储藏过程中的水解产物，为 4-{[2-羟基-3-[(1-甲基乙基)氨基]]丙氧基}苯丙酸盐酸盐。

（二）化学合成杂质对照品

当药物中待鉴定杂质量较小，且杂质的分离纯化较为困难时，可采用化学合成的方法制备杂质对照品。首先根据药物结构特点和生产工艺，推测可能产生的杂质，再进行合成制备。如制备产物与待鉴定杂质的色谱性质、紫外光谱和质谱信息一致，即可判断制备产物与待鉴定杂质是同一化合物，从而确定杂质结构。

示例 6-23 奥氮平原料药中相关杂质的合成及结构鉴定

奥氮平是一种双重 5-HT$_2$ 和多巴胺 D$_2$ 受体拮抗剂。研究显示，奥氮平在合成和储存过程中可能会有中间体、副产物、降解产物、氧化产物等杂质产生，影响其产品质量。为了对奥氮平原料的质量进行研究和控制，本研究采用化学合成方法合成了杂质 2-甲基-10H-噻吩并[2,3-b][1,5]苯二氮杂䓬-4-(5H)-酮（Ⅰ）、1-氯甲基-1-甲基-4-(2-甲基-10H-苯并[b]噻吩并[2,3-e][1,4]二氮杂䓬-4-哌嗪基)-1-氯化物（Ⅱ）和 2-甲基-4-(4-甲基-1-哌嗪基)-10H-苯并[b]噻吩并[2,3-e][1,4]二氮杂䓬-4'-N-氧化物（Ⅲ），并对 3 种杂质的结构进行了鉴定。

杂质 Ⅰ 由中间体 4-氨基-2-甲基-10H-噻吩并[2,3-b][1,5]苯二氮杂䓬盐酸盐在碱性条件下经水解反应制得，杂质 Ⅱ 由奥氮平与二氯甲烷经回流反应制得，杂质 Ⅲ 由奥氮平经间氯过氧苯甲酸（m-CPBA）氧化制得。3 种杂质的结构经 ^{1}H-NMR、^{13}C-NMR 谱及高分辨质谱进行了确证。从 3 种杂质的合成路线可以推测 3 种杂质产生的途径有所不同：杂质 Ⅰ 是由于奥氮平中间体 4-氨基-2-甲基-10H-噻吩并[2,3-b][1,5]苯二氮杂䓬的分子中具有的席夫碱结构不太稳定，在碱性条件下容易水解形成酰胺；杂质 Ⅱ 是由于奥氮平哌嗪结构的氮原子具有一定的亲核性，当使用二氯甲烷为溶剂重结晶时可能会与二氯甲烷发生烃化反应生成氯化物；杂质 Ⅲ 是由于奥氮平哌嗪结构中的氮原子在放置过程中被氧化进而生成氮氧化物。

奥氮平

中间体4-氨基-2-甲基-10H-噻吩并[2,3-b]
[1,5]苯二氮杂䓬盐酸盐

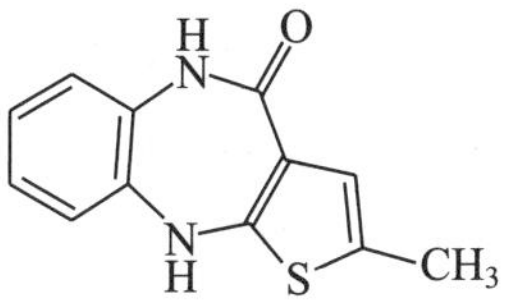

杂质 I 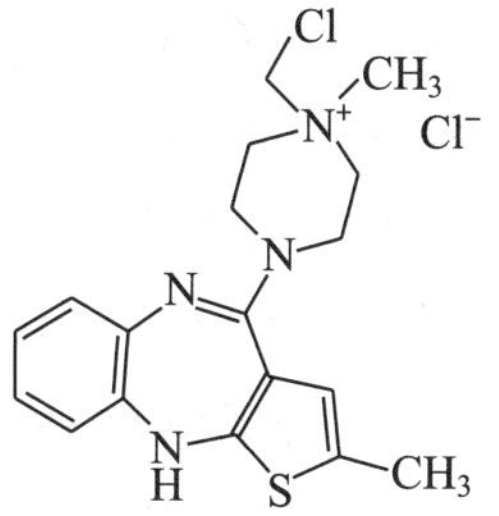   杂质 II 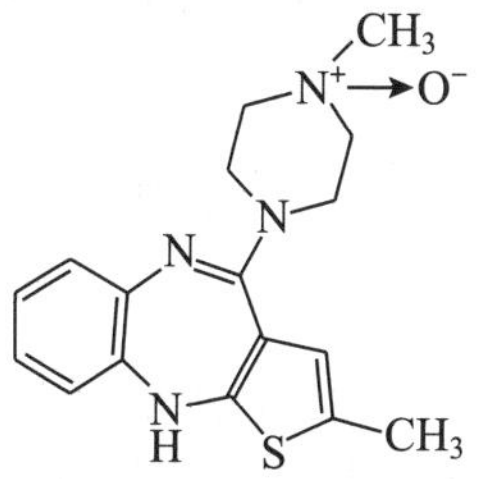   杂质 III

（三）LC-MS 分析基础上的定向合成或色谱制备

由于合成目的不明确,直接合成杂质往往会产生制备产物与待鉴定杂质不是同一化合物的现象,成功率较低。为了提高成功率,兼具分离和结构定性功能的 LC-MS 越来越多地应用于杂质的结构鉴定。首先采用 LC-MS 初步推断待鉴定杂质结构,并结合药物结构特点和生产工艺确证,从而可较准确地判断待鉴定杂质的结构,在此基础上再进行定向合成或色谱制备,即可制备得到杂质对照品。

示例 6-24 加替沙星主要相关杂质的分离和鉴定

加替沙星是一种新的全合成的喹诺酮类抗菌剂。本研究采用液相色谱 - 质谱联用技术分离并鉴定了加替沙星原料中的主要相关杂质,并合成了两个化合物: 1- 环丙基 -6- 氟 -8- 甲氧基 -7-(1- 哌嗪基)-1,4- 二氢 -4- 氧代 -3- 喹啉羧酸(简称 DMP)和 1- 环丙基 -6- 氟 -8- 羟基 -7-(3- 甲基 -1- 哌嗪基)-1,4- 二氢 -4- 氧代 -3- 喹啉羧酸(简称 DMO)。

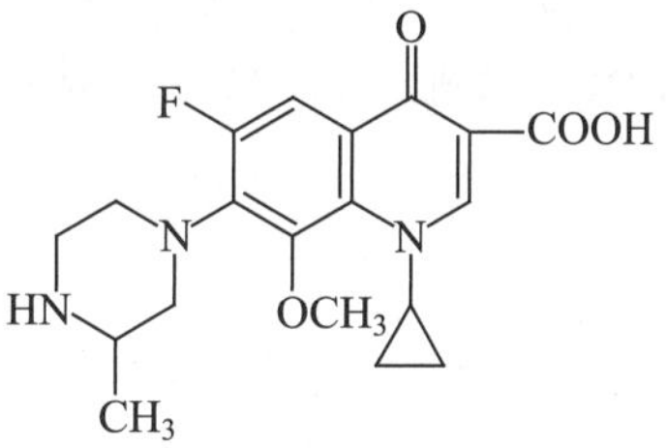

加替沙星

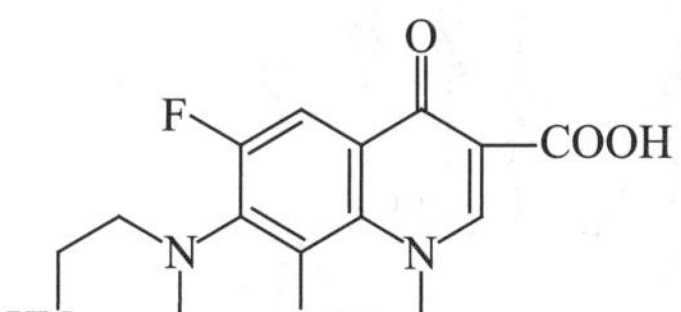

DMP 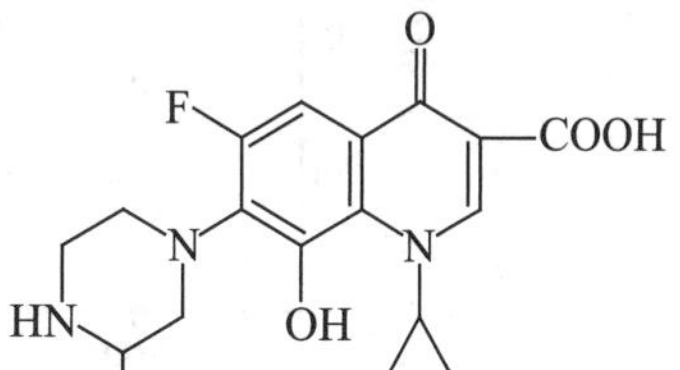   DMO

用 SB-C$_{18}$(5μm, 4.6mm×150mm)色谱柱;流动相: 乙腈(含 3% 乙酸)-3% 乙酸水溶液(15 : 85);流速: 1.0ml/min;柱温: 25℃。色谱柱流出物依次经过紫外和质谱串联检测器,紫外检测波长 290nm。质谱检测参数: 电喷雾离子化(ESI),正离子方式检测,m/z 扫描范围 80~600,电喷雾参数: 辅助雾化气(N$_2$)压力为 279.5kPa;干燥器(N$_2$)温度为 350℃;流量 11L/min;静电喷雾电压 4 000V;碎裂器: 120V。

取加替沙星原料药用流动相溶解,制成浓度为 0.7mg/ml 的溶液作为供试液。取 20μl

注入 LC-MS 系统,记录总离子流色谱图(TIC)(图 6-7)。由图可知,主成分的保留时间为 7.138 分钟,其 MS 图中, m/z 376.1 和 398.0 的峰应分别为主成分的[M+H]⁺ 和[M+Na]⁺ 信号,与加替沙星分子量 375 相符。主要有关物质的保留时间为 6.429 分钟,其 MS 图(图 6-8)中, m/z 362.2 的峰应为该物质的[M+H]⁺ 信号, m/z 384.0 和 406.1 分别为[M+Na]⁺ 和[M+2Na−H]⁺ 的信号,故确定该化合物的分子量为 361,比加替沙星少 14,推断其分子结构较加替沙星少 1 个亚甲基,其紫外吸收光谱与主成分的 UV 图相似,提示它们的基本结构相似。

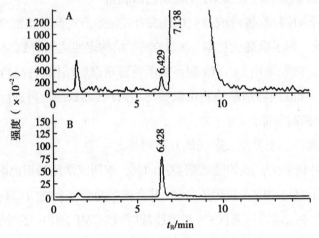

杂质: t_R=6.429min;加替沙星: t_R=7.138min

图 6-7 加替沙星的谱图
A. MS-TIC 色谱图;B. m/z 362 的提取离子流图

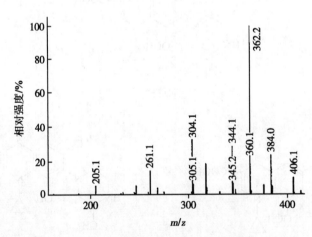

图 6-8 加替沙星杂质的 ESI 质谱图

根据上述数据及合成工艺,推断相关杂质可能为加替沙星中 3 位为哌嗪取代或 8 位为羟基取代。为确证加替沙星原料中相关杂质的结构,合成了两个化合物 DMP 和 DMO。进行 LC-MS 分析可知,DMP 的保留时间为 6.645 分钟,其色谱保留时间、紫外吸收光谱图及质谱图分别与加替沙星原料中相关杂质一致。DMO 的保留时间为 7.520 分钟,与加替沙星原料中相关杂质的保留时间相差较大,对加替沙星原料 TIC 图进行选择提取离子 m/z 362 检测所得,对应的保留时间为 6.428 分钟,表明加替沙星原料中不含 DMO。

由此可确证加替沙星原料中相关杂质为 DMP。对加替沙星原料与 DMP 混合物进行 LC-MS 分析,对应的相关杂质峰峰高显著增加,进一步证实加替沙星原料中的相关杂质为 DMP,该相关杂质为生产工艺中的原料引入。

二、药物中无效低效晶型检查

无效低效晶型的检查主要是利用不同晶型在物理化学性质上的差异进行。常用的方法有红外分光光度法、X 射线衍射法、差示扫描量热法、近红外分光光度法等。此外,还有傅里叶变换拉曼光谱法、傅里叶变换红外光谱法和固体核磁共振法等。

(一)红外分光光度法

红外分光光度法在杂质检查中主要用于药物中无效或低效晶型的限度检查。某些多晶型药物由于其晶型结构不同,一些化学键的键长、键角等发生不同程度的变化,从而导致红外吸收光谱中某些特征峰的频率、峰形和强度出现显著差异。利用这些差异,可以检查药物中低效(或无效)晶型杂质,结果可靠,方法简便。

示例 6-25 甲苯咪唑中 A 晶型的检查

甲苯咪唑有三种晶型,其中 C 晶型为有效晶型,A 晶型为无效晶型。无效 A 晶型在 640cm^{-1} 处有强吸收,药物 C 晶型在此波数处的吸收很弱;而在 662cm^{-1} 处,A 晶型的吸收很弱,C 晶型却有较强吸收。当供试品中含有 A 晶型时,在上述两波数处的吸光度比值将发生改变。《中国药典》(2020 年版)采用供试品与对照品同法操作、供试品的吸光度比值应小于对照品比值的方法,限制 A 晶型的量。

检查方法:取供试品与含 A 晶型为 10% 的甲苯咪唑对照品各约 25mg,分别加液体石蜡 0.3ml,研磨均匀,制成厚度约 0.15mm 的石蜡糊片,同时制作厚度相同的空白液体石蜡糊片作参比,照红外分光光度法测定,调节供试品与对照品在 803cm^{-1} 波数处的透光率为 90%~95%,分别记录 620~803cm^{-1} 波数处的红外吸收图谱。在约 620cm^{-1} 和 803cm^{-1} 波数处的最小吸收峰间连接一基线,再在约 640cm^{-1} 和 662cm^{-1} 波数处的最大吸收峰之顶处作垂线与基线相交,用基线吸光度法求出相应吸收峰的吸光度值,供试品在约 640cm^{-1} 和 662cm^{-1} 波数处吸光度之比,不得大于含 A 晶型为 10% 的甲苯达唑对照品在该波数处的吸光度之比(图 6-9)。

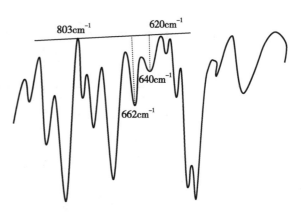

图 6-9 甲苯咪唑中 A 晶型检查的红外光谱图

(二)X 射线衍射法

X 射线衍射是研究药物晶型的主要手段,可用于区别晶态和非晶态,鉴别晶体的品种,测定药物晶型结构以及晶胞参数(如原子间的距离、环平面的距离、双面夹角等)。X 射线衍射法又分为 X 射线衍射单晶衍射法和 X 射线衍射粉末衍射法两种,前者主要用于分子构型和晶体结构的测定,可获得对单晶晶体的各晶胞参数,并确定结晶构型和分子排列,但需要获得大于0.1mm的单晶体;后者主要用于结晶物质的鉴别及纯度检查,是研究药物晶型最常用方法之一。

示例 6-26 X射线衍射法对西咪替丁进行分析

不同晶型药物的X射线衍射(XRD)图谱具有唯一性,通过比较西咪替丁原料药的各种晶型,找到有效晶型A与其他晶型图谱的差异点,利用这些差异点作为鉴别的方法,可以区分有效晶型和无效晶型(图6-10~图6-14)。

(三)差示扫描量热法

差示扫描量热法是20世纪60年代初建立和发展的一种研究物质的物理性质随温度变化的函数关系的技术,是在程序控制温度变化情况下,测试样品与参比品之间单位时间内吸

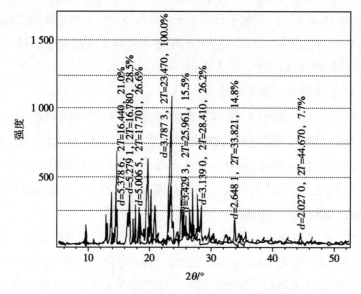

图6-10 四种晶型的X射线衍射重叠图谱

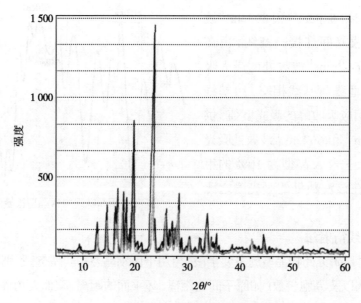

图6-11 A晶型的X射线衍射实验图谱

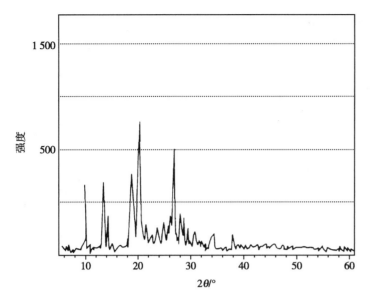

图 6-12　B 晶型的 X 射线衍射实验
图谱

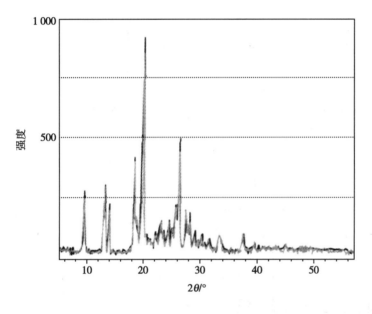

图 6-13　C 晶型的 X 射线衍射实验
图谱

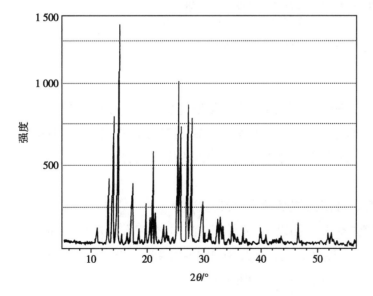

图 6-14　D 晶型的 X 射线衍射实验
图谱

收或放出能量的差值随温度的变化。差示扫描量热仪记录到的曲线称 DSC 曲线,它以热流率 dH/dt 为纵坐标,以温度 T 或时间 t 为横坐标,可以测定多种热力学和动力学参数,如熔点、比热容、反应热、转变热、相图、反应速率、结晶速率、高聚物结晶度、样品纯度等。因晶体在晶型转变或熔融时会产生热效应,相应的热量变化与晶型含量间存在一定的比例关系,故通过测定纯晶型的熔融焓或晶型转变焓,利用标准曲线法可以定量分析样品中各晶型的相对含量。

示例 6-27 差示扫描量热法对异丙双酚多种晶型进行表征分析

精密称取异丙双酚 3 种晶型样品 2～4mg,置于 40μl 标准 Al_2O_3 坩埚中,压盖,放入差示扫描量热仪中,以 40μl 标准 Al_2O_3 空坩埚为参比,在温度范围 20～160℃,升温速率 10℃/min 的条件下进行分析,记录 DSC 曲线(图 6-15)。

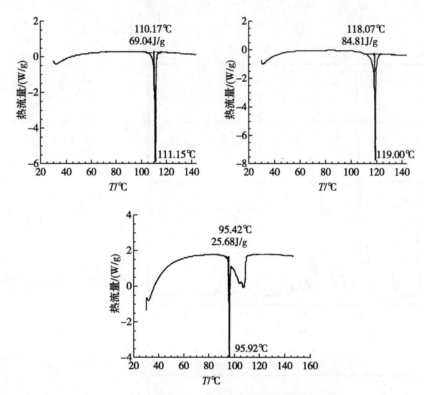

图 6-15　异丙双酚的 3 种晶型的差示扫描量热图谱

(四)近红外分光光度法

近红外分光光度法也可以应用在药物晶型的定性和定量研究中,与红外分光光度法研究药物多晶型不同,采用化学计量学的方法提取近红外光谱的相关信息,经验证的数学方法处理后进行测定;应用时具有快速、不破坏样品、可进行在线检测等优点,适合于药物生产过程的药物晶型监控。

示例 6-28 近红外分光光度法分析吡罗昔康片中原料药晶型

采用直接接触采样,糖衣片磨去糖衣。采用固体光纤探头测样,分辨率为 8cm^{-1},扫描 32 次,扫描范围为 12 000～4 000cm^{-1},温度为 25℃±2℃,相对湿度为 45%～58%。每批样品扫 6 片,每片扫描 1 次,得到 6 张原始光谱,用原始光谱建模(图 6-16)。

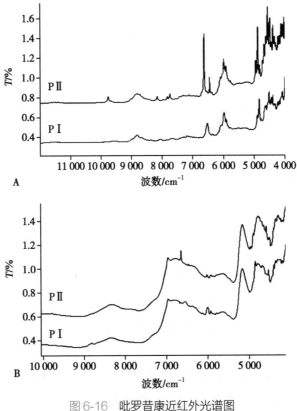

图 6-16 吡罗昔康近红外光谱图
A. 吡罗昔康原料药；B. 吡罗昔康片

三、光学异构体检查

（一）检查原则

光学异构体检查是手性药物重要的质量控制项目之一。在原料药制备工艺研究和生产过程中，应严格控制手性起始原料与每步反应产物的光学纯度。在质量研究中，应结合工艺与各手性中心的稳定性，确定需要研究与控制的光学异构体杂质，并注意验证各种手性分析方法的立体专属性。在稳定性研究时，主要是监测构型的稳定性。一般需要对生产与贮藏过程中可能产生的各光学异构体杂质分别制定限度要求。

对于单一对映体药物或两对映体以一定比例组合给药的药物，须制定立体异构体检查项，以控制立体异构体杂质或两对映体的比例组成；含两个手性中心以下的单一对映体药物，一般需要对生产与贮藏过程中可能产生的各立体异构体杂质分别制定限度要求；含多个（2个以上）手性中心的单一对映体药物，由于建立分析方法难度较大，可在获得充分的安全性信息基础上，结合制备工艺的具体情况、过程控制措施与稳定性考察的结果，仅对生产与贮藏过程中产生的及毒性（生物活性）较大的立体异构体杂质作单独控制。

制剂质量标准光学特征和光学纯度控制项目的制定，需要考虑制剂过程、贮运过程对手性药物构型的影响。如果上述过程对药物构型有影响，则制剂质量标准中需要制定立体异构体的检查项目；反之，可不对原料药中引入的立体异构体杂质进行控制，但需要考虑制定反映药物光学特征的鉴别方法，尤其在该药物的消旋体或另一对映体已上市的情况下，鉴别方法的立体专属性更为重要。

（二）检查方法

1. 手性色谱法 从方法的专属性及灵敏度考虑，一般多采用手性分离的方法检测光学异构体。高效液相色谱法、气相色谱法、毛细管电泳法、超临界色谱法和薄层色谱法在这方面都有研究应用，但以前三者的应用较多。手性色谱法是手性药物立体异构体检查常用而有效的方法，可分为手性固定相法、手性流动相添加剂法和手性试剂衍生化法。但这些方法不能直接反映药物的光学特征，需要与性状项下的比旋度测定相互补充，以有效控制药品质量。

定量方式一般有峰面积归一化法、主成分自身对照法、异构体杂质对照品法。因为两对映体的紫外吸收特性相同，如果主成分与其异构体含量或定量限在同一线性范围，采用峰面积归一化法定量更为简便、快捷；否则，可采用主成分自身对照法。当使用异构体杂质对照品法时，应注意对该对照品的制备工艺和构型进行详细研究，并制定其质量要求。

示例6-29 手性固定相高效液相色谱法检查盐酸帕罗西汀中异构体

取本品，精密称定，加甲醇溶解并定量稀释制成每1ml中约含1mg的溶液，作为供试品溶液；精密量取1ml，置100ml量瓶中，用甲醇稀释至刻度，摇匀，作为对照溶液；取盐酸帕罗西汀和反式帕罗西汀对照品适量，加甲醇溶解并稀释制成每1ml中各含0.1mg的混合溶液，作为系统适用性试验溶液。采用高效液相色谱法测定，用α-酸糖蛋白键合硅胶为填充剂（100mm×4.0mm，5μm）；以磷酸氢二钾缓冲液（取磷酸氢二钾11.4g，加水1 000ml使溶解，用磷酸调节pH至6.5）-乙腈（94∶6）为流动相；检测波长为295nm；柱温为30℃。量取系统适用性试验溶液10μl注入液相色谱仪，调节检测灵敏度，使盐酸帕罗西汀峰的峰高约为满量程的90%，理论板数按盐酸帕罗西汀峰计算不低于200，盐酸帕罗西汀峰与反式帕罗西汀峰的分离度应大于2.2。再精密量取供试品溶液与对照溶液各10μl，分别注入液相色谱仪，记录色谱图。供试品溶液色谱图中如有反式帕罗西汀峰，其峰面积不得大于对照溶液主峰面积的0.1倍（0.1%）。

示例6-30 手性流动相添加剂高效液相色谱法检查盐酸左氧氟沙星中光学异构体

取本品适量，加流动相溶解并稀释制成每1ml中约含1.0mg的溶液，作为供试品溶液；精密量取适量，用流动相定量稀释制成每1ml中约含10μg的溶液，作为对照溶液。采用高效液相色谱法测定，用十八烷基硅烷键合硅胶为填充剂；以硫酸铜D-苯丙氨酸溶液（取D-苯丙氨酸1.32g与硫酸铜1g，加水1 000ml溶解后，用氢氧化钠试液调节pH至3.5）-甲醇（82∶18）为流动相；柱温40℃；检测波长为294nm。取氧氟沙星对照品适量，加流动相溶解并稀释制成每1ml中约含0.2mg的溶液，取20μl注入液相色谱仪，记录色谱图，右氧氟沙星与左氧氟沙星依次流出，右、左旋异构体峰间的分离度应符合要求。取对照溶液20μl注入液相色谱仪，调节检测灵敏度，使主成分色谱峰的峰高约为满量程的25%，再精密量取供试品溶液和对照溶液各20μl，分别注入液相色谱仪，记录色谱图，供试品溶液色谱图中右氧氟沙星峰不得大于对照溶液主峰面积（1.0%）。

2. 旋光度法 比旋度（或旋光度）的数值可以用来反映药物的纯度，限定光学异构体杂质的含量。

如《中国药典》（2020年版）规定黄体酮在乙醇中的比旋度为+186°～+198°，如供试品的测定值不在此范围,则表明其纯度不符合要求。这是因为黄体酮及其生产中间体(醋酸双烯醇酮、醋酸妊娠烯醇酮及妊娠烯醇酮)在乙醇中的比旋度差异很大,若供试品中所含的这些杂质超过限度,则测得的比旋度将偏离规定范围。

若药物本身没有旋光性,而其杂质有,则可以通过限定药物溶液的旋光度值来控制相应杂质的量。例如,《中国药典》(2020年版)对硫酸阿托品中莨菪碱的检查规定:供试品溶液(50mg/ml)的旋光度不得过 −0.4°。

需要注意的是,比旋度一般不宜单独用以控制产品的光学纯度,需要与异构体检查项相互补充,以较好地控制产品质量。当天然来源的手性药物的构型不发生改变时,如氨基酸、糖类等,可以不制定立体异构体杂质检查项;而在性状项下,采用比旋度范围作为其光学特征的控制项目。

四、遗传毒性杂质检查

《中国药典》(2020年版)在四部的指导原则中,增订了遗传毒性杂质控制指导原则。遗传毒性(genotoxcity)是指遗传物质中任何有害变化引起的毒性,而不考虑诱发该变化的机制,又称基因毒性。遗传毒性杂质(genotoxic impurity, GTI)是指能引起遗传毒性的杂质,包括致突变性杂质和其他类型的无致突变性杂质。其主要来源于原料药或制剂的生产过程,如起始原料、反应物、催化剂、试剂、溶剂、中间体、副产物、降解产物等。致突变性杂质(mutagenic impurity)指在较低水平时也有可能直接引起DNA损伤,导致DNA突变,从而可能引发癌症的遗传毒性杂质。

(一)危害评估

致突变性杂质的危害评估方法主要是通过数据库、文献检索,定量构效关系(quantitative structure-activity relationship, QSAR)评估以及遗传毒性试验等评估方法将杂质分类,参考国际相关分类方法,根据致突变和致癌风险危害程度可将杂质分为以下5类。

1类杂质指已知有致突变性的致癌物质。

2类杂质指致癌性未知的已知致突变性物质。

3类杂质指含有警示结构,与原料药结构无关,无致突变性数据的物质。

4类杂质指含有警示结构,原料药或与原料药相关的物质具有相同的警示结构的物质,且原料药或与原料药相关的物质经测试为无致突变性的物质。

5类杂质指无警示结构,或有充分的数据证明警示结构无致突变性或致癌性的物质。

1、2类杂质需结合使用期限和其他因素,计算可接受摄入量并制定合适的限值。3类杂质可进行细菌回复突变试验,若试验结果显示有致突变性,则杂质归为2类,按2类杂质制定限值;若试验结果显示无致突变性,则杂质归为5类,按5类杂质制定限值;如未进行细菌回复突变试验,则采用与2类杂质相同的计算方法制定限值。4类和5类杂质按非致突变性杂质进行限值控制。具有基因毒性警示结构的有机化合物见表6-5。

(二)计算可接受摄入量

确定遗传毒性杂质限值时主要的参考依据是可接受摄入量,可接受摄入量的计算方法包

表6-5　具有基因毒性警示结构的有机化合物

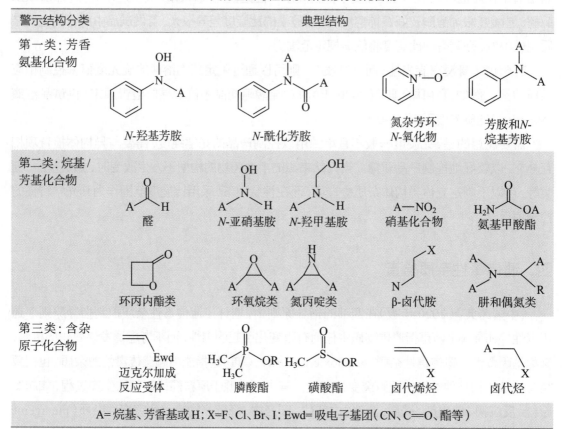

警示结构分类	典型结构

第一类：芳香
氨基化合物

N-羟基芳胺　　　　N-酰化芳胺　　　　氮杂芳环
N-氧化物　　　　芳胺和N-
烷基芳胺

第二类：烷基/
芳基化合物

醛　　N-亚硝基胺　　N-羟甲基胺　　A—NO₂ 硝基化合物　　氨基甲酸酯

环丙内酯类　　环氧烷类　　氮丙啶类　　β-卤代胺　　肼和偶氮类

第三类：含杂
原子化合物

迈克尔加成
反应受体　　膦酸酯　　磺酸酯　　卤代烯烃　　卤代烃

A= 烷基、芳香基或H；X=F、Cl、Br、I；Ewd= 吸电子基团（CN、C═O、酯等）

括：根据化合物特异性风险评估计算、根据毒理学关注阈值（threshold of toxicological concern，TTC）计算和根据给药周期调整计算等。

（三）限值制定

在药品生产、药品标准提高及上市药品再评估过程中发现杂质后，首先通过上述危害评估方法将杂质分为1类、2类、3类、4类或5类。其次根据上述计算方法得到的杂质可接受摄入量，结合生产工艺、检测方法、临床使用情况等制定合适的限值，也可采用已获得公认的限值。对于高致癌性杂质（如黄曲霉毒素、N- 亚硝基化合物、烷基 - 氧化偶氮结构类化合物）应采用更严格的限值控制。杂质限值一般按下式计算：

$$杂质限值=杂质可接受摄入量/药物每日最大用量$$

五、元素杂质检查

《中国药典》（2020 年版）四部药品杂质分析指导原则中规定，无机杂质参照 ICH 元素杂质指导原则（Q3D）进行研究，并确定检查项目。以下将参照 ICH 元素杂质指导原则对元素杂质检查作简要介绍。药品中的元素杂质可能会有几个来源，它们可能是有意加入合成反应的催化剂的残留，也可能是作为杂质出现（例如，通过与工艺设备或容器 / 密闭系统相互反应，或出现在药品的组分中）。元素杂质在药品中的水平应被控制在可接受限度以内。

（一）元素杂质分类

根据其毒性（PDE值：人体每日允许暴露的化学物质量）及在药品中出现的可能性分为3类。

第1类：元素砷、镉、汞和铅，是对人有毒性的物质，已限制或不再用于药品生产中。

第2类：本类别中的元素一般被认为是与摄入途径相关的人类有毒物质。根据其出现在药品中的可能性，2类元素又被分为2A和2B两个子类。

2A类：在药品中出现可能性相对较高的元素，如钴、镍和钒。

2B类：由于自然含量较低，与其他物料共存可能性较低，在药品中出现的可能性较低的元素。如银、金、铱、锇、钯、铂、铑、铷、硒和铊。

第3类：本类别中的元素在口服摄入时具有相对较低的毒性，如钡、铬、铜、锂、钼、锑和锡。

（二）元素杂质的分析策略

元素杂质分析策略的制定，需要先对可能出现的杂质毒性、生产工艺、给药途径、给药持续时间长短、相关研究数据等因素进行综合风险评估。

控制元素杂质是药品全面控制策略的一部分，它能保证元素杂质不超过PDE值。当元素杂质有可能超过控制阈值时，需采取更多措施来保证其安全性。例如改进生产工艺步骤，实施中游控制或上游控制，建立辅料或原料的质量标准限度，选择适当的容器包装系统等。

元素杂质的检测应使用适当的分析方法，适用于其既定目的。除另有论证外，在风险评估中识别出的需要控制的每种元素杂质均需有特定的检测方法。可以使用药典方法或适当的替代性方法来测定元素杂质的水平。

第五节　杂质检查的方法学验证

一、杂质限度检查的方法验证内容

杂质限度检查的分析方法验证内容包括专属性、检测限和耐用性。

杂质检查的专属性主要考察各种可能存在的杂质以及降解产物与主药的分离情况。如杂质可获得，可向供试品中加入一定量该杂质，证明杂质与共存物质能得到分离和检出。对于原料药，可根据其合成工艺，采用各步反应的中间体（尤其是后几步反应的中间体）、立体异构体、粗品、重结晶母液等作为测试品进行系统适用性研究，考察产品中各杂质峰及主成分峰相互间的分离度是否符合要求，从而验证方法对工艺杂质的分离能力。为了考察方法能否有效检测出原料药或制剂中的降解产物，还可将供试品用强光照射，高温，高湿，酸、碱水解及氧化的方法进行破坏（制剂应考虑辅料的影响），比较破坏前后检出的杂质个数和量，必要时可采用二极管阵列检测器、质谱检测器等检测峰的纯度。如不具备检测峰纯度的试验条件，可通过适当调整流动相的组成或比例使各色谱峰的相对保留时间发生改变，用同一份经加速破坏试验的供试品溶液进样，然后比较流动相调整前后杂质峰的个数；也可采用薄层色谱法比较同一份经加速破坏试验的供试品溶液在不同展开系统下的斑点个数及位置,以此佐证杂质分析方法的专属性。

检测限验证指标的意义在于考察方法是否具备灵敏的检测能力,所用分析方法的检测限一定要符合质量标准中对杂质限度的要求,最低检测限不得大于该杂质的报告限度。对杂质限度试验,需证明方法具有足够低的检测限,以保证检出需控制的杂质。

二、杂质定量测定的方法验证内容

杂质定量测定的方法验证包括专属性、定量限、线性、范围、准确度、精密度和耐用性,可采用向原料药或制剂中加入已知量杂质进行测定。如果不能得到杂质,可用本法测定结果与另一成熟的方法进行比较,如药典方法或经过验证的方法。如不能测得杂质的相对响应因子,可在线测定杂质的相关数据,如采用二极管阵列检测器测定紫外光谱,当杂质的光谱与主成分的光谱相似,则可采用原料药的响应因子近似计算杂质含量(自身对照法),并应明确单个杂质和杂质总量相当于主成分的重量比(%)或面积比(%)。杂质测定时,范围应根据初步实测结果,拟订出规定限度的 ±20%。如果含量测定与杂质检查同时测定,用面积归一化法,则线性范围应为杂质规定限度的 –20% 至含量限度(或上限)的 +20%。

三、应用实例

(一)薄层色谱法测定阿德福韦酯中有关物质

阿德福韦酯为抗乙型肝炎病毒(HBV)感染的药物,分子中具有磷酸双酯的结构。阿德福韦酯中有关物质主要为其磷酸单酯(以下称单酯),其性质与阿德福韦酯差异较大。采用高效液相色谱法检测纯度时,单酯不保留,其色谱峰与溶剂峰重叠,难以准确测定。阿德福韦酯虽然适合用硅胶薄层色谱分离(正相),但硅胶固定相本身引起阿德福韦酯的分解,不能真实反映药物的质量。反相薄层色谱法具有色谱效率高,特别适于极性成分的分离等特点。运用反相薄层色谱方法可以降低分解作用,避免了药物结构在分析过程中的变化,而且方法的显色灵敏度和分离效果均优于正相薄层色谱法。

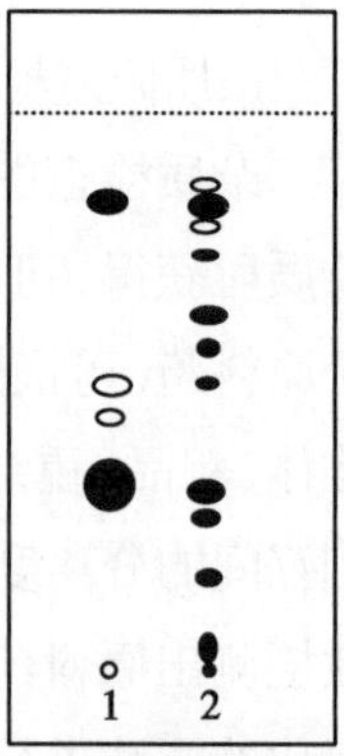

1. **薄层色谱条件的选择** 经试验考察阿德福韦酯在高效薄层色谱 RP$_{18}$F$_{254}$ 板上,以甲醇 - 水(3:1)系统展开,在 254nm 波长紫外灯下检视时,阿德福韦酯与其有关物质的分离状况良好(图 6-17),并且考察了阿德福韦酯在高效薄层色谱 RP$_{18}$F$_{254}$ 板上的稳定性,结果表明阿德福韦酯在反相薄层板上以甲醇 - 水溶剂系统展开时性质稳定。

2. **方法学验证**

(1)专属性试验

1)双向展开:取供试品溶液 10μl 点样于正方形高效薄层色谱 RP$_{18}$F$_{254}$ 板的一角处,用甲醇 - 水(3:1)展开(第一向),挥干,再从垂直方向以乙腈 - 水(1:1)展开(第二向),检视,结果显示阿德福韦酯与其有关物质

1. 供试品溶液;2. 阿德福韦酯粗品溶液。

图 6-17　阿德福韦酯反相薄层色谱图

分离效果良好。

2）破坏性试验

碱破坏：取阿德福韦酯 20mg，加 0.1mol/L 氢氧化钠溶液 2ml，2 分钟后加 0.1mol/L 盐酸中和，加乙醇至 10ml，点样 20μl。

酸破坏：取阿德福韦酯 20mg，加 0.1mol/L 盐酸溶液 2ml，放置 24 小时，加 0.1mol/L 氢氧化钠溶液中和，加乙醇至 10ml，点样 20μl。

热破坏：取阿德福韦酯 20mg，加乙醇 2ml，水 1ml，80℃水浴加热 1 小时，加乙醇至 5ml，点样 10μl。

氧化破坏：取阿德福韦酯 20mg，加 30% 过氧化氢 2ml，放置 24 小时，加乙醇至 5ml，点样 10μl。

光照破坏：取阿德福韦酯在光照为 4 000lx±500lx 下照射 24 小时，取 20mg 加乙醇至 5ml，点样 10μl。

未破坏样品：取阿德福韦酯 20mg 加乙醇溶解稀释至 5ml，放置 24 小时，点样 10μl。

以上各样点用甲醇 - 水（3∶1）展开，检视，结果显示上述色谱条件对阿德福韦酯破坏性试验产物也具有较好分离效果（图 6-18）。

（2）稳定性试验：取供试品溶液分别放置 0、45 分钟和 24 小时，10μl 点样，色谱结果基本一致，表明阿德福韦酯在乙醇中稳定性较好。

（3）最低检出限试验：取阿德福韦酯，用乙醇配制成 0.05mg/ml 的溶液。分别取 1、2、4、6、8、10μl 点于同一高效薄层色谱 RP$_{18}$ F$_{254}$ 板上，展开，在 254nm 波长紫外灯下检视。结果显示 0.05μg 阿德福韦酯未被检出，而 0.1μg 阿德福韦酯可被检出。

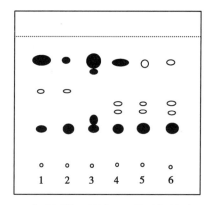

1. 碱破坏样品溶液；2. 热破坏溶液；3. 氧化破坏溶液；4. 酸破坏溶液；5. 光照破坏溶液；6. 供试品溶液。

图 6-18 阿德福韦酯破坏性试验产物反相薄层色谱图

3. 样品有关物质检查

（1）溶液的制备：分别取 3 批阿德福韦酯原料适量（批号 010501、010502、010503），加乙醇配制成 10mg/ml 的供试品溶液 Ⅰ～Ⅲ。精密称取阿德福韦酯对照品适量，加乙醇溶解并分别稀释成每 1ml 中含 0.05、0.1、0.2mg 的对照品溶液 Ⅰ～Ⅲ。

（2）结果：分别取供试品溶液 Ⅰ～Ⅲ 和对照品溶液 Ⅰ～Ⅲ 10μl 点于高效薄层色谱 RP$_{18}$ F$_{254}$ 板上，以甲醇 - 水（3∶1）展开，晾干，在 254nm 波长紫外灯下检视，结果见表 6-6。

表 6-6 阿德福韦酯原料中杂质含量测定

样品	批号	杂质个数	单酯含量 /%	杂质总量 /%
阿德福韦酯原料	010501	3	0.5	<1.0
	010502	3	0.5	<1.0
	010503	3	0.5	<1.0

（二）反相高效液相色谱法测定艾司奥美拉唑钠中有关物质

艾司奥美拉唑钠是质子泵抑制剂奥美拉唑的 S- 异构体，是第一个纯左旋的光学异构体质子泵抑制剂（PPI），其抑制胃酸的疗效优于奥美拉唑及其他 PPI，对酸相关性疾病有更好的临床治疗效果。本研究采用反相高效液相色谱法测定了艾司奥美拉唑钠中 4 个已知杂质 5- 甲氧基 -2- 巯基苯并咪唑、奥美拉唑砜 N- 氧化物、奥美拉唑砜、奥美拉唑硫醚及其他有关物质。

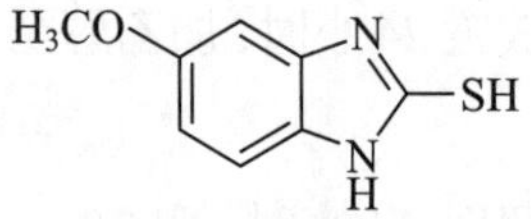

5-甲氧基-2-巯基苯并咪唑 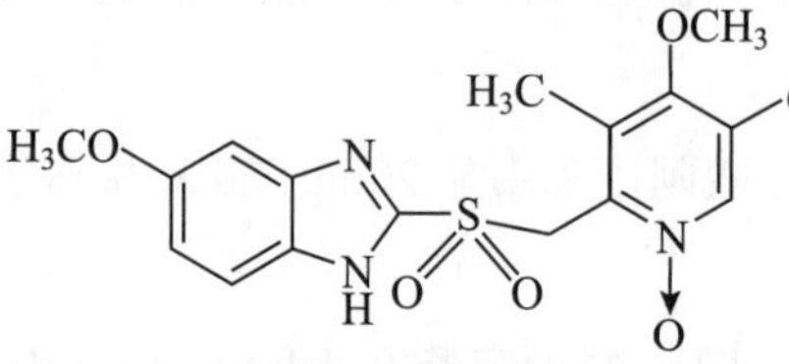　　　　　奥美拉唑砜N-氧化物

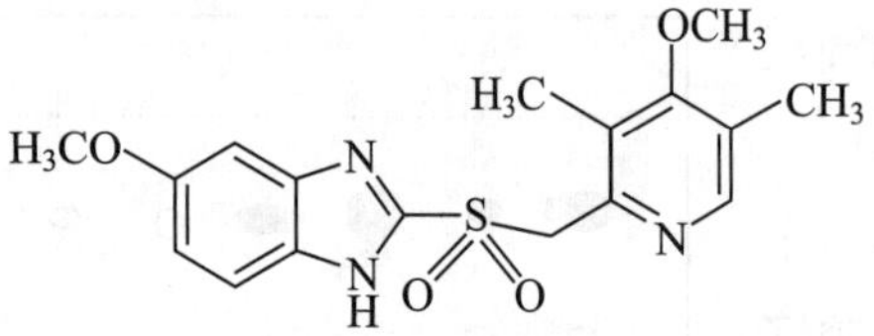

奥美拉唑砜 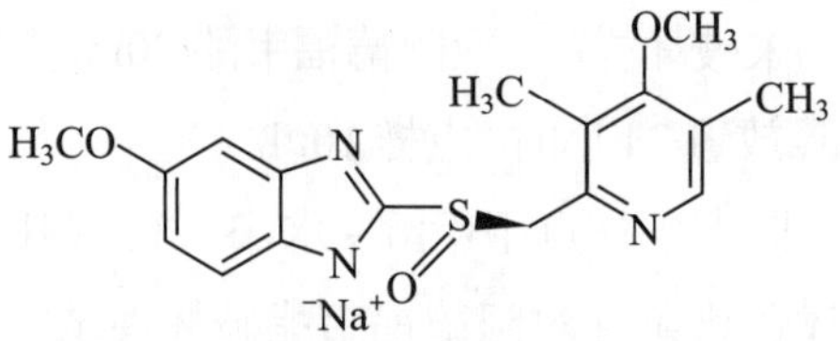　　　　　艾司奥美拉唑钠

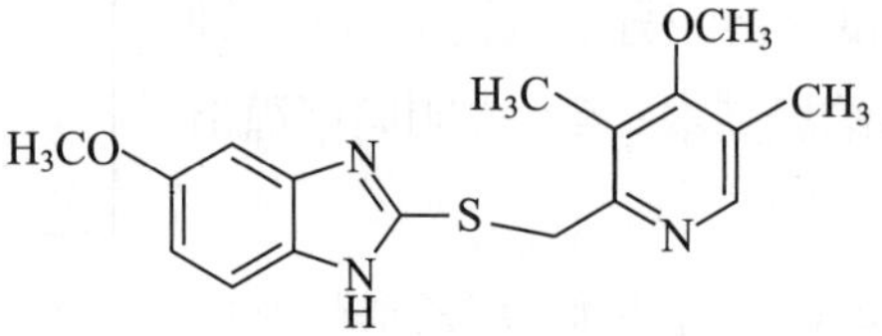

奥美拉唑硫醚

1. 色谱条件　色谱柱：XBP C$_{18}$（L）（250mm×4.6mm，5μm）；流动相：A 相为乙腈 - 磷酸盐缓冲液（pH 7.6）- 水（10：10：80），B 相为乙腈 - 磷酸盐缓冲液（pH 7.6）- 水（80：1：19），进行梯度洗脱；流速：0.8ml/min；柱温：30℃；检测波长：302nm；进样量：20μl。

2. 溶液的制备

（1）对照品储备液：精密称取 5- 甲氧基 -2- 巯基苯并咪唑、奥美拉唑砜 N- 氧化物、奥美拉唑砜、艾司奥美拉唑钠及奥美拉唑硫醚对照品适量，加流动相 A 溶解并稀释制成每 1ml 各含 0.2mg 的各对照品储备液。

（2）供试品溶液：取本品 20mg，精密称定，置 100ml 量瓶中，加流动相 A 溶解并稀释至刻度，摇匀，即得。

3. 系统适用性试验　精密量取各对照品储备液适量，加流动相 A 稀释制成每 1ml 各含 20μg 的混合溶液，作为系统适用性溶液。在上述色谱条件下，各峰的保留时间分别为：5- 甲氧基 -2- 巯基苯并咪唑 8.1 分钟、奥美拉唑砜 N- 氧化物 9.8 分钟、奥美拉唑砜 16.8 分钟、艾司奥美拉唑钠 18.2 分钟、奥美拉唑硫醚 27.1 分钟；理论板数以艾司奥美拉唑计为 68 365。为了解杂质与艾司奥美拉唑钠检测信号的相对强度，计算相对保留时间及相对响应因子，高效液相色谱图及其二极管阵列检测器光谱图见图 6-19。

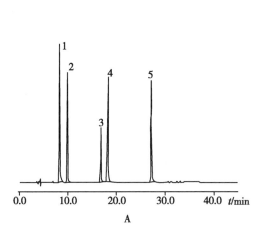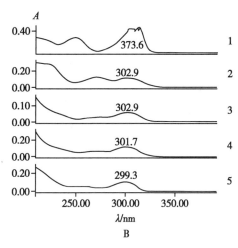

1. 5-甲氧基-2-巯基苯并咪唑；2. 奥美拉唑砜 N-氧化物；3. 奥美拉唑砜；4. 艾司奥美拉唑钠；5. 奥美拉唑硫醚。

图 6-19　艾司奥美拉唑钠杂质谱图
A. 高效液相色谱图；B. 二极管阵列检测器光谱图

4. 方法学验证

（1）专属性试验：取艾司奥美拉唑钠原料 50.06mg，置 50ml 量瓶中，加流动相 A 溶解并稀释至刻度，摇匀，作为艾司奥美拉唑钠浓溶液。取浓溶液 2ml（共 6 份），置 6 个 10ml 量瓶中，进行不同条件下的降解试验，试验条件依次为：①未经破坏样品（即供试品）；②酸破坏，加入 0.1mol/L 盐酸 0.5ml（加入后溶液颜色立即变为黄色），室温放置 5 分钟后用碱中和；③碱破坏，加 0.1mol/L 氢氧化钠溶液 1ml，室温放置 1.5 小时后用酸中和；④氧化破坏，加 30% 过氧化氢溶液 0.5ml，室温放置 2.5 小时；⑤热破坏，80℃水浴加热 1 小时；⑥光照破坏，在太阳光下照射 2 小时。6 种条件下的样品均用流动相 A 稀释制成浓度为 0.2mg/ml 的溶液，摇匀，分别进样 20μl 结果在选定的试验条件下，各降解产物与主峰均能有效分离，表明该方法的专属性较强，图谱见图 6-20。

（2）线性试验：分别精密量取各对照品储备液 0.2、0.5、0.8、1.0、1.2 和 1.5ml，加流动相 A 稀释制成各化合物浓度均为 4、10、16、20、24 和 30μg/ml 的混合溶液，依次进样测定。以峰面积 A 为纵坐标对浓度 C（μg/ml）进行线性回归，所得回归方程（$n=6$）及线性范围。

（3）精密度试验：精密量取系统适用性试验项下的混合对照品溶液，按上述色谱条件连续进样 5 针，结果 5-甲氧基-2-巯基苯并咪唑、奥美拉唑砜 N-氧化物、奥美拉唑砜、艾司奥美拉唑钠及奥美拉唑硫醚峰面积的 RSD 依次为 0.1%、0.3%、1.0%、0.2%、0.4%。

（4）溶液的稳定性：精密量取系统适用性试验项下的混合对照品溶液，分别于 0、2、4、6、8 小时进样，5-甲氧基-2-巯基苯并咪唑、奥美拉唑砜 N-氧化物、奥美拉唑砜、艾司奥美拉唑钠及奥美拉唑硫醚峰面积的 RSD 依次为 0.4%、0.6%、1.0%、0.9%、0.8%，峰面积无明显变化，说明溶液 8 小时内稳定。

（5）回收率试验：精密称取已知杂质含量的艾司奥美拉唑钠原料 50mg，置 50ml 量瓶中，加流动相 A 溶解并稀释至刻度，摇匀，精密量取 2ml（量取 9 份），置 9 个 10ml 量瓶中；分别精密量取对照品储备液 0.8、1.0 和 1.2ml（每个浓度 3 份），置于上述 9 个 10ml 量瓶中，加流动

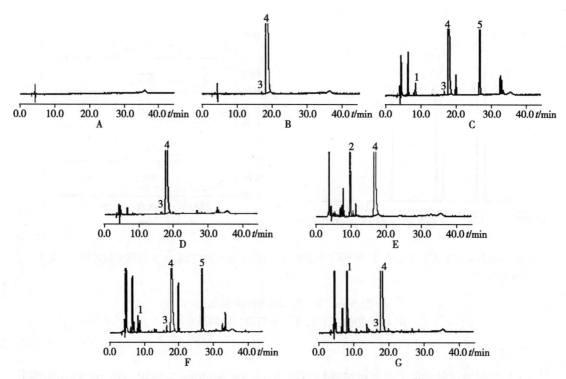

1. 5- 甲氧基 -2- 巯基苯并咪唑; 2. 奥美拉唑砜 N- 氧化物; 3. 奥美拉唑砜; 4. 艾司奥美拉唑钠; 5. 奥美拉唑硫醚。

图 6-20　艾司奥美拉唑钠有关物质检查专属性试验高效液相色谱图

A. 溶剂; B. 未经破坏的样品; C. 酸破坏; D. 碱破坏; E. 氧化破坏; F. 高温破坏; G. 光照破坏

相 A 稀释至刻度, 摇匀(其中取 1ml 制成的溶液为相当于杂质限度 0.1% 的溶液), 按上述色谱条件进样, 按外标法计算, 结果 5- 甲氧基 -2- 巯基苯并咪唑、奥美拉唑砜 N- 氧化物、奥美拉唑砜、艾司奥美拉唑钠及奥美拉唑硫醚的平均回收率依次为 99.5%、99.1%、99.0%、99.2% 和 99.0%; RSD 依次为 0.6%、0.3%、0.6%、0.9% 和 0.7%($n=9$)。

（6）检测限与定量限: 取线性试验项下浓度为 4μg/ml 的溶液, 逐步稀释后进样测定, 以信噪比约为 3 时计算检测限, 以信噪比约为 10 时计算定量限, 测得各化合物的定量限及检测限。

5. 样品测定　精密量取供试品溶液适量, 加流动相 A 稀释制成每 1ml 中含 0.2μg 的溶液, 作为对照溶液, 精密量取对照溶液 20μl 进样, 调节仪器灵敏度, 使主成分峰高约为满量程的 25%; 按上述方法同时测定 3 批样品, 5- 甲氧基 -2- 巯基苯并咪唑、奥美拉唑砜 N- 氧化物及奥美拉唑硫醚均未检出, 按外标法计算检出的奥美拉唑砜杂质含量, 用自身对照法计算其他单个最大杂质和杂质总量。

（三）顶空气相色谱法测定头孢氨苄原料中的残留 N,N- 二甲基甲酰胺

头孢氨苄是半合成的第 1 代口服广谱抗生素, 主要用于革兰氏阳性菌和阴性菌感染, 临床使用广泛。在头孢氨苄的半合成工艺过程中, 大量使用有机溶剂 N,N- 二甲基甲酰胺。N,N- 二甲基甲酰胺属于第 2 类有机溶剂, 需要对其在药品中的残留量进行控制, ICH 规定其残留量不得过 0.88%。本研究建立了气相色谱顶空进样法测定头孢氨苄原料药中 N,N- 二甲基甲酰胺残留量。

1. 色谱条件 DB-624 毛细管色谱柱（30m×0.32mm，1.8μm），固定相为 6% 氰丙基苯基 -94% 二甲基硅氧烷聚合物，FID。载气为氮气，载气流速 0.8ml/min，程序升温（柱温箱初始温度为 120℃，保持 15 分钟，然后以 40℃/min 的速率升温至 250℃，保持 5 分钟），进样口温度 200℃，检测器温度 250℃，分流进样模式，分流比为 1∶5。顶空温度 90℃，进样针温度 100℃，传输线温度 130℃，顶空时间 60 分钟。

2. 溶液的制备

（1）系统适用性溶液：精密称取 N,N- 二甲基甲酰胺和 N,N- 二甲基乙酰胺适量，以 1,3- 二甲基咪唑啉酮制成每 1ml 含 N,N- 二甲基甲酰胺和 N,N- 二甲基乙酰胺均为 0.25mg 混合溶液。

（2）对照品溶液：精密称取 N,N- 二甲基甲酰胺适量，以 1,3- 二甲基咪唑啉酮制成每 1ml 含 N,N- 二甲基甲酰胺为 0.25mg 的溶液，即得。

（3）供试品溶液：精密称取头孢氨苄原料约 500mg，置 10ml 顶空瓶中，精密加入 1,3- 二甲基咪唑啉酮 2.0ml，立即密封，振摇使溶解。

（4）空白溶液：1,3- 二甲基咪唑啉酮溶剂。

3. 方法学验证

（1）系统适用性试验和专属性：在上述色谱条件和顶空条件下，进样空白溶液，记录色谱图（图 6-21A），在 N,N- 二甲基甲酰胺和 N,N- 二甲基乙酰胺主峰的保留时间处没有干扰峰出现；进样系统适用性溶液，记录色谱图（图 6-21B），N,N- 二甲基甲酰胺和 N,N- 二甲基乙酰胺主峰的理论塔板数均不低于 5 000，分离度大于 10.0。进样供试品溶液，记录色谱图（图 6-21C），在保留时间约为 10.3 分钟处出现头孢氨苄的一个热降解峰，该降解物峰与 N,N- 二甲基甲酰胺峰、N,N- 二甲基乙酰胺峰之间的分离度分别为 4.1 和 10.2，对两者的分离和检测没有干扰，专属性良好。

（2）线性范围：精密称取 N,N- 二甲基甲酰胺适量，用 1,3- 二甲基咪唑啉酮稀释制成

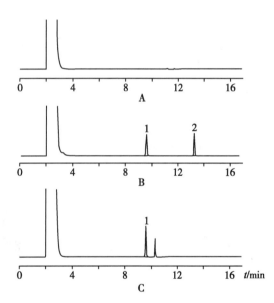

1. N,N- 二甲基甲酰胺；2. N,N- 二甲基乙酰胺。

图 6-21　头孢氨苄原料中的残留 N,N- 二甲基甲酰胺气相色谱法的色谱图
A. 空白溶液；B. 系统适用性溶液；C. 供试品溶液

浓度分别为 12.38～247.7μg/ml 的系列对照品溶液。每份对照品溶液各精密量取 2.0ml，分别置 10ml 顶空瓶中，立即密封。在上述色谱条件和顶空条件下分别进样，以对照品溶液浓度（X，μg/ml）为横坐标，峰面积（Y）为纵坐标，绘制标准曲线，计算得 N,N- 二甲基甲酰胺的回归方程为：Y=51X+119，r=0.999 8，线性浓度范围为 12.38～247.7μg/ml。

（3）精密度：精密量取对照品溶液 2.0ml，平行 6 份，分别置 6 个 10ml 顶空瓶中，密封瓶口，顶空进样，测得 N,N- 二甲基甲酰胺峰面积的 RSD 为 1.0%，表明仪器精密度良好。

（4）重复性：平行制备 6 份对照品溶液，每份精密量取 2.0ml，分别置 6 个 10ml 顶空瓶中，密封瓶口，顶空进样，结果 N,N- 二甲基甲酰胺峰面积的 RSD 为 2.1%。每批样品平行配制 3 份供试品溶液进行含量测定，3 批样品中 N,N- 二甲基甲酰胺的残留量测定结果分别为：0.043 7%（RSD=1.9%）、0.033 4%（RSD=2.7%）、0.065 6（RSD=2.1%）。结果表明方法的重复性良好。

（5）准确度：取已知 N,N- 二甲基甲酰胺含量（0.041%）的头孢氨苄原料 9 份，各 500mg，精密称定，分别置 10ml 顶空瓶中，分为 3 组，每组 3 份。每组分别加入 N,N- 二甲基甲酰胺浓度分别为 400、800 和 1 000μg/ml 的对照品溶液各 2.0ml，密封瓶口，振摇使溶解，顶空进样，记录色谱图，按峰面积计算 N,N- 二甲基甲酰胺的加样回收率。结果低、中、高浓度水平的回收率（n=3）分别为 89.2%（RSD=0.88%）、85.7%（RSD=0.68%）、85.7%（RSD=0.32%）；平均回收率（n=9）为 86.9%。

（6）检测限与定量限：取浓度为 0.25mg/ml 的对照品溶液，逐步稀释，精密量取 2.0ml 置 10ml 顶空瓶中，立即密封，顶空进样，记录色谱图，计算 N,N- 二甲基甲酰胺色谱峰信噪比，测得 N,N- 二甲基甲酰胺的检测限为 3.83μg/ml（信噪比为 3∶1）；定量限为 11.48μg/ml（信噪比为 10∶1）。

（7）耐用性：在 ±0.1ml/min 的范围内变动载气流速和在 ±0.3℃的范围内变动柱温箱温度，考察色谱参数的微小改变对 N,N- 二甲基甲酰胺和 N,N- 二甲基乙酰胺色谱峰之间分离度的影响，从而评价色谱系统的耐用性。耐用性考察结果表明，载气流速和柱温的变动范围分别为 ±0.1ml/min 和 ±0.3℃时，N,N- 二甲基甲酰胺和 N,N- 二甲基乙酰胺色谱峰分离度介于 14.3～17.0 与 14.2～17.1 之间，系统的耐用性良好。

4. 样品测定结果　分别取 3 批头孢氨苄原料各 3 份，制备供试品溶液，顶空进样，按外标法计算供试品中 N,N- 二甲基甲酰胺的含量。

ER6-4　第六章　目标测试

（周婷婷）

第七章 药物的定量分析

药物的含量是评价药物质量的重要指标之一。药物的含量测定系运用化学、物理化学或生物化学的方法和技术,测定药物中主要有效成分的含量。凡是能用理化方法测定药物含量的,称"含量测定";凡是只能以生物学方法(包括生物检定和微生物检定)或酶学方法测定药物效价的,称"效价测定"。本章主要介绍基于化学或物理学原理的"含量测定"。

可供药物含量测定的分析方法主要包括容量分析法、光谱分析法、色谱分析法和色谱 - 质谱联用技术。其中,容量分析法虽操作简单,结果准确,方法耐用性高,但方法缺乏专属性,通常用于对结果准确度与精密度要求较高的样品测定;光谱分析法简便、快速,灵敏度高,且具有一定的准确度,但方法专属性稍差,通常用于对灵敏度要求较高、样本量较大的分析项目;色谱分析法具有高灵敏度与高专属性,并具有一定的准确度,通常用于对方法的专属性与灵敏度要求较高的复杂样品的含量测定。

药物的含量测定所采用的分析方法要求准确、简便,测定结果要有良好的重复性和重现性。对于化学原料药(active pharmaceutical ingredient, API)含量测定方法的选择应强调测定结果的准确度,首选容量分析法;而对于制剂的含量测定则偏重于方法的选择性,通常采用色谱分析法。这是因为 API 的纯度较高,含量限度要求严格,假如方法的准确度较差,就无法以含量测定结果去评价药品质量的优劣;而制剂的含量限度一般要求较宽,但其成分复杂,辅料或制剂中其他共存成分可能干扰测定,所以需要选择专属性强的方法才能消除这些干扰,准确评价制剂的质量。

无论运用何种方法对药物进行含量测定,为确保其分析结果的可靠性,要求分析方法都须准确、稳定、耐用。所以,应对所建立的分析方法进行方法学验证。验证内容包括准确度、精密度、专属性、检测限、定量限、线性、范围和耐用性。

第一节 定量分析方法的分类与特点

《中国药典》(2020 年版)各品种的含量测定和定量检查项,以及通则收载的用于药物含量、溶出或释放量测定的定量分析方法主要包括容量分析法、光谱分析法、色谱分析法和色谱 - 质谱联用技术。以下分别加以概述。

一、容量分析法

容量分析法(也称滴定分析法),它是建立在化学反应平衡基础上,用标准溶液进行滴定,以测定物质含量的一类分析方法。进行分析时,将已知准确浓度的溶液(标准溶液)由滴定管滴加到被测药物的溶液中,待滴定液与被测药物反应完全(通过适当方法指示),然后根据所消耗滴定液的浓度、体积,按化学计量关系计算出被测药物的含量。

当加入的滴定液与被测药物定量反应完全时,即反应达到化学计量点,此时应停止滴定,并准确记录消耗滴定液的体积。由于在滴定过程中反应体系本身常无直观现象的变化,需借助适当的方法来指示化学计量点的到达。最常用的指示方法是借助指示剂的颜色改变或检测设备的电流或电压的变化来判断化学计量点。即在滴定过程中,当指示剂的颜色或检测设备的电信号的突变点通常被称为滴定终点。但滴定终点与化学计量点不一定恰好吻合,两者不相符产生的误差称为滴定误差。滴定误差是容量分析法误差产生的主要原因之一。为了减少滴定误差,需选择合适的指示方法(如在亚硝酸钠滴定法中常采用永停滴定法指示终点),使滴定终点尽可能与化学计量点接近。

(一)容量分析法的特点和选择的原则

1. 方法的特点

(1)本法所用仪器价廉易得,操作简单,测定快速。

(2)方法耐用性高,测定的试验条件受环境因素影响小。

(3)测定结果准确,一般其相对误差在0.2%以内。

(4)方法的专属性差,对结构相近的有关物质或其他干扰成分缺乏选择性,一般适用于待测成分含量较高的试样的分析。

2. 选择的原则

由于容量分析法的上述特点,其适用于对准确度要求较高的样品分析,因此被广泛应用于化学原料药的含量测定,而较少应用于药物制剂的含量测定。

(二)容量分析法的有关计算

1. 滴定度(T) 是指每毫升规定浓度的滴定液相当于被测药物的质量。《中国药典》(2020年版)用毫克(mg)表示。如采用直接滴定法测定阿司匹林原料药的含量时,《中国药典》(2020年版)规定:每1ml氢氧化钠滴定液(0.1mol/L)相当于18.02mg的阿司匹林($C_9H_8O_4$)。

2. 滴定度的计算 在容量分析法中,待测药物分子(A)与滴定剂(滴定液中的反应物质单元,B)之间按一定的计量关系进行反应,反应可表示为:

$$aA + bB \longrightarrow cC + dD$$

当反应完全时,待测药物的量(W_A)与滴定剂的量(W_B)之间的关系为$\dfrac{W_A}{aM_A} = \dfrac{W_B}{bM_B}$,被测药物的量可由式(7-1)计算:

$$W_A = \frac{W_B}{bM_B} \times aM_A = n_B \times \frac{a}{b} \times M_A = m_B \times V_B \times \frac{a}{b} \times M_A \qquad 式(7\text{-}1)$$

式中,a和b分别为被测药物与滴定剂进行反应的最简摩尔数,mol;M_A和M_B分别为待测药物与滴定剂的摩尔质量(分子量),g/mol;n_B为待测药物所消耗的滴定剂的摩尔数,mol;m_B为滴定液的摩尔浓度,mol/L;V_B为被测药物所消耗的滴定液的体积,ml。

每毫升的滴定液相当于待测药物的量 $W_A = m_B \times \dfrac{a}{b} \times M_A$，被称为"滴定度"，以 T 表示（单位为 mg/ml）。使用滴定度可使计算简化，即 $W_A = T \times V_B$。

由于不同待测药物的摩尔质量以及待测药物与滴定剂反应的摩尔比不同，所以同一滴定液对不同待测药物的滴定度不同，滴定度可用式（7-2）计算：

$$T(\mathrm{mg/ml}) = m \times \frac{a}{b} \times M \qquad\qquad 式（7-2）$$

式中，m 为滴定液的摩尔浓度，mol/L；a 为待测药物的摩尔数；b 为滴定剂的摩尔数；M 为待测药物的摩尔质量（分子量），g/mol。

示例 7-1 碘量法测定维生素 C 的含量

用碘量法测定维生素 C（$M=176.13\mathrm{g/mol}$）的含量时，碘滴定液的摩尔浓度为 0.05mol/L（以 I_2 为单元），化学反应式如下：

$$I_2 + C_6H_8O_6 \longrightarrow 2HI + C_6H_6O_6$$

由反应式可知，维生素 C（$C_6H_8O_6$）与碘（I_2）的摩尔比为 1∶1，滴定度（T）计算如下：

$$T = m \times \frac{a}{b} \times M = 0.05 \times \frac{1}{1} \times 176.13 = 8.806\mathrm{mg/ml}$$

3. 含量的计算 容量分析法的滴定方式可分为直接滴定法和间接滴定法两种。根据滴定方式的不同，其测定结果的计算方法也不同。

（1）直接滴定法：本法是待测药物被滴定液直接滴定，待测药物的百分含量计算式为：

$$含量（\%）= \frac{V \times T}{W} \times 100\% \qquad\qquad 式（7-3）$$

在《中国药典》（2020 年版）收载的容量分析法中，均给出了滴定度。根据供试品的称取量（W）、滴定体积（滴定液被消耗的体积，V）和滴定度（T），即可计算出待测药物的百分含量。

在实际工作中，所配制的滴定液的摩尔浓度与《中国药典》（2020 年版）中规定的摩尔浓度不一定刚好一致，而《中国药典》（2020 年版）中给出的滴定度是指在规定浓度下的滴定度。所以一般不能用式（7-3）直接计算，应将滴定度（T）换算成实际的滴定度（$T'=T \times F$，F 为浓度校正因数），或将滴定体积（V）换算为规定浓度时应消耗的体积（$V'=V \times F$）。其中，

$$F = \frac{实际摩尔浓度}{规定摩尔浓度}$$

于是，被测药物的百分含量为：

$$含量（\%）= \frac{V \times 实际滴定度}{W} \times 100\%$$

$$（或 = \frac{换算体积 \times T}{W} \times 100\%）= \frac{V \times T \times F}{W} \times 100\% \qquad\qquad 式（7-4）$$

式中，W 为供试品的称取量；V 为滴定液被消耗的体积；T 为滴定度；F 为浓度校正因数。

（2）间接滴定法

1）生成物滴定法：本法系指待测药物与化合物 A 作用，定量生成化合物 B，再用滴定液滴定化合物 B。该法的计算方法跟直接滴定法相似，只是在计算滴定度时需考虑待测药物与化合物 B 以及化合物 B 与滴定剂三者之间的摩尔比（化学计量关系）。例如，用重铬酸钾（$K_2Cr_2O_7$）标定硫代硫酸钠（$Na_2S_2O_3$）溶液的浓度时，是以一定量的重铬酸钾在酸性溶液中与过量的碘化钾作用，析出相当量的碘（I_2），以淀粉为指示剂，用硫代硫酸钠（$Na_2S_2O_3$）溶液滴定析出的碘（I_2），进而求得硫代硫酸钠溶液的浓度。

示例 7-2 硫酸铜的测定

取硫酸铜样品约 0.5g，精密称定，用蒸馏水 50ml 溶解。加乙酸 4ml，碘化钾 2g，用硫代硫酸钠标准溶液（0.1mol/L）滴定。近终点时，加淀粉指示液 2ml，继续滴定至蓝色消失，并将滴定的结果用空白试验校正。每 1ml 硫代硫酸钠滴定液（0.1mol/L）相当于 6.355mg 的铜。反应式如下：

$$2Cu^{2+} + 5I^- \longrightarrow 2CuI\downarrow + I_2 + I^-$$

$$I_2 + 2Na_2S_2O_3 \longrightarrow 2NaI + Na_2S_4O_6$$

二价铜（Cu^{2+}）与碘化钾（KI）作用生成碘（I_2），用硫代硫酸钠（$Na_2S_2O_3$）溶液滴定碘。因为 Cu^{2+} 转化为 I_2 的摩尔比为 2∶1，而碘（I_2）与硫代硫酸钠（$Na_2S_2O_3$）反应的摩尔比为 1∶2，所以硫酸铜与硫代硫酸钠滴定液按 1∶1 的摩尔比进行化学反应。故硫代硫酸钠滴定液（0.1mol/L）对硫酸铜（以 M_{Cu}=63.55g/mol 计算）的滴定度：

$$T = m \times \frac{a}{b} \times M = 0.1 \times \frac{1}{1} \times 63.55 = 6.355\text{mg/ml}$$

2）剩余量滴定法：本法是在待测溶液中先加入定量过量的滴定液 A，使其与待测药物定量反应，待反应完全后，再用第二种滴定液 B 来滴定反应后所剩余的滴定液 A。

因为剩余量滴定法在滴定过程中，通常涉及化学反应或加热、滤过、分取等操作步骤，使得测定误差显著增加，所以本法常需进行空白试验来进行校正，其百分含量的计算式如下：

$$含量(\%) = \frac{(V_B^0 - V_B^S) \times F_B \times T_A}{W} \times 100\% \qquad \text{式（7-5）}$$

式中，V_B^0 为空白试验时所消耗滴定液 B 的体积；V_B^S 为样品测定时所消耗滴定液 B 的体积；F_B 为滴定液 B 的浓度校正因数；T_A 为滴定液 A 的滴定度；W 为供试品的取样量。

示例 7-3 司可巴比妥钠的含量测定

取本品约 0.1g，精密称定，置 250ml 碘瓶中，加水 10ml，振摇使溶解，精密加溴滴定液（0.05mol/L）25ml，再加盐酸 5ml，立即密塞并振摇 1 分钟，在暗处放置 15 分钟，注意微开瓶塞，加碘化钾试液 10ml，立即密塞，摇匀后，用硫代硫酸钠滴定液（0.1mol/L）滴定，至近终点时，加淀粉指示液，继续滴定至蓝色消失，并将滴定的结果用空白试验校正。

已知：司可巴比妥钠的摩尔质量（M）为 260.27g/mol；司可巴比妥钠与溴反应的摩尔

比为 1 : 1;供试品的称取量(W)为 0.101 8g;硫代硫酸钠滴定液(0.1mol/L)浓度校正因数(F)为 1.016;供试品滴定消耗硫代硫酸钠滴定液 15.66ml;空白试验消耗硫代硫酸钠滴定液 23.31ml。

$$溴滴定液(0.05mol/L)的滴定度 \ T_{Br_2} = m \times \frac{a}{b} \times M = 0.1 \times \frac{1}{1} \times 260.27 = 13.01mg/ml$$

$$司可巴比妥钠含量(\%) = \frac{(V^O - V^S)_{Na_2S_2O_3} \times F_{Na_2S_2O_3} \times T_{Br_2}}{W} \times 100\%$$

$$= \frac{(23.31 - 15.66) \times 1.016 \times 13.01}{0.101\ 8 \times 1\ 000} \times 100\% = 99.3\%$$

示例 7-3 中,第一滴定液为溴滴定液(0.05mol/L),第二滴定液为硫代硫酸钠滴定液(0.1mol/L)。由于溴等摩尔比转化为碘,而碘与硫代硫酸钠反应的摩尔比为 1 : 2,所以以溴滴定液与硫代硫酸钠滴定液的浓度比也是 1 : 2。因此,第一滴定液与第二滴定液经浓度校正后的消耗体积是相当的。所以,在上述的计算式中,直接用硫代硫酸钠滴定液的校正体积代替与司可巴比妥钠反应所消耗的溴滴定液的校正体积与溴滴定液的滴定度 T 相乘计算含量。

二、光谱分析法

当物质与辐射能作用时,其内部发生能级之间的跃迁。记录由此而产生的辐射能强度随波长(或相应单位)的变化所得的图谱称为光谱。利用物质的光谱进行定性、定量和结构分析的方法称为光谱分析法,简称光谱法。光谱法种类很多,吸收光谱法、发射光谱法和散射光谱法是光谱法的三种基本类型,应用尤为广泛。通过测定被测物质在特定波长处或一定波长范围内的吸光度或发光强度,对该物质进行定性或定量分析的方法称为分光光度法。《中国药典》(2020 年版)收载了紫外 - 可见分光光度法、红外分光光度法、荧光分光光度法、原子吸收分光光度法和火焰光度法等光谱分析法。

(一)紫外 - 可见分光光度法

紫外 - 可见分光光度法系基于物质分子对紫外光区(波长为 190～400nm)和可见光区(波长为 400～800nm)的单色光辐射的吸收特性建立的光谱分析法。

1. 朗伯 - 比尔定律 单色光辐射穿过被测物质溶液时,在一定的浓度范围内被该物质吸收的光量与该物质的浓度和液层的厚度(光路长度)成正比,其关系如下:

$$A = \lg \frac{1}{T} = ECL \qquad\qquad 式(7\text{-}6)$$

式中,A 为吸光度;T 为透光率;E 为百分吸收系数,采用的表示方法是 $E_{1cm}^{1\%}$,其物理意义为当溶液浓度为 1%(g/ml)、液层厚度为 1cm 时的吸光度数值;C 为 100ml 溶液中所含被测物质的重量(按干燥品或无水物计算),g;L 为液层厚度,cm。

物质对光的选择性吸收波长,以及相应的吸收系数是该物质的物理常数。当已知某纯物质在一定条件下的吸收系数后,可用同样条件将该供试品配成溶液,测定其吸光度,即可由式（7-6）计算出供试品中该物质的含量。在可见光区，除某些物质对光有吸收外，很多物质本身并没有吸收，但可在一定条件下加入显色试剂或经过处理使其显色后再测定，故又称比色分析。

2. 方法的特点　本法具有仪器价格低廉、操作简单、灵敏度高（可测到 $10^{-7}\sim10^{-4}$ g/ml）、准确度高（相对误差一般为 1%～5%）等优点，但专属性较差，本法通常不受一般杂质的干扰，但对结构相近的有关物质缺乏选择性。

3. 选择的原则　由于紫外-可见分光光度法具有上述特点，故本法较少用于原料药物的含量测定，可用于药物制剂的含量测定，且更多应用于药物制剂的检查，如片剂的溶出度或含量均匀度的检查。

4. 仪器的校正和检定

（1）波长：由于环境因素对机械部分的影响，仪器的波长经常会略有变动，因此除定期对所用的仪器进行全面校正检定外，还应于测定前校正测定波长。常用汞灯中的较强谱线 237.83nm、253.65nm、275.28nm、296.73nm、313.16nm、334.15nm、365.02nm、404.66nm、435.83nm、546.07nm 与 576.96nm；或用仪器中氘灯的 486.02nm 与 656.10nm 谱线进行校正。仪器波长的允许误差为：紫外光区 ±1nm，500nm 附近 ±2nm。

（2）吸光度的准确度：可用重铬酸钾的硫酸溶液检定。取在 120℃干燥至恒重的基准重铬酸钾约 60mg，精密称定，用 0.005mol/L 硫酸溶液溶解并稀释至 1 000ml，在规定的波长处测定并计算其吸收系数，并与规定的吸收系数比较，应符合表 7-1 中的规定。

表 7-1　准确度的检查波长与吸收系数

波长 /nm	235（最小）	257（最大）	313（最小）	350（最大）
吸收系数（$E_{1cm}^{1\%}$）的规定值	124.5	144.0	48.6	106.6
吸收系数（$E_{1cm}^{1\%}$）的许可范围	123.0～126.0	142.8～146.2	47.0～50.3	105.5～108.5

（3）杂散光的检查：可按表 7-2 所列的试剂和浓度，配制成水溶液，置 1cm 石英吸收池中，分别在 220nm 和 340nm 处测定的透光率，两者的透光率都应小于 0.8%。

表 7-2　杂散光的检查波长与透光率

试剂	浓度 /%（g/ml）	测定用波长 /nm	透光率 /%
碘化钠	1.00	220	＜0.8
亚硝酸钠	5.00	340	＜0.8

5. 对溶剂的要求　含有杂原子的有机溶剂，通常均具有很强的末端吸收。因此，当作溶剂使用时，它们的使用范围均不能小于截止使用波长。例如甲醇、乙醇的截止使用波长为205nm。另外，当溶剂不纯时，也可能增加干扰吸收。因此，在测定供试品前，应先检查所用的溶剂在供试品的所用的波长附近是否符合要求，即将溶剂置 1cm 石英吸收池中，以空气为空白（即空白光路中不置任何物质）测定其吸光度。溶剂和吸收池的吸光度，在 220～240nm 不得超过 0.40，在 241～250nm 不得超过 0.20，在 251～300nm 不得超过 0.10，在 300nm 以上时不得超过 0.05。

6. 测定法 测定时，除另有规定外，应以配制供试品溶液的同批溶液为空白对照，采用 1cm 的石英吸收池，在规定的吸收峰波长 ±2nm 以内测定几个点的吸光度，或由仪器在规定波长附近自动扫描测定，以核对供试品的吸收峰波长位置是否正确。除另有规定外，吸收峰波长应在该品种项下规定的波长 ±2nm 以内，并以吸光度最大的波长作为测定波长。一般供试品溶液的吸光度读数，应在 0.3～0.7 为宜。仪器的狭缝波带宽度应小于供试品吸收带的半宽度的十分之一，否则测得的吸光度会偏低；狭缝宽度的选择，应以减少狭缝宽度时供试品的吸光度不再增大为准。由于吸收池和溶剂本身可能有空白吸收，因此测定供试品的吸光度后应减去空白读数，或由仪器自动扣除空白读数后再计算含量。

当溶液的 pH 对测定结果有影响时，应将供试品溶液的 pH 和对照品溶液的 pH 调成一致。

用于含量测定的方法一般有以下几种。

（1）对照品比较法：按各品种项下的方法，分别配制供试品溶液和对照品溶液，对照品溶液中所含的被测成分的量应为供试品溶液中被测成分规定量的 100%±10%，所用溶剂也应完全一致，在规定的波长处测定供试品溶液和对照品溶液的吸光度后，按式（7-7）计算供试品中被测溶液的浓度：

$$C_X = (A_X/A_R) C_R \qquad \text{式（7-7）}$$

式中，C_X 为供试品溶液的浓度；A_X 为供试品液的吸光度；C_R 为对照品溶液的浓度；A_R 为对照品溶液的吸光度。

对于原料药：

$$含量（\%）= \frac{C_X \times D}{W} \times 100\% \qquad \text{式（7-8）}$$

式中，C_X 是供试品溶液的浓度；D 是供试品溶液的稀释体积；W 是供试品的称取量。

对于固体制剂：

$$标示量（\%）= \frac{C_X \times D \times \overline{W}}{W \times B} \times 100\% \qquad \text{式（7-9）}$$

式中，C_X 是供试品溶液的浓度；D 是供试品溶液的稀释体积；$\overline{W}$ 是单位制剂的平均重量；W 是供试品的称取量；B 是制剂的标示量。

对于液体制剂：

$$标示量（\%）= \frac{C_X \times D \times \overline{V}}{V \times B} \times 100\% \qquad \text{式（7-10）}$$

式中，C_X 是供试品溶液的浓度；D 是供试品溶液的稀释体积；B 是制剂的标示量，mg/ 支；$\overline{V}$ 是液体单位制剂的标示装量（"规格"中分号之前的标示量），ml/ 支；V 是供试品的量取量。

示例 7-4　氯硝西泮片的含量测定

取本品适当数量，精密称定，研细，精密称取适量（约相当于氯硝西泮 10mg），置 100ml

量瓶中,加溶剂(0.5%硫酸的乙醇溶液)75ml,振摇45分钟使氯硝西泮溶解,用溶剂稀释至刻度,摇匀,滤过,精密量取续滤液5ml,置50ml量瓶中,用溶剂稀释至刻度,摇匀,在307nm的波长处测定吸光度。另取氯硝西泮对照品,精密称定,加溶剂溶解并定量稀释制成每1ml中约含10μg的溶液,同法测定。计算,即得。测定结果的计算公式为:

$$标示量(\%) = \frac{A_X \times C_R \times \overline{W} \times D}{A_R \times W \times B} \times 100\% \qquad 式(7-11)$$

式中,C_R是对照品溶液的浓度,μg/ml;D是稀释体积,ml,该例中,$D = 100 \times \frac{50}{5} = 1\,000\,ml$;$W$是供试品的称取量,mg;其他符号意义同式(7-9)所述。

(2)吸收系数法:按各品种项下的方法配制供试品溶液,在规定的波长处测定其吸光度,再以该品种在规定条件下的吸收系数计算含量。供试品溶液的浓度的计算式如下:

$$C_X = \frac{A_X}{E_{1cm}^{1\%} \times 100} \qquad 式(7-12)$$

式中,C_X是供试品溶液的浓度,g/ml;A_X是供试品溶液的吸光度;$E_{1cm}^{1\%}$是供试品中被测成分的百分吸收系数;100是浓度换算因数,系将g/100ml换算成g/ml。

用本法测定时,吸收系数通常应大于100,并注意仪器的校正和检定。本法的优点是无须对照品,方法简便。

示例7-5 柳氮磺吡啶的含量测定

取本品0.15g,精密称定,置100ml量瓶中,加0.1mol/L氢氧化钠溶液10ml使溶解,用水稀释至刻度,摇匀,精密量取1ml,置200ml量瓶中,加水180ml,用醋酸-醋酸钠缓冲液(pH 4.5)稀释至刻度,以水作空白,在359nm的波长处测定吸光度,按$C_{18}H_{14}N_4O_5S$的吸收系数($E_{1cm}^{1\%}$)为658计算,即得。测定结果的计算式为:

$$含量(\%) = \frac{A_X \times D}{E_{1cm}^{1\%} \times 100 \times W} \times 100\% \qquad 式(7-13)$$

式中,W是供试品的取样量,g;其他符号的意义同式(7-12)所述,其中D的值$D = 100 \times \frac{200}{1} = 20\,000\,ml$。

示例7-6 盐酸布桂嗪注射液的含量测定

精密量取本品适量(约相当于盐酸布桂嗪50mg),置100ml量瓶中,用0.1mol/L盐酸溶液稀释至刻度,摇匀;精密量取2ml,置200ml量瓶中,用0.1mol/L盐酸溶液稀释至刻度,摇匀,在252nm的波长处测定吸光度,按$C_{17}H_{24}N_2O \cdot HCl$的吸收系数($E_{1cm}^{1\%}$)为671计算,即得。测定结果的计算式为:

$$标示量(\%) = \frac{A_X \times D \times \overline{V} \times 1\,000}{E_{1cm}^{1\%} \times 100 \times V \times B} \times 100\% \qquad 式(7-14)$$

式中，B 是制剂的标示量，mg/ 支；$\bar{V}$ 是单位制剂的标示装量，ml/ 支；V 是供试品的取样量，ml；1 000 为单位换算因子（1g=1 000mg）；D 为稀释体积，ml，该例中，$D=100\times\dfrac{200}{2}=10\ 000$ml；其他符号的意义同式（7-12）所述。

（3）计算分光光度法：计算分光光度法的方法有多种，使用时均应按各品种项下规定的方法进行。当吸光度处在吸收曲线的陡然上升或下降的部位测定时，波长的微小变化可能对测定结果造成显著影响，故对照品和供试品的测试条件应尽可能一致。

（4）比色法：供试品本身在紫外 - 可见光区没有强吸收，或在紫外光区虽有吸收但为了避免干扰或提高灵敏度，可加入适当的显色剂，使反应产物的最大吸收移至可见光区，这种测定方法称为比色法。

用比色法测定时，由于显色时影响显色深浅的因素较多，应取供试品与对照品或标准品同时操作。除另有规定外，比色法所用的空白系指用同体积的溶剂代替对照品或供试品溶液，然后依次加入等量的相应试剂，并用同样方法处理。在规定的波长处测定对照品和供试品溶液的吸光度后，按上述（1）对照品比较法计算供试品浓度。

当吸光度和浓度不呈良好线性时，应取数份梯度量的对照品溶液，用溶剂补充至同一体积，显色后测定各份溶液的吸光度，然后以吸光度与相应的浓度绘制标准曲线，再根据供试品的吸光度在标准曲线上查得其相应的浓度，并求出其含量。

（二）荧光分光光度法

某些物质受紫外光或可见光照射激发后能发射出比激发光波长较长的荧光。物质的激发光谱和荧光发射光谱，可以用作该物质的定性分析。当激发光强度、波长、所用溶剂及温度等条件固定时，物质在一定浓度范围内，其发射光强度与溶液中该物质的浓度成正比关系，可以用作定量分析。荧光分光光度法的灵敏度一般较紫外 - 可见分光光度法高，但浓度太高的溶液会有"自熄灭"作用，以及由于在液面附近溶液会吸收激发光，使发射光强度下降，导致发射光强度与浓度不成正比，故荧光分光光度法应在低浓度溶液中进行。

1. 方法的特点

（1）灵敏度高，可达 $10^{-12}\sim10^{-10}$g/ml。

（2）当溶液中荧光物质的浓度太高时会有"自熄灭"现象，且由于在液面附近的溶液会吸收激发光，使荧光强度下降，导致荧光强度与浓度不成正比，因此，荧光分析法应在低浓度溶液中进行。

（3）荧光分光光度法因灵敏度高，故干扰因素也多，必须做空白试验。

（4）在测定易被光分解或弛豫时间较长的供试品时，为使仪器灵敏度定标准确，避免因激发光多次照射而影响待测物的荧光强度，常可选择一种激发光和发射光波长与之近似而对光稳定的物质配成适当的溶液来代替对照品溶液校正仪器的灵敏度。例如蓝色荧光可用硫酸奎宁的稀硫酸溶液，黄绿色荧光可用荧光素钠水溶液，红色荧光可用罗丹明 B 水溶液等。在测定供试品溶液时采用基准溶液代替对照品溶液校正仪器的灵敏度。

（5）由于能产生荧光的物质数量不多，常采用荧光衍生化试剂使无荧光或弱荧光物质得到强荧光性产物，提高灵敏度，改善选择性，从而扩大荧光分光光度法的应用范围。

2. **注意事项** 荧光分光光度法因灵敏度高,干扰因素也多,故应注意以下干扰因素。

（1）温度对溶液的荧光强度有显著的影响,测定时应控制温度一致。

（2）溶剂不纯会带入较大误差,应先作空白检查,必要时,应用玻璃磨口蒸馏器蒸馏后再用。

（3）溶液中的悬浮物对光有散射作用,必要时,应用垂熔玻璃滤器滤过或用离心法除去。

（4）溶液中的溶氧有降低荧光作用,必要时可在测定前通入惰性气体除氧。

（5）测定时需注意溶液的 pH 对荧光强度的影响。

（6）所用的玻璃仪器与测定池等也必须保持高度洁净。

3. **测定方法** 所用的仪器为荧光计或荧光分光光度计,选定激发光波长和发射光波长,并制备对照品溶液和供试品溶液。

（1）对照品比较法:通常荧光分光光度法都是在一定条件下,用对照品溶液测定荧光强度与浓度的线性关系。当线性关系良好时,可在每次测定前,用一定浓度的对照品溶液校正仪器的灵敏度;然后在相同的条件下,分别读取对照品溶液及其试剂空白的荧光强度与供试品溶液及其试剂空白的荧光强度,用式（7-15）计算供试品浓度:

$$C_{X} = \frac{R_{X} - R_{Xb}}{R_{r} - R_{rb}} \times C_{R} \qquad \text{式（7-15）}$$

式中,C_{X} 为供试品溶液的浓度;C_{R} 为对照品溶液的浓度;R_{X} 为供试品溶液的荧光强度;R_{Xb} 为供试品溶液试剂空白的荧光强度;R_{r} 为对照品溶液的荧光强度;R_{rb} 为对照品溶液试剂空白的荧光强度。

因荧光分析法中的浓度与荧光强度的线性较窄,故（$R_{X} - R_{Xb}$）/（$R_{r} - R_{rb}$）应控制在 0.5～2 为宜,如若超过,应调节溶液浓度后再测。当浓度与荧光强度明显偏离线性时应改用标准曲线法。

示例 7-7 利血平片的含量测定

取本品 20 片,如为糖衣片应除去包衣,精密称定,研细,精密称取适量(约相当于利血平 0.5mg),置 100ml 棕色量瓶中,加热水 10ml,摇匀后,加三氯甲烷 10ml,振摇,用乙醇定量稀释至刻度,摇匀,滤过,精密量取续滤液,用乙醇定量稀释成每 1ml 约含利血平 2μg 的溶液,作为供试品溶液。另精密称取利血平对照品 10mg,置 100ml 棕色量瓶中,加三氯甲烷 10ml 溶解后,再用乙醇稀释至刻度,摇匀;精密量取 2ml,置 100ml 棕色量瓶中,用乙醇稀释至刻度,摇匀,作为对照品溶液。精密量取对照品溶液与供试品溶液各 5ml,分别置具塞试管中,加五氧化二钒试液 2.0ml,激烈振摇后,在 30℃放置 1 小时,照荧光分光光度法,在激发光波长 400nm、发射光波长 500nm 处测定荧光强度,计算,即得。

$$\text{标示量（\%）} = \frac{\dfrac{R_{X} - R_{Xb}}{R_{r} - R_{rb}} \times C_{R} \times D \times \overline{W}}{W \times B} \times 100\% \qquad \text{式（7-16）}$$

式中,R_{X}、R_{Xb}、R_{r}、R_{rb}、C_{R} 的意义同式（7-15）;D 是供试品的稀释体积;B 是制剂的标示量;$\overline{W}$ 是平均片重;W 是供试品取样量。

（2）标准曲线法：用已知量的标准物质经过和供试品相同处理后，配制成系列标准溶液，测定这些溶液的荧光强度，以荧光强度为纵坐标，标准溶液的浓度为横坐标绘制标准曲线。然后，在相同条件下测定供试品溶液的荧光强度，从标准曲线求出供试品中荧光物质的含量。

在绘制标准曲线时，常以标准溶液系列中某一溶液作为基准，将空白溶液的荧光强度读数调至零，然后将该标准溶液的荧光强度读数调至一定值，再测定系列中其他各标准溶液的荧光强度，分别从后者扣除空白溶液的荧光强度，就是标准溶液本身的荧光强度。通过这样测定，再绘制标准曲线。

为了使不同时间所绘制的标准曲线一致，在每次绘制标准曲线时均采用同一标准溶液对仪器进行校正。

（三）原子吸收分光光度法

原子吸收分光光度法（atomic absorption spectrophotometry，AAS）的测量对象是呈原子状态的金属元素和部分非金属元素，系由待测元素灯发出的特征谱线通过供试品经原子化产生的原子蒸气时，被蒸气中待测元素的基态原子所吸收，通过测定辐射光强度减弱的程度，求出供试品中待测元素的含量。原子吸收分光光度法遵循分光光度法的吸收定律，一般通过比较对照品溶液和供试品溶液的吸光度，求得供试品中待测元素的含量。

1. 方法的特点

（1）准确度高：火焰 AAS 的相对误差＜1.0%，石墨炉 AAS 的相对误差为 3.0%～5.0%。

（2）灵敏度高：火焰 AAS 灵敏度测定可达 10^{-9}g/ml，石墨炉 AAS 灵敏度测定可达 10^{-14}g/ml。

（3）选择性好，抗干扰能力强。

（4）分析速度快，应用广：能测定几乎全部金属元素和部分非金属元素，可用于药物的重金属检查和中药制剂中矿物药成分的测定。

2. 对仪器的一般要求

所用仪器为原子吸收分光光度计，由光源、原子化器、单色器和检测系统等组成，另有背景校正系统、自动进样系统等。

（1）光源：常用待测元素作为阴极的空心阴极灯。

（2）原子化器主要有四种类型：火焰原子化器、石墨炉原子化器、氢化物发生原子化器及冷蒸气发生原子化器。

1）火焰原子化器由雾化器及燃烧灯头等主要部件组成。其功能是将供试品溶液雾化成气溶胶后，再与燃气混合，进入燃烧灯头产生的火焰中，以干燥、蒸发、离解供试品，使待测元素形成基态原子。燃烧火焰由不同种类的气体混合物产生，常用乙炔-空气火焰。改变燃气和助燃气的种类及比例可以控制火焰的温度，以获得较好的火焰稳定性和测定灵敏度。

2）石墨炉原子化器由电热石墨炉及电源等部件组成。其功能是将供试品溶液干燥、灰化，再经高温原子化使待测元素形成基态原子。一般以石墨作为发热体，炉中通入保护气，以防氧化并能输送试样蒸气。

3）氢化物发生原子化器由氢化物发生器和原子吸收池组成，可用于砷、锗、铅、镉、硒、锡、锑等元素的测定。其功能是将待测元素在酸性介质中还原成低沸点、易受热分解的氢化物,再由载气导入由石英管、加热器等组成的原子吸收池,在吸收池中氢化物被加热分解,并形成基态原子。

4)冷蒸气发生原子化器由汞蒸气发生器和原子吸收池组成,专门用于汞的测定。其功能是将供试品溶液中的汞离子还原成汞蒸气,再由载气将汞蒸气导入石英原子吸收池,进行测定。

（3）单色器的功能是从光源发射的电磁辐射中分离出所需要的电磁辐射,仪器光路应能保证有良好的光谱分辨率和在相当窄的光谱带（0.2nm）下正常工作的能力,波长范围一般为190.0～900.0nm。

（4）检测系统由检测器、信号处理器和指示记录器组成,应具有较高的灵敏度和较好的稳定性,并能及时跟踪吸收信号的急速变化。

（5）背景校正系统:背景干扰是原子吸收测定中的常见现象。背景吸收通常来源于样品中的共存组分及其在原子化过程中形成的次生分子或原子的热发射、光吸收和光散射等。这些干扰在仪器设计时应设法予以克服。常用的背景校正法有连续光源（在紫外光区通常用氘灯）、塞曼效应、自吸效应及非吸收线等。

3. 测定法

（1）第一法（标准曲线法）:在仪器推荐的浓度范围内,除另有规定外,制备含待测元素不同浓度的对照品溶液至少5份,浓度依次递增,并分别加入各品种项下制备供试品溶液的相应试剂,同时以相应试剂制备空白对照溶液。将仪器按规定启动后,依次测定空白对照溶液和各浓度对照品溶液的吸光度,记录读数。以每一浓度3次吸光度读数的平均值为纵坐标,相应浓度为横坐标,绘制标准曲线。按各品种项下的规定制备供试品溶液,使待测元素的估计浓度在标准曲线浓度范围内,测定吸光度,取3次读数的平均值,从标准曲线上查得相应的浓度,计算元素的含量。

（2）第二法（标准加入法）:取同体积按各品种项下规定制备的供试品溶液4份,分别置4个同体积的量瓶中,除（1）号量瓶外,其他量瓶分别精密加入不同浓度的待测元素对照品溶液,分别用去离子水稀释至刻度,制成从零开始递增的一系列溶液。按上述标准曲线法自"将仪器按规定启动后"操作,测定吸光度,记录读数;将吸光度读数与相应的待测元素加入量作图,延长此直线至与含量轴（横轴）的延长线相交,此交点与原点间的距离即相当于供试品溶液取用量中待测元素的含量。再以此计算供试品中待测元素的含量。此法仅适用于第一法标准曲线呈线性并通过原点的情况。

4. 注意事项
在 AAS 中,必须注意背景及其他原因对测定产生的干扰。仪器工作条件（如波长、狭缝宽度、原子化条件等）的变化可影响灵敏度、稳定程度和干扰情况。在火焰AAS 测定中,可采用选择适宜的分析线、狭缝宽度、改变火焰温度、加入适当的试剂（配位剂、消电离剂、释放剂或保护剂等）以及采用标准加入法等方法消除干扰;在石墨炉 AAS 测定中,可采用选择适宜的背景校正系统和加入适宜的基体改进剂等方法消除干扰。具体方法随供试品不同而异。

示例 7-8 注射用头孢他啶中碳酸钠的含量测定

精密称取经 110℃干燥 2 小时的氯化钠对照品适量,加水溶解并定量稀释制成每 1ml 中约含 2.8mg 的溶液。精密量取氯化钠溶液 4.0ml、4.5ml、5.0ml、5.5ml、6.0ml，分别置 100ml 量瓶中，加硝酸 10ml，用水稀释至刻度，摇匀，作为对照品溶液（1）（2）（3）（4）（5）。精密称取本品适量（约相当于含碳酸钠 13mg），置 100ml 量瓶中，加水适量溶解后，加硝酸 10ml，用水稀释至刻度，摇匀，作为供试品溶液。取硝酸 10ml 置 100ml 量瓶中，用水稀释至刻度，摇匀，作为空白溶液。取上述溶液照原子吸收分光光度法的第一法，在 330.3nm 的波长处测定吸光度，计算碳酸钠的含量。

三、色谱分析法

色谱分析法系依据混合物中各组分色谱行为的差异，达到组分分离后，再在线或离线逐一对各组分进行分析的方法。色谱分析法根据其分离原理可分为：分配色谱法（partition chromatography）、吸附色谱法（adsorption chromatography）、离子交换色谱法（ion exchange chromatography, IEC）与空间排阻色谱法（steric exclusion chromatography, SEC）等。吸附色谱法是利用被分离物质在吸附剂上吸附能力的不同，用溶剂或气体洗脱使组分分离；常用的吸附剂有氧化铝、硅胶、聚酰胺等有吸附活性的物质。分配色谱法是利用被分离物质在两相中分配系数的不同使组分分离，其中一相被涂布或键合在固体载体上，称为固定相，另一相为液体或气体，称为流动相；常用的载体有硅胶、硅藻土、硅镁型吸附剂与纤维素粉等。离子交换色谱法是利用被分离物质在离子交换树脂上交换能力的不同使组分分离；常用的树脂有不同强度的阳离子交换树脂、阴离子交换树脂，流动相为水或含有机溶剂的缓冲液。分子排阻色谱法又称凝胶色谱法，是利用被分离物质分子大小的不同导致在填料上渗透程度不同使组分分离；常用的填料有分子筛、葡聚糖凝胶、微孔聚合物、微孔硅胶或玻璃珠等，根据固定相和供试品的性质选用水或有机溶剂作为流动相。

色谱分析法又可根据分离方法分为：纸色谱法（paper chromatography, PC）、薄层色谱法（thin layer chromatography, TLC）、柱色谱法（column chromatography）、气相色谱法（gas chromatography, GC）、高效液相色谱法（high performance liquid chromatography, HPLC）、超高效液相色谱法（ultra performance liquid chromatography, UPLC）等。所用溶剂应与供试品不起化学反应，纯度要求较高。分离时的温度，除气相色谱法或另有规定外，系指在室温操作。分离后各成分的检测，应采用各品种项下所规定的方法。采用纸色谱法、薄层色谱法或柱色谱法分离有色物质时，可根据其色带进行区分；分离无色物质时，可在短波（254nm）或长波（365nm）紫外灯下检视，其中纸色谱或薄层色谱也可喷显色剂使之显色，或在薄层色谱中用加有荧光物质的薄层硅胶，采用荧光猝灭法检视。柱色谱法、气相色谱法和高效液相色谱法可用接于色谱柱出口处的各种检测器检测。柱色谱法还可收集流出液后用适宜方法测定。

在此仅概述高效液相色谱法和气相色谱法在药物含量测定中的应用。

（一）高效液相色谱法

高效液相色谱法系采用高压输液泵将规定的流动相泵入装有填充剂的色谱柱，对供试品进行分离测定的色谱方法。注入的供试品，由流动相带入柱内，各组分在柱内被分离，并依次进入检测器，由积分仪或数据处理系统记录和处理色谱信号。

本法快速，灵敏度高（可达 $10^{-15}\sim10^{-12}$g/ml），选择性强，应用广泛。

1. 对仪器的一般要求　所用的仪器为高效液相色谱仪。仪器应定期检定并符合有关规定。

（1）色谱柱：最常用的色谱柱填充剂为化学键合硅胶。反相色谱系统使用非极性填充剂，以十八烷基硅烷键合硅胶最为常用，辛基硅烷键合硅胶和苯基硅烷键合硅胶也有使用。正相色谱系统使用极性填充剂，常用的填充剂有硅胶、氨基键合硅胶和氰基键合硅胶等。氨基键合硅胶和氰基键合硅胶也可用作反相色谱。离子交换色谱系统使用离子交换填充剂；分子排阻色谱系统使用凝胶或高分子多孔微球等填充剂；对映异构体的分离通常使用手性填充剂。

填充剂的性能（如载体的形状、粒径、孔径、表面积、键合基团的表面覆盖度、含碳量和键合类型等）以及色谱柱的填充，直接影响供试品的保留行为和分离效果。

除另有规定外，普通分析柱的填充剂粒径一般在 $3\sim10\mu m$，粒径更小（约 $2\mu m$）的填充剂常用于填装微径柱（内径约 2mm）。

使用微径柱时，输液泵的性能、进样体积、检测池体积和系统的死体积等必须与之匹配；必要时，色谱条件（参数）可适当地调整。当对其测定结果产生争议时，应以品种项下规定的色谱条件的测定结果为准。

以硅胶为载体的键合固定相的使用温度通常不超过 40℃，为改善分离效果可适当提高色谱柱的使用温度，但不宜超过 60℃。

流动相的 pH 应控制在 $2\sim8$。当 pH 大于 8 时，可使载体硅胶溶解；当 pH 小于 2 时，与硅胶相连的化学键合相易水解脱落。当色谱系统中需使用 pH 大于 8 的流动相时，应选用耐碱的填充剂，如采用高纯硅胶为载体并具有高表面覆盖度的键合硅胶填充剂、包覆聚合物填充剂、有机-无机杂化填充剂或非硅胶基键合填充剂等；当需使用 pH 小于 2 的流动相时，应选用耐酸的填充剂，如具有大体积侧链能产生空间位阻保护作用的二异丙基或二异丁基取代十八烷基硅烷键合硅胶填充剂、有机-无机杂化填充剂等。

（2）检测器：最常用的检测器为紫外-可见分光检测器，包括二极管阵列检测器，其他常见的检测器有荧光检测器、蒸发光散射检测器、示差折光检测器、电化学检测器、电雾式检测器和质谱检测器等。

紫外-可见分光检测器、荧光检测器、电化学检测器为选择性检测器，其响应值不仅与供试品溶液的浓度有关，还与化合物的结构有关；蒸发光散射检测器、电雾式检测器和示差折光检测器为通用型检测器，对所有的化合物均有响应；二极管阵列检测器可以同时记录供试品的吸收光谱，故可用于供试品的光谱鉴定和色谱峰的纯度检查。

紫外-可见分光检测器、荧光检测器、电化学检测器和示差折光检测器的响应值与供试品溶液的浓度在一定范围内呈线性关系；蒸发光散射检测器的响应值与供试品溶液的浓度通常呈指数关系，故进行计算时，一般需经对数转换；电雾式检测器的响应值与被测物质的量通常也呈指数关系，一般需经对数转换或用二次函数计算，但在小质量范围内可基本呈线性。

不同的检测器，对流动相的要求不同。如采用紫外-可见分光检测器，所用流动相应符合紫外-可见分光光度法项下对溶剂的要求；采用低波长检测时，还应考虑有机相中有机溶剂的截止使用波长，并选用色谱级有机溶剂。蒸发光散射检测器、电雾式检测器和质谱检测器通常不允许使用含不挥发性成分的流动相。

（3）流动相：反相色谱系统的流动相首选甲醇 - 水系统（采用紫外末端波长检测时，首选乙腈 - 水系统），如经试用不适合时，再选用其他溶剂系统。应尽可能少用含有缓冲液的流动相，必须使用时，应尽可能选用含较低浓度缓冲液的流动相。由于 C_{18} 链在水相环境中不易保持伸展状态，故对十八烷基硅烷键合硅胶为固定相的反相色谱系统，流动相中有机溶剂的比例通常应不低于 5%，否则 C_{18} 链的随机卷曲将导致组分保留时间变化，造成色谱系统不稳定。

《中国药典》正文中各品种项下规定的条件，除固定相种类、流动相组分、检测器类型不得改变外，其余如色谱柱内径、长度、载体粒度、流动相流速、混合流动相各组分的比例、柱温、进样量、检测器的灵敏度等，均可适当调整。

2. 系统适用性试验 色谱系统的适用性试验通常包括理论板数、分离度、灵敏度、拖尾因子和重复性等 5 个参数，分离度和拖尾因子的表示分别如图 7-1 和图 7-2 所示，系统适用性试验（the system suitability test）参数的考察方法、计算及其要求如表 7-3 所示。

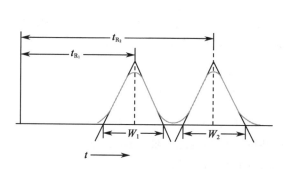

t_{R_1}. 相邻两峰中前一峰的保留时间；t_{R_2}. 相邻两峰中后一峰的保留时间；W_1，W_2. 此相邻两峰的峰宽。

图 7-1 分离度计算示意图

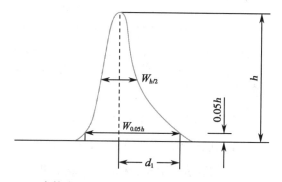

$W_{h/2}$. 半峰宽；$W_{0.05h}$. 5% 峰高处的峰宽；d_1. 峰顶在 5% 峰高处横坐标平行线的投影点至峰前沿与此平行线交点之间的距离。

图 7-2 拖尾因子计算示意图

表 7-3 系统适用性试验参数的考察方法、计算及其要求

参数	方法	计算公式	目的与要求
理论板数（n）	在规定的色谱条件下，注入供试品溶液或各品种项下规定的内标物质溶液，记录色谱图，量出供试品主成分峰或内标物峰的保留时间 t_R（以分钟或长度计，下同，但应取相同单位）和峰宽（W）或半峰宽（$W_{h/2}$）	$n = 5.54 \times (t_R / W_{h/2})^2$ $n = 16 \times (t_R / W)^2$	用于评价色谱柱的柱效能。由于不同物质在同一色谱柱上的色谱行为不同，采用理论板数作为衡量柱效能的指标时，应指明测定物质；色谱柱的理论板数大于或等于规定值
分离度（R）	在规定的色谱条件下，注入供试品溶液或各品种项下规定的内标物质溶液，记录色谱图，量出相邻色谱峰的保留时间（t_{R_1}、t_{R_2}）和峰宽（W_1、W_2）	$R = \dfrac{2(t_{R_2} - t_{R_1})}{W_1 + W_2}$	用于评价待测组分与相邻共存物或难分离物质之间的分离程度，是衡量色谱系统效能的关键指标；待测组分与相邻共存物之间的分离度应不小于 1.5

参数	方法	计算公式	目的与要求
灵敏度	在规定的色谱条件下,注入一系列不同浓度的供试品或对照品溶液,测定信噪比,记录 $S/N=10$ 时供试品或对照品溶液的浓度		用于评价色谱系统检测微量物质的能力,通常以信噪比(S/N)来表示;定量测定时,信噪比应不小于10
重复性	外标法:取各品种项下的对照品溶液,连续进样 5 次,记录进样 5 次的峰面积分别为 A_1、A_2、A_3、A_4 和 A_5	$$RSD = \frac{\sqrt{\dfrac{\sum\left(A_i-\overline{A}\right)^2}{n-1}}}{\overline{A}} \times 100\%$$	用于评价连续进样中,色谱系统响应值的重复性能;除另有规定外,峰面积或平均校正因子的 RSD 不大于 2.0%
	内标法:配制相当于 80%、100% 和 120% 的对照品溶液,加入规定量的内标溶液,配成 3 种不同浓度的溶液,分别至少进样 2 次,计算平均校正因子		
拖尾因子(T)	在规定的色谱条件下,注入供试品溶液,记录色谱图,量出供试品主成分峰的 $W_{0.05h}$ 和 d_1	$$T = \frac{W_{0.05h}}{2d_1}$$	用于评价色谱峰的对称性;峰高法定量时,除另有规定外,T 应在 0.95~1.05

注:t_R 为保留时间,$W_{h/2}$ 为半峰宽,t_{R_1} 为相邻两峰中前一峰的保留时间,t_{R_2} 为相邻两峰中后一峰的保留时间,W_1 及 W_2 为此相邻两峰的峰宽,$W_{0.05h}$ 为 5% 峰高处的峰宽,d_1 为峰顶在 5% 峰高处横坐标平行线的投影点至峰前沿与此平行线交点之间的距离。

按各品种项下要求对色谱系统进行适用性试验,即用规定的对照品溶液或系统适用性试验溶液在规定的色谱系统进行试验,必要时,可对色谱系统进行适当调整,以符合要求。

3. 测定法 定量分析时,可根据供试品或仪器的具体情况选择峰面积法或峰高法,当前大多采用峰面积法。测定供试品中主成分含量时,常用以下两种方法。

(1)内标法:按各品种项下的规定,精密称(量)取对照品和内标物质,分别配成溶液,各精密量取适量,混合配成校正因子测定用的对照溶液。取一定量注入仪器,记录色谱图。测量对照品和内标物质的峰面积(或峰高),按式(7-17)计算校正因子。

$$校正因子(f) = \frac{A_S/C_S}{A_R/C_R} \qquad 式(7\text{-}17)$$

式中,A_S 为内标物质的峰面积(或峰高);A_R 为对照品的峰面积(或峰高);C_S 为内标物质的浓度;C_R 为对照品的浓度。

再取各品种项下含有内标物质的供试品溶液,注入仪器,记录色谱图,测量供试品中待测成分和内标物质的峰面积(或峰高),按式(7-18)计算含量。

$$含量(C_X) = f \times \frac{A_X}{A_S'/C_S'} \qquad 式(7\text{-}18)$$

式中,A_X 为供试品的峰面积(或峰高);C_X 为供试品的浓度;A_S' 为内标物质的峰面积(或峰高);C_S' 为内标物质的浓度;f 为校正因子。

采用内标法，可避免因样品前处理及进样体积误差对测定结果的影响。

（2）外标法：外标法是以待测成分的对照品作为参照物质，相对比较以求得供试品的含量的方法。

按各品种项下的规定，精密称（量）取对照品和供试品，配制成溶液，分别精密取一定量，注入仪器，记录色谱图，测量对照品溶液和供试品溶液中待测成分的峰面积（或峰高），按式（7-19）计算含量。

$$含量（C_X）= C_R × \frac{A_X}{A_R} \qquad 式（7-19）$$

式中，A_X 为供试品的峰面积（或峰高）；A_R 为对照品的峰面积（或峰高）；C_X 为供试品的浓度；C_R 为对照品的浓度。

当采用外标法测定供试品中成分或杂质含量时，以手动进样器定量环或自动进样器进样为宜。

4. 多维液相色谱　多维色谱又称为色谱／色谱联用技术，是采用匹配的接口将不同分离性能（特点）的色谱连接起来，第一级色谱中未分开或需要分离富集的组分由接口转移到第二级色谱中，第二级色谱仍需进一步分离或分离富集的组分，也可以继续通过接口转移到第三级色谱中。理论上，可以通过接口将任意级色谱串联或并联起来，直至将混合物样品中所有的难分离、需富集的组分都完成分离或富集。但实际上，一般只要选用两个合适的色谱联用就可以满足对绝大多数难分离混合物样品的分离或富集要求。因此，一般的色谱／色谱联用都是二级，即二维色谱。

二维液相色谱的主要类型为中心切割式二维色谱（heart-cutting mode two-dimensional chromatography）和全二维色谱（comprehensive two-dimensional chromatography）两种。中心切割式二维色谱是通过接口将前一级色谱中某一（些）组分传递到后一级色谱中继续分离，一般用 LC-LC（也可用 LC+LC）表示；全二维色谱是通过接口将前一级色谱中的全部组分连续地传递到后一级色谱中进行分离，一般用 LC×LC 表示。此外，这两种类型下还有若干子类，包括选择性全二维色谱（sLC×LC）和多中心切割 2D-LC（mLC-LC）。

二维色谱可以是相同的分离模式和类型，也可以是不同的分离模式和类型。接口技术是实现二维色谱分离的关键之一，原则上，只要有匹配的接口，任何模式和类型的色谱都可以联用。

与一维色谱一样，二维色谱也可以和质谱、红外和核磁共振等联用。

示例 7-9　采用高效液相色谱法测定法莫替丁片的含量

色谱条件与系统适用性试验：用十八烷基硅烷键合硅胶为填充剂；以醋酸盐缓冲液（取醋酸钠 13.6g，置 900ml 水中，用冰醋酸调节 pH 至 6.0±1.0，加水至 1 000ml）- 乙腈（93∶7）为流动相；流速为 1.5ml/min；检测波长为 270nm；柱温为 35℃；进样体积 20μl。理论板数按法莫替丁峰计算不低于 5 000，法莫替丁与相邻杂质峰的分离度应符合要求。

测定法：取本品 20 片，精密称定，研细，精密称取适量（约相当于法莫替丁 25mg），置 50ml 量瓶中，加甲醇适量，置冷水浴中超声使法莫替丁溶解，放冷，用甲醇稀释至刻度，摇匀，滤过，精密量取续滤液 5ml 置 50ml 量瓶中，用溶剂稀释至刻度，摇匀，得供试品溶液；另取法莫替丁对照品适量,精密称定,加甲醇适量使溶解,用溶剂定量稀释制成每1ml中约含0.05mg的溶液,作为对照品溶液。精密量取供试品溶液与对照品溶液,分别注入液相色谱仪,记录色谱图。按外标法以峰面积计算,即得。

$$含量(mg/片) = \frac{C_R \times \frac{A_X}{A_R} \times D \times \overline{W}}{W} \qquad 式(7\text{-}20)$$

式中,A_X、A_R、C_R(mg/ml)的意义同式(7-19);D 为供试品的稀释体积;$\overline{W}$ 为平均片重,g/片;W 为供试品取样量,g。

(二)气相色谱法

气相色谱法系采用气体为流动相(载气)流经装有填充剂的色谱柱进行分离测定的色谱方法。物质或其衍生物气化后,被载气带入色谱柱进行分离,各组分先后进入检测器,用数据处理系统记录色谱信号。

1. 对仪器的一般要求 所用的仪器为气相色谱仪,由载气源、进样部分、色谱柱、柱温箱、检测器和数据处理系统组成。进样部分、色谱柱和检测器的温度均应根据分析要求适当设定。

(1)载气源:气相色谱法的流动相为气体,称为载气,氦、氮和氢可用作载气;根据供试品的性质和检测器种类选择载气,除另有规定外,常用载气为氮气。

(2)进样部分:进样方式一般可采用溶液直接进样、自动进样或顶空进样。

溶液直接进样采用微量注射器、微量进样阀或有分流装置的气化室进样;采用溶液直接进样或自动进样时,进样口温度应高于柱温30～50℃;进样量一般不超过数微升;柱径越细,进样量应越少,采用毛细管柱时,一般应分流以免过载。

顶空进样适用于固体和液体供试品中挥发性组分的分离和测定。将固态或液态的供试品制成供试液后,置于密闭小瓶中,在恒温控制的加热室中加热至供试品中挥发性组分在液态和气态达到平衡后,由进样器自动吸取一定体积的顶空气注入色谱柱中。

(3)色谱柱:色谱柱为填充柱或毛细管柱。填充柱的材质为不锈钢或玻璃,内径为2～4mm,内装吸附剂、高分子多孔小球或涂渍固定液的载体,粒径为0.18～0.25mm、0.15～0.18mm 或 0.125～0.15mm。毛细管柱的材质为玻璃或石英,内壁或载体经涂渍或交联固定液,内径一般为 0.25mm、0.32mm 或 0.53mm,固定液膜厚 0.1～5.0μm,常用的固定液有甲基聚硅氧烷、不同比例组成的苯基甲基聚硅氧烷、聚乙二醇等,常用气相色谱柱的比较如表7-4所示。

表7-4 常用气相色谱柱的比较

类型	材质	内径	填充物	备注
填充柱	不锈钢、玻璃	2～4mm	吸附剂、高分子多孔小球、涂渍固定液的载体	载体粒径为 0.18～0.25mm、0.15～0.18mm 或 0.125～0.15mm
毛细管柱	玻璃、石英	0.25mm、0.32mm、0.53mm	内壁或载体经涂渍或交联固定液	固定液膜厚 0.1～5.0μm

新填充柱和毛细管柱在使用前需老化处理,以除去残留溶剂及易流失的物质,色谱柱如长期未用,使用前应老化处理,使基线稳定。

（4）柱温箱:由于柱温的波动会影响色谱分析结果的重现性,因此柱温箱控温精度应在±1℃,且温度波动小于每小时0.1℃。温度控制系统分为恒温和程序升温两种。

（5）检测器:适合气相色谱法的检测器有火焰离子化检测器(FID)、热导检测器(TCD)、氮磷检测器(NPD)、火焰光度检测器(FPD)、电子捕获检测器(ECD)、质谱检测器(MS)等。火焰离子化检测器对碳氢化合物响应良好,适合检测大多数的药物;氮磷检测器对含氮、磷元素的化合物灵敏度高;火焰光度检测器对含磷、硫元素的化合物灵敏度高;电子捕获检测器适于含卤素的化合物;质谱检测器还能给出供试品某个成分相应的结构信息,可用于结构确证。除另有规定外,一般用火焰离子化检测器,用氢气作为燃气,空气作为助燃气。在使用火焰离子化检测器时,检测器温度一般应高于柱温,并不得低于150℃,以免水汽凝结,通常为250～350℃。

（6）数据处理系统:可分为记录仪、积分仪以及计算机工作站等。

各品种项下规定的色谱条件,除检测器种类、固定液品种及特殊指定的色谱柱材料不得改变外,其余如色谱柱内径、长度、载体牌号、粒度、固定液涂布浓度、载气流速、柱温、进样量、检测器的灵敏度等,均可适当改变,以适应具体品种并符合系统适用性试验的要求。一般色谱图约于30分钟内记录完毕。

2. 系统适用性试验 除另有规定外,应照气相色谱法项下的规定。

3. 测定法 测定供试品主成分含量时,除气相色谱法项下规定的内标法、外标法和面积归一化法外,亦可采用标准溶液加入法,具体操作如下。

精密称(量)取待测成分对照品适量,配置成适当浓度的对照品溶液,取一定量,精密加入到供试品溶液中,根据外标法或内标法测定含量,再扣除加入的对照品溶液含量,即得供试品溶液中待测成分的含量。

加入对照品溶液前后校正因子应相同,即

$$\frac{A_{is}}{A_X} = \frac{C_X + \Delta C_X}{C_X}$$ 式(7-21)

根据式(7-21),则待测组分的浓度 C_x 可通过式(7-22)进行计算:

$$C_X = \frac{\Delta C_X}{(A_{is}/A_X) - 1}$$ 式(7-22)

式(7-21)和式(7-22)中, C_X 为供试品中组分 X 的浓度; A_X 为供试品中组分 X 的色谱峰面积; ΔC_X 为所加入的已知浓度的待测组分对照品的浓度; A_{is} 为加入对照品后组分 X 的色谱峰面积。

气相色谱法定量分析,当采用手工进样时,由于留针时间和室温等对进样量的影响,使进样量不易精确控制,故最好采用内标法定量;当采用自动进样器时,由于进样重复性的提高,在保证进样误差的前提下,也可采用外标法定量。当采用顶空进样技术时,由于供试品和对照品处于不完全相同的基质中,故可采用标准溶液加入法以消除基质效应的影响;当标准溶液加入法与其他定量方法结果不一致时,应以标准加入法结果为准。

气相色谱法常用于中草药中挥发油或挥发性成分的分析、部分成分的含量测定和农药残留量的测定等。

示例 7-10 维生素 E 的含量测定(内标法)

色谱条件与系统适用性试验:用硅酮(OV-17)为固定液,涂布浓度为 2% 的填充柱,或用 100% 二甲基聚硅氧烷为固定液的毛细管柱;柱温为 265℃。理论板数按维生素 E 峰计算不低于 500(填充柱)或 5 000(毛细管柱),维生素 E 峰与内标物质峰的分离度应符合要求。

校正因子的测定:取正三十二烷适量,加正己烷溶解并稀释成每 1ml 中含 1.0mg 的溶液,作为内标溶液。另取维生素 E 对照品约 20mg,精密称定,置棕色具塞瓶中,精密加内标溶液 10ml,密塞,振摇使溶解,作为对照品溶液,取 1～3μl 注入气相色谱仪,计算校正因子。

测定法:取本品约 20mg,精密称定,置棕色具塞瓶中,精密加内标溶液 10ml,密塞,振摇使溶解,作为供试品溶液;取 1～3μl 供试品溶液与对照品溶液注入气相色谱仪,记录色谱图。按内标法以峰面积计算,即得。

四、色谱 - 质谱联用技术

除一些异构体外,不同的物质都有不同的质谱,质谱峰的强度跟其代表的物质的含量成正比,据此可进行定量分析。质谱法具有高灵敏度和高选择性特点,是目前痕量有机分析最有效的手段之一。

将色谱与质谱联用可对复杂体系样品进行定性定量分析,色谱 - 质谱联用技术主要包括气相色谱 - 质谱联用(gas chromatograph-mass spectrometry, GC-MS)、液相色谱 - 质谱联用(liquid chromatography-mass spectrometry, LC-MS)、超临界流体色谱 - 质谱联用(supercritical fluid chromatography-mass spectrometry, SFC-MS)以及毛细管电泳 - 质谱联用(capillary electrophoresis-mass spectrometry, CE-MS)等,其中 GC-MS 和 LC-MS 已广泛应用于药物分析。本节主要介绍 GC-MS 和 LC-MS。

(一)气相色谱 - 质谱联用技术

气相色谱 - 质谱联用技术是利用气相色谱对混合物的高效分离能力与质谱对纯物质的准确鉴定能力发展而成的一种技术,其仪器称为气相色谱 - 质谱联用仪。这种技术开发较早,已成为联用技术中最成功的一种。到目前为止,气相色谱 - 质谱联用仪已相当完善,技术日趋成熟,广泛应用于石油化工、环境保护、医药卫生和生命科学等领域。

1. GC-MS 联用技术的优点 GC-MS 联用技术是各种联用技术中最成熟的方法。就其应用范围来说,GC-MS 与 GC 基本一致,但质谱法固有的优点扩大了其应用范围,其主要优点如下。

(1)定性能力强:用化合物分子的指纹质谱图鉴定组分,可靠性大大优于色谱保留时间定性;GC-MS 联用技术提供的大量结构信息为未知物的定性提供了可能性,特别适用于药物代谢产物、降解产物的鉴别,这是 GC 无法实现的。

（2）可分析色谱法尚未分离的组分：用提取离子色谱法、选择离子监测法等技术，可分析被化学噪声掩盖的或总离子流色谱图上尚未分离的色谱峰。

（3）一般可省略其他色谱检测器：GC-MS 联用仪的全扫描工作方式相当于 GC 中最通用的高灵敏度检测器，如 FID；选择离子监测工作方式则是最可靠和最有选择性的较高灵敏度检测器，相当于 GC 中的专用检测器，如 NPD、ECD 等。

2. 仪器组成 GC-MS 联用仪由气相色谱仪、接口（GC 和 MS 之间的连接装置）、质谱仪和计算机 4 个部分组成。气相色谱仪是样品中各组分的分离器；接口是组分的传输器并保证 GC 和 MS 两者间的气压匹配；质谱仪是样品组分的鉴定器；计算机是整个工作的控制器、数据处理器和分析结果输出器。

（1）气相色谱仪：气相色谱仪是气体分子分离的一种分析仪器，样品入口端高于大气压，出口端为大气压，在高于大气压条件下完成复杂成分的分离。其色谱柱有填充柱和毛细管柱两种类型。填充柱的柱径较大（i.d.≥1mm），载气流量大，不适合与质谱直接连接，需要用专门的接口才能联用。毛细管色谱柱的柱径较小，载气流量小，其中细径柱（如 i.d.≤0.32mm）通过接口直接接入质谱；大口径柱（如 i.d.=0.53mm）需要分流后通过接口接入质谱或接入喷射式接口后进入质谱仪。

（2）接口：GC-MS 色谱仪的接口是解决气相色谱和质谱仪联用的关键组件，其作用是传输样品、匹配两者的工作流量（即工作气压）。接口一般应满足以下要求：①不破坏离子源的高真空，亦不影响色谱分析的柱效；②使色谱分离后的组分尽可能多地进入离子源，而流动相尽可能少进入离子源；③不改变色谱柱分离后各组分的组成和结构。

理想的接口应能除去全部载气而试样毫无损失地从气相色谱仪传输给质谱仪。要求试样传输产率高，浓缩系数大，延时短，色谱的峰展宽小。

接口一般可以分为以下三类：直接导入型、开口分流型和喷射式分子分离器接口。目前最常用，也是最简单的一种接口是毛细管柱直接导入型接口。

（3）质谱仪

1）离子源：离子源的作用是将被分析的组分分子电离成带电的离子，并使这些离子在离子光学系统的作用下，聚成一定几何形状和一定能量的离子束，然后导入质量分析器被分离。离子源的结构和性能与质谱仪的灵敏度和分辨率有着密切的关系。样品分子电离的难易程度与其分子组成和结构有关，为了使稳定性不同的样品分子电离后都能得到各自分子离子的信息，就需要采用不同的电离方法。目前，GC-MS 的离子化方式主要是电子轰击离子化（electron impact ionization，EI）和化学离子化（chemical ionization，CI）。

①电子轰击离子化：处于离子源的气态待测化合物分子，受到一束能量（通常是 70eV）大于其电离能的电子流轰击而离子化。质谱中往往含有待测化合物的分子离子以及待测化合物的结构特征的碎片离子。电子轰击离子化比较适用于热稳定的、易挥发化合物的离子化，是气相色谱 - 质谱联用最常用的离子化方式。

②化学离子化：离子源的试剂气体分子（如甲烷、异丁烷和氨气）受高能电子轰击而离子化，进而发生离子 - 分子反应，形成稳定的试剂气离子，再使待测化合物离子化。化学离子化可形成待测化合物（M）的（M+H)$^+$ 或（M−H)$^-$ 特征离子或待测化合物与试剂气体分子产生的

加合离子。与电子轰击离子化质谱相比,化学离子化质谱中碎片离子较少,适用于采用电子轰击离子化无法得到分子质量信息的热稳定的、易挥发化合物分析。

2)质量分析器:质量分析器是质谱仪的核心部分,它将离子源产生的离子按质荷比的不同,再按空间的位置、时间的先后或轨道的稳定与否进行分离,得到按质荷比大小顺序排列形成质谱图。质量范围、分辨率是质量分析器的两个主要性能指标。质量范围指质谱仪所能测定的质荷比范围,分辨率则指质谱仪分辨相邻的、质量差异很小的峰的能力。目前较常用的质量分析器有扇形磁场分析器、四级杆分析器、离子阱分析器、飞行时间分析器和离子回旋共振分析器。其中最常见的是四极杆质谱仪,它属低分辨质谱仪,但其扫描速率快,离子源真空度要求较低,结构简单,价格低廉,能满足一般有机样品的分析。

(4)计算机:GC-MS联用仪常用存储容量较大的个人计算机,也称为化学工作站。它能实现工作的控制、在线数据处理、分析结果的输出。能记录和存储色谱图、质谱图;进行各种运算、定量分析、创建谱库或从购买的谱库中检索图谱对样品组分进行鉴别等。

3. GC-MS定量分析方法 最常用的测定方法为总离子流色谱法和质谱碎片图法。

(1)总离子流色谱法:经色谱分离后的组分分子进入离子源后被电离成离子,同时,在离子源内的残余气体和部分载气分子也被电离成离子(这部分离子构成本底)。样品离子和本底离子通过离子源的加速电压加速,射向质量分析器。在离子源内设置一个总的离子检测极,收集总离子流的一部分,然后扣除本底离子流后,在记录纸上得到该样品的总离子流(total ion current, TIC)色谱图。总离子流色谱峰由低到峰顶再下降的过程,就是某些组分离子出现在离子源的过程。当接近峰顶时,扫描质谱计的磁场得到该组分的质谱信号,再经电子倍增器和放大器放大后,在记录纸上给出质谱图。因此GC-MS联用在获得色谱图的同时还可以得到对应于每个色谱峰的质谱图。

(2)质量碎片图谱法:大多数质谱定量分析是基于比较待测组分的离子流和内标的离子流。记录离子流的方法,通常称为选择离子检测(selected ion monitoring, SIM),即质量碎片图谱法(mass fragmentography)。该法是GC-MS测定中最重要的方法之一。采用选择离子检测法,可提高分析的灵敏度。

示例7-11 GC-MS联用技术测定广藿香油中广藿香酮的含量

色谱条件:毛细管柱(30m×0.25mm, 0.25μm);载气为高纯氦气;流速为1.0ml/min;进样量为1μl;进样口温度220℃;接口温度250℃,程序升温:初始温度120℃,维持3分钟后以10℃/min升温至220℃,维持5分钟;分流比为50∶1;电离方式为EI;离子源温度200℃;质量扫描范围:20~400m/z。

十八烷内标物储备液的制备:精密称取十八烷作为内标,用乙酸乙酯配成浓度约为4.0mg/ml的内标储备液,备用。

广藿香酮对照品储备液的制备:精密称取广藿香酮对照品,用乙酸乙酯配成25mg/ml的对照品储备液,备用。

对照品溶液的制备:分别取广藿香酮对照品储备液100μl和十八烷内标物储备液100μl,置2ml容量瓶中,用乙酸乙酯定容,配制成含广藿香酮浓度为1.25mg/ml和含十八烷内标物浓度为0.2mg/ml的混合溶液。

样品溶液的制备：取广藿香油 1ml，加乙醚 5ml 稀释，摇匀，用 1mol/L 氢氧化钠溶液萃取 5 次，每次 2ml，合并碱液，用 10% 盐酸调 pH 至 2，再用乙醚萃取 2 次，第 1 次 10ml，第 2 次 5ml，合并乙醚液，挥干，加十八烷内标物储备液 100μl，用乙酸乙酯定容至 2ml。

样品测定：取样品溶液和对照品溶液各 1μl，进样，得广藿香酮和十八烷的峰面积比，以内标法计算含量。

（二）液相色谱 - 质谱联用技术

液相色谱 - 质谱联用技术是 20 世纪 90 年代发展得较为成熟的分析技术，它集 LC 的高分离能力与 MS 的高灵敏度、极强的结构解析能力、高专属性和通用性、快速分析于一体，已成为药品质量监控（包括药物中微量杂质检查，降解产物、药物生物转化产物的分析鉴定）、体内药物和药物代谢研究中其他方法所不能取代的有效工具之一。LC-MS 技术已经在药物、化工、临床医学、分子生物学等许多领域中得到了广泛的应用。用于有机合成中间体、药物代谢产物、生物样品、中药成分分析以及基因工程产品的大量分析，其结果为生产和科研提供了许多有价值的信息，解决了许多在此之前难以解决的分析问题。与 GC-MS 联用技术相比较，LC-MS 可以分离的化合物范围较广，其样品预处理简单，一般不需要水解或者衍生化，可以直接用于药物及其代谢产物的同时分离与鉴定。

1. LC-MS 仪器组成 主要是由液相色谱仪、接口（LC 和 MS 之间的连接装置）、质量分析器、真空系统和计算机数据处理系统组成。

使用液相色谱 - 质谱联用仪分析样品的基本流程是：样品通过液相色谱系统进样，由色谱柱进行分离，而后进入接口（界面，interface）。在接口中，试样由液相中的离子或分子转变成气相中的离子，其后离子被聚焦于质量分析器中，根据质荷比不同进行分离。最后离子被转变为电信号，传送至计算机数据处理系统。

（1）液相色谱系统：液相色谱 - 质谱联用仪的液相色谱系统与传统的液相色谱系统相同，不同的是检测器由原来的紫外检测器变成质谱检测器，正因为检测器的变化，也使得其他部分产生了或大或小的改变。液相色谱 - 质谱联用仪要求液相色谱泵能在较低流速下通过流量准确、稳定的流动相，以保证实验结果的稳定性和重现性。色谱柱通常为反相 ODS 柱，一般为 10～50mm 短色谱柱，以缩短分析时间。LC-MS 对流动相的要求高于普通 LC，因为 LC-MS 联用仪的检测灵敏度不但与被分析物的性质有关，而且与流动相的组成（如有机相、缓冲液浓度和溶液的 pH 等）及流速也有很大关系。对流动相的基本要求是不能含有非挥发性组分（如磷酸盐缓冲液和离子对试剂等），因为接口中高速喷射的液流会产生制冷效应，造成液流中的非挥发性组分极易冷凝析出，堵塞毛细管等小口径入口，影响分析结果的稳定和仪器的使用寿命。流动相中挥发性电解质溶液（如甲酸、乙酸、氨水等）的浓度也不能超过 10mmol/L。一般认为低浓度电解液和高比例有机相溶液能获得较好的离子化效率。

（2）接口和离子化方式：LC-MS 技术的关键在于解决高流量的液相色谱系统和高真空质谱仪之间的矛盾，如果液相色谱系统的溶剂直接进入质谱的高真空区（10^{-5}Torr），则每分钟增加的气体量为几百升。为解决这个问题，必须通过接口。接口能起到下列作用：①将流动相及样品气化；②分离除去大量的流动相气体分子；③完成对样品分子的电离。

在 30 多年的发展过程中，前后引入了 20 多种不同的接口技术，其中主要包括传送带接口（MB）、粒子束接口（PB）、热喷雾接口（TSP）、连续流动快原子轰击（CFFAB）和直接导入接口（DLI）等。但这些技术都有不同程度的限制和缺陷，直到大气压离子化接口（atmospheric pressure ionization，API）技术成熟后，LC-MS 才得到飞速发展，成为科研及日常分析的重要工具。API 是一种在大气压下能够将溶液中的分子或离子转变成气相中离子的接口，包括电喷雾电离（electro spray ionization，ESI）和大气压化学电离（atmospheric pressure chemical ionization，APCI）两种电离方式，它们都是很温和的离子化技术，其区别在于在大气压下产生气相离子的方式不同。ESI 适用于容易在溶液中形成离子的供试品或极性化合物，喷雾后即是气相离子；而 APCI 具有电晕放电针，所以适用于非极性或低、中等极性化合物的电离，此外待测物的相对分子质量范围也不同。APCI 和 ESI 使用同一 API 箱体，因此可以在几分钟对两种离子化技术进行切换，而切换并不破坏真空，只涉及探头的更换。

1）电喷雾离子化源：电喷雾离子化是目前为止"最软"的电离技术，它将溶液中的待测物离子转化为气态离子。在 ESI 接口中，通常采用套管喷口设计，除了 LC 的喷口外，还引入了雾化气、鞘气和辅助气。前两者能使 LC 的液流充分的雾化和离子化，而辅助气则包裹着这一雾流和离子流，而不被扩散，从而得到较高的离子产率。

ESI 可用于在溶液中能以离子形式存在的化合物，因此适用于大多数化合物的定性和定量研究。一般规律是碱性化合物（如胺）易生成质子化的正离子，而酸性化合物（如磺酸）能生成去质子的负离子。在正离子模式下，ESI 质谱获得的准分子离子峰通常是质子加合离子，如 $[M+H]^+$、$[M+Na]^+$、$[M+Na+CH_3OH]^+$、$[M+H+CH_3OH]^+$、$[M+NH_4]^+$ 等。由于检测的是多电荷离子，使得质量分析器检测的质量可提高几十倍甚至更高，因此 ESI 可用于分析分子量高达 100 000Da 的化合物。

2）大气压化学离子源：大气压化学离子化也是一种较软的离子化技术，它将溶液中的样品分子转化为气体离子。在 APCI 接口中，样品溶液从具有雾化气套管的毛细管端流出，被氮气流雾化，通过加热管时被气化，并在加热管端进行电晕尖端放电，溶剂分子被电离，形成溶剂离子，然后，这些溶剂离子和雾化气与气态的样品分子进行反应，最终得到样品分子的准分子离子。APCI 与 ESI 的不同处是 APCI 具有电晕放电针。因此，APCI 能使极性较弱或部分非极性的小分子化合物离子化。

APCI 通常用于分析具有一定挥发性的中等极性与弱极性的小分子化合物，分子量在 1 500Da 以下。APCI 是一种相当耐用的离子化技术，与 ESI 相比，APCI 对溶剂选择、流速和添加物的依赖性较小。

（3）质量分析器：在高真空状态下，质量分析器将离子按质荷比分离。质量范围、分辨率是质量分析器的两个主要性能指标。质量范围指质谱仪所能测定的质荷比的范围，分辨率表示质谱仪分辨相邻的、质量差异很小的峰的能力。常用的质量分析器有扇形磁场分析器、四极杆分析器、离子阱分析器、飞行时间分析器、离子回旋共振分析器和串联质谱。

1）扇形磁场分析器：扇形磁场分析器可以检测分子量高达 15 000Da 的单电荷离子。当与静电场分析器结合、构成双聚焦扇形磁场分析器时，分辨率可达到 10^5。

2）四极杆分析器：分析器由四根平行排列的金属杆状电极组成。四极杆分析器可检测的分子量上限通常达 4 000Da，分辨率约为 10^3。

3）离子阱分析器：四极线性离子阱具有更好的离子储存效率和储存容量，可改善离子喷射效率及更快的扫描速度和较高的检测灵敏度。由电喷雾离子化或基质辅助激光解吸离子化产生的生物大分子离子，可以借助离子引导等方式，进入离子阱分析器分析。离子阱分析器与四极杆分析器具有相近的质量上限，分辨率为 $10^3 \sim 10^4$。

4）飞行时间分析器（TOF）：具有相同动能、不同质量的离子，因飞行速度不同而实现分离。当飞行距离一定时，离子飞行需要的时间与质荷比的平方根成正比，质量小的离子在较短时间到达检测器。飞行时间分析器具有质量分析范围宽（分子量上限约 15 000Da）、离子传输效率高（尤其是谱图获取速度快）、检测能力多重、仪器设计和操作简便、质量分辨率高（$>10^4$）的特点，已成为生物大分子分析的主流技术。

5）离子回旋共振分析器（ICR）：待测化合物的离子化和质量分析可以在同一分析器内完成。离子回旋共振分析器适用于分子量高于 40 000Da 的化合物，分辨率可高达 10^6，质荷比测定精确到千分之一，可以进行多级质谱（MS^n）分析。

6）串联质谱（MS-MS）：是时间上或空间上两级以上质量分析的结合，测定第一级质量分析器中的前体离子（precursor ion）与第二级质量分析器中的产物离子（product ion）之间的质量关系。多级质谱常以 MS^n 表示。

①产物离子扫描（product-ion scan）：在第一级质量分析器中选择某 m/z 的离子作为前体离子，测定该离子在第二级质量分析器中、一定的质量范围内的所有碎片离子（产物离子）的质荷比与相对强度，获得该前体离子的质谱。

②前体离子扫描（precursor-ion scan）：在第二级质量分析器中选择某 m/z 的产物离子，测定在第一级质量分析器中、一定的质量范围内所有能产生该碎片离子的前体离子。

③中性丢失扫描（neutral-loss scan）：以恒定的质量差异，在一定的质量范围内同时测定第一级、第二级质量分析器中的所有前体离子和产物离子，以发现能产生特定中性碎片（如 CO_2）丢失的化合物或同系物。

④选择反应检测（selected-reaction monitoring，SRM）：选择第一级质量分析器中某前体离子 $(m/z)_1$，测定该离子在第二级质量分析器中的特定产物离子 $(m/z)_2$ 的强度，以定量分析复杂混合物中的低浓度待测化合物。

⑤多反应检测（multiple-reaction monitoring，MRM）：是指同时检测两对及以上的前体离子 - 产物离子。

2. LC-MS 的特点

（1）适用的范围宽：可测定的化合物的相对分子质量（m/z）可达 4 000 甚至 6 000，不受待测物挥发性的限制，适用于多种结构的化合物分析。可用于强极性化合物，如药物的结合型代谢产物的分析。

（2）提供多种化合物信息：采用电喷雾和大气压化学离子化等软电离技术，可产生准分子离子，易于确定相对分子质量。同时，利用碰撞诱导解离技术获得的多级质谱（MS^n）可提供丰富的结构信息。

（3）高灵敏和高样品通量：质谱检测的灵敏度高，在 SRM 和 MRM 模式下还具有较高的专属性，大大提高了检测的信噪比，而且也可在色谱分离不完全的情况下对复杂基质中的痕量组分进行快速定性和定量分析。

3. LC-MS 定量分析方法 跟普通 HPLC 基本相同,但由于色谱分离方法的问题,一个色谱峰可能含几种不同组分,如果仅依据峰面积定量,会造成误差,故定量分析常不采用总离子色谱图,而更多采用与待测组分相对应的特征离子得到质量色谱图(不相关组分不出峰),以达到提高检测的选择性、减少组分间干扰的目的。

示例 7-12 LC-MS 测定川楝子中川楝素的含量

色谱、质谱条件与系统适用性试验:以十八烷基硅烷键合硅胶为填充剂;以乙腈 -0.01%甲酸溶液(31:69)为流动相;采用单级四极杆质谱检测器,电喷雾离子化(ESI)负离子模式下选择质荷比(m/z)573 离子进行检测。理论板数按川楝素峰计算应不低于 8 000。

对照品溶液的制备:取川楝素对照品适量,精密称定,加甲醇制成每 1ml 含 2μg 的溶液,即得。

供试品溶液的制备:取本品中粉约 0.25g,精密称定,置具塞锥形瓶中,精密加入甲醇50ml,称定重量,加热回流 1 小时,放冷,再称定重量,用甲醇补足减失的重量,摇匀,滤过,取续滤液,即得。

测定法:分别精密吸取对照品溶液 2μl 与供试品溶液 1～2μl,注入液相色谱 - 质谱联用仪,测定,以川楝素两个峰面积之和计算,即得。

第二节　含量测定的方法验证

一、方法验证内容

原料药或制剂中有效成分含量测定、制剂中其他成分(如防腐剂等)的含量测定、药品溶出度和释放度检查中其溶出量的测定等都要进行方法学验证。

验证内容包括专属性、准确度、精密度(包括重复性和中间精密度)、线性、范围和耐用性。视具体方法拟订验证的内容。

二、应用实例

示例 7-13 非水滴定法测定乙琥胺含量的方法学验证

取本品约 0.2g,精密称定,加二甲基甲酰胺 30ml 使溶解,加偶氮紫指示液 2 滴,在氮气流中,用甲醇钠滴定液(0.1mol/L)滴定至溶液显蓝色,并将滴定的结果用空白试验校正。每 1ml甲醇钠滴定液(0.1mol/L)相当于 14.12mg $C_7H_{11}NO_2$。

所采用测定方法为容量分析法,其需验证的内容如下:

(1)滴定曲线及终点指示:取乙琥胺对照品,照上述方法滴定。使用电位滴定法记录滴定曲线,并同时记录滴定溶液颜色的变化。根据滴定突跃及其范围、相应指示剂的颜色变化区间,确定终点指示方法。

（2）准确度与精密度：取规定称样量的 80%、100% 和 120%，即分别约为 0.16g、0.20g 和 0.24g 的乙琥胺对照品，各 3 份，精密称定，照上述方法测定。根据滴定反应、甲醇钠滴定液浓度（0.1mol/L）及乙琥胺分子量确定的滴定度（14.12mg/ml）和滴定液浓度校正因子，计算各份样品的滴定结果、9 份的平均含量及相对标准偏差（RSD）。其中平均含量与对照品标示含量的比值即准确度（回收率），RSD 即为重复性。可由不同人员于不同时间同法操作，经多因素方差分析计算中间精密度。

（3）耐用性：取乙琥胺对照品，照上述方法测定。通过改变溶剂（二甲基甲酰胺）、指示剂用量和样品溶解后放置不同时间测定，验证方法的耐用性。

示例 7-14 反相高效液相色谱法测定贝诺酯片含量的方法学验证

（1）色谱条件与系统适用性试验：用十八烷基硅烷键合硅胶为填充剂；以水（用磷酸调节 pH 至 3.5）- 甲醇（44∶56）为流动相；检测波长为 240nm；进样体积 10μl。理论板数按贝诺酯峰计算不低于 3 000，贝诺酯峰与相邻杂质峰之间的分离度应大于 1.5，贝诺酯峰拖尾因子符合要求，重复性试验的相对标准偏差不大于 2.0%（详见下述仪器精密度试验）。

（2）测定法：取本品 10 片，精密称定，研细，精密称取细粉适量（约相当于贝诺酯 20mg），加甲醇溶解并稀释制成每 1ml 中约含贝诺酯 0.4mg 的溶液，滤过，取续滤液作为供试品溶液。照贝诺酯含量测定项下的方法测定，即得。

（3）方法学验证

1）专属性：取贝诺酯适量（如约 20mg）数份，分别经高温、强酸、强碱、氧化降解破坏处理后，分别制成降解产物溶液，在拟定的色谱条件下分别进样分析，贝诺酯与有关物质均应获得基线分离。另取贝诺酯合成粗品，同法测定，贝诺酯与有关物质也均应获得基线分离。

2）准确度：取贝诺酯对照品约 16mg、20mg 和 24mg（分别相当于含量测定的 80%、100% 和 120%）各 3 份，精密称定，分置 50ml 量瓶中，各加入处方量的混合辅料，照拟定方法测定。计算各样品的含量，根据加入量计算回收率。

3）精密度：①仪器精密度，取浓度约为 0.40mg/ml 的贝诺酯对照品溶液，连续进样 6 次，计算其峰面积的 RSD；②重复性，取同一批贝诺酯片样品，分别称取 6 份（约相当于贝诺酯 20mg），按制备供试品方法制备，分别取 10μl 进样，测定并计算含量，计算 RSD；③中间精密度：由不同人员于不同时间用不同仪器同法测定，计算 RSD 为中间精密度。

4）线性与范围：以贝诺酯溶液的最大吸收波长（240nm）作为检测波长，以贝诺酯峰具有良好的色谱行为（分离度、理论板数、拖尾因子等）和足够的灵敏度和精密度确定供试品溶液浓度为 0.4mg/ml（进样 10μl）。以此确定范围应为 0.32～0.48mg/ml（相当于 80%～120%），并适当拓宽，由不少于 5 个浓度点的系列标准溶液，建立线性与范围。例如，可制备浓度约为 0.10、0.20、0.40、0.60、0.80 和 1.00mg/ml 的系列贝诺酯标准溶液，分别进样测定，以贝诺酯峰面积为纵坐标（y），浓度（mg/ml）为横坐标（x），用最小二乘法进行线性回归，求得回归方程 $y=a+bx$。其中，当 $x=0.4$mg/ml（相当于 100%）时，$a \leq 0.1b/100$，$r \geq 0.999$ 为宜。

5）耐用性：取贝诺酯对照品、合成粗品以及降解产物溶液，改变色谱条件并于不同时间进样分析，验证方法耐用性。可改变的色谱条件如流动相比例、流速以及柱温等。在已改变的色谱条件下，贝诺酯与有关物质均能够获得良好的分离，同时贝诺酯的测得值的准确度和精密度应符合要求。若有哪项条件的变动对结果有显著影响，则应在标准中规定该条件的范围。

ER7-2　第七章　目标测试

（高桂花）

第八章　化学药分析

化学药是指具有明确元素组成和化学结构，用于治疗、预防和诊断疾病，调节机体功能的化合物。为了保证化学药的安全、有效和质量可控，化学药分析不仅要在明确药物的化学结构基础上，根据其结构判断性质，进而选择合适的分析方法进行质量评价，还应考虑化学原料药合成或制备工艺、生产过程、制剂工艺等多种因素，为化学药的质量控制与质量标准建立提供支撑。本章旨在通过对上述内容的讲解，总结化学原料药和制剂分析的一般规律，并使其通过典型化学药物的案例分析得以个性呈现。

第一节　起始物料分析

一、种类

化学药起始物料（active substance starting material）是指一种具有确定的化学性质和结构，用来生产原料药的化学物质，其关键结构将进入原料药中。一般要求制造企业要有文件说明原料药生产的起点并阐明确定起点的理由。通常工艺步骤越长，起始物料质量控制的安全范围越宽。合成原料药的起始物料按照使用目的和质量，可分为如下三类。

（一）起始物料是按照化工产品标准生产的化工产品

由于合成的目的不同，与原料药相比，化工产品往往只关注产品纯度，而对影响安全性的有毒杂质和有机溶剂等考虑较少。因此，企业应当充分考虑起始物料的合成工艺，关注有关物质、有毒的有机溶剂、遗传毒性杂质和催化剂残留，以及其他可能带来安全性问题的聚合物、生物污染物等特殊杂质，根据工艺中所用的原料、试剂、可能引入的杂质以及可能的副产物，有针对性地建立起始物料的内控标准。

目前我国化工产品的质量标准分为国家标准、部（专业）标准和企业标准三级。

1. 国家标准　国家标准是根据全国的统一需要，由国家标准局批准、发布的标准。国家标准的代号由大写汉字拼音字母构成，强制性国家标准代号为"GB"，推荐性国家标准的代号为"GB/T"。如：GB/T 534—2002 工业硫酸，其中 GB/T 是国家推荐标准代号，534 是顺序号，表示该标准为国家标准第 534 号，2002 是年代号，表示该标准在 2002 年批准发布。

2. 部（专业）标准　部（专业）标准是根据部门统一需要，由主管部门批准发布的标准。目前，我国许多化工产品都已经制定了部标准。部标准的代号是用部名（或专业名称）的汉语拼音字母来表示，如"HG"代表化工部，"SY"代表石油等，其他部标准的代号依此类推。

由于化工部所管的化工产品种类多,在部标准代号后面增加了类别号,类别号用阿拉伯数字表示。如1代表无机化学产品,2代表有机化学产品,3代表化学试剂,4代表橡胶加工品,5代表化工机械及设备,6代表新材料,7代表感光材料。例如,HG1-712—70赤磷,其中HG为化工部标准代号,1为类别号,代表无机化学产品,712为顺序号,70为年代号。

3. 企业标准 企业标准是根据企业统一的需要,由企业或其上级专业主管机构批准发布的标准(目前我国企业标准这一级还包括省、市、自治区或其他地方机构批准和发布的标准)。为了避免与国家标准和部标准相混淆,规定在企业标准代号前一律加"Q"字母("企"字汉语拼音的第一个字母),中间以一条斜线隔开,在字母"Q"之前再加上各省、市、自治区简称的汉字。如:沪Q/HG2-067—81异丙苯法生产苯酚,"沪Q"为上海企业标准代号。

(二)起始物料为化工产品,但该原料已有药用标准

由于此类起始物料按照化工产品管理,并没有按照GMP生产,因此不能仅通过药用质量标准检验合格,就说明可以控制终产品的质量。在质量标准的建立过程中,可以参照已有的药用标准,结合该产品的合成工艺,根据具体合成路线中可能引入的杂质和中间体的种类,并综合考虑各种杂质的毒性以及样品的实际稳定性情况,有针对性地制定检查项目、检查方法和限度,才能保证药品的安全有效和质量可控。

(三)起始物料是国内已批准生产的原料药

由于起始物料是符合药品标准的原料药,其制剂的安全性也已经通过临床验证,因此其质量和安全性是有保障的。企业在生产原料药时只需明确所用的起始物料的合法来源、批准证明性文件和质量标准。

二、检验项目

起始物料是化学原料药,其检验项目与原料药相同,包括鉴别、检查和含量测定。具体内容在原料药分析中叙述。

起始物料是化工产品,其质量标准中常见检验项目包括外观、理化常数、杂质检查和含量测定。

(一)外观

一般包括化工产品在常温时的状态、颜色及臭味等。外观的变化往往反映了内在质量的变化。例如,工业硫酸为无色透明油状液体,浓度提高,稠度增加。当混入杂质时,硫酸外观可由无色变为黄色、棕红色甚至茶褐色。当浓度不够时,硫酸黏度会明显下降。因此,通过对化工产品的外观检查,可对其质量进行初步评价。

(二)理化常数

1. 密度 液体化工产品的标准中常有密度指标。密度系指在规定温度下单位体积物质的质量,符号为ρ,单位为kg/m^3或g/cm^3。

2. 熔点和凝固点 固体物质在常压下由固态转变为液态时的温度,即为该物质的熔点。物质越纯则物质发生相变的温度变化范围越窄,熔点是衡量物质纯度的一个重要物理指标。

凝固点是指在常压下,物质由液态变为固态时的温度。纯物质有固定不变的凝固点,如

含有杂质则凝固点也发生变化,因此凝固点也是判断物质纯度的一个重要物理指标。

(三)主要成分或有效成分含量

化工产品主要成分含量表示方法有多种,常用的是以主要成分所占的重量百分数来表示。例如,隔膜液碱一级品要求 NaOH 含量≥42.00%,二级品要求 NaOH 含量≥30.00%。有些化工产品的纯度不以其主要成分含量多少来表示,而是以它在使用时能起作用的有效部分的含量表示。例如,漂白粉是以使用时放出的有效氯的重量百分数表示。有些化工原料的主要成分是以体积百分数表示的。例如乙醇,市售乙醇 95%,表示按体积计算,每 100 份乙醇中含有 95 份纯乙醇。

三、分析方法

(一)化学分析法

化学分析法是依赖于特定的化学反应及其计量关系来对物质进行分析的方法,又称为经典分析法,包括样品的处理与一些分离、富集、掩蔽等化学手段,是以化学反应为基础的定性鉴别和定量测定。化学分析法准确度高(一般情况下相对误差为 0.1%~0.2%),所用天平、滴定管等仪器设备简单,是解决常量分析的有效手段。

(二)仪器分析法

1. 光谱分析法　利用光谱学的原理和实验方法以确定物质的结构或测定化学成分的分析方法称为光谱分析法。光谱分析法主要有紫外 - 可见分光光度法、红外光谱法、原子发射光谱法、原子吸收光谱法等。

2. 色谱分析法　色谱分析法是指不同的物质在固定相和流动相之间的分配系数不同,其随流动相运动速度各不相同,使混合物中的不同组分在固定相上相互分离。根据其分离原理,可分为吸附色谱、分配色谱、离子交换色谱与排阻色谱等方法。根据流动相的存在状态,分为气相色谱法和液相色谱法。

3. 色谱 - 光谱联用分析法　此分析方法是一种将具有分离功能的色谱法和具有定性功能的光谱法结合,借助计算机技术对物质进行定性定量分析的方法。目前该方法已广泛应用于起始物料的结构确证、杂质的定性定量测定和主成分的含量测定中。

第二节　化学药生产过程的监测与检验

一、概述

化学药(包括原料药及其制剂)生产过程监测是保证药品质量的重要组成部分。经典的工业药物分析包括原辅料、中间体和最终产品的质量控制。然而质量控制不能仅仅是检测最终产品的质量,更重要的是要控制药品生产各个环节的质量。药品的质量不是检验出来的,药品质量与生产过程中的每个环节密切相关,除对最终产品如原料药和制剂按照质量标准进行质量分析外,制药过程关键工艺的监测、控制对于保证药品质量至关重要。

GMP 是对企业生产过程的合理性、生产设备的适用性和生产操作的精确性、规范性提出的强制性要求,是药品生产和质量管理的基本准则。

药品生产的过程控制是 GMP 的精髓,包含从药品生产用原辅料的采购到药品成品进入市场的各个环节,如:生产部门生产车间各生产工序的过程控制;质量控制部门取样、检验、文件审核、现场监控、供应商审计工作中的过程控制等。

二、化学药生产过程控制点的质量检验

药品生产过程关键点的中间体质量检验是保证最终产品质量的关键,包括过程控制点的确定和检验。

(一)过程控制点的确定

过程控制点一般包含关键工艺参数、中间体的质量控制以及生产过程中的环境控制。关键工艺参数是指对产品质量影响最大的制备过程参数。环境控制参数主要是对生产中的环境如温度、湿度、洁净度的要求。在工艺参数确定的条件下,考察对产品质量影响显著的中间体,即可设为质量检验的过程控制点。如小剂量规格的药品,混合过程对于产品的含量均匀性影响较大,因此可将混合后的物料作为质量过程控制点。

(二)检验

1. 检验方法 目前关键点的中间体质量检验方法包括在线检验和离线检验。

(1)离线检验:制药行业长期以来普遍采用对生产过程中的原材料、中间产物和最终产品进行抽样分析的离线检测,即从装置上采样后送到检验室进行分析,检测方法与终产品检验方法相同,包括化学法和仪器法。离线检测是抽样检测,并且数据的提供往往滞后于生产过程。

(2)在线检验:在 FDA 关于过程分析技术(PAT)指南的倡导下,许多新技术被创新性地使用在了药品生产质量控制的过程分析中。近红外光谱分析是一种快速可靠、非破坏性的分析方法,其数据处理需应用化学计量法。利用在线近红外分析仪可监控反应过程、粉末干燥过程,还可实现对固体化及制药物料的在线非接触监测。近红外光谱法是 PAT 中应用较多、较为成熟的方法。此外拉曼光谱法与近红外光谱法类似,可以应用于固体复杂样品的快速、原位、非破坏性定量分析。太赫兹波成像技术被研究应用于固体制剂如片剂、控释制剂、软胶囊等的包衣结构分析。

2. 检验项目 由于原料药的化学性质各异,加之不同的制剂工艺和剂型,需要检验的项目和要求也有所不同。

对于口服固体制剂的生产,一般包括物料的粉碎、物料的混合、湿颗粒的制备、湿颗粒的干燥、整粒、颗粒与润滑剂/助流剂的混合、压片、包衣和包装。在物料的粉碎质量控制点,应检验粒径及其均匀度;湿颗粒的干燥质量控制点,应检验水分;压片质量控制点,应检验外观、片重差异、脆碎度和崩解时限。

对于注射剂的生产,一般包括原辅料和容器的前处理、称量、配制、过滤、灌装、灭菌和包

装等步骤。对于配制中的药液质量控制点,应检验主成分含量、pH、可见异物;对于灌装质量控制点,应检验装量、可见异物等;对于灭菌质量控制点,应检验外观、溶液澄清度、主成分含量、pH、可见异物等。

三、化学原料药生产过程的分析

化学原料药一般由化学结构比较简单的化工原料经过一系列化学合成和物理处理过程制得(又称全合成)或由已知的具有一定基本结构的天然产物经化学结构改造和物理处理过程制得(又称半合成)。根据 ICH Q7 原则,原料药生产过程包含如下步骤:①中间体生产过程,如烷基化反应、氢化反应等;②分离和精制过程,如洗涤、结晶等;③物理加工和包装,如微粉化等。GMP 对上述生产过程的不同阶段要求也不同,越接近成品,要求越严格。

(一)化学原料药生产的关键控制点

化学原料药生产步骤一般包括合成反应和后处理两部分。

1. 反应的关键控制点

(1)反应物浓度:一般反应物浓度增加,反应速度增加。但是反应物浓度太高,黏度通常会增大,导致搅拌困难,传质效果不好而导致反应速度降低。一般应该选择一个适宜的反应物浓度。

(2)物料配比:有机反应一般都是可逆反应,因此投料时一般加入过量的较便宜原料,提高较贵原料的转化率,而不是按反应方程系数比来投料。如不同的物料配比可能导致生成不同的产物,要选择合适的物料配比,以获得目标产物。

(3)投料顺序:不同的投料顺序可能造成不同的反应情况。比如多种原料能够相互反应时,不同的投料顺序会造成不同的反应产物。

(4)pH:不同的 pH,能够影响反应速度和反应产物的收率。

(5)反应温度:通常升高温度可加快反应速度,但升高温度,副反应也增多。且温度对某些催化剂的催化能力有很大的影响。因此需选择合适的反应温度。

(6)反应压力:对于有气体参与的化学反应,其他条件不变时(除体积),增大压强,体积减小,反应物浓度增大,反应速度加快;反之则减小。若体积保持不变,加压(加入不参加此化学反应的惰性气体)不能增加反应速度,因为浓度不变,单位体积内活化分子数就不变。

(7)催化剂:催化剂有正催化剂和负催化剂两种,正催化剂加快反应速度,负催化剂减慢反应速度。

(8)搅拌:搅拌是使反应达到要求的传质和传热效果。传热效果差,导致局部热量积累,可能发生副反应和安全问题。不同的物料黏度和传质效果需要选用不同的搅拌形式。

(9)反应时间和反应终点控制:反应时间短,生产周期就短,可以提高生产效率。同时反应时间短,副反应发生概率也会减少。

2. 后处理的关键控制点 反应完成后,一般要经过后处理过程,才能得到纯度较高的原料药。根据原料药的性质和生产工艺的不同,后处理的方法也不同。常见的后处理方法有蒸馏、萃取、结晶、柱分离、过滤、膜分离、干燥等。根据不同原料药品种,确定后处理的关键控制点。

（二）中间体的质量控制

中间体可以分成一般中间体和关键中间体。关键中间体是指接近生产原料药的中间体。越接近原料药的中间体，质量控制应越严格。在质量控制项目选择上，要参考常规检验项目，充分考虑品种特点，同时注重中间体与原料药质量控制的关联性。

（三）原料药生产过程中分析方法的验证

目前国内关于原料药生产过程中分析方法的验证并没有统一标准。通常，起始物料质量标准可以参考生产厂家的出厂标准制定。如果起始物料的出厂标准不适用，则需另外建立质量标准并进行验证。关键中间体分析方法验证，应该遵循药典中成品分析方法验证的要求进行。

四、化学药制剂生产过程的分析

化学药制剂是指化学原料药加辅料，按照国家药品标准，生产出来的适用于临床预防、治疗、诊断疾病的药物剂型，如片剂、颗粒剂、胶囊剂、膏剂、注射剂等。

1. 片剂生产过程质量控制　片剂生产过程包括原辅料粉碎过筛、配料、制粒及干燥、压片、包衣、包装以及包装材料的处理等。在生产中，上述过程都要设有质量监控点，并制定监控项目和检查要求。具体见表 8-1。

表 8-1　片剂生产过程质量控制一般要求

生产过程	控制点	检查项目	检查方法	质量标准
粉碎	粉碎后	粉碎度	目测	符合要求
混合	混合后	混合程度	目测	色泽均匀
制粒	湿粒	性状	目测	无结块，不成条
	干粒	可压性、疏散度	手测	用力握之成团，触之可散
干燥	干燥后	水分检查 含量测定	快速水分测定仪 依据质量标准	符合要求 符合要求
压片	素片	崩解度	崩解时限检查法	依据《中国药典》（2020 年版），普通片剂 15 分钟崩解；薄膜衣片 30 分钟崩解
		脆碎度	脆碎度检测法	依据《中国药典》（2020 年版），减失重量不得超过 1%，且不得检出断裂、龟裂及粉碎的片
		分散均匀性	分散均匀性检查法	依据《中国药典》（2020 年版），3 分钟崩解并通 2 号筛
		重量差异	重量差异检查法	0.3g 以上，重量差异 ±5%；0.3g 或 0.3g 以下，重量差异 ±7.5%
		外观	目测	光洁无异物
包衣	包衣后	外观	目测	光洁、着色均匀，包衣片完整无损坏

生产过程	控制点	检查项目	检查方法	质量标准
铝塑包装	切板	切板偏正	目测	端正
	批号	打印清晰程度		清晰、完整、深浅适中,编排无误
	吸塑	吸泡程度		饱满无半泡
	热封	泄漏检查	抽空后注水	无泄漏
	热封成型温度		设备实际显示温度	符合产品工艺要求参数
包装	包材印字、批号打印后	产品名称、产品批号、生产日期、有效期	查阅批包装指令并核对	品名、批号、效期等清晰、端正、无误
	装盒	数量、质量	生产线上开盒抽查,目测外观	按规格装盒,无破损
	说明书	缺书、多书	生产线上随机抽查	盒中无缺书、多书
	装箱	数量 批号 装箱单	抽1箱开箱检查核对	数量包装规格一致 内外批号一致 装箱单上有装箱人签名或签章
	捆箱	胶带封口质量 捆箱质量	目测	胶带密封严密、大箱方正 打包带整齐无松动

2. 注射剂生产过程质量控制 注射剂生产过程包括配液、滤过、灌封、灭菌、印字和包装。在生产中,上述过程也都要设有质量监控点,并制定监控项目和检查要求。具体见表8-2。

表8-2 注射剂生产过程质量控制一般要求

生产过程	控制点	检查项目	检查方法	质量标准
制水	定期检查纯化水	电阻率、氯化物、硫酸盐、pH	依据《中国药典》(2020年版)通则方法	符合规定
配液	配制溶液	pH 含量	pH检查法 含量测定方法	符合规定
滤过	过滤液	pH 澄明度 含量	pH检查法 澄明度检查法 含量测定方法	符合规定
灌封	灌封过程中	澄明度	澄明度检查法	符合规定
	灌封后	装量 pH 澄明度 含量	依据《中国药典》(2020年版)通则方法 pH检查法 澄明度检查法 含量测定方法	符合规定
灭菌	灭菌后	装量 pH 澄明度 含量	依据《中国药典》(2020年版)通则方法 pH检查法 澄明度检查法 含量测定方法	符合规定
包装	包装过程中定期检查	目测	每支注射液均应标明品名、规格、批号等	符合规定

第三节　化学原料药分析

一、化学原料药分类

原料药根据它的来源分为化学合成药和天然化学药两大类。

化学合成药按结构可分为无机合成药和有机合成药。无机合成药为无机化合物,如用于治疗胃及十二指肠溃疡的氢氧化铝等;有机合成药主要是由有机化工原料,经一系列有机化学反应而制得的药物(如阿司匹林、咖啡因等)。天然化学药按其来源,可分为生物化学药与植物化学药两大类。

原料药中,有机合成药的品种、产量及产值所占比例最大,是化学原料药工业的主要支柱。有机合成药按照结构可分为芳酸类、芳胺类、甾体激素类等,本章将按照此种分类方式具体阐述原料药的分析方法。抗生素一般由微生物发酵制得,属于生物化学药,但近年来,抗生素多采用半合成方法,属于生物合成和化学合成相结合的产品,因此,本书将其单独列为一章。

二、化学原料药的分析特点

一般来说,化学原料药纯度高、结构多样,在建立质量控制方法时,应充分考虑其结构特征、理化性质,并结合生产工艺建立性状、鉴别、检查和含量测定方法。

在性状项下,通常包含产品外观、熔点和溶解度;具有紫外吸收的药物,常增加物理常数百分吸收系数;具有光学活性的药物,常增加物理常数比旋度。

在鉴别项下,最常采用的是"化学法+红外光谱法"的方式对药物进行鉴别,为了增加鉴别的专属性,有的药物增加紫外鉴别法或色谱鉴别法。

在检查项下,要充分考虑合成过程中所用的起始物料及试剂、合成中间体及副产物、有机溶剂等,结合药物的理化性质选择检查项目。通常该项下包含有关物质、残留溶剂、干燥失重(或水分)、炽灼残渣、重金属等检查项目,用于注射液的原料药要检查热原、无菌等项目。

在含量测定项下,对于组分单一的原料药,首选精密度高,操作简便、快速的容量分析法测定含量,同时可根据药物分子中所具有的官能团及其化学性质,选用不同的容量分析方法,但应符合如下条件:①反应须按一个方向完全进行;②反应要迅速,必要时可通过加热或加入催化剂等方法提高反应速度;③共存物不得干扰主要反应,或能采用适当方法消除;④确定等当点的方法要简单、灵敏;⑤标定滴定液时所用基准物质易得,并符合纯度高、组成恒定、性质稳定(标定时不发生副反应)等要求。但有些原料药中的有关物质有干扰,或原料药为多组分物质时,不适宜采用容量分析法,可选用仪器分析方法,最常用的仪器分析法是 HPLC。

三、化学原料药的结构与性质

本节主要介绍巴比妥类药物、芳酸及其酯类药物、芳香胺类药物、杂环类药物、青蒿素类药物、合成抗菌药(包括喹诺酮类药物和磺胺类药物)、维生素类药物和甾体激素类药物的结构与性质。

（一）巴比妥类药物

巴比妥类药物为环状丙二酰脲类镇静催眠药,具有中枢神经抑制作用,目前已经合成了数百种巴比妥类药物,由于其毒副作用比较大,逐渐被苯并二氮杂䓬类取代。

1. 结构

（1）母核结构特征:巴比妥类药物母核为巴比妥酸,其结构式如下:

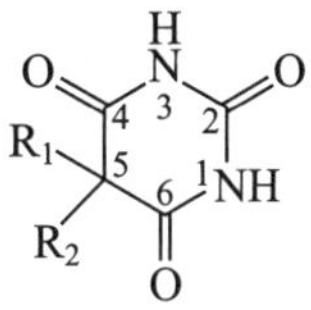

（2）常见取代基结构特征:根据取代基的不同构成不同的巴比妥类药物。多数巴比妥类药物在 5 位上有两个取代基,成为 5,5- 二取代巴比妥类;少数在 1 位氮原子上还有一个取代基,被称为 1,5,5- 三取代巴比妥类;2 位羰基上的氧被硫取代后,形成 5,5- 二取代硫代巴比妥类。《中国药典》（2020 年版）收载的本类药物有苯巴比妥及其钠盐、异戊巴比妥及其钠盐、司可巴比妥钠以及注射用硫喷妥钠;USP-NF2021 收载了阿普比妥、巴比妥钠、仲丁巴比妥钠、异丁巴比妥、甲苯比妥、司可巴比妥钠、苯巴比妥及其钠盐、戊巴比妥及其钠盐、异戊巴比妥钠、硫喷妥钠;EP10.0 收载了巴比妥、苯巴比妥及其钠盐、异戊巴比妥及其钠盐、硫喷妥钠、戊巴比妥及其钠盐、甲苯比妥及其钠盐。

（3）常见药物的结构式:常见的巴比妥类药物的结构式见表 8-3。

表 8-3 常见巴比妥类药物的结构式

药物名称	结构式	药物名称	结构式
巴比妥（barbital）	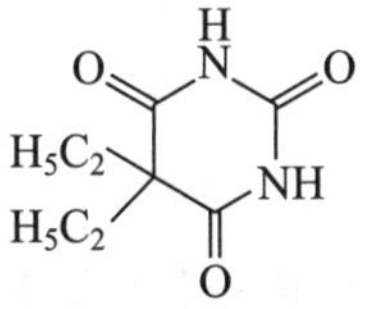	异戊巴比妥（amobarbital）	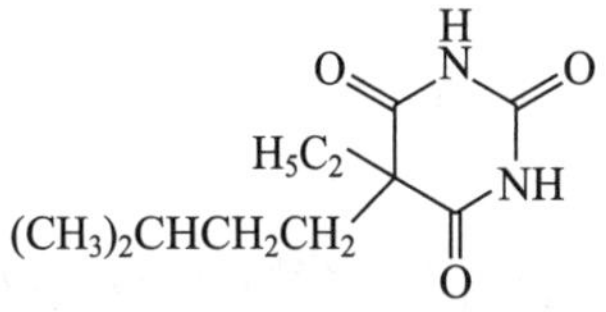
苯巴比妥（phenobarbital）	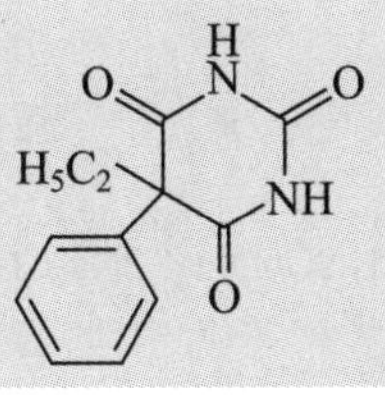	硫喷妥钠（thiopental sodium）	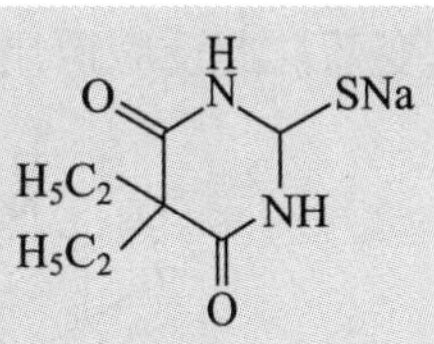
戊巴比妥（pentobarbital）	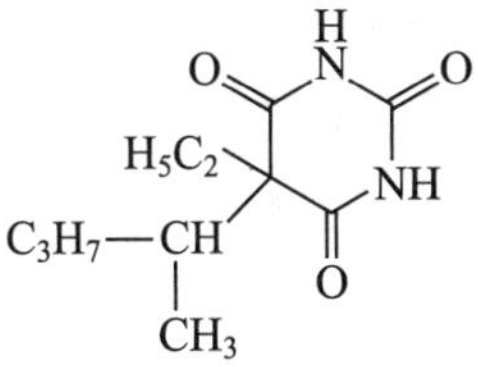	司可巴比妥（secobarbital）	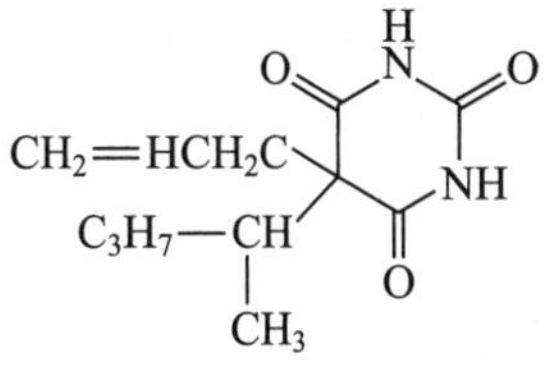

2. 性质

（1）性状:巴比妥类药物通常为白色结晶或结晶性粉末;具有一定的熔点,熔点大多在 96～205℃。在空气中稳定,加热多能升华。游离巴比妥类药物一般微溶或极微溶于水,易溶于乙醇、三氯甲烷等有机溶剂；其钠盐则易溶于水，难溶于有机溶剂。六元环结构比较稳定，遇酸、氧化剂、还原剂时，一般情况下环不会破裂，但与碱液共沸时则水解开环，并产生氨气。

（2）**弱酸性**：巴比妥类药物的母核环状结构中都具有 1,3- 二酰亚胺基团，能发生酮式 - 烯醇式互变异构，在水中能发生二级电离。因此本类药物具有弱酸性（pK_a 为 $7.3\sim8.4$），与强碱反应生成水溶性的盐类，常见为钠盐。

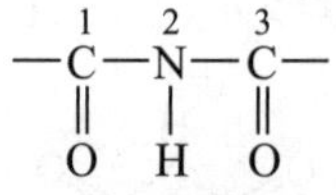

1,3-二酰亚胺基团

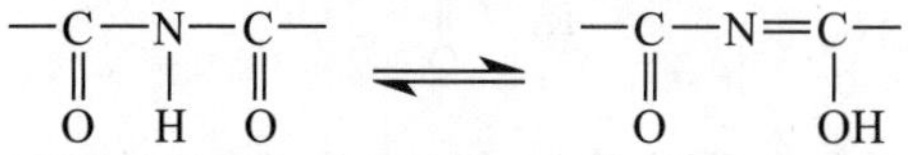

酮式   烯醇式

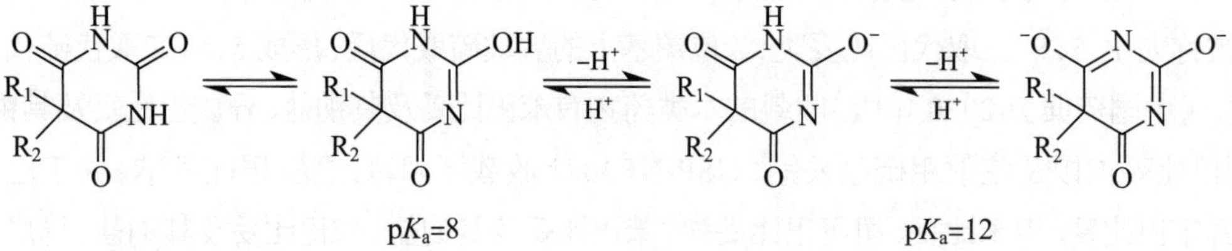

与强碱成盐的反应为：

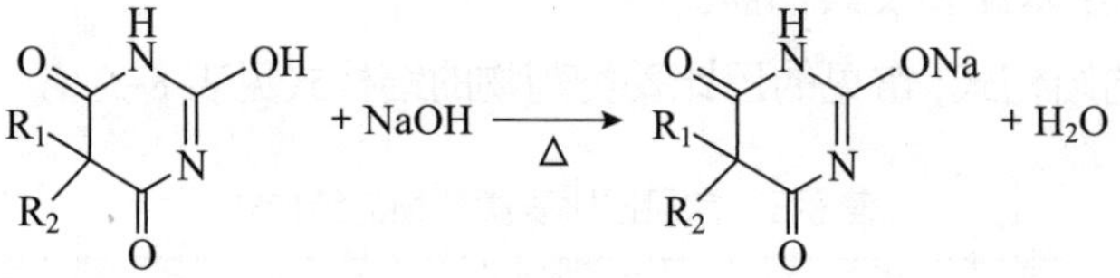

反应形成的巴比妥钠盐，其水溶液呈碱性，加酸酸化后，则析出结晶性的游离巴比妥药物，可用有机溶剂提取。上述性质可用于巴比妥类药物的分离、鉴别、检查和含量测定。

（3）**水解反应**：巴比妥类药物的环状结构比较稳定，遇酸、氧化剂、还原剂时，一般不会破裂，但分子结构中含有酰亚胺结构，与碱液共沸即水解，释放出氨气，可使湿润的红色石蕊试纸变蓝。此反应可用于鉴别异戊巴比妥和巴比妥。

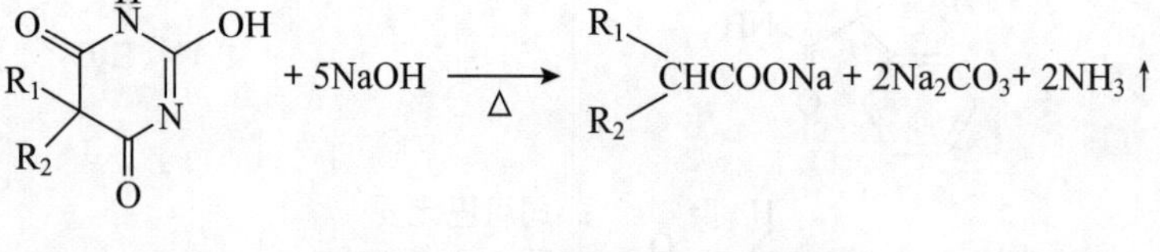

巴比妥类药物的钠盐，在吸湿的情况下水解成无效的物质。一般情况下，在室温和 pH 10 以下水解较慢；pH 大于 11 时，随着碱度的增加水解速度加快。

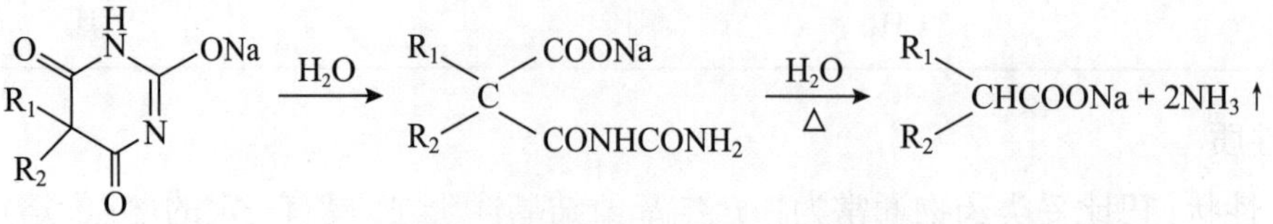

（4）**与金属离子的反应**：巴比妥类药物分子结构中含有丙二酰脲或酰亚胺基团，因此在

合适 pH 的溶液中，可与某些重金属离子，如 Ag^+、Cu^{2+}、Co^{2+}、Hg^{2+} 等反应显色或产生有色沉淀。常用于本类药物的鉴别和含量测定。

1）与银盐的反应：在碳酸钠溶液中，巴比妥类药物可与硝酸银反应，首先生成可溶性的一银盐，加入过量的硝酸银溶液，则生成难溶性的二银盐白色沉淀。此反应可用于本类药物的鉴别。

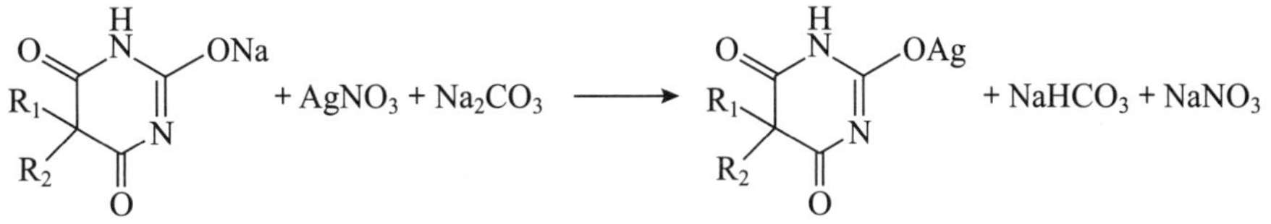

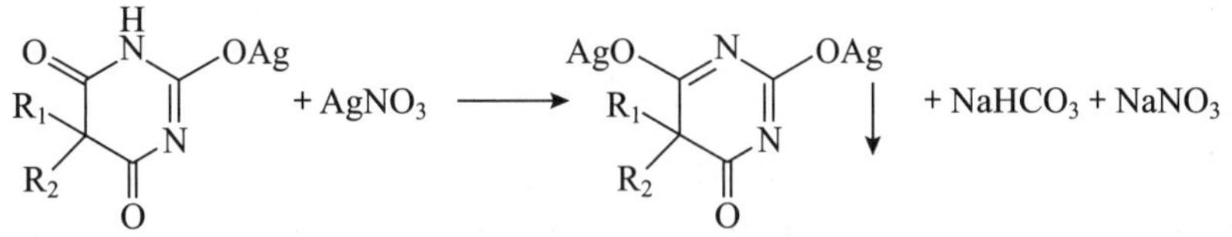

2）与铜盐的反应：巴比妥类药物在吡啶溶液中生成的烯醇式异构体，可与吡啶试剂反应形成稳定的配位化合物，产生类似双缩脲的呈色反应。

铜吡啶试液的制备：将硫酸铜 4g 溶于 90ml 水中，再加吡啶 30ml，生成硫酰二吡啶络铜，即为铜吡啶试液。本溶液应临用新配。

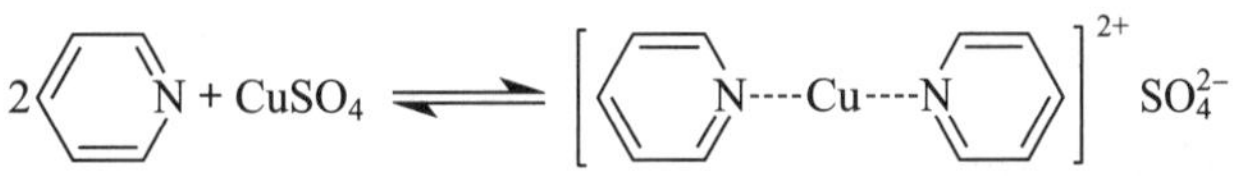

本类药物与铜吡啶试液的反应机制为：

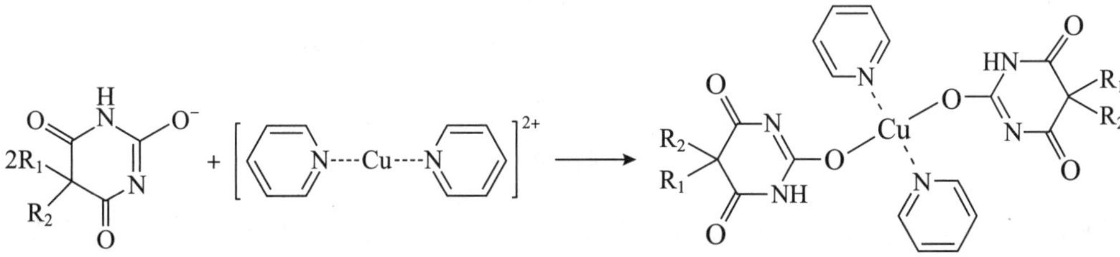

在此反应中，巴比妥类药物呈紫堇色或生成紫色沉淀，含硫巴比妥类药物则呈现绿色。此反应可用于本类药物鉴别，也可用来区别巴比妥类和硫代巴比妥类药物。

3）与钴盐的反应：在碱性溶液中巴比妥类药物可与钴盐反应，生成紫堇色配位化合物。反应在无水条件下比较灵敏，生成的有色产物也较稳定。因此所用的试剂应不含水分。常用溶剂为无水甲醇或乙醇；钴盐为醋酸钴、硝酸钴或氧化钴；碱以有机碱为好，一般采用异丙胺。可用于本类药物的鉴别和含量测定。

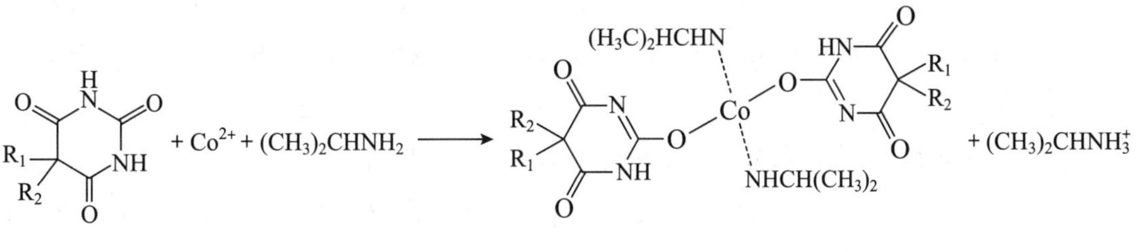

4）与汞盐的反应：巴比妥类药物与硝酸汞或氯化汞溶液反应，可生成白色汞盐沉淀，此沉淀能在氨试液中溶解。反应式如下：

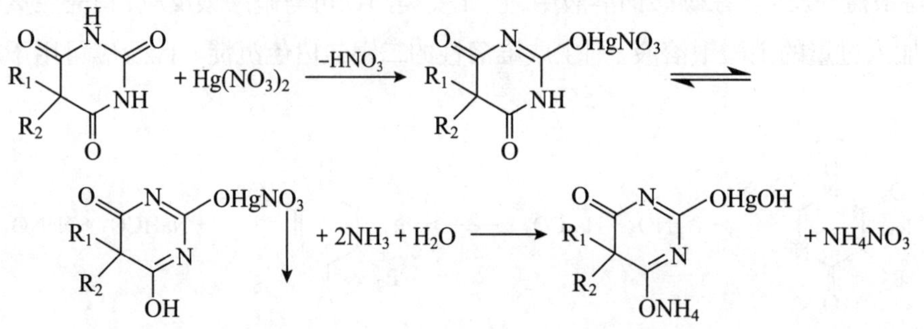

（5）香草醛（Vanillin）反应：巴比妥类药物的分子结构中，具有活泼氢，可与香草醛在浓硫酸存在下发生缩合反应，生成棕红色产物。

示例 8-1　戊巴比妥鉴别（BP2021）

取戊巴比妥 10mg，加香草醛约 10mg 和硫酸 2ml，混合后在水浴上加热 2 分钟，显棕红色。放冷，小心加入乙醇 5ml，即显紫色并变成蓝色。反应式如下：

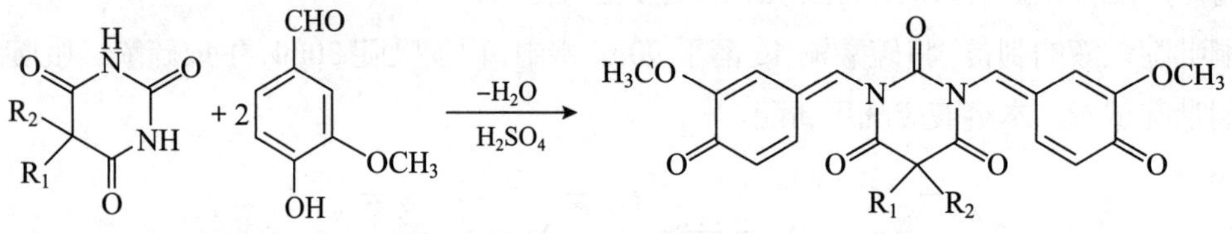

加入乙醇后，其反应产物可转变为：

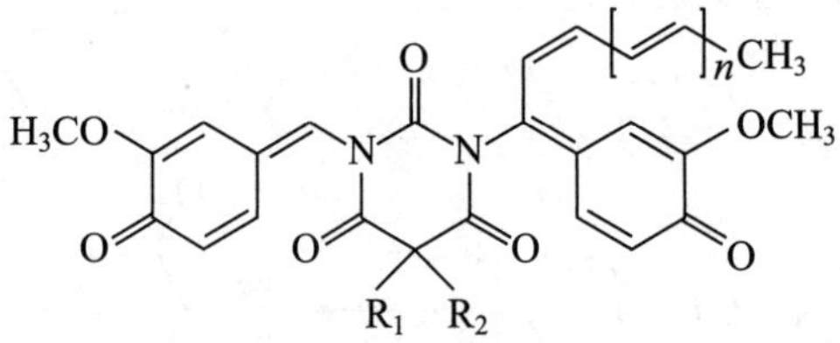

（6）紫外吸收光谱特征：巴比妥类药物的紫外吸收光谱随着其电离级数不同，而发生显著变化。如图 8-1 所示，在酸性溶液中，5,5- 二取代和 1,5,5- 三取代巴比妥类药物不电离，无明显的紫外吸收峰。在 pH 10 的碱性溶液中，发生一级电离，形成共轭体系结构，在 240nm 波长处有最大吸收峰。在 pH 13 的强碱性溶液中 5,5- 二取代巴比妥类药物引起共轭体系延长，发生二级电离，导致吸收峰红移至 255nm；1,5,5- 三取代巴比妥类药物，因 1 位取代基的存在，不发生二级电离，最大吸收波长仍位于 240nm。

含硫巴比妥类药物的紫外吸收光谱则不同，在酸性或碱性溶液中均有较明显的紫外吸收。如图 8-2 为硫喷妥的紫外吸收光谱：在盐酸溶液（0.1mol/L）中，两个吸收峰分别在 287nm 和 238nm；在氢氧化钠溶液（0.1mol/L）中，两个吸收峰分别移至 304nm 和 255nm；在 pH 13 的强碱性溶液中，硫代巴比妥类药物在 255nm 处的吸收峰消失，只存在 304nm 处的吸收峰。

巴比妥类药物的紫外吸收光谱特征可用于本类药物的鉴别。

（7）薄层色谱行为特征：巴比妥类药物具有不同的分子结构，其色谱行为也不同，可用于

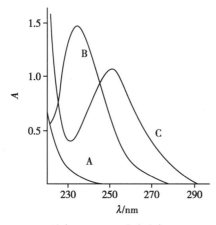

A. H₂SO₄液(0.05mol/L,未电离); B. pH 9.9 缓冲液(一级电离); C. pH 13 NaOH 液 (1mol/L,二级电离)

图 8-1　巴比妥类药物的紫外吸收光谱

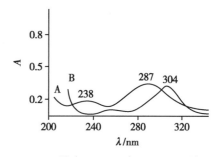

A. HCl 液(0.1mol/L); B. NaOH 液 (0.1mol/L)

图 8-2　硫代巴比妥的紫外吸收光谱

鉴别。

示例 8-2　苯巴比妥的 TLC 鉴别(BP2021)

取苯巴比妥供试品和对照品各适量,分别加乙醇制成每 1ml 中约含 1mg 的溶液作为供试品和对照品溶液,各量取 10μl,分别点于同一硅胶 GF₂₅₄ 薄层板上,以三氯甲烷-乙醇-浓氨水 (80:15:5)混合液的下层溶液为展开剂,展开后,晾干,立即于 254nm 紫外光下检测。供试品溶液色谱图中,主成分斑点位置和大小与对照品溶液色谱图中的均一致。

(8)**显微结晶**:巴比妥类药物可根据其本身或其与某种试剂反应产物的特殊晶型,进行同类或不同类药物的鉴别。此法亦适用于生物样品中微量巴比妥类药物的检验。

1)**药物本身的晶型**:取药物,或从酸性溶液中用有机溶剂提取,经酸化、提取、纯化后,即生成相应巴比妥类药物的特殊结晶。在显微镜下观察结晶形状,巴比妥为长方形,苯巴比妥在开始时呈球形,然后变成花瓣状的结晶。

2)**反应产物的晶型**:某些巴比妥类药物可与重金属离子反应,生成具有特殊晶型的沉淀,可利用此特性进行鉴别。如巴比妥可与硫酸铜-吡啶试液进行反应,生成十字形紫色结晶。苯巴比妥反应后,则形成浅紫色细小不规则的或类似菱形的结晶;其他巴比妥类药物不能形成结晶,可利用这一特性来区分之。

(二)芳酸及其酯类药物

芳酸及其酯类药物系指分子结构中含有芳环和羧基的化合物,羧基可成盐或酯。本类药物属于非甾体抗炎药,能够抑制前列腺素合成,从而发挥抗炎、抗风湿、止痛、退热和抗凝血等作用。根据芳环与羧基的位置不同,芳酸及其酯类药物可分为两类,即芳环与羧基直接相连的药物和芳环与羧基不直接相连的药物。

1. 结构

(1)**母核结构特征**:芳酸及其酯类药物的母核为羧基与芳环直接或间接相连。

(2)**常见取代基结构特征**:芳酸及其酯类药物中,常见的芳环与羧基直接相连的药物有水杨酸类,如水杨酸、阿司匹林等;苯甲酸类,如苯甲酸、甲芬那酸等。常见的芳环与羧基不直接相连的药物有邻氨基苯乙酸类,如双氯芬酸钠;芳基丙酸类,如布洛芬、酮洛芬等;苯并噻嗪类,如吡罗昔康、美洛昔康等。

（3）常见药物的结构式:常见的芳酸及其酯类药物的结构式见表8-4。

表8-4 常见的芳酸及其酯类药物的结构式

基本结构及类别	药物	结构式
水杨酸类	水杨酸（salicylic acid）	
	阿司匹林（aspirin）	
	双水杨酯（salsalate）	
	二氟尼柳（diflunisal）	
苯甲酸类	苯甲酸（benzoic acid）	
	甲芬那酸（mefenamic acid）	
邻氨基苯乙酸类	双氯芬酸钠（diclofenac sodium）	
芳基丙酸类	布洛芬（ibuprofen）	

基本结构及类别	药物	结构式
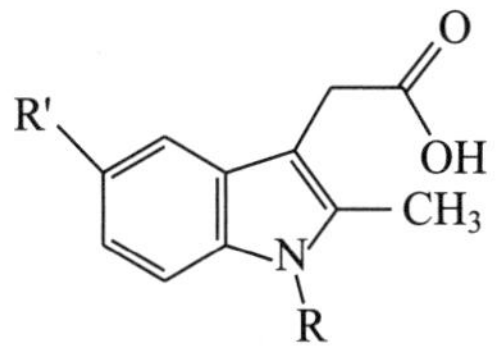 吲哚乙酸类	吲哚美辛 （indometacin）	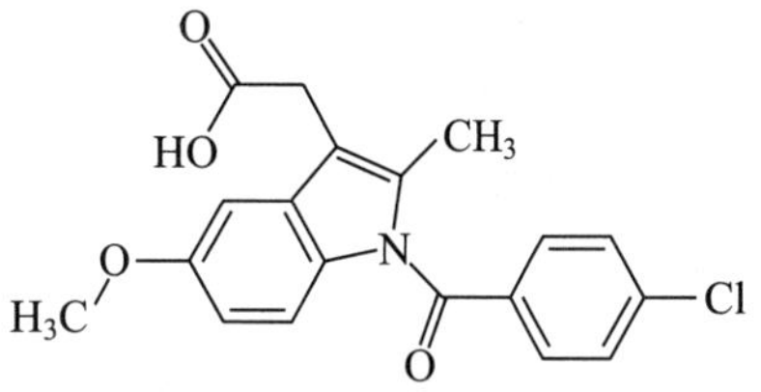
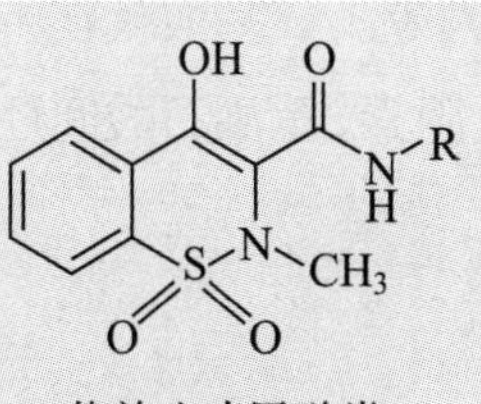 苯并噻嗪甲酸类	吡罗昔康 （piroxicam）	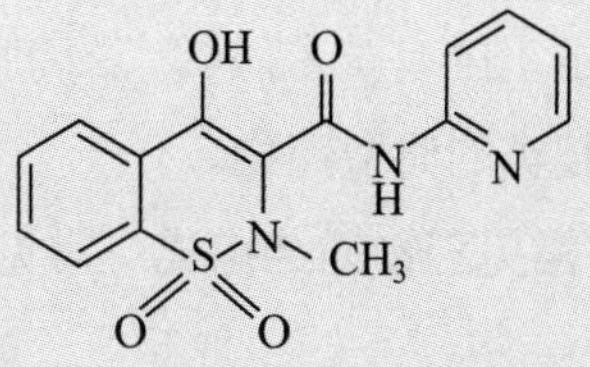

2. 性质

（1）溶解性：除苯甲酸钠为白色颗粒、粉末或结晶性粉末外，其他芳酸及酯类药物均为白色或类白色的结晶性粉末。对氨基苯甲酸钠和苯甲酸钠为芳酸的钠盐，在水中易溶、乙醇中略溶、乙醚中不溶；其他药物在水中微溶或几乎不溶，在乙醇、乙醚、三氯甲烷、丙酮等有机溶剂中易溶、溶解、略溶或微溶。

（2）酸性：本类药物分子中具有游离羧基而显酸性，其酸性强弱与分子中苯环、羧基、羟基和其他取代基的相互影响有关。分子中如有卤素、硝基、羟基、羧基等电负性大的取代基，吸电子效应使苯环电子云密度降低，进而使羧基中羟基氧原子上的电子云密度降低和氢氧键极性增加，质子较易解离，故酸性增加；反之，如果分子中有甲基、氨基等斥电子基团，则能增强苯环的电子云密度，使氢氧键极性降低，酸性减弱。具有邻位取代苯甲酸结构的药物，如水杨酸、阿司匹林、双水杨酯等，由于邻位效应使得酸性增强，其中水杨酸还由于邻位游离羟基的氢能与羧基形成分子内氢键，更增强了羧基中氢氧键的极性。邻位取代的芳酸类由于立体效应的影响，其酸性较对位或间位取代者强。酸性强弱如下：水杨酸（pK_a 2.95）＞阿司匹林（pK_a 3.49）＞苯甲酸（pK_a 4.26）＞乙酸（pK_a 4.76）＞H_2CO_3（pK_{a1} 6.38）＞苯酚（pK_a 9.95）。

本类药物具有较强酸性，大多数药物的原料药可在中性乙醇、甲醇或丙酮等水溶性有机溶剂中溶解，采用氢氧化钠直接滴定法测定含量。

（3）水解性：本类药物中，阿司匹林和双水杨酯具有酯键，吡罗昔康等具有酰胺键，均可发生水解反应。一般情况下其水解速率较慢，但有酸、碱存在和加热时，可加速水解反应进行。利用水解反应得到的酸和醇，可鉴别相应的芳酸酯类药物。水解性也可用于芳酸酯类药物的含量测定。

（4）吸收光谱特性：芳酸及其酯类药物分子结构中含有共轭体系和特征官能团，均具有紫外和红外特征吸收，紫外-可见分光光度法和红外分光光度法已被广泛应用于本类药物及其制剂的鉴别；同时，紫外-可见分光光度法亦被广泛应用于本类药物制剂的含量均匀度、溶出度和释放度的检查，以及部分制剂的含量测定。

（5）官能团反应：含酚羟基的水杨酸类药物可与三氯化铁反应显色，可采用三氯化铁反应鉴别；含芳伯氨基的对氨基水杨酸钠、水解产生芳伯氨基的贝诺酯，均可用重氮化-偶合反应鉴别，亚硝酸钠滴定法测定含量。苯甲酸盐可分解成苯甲酸升华物，含硫的丙磺舒可分解成硫化物，均可用于鉴别。

（三）芳香胺类药物

芳香胺类药物的分子结构中均含有芳环和氨基。氨基直接取代在芳环上的有对氨基苯甲酸酯类和酰胺类药物，对氨基苯甲酸酯类的典型药物有苯佐卡因、盐酸普鲁卡因、盐酸丁卡因等局部麻醉药，酰胺类的典型药物有对乙酰氨基酚、盐酸利多卡因等。氨基取代在芳环的烷烃侧链上的有苯乙胺类、苯丙胺类药物，肾上腺素、盐酸去氧肾上腺素、重酒石酸间羟胺等为苯乙胺类的典型药物。

1. 常见药物的结构式 常见的芳香胺类药物的结构式如表 8-5。

表 8-5 常见的芳香胺类药物的结构式

药物名称	类别	结构式
盐酸普鲁卡因（procaine hydrochloride）	对氨基苯甲酸酯类	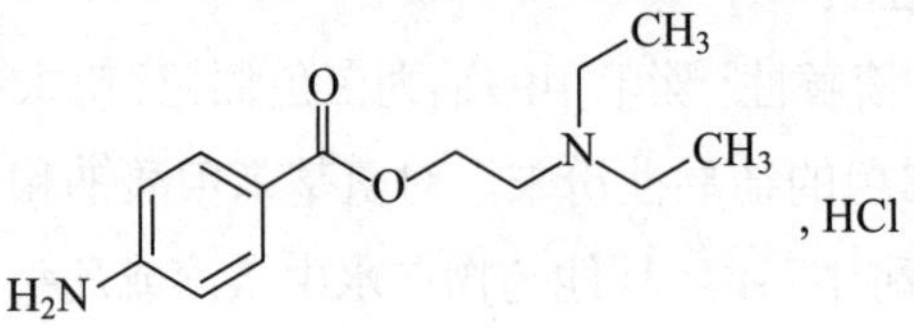
苯佐卡因（benzocaine）		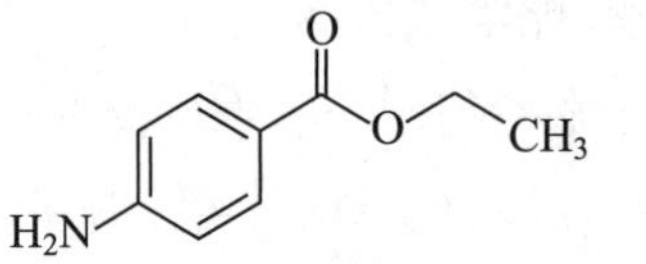
盐酸丁卡因（tetracaine hydrochloride）		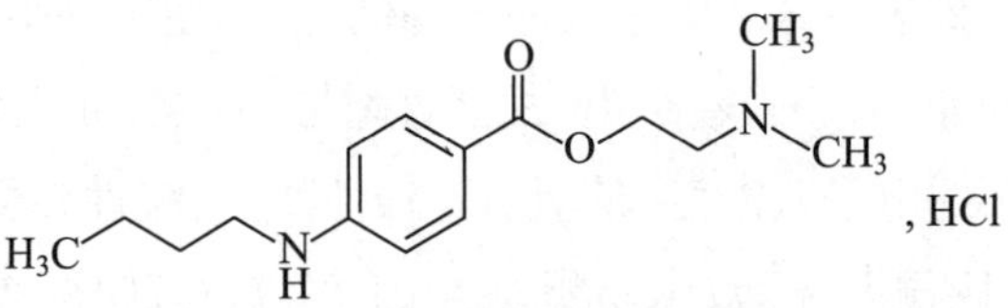
对乙酰氨基酚（paracetamol）	酰胺类	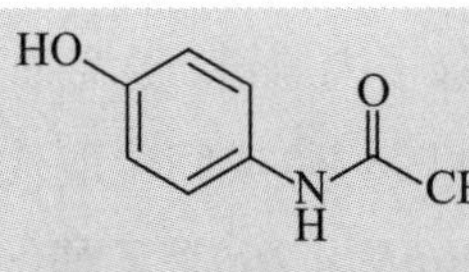
醋氨苯砜（acedapsone）		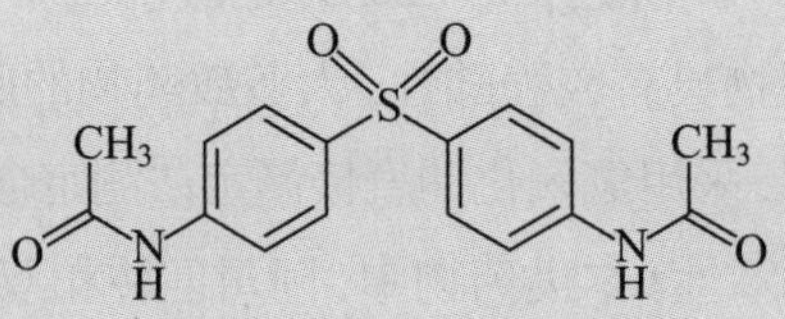
盐酸利多卡因（lidocaine hydrochloride）		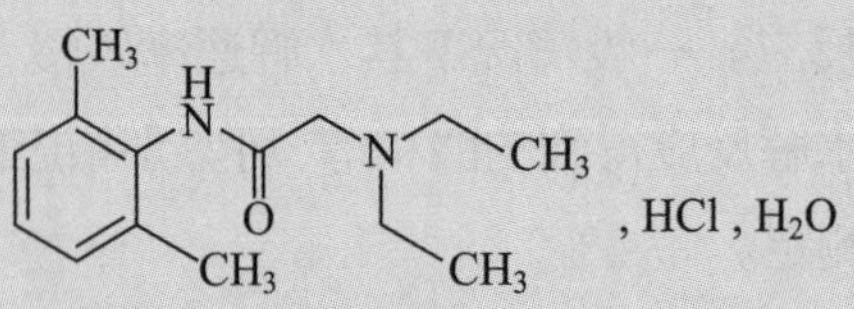
盐酸布比卡因（bupivacaine hydrochloride）		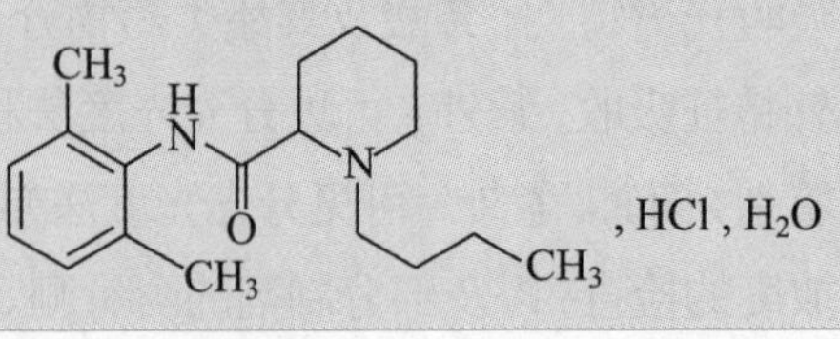

药物名称	类别	结构式
肾上腺素 （epinephrine）	苯乙胺类	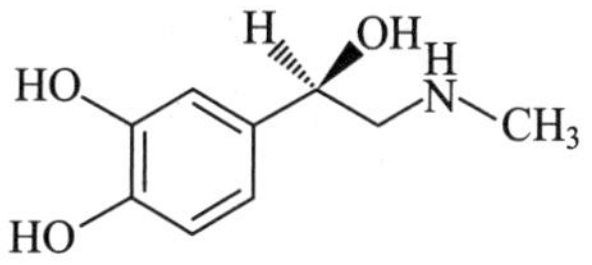
盐酸去氧肾上腺素 （phenylephrine hydrochloride）		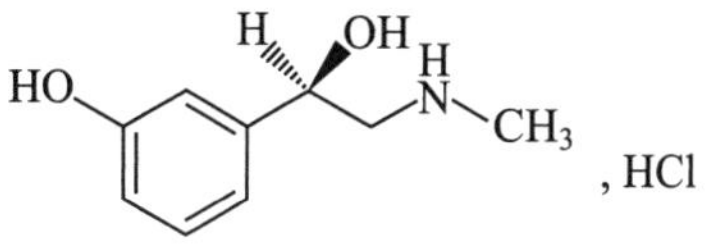 , HCl
重酒石酸间羟胺 （metaraminol bitartrate）		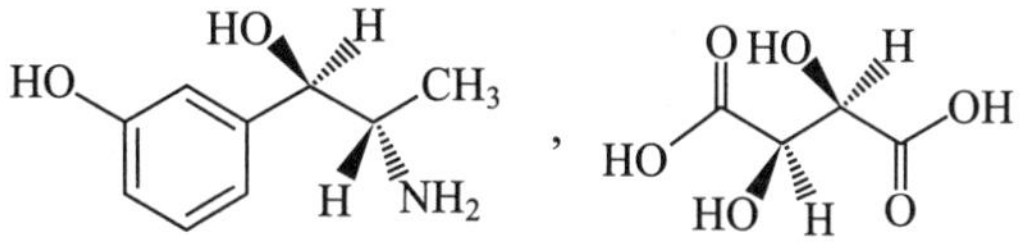
重酒石酸去甲肾上腺素 （norepinephrine bitartrate）		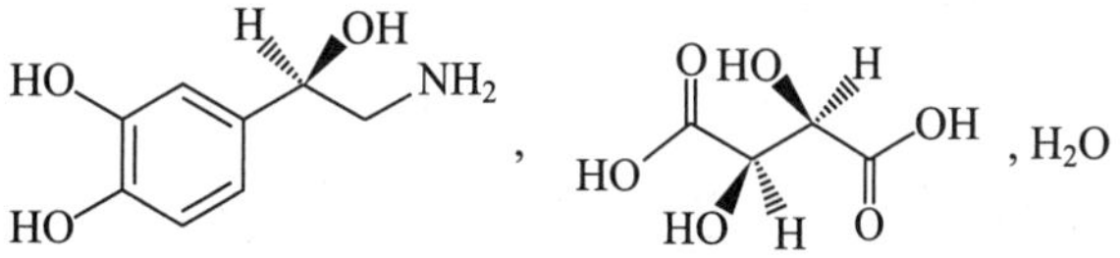 , H_2O
盐酸异丙肾上腺素 （isoprenaline hydrochloride）		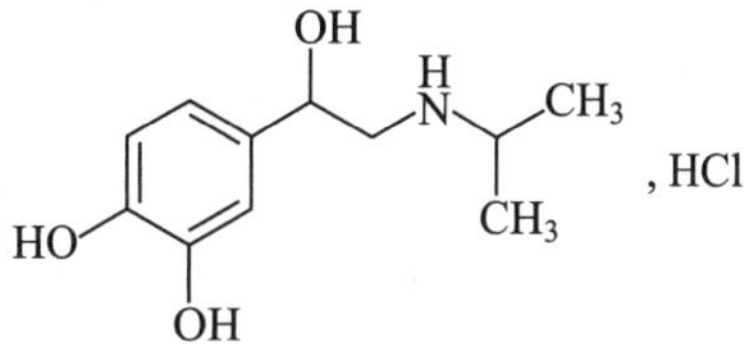 , HCl
盐酸氯丙那林 （clorprenaline hydrochloride）		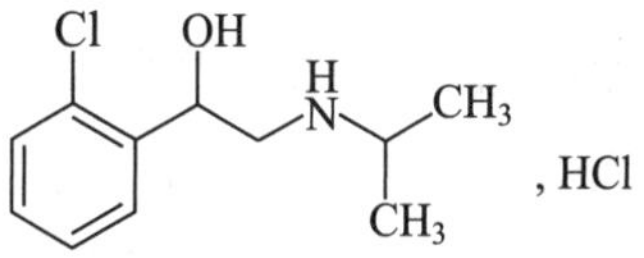 , HCl
盐酸多巴酚丁胺 （dobutamine hydrochloride）		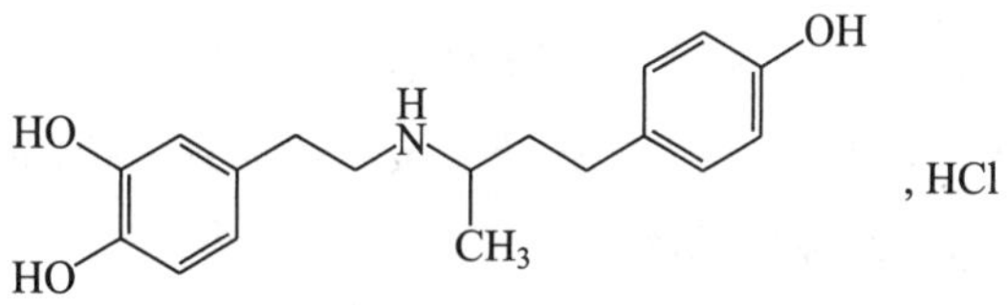 , HCl

2. 结构与性质

（1）**溶解性**：本类药物多为碱性油状液体或低熔点固体，难溶于水，可溶于有机溶剂。其盐酸盐均系白色结晶性粉末，具有一定的熔点，易溶于水和乙醇，难溶于有机溶剂。

（2）**芳伯氨基特性**：对氨基苯甲酸酯类药物除盐酸丁卡因外，均具有游离芳伯氨基，酰胺类药物水解后能产生芳伯氨基，可发生芳香第一胺反应（重氮化 - 偶合反应），也可与亚硝酸钠滴定液定量反应。

盐酸丁卡因分子结构中不具有芳伯氨基，无此反应，但其分子结构中的芳香仲胺在酸性溶液中与亚硝酸钠反应，生成乳白色的 N- 亚硝基化合物，可与具有芳伯氨基的同类药物区别。

（3）**水解性**：对氨基苯甲酸酯类药物的酯键和酰胺类药物的酰胺键均可发生水解。水解产物具有特征现象可用于鉴别，如苯佐卡因的鉴别：取本品约 0.1g，加氢氧化钠试液 5ml，煮沸,即有乙醇生成,加碘试液,加热,即生成黄色沉淀,并发生碘仿的臭气。

酰胺键的水解可能受芳环上邻位取代基的影响无法进行,如盐酸利多卡因结构中酰胺键邻位有两个甲基取代,由于空间位阻影响,较难水解。

(4)弱碱性:芳胺类药物大多具有脂烃氨侧链,呈弱碱性,可与酸成盐,也可用非水碱量法进行含量测定。

(5)酚羟基特性:对乙酰氨基酚结构中具有酚羟基,可与三氯化铁反应呈色。苯乙胺类药物大多具有邻苯二酚或酚羟基结构,也可与三氯化铁试液反应。酚羟基与三氯化铁反应的产物显紫色,邻苯二酚与三氯化铁反应的产物则显绿色,且加入碱性试剂后,随即被氧化而显紫红色或红色。如盐酸去氧肾上腺素与三氯化铁试液反应显紫色;肾上腺素与三氯化铁试液反应显翠绿色,加氨试液后即变紫色,最后变成紫红色。

具有酚羟基或邻苯二酚的苯乙胺类药物,易被碘、过氧化氢、铁氰化钾等氧化剂氧化而呈现不同的颜色。如肾上腺素在酸性条件下,被过氧化氢氧化后,生成肾上腺素红显血红色,放置可变为棕色多聚体。重酒石酸去甲肾上腺素在酸性条件下比较稳定,几乎不被碘氧化,可与肾上腺素相区别。重酒石酸去甲肾上腺素加碘试液放置一段时间,再加硫代硫酸钠试液后溶液为无色或仅显微红色或淡紫色。而肾上腺素在此实验条件下,可被碘试液氧化产生明显的红棕色或紫色。各国药典均采用此法鉴别肾上腺素和重酒石酸去甲肾上腺素。

酚羟基邻、对位的氢较活泼,可与溴发生加成反应,可用溴量法进行含量测定。

(6)与重金属离子的反应:含有芳酰胺基的盐酸利多卡因、盐酸布比卡因等药物可与重金属盐形成有色的配位化合物沉淀。如盐酸利多卡因在酸性溶液中与氯化钴试液反应,生成亮绿色细小钴盐沉淀。又如盐酸利多卡因,在碳酸钠试液中与硫酸铜反应生成蓝紫色配位化合物,此有色物转溶入三氯甲烷中显黄色。

(7)吸收光谱特性:芳环共轭结构的存在使本类药物在紫外光区有特征吸收。苯环、芳伯氨基、酰胺基、酯键、羟基、氨基等具有特征的红外吸收。

(8)旋光特性:大多数苯乙胺类药物分子结构中具手性碳原子,有旋光性。

(四)杂环类药物

碳环中夹杂有杂原子(如氮、氧、硫)的环状有机化合物称为杂环类有机化合物。该类化合物在自然界分布广泛,种类繁多,数量庞大,大多具有明显的生理活性,是现代药物中品种较多、应用较广的一大类药物。

杂环类药物按其母核结构的不同,可以分成许多不同的类别。如吡啶类、哌啶类、吡咯类、呋喃类、吡唑酮类、嘧啶类、喹啉类、托烷类、吩噻嗪类、苯并二氮杂䓬类等,各类又根据取代基的不同衍生出数目众多的同系列药物。

1. 常见杂环类药物的结构式　常见杂环类药物的结构式见表8-6。

2. 结构与性质

(1)吡啶类药物

1)母核的结构特征与性质:吡啶环为吡啶类药物的母核结构,氮原子的存在使该类药物具有一定的弱碱性(pK_b为8.8),并且易受亲电试剂进攻发生开环反应,如戊烯二醛反应和二硝基氯苯反应。

表8-6 常见杂环类药物的结构式

药物名称	类别	结构式
异烟肼 （isoniazid）	吡啶类	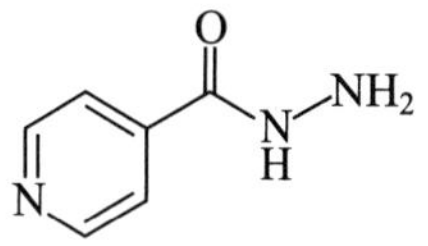
尼可刹米 （nikethamide）		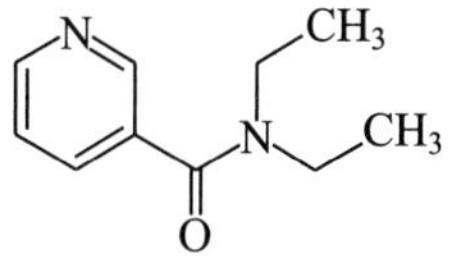
硝苯地平 （nifedipine）		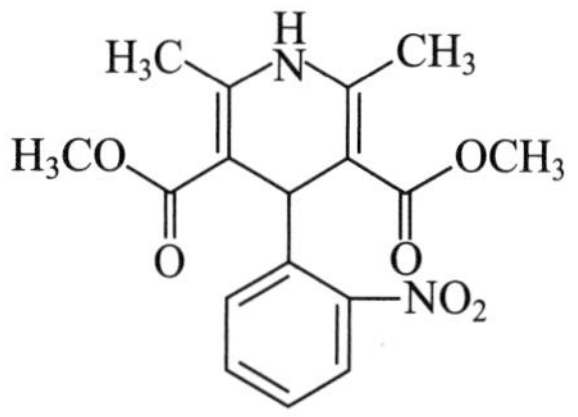
硫酸奎宁 （quinine sulfate）	喹啉类	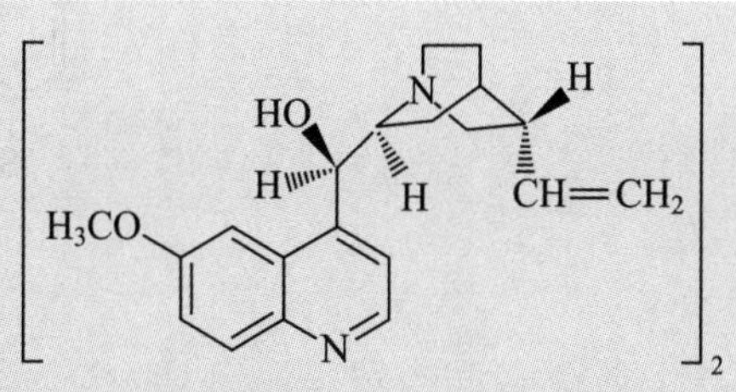
磷酸氯喹 （chloroquine phosphate）		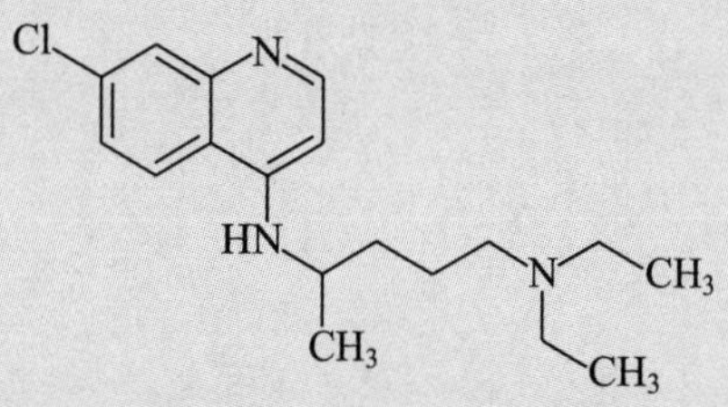
硫酸阿托品 （atropine sulfate）	托烷类	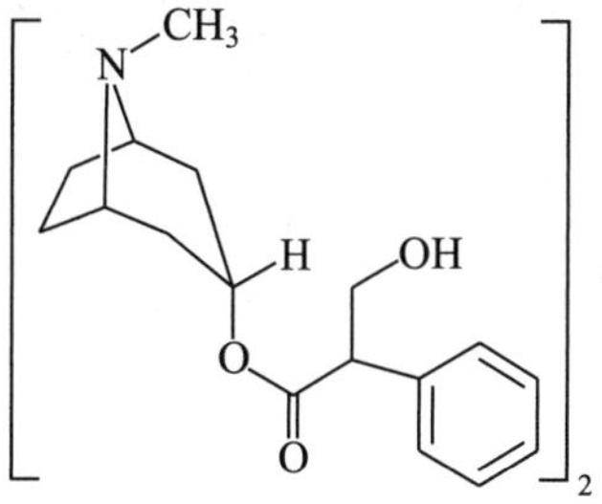
氢溴酸东莨菪碱 （copolamine hydrobromide）		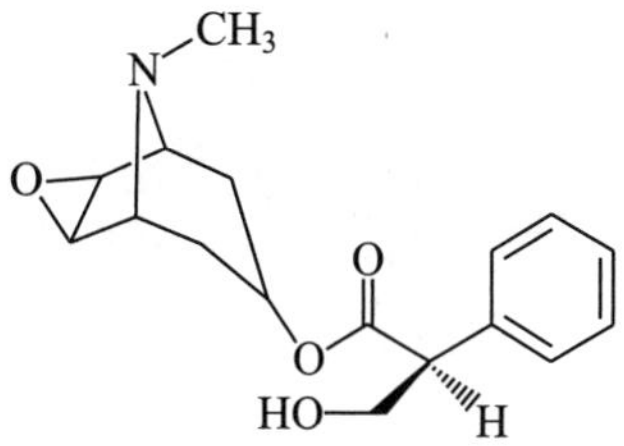

药物名称	类别	结构式
盐酸氯丙嗪 （chlorpromazine hydrochloride）	吩噻嗪类	
盐酸硫利达嗪 （thioridazine hydrochloride）		
奋乃静 （perphenazine）		
地西泮 （diazepam）	苯并二氮 杂䓬类	
奥沙西泮 （oxazepam）		
氯氮䓬 （chlordiazepoxide）		

地平类药物的母核结构为 1,4-二氢吡啶环,二氢吡啶环上的氮原子与相邻的双键共轭,故碱性较吡啶环上的氮原子弱;但活泼氢的存在,使其具有还原性;该结构遇光极不稳定,易发生光化学歧化反应;1,4 位的氢在碱性溶液中会解离,形成 p-π 共轭而发生颜色的变化;C_4 为手性碳原子,具有旋光性。

2)取代基的结构与性质:异烟肼吡啶环 γ 位上取代的酰肼基具有较强的还原性,可被不同的氧化剂氧化,也可与某些含羰基的化合物(如香草醛)发生缩合反应。尼可刹米吡啶环位上取代的酰胺基遇碱会水解,释放出碱性的二乙胺气体,可用于鉴别。硝苯地平结构中苯环上取代的硝基具有氧化性,可被还原为芳伯氨基,具有芳香第一胺的性质。

(2)喹啉类药物

1)母核的结构特征与性质:喹啉类药物具有吡啶与苯稠合而成的喹啉杂环母核,喹啉环上的氮原子为芳环氮,碱性较弱(pK_b 为 9.7),不能与酸成盐。喹啉类药物在稀硫酸溶液中显蓝色荧光,可用于鉴别。盐酸奎宁为 6 位含氧喹啉衍生物,可发生特征的绿奎宁反应。

2)取代基的结构与性质:硫酸奎宁含氮喹核碱取代基上的氮原子为脂环氮,碱性较强(pK_b 为 5.07),可与强酸形成稳定的盐,临床上常用其硫酸盐和盐酸盐。盐酸盐的水溶性较好,常用于注射液的制备。硫酸奎宁含有 3 个手性碳原子,具旋光性。硫酸奎宁为左旋体(-237°~-224°),硫酸奎尼丁为其右旋体(+275°~+290°),不同光学异构体的生理活性可能具有很大的差别,如硫酸奎宁为抗疟药,而硫酸奎尼丁为抗心律失常药。

(3)托烷类药物

1)母核的结构特征与性质:托烷(莨菪烷)类药物是由莨菪醇与不同有机酸缩合而成的生物碱。莨菪醇结构中具五元脂环氮原子,碱性较强,易与酸成盐,如阿托品的 pK_b 为 4.35,临床常用其硫酸盐。由托烷衍生的氨基醇与相应的有机酸缩合而成的酯键易水解,如阿托品水解后,可生成莨菪醇和莨菪酸,莨菪酸可发生托烷类生物碱的专属反应 Vitaili 反应。

2)取代基的结构与性质:硫酸阿托品和氢溴酸东莨菪碱分子结构中均含有手性碳原子。氢溴酸东莨菪碱以左旋体入药,具有旋光性,比旋度为 -24°~-27°。硫酸阿托品以外消旋体入药,无旋光性。

(4)吩噻嗪类药物

1)母核的结构特征与性质:吩噻嗪类药物具有硫氮杂蒽母核,母核的三个环形成一个大 p-π 共轭系统,在紫外区具有强烈的吸收,最强峰多在 250nm 附近(盐酸异丙嗪的 $E_{1cm}^{1\%}$ 为 883~937)。2 位、10 位上的取代基可引起最大吸收峰的位移。如 2 位上为—Cl、—CF_3 或—SCH_3 取代时,可使吸收峰红移;2 位上被—COCH_3、—CN 或—OCH_3 基取代时,则吸收峰紫移。10 位上脂烃氨基的长短对吸收峰位也有轻微影响。

母核中的硫原子为二价态,具有还原性,易被不同氧化剂氧化生成亚砜、砜等氧化产物。随着取代基的不同,氧化产物呈不同的颜色,可用于鉴别。常用的氧化剂有硫酸、硝酸、过氧化氢及三氯化铁试液等。二价硫还可与金属钯离子形成有色的配位化合物,氧化产物砜和亚砜无此反应,利用此性质进行鉴别和含量测定时,可消除氧化产物的干扰,专属性强。

2)取代基的结构与性质:10 位取代基多为具有 2~3 个碳链的二甲或二乙氨基,或为含氮杂环,如哌嗪和哌啶的衍生物等,具有碱性。临床上常用本类药物的盐酸盐。

（5）苯并二氮杂䓬类药物：苯并二氮杂䓬类药物为苯环与七元含氮杂环稠合而成的有机药物，其中1,4-苯并二氮杂䓬类药物是目前临床应用最广泛的抗焦虑、抗惊厥药。二氮杂䓬七元环上的氮原子碱性较强，但苯基的取代会降低其碱性。由于二氮杂䓬七元环上的两个氮原子性质不同，在不同pH介质中，会形成不同的离子化状态：质子化分子（H_2A^+）、中性分子（HA）或去质子化分子（A^-），从而影响其紫外光谱性质。

一般来说七元环比较稳定，但在强酸性溶液中会发生水解，生成相应的二苯甲酮衍生物。其水解产物的某些特性，可用于本类药物的鉴别和含量测定。

苯并二氮杂䓬类药物溶于硫酸后，在紫外灯（365nm）下检视，会呈现出不同的荧光颜色。而在稀硫酸中，荧光颜色会发生变化，常用于该类药物的鉴别。

（五）青蒿素类药物

青蒿素（artemisinin）是从菊科植物黄花蒿（*Artemisia annua* L.）中提取分离得到的一种含有特殊过氧桥基团的倍半萜内酯。青蒿素的过氧桥基团被认为与其药物活性有关，通过内过氧桥的断裂产生强反应性自由基可能是青蒿素起杀虫作用的关键，使其成为与已知抗疟药在化学结构、作用机制完全不同的首创新型抗疟药。青蒿素及其多种衍生物均是治疗疟疾的有效单体。随着对青蒿素类药物的药理作用研究的不断深入，证实其具有抗疟、抗孕、抗纤维化、抗血吸虫、抗弓形虫、抗心律失常和抗肿瘤细胞毒性等作用。青蒿素于1986年获得我国实施新药审批办法以来的第一个一类新药证书；双氢青蒿素于1992年获得一类新药证书。

1. 结构

（1）母核结构特征：青蒿素是一种新型倍半萜内酯，结构中具有一个过氧桥和δ-内酯环，含有包括过氧化物在内的1,2,4-三噁烷的结构单元，分子中有7个手性中心，其结构式如下：

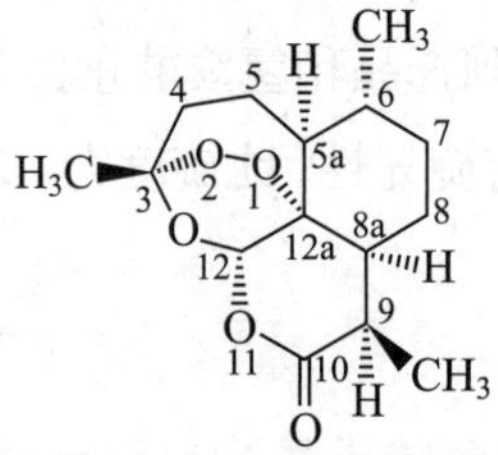

（2）常见取代基结构特征：将青蒿素结构中C-10位羰基还原成羟基，产物为双氢青蒿素，对鼠疟的作用强于青蒿素。还原产物进一步烷氧基化得到蒿甲醚，而进行酯化可得到青蒿琥酯，提示青蒿素分子引进羟基后可以制备多种衍生物。《中国药典》（2020年版）收载的本类药物有青蒿素、青蒿素哌喹片、双氢青蒿素及其片剂、青蒿琥酯及其片剂与注射剂、蒿甲醚及其胶囊等；Ph.Int 10收载了青蒿素、蒿甲醚、双氢青蒿素（青蒿醇）、青蒿琥酯等的原料药及部分制剂。

（3）常见药物的结构式：常见的青蒿素类药物的结构式见表8-7。

2. 性质

（1）性状：本类药物为白色或类白色结晶性粉末或无色针状结晶；无臭。本类药物在水中几乎不溶，大多在丙酮中易溶。

表 8-7 常见青蒿素类药物的结构式

药物名称	结构式
双氢青蒿素（dihydroartemisinin）	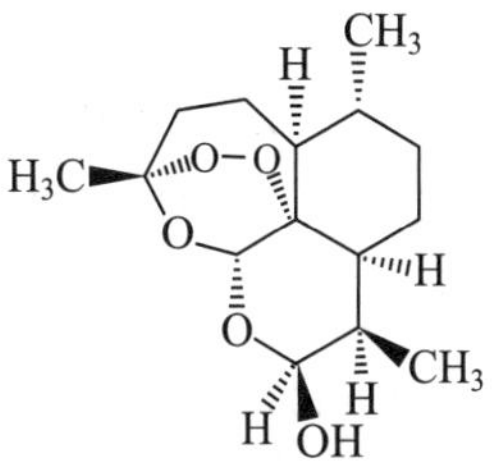
青蒿琥酯（artesunate）	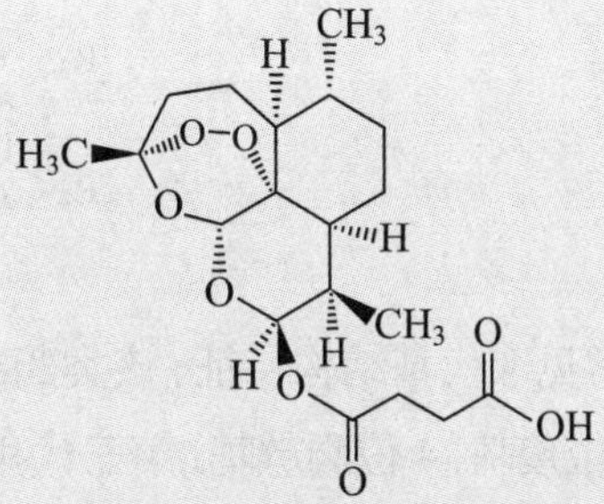
蒿甲醚（artemether）	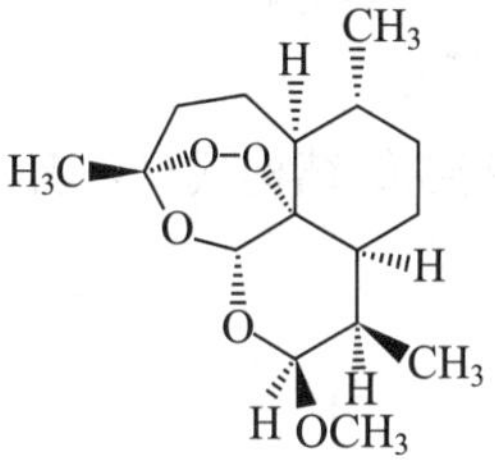

（2）氧化性：青蒿素类药物为具有过氧桥的倍半萜内酯类化合物，具有氧化性，可用于青蒿素类药物的鉴别或定量。如可在酸性条件下将 I⁻ 氧化成 I_2，与淀粉指示液生成蓝紫色，以改进的桥式有机过氧化物碘量法定量，但方法相对烦琐。

（3）旋光性：青蒿素类药物都均有旋光性，且均为右旋体药物。如青蒿素的比旋度为 +75°～+78°，蒿甲醚的比旋度为 +168°～+173°。双氢青蒿素在极性溶媒中的旋光度可随时间而变化，呈现异构转化的动力学过程。

（4）水解反应：青蒿素结构中由于有内酯，在碱性条件下可发生水解开环。

（5）UV 吸收特性：青蒿素类药物的分子结构中，母核不具有共轭体系，其紫外吸收光谱主要是在 203nm 处有极弱的末端吸收，因此一般不直接采用紫外分光光度法检测。由于具有过氧桥、内酯和半缩醛等结构，该类药物对酸碱不稳定，可在样品预处理中，采用碱或酸将该类药物定量分解成有紫外线吸收的化合物，再行测定。

（六）喹诺酮类药物

喹诺酮类抗菌药（quinolone antimicrobial agents）是一类新型的合成抗菌药，它的问世在药物发展史上具有划时代的意义。自 1962 年发现具有新结构类型的抗菌药萘啶酸（nalidixic acid）以来，经过 60 多年的发展，临床应用已从第一代的萘啶酸、第二代的吡哌酸（pipemidic acid）发展到第三代和第四代，成为仅次于 β- 内酰胺类，适应证扩展到包括呼吸系统在内各领域感染的抗菌药物。

1. 结构

（1）母核结构特征：喹诺酮类抗菌药主要是由吡啶酮酸并吡啶环、嘧啶或联苯环等芳环组成的化合物，按其基本母核结构特征可分为喹啉羧酸类、吡啶并嘧啶羧酸类、萘啶羧酸类及噌啉羧酸类。其中噌啉羧酸类药物仅有西诺沙星，因其已很少使用，所以喹诺酮类抗菌药也可分为 3 种结构类型。第一代主要有萘啶酸，第二代主要有吡哌酸，第三代主要有诺氟沙星、培氟沙星、环丙沙星及氧氟沙星等，第四代主要有莫西沙星、加替沙星、司帕沙星及左氧氟沙星等。喹诺酮类药物的结构通式如下：

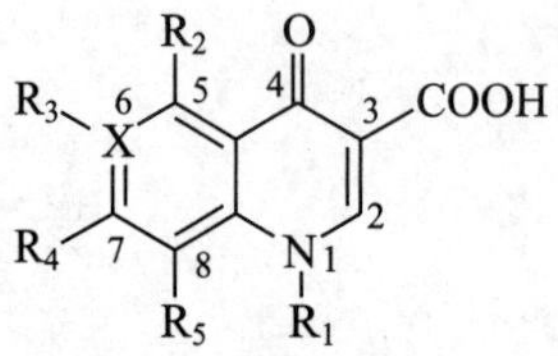

（2）常见取代基结构特征：该类药物的结构特点是在其母核结构上，通常 1 位为取代的氮原子，3 位羧基，4 位酮羰基，第三代和第四代喹诺酮类抗菌药 6 位取代基为氟原子，5、7、8 位可有不同的取代基。《中国药典》（2020 年版）收载的本类药物有吡哌酸、诺氟沙星、氧氟沙星、左氧氟沙星等。

（3）常见药物的结构式：常见的喹诺酮类药物的结构式见表 8-8。

表 8-8　常见喹诺酮类药物的结构式

药物名称	结构式
萘啶酸（nalidixic acid）	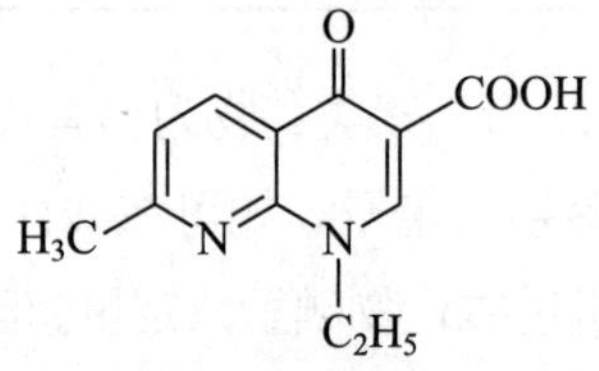
吡哌酸（pipemidic acid）	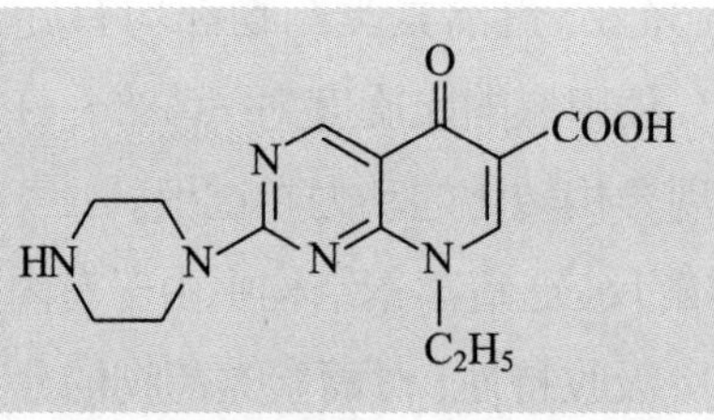
诺氟沙星（norfloxacin）	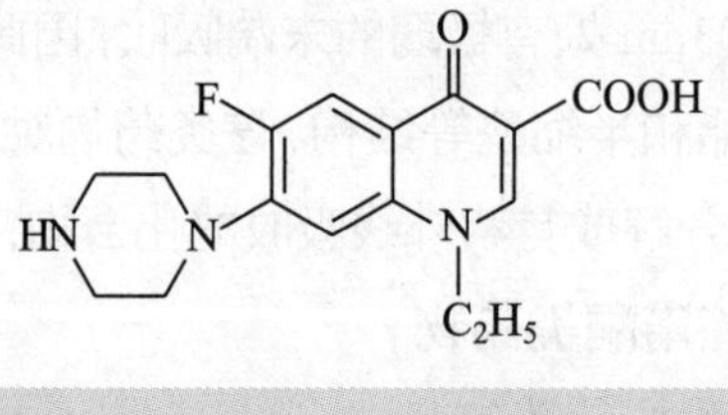
氧氟沙星（ofloxacin）	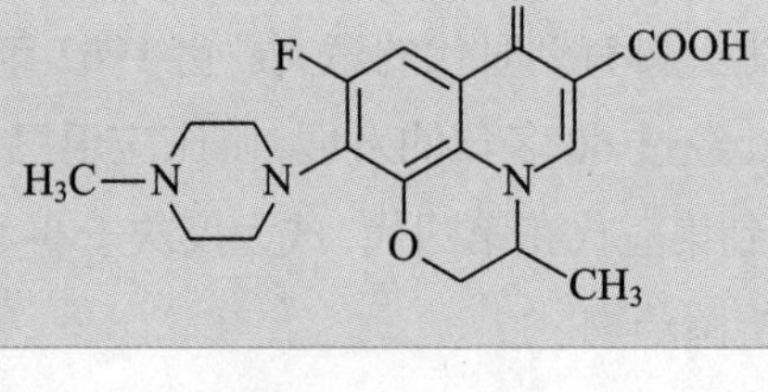

药物名称	结构式
左氧氟沙星（levofloxacin）	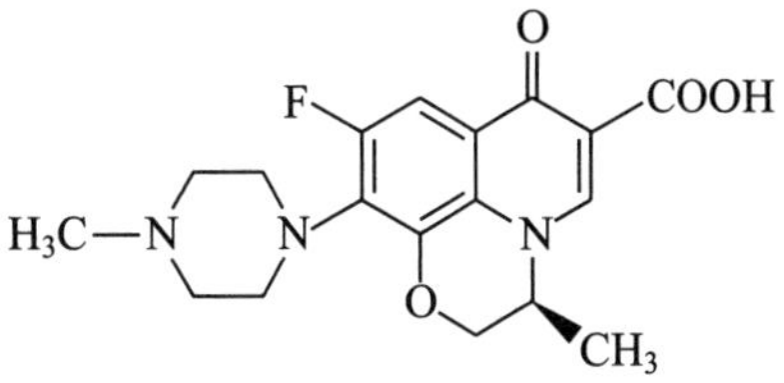
环丙沙星（ciprofloxacin）	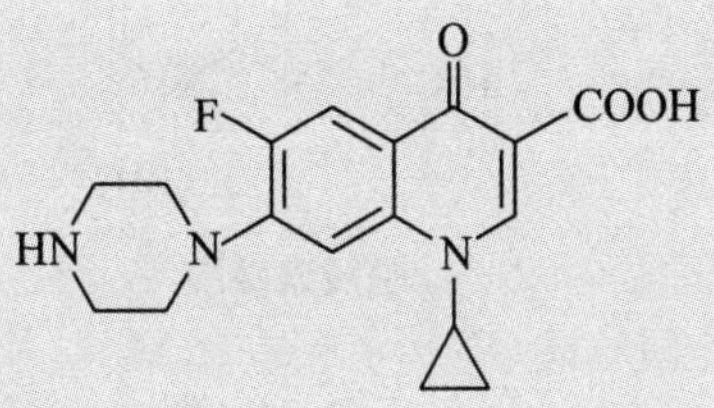
司帕沙星（sparfloxacin）	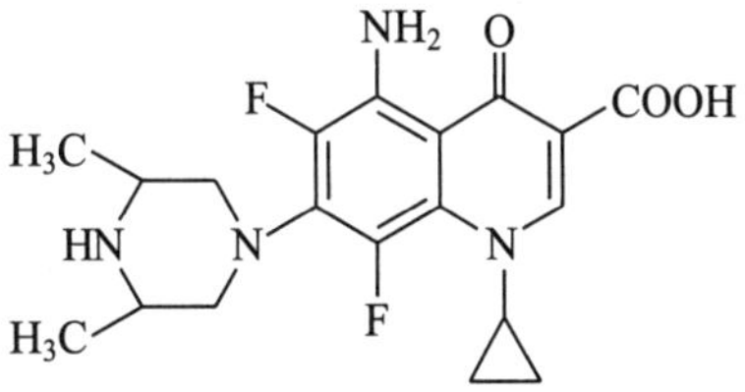

2. 性质

（1）性状：喹诺酮类药物一般为类白色或淡黄色结晶。如诺氟沙星为类白色至淡黄色结晶性粉末，环丙沙星为白色至微黄色结晶性粉末。

（2）酸碱两性：喹诺酮类药物分子中因含有羧基而显酸性，同时又含有碱性氮原子而显碱性，所以喹诺酮类药物显酸碱两性。如环丙沙星可与盐酸成盐，也可与氢氧化钠反应生成钠盐。

（3）溶解性：在水和乙醇中溶解度小，在碱性和酸性水溶液中有一定溶解度。如诺氟沙星，25℃时，在水中溶解度为0.027%，乙醇中溶解度为0.076%。喹诺酮类药物成盐后可在水中溶解。如盐酸环丙沙星在水中溶解，在甲醇中微溶，在乙醇中极微溶解，在三氯甲烷中几乎不溶。

（4）紫外吸收光谱特征：分子结构中具有共轭系统，在紫外区有特征吸收，利用此性质可进行鉴别或含量测定。如吡哌酸盐酸溶液在275nm有最大吸收；左氧氟沙星盐酸溶液在226nm与294nm的波长处有最大吸收，在263nm的波长处有最小吸收。几种常见喹诺酮类药物的紫外吸收特征见表8-9。

表8-9　常见喹诺酮类药物的紫外吸收特征

药物	介质	λ_{max}/nm	$E_{1cm}^{1\%}$
诺氟沙星	0.1mol/L NaOH	273	1 098
司帕沙星	0.025mol/L NaOH	291	691
吡哌酸	0.1mol/L HCl	275	1 630
氧氟沙星	0.1mol/L HCl	226、294	918

（5）旋光性：左氧氟沙星具有旋光性，氧氟沙星和环丙沙星等无旋光性。

（6）不稳定性：喹诺酮类抗菌药对光照、氧化剂均不稳定。如萘啶酸在氧存在下，经光作用，即分解为脱羧萘啶酸及双酮产物，其热分解产物除脱羧产物外，还有双聚物。结构式如下：

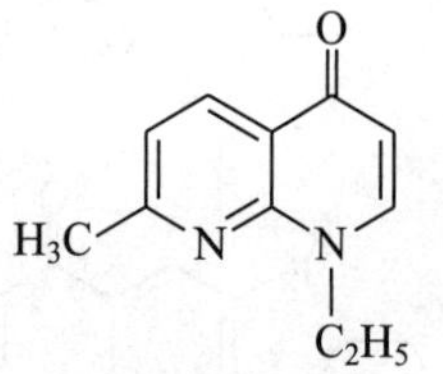

脱羧萘啶酸 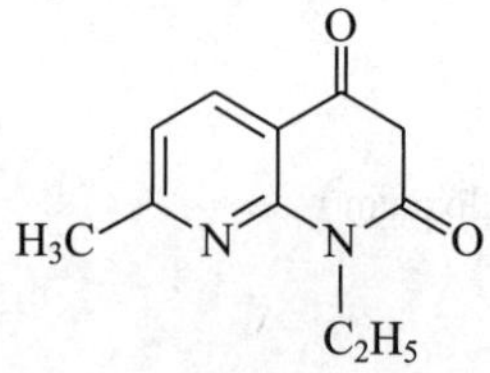　　　　　　　双酮产物

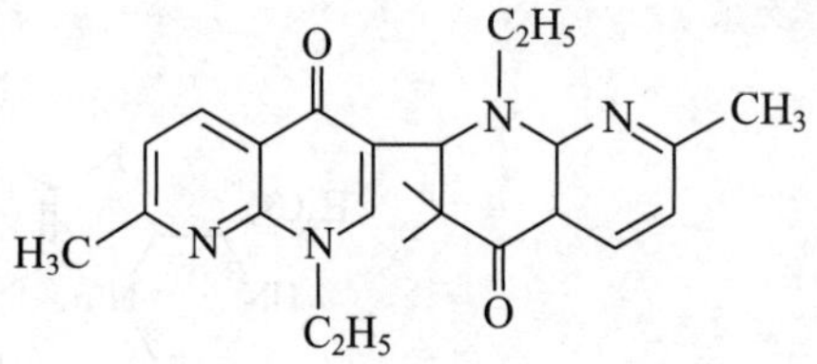

双聚物

（7）与金属离子反应：喹诺酮类药物结构中 3、4 位为羧基和酮羰基，极易和金属离子，如钙、镁、铁和锌等形成螯合物，降低药物的抗菌活性。

（七）磺胺类药物

磺胺类药物（sulfonamides）是 20 世纪 30 年代被发现的用于预防和治疗细菌感染性疾病的化学治疗药物，也是应用最早的化学合成药品之一。

1. 结构

（1）母核结构特征：磺胺类药物的母核为对氨基苯磺酰胺，将磺酰氨基的氮原子称为 N_1，芳伯氨基的氮原子称为 N_4。磺胺类药物的结构通式为：

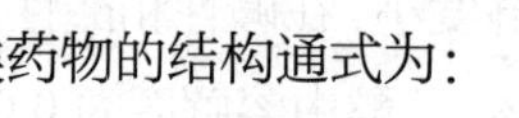

（2）常见取代基结构特征：磺胺类药物主要是 N_1 上连接有取代基，主要为嘧啶、噁唑、异噁唑；如果 N_4 上的氢被取代，则失去抗菌活性，必须在体内分解后重新释放出氨基，才能恢复活性。目前，磺胺类药物的分类方法有 3 种，分别是：按 N_1、N_4 上取代基的不同分类，按作用时间长短分类和按作用部位分类。按作用时间长短可分为：长效磺胺，如磺胺甲噁唑；中效磺胺，如磺胺嘧啶；短效磺胺，如磺胺。按作用部位可分为：肠道磺胺，如磺胺脒；眼部磺胺，如磺胺醋酰钠等。

（3）常见药物的结构式：常见的磺胺类药物的结构式见表 8-10。

2. 性质

（1）性状：磺胺类药物多为白色或类白色结晶性粉末。在水中几乎不溶，溶于稀盐酸或氢氧化钠溶液，易溶于乙醇、丙酮，具有一定熔点。

（2）熔融变色：不同的磺胺类药物以直火加热熔融后，可呈现不同的颜色，产生不同的分

表 8-10　常见磺胺类药物的结构式

药物名称	结构式
磺胺嘧啶（sulfadiazine）	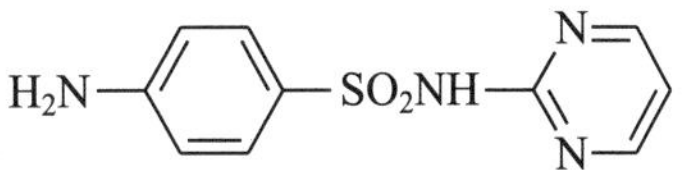
磺胺甲噁唑（sulfamethoxazole）	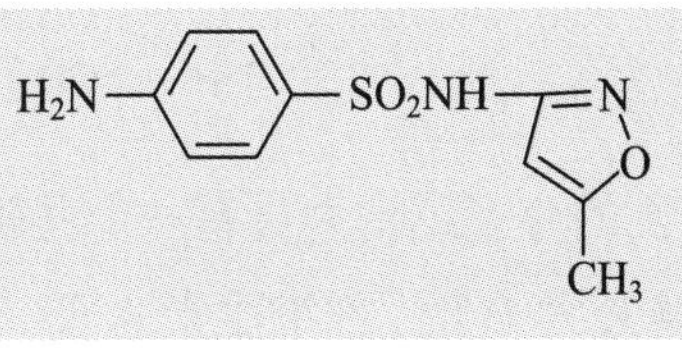
磺胺异噁唑（sulfafurazole）	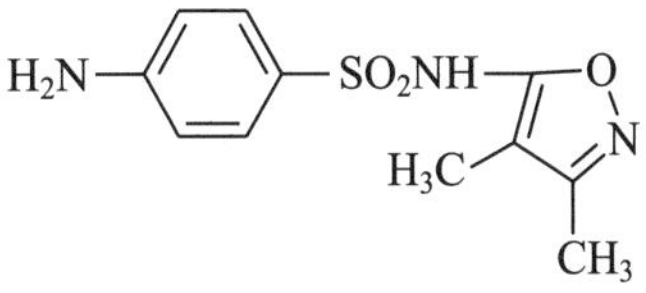
磺胺多辛（sulfadoxine）	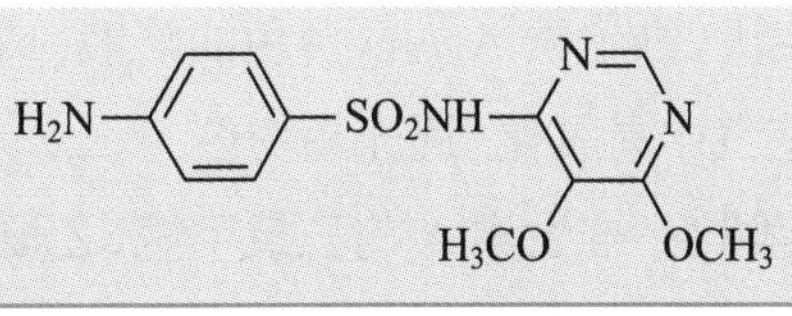

解产物。如磺胺显紫蓝色，磺胺嘧啶显红棕色等。

（3）酸碱两性：磺胺类药物分子结构中具有酸性的磺酰氨基和碱性的芳伯氨基，所以多为酸碱两性化合物，可溶于酸或碱溶液。但由于其酸性小于碳酸的酸性（磺胺类药物的 pK_a 一般为 7～8，碳酸 pK_a 为 6.38），所以其钠盐的水溶液遇 CO_2 会析出沉淀。因此，配制其钠盐的注射剂时，要避免与酸性药物配伍。

（4）芳伯氨基反应：磺胺类药物多具有游离的芳伯氨基，可发生重氮化 - 偶合反应。

（5）磺酰氨基的反应：磺胺类药物分子结构中磺酰氨基上的氢原子比较活泼，可被金属离子（如银、铜、钴等）取代，生成不同颜色的金属盐沉淀。

（6）苯环上的反应：磺胺类药物分子结构中的苯环因受芳伯氨基的影响，在酸性条件下可发生卤代反应，如溴代反应，能生成白色或黄色的溴化物沉淀。

（7）N_1 和 N_4 上取代基的反应：取代基为含氮杂环的可与生物碱沉淀剂反应生成沉淀，还能发生溴代反应。

（八）维生素类药物

维生素（vitamin）是维持机体正常生命活动所必不可少的生物活性物质，一般体内不能合成，必须从外界摄取。迄今为止，维生素大多是按照其溶解度分为脂溶性维生素和水溶性维生素两大类。脂溶性维生素有维生素 A、D、E、K 等；水溶性维生素有维生素 B 族（B_1、B_2等）、C、叶酸、烟酸、泛酸等。从化学结构上看，它们不属于同一类物质，其中有些是胺、酸，有些是醇、酯，还有些是酚和醛类，各具有不同的理化性质和生理作用。下面主要介绍维生素 A、维生素 B_1、维生素 C、维生素 D 和维生素 E 的结构、性质。

1. 维生素 A 的结构与性质　维生素 A 包括维生素 A_1（视黄醇）、维生素 A_2（去氢维生素 A）和维生素 A_3（去水维生素 A）等，其中维生素 A_1 活性最高，所以通常所说的维生素 A 是指维生素 A_1。维生素 A 在自然界的主要来源是鱼肝油，从鱼肝油中提取的维生素 A 多为其酯类,主要为醋酸酯,还有棕榈酸酯和其他酯类,但目前主要采用人工合成方法制取。

（1）结构

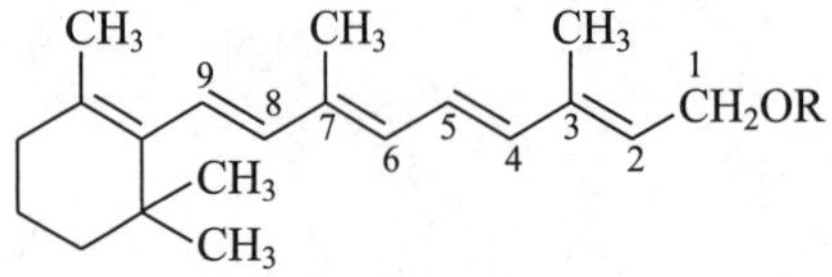

维生素 A 的分子结构为具有一个共轭多烯醇侧链的环己烯,R 不同则可以是维生素 A 醇或其酯,侧链 R 为 H 时,称维生素 A 醇,R 为—$COCH_3$ 时,称维生素 A 醋酸酯。因为分子结构中具有共轭多烯醇结构,所以具有多种立体异构体,其中全反式维生素 A 是天然维生素 A 的主要成分,生物活性最强。

（2）性质

1）性状: 维生素 A 为淡黄色油溶液,或结晶与油的混合物（加热至 60℃应为澄明溶液）,无臭;在空气中易氧化,遇光易变色。

2）溶解性: 维生素 A 与三氯甲烷、乙醚、环己烷或石油醚能任意混合,在乙醇中微溶,在水中不溶。

3）不稳定性: 维生素 A 中有多个不饱和键,易被空气中氧或氧化剂氧化,易被紫外光裂解。在加热和金属离子存在时,更易氧化变质,生成无生物活性的环氧化合物、维生素 A 醛或维生素 A 酸等。维生素 A 对酸也不稳定,遇 Lewis 酸或无水氯化氢乙醇液时,可发生脱水反应生成去水维生素。

4）与三氯化锑呈色: 维生素 A 在三氯甲烷中能与三氯化锑试剂作用,产生不稳定的蓝色。可以此进行鉴别或用比色法测定含量。

5）紫外吸收特性: 维生素 A 分子中具有共轭多烯醇的侧链结构,在 325～328nm 有最大吸收,可用于鉴别和含量测定。

2. 维生素 B_1 的结构与性质　维生素 B_1 广泛存在于各种食物中,如谷物、蔬菜、牛奶、鸡蛋等,主要存在于米糠、麦麸和酵母中,现在亦可采用人工合成。本品具有维持糖代谢及神经传导与消化正常功能的作用,主要用于治疗脚气病、多发性神经炎和胃肠道疾病。

（1）结构

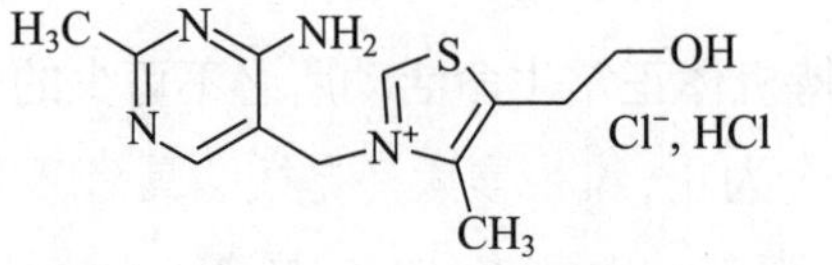

维生素 B_1（亦称盐酸硫胺,thiamine hydrochloride）是由氨基嘧啶环和噻唑环通过亚甲基连接而成的季铵类化合物,噻唑环上季铵及嘧啶环上氨基,为两个碱性基团,可与酸成盐。化学名称为: 氯化 -4- 甲基 -3-[（2- 甲基 -4- 氨基 -5- 嘧啶基）甲基]-5-（2- 羟基乙基）噻唑鎓盐酸盐。

（2）性质

1）溶解性: 维生素 B_1 在水中易溶,在乙醇中微溶,在乙醚中不溶。本品的水溶液显酸性。

2）硫色素反应：噻唑环在碱性介质中可开环，再与嘧啶环上的氨基环合，经铁氰化钾等氧化剂氧化成具有荧光的硫色素，后者溶于正丁醇中呈蓝色荧光。

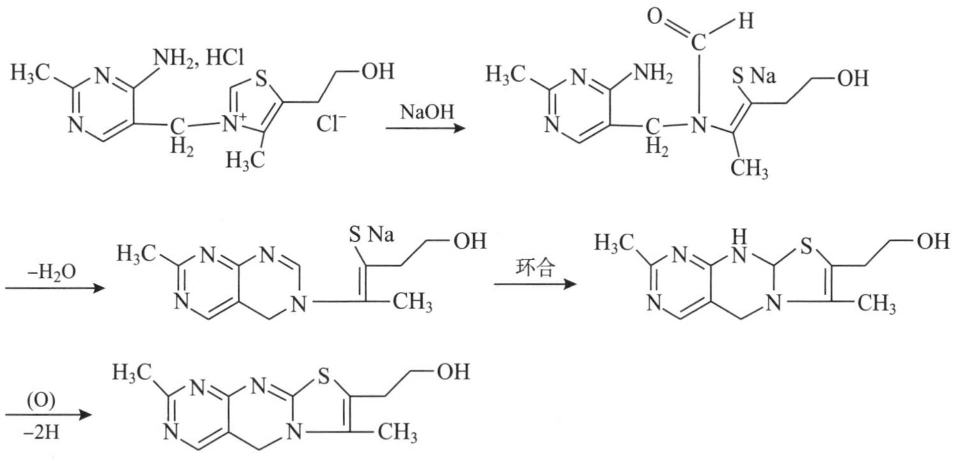

3）与生物碱沉淀试剂反应：分子中含有两个杂环（嘧啶环和噻唑环），具有碱性，可与某些生物碱沉淀试剂（如碘化汞钾、三硝基苯酚、碘溶液、硅钨酸等）反应生成组成恒定的沉淀，可用于鉴别和含量测定。

4）氯化物的特性：维生素 B_1 为盐酸盐，所以本品的水溶液显氯化物的鉴别反应。

5）紫外吸收光谱特征：本品的 12.5μg/ml 盐酸溶液（9→1 000），在246nm 的波长处测定吸光度，吸收系数（ $E_{1cm}^{1\%}$ ）为406～436。

3. 维生素 C 的结构与性质　维生素 C 又称抗坏血酸（ascorbic acid），在化学结构上与糖类十分相似，有4种光学异构体，其中以 L- 构型右旋体的生物活性最强。

（1）结构

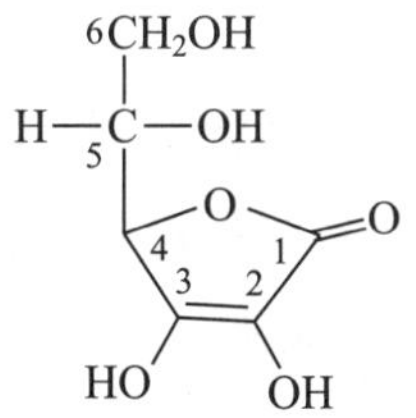

维生素C分子结构中具有烯二醇和内酯环结构，且有2个手性碳原子（ C_4、C_5），具有旋光性。

（2）性质

1）溶解性：维生素 C 在水中易溶，水溶液呈酸性，在乙醇中略溶，在三氯甲烷或乙醚中不溶。

2）酸性：维生素 C 分子结构中的烯二醇基，尤其是 C_3 位羟基由于受共轭效应的影响，酸性较强（pK_1 为 4.17）；C_2 位羟基由于形成分子内氢键，酸性极弱（pK_2 为 11.57）。所以维生素 C 为一元酸，可与碳酸氢钠作用形成钠盐。

3）旋光性：维生素 C 分子中有 2 个手性碳原子，故有 4 个光学异构体，其中 L（+）- 抗坏血酸活性最强。维生素 C 的比旋度为 +20.5°～+21.5°。

4）还原性：维生素 C 分子中的烯二醇基具极强还原性，易被氧化为二酮基而成为去氢抗坏血酸,加氢又可还原为抗坏血酸。在碱性溶液或强酸性溶液中去氢抗坏血酸能进一步水解为二酮古洛糖酸而失去活性,该反应为不可逆反应。

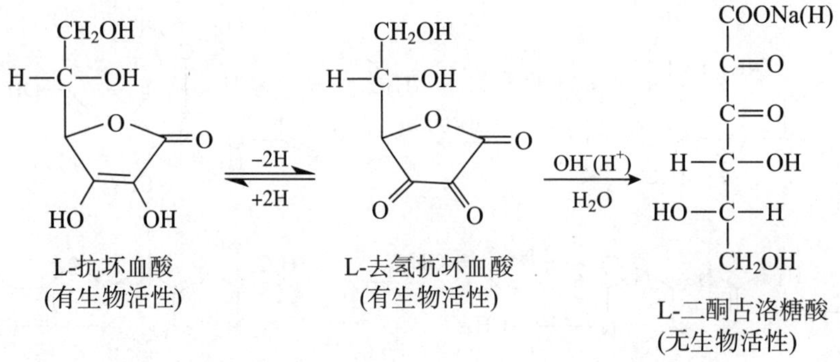

L-抗坏血酸　　　　　L-去氢抗坏血酸　　　　　L-二酮古洛糖酸
(有生物活性)　　　　　(有生物活性)　　　　　(无生物活性)

5)水解性:维生素C因双键使内酯环变得较稳定,和碳酸钠作用可生成单钠盐,不致发生水解。但在强碱中,内酯环可水解,生成酮酸盐。

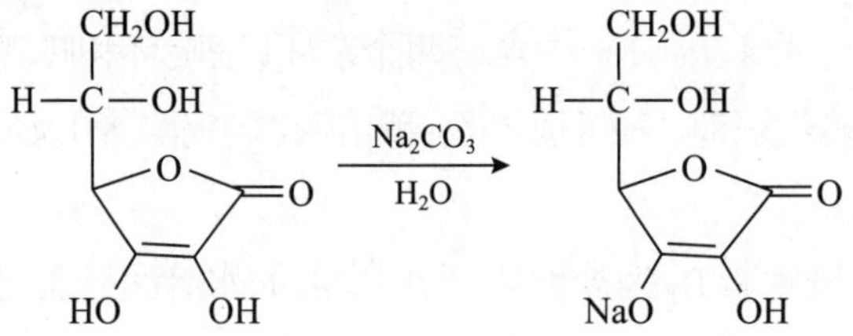

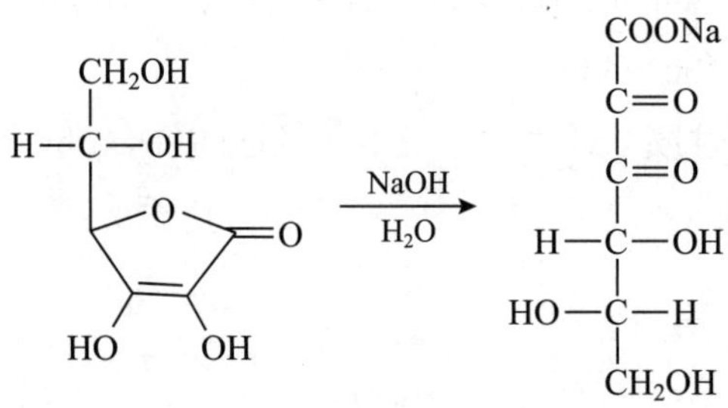

6)糖类的性质:维生素C的化学结构与糖类相似,具有糖类的性质和反应。

7)紫外吸收光谱特征:维生素C具有共轭双键,其稀盐酸溶液在243nm波长处有最大吸收,$E_{1cm}^{1\%}$ 为560,可用于鉴别和含量测定。若在中性或碱性条件下,则最大吸收红移至265nm处。

4. 维生素D的结构与性质 维生素D(vitamin D)是一类抗佝偻病维生素的总称。目前已知的维生素D类物质至少有10种,都是固醇的衍生物,临床应用上主要有维生素D_2和维生素D_3。

(1)结构

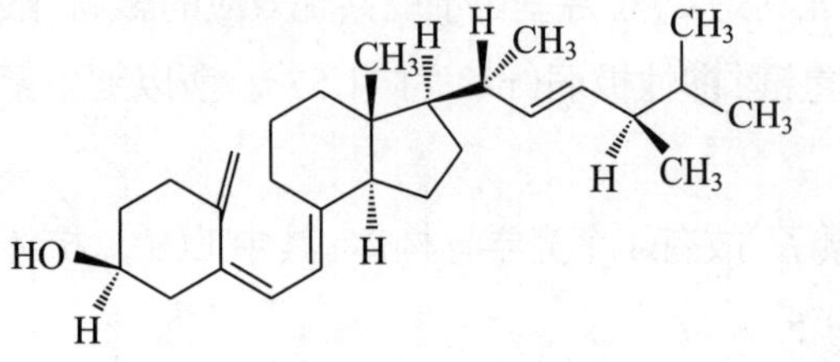

维生素D_2 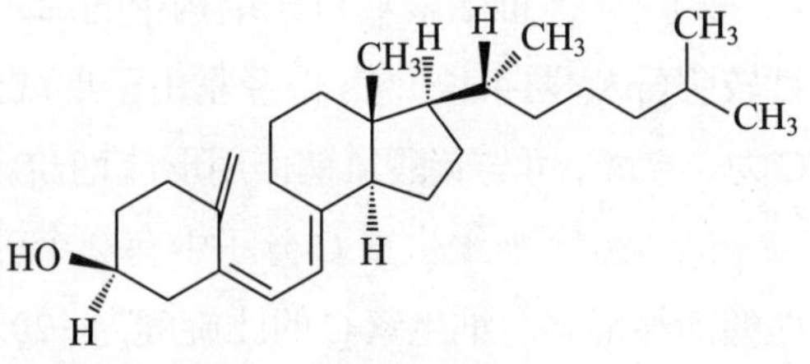　　　　　　　　　　　　　　　维生素D_3

维生素 D_2 为 9，10- 开环麦角甾 -5，7，10（19），22- 四烯 -3β- 醇，又名骨化醇（calciferol）或麦角骨化醇（ergocalciferol）。维生素 D_3 为 9，10- 开环胆甾 -5，7，10（19）- 三烯 -3β- 醇，又名胆骨化醇（colecalciferol）。两者都是固醇衍生物，结构相似，维生素 D_2 与维生素 D_3 分子结构上的区别仅在于侧链多一个双键和甲基。

（2）性质

1）性状：维生素 D_2、D_3 均为无色针状结晶或者白色结晶性粉末；无臭、无味；遇光或者空气均易变质。

2）溶解性：维生素 D_2 在三氯甲烷中极易溶解，在乙醇、丙酮或者乙醚中易溶；维生素 D_3 在乙醇、丙酮、乙醚或者三氯甲烷中极易溶解；两者均在植物油中略溶，在水中不溶。

3）不稳定性：维生素 D_2、D_3 因含有多个双键，所以极不稳定，遇光、空气及其他氧化剂均发生氧化而变质，使效价变低，毒性增强。本品对酸也不稳定。

4）旋光性：维生素 D_2 具有 6 个手性碳原子，而维生素 D_3 有 5 个手性碳原子，所以两者均具有旋光性。

5）甾类显色反应：本品用三氯甲烷溶解后，加醋酐和硫酸，显黄色，渐变红色，迅速变为紫色，最后变为绿色。此反应为甾体化合物的共有反应。

6）紫外吸收特征：取本品，加无水乙醇溶解并定量稀释至每 1ml 中约含 10μg 的溶液。照紫外分光光度法，在 265nm 的波长处测定吸光度，维生素 D_2 的吸收系数（$E_{1cm}^{1\%}$）为 460～490；维生素 D_3 的吸收系数（$E_{1cm}^{1\%}$）为 465～495。

5. 维生素 E 的结构与性质　　维生素 E 为 α- 生育酚（α-tocopherol）及各种酯类，有天然品和合成品之分。天然品为右旋体（d-α），合成品为消旋体（dl-α），右旋体与消旋体效价比为 1.4∶10。

（1）结构：维生素 E 为苯并吡喃醇衍生物，苯环上有一个乙酰化的酚羟基，故又称为生育酚醋酸酯，有 α、β、γ 和 δ 等多种异构体，其中以 α- 异构体的生理活性最强。合成型为（±）-2，5，7，8- 四甲基 -2-（4，8，12- 三甲基十三烷基）-6- 苯并二氢吡喃醇醋酸酯或 dl-α- 生育酚醋酸酯（dl-α-tocopheryl acetate）；天然型为（+）-2，5，7，8- 四甲基 -2-（4，8，12- 三甲基十三烷基）-6- 苯并二氢吡喃醇醋酸酯或 d-α- 生育酚醋酸酯（d-α-tocopheryl acetare）。结构式如下：

合成型

天然型

（2）性质

1）溶解性：维生素E为微黄至黄或黄绿色澄清的黏稠液体，在无水乙醇、丙酮、乙醚或植物油中易溶，在水中不溶。

2）水解性：维生素E苯环上有乙酰化的酚羟基，在酸性或碱性溶液中加热可水解生成游离生育酚，故常将其作为特殊杂质进行检查。

3）氧化性：维生素E在无氧条件下对热稳定，加热至200℃仍不被破坏，但对氧十分敏感，遇光、空气可被氧化。其氧化产物为α-生育醌和α-生育酚二聚体。

维生素E的水解产物游离生育酚，在有氧或其他氧化剂存在时，则进一步氧化生成有色的醌型化合物，尤其在碱性条件下，氧化反应更易发生。所以游离生育酚暴露于空气和日光中，极易被氧化变色，故应避光保存。

4）紫外分光光度法：维生素E结构中苯环上有酚羟基，有紫外吸收，其无水乙醇液在284nm的波长处有最大吸收，其吸收系数（$E_{1cm}^{1\%}$）为41.0～45.0。

（九）甾体激素类药物

甾体激素类（steroid hormones）药物是一类具有环戊烷并多氢菲母核的激素类药物，是一类重要的内分泌激素，在机体发育、生殖和体内平衡等方面有着广泛的作用。按药理作用的不同，甾体激素类药物可分为肾上腺皮质激素（adrenocortical hormone）和性激素（sex hormone）两大类，性激素又可分为雄激素及蛋白同化激素（androgen and anabolic hormone）、孕激素（progestin）和雌激素（estrogen）等。

1. 结构

（1）母核结构特征：甾体激素类药物的母核结构是环戊烷并多氢菲，基本结构如下：

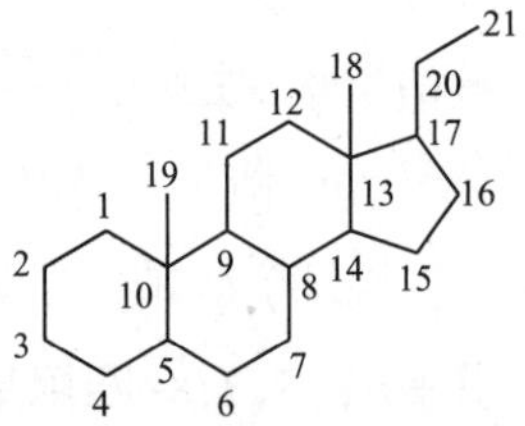

（2）分类

1）肾上腺皮质激素：肾上腺皮质激素（简称皮质激素），在临床上应用广泛，均具有孕甾烷母核。这类药物有的是从肾上腺皮质中分离得到的天然皮质激素，有的是对天然的皮质激素进行结构改造而成的，代表性药物主要有氢化可的松、醋酸地塞米松、地塞米松磷酸钠和曲安奈德等，结构式见表8-11。

本类药物的母核共有21个碳原子；A环均有Δ^4-3-酮基，为共轭体系，具有紫外吸收；C_{17}位上有一个α-醇酮基，具有还原性，有的药物C_{17}位上有α-羟基；部分药物C_{11}位上有羟基或酮基，C_1、C_2之间有双键，6α或9α位有卤素取代，或有C_{16}-α-羟基等。

2）雄性激素与蛋白同化激素：雄性激素是一类重要的雄甾烷类药物，是维持雄性生殖器发育及促进第二性征发育的物质。天然的雄激素主要是睾酮，经过结构改造的合成品有甲睾酮、丙酸睾酮等。C_{17}位上加羟基（如甲睾酮）或C_9位上加氟可使药物的作用增强。将C_{17}位

表 8-11　肾上腺皮质激素的代表性药物

药物名称	结构式
氢化可的松（hydrocortisone）	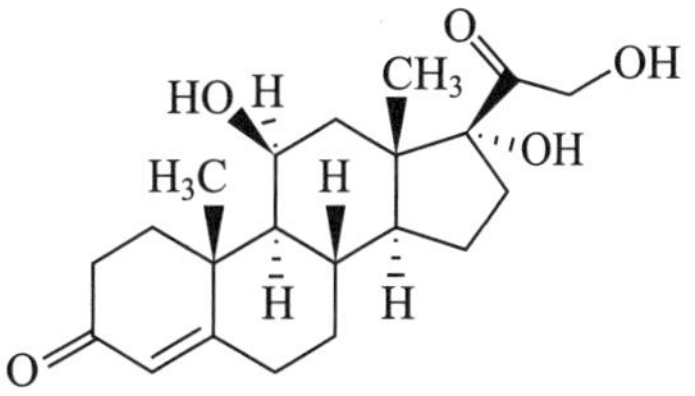
醋酸地塞米松（dexamethasone acetate）	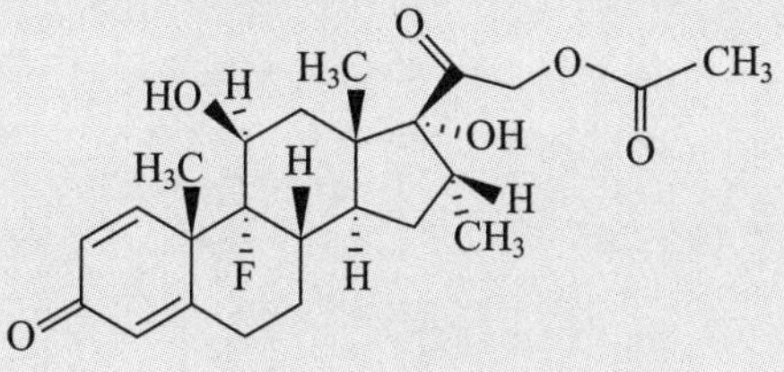
地塞米松磷酸钠（dexamethasone sodium phosphate）	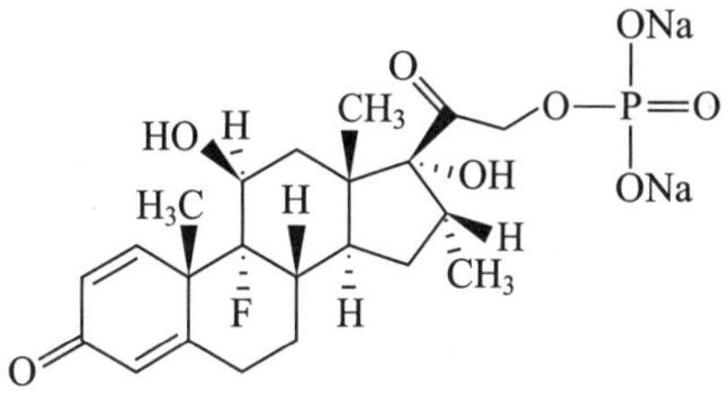
曲安奈德（triamcinolone acetonide）	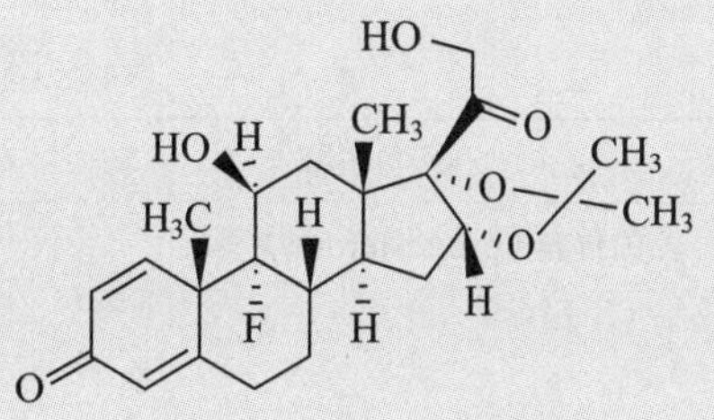

上羟基酯化,可使吸收减缓,作用时间延长。

　　雄性激素一般同时具有蛋白同化激素的作用。对雄性激素进行结构改造,使雄性激素作用大为减弱,同化作用仍然保留或有所增强,成为蛋白同化激素药物。常用的蛋白同化激素药物有苯丙酸诺龙、癸酸诺龙等。雄性激素与蛋白同化激素的代表性药物见表 8-12。

　　本类药物母核有 19 个碳原子,蛋白同化激素在 C_{10} 上一般无角甲基,母核只有 18 个碳原子。A 环有 Δ^4-3- 酮基,C_{17} 位上为羟基,部分药物的羟基被酯化。

　　3）孕激素:孕激素是雌性动物的卵泡排卵后形成的黄体所分泌的激素。黄体酮是天然孕激素,在临床上应用广泛。但黄体酮口服后可以被迅速破坏失效,只能注射给药。醋酸甲地孕酮是经结构改造得到的孕激素药物,在 C_{17} 上引入乙酰氧基使其具有口服活性,在 C_6 上引入双键使孕激素活性增强。

　　人工合成的孕激素根据结构分为两种类型。C_{17} 位 α- 羟孕酮类,为黄体酮衍生物,如醋酸甲地孕酮、醋酸甲羟孕酮。19- 去甲睾丸酮类,如炔诺酮、左炔诺孕酮等(少数例外,19 位含甲基,如炔孕酮),它们与雄激素合用是一类重要的口服避孕药。孕激素的代表性药物见表 8-13。

表 8-12　雄性激素与蛋白同化激素的代表性药物

药物名称	结构式
甲睾酮（methyltestosterone）	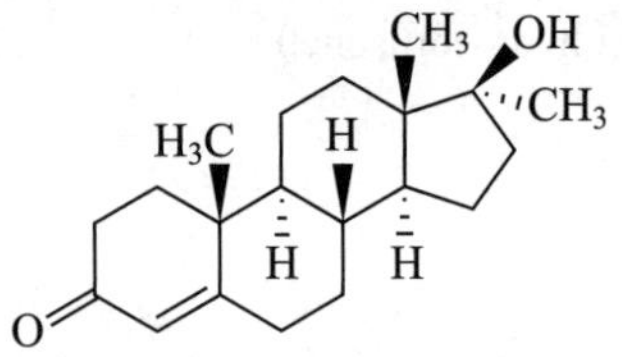
丙酸睾酮（testosterone propionate）	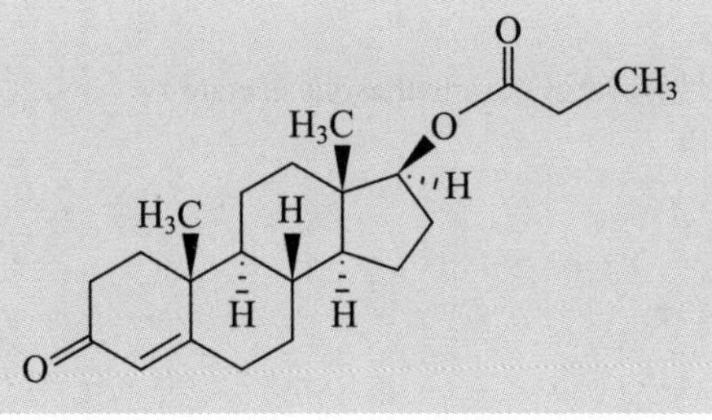
苯丙酸诺龙（nandrolone phenylpropionate）	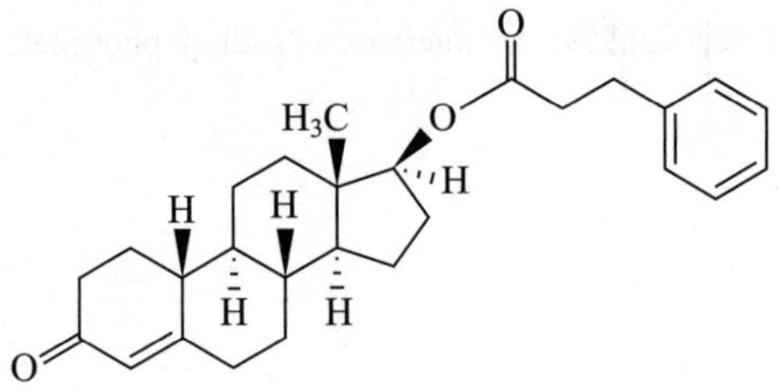

表 8-13　孕激素的代表性药物

药物名称	结构式
黄体酮（progesterone）	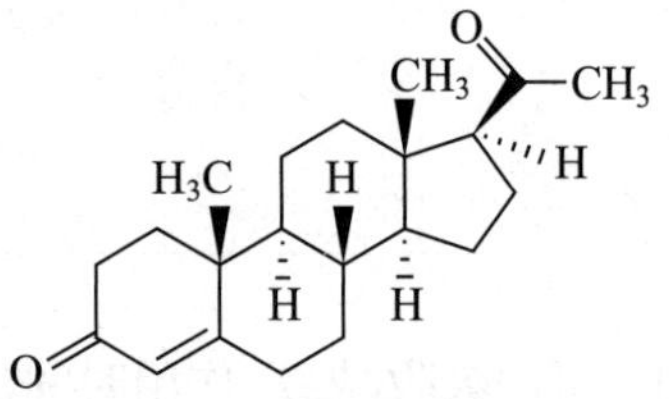
醋酸甲地孕酮（megestrol acetate）	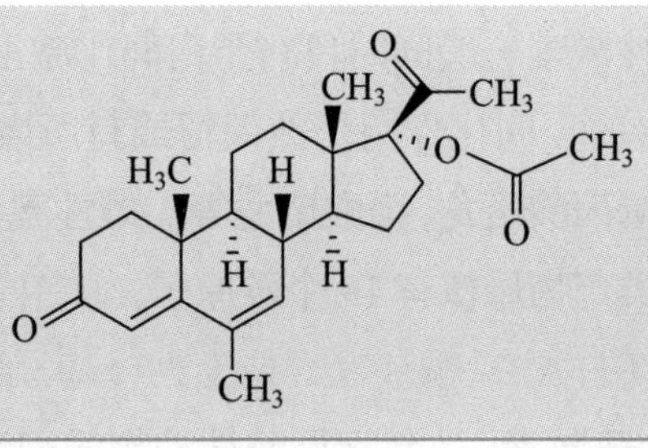

本类药物母核共有 21 个碳原子，A 环有 Δ^4-3 酮基，C_{17} 位上有甲酮基（17α- 羟孕酮类，如黄体酮、醋酸甲地孕酮、醋酸甲羟孕酮）或乙炔基（19- 去甲睾丸酮类，如炔诺酮、左炔诺孕酮）。多数在 C_{17} 位上有羟基，部分药物的羟基被酯化（如己酸羟孕酮）。

4）雌激素：雌激素为雌甾烷类药物，是雌性动物卵巢中分泌的激素之一。雌二醇为天然的雌性激素，在体内代谢分解迅速，作用时间短暂，口服作用弱。对雌二醇进行结构修饰，得到一系列高效和长效的雌激素类药物，如炔雌醇、戊酸雌二醇、苯甲酸雌二醇等。雌激素的代表性药物见表 8-14。

表 8-14　雌激素的代表性药物

药物名称	结构式
雌二醇（estradiol）	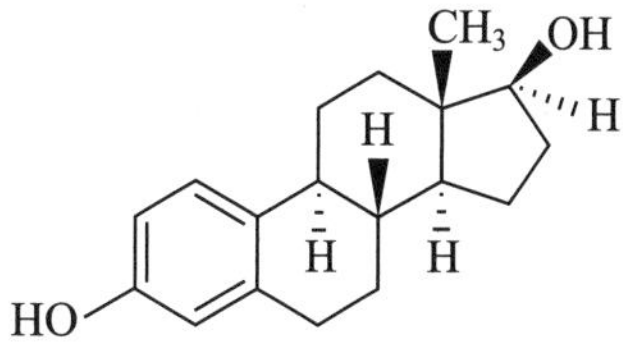
炔雌醇（ethinylestradiol）	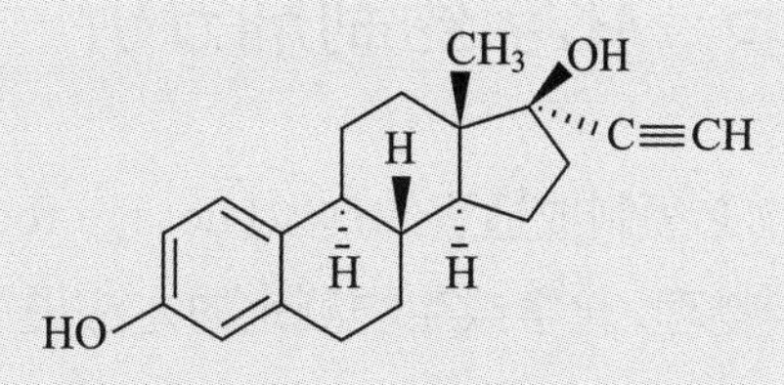

本类药物的母核共有 18 个碳原子，A 环为苯环，C_3 位上有酚羟基，C_{17} 位上有羟基，有些药物 C_{17} 位上羟基成酯（如戊酸雌二醇），有些药物在 C_{17} 位上有乙炔基，构成 19- 去甲孕甾烷母核，如炔雌醇、炔雌醚。

2. 性质

（1）性状与溶解度：本类药物为白色至微黄色粉末或结晶性粉末。除钠盐外，多数在三氯甲烷中微溶至易溶，在甲醇或乙醇中微溶至溶解，在乙醚或植物油中极微溶解至略溶，在水中不溶或几乎不溶。

（2）熔点：本类药物多数具有固定的熔点，黄体酮的熔点为 128～131℃，炔诺酮的熔点为 202～208℃。

（3）比旋度：甾体激素类药物多有手性碳原子，具有旋光性。测定比旋度是鉴别不同甾体激素类药物和检查药物纯杂程度的重要依据。在二氧六环、三氯甲烷、丙酮或醇等溶剂中，多数药物显右旋特征。而左炔诺孕酮、炔诺酮和炔雌醇为左旋。

（4）吸收系数：具 α,β- 不饱和酮基团（Δ^4-3- 酮结构）的药物在 240nm 波长附近有最大吸收，A 环为苯环并具有酚羟基的雌激素类药物在 280nm 波长附近有最大吸收。

（5）与强酸的显色反应：许多甾体激素类药物与硫酸、盐酸、磷酸、高氯酸等强酸反应显色，其中与硫酸的呈色反应应用广泛。

（6）C_{17}-α- 醇酮基的呈色反应：激素类药物分子结构中 C_{17} 位上的 α- 醇酮基具有还原性，能与四氮唑试液、氨制硝酸银试液（多伦试液）以及碱性酒石酸铜试液（斐林试液）反应呈色。

（7）酮基的呈色反应：皮质激素、孕激素、雄激素和蛋白同化激素药物结构中含有 C_3- 酮基和 C_{20}- 酮基，可以和一些羰基试剂，如 2,4- 二硝基苯肼、硫酸苯肼、异烟肼等反应，形成黄色的腙而用于鉴别。

（8）C_{17}- 甲酮基的显色反应：甾体激素类药物分子结构含有甲酮基及活泼亚甲基时，能与亚硝基铁氰化钠[$Na_2Fe(CN)_5NO$]、间二硝基酚、芳香醛类反应呈色。黄体酮可与亚硝基铁氰化钠反应，生成蓝紫色产物，该反应作为黄体酮的专属、灵敏的鉴别方法。

（9）酚羟基的呈色反应：雌激素 C_3 位上的酚羟基，可与三氯化铁反应呈色。

（10）炔基的沉淀反应：一些具有炔基的甾体激素类药物，如炔雌醇、炔诺酮、炔诺孕酮等,遇硝酸银试液,即生成白色的炔化银沉淀加以鉴别。

(11)卤素的反应:有的甾体激素类药物在 C_6、C_7 或其他位置上有氟或氯取代,鉴别时需要对取代的卤原子进行确认。由于卤原子与药物是以共价键连接的,因此需采用氧瓶燃烧法或回流水解法将有机结合的卤素转化成无机离子后再进行鉴别。

第四节 化学药制剂分析

药物必须制成适宜的剂型(dosage form)才能用于临床。制剂分析是针对不同剂型的药物,利用物理、化学或生物测定的方法进行分析,以检验其是否符合该类制剂质量标准的规定。药物制剂分析是药物分析的重要组成部分,片剂与注射剂应用广泛,其分析方法具代表性,本节主要介绍这两种化学药制剂常见剂型的质量分析。

一、常用制剂种类

药物制剂(finished pharmaceutical product,FPP)是药物供临床使用的最终形式。制剂的剂型种类繁多,生产工艺也有各自特点,各国药典均收载了多种类型的药物制剂。《中国药典》(2020 年版)四部制剂通则共收载了 38 种制剂,包含片剂、注射剂、胶囊剂、颗粒剂、眼用制剂、鼻用制剂、栓剂、丸剂、软膏剂、乳膏剂、糊剂、吸入制剂、喷雾剂、气雾剂、凝胶剂、散剂、糖浆剂、搽剂、涂剂、涂膜剂、酊剂、贴剂、贴膏剂等,这些剂型基本包括了目前临床所使用的常见品种。

按形态分类,药物剂型可分为液体剂型(如注射剂、溶液剂等)、固体剂型(如片剂、胶囊剂等)、半固体剂型(如软膏剂、凝胶剂等)和气体剂型(如气雾剂等);按分散系统分类,可分为溶液型、胶体溶液型、乳液型、混悬液型、气体分散型和固体分散型;按给药途径分类,可分为经胃肠道给药的剂型与非经胃肠道给药的剂型。

近年来缓释及控释制剂的临床应用也逐渐增多。缓释制剂(sustained-release preparation)系指在规定的释放介质中,按要求缓慢地非恒速释放药物,与相应的普通制剂比较,给药频率减少一半或有所减少,且能显著增加患者用药依从性的制剂。控释制剂(controlled-release preparation)系指在规定的释放介质中,按要求缓慢地恒速释放药物,与相应的普通制剂比较,给药频率减少一半或有所减少,血药浓度比缓释制剂更加平稳,且能显著增加患者用药依从性的制剂。这两类制剂均具有药物治疗作用更持久、毒副作用可能降低、用药次数减少、可提高患者用药依从性等特点,越来越受到临床重视。

二、制剂分析与原料药分析的主要区别

药物制剂是取符合规定的原料药,经过一定的生产工艺,按不同剂型加入适宜的辅料(excipient),如赋形剂、稳定剂、稀释剂、抗氧剂、防腐剂、着色剂、调味剂等,制备而得。因

此，药物制剂的分析较原料药复杂。在拟定药物制剂中活性药物成分（active pharmaceutical ingredient，API）的分析方法时，需考虑辅料有无干扰、干扰的程度以及如何消除或防止这些干扰。对复方制剂来说，由于同时存在两种或两种以上的主要成分，情况更为复杂，测定时不仅要考虑辅料对主药测定的影响，还要考虑有效成分之间可能存在的相互干扰。复方制剂中性质比较相似的有效成分之间的相互干扰更增加了制剂分析的复杂性。

制剂分析与原料药分析在鉴别、检查、含量测定等方面都有所差异。现以《中国药典》（2020 年版）中阿司匹林原料药及其制剂的分析方法（表 8-15）为例，讨论两者之间的差异。

表 8-15　阿司匹林原料药及其制剂的分析方法

样本种类	性状	鉴别方法	检查项目	含量测定方法
原料药	本品为白色结晶或结晶性粉末；无臭或微带醋酸臭；遇湿气即缓缓水解。本品在乙醇中易溶，在三氯甲烷或乙醚中溶解，在水或无水乙醇中微溶；在氢氧化钠溶液或碳酸钠溶液中溶解，但同时分解	（1）三氯化铁反应 （2）水解反应 （3）IR	（1）溶液澄清度 （2）游离水杨酸（0.1%） （3）易炭化物 （4）有关物质（0.5%） （5）干燥失重（0.5%） （6）炽灼残渣（0.1%） （7）重金属（10ppm）	酸碱滴定法（不得少于 99.5%）
片剂	本品为白色片	（1）三氯化铁反应 （2）HPLC	（1）游离水杨酸（0.3%） （2）溶出度 （3）其他（应符合片剂项下有关的各项规定）	HPLC（95.0%～105.0%）
肠溶片	本品为肠溶包衣片，除去包衣后显白色	（1）三氯化铁反应 （2）HPLC	（1）游离水杨酸（1.5%） （2）溶出度 （3）其他（应符合片剂项下有关的各项规定）	HPLC（93.0%～107.0%）
肠溶胶囊	本品内容物为白色颗粒或肠溶衣小丸，除去包衣后显白色	（1）三氯化铁反应 （2）HPLC	（1）游离水杨酸（1.0%） （2）溶出度 （3）其他（应符合胶囊剂项下有关的各项规定）	HPLC（93.0%～107.0%）
泡腾片	本品为白色或淡黄色片，片面有散在的小黄点	（1）三氯化铁反应 （2）HPLC	（1）游离水杨酸（3.0%） （2）其他（除脆碎度外，应符合片剂项下有关的各项规定）	HPLC（90.0%～110.0%）
栓剂	本品为乳白色或微黄色栓	（1）处理后的三氯化铁反应 （2）处理后的水解反应	（1）游离水杨酸（3.0%） （2）其他（应符合栓剂项下有关的各项规定）	HPLC（90.0%～110.0%）

（一）鉴别的区别

原料药的性状项下溶解性等理化常数在制剂项下不再列出。原料药使用的鉴别方法，如专属性较强，灵敏度较高，可直接用于制剂中药物的鉴别，如阿司匹林的三氯化铁反应鉴别方法；但如果专属性、灵敏度等不符合制剂分析的要求时，则需经处理后再行鉴别或改用其他方法。如阿司匹林水解反应鉴别方法，由于其专属性较差，在片剂、肠溶片、肠溶胶囊和泡腾片中均不采用,阿司匹林栓剂则经处理后再采用水解反应鉴别。各制剂中存在的辅料对红外分光光度法均有干扰,因此制剂一般不用红外分光光度法鉴别方法,如需使用,需经纯化处理。

示例 8-3 阿司匹林栓剂的鉴别[《中国药典》(2020 年版)]

取本品适量(约相当于阿司匹林 0.6g),加乙醇 20ml,微温使阿司匹林溶解,置冰浴中冷却 5 分钟,并不断搅拌,滤过,滤液置水浴上蒸干,残渣照阿司匹林项下的鉴别(1)(2)项试验,显相同的结果。

(二)检查的区别

1. 检查项目 药物制剂是取经检验且符合规定的原料药及辅料制备而成的,生产药品所需的原料、辅料,应当符合药用要求及药品生产质量管理规范的有关要求,因此制剂的杂质检查一般不需要完全重复原料药的检查项目,只检查在制剂制备和储藏过程中可能产生或增加的杂质。如阿司匹林原料药中挥发性杂质、非挥发性无机杂质、有关物质等杂质在制剂中不需重复检查;而游离水杨酸在各种制剂的生产和贮藏过程中会有所增加,增加的程度与剂型有关,因此在《中国药典》(2020 年版)中,阿司匹林各种制剂均需进行"游离水杨酸"的检查,且检查限度随剂型的不同而不同,片剂的限度是 0.3%,肠溶片的限度是 1.5%,栓剂的限度是 3.0%。

2. 剂型的质量要求 制剂还需检查是否符合剂型方面的有关要求,以保证药物制剂的均一性、稳定性、安全性与有效性。《中国药典》(2020 年版)四部制剂通则的每一种剂型项下,都规定一些检查的项目,主要包括剂型检查和安全性检查。如对小剂量的片剂和胶囊剂,需作含量均匀度检查;对水溶性较差的药物片剂,需进行溶出度测定等。阿司匹林由于溶解度较差,故其片剂需进行溶出度检查,肠溶片、肠溶胶囊需进行释放度检查,不同剂型还需符合各剂型项下有关的各项规定。

(三)含量测定的区别

药物制剂中存在的辅料常常干扰药物的含量测定,且制剂中药物的含量较原料药低,因此选择制剂的含量测定方法时更侧重方法专属性和灵敏度。如阿司匹林原料药采用酸碱滴定法测定含量,而其制剂均采用专属性和灵敏度较高的 HPLC 测定含量。

制剂是供临床应用的药品存在形式,其含量测定的目的是保证主要成分的量与其标示量的符合程度,因此制剂含量测定结果的表示方法及限度要求与原料药不同。药典对原料药和制剂都规定了含量限度。原料药的含量测定结果用百分含量表示,一般表示为含原料药不得少于多少,体现的是原料药的纯度。制剂的测定结果用相当于标示量的百分含量来表示。标示量是指单位药品中所含主药的理论值(制剂的规定值),如阿司匹林片的规格(即标示量)为0.05g、0.3g、0.5g,表示每个片剂中含阿司匹林的理论值分别为 0.05g、0.3g、0.5g。相当于标示量的百分含量即单位药品的实际含量与标示量的比值。若测定结果在药典规定的标示量限度范围内,即认为含量符合药典规定。

三、辅料对测定的干扰及排除

辅料是药物制剂中除主药以外的一切附加材料的总称,也称附加成分或附加剂。**固体制**

剂辅料有稀释剂、润滑剂、崩解剂等;注射剂辅料有助溶剂、抗氧剂、等渗调节剂等。辅料的存在可能会对药物的测定与检查造成影响。当主药的含量较大,处方较简单,采用的分析方法不受辅料的影响,或影响可以忽略不计时,一般可采用直接测定方法。但当辅料对药物的测定有影响时,应根据主药、辅料的理化性质,采用适当的方法予以排除。常见辅料的干扰及其排除方法分述如下。

(一) 片剂

片剂中常用的辅料有淀粉、糊精、蔗糖、乳糖、滑石粉、羧甲纤维素钠、硬脂酸镁、硫酸钙等,当这些辅料干扰片剂的含量测定时,需通过预处理排除干扰。现以糖类稀释剂和硬脂酸镁润滑剂为例,讨论常见的干扰排除方法。

1. 糖类稀释剂 淀粉、糊精、蔗糖、乳糖等是片剂常用的稀释剂。其中,乳糖本身具有还原性,淀粉、糊精、蔗糖易水解为具有还原性的葡萄糖,均会干扰氧化还原滴定。

采用氧化还原滴定法测定含有糖类稀释剂的片剂时,应避免采用高锰酸钾法、溴酸钾法等以强氧化性物质为滴定剂的容量分析方法,且需用空白辅料进行阴性对照试验。若阴性对照消耗滴定剂,说明辅料对测定有干扰,须改用其他方法测定。

糖类稀释剂的还原性较弱,氧化势稍低的氧化剂不与其反应,从而可排除其干扰。例如,《中国药典》(2020 年版)规定硫酸亚铁片的含量测定采用铈量法,而硫酸亚铁原料药采用高锰酸钾法。这是因为高锰酸钾是强氧化剂,用来测定硫酸亚铁片时,高锰酸钾可以在氧化亚铁离子的同时,也把醛糖氧化成酸,所以硫酸亚铁片需过滤除去还原性辅料后,采用氧化电位稍低的硫酸铈作滴定剂进行测定。

示例 8-4 硫酸亚铁及硫酸亚铁片的含量测定[《中国药典》(2020 年版)]

硫酸亚铁的含量测定:取本品约 0.5g,精密称定,加稀硫酸与新沸过的冷水各 15ml 溶解后,立即用高锰酸钾滴定液(0.02mol/L)滴定至溶液显持续的粉红色。每 1ml 高锰酸钾滴定液(0.02mol/L)相当于 27.80mg 的 $FeSO_4 \cdot 7H_2O$。

硫酸亚铁片的含量测定:取本品 10 片,置 200ml 量瓶中,加稀硫酸 60ml 与新沸过的冷水适量,振摇使硫酸亚铁溶解,用新沸过的冷水稀释至刻度,摇匀,用干燥滤纸迅速滤过,精密量取续滤液 30ml,加邻二氮菲指示液数滴,立即用硫酸铈滴定液(0.1mol/L)滴定。每 1ml 硫酸铈滴定液(0.1mol/L)相当于 27.80mg 的 $FeSO_4 \cdot 7H_2O$。

2. 硬脂酸镁 硬脂酸镁是片剂常用的润滑剂,其干扰作用可分为两个方面:一方面,镁离子(Mg^{2+})可干扰配位滴定法,在碱性溶液中(pH 约>9.7),用配位滴定法测定含量时,Mg^{2+}能与 EDTA 形成稳定的配合物,使测定结果偏高;另一方面,硬脂酸根离子($C_{17}H_{35}COO^-$)消耗高氯酸滴定液,对非水滴定法有干扰,特别是当主药含量小,而硬脂酸镁含量大时,硬脂酸镁的存在可使滴定结果偏高。

常采用下列方法排除干扰:①加入掩蔽剂以排除干扰,如采用草酸或酒石酸等有机酸直接掩蔽。其机制为:有机酸与 Mg^{2+}作用,生成稳定的配位化合物沉淀。②对于弱碱性有机药物,可用有机溶剂进行提取,再进行非水溶液滴定以排除干扰。③若片剂中含主药很少时,为了消除硬脂酸镁的干扰,可采用比色法或分光光度法测定。

示例 8-5 甲氧苄啶及甲氧苄啶片的含量测定[《中国药典》(2020 年版)]

甲氧苄啶的含量测定：取本品约 0.2g，精密称定，加冰醋酸 20ml，温热使溶解，放冷，加结晶紫指示液 1 滴，用高氯酸滴定液（0.1mol/L）滴定至溶液显蓝色，并将滴定的结果用空白试验校正。每 1ml 高氯酸滴定液（0.1mol/L）相当于 29.03mg 的 $C_{14}H_{18}N_4O_3$。

甲氧苄啶片的含量测定：照紫外-可见分光光度法测定。

供试品溶液：取本品 20 片，精密称定，研细，精密称取适量（约相当于甲氧苄啶 50mg），置 250ml 量瓶中，加稀醋酸约 150ml，充分振摇使甲氧苄啶溶解，用稀醋酸稀释至刻度，摇匀，滤过，精密量取续滤液 10ml，置 100ml 量瓶中，加稀醋酸 10ml，用水稀释至刻度，摇匀。

对照品溶液：取甲氧苄啶对照品适量，精密称定，加稀醋酸溶解并定量稀释制成每 1ml 中约含 20μg 的溶液。

测定法：取供试品溶液与对照品溶液，在 271nm 的波长处分别测定吸光度，计算。

（二）注射剂

药物在制成注射剂的过程中常加入溶剂和附加剂。溶剂主要包括注射用水、注射用油以及其他注射用非水溶剂（如乙醇、甘油、丙二醇等）。根据药物的性质还需加入适宜的附加剂，如渗透压调节剂、pH 调节剂、增溶剂、助溶剂、抗氧剂、抑菌剂、乳化剂、助悬剂等。所用附加剂应不影响药物疗效，避免对检验产生干扰，使用浓度不得引起毒性或明显的刺激。

1. 溶剂水 用非水溶液滴定法测定注射液的含量时，注射用水干扰非水溶液的滴定。对于碱性药物或其盐类，可通过碱化、有机溶剂提取游离药物，挥干有机溶剂后滴定以排除干扰。

2. 溶剂油 脂溶性药物的注射液常以植物油为溶剂。注射用植物油主要为大豆油，溶剂油影响以水为溶剂的分析方法，排除干扰的方法通常有以下几种。

（1）有机溶剂稀释法：对于某些主药含量较高，而取样量较少的注射剂，可经有机溶剂（如甲醇）稀释供试品，降低溶剂油的干扰后再测定。

（2）萃取法：可采用适当的溶剂（如甲醇）选择性地提取分离药物，从而排除溶剂油的干扰；或通过柱色谱，选用适当的流动相，排除溶剂油的干扰后再测定。

示例 8-6 黄体酮注射液的含量测定[《中国药典》（2020 年版）]

供试品溶液：用内容量移液管精密量取本品适量（约相当于黄体酮 50mg），置 50ml 量瓶中，用乙醚分数次洗涤移液管内壁，洗液并入量瓶中，用乙醚稀释至刻度，摇匀，精密量取 5ml，置具塞离心管中，在温水浴中使乙醚挥散，用甲醇振摇提取 4 次（第 1～3 次每次 5ml，第 4 次 3ml），每次振摇 10 分钟后离心 15 分钟，并将甲醇液移至 25ml 量瓶中，合并提取液，用甲醇稀释至刻度，摇匀。

对照品溶液、系统适用性溶液、色谱条件、系统适用性要求与测定法见黄体酮含量测定项下。

黄体酮注射液为油溶液，黄体酮和溶剂油均易溶于乙醚中，选用乙醚作溶剂可准确量取供试品，同时也易于挥散。黄体酮易溶于甲醇，而溶剂油则不溶，因此，选用甲醇将黄体酮提取分离后进行测定，即可排除溶剂油的干扰。

3. 抗氧剂 还原性药物的注射剂，常需要加入抗氧剂以增加注射剂的稳定性。常用的抗氧剂包括亚硫酸钠、亚硫酸氢钠、焦亚硫酸钠、硫代硫酸钠、维生素 C 等。这些抗氧剂均具有较强的还原性,当采用氧化还原滴定法测定药物含量时便会产生干扰。排除干扰的方法通常有以下几种。

（1）加掩蔽剂：当注射剂中的抗氧剂为亚硫酸钠、亚硫酸氢钠或焦亚硫酸钠时,可加入掩蔽剂丙酮或甲醛。丙酮或甲醛可与亚硫酸氢钠等发生亲核加成反应,生成无还原性的磺酸盐,以消除干扰。但在选用时应注意甲醛的还原性,若采用的滴定液为较强的氧化剂,不宜以甲醛作掩蔽剂。

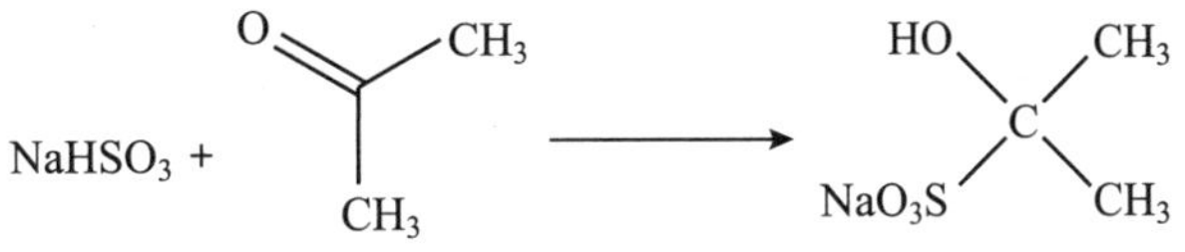

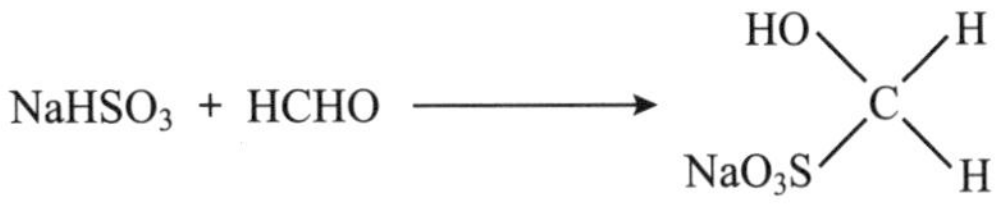

（2）加酸分解：亚硫酸钠、亚硫酸氢钠及焦亚硫酸钠均可被强酸分解,产生二氧化硫气体,经加热可全部逸出而除去。

$$NaHSO_3 + HCl \longrightarrow NaCl + H_2O + SO_2 \uparrow$$

示例 8-7 盐酸普鲁卡因胺注射液的含量测定[《中国药典》（2020 年版）]

精密量取本品 5ml,加水 40ml 与盐酸溶液（1→2）10ml,迅速煮沸,立即冷却至室温,照永停滴定法,用亚硝酸钠滴定液（0.1mol/L）滴定。每 1ml 亚硝酸钠滴定液（0.1mol/L）相当于 27.18mg 的 $C_{13}H_{21}N_3O \cdot HCl$。

盐酸普鲁卡因胺注射液中添加亚硫酸氢钠作抗氧剂,采用亚硝酸钠滴定法测定其含量时,需在盐酸溶液中滴定,亚硫酸氢钠在此酸性条件下可被分解,煮沸除去二氧化硫后即可排除抗氧剂干扰。

（3）加弱氧化剂氧化：利用主药与抗氧剂的还原性差异,加入弱氧化剂,将还原性较强的抗氧剂氧化成无还原性的物质,从而排除干扰。常用的氧化剂为过氧化氢和硝酸。

$$Na_2SO_3 + H_2O_2 \longrightarrow Na_2SO_4 + H_2O$$
$$NaHSO_3 + H_2O_2 \longrightarrow NaHSO_4 + H_2O$$
$$Na_2SO_3 + 2HNO_3 \longrightarrow Na_2SO_4 + H_2O + 2NO_2 \uparrow$$
$$2NaHSO_3 + 4HNO_3 \longrightarrow Na_2SO_4 + 2H_2O + H_2SO_4 + 4NO_2 \uparrow$$

（4）提取分离法或改用其他方法测定：如《中国药典》（2020 年版）重酒石酸间羟胺的原料药采用溴量法测定,其注射液含焦亚硫酸钠,因此采用紫外分光光度法测定,避免干扰。

四、片剂分析

片剂（tablet）系指原料药物与适宜的辅料制成的圆形或异形的片状固体制剂。片剂以口服普通片为主,另有含片、舌下片、口腔贴片、咀嚼片、分散片、可溶片、泡腾片、阴道片、阴道泡腾片、缓释片、控释片、肠溶片与口崩片等。下面主要介绍口服普通片的分析。

《中国药典》(2020 年版)制剂通则片剂项下规定,片剂外观应完整光洁,色泽均匀,有适宜的硬度和耐磨性。除此之外,片剂还应进行下列相应检查。

（一）重量差异与含量均匀度

重量差异(uniformity of mass, weight variation 或 mass variation)系指按规定称量方法测得的每片重量与平均片重之间的差异程度。

含量均匀度(uniformity of content 或 content uniformity)系指单剂量的固体、半固体和非均相液体制剂含量符合标示量的程度。

重量差异与含量均匀度统称为剂量单位均匀度(uniformity of dosage units),系指多个剂量单位中所含药物量的均匀程度。当主药与片剂辅料混合均匀时(按重量计),重量差异检查是片剂剂量单位均匀度检查的简单方法。但是,当主药与片剂辅料难以混合均匀时,重量差异不能准确反映片剂中主药含量的均匀程度,应以含量均匀度检查替代重量差异检查。《中国药典》从 1990 年版开始收载含量均匀度检查法,1990 年版以后的药典中需检查含量均匀度的品种逐版增加,2020 年版增加至 219 个品种。

1. 重量差异检查法 取供试品 20 片,精密称定总重量,求得平均片重后,再分别精密称定每片的重量,每片重量与平均片重相比较(凡无含量测定的片剂或有标示片重的中药片剂,每片重量应与标示片重比较),按表 8-16 中的规定,超出重量差异限度的不得多于 2 片,并不得有 1 片超出限度 1 倍。

表 8-16 重量差异检查

平均片重或标示片重	重量差异限度
0.30g 以下	±7.5%
0.30g 及 0.30g 以上	±5%

糖衣片的片芯重量差异检查符合规定后才可包糖衣;薄膜衣片应在包薄膜衣后检查重量差异并要求符合规定。

2. 含量均匀度检查法 《中国药典》(2020 年版)规定,除另有规定外,片剂、硬胶囊剂、颗粒剂或散剂等,每一个单剂标示量小于 25mg 或主药含量小于每一个单剂重量 25% 者;药物间或药物与辅料间采用混粉工艺制成的注射用无菌粉末;内充非均相溶液的软胶囊;单剂量包装的口服混悬液、透皮贴剂和栓剂等品种项下规定含量均匀度应符合要求的制剂,均应检查含量均匀度。复方制剂仅检查符合上述条件的组分,多种维生素或微量元素一般不检查含量均匀度。

凡检查含量均匀度的制剂,一般不再检查重(装)量差异;当全部主成分均进行含量均匀度检查时,复方制剂一般亦不再检查重(装)量差异。

USP-NF2021、EP10.0 与 JP17 中剂量均一性检查基本规定见表 8-17。

（二）崩解时限、溶出度与释放度

崩解时限(disintegration)系指口服固体制剂在规定条件下全部崩解溶散或成碎粒,除不溶性包衣材料或破碎的胶囊壳外,应全部通过筛网。如有少量不能通过筛网,但已软化或轻质上漂且无硬心者,可作符合规定论。

表 8-17　USP-NF2021、EP10.0 与 JP17 中片剂的剂量单位均匀度检查

片剂类型	亚型	标示量与主药含量	
		≥25mg 及 ≥25%	<25mg 及 <25%
未包衣片		重量差异	含量均匀度
包衣片	薄膜衣片	重量差异	含量均匀度
	其他包衣片	含量均匀度	含量均匀度

溶出度(dissolution)系指活性药物从片剂、胶囊剂或颗粒剂等普通制剂在规定条件下溶出的速率和程度,在缓释制剂、控释制剂、肠溶制剂及透皮贴剂等制剂中也称释放度(drug release)。

除另有规定外,凡规定检查溶出度、释放度或分散均匀性的制剂,不再进行崩解时限检查。

口服片剂在胃肠道中的崩解是药物溶解、被机体吸收、发挥药理作用的前提。如果在规定时间内片剂不能在体内完全崩解,则该制剂中药物的吸收速度或程度就有可能存在问题,因此,崩解时限是口服片剂的常规检查项目。但是,依靠崩解时限检查作为所有片剂、胶囊剂在体内吸收的评定标准显然是不够完善的,因为药物溶解后通过崩解仪筛网粒径常在 1.6～2.0mm,而药物需呈溶液状态才能被机体吸收。崩解仅仅是药物溶出的最初阶段,后面的继续分散和溶解过程,崩解时限检查是无法控制的,特别是对于难溶性药物的片剂,崩解后药物的溶出直接影响药物的吸收。溶出度测定包括了崩解及溶解过程,是一种模拟口服固体制剂在胃肠道中的崩解和溶出的体外试验法。因此,难溶性药物应以溶出度测定替代崩解时限的检查。溶出度测定也是原料药有多晶现象的口服固体制剂质控的有效手段。

下面介绍《中国药典》(2020 年版)中崩解时限检查法、溶出度测定法及释放度测定法。

1. 崩解时限检查法　崩解时限检查采用升降式崩解仪,主要结构是一可升降的金属支架与下端装有筛网的吊篮,并附有挡板(图 8-3)。可升降的金属支架上下移动距离为 55mm±2mm,往返频率每分钟 30～32 次。

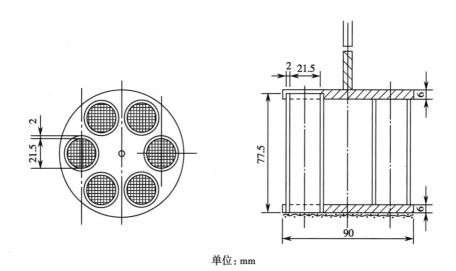

单位: mm

图 8-3　升降式崩解仪吊篮结构图

检查法:将吊篮悬挂于金属支架上,浸入 1 000ml 烧杯中,并调节吊篮位置使其下降时筛网距烧杯底部 25mm,烧杯内盛有温度为 37℃±1℃的水,调节水位高度使吊篮上升时筛网在水面下 15mm 处,吊篮顶部不可浸没于溶液中。除另有规定外,取供试品(普通片剂)6 片,分别置上述吊篮的玻璃管中,启动崩解仪进行检查,各片均应在 15 分钟内全部崩解。如有 1 片不能完全崩解,应另取 6 片复试,均应符合规定。一些特殊的片剂要求如下。

薄膜衣片:按上述装置与方法检查,并可改在盐酸溶液(9→1 000)中进行检查,化学药薄膜衣片应在 30 分钟内全部崩解。中药薄膜衣片,则每管加挡板 1 块,各片均应在 1 小时内全部崩解,如果供试品黏附挡板,应另取 6 片,不加挡板按上述方法检查,应符合规定。

糖衣片:按上述装置与方法检查,化学药糖衣片要求在 1 小时内全部崩解,中药糖衣片则每管加挡板 1 块,各片均应在 1 小时内全部崩解,如果供试品黏附挡板,应另取 6 片,不加挡板按上述方法检查,应符合规定。如有 1 片不能完全崩解,应另取 6 片复试,均应符合规定。

肠溶片:按上述装置与方法,先在盐酸溶液(9→1 000)中检查 2 小时,每片均不得有裂缝、崩解或软化现象;然后将吊篮取出,用少量水洗涤后,每管加入挡板 1 块,再按上述方法在磷酸盐缓冲液(pH 6.8)中进行检查,1 小时内应全部崩解。如果供试品黏附挡板,应另取 6 片,不加挡板按上述方法检查,应符合规定。如有 1 片不能完全崩解,应另取 6 片复试,均应符合规定。

USP-NF2021 和 EP10.0 收载的部分片剂品种的崩解时限检查要求见表 8-18。

表 8-18 USP-NF2021 和 EP10.0 的片剂崩解时限检查要求

药典	片剂类型	崩解时限	崩解液体介质	其他
USP-NF2021	素片	符合各品种项下规定	水	如有规定,加挡板 1 块
	普通包衣片	符合各品种项下规定	水	如有规定,加挡板 1 块
	肠溶片	1 小时内不得有裂缝、崩解或软化	(1)0.1mol/L 盐酸溶液或模拟胃液	如外包糖衣,先将其浸入水中 5 分钟
		符合各品种项下规定	(2)磷酸盐缓冲液(pH 6.8)或模拟肠液	
EP10.0	素片	15 分钟	水	每管加挡板 1 块
	薄膜衣片	30 分钟	水	每管加挡板 1 块
	包衣片(薄膜衣片除外)	60 分钟	(1)水	每管加挡板 1 块
			(2)如果 1 片不能完全崩解,以 0.1mol/L 盐酸溶液为介质,另取 6 片复试	
	肠溶片	2 小时内不得有裂缝、不得崩解	(1)0.1mol/L 盐酸溶液	每管加挡板 1 块
		60 分钟	(2)磷酸盐缓冲液(pH 6.8)	

2. 溶出度测定法 采用药物溶出仪,除仪器的机械性能需符合规定外,还应采用溶出度标准片对仪器进行溶出性能确认试验。溶出介质应符合各品种项下规定,新鲜配置并经脱气

处理。近年来,各国药典收载的溶出度和释放度检查方法越来越多,且不同国家药典收载的方法不同,如USP-NF2021收载了篮法(basket apparatus)、桨法(paddle apparatus)、往复筒法(reciprocating cylinder)、流池法(flow-through cell)、桨碟法(paddle over disk)、转筒法(cylinder)与往复架法(reciprocating holder),后三者收载在释放度测定法项下。EP10.0收载了篮法、桨法、往复筒法、流池法、桨碟法、池法(cell method)、转筒法,后三者收载在透皮贴剂溶出度测定法项下。JP17收载了篮法、桨法与流池法。《中国药典》(2020年版)中仪器装置有七法,即篮法、桨法、小杯法、桨碟法、转筒法、流池法与往复筒法。

ER8-2 溶出度测定(动画)

第一法(篮法)和第二法(桨法)

普通制剂:测定前,应对仪器(转篮装置示意图见图8-4,搅拌桨装置示意图见图8-5)进行调试,使转篮或桨叶底部距溶出杯的内底部25mm±2mm。分别量取溶出介质置各溶出杯内,实际量取的体积与规定体积的偏差应在±1%范围之内,待溶出介质温度恒定在37℃±0.5℃后,取供试品6片,如为第一法,分别投入6个干燥的转篮内,将转篮降入溶出杯中;如为第二法,分别投入6个溶出杯内。注意避免供试品表面产生气泡,立即按各品种项下规定的转速启动仪器,计时;至规定的取样时间(实际取样时间与规定时间的差异不得过±2%),吸取溶出液适量(取样位置应在转篮或桨叶顶端至液面的中点,距溶出杯内壁10mm处;需多次取样时,所量取溶出介质的体积之和应在溶出介质的1%之内,如超过总体积的1%时,应及时补充相同体积的温度为37℃±0.5℃的溶出介质,或在计算时加以校正),立即用适当的微孔滤膜滤过,自取样至滤过应在30秒内完成。取澄清滤液,照该品种项下规定的方法测定,计算每片的溶出量。

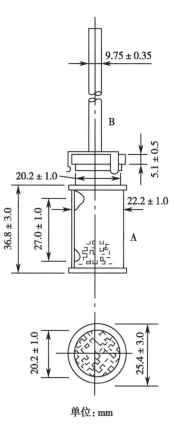

单位:mm

图8-4 转篮装置示意图

第三法(小杯法)使用250ml溶出杯及相应搅拌桨,减少了溶出介质的体积,增加了溶出样品的浓度,更适用于测定小剂量制剂的溶出度。

《中国药典》(2020年版)收载的其他溶出装置包括:第四法(桨碟法)于溶出杯中放入用于放置贴片的不锈钢网碟。第五法(转筒法)的溶出杯按第二法,但搅拌桨另用不锈钢转筒装置替代。第四法与第五法一般用于透皮贴剂的溶出度检查。第六法(流池法)装置由溶出介质的贮液池、用于输送溶出介质的泵、流通池和保持溶出介质温度的恒温水浴组成。第七法(往复筒法)装置由溶出杯、往复筒、电动机、恒温水浴或其他适当的加热装置等组成。这些新型的溶出度检查方法可更好地模拟体内的胃肠道变化,弥补了传统的转篮法及桨法的不足,在贴剂、微球、药物释放支架、混悬剂、植入剂等新剂型中的应用具有良好前景。

科学的溶出度标准不仅可以评价药品批间的质量一致性,还可能提示药物在体内的生物利用度问题。《中国药典》(2020年版)继续加强对药物溶出度标准的修订,进一步提高了我

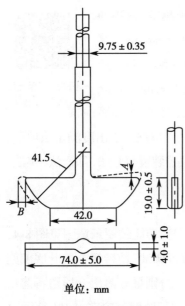

9.75 ± 0.35

41.5

42.0

19.0 ± 0.5

74.0 ± 5.0

4.0 ± 1.0

A

B

单位：mm

图 8-5　搅拌桨装置示意图

国药典标准的科学性和适用性。如阿那曲唑片标准的修订，阿那曲唑片为绝经后激素受体阳性早期乳腺癌患者的一线用药，被我国国家医保目录所收录，原研片剂也已列入中国仿制药参比制剂目录。阿那曲唑片原标准为国家药品转正标准，《中国药典》（2020 年版）中将原标准的小杯法修订为第二法（桨法），转速由每分钟 100 转修订为每分钟 50 转，限度由 80% 修订为 85%。修订后的方法进一步优化了片剂的溶出条件，也为仿制药质量和疗效一致性评价提供了药典标准的参考。

示例 8-8　阿那曲唑片的溶出度测定[《中国药典》（2020 年版）]

照溶出度与释放度测定法（通则 0931 第二法）测定。溶出条件为以水 900ml 为溶剂，转速为每分钟 50 转，依法操作，经 30 分钟时取样。

五、注射剂分析

注射剂系指原料药物与适宜的辅料制成的供注入体内的无菌制剂。注射剂可分为注射液、注射用无菌粉末与注射用浓溶液等。注射剂大都血管内直接给药，部分肌内注射，安全性要求与检查必须特别严格。注射剂项目在每次《中国药典》增修订过程中均有一定程度上体例格式的变动。自 1995 年以来，《中国药典》附录、制剂通则中注射剂必检项目增修订情况如表 8-19 所示。

表 8-19　1995 年以来各版《中国药典》注射剂必检项目

项目	1995 年版	2000 年版	2005 年版	2010 年版	2015 年版	2020 年版
装量	√	√	√	√	√	√
装量差异	√	√	√	√	√	√
澄明度	√	√				
渗透压摩尔浓度				√	√	√
可见异物			√	√	√	√
不溶性微粒		√	√	√	√	√
无菌	√	√	√	√	√	√
细菌内毒素或热原		√	√	√	√	√
中药注射剂有关物质					√	√
重金属及有害元素残留量					√	√

《中国药典》（2020 年版）制剂通则注射液项下规定，溶液型注射液应澄明；除另有规定外，混悬型注射液中药物粒度应控制在 15μm 以下，含 15～20μm（间有个别 20～50μm）者，不应超过 10%，若有可见沉淀，振摇时应容易分散均匀。混悬型注射液不得用于静脉注射或椎

管注射;乳状液型注射液应稳定,不得有相分离现象,不得用于椎管注射。静脉用乳状液型注射液中乳滴的粒度90%应在1μm以下,不得有大于5μm的乳滴。除另有规定外,静脉输液应尽可能与血液等渗。除另有规定外,注射液应进行以下常规检查:装量、渗透压摩尔浓度、可见异物、不溶性微粒、无菌和细菌内毒素或热原。下面主要介绍溶液型注射液的分析。

(一)装量

为保证注射液的注射用量不少于标示量,需对注射液及注射液浓溶液的装量(extractable volume of parenteral preparations)进行检查。

《中国药典》(2020年版)检查法:标示装量为不大于2ml者,取供试品5支,2ml以上至50ml者取供试品3支;开启时注意避免损失,将内容物分别用相应体积的干燥注射器及注射针头抽尽,然后注入经标化的量入式量筒内(量筒的大小应使待测体积至少占其额定体积的40%),在室温下检视。测定油溶液或混悬液的装量时,应先加温摇匀,再用干燥注射器及注射针头抽尽后,同前法操作,放冷,检视,每支的装量均不得少于其标示量。

标示装量为50ml以上的注射液及注射用浓溶液照最低装量检查法(通则0942)检查,应符合规定。

(二)渗透压摩尔浓度

生物膜,如人体的细胞膜或毛细血管壁,一般具有半透膜的性质,溶剂通过半透膜由低浓度向高浓度溶液扩散的现象称为渗透,阻止渗透所需要施加的压力,称为渗透压。在涉及溶质的扩散或通过生物膜的液体转运各种生物过程中,渗透压都起着极其重要的作用。因此,在制备注射剂、眼用液体制剂等药物制剂时,必须关注其渗透压。处方中添加了渗透压调节剂的制剂,均应控制其渗透压摩尔浓度。

溶液的渗透压依赖于溶液中溶质粒子的数量,是溶液的依数性之一,通常以渗透压摩尔浓度(osmolality)来表示,它反映的是溶液中各种溶质对溶液渗透压贡献的总和,通常以每千克溶剂中溶质的毫渗透压摩尔为单位。正常人体血液的渗透压摩尔浓度范围为285～310mOsmol/kg,0.9%氯化钠溶液或5%葡萄糖溶液的渗透压摩尔浓度与人体血液相当。USP-NF2021、EP10.0和JP17均收载了渗透压摩尔浓度测定法。《中国药典》(2020年版)明确规定,除另有规定外,静脉注射及椎管注射用注射液按各品种项下的规定,照渗透压摩尔浓度测定法检查。

通常采用测量溶液的冰点下降来间接测定其渗透压摩尔浓度。测定时按仪器说明书操作,首先取适量新沸放冷的水调节仪器零点,然后由表中选择两种标准溶液(供试品溶液的渗透压摩尔浓度应介于两者之间)校正仪器,再测定供试品溶液的渗透压摩尔浓度或冰点下降值。

(三)可见异物

《中国药典》(2020年版)规定,可见异物(foreign insoluble matter)系指存在于注射剂、眼用液体制剂和无菌原料药中,在规定条件下目视可以观测到的不溶性物质,其粒径或长度通常大于50μm。注射液中如有不溶性微粒或可见异物,使用后可引起静脉炎、肺动脉炎、过敏反应等,甚至可堵塞毛细血管,引起栓塞,因此须严格控制。USP-NF2021、EP10.0和JP17也分别在章节790 Visible Particulates in Injections, 2.9.20 Particulate Contamination: Visible Particles和6.06 Foreign Insoluble Matter Test for Injections提到了对药物中可见异物的规定。

实验室检测时应避免引入可见异物。当制备注射用无菌粉末和无菌原料药供试品溶液时,或供试品溶液的容器不适于检测(如不透明、不规则形状容器等),需转移至适宜容器中,均应在 B 级的洁净环境(如层流净化台)中进行。临用前,也需在自然光下目视检查(避免阳光直射),如有可见异物,不得使用。可见异物检查法有灯检法和光散射法。一般常用灯检法,不适用灯检法的品种,如用深色透明容器包装或液体色泽较深(一般深于各标准比色液 7 号)的品种,可选用光散射法。用于本试验的供试品,必须按规定随机抽样。

1. 第一法(灯检法) 应在暗室中进行。检查装置由带有遮光板的日光灯光源及背景组成。光照度可在 1 000～4 000lx 范围内调节。

检查法:按各类供试品的要求,取规定量供试品[注射液、眼用液体制剂均为 20 支(瓶)],除去容器标签,擦净容器外壁,必要时将药液转移至洁净透明的适宜容器内,将供试品置遮光板边缘处,在明视距离(指供试品至人眼的清晰观测距离,通常为 25cm),手持容器颈部,轻轻旋转和翻转容器(但应避免产生气泡),使药液中可能存在的可见异物悬浮,分别在黑色和白色背景下目视检查,重复观察,总检查时限为 20 秒。供试品溶液中有大量气泡产生影响观察时,需静置足够时间至气泡消失后检查。

结果判定:供试品中不得检出金属屑、玻璃屑、长度超过 2mm 的纤维、最大粒径超过 2mm 的块状物以及静置一定时间后轻轻旋转时肉眼可见的烟雾状微粒沉积物、无法计数的微粒群或摇不散的沉淀,以及在规定时间内较难计数的蛋白质絮状物等明显可见异物。供试品中如检出点状物、2mm 以下的短纤维和块状物等微细可见异物,生化药品或生物制品若检出半透明的小于约 1mm 的细小蛋白质絮状物或蛋白质颗粒等微细可见异物,应符合规定(表 8-20、表 8-21)。

表 8-20 生物制品注射液、滴眼剂结果判定

类别	微细可见异物限度	
	初试 20 支(瓶)	初、复试 40 支(瓶)
注射液	装量 50ml 及以下,每支(瓶)中微细可见异物不得超过 3 个 装量 50ml 以上,每支(瓶)中微细可见物不得超过 5 个	2 支(瓶)以上超出,不符合规定
滴眼剂	如仅有 1 支(瓶)超出,符合规定 如检出 2 支(瓶)超出,复试 如检出 3 支(瓶)及以上超出,不符合规定	3 支(瓶)以上超出,不符合规定

表 8-21 非生物制品注射液、滴眼剂结果判定

类别		微细可见异物限度	
		初试 20 支(瓶)	初、复试 40 支(瓶)
注射液	静脉用	如 1 支(瓶)检出,复试 如 2 支(瓶)或以上检出,不符合规定	超出 1 支(瓶)检出,不符合规定
	非静脉用	如 1～2 支(瓶)检出,复试 如 2 支(瓶)以上检出,不符合规定	超出 2 支(瓶)检出,不符合规定
滴眼剂		如 1 支(瓶)检出,符合规定 如 2～3 支(瓶)检出,复试 如 3 支(瓶)以上检出,不符合规定	超出 3 支(瓶)检出,不符合规定

《中国药典》(2020年版)将短于2mm的短纤维等归于微细可见异物。微细可见异物不像金属屑、玻璃屑污染较少且严格生产就能够控制,大多数生物制品的终端灭菌为无菌生产过滤除菌,滤膜上纤毛可能会脱落,血液制品极易产泡,还有细小蛋白质絮状物存在,因此微细可见异物允许检出但不得超过一定数量。

2. 第二法(光散射法) 当一束单色激光照射溶液时,溶液中存在的不溶性物质使入射光发生散射,散射的能量与不溶性物质的大小有关。本方法通过测量溶液中不溶性物质引起的光散射能量,并与规定的阈值比较,以检查可见异物。光散射可见异物检测仪由旋瓶装置、激光光源、图像采集器、数据处理系统和终端显示系统组成,仪器应具备自动校准功能,在检测供试品前须采用标准粒子进行校准。

溶液型注射液:除另有规定外,取供试品20支(瓶),除去不透明标签,擦净容器外壁,置仪器上瓶装置上,选择适宜的测定参数,启动仪器,将供试品检测3次并记录检测结果。凡仪器判定有1次不合格者,可用灯检法作进一步确认。用深色透明容器包装或液体色泽较深等灯检法检查困难的品种不用灯检法确认。

结果判定:同灯检法。

(四) 不溶性微粒

静脉用注射剂直接进入静脉,且用量大,应严格控制不溶性微粒(sub-visible particles或insoluble particulate matter)。本法系用以检查静脉用注射剂(溶液型注射液、注射用无菌粉末、注射用浓溶液)及供静脉注射用无菌原料药中不溶性微粒的大小及数量。

本法包括光阻法和显微计数法。当光阻法测定结果不符合规定或供试品不适于用光阻法测定时,应采用显微计数法进行测定,并以显微计数法的测定结果作为判定依据。光阻法不适用于黏度过高和易析出结晶的制剂,也不适用于进入传感器时容易产生气泡的注射剂。对于黏度过高、采用两种方法都无法直接测定的注射液,可用适宜的溶剂经适当稀释后测定。

试验操作环境应不得引入外来微粒,测定前的操作应在洁净工作台进行。玻璃仪器和其他所需的用品均应洁净、无微粒。本法所用微粒检查用水(或其他适宜溶剂),使用前须经不大于1.0μm的微孔滤膜滤过。按相应检查法项下规定的方法测定,符合光阻法或显微计数法的要求。

USP-NF2021、EP10.0和JP17均收录光阻法和显微计数法,其中,显微计数法用于光阻法不能检测的部分检品,如制剂透明度降低或黏度增加时。

(五) 无菌

无菌检查法(sterility)系用于检查药典要求无菌的药品、生物制品、医疗器械、原料、辅料及其他品种是否无菌的一种方法。若供试品符合无菌检查法的规定,仅表明了供试品在该检验条件下未发现微生物污染。

检查应在无菌条件下进行,试验环境必须达到无菌检查的要求,检验全过程应严格遵守无菌操作,防止微生物污染,防止污染的措施不得影响供试品中微生物的检出。单向流空气区域、工作台面及受控环境应定期按医药工业洁净室(区)悬浮粒子、浮游菌和沉降菌的测试方法的现行国家标准进行洁净度确认。隔离系统应定期按相关的要求进行验证,其内部环境的洁净度须符合无菌检查的要求。日常检验需对试验环境进行监测。

《中国药典》（2020 年版）无菌检查法包括薄膜过滤法和直接接种法。只要供试品性质允许，应采用薄膜过滤法。供试品无菌检查所采用的检查方法和检验条件应与方法适用性试验确认的方法相同，两种方法均由阳性对照、阴性对照和供试品检查三部分组成。USP-NF2021、EP10.0 和 JP17 均收录以上两法。

（六）细菌内毒素与热原

细菌内毒素（bacterial endotoxin）是革兰氏阴性菌细胞壁上的特有结构，其主要化学成分是脂多糖，具有致热作用。细菌内毒素的量用细菌内毒素单位（EU）表示，1EU 与 1 个细菌内毒素国际单位（IU）相当。

热原（pyrogen）是指能引起动物体温异常升高的致热物质，包含细菌内毒素。当热原超过限量的注射液进入人体后，能引起寒战、发热、昏晕、呕吐，严重时甚至可能出现休克、死亡。

《中国药典》（2020 年版）规定，除另有规定外，静脉用注射剂按各品种项下的规定，照细菌内毒素检查法或热原检查法检查，应符合规定。

1. 细菌内毒素检查法　本法系利用鲎试剂来检测或量化由革兰氏阴性菌产生的细菌内毒素，以判断供试品中细菌内毒素的限量是否符合规定的一种方法。细菌内毒素检查包括两种方法，即凝胶法和光度测定法。凝胶法系通过鲎试剂与细菌内毒素产生凝集反应的原理进行限度检测或半定量检测内毒素的方法。光度测定法分为浊度法和显色基质法：浊度法利用检测鲎试剂与细菌内毒素反应过程中的浊度变化而测定；显色基质法则利用检测鲎试剂与细菌内毒素反应过程中产生的凝固酶使特定底物释放出呈色团的多少而测定。供试品检测时，可使用其中任何一种方法进行试验。当测定结果有争议时，除另有规定外，以凝胶限度试验结果为准。本试验操作过程应防止细菌内毒素的污染。

细菌内毒素国家标准品系自大肠埃希菌提取精制，并以细菌内毒素国际标准品标定其效价。细菌内毒素工作标准品系以细菌内毒素国家标准品为基准标定其效价，用于试验中的鲎试剂灵敏度复核、干扰试验及各种阳性对照试验。

细菌内毒素检查用水系指细菌内毒素含量小于 0.015EU/ml（用于凝胶法）或 0.005EU/ml（用于光度测定法）且对细菌内毒素试验无干扰作用的灭菌注射用水。鲎试剂是从鲎的血液中提取出的冻干试剂，可以与细菌内毒素发生凝集。试验所用的器皿需经处理，以去除可能存在的外源性细菌内毒素。

2. 热原检查法　热原检查法系将一定剂量的供试品静脉注入家兔体内，在规定时间内，观察家兔体温升高的情况，以判定供试品中所含热原的限度是否符合规定。

试验前的准备：在作热原检查前 1～2 日，供试验用家兔应尽可能处于同一温度的环境中，实验室和饲养室的温度相差不得大于 3℃，且应控制在 17～25℃，在试验全部过程中，实验室温度变化不得大于 3℃，应防止动物骚动并避免噪声干扰。家兔在试验前至少 1 小时开始停止给食，并置于宽松适宜的装置中，直至试验完毕。测量家兔体温应使用精密度为 ±0.1℃的测温装置。测温探头或肛温计插入肛门的深度和时间各家兔应相同，深度一般约 6cm，时间不得少于 1 分半钟，每隔 30 分钟测量体温 1 次，一般测量 2 次，两次体温之差不得超过 0.2℃，以此两次体温的平均值作为该家兔的正常体温。当日使用的家兔，正常体温应在

38.0~39.6℃的范围内,且同组各家兔间正常体温之差不得超过1.0℃。

与供试品接触的试验用器皿应无菌、无热原。去除热原通常采用干热灭菌法(250℃、30分钟以上),也可采用其他适宜的方法。

检查法:取适用的家兔3只,测定其正常体温后15分钟内,自耳静脉缓缓注入规定剂量并温热至约38℃的供试品溶液,然后每隔30分钟按前法测量其体温1次,共测6次,以6次体温中最高一次减去正常体温,即为该家兔体温的升高温度(℃)。如3只家兔中有1只体温升高0.6℃或高于0.6℃,或3只家兔体温升高的总和达1.3℃或高于1.3℃,应另取5只家兔复试,检查方法同上。

结果判定:初试的3只家兔中,体温升高均低于0.6℃,且3只家兔体温升高的总和低于1.3℃;或在复试的5只家兔中,体温升高0.6℃或高于0.6℃的家兔不超过1只,且初、复试共8只家兔的体温升高的总和为3.5℃或低于3.5℃,均判定供试品的热原检查符合规定。在初试的3只家兔中,体温升高0.6℃或高于0.6℃的家兔超过1只;或在复试的5只家兔中,体温升高0.6℃或高于0.6℃的家兔超过1只;或初、复试共8只家兔的体温升高的总和超过3.5℃,均判定供试品的热原检查不符合规定。当家兔升温为负值时,以0计。

值得注意的是,家兔热原检查法及细菌内毒素检查法均存在一定的局限性,如家兔与人对热原的反应存在较大种属差异,细菌内毒素检查法仅能特异性检测革兰氏阴性菌来源的细菌内毒素,不能检测其他种类的热原物质。随着鲎资源逐渐匮乏,以及来源于各种病毒、细菌等微生物或蛋白质的创新生物技术药物发展,新的细菌内毒素和热原的检测试剂及方法已不断出现,如单核细胞活化反应测定法、重组C因子法等,均已收入《中国药典》(2020年版)的指导原则中。

六、复方制剂分析

复方制剂是含有两种或两种以上有效成分的制剂,与原料药、单方制剂相比,其主成分种类超过两种,因此,其分析方法更为复杂。在建立复方制剂的分析方法时不仅要考虑制剂中的辅料、杂质对测定的干扰,还要考虑各有效成分之间的相互影响。分析方法大致分为以下三类。

一是未经分离分别测定。主要用于各有效成分的测定互不干扰的制剂,一般采用专属性强的测定方法。如:《中国药典》(2020年版)中复方炔诺孕酮滴丸的含量测定。复方炔诺孕酮滴丸有效成分由炔诺孕酮、炔雌醇组成,两种成分在含量测定时互不干扰。炔诺孕酮与碱性三硝基苯酚溶液反应,照紫外分光光度法,在490nm的波长处测定吸收度,计算含量;炔雌醇与硫酸乙醇(4:1)溶液发生柯柏(Kober)反应,照紫外分光光度法,在530nm的波长处测定吸收度,计算含量。

二是未经分离同时测定。如复方磺胺甲噁唑片的含量测定。复方磺胺甲噁唑片主要活性成分包括磺胺甲噁唑(SMZ)和甲氧苄啶(TMP),两者均有紫外吸收,吸收光谱彼此重叠,不能直接用于定量分析。《中国药典》(2000年版)采用双波长分光光度法,不经分离,实现了两个药物含量的直接同时测定;自2005年版起采用高效液相色谱法同时测定本品中2个活性成分的含量,具有更高的专属性和准确度。

三是经预处理,分离后测定。主要用于复方制剂中各有效成分的测定相互影响的情况。利用成分之间物理和化学性质的差异,经沉淀、萃取等手段预处理、分离后,采用灵敏、专属的方法进行测定。如《中国药典》(2020年版)复方甘草片的含量测定。复方甘草片处方成分极为复杂,含有甘草浸膏粉、阿片粉或罂粟果提取物粉、樟脑、八角茴香油、苯甲酸钠等。吗啡为阿片粉中主要的一种生物碱,因此《中国药典》一直以吗啡的含量为其质量控制指标。《中国药典》(2020年版)采用固相萃取柱法提取分离吗啡。吗啡为两性化合物,在pH9～10以游离态形式存在,可以吸附于固相萃取柱的 C_{18} 填料上,再用含2%甲醇的5%醋酸溶液将吸附于填料上的吗啡洗脱下来并定量收集,最后用高效液相色谱法进行含量测定。

如果复方制剂中所含的多种有效成分无法分别测定或某些成分目前尚无适宜的测定方法时,则对其中一两个主要有效成分进行测定,选定的方法应不受其他成分的干扰。

在有关物质检查方面,由于复方制剂杂质数目多且来源多样,使得杂质的分离检出、定性及定量研究工作更加困难。检查方法应兼顾不同来源的杂质,同时重点监控毒性杂质和药物的降解产物,一般采用色谱方法来控制,特别是液相色谱法。

七、药物新剂型分析

药物剂型的发展大致可分为四个阶段:第一阶段为普通制剂,如片剂、胶囊剂、注射剂、气雾剂等;第二阶段为缓释制剂、肠溶制剂等;第三阶段为控释制剂,如渗透泵制剂、膜控型及骨架型控释制剂、经皮给药制剂等;第四阶段为靶向制剂,如脂质体、纳米乳、聚合物胶束等微粒和纳米粒给药系统。药物传递系统(drug delivery system,DDS)是现代药剂学中新制剂和新剂型研究成果的典型代表,在20多年间,以缓控释给药系统(sustained-release and controlled-release system)、靶向给药系统(targeting drug delivery system)、经皮给药系统(transdermal drug delivery system)为代表的药物传输系统蓬勃发展,为临床治疗提供了更多的选择。

药物新剂型的质量评价往往包含两个方面:一是药物制剂的一般指标,如制剂通则中规定的含量均匀度、溶出度等项目;二是一些特殊质量指标,如体外评价中涉及的形态和粒径、包封率、载药量、药物稳定性以及药物的生物利用度等,这些都是对药物新剂型的药效预测起着至关重要作用的质量控制指标。

药物新剂型的形态学研究主要包括粒径分布和形态观测。测定粒径有多种方法,如光学显微镜法、电感应法、光感应法或激光衍射法等,应提供粒径的平均值及其分布的数据或图形。形态可用显微镜观测,粒径小于 $2\mu m$ 时须用扫描电镜(scanning electron microscope,SEM)或透射电镜(transmission electron microscope,TEM)进行观测,均应提供照片。

《中国药典》(2020年版)附录规定,微粒制剂应提供载药量和包封率的数据。载药量是指微粒制剂中所含药物的重量百分率,即

$$载药量 = \frac{微粒制剂中所含药物量}{微粒制剂的总量} \times 100\%$$

载药量能否直接测定主要取决于样品的制备工艺、药物或载体的物理化学特征以及体系的性质。对于特别稳定的给药体系,普通的加热、离心等方法难以使药物释放出来直接测定,可采取先经消解囊材骨架或采用萃取、破乳等手段预处理使药物与载体分离后再行测定。

包封率测定时,应通过适当方法(如凝胶柱色谱法、离心法或透析法)将游离药物与被包封药物进行分离,按下式计算包封率,一般不得低于80%。

$$包封率 = \frac{微粒制剂中包封的药量}{微粒制剂中包封与未包封的总药量} \times 100\%$$
$$= \left(1 - \frac{液体介质中未包封的药量}{微粒制剂中包封与未包封的总药量}\right) \times 100\%$$

药物新剂型还应分别符合有关制剂通则(如片剂、胶囊剂、注射剂、眼用制剂、鼻用制剂、贴剂、气雾剂等)的规定。若制成缓释、控释、迟释制剂,则应符合缓释、控释、迟释制剂指导原则的要求。具有靶向作用的微粒制剂应提供靶向性的数据,如药物体内分布数据及体内分布动力学数据等。药物新剂型的稳定性研究应包括药品物理和化学稳定性,前者的评价指外观形态和粒径的变化,或对浊度、黏度、表面电荷(电位)等进行测定和考察,后者主要考察pH、包封率、渗漏率的变化,进行加速试验和常温留样考察等。药物新剂型应符合原料药物与制剂稳定性试验指导原则要求,还包括释药速度、残留溶剂检查等项目,在其研制期间还需利用红外光谱(IR)、X射线衍射、差示扫描量热法(DSC)、核磁共振(NMR)谱等手段研究药物与辅料间的相互作用,用以鉴定辅料在处方中是以物理混合物存在还是以药物载体形式存在,对确定药物处方起快速控制的目的。在进行药物新剂型的体内药代动力学及组织分布研究时,测定方法除经典的光谱、色谱方法外,采用放射分析或扫描显像的方法,也可以对靶器官的药物分布进行分析。

第五节 典型化学药物的分析

一、苯巴比妥及其制剂的分析

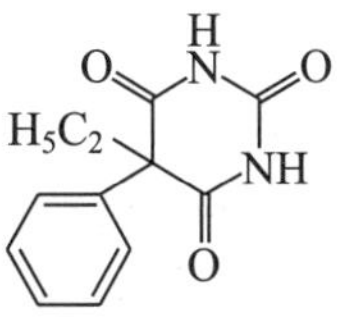

苯巴比妥为5-乙基-5-苯基-2,4,6(1H,3H,5H)-嘧啶三酮,为典型的巴比妥类药物,是一种常见的镇静催眠药。

（一）结构与性质

1. 本品为白色有光泽的结晶性粉末；无臭；饱和水溶液显酸性反应。在乙醇或乙醚中溶解，在三氯甲烷中略溶，在水中极微溶解；在氢氧化钠或碳酸钠溶液中溶解。

2. 环状丙二酰脲母核结构的性质

（1）1,3-二酰亚胺结构经酮式-烯醇式互变异构，可发生二级电离，具弱酸性。

（2）酰亚胺结构与碱液共沸会水解产生氨气，使湿润的红色石蕊试纸变蓝，可用于鉴别。

（3）丙二酰脲结构在适宜 pH 溶液中，可与某些金属离子（如 Ag^+、Cu^{2+}、Hg^{2+}、Co^{2+}）反应呈色或产生沉淀。

3. 苯环取代基的反应

（1）与亚硝酸钠-硫酸反应，生成橙黄色产物。

（2）与甲醛-硫酸反应，生成玫瑰红色产物。

（3）与硝酸钾-硫酸共热，发生硝化反应，生成黄色硝基化合物。

（二）鉴别试验

1. 丙二酰脲反应　丙二酰脲反应是巴比妥类药物的母核反应，《中国药典》（2020 年版）通则中"一般鉴别试验"项下包括银盐反应和铜盐反应，EP10.0 "2.3.1 离子和官能团的鉴别反应"中收载钴盐反应。

银盐反应：取供试品约 0.1g，加碳酸钠试液 1ml 与水 10ml，振摇 2 分钟，滤过，滤液中逐滴加入硝酸银试液，即生成白色沉淀，振摇，沉淀即溶解；继续滴加过量的硝酸银试液，沉淀不再溶解。

铜盐反应：加吡啶溶液（1→10）5ml，溶解后，加铜吡啶试液 1ml，即显紫色或生成紫色沉淀。

钴盐反应：取供试品 50mg，加甲醇 3ml 溶解后，加硝酸钴和氯化钙试液，再加入稀氢氧化钠溶液，形成蓝紫色沉淀。

2. 与硫酸-亚硝酸钠的反应　苯巴比妥可与硫酸-亚硝酸钠反应生成橙黄色产物，并随即变成橙红色。经试验，本法对其他巴比妥类药物不显色，因此本法可用于区分苯巴比妥与不含芳环取代的巴比妥类药物。《中国药典》（2020 年版）用此方法鉴别苯巴比妥和苯巴比妥片。

3. 与甲醛-硫酸的反应　苯巴比妥可与甲醛-硫酸反应，生成玫瑰红色产物。巴比妥和其他无芳环取代的巴比妥类药物无此反应，可区别，《中国药典》（2020 年版）用此方法鉴别苯巴比妥。

4. 熔点　巴比妥类药物可直接采用药典方法测定熔点。对于其钠盐，可利用它易溶于水，酸化后析出相应的游离巴比妥，将沉淀过滤干燥后，测定熔点。也可将本类药物制成衍生物后，再测定衍生物的熔点。EP10.0 和 USP-NF2021 采用此法鉴别苯巴比妥。

5. 红外吸收光谱　红外吸收光谱是一种有效而可靠的定性分析手段，《中国药典》（2020年版）、EP10.0 和 USP-NF2021 均采用红外光谱作为苯巴比妥的鉴别方法。

6. 薄层色谱法　巴比妥类药物具有不同的分子结构，则其色谱行为亦不同，EP10.0 采用薄层色谱法鉴别苯巴比妥。

（三）特殊杂质检查

苯巴比妥的合成工艺如下：

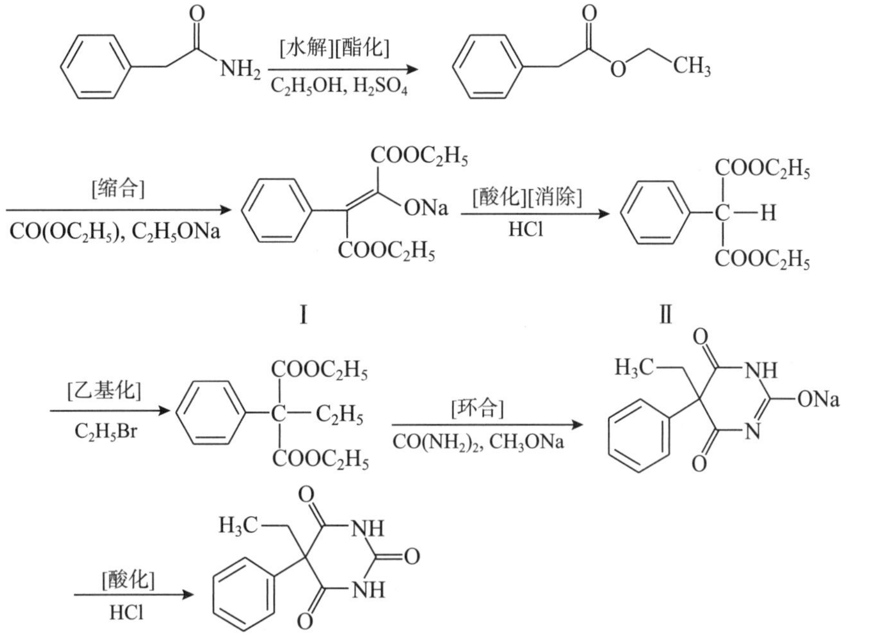

由上述合成工艺过程可以看出，苯巴比妥中的特殊杂质主要是中间体 I 和 II 以及副反应产物，可以通过检查酸度、乙醇溶液的澄清度以及中性或碱性物质来控制其限量。

1. 酸度 酸度检查主要用于控制酸性比苯巴比妥强的副产物苯基丙二酰脲。检查方法为：取本品 0.2g，加水 10ml，煮沸搅拌 1 分钟，放冷，滤过，取滤液 5ml，加甲基橙指示液 1 滴，不得显红色。

2. 乙醇溶液的澄清度 本项检查主要是控制在乙醇溶液中溶解度小的苯巴比妥中间体 I 杂质的量。检查方法为：取本品 1.0g，加乙醇 5ml，加热回流 3 分钟，溶液应澄清。

3. 中性或碱性物质 这类杂质主要是中间体 I 的副产物 2- 苯基丁酰脲或分解产物等，利用这些杂质与苯巴比妥在氢氧化钠试液和乙醚中的溶解度不同，采用提取重量法测定杂质含量。检查方法为：取本品 1.0g，置分液漏斗中，加氢氧化钠试液 10ml 溶解后，加水 5ml 与乙醚 25ml，振摇 1 分钟，分取醚层，用水振摇洗涤 3 次，每次 5ml，取醚液经干燥滤纸过滤，滤液置 105℃恒重的蒸发皿中，蒸干，在 105℃干燥 1 小时，遗留残渣不得超过 3mg。

4. 有关物质 《中国药典》（2020 年版）和 EP10.0 中采用 HPLC 法来检查苯巴比妥的有关物质。

示例 8-9 苯巴比妥的有关物质检查法[不加校正因子的主成分自身对照法，《中国药典》（2020 年版）]

取本品，加流动相溶解并稀释制成每 1ml 中含有 1mg 的溶液，作为供试品溶液；精密量取 1ml，置 200ml 容量瓶中，用流动相稀释至刻度，摇匀，作为对照液。用辛烷基硅烷键合硅胶为填充剂；以乙腈 - 水（25：75）为流动相；检测波长为 220nm。理论塔板数按苯巴比妥峰计算不低于 2 500，苯巴比妥峰与相邻杂质峰的分离度应符合要求。取对照品溶液 5μl 注入液相色谱仪,调节检测灵敏度,使主成分色谱峰的峰高约为满量程的15%;精密量取供试品溶液与对照品溶液各5µl,分别注入液相色谱仪,记录色谱图至主成分峰保留时间的3倍,供试品溶液色谱图中如有杂质峰,单个杂质峰面积不得大于对照溶液主峰面积(0.5%),各杂质峰面积的和不得大于对照溶液主峰面积的2倍(1.0%)。

(四)含量测定

1. 银量法(argentometry) 银量法是利用巴比妥类药物与银盐反应的性质。在滴定过程中,巴比妥类药物首先与银离子反应形成可溶性的一银盐,当被测巴比妥类药物完全形成一银盐后,继续用硝酸银滴定液滴定,稍过量的银离子就与巴比妥类药物形成难溶性的二银盐沉淀,使溶液变混浊,以此指示滴定终点。

此法操作简便,专属性强,巴比妥类药物的分解产物或其他一些可能存在的杂质不与硝酸银反应。本法的缺点是受温度影响较大;通过生成沉淀产生的混浊指示滴定终点,容易出现误差。为此对该法进行了改进,改用甲醇及3%的无水碳酸钠溶剂系统,采用银-玻璃电极系统电位法指示终点后,方法得到改善,自《中国药典》(1985年版)沿用至今。《中国药典》(2020年版)中苯巴比妥的含量测定采用银量法,具体方法如下。

取本品约0.2g,精密称定,加甲醇40ml使溶解,再加新制的3%无水碳酸钠溶液15ml,照电位滴定法,用硝酸银滴定液(0.1mol/L)滴定。每1ml硝酸银滴定液(0.1mol/L)相当于23.22mg的$C_{12}H_{12}N_2O_3$。

测定中使用的无水碳酸钠溶液需临用新配,以防久置吸收空气中的二氧化碳,产生碳酸氢钠,使含量明显下降;银电极在临用前需用硝酸浸洗1~2分钟,再用水淋洗干净后使用。

2. 酸碱滴定法 巴比妥类药物呈弱酸性,可作为一元酸以标准碱液滴定。由于游离巴比妥类药物在水中的溶解度较小,且生成的弱酸盐易于水解,影响滴定终点的观察,故滴定多在醇溶液或含水的醇溶液中进行。EP10.0采用在乙醇-水溶剂系统中的酸碱滴定法,以电位法指示终点,对苯巴比妥进行含量测定。

3. 高效液相色谱法 高效液相色谱法是一项高效、快速的分析分离技术,与其他分析方法相比具有柱效高、灵敏度高、分离速度快、适用范围广、重复性好和操作方便等优点,现已成为药物分析研究中不可缺少的方法之一。

示例8-10 苯巴比妥片的含量测定[《中国药典》(2020年版)]

色谱条件与系统适用性试验:用辛烷基硅烷键合硅胶为填充剂;以乙腈-水(30∶70)为流动相;检测波长为220nm。理论板数按苯巴比妥峰计算不低于2 000,苯巴比妥与相邻色谱峰的分离度应符合要求。

测定法:取本品20片,精密称定,研细,精密称取适量(约相当于苯巴比妥30mg),置50ml量瓶中,加流动相适量,超声处理20分钟使苯巴比妥溶解,放冷,用流动相稀释至刻度,摇匀,滤过,精密量取续滤液1ml,置10ml量瓶中,用流动相稀释至刻度,摇匀,精密量取10µl注入液相色谱仪,记录色谱图。另取苯巴比妥对照品,精密称定,加流动相溶解并定量稀释制成每1ml中约含苯巴比妥60µg的溶液,同法测定,按外标法以峰面积计算,即得。

二、司可巴比妥钠及其制剂的分析

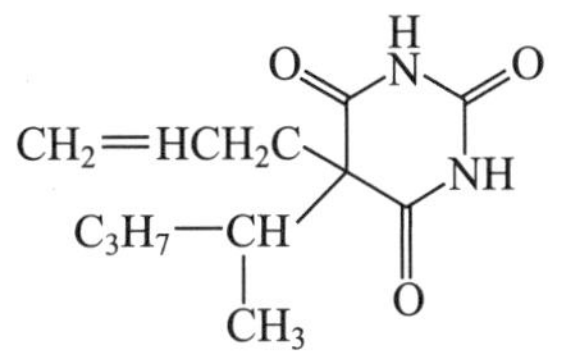

司可巴比妥钠为 5-(1-甲基丁基)-5-(2丙烯基)-2,4,6-(1H,3H,5H)-嘧啶三酮的钠盐。

（一）结构与性质

1. 本品为白色粉末,无臭;有引湿性。在水中极易溶解,在乙醇中溶解,在乙醚中不溶。

2. 环状丙二酰脲母核结构的性质(同苯巴比妥)。

3. 烯丙取代基的反应

（1）烯丙基可与溴、碘发生加成反应,使溴液、碘液褪色。

（2）烯丙基可还原高锰酸钾为棕色的二氧化锰。

（二）鉴别试验

1. 丙二酰脲反应 《中国药典》(2020年版)采用丙二酰脲反应鉴别司可巴比妥钠,包括银盐反应和铜盐反应,鉴别方法同苯巴比妥。

2. 熔点 巴比妥类药物可直接采用药典方法测定熔点。对于其钠盐,可利用它易溶于水,酸化后析出相应的游离巴比妥,将沉淀过滤干燥后,测定熔点。也可将其制成衍生物后,测定衍生物的熔点。《中国药典》(2020年版)用此方法鉴别司可巴比妥钠,具体方法如下。

取本品1g,加水100ml溶解后,加稀醋酸5ml强力搅拌,再加水200ml,加热煮沸使溶解成澄清溶液(液面无油状物),放冷,静置待析出结晶,滤过,结晶在70℃干燥后,依法测定(通则0612第一法),熔点约为97℃。

3. 利用不饱和取代基的鉴别试验 司可巴比妥钠含有不饱和取代基,因其分子结构中的丙烯基可与碘、溴或高锰酸钾作用,发生加成反应或氧化反应,而使碘、溴或高锰酸钾褪色,故可用以下方法鉴别。

（1）与碘试液的反应:司可巴比妥钠的丙烯基可与碘发生加成反应,使碘液颜色褪去。

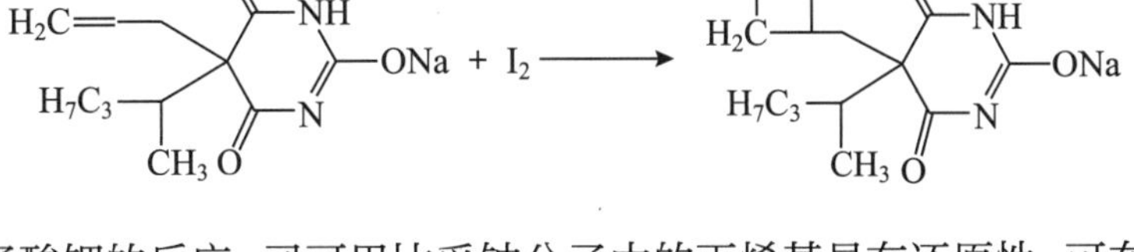

（2）与高锰酸钾的反应:司可巴比妥钠分子中的丙烯基具有还原性,可在碱性溶液中与高锰酸钾反应,将紫色的高锰酸钾还原成棕色的二氧化锰。

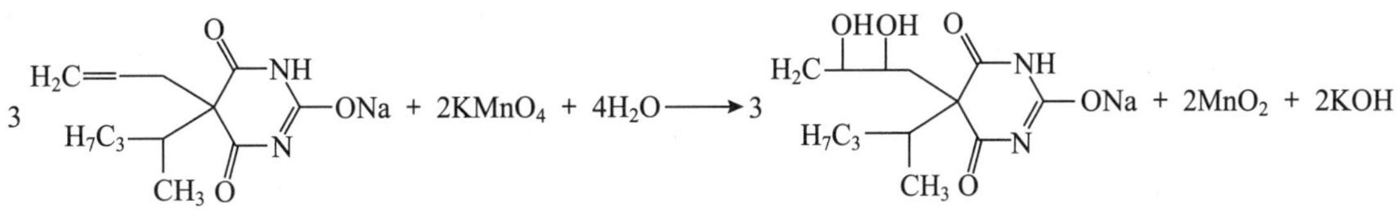

4. 钠盐反应 司可巴比妥钠为钠盐，UPS-NF2021采用钠盐反应对司可巴比妥钠进行鉴别，具体方法如下。

取供试品500mg点燃，残渣与酸起泡。取含有钠盐0.1g的残渣，加2ml水溶解，加15%碳酸钾溶液2ml，加热至沸，不得有沉淀生成。加4ml焦锑酸钾溶液继续加热至沸放冷后，应有致密的沉淀生成。

5. 红外吸收光谱 红外吸收光谱是一种有效而可靠的定性分析手段，《中国药典》（2020年版）和USP-NF2021均采用红外光谱作为司可巴比妥钠的鉴别方法。

（三）特殊杂质检查

1. 溶液的澄清度 司可巴比妥钠在水中极易溶解，水溶液应该澄清，否则表明含有水不溶性杂质。因司可巴比妥钠水溶液易和二氧化碳作用析出司可巴比妥，故溶解样品的水应先煮沸以除去二氧化碳。

《中国药典》（2020年版）中司可巴比妥钠的溶液澄清度检查：取本品1.0g，加新沸过的冷水10ml溶解后，溶液应澄清。

2. 中性或碱性物质 此类杂质主要是指合成过程中产生的副产物，如酰脲、酰胺类物质。这类杂质不溶于氢氧化钠而溶于乙醚，可用乙醚提取后，称重，检查其限量。检查方法同苯巴比妥。

3. 有关物质 USP-NF2021中采用HPLC法来检查苯巴比妥的有关物质。5-烯丙基-4-亚氨基-5-(1-甲基丁基)巴比妥酸不超过1.0%；5-(2-羟丙基)-5-(1-甲基丁基)巴比妥酸不超过0.25%；5-烯丙基-5-(1-3-二甲基丁基)巴比妥酸不超过0.55%；个别未指明杂质不超过0.1%；总杂质不超过1.5%。

（四）含量测定

1. 溴量法 司可巴比妥钠的不饱和键可与溴定量地发生加成反应。反应原理为：

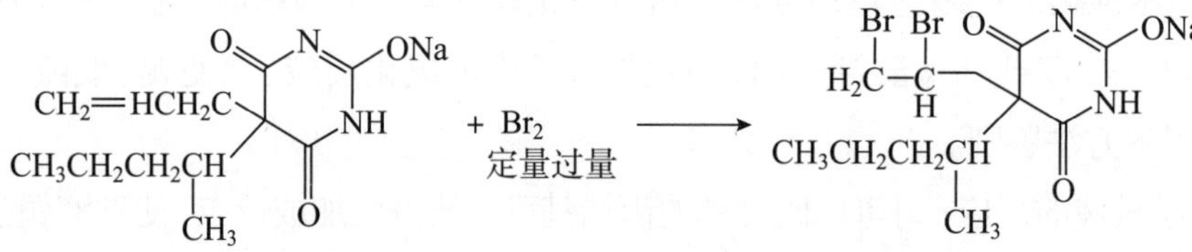

$$Br_2 + 2KI \longrightarrow 2KBr + I_2$$
剩余

$$I_2 + 2Na_2S_2O_3 \longrightarrow 2NaI + Na_2S_4O_6$$

在实际工作中，由于溴易挥发，且腐蚀性强，浓度不易准确控制，所以一般不用溴直接配制溴滴定液，而是用定量的溴酸钾与过量的溴化钾配制成的混合溶液作为溴滴定液。测定时，在供试品的酸性溶液中，溴酸钾与溴化钾发生反应，生成新生态的溴，再与被测物质作用。

示例8-11 司可巴比妥钠的含量测定[《中国药典》（2020年版）]

取本品约0.1g，精密称定，置250ml碘瓶中，加水10ml，振摇使溶解，精密加溴滴定液

（0.05mol/L）25ml，再加盐酸 5ml，立即密塞并振摇 1 分钟，在暗处静置 15 分钟后，注意微开瓶塞，加碘化钾试液 10ml，立即密塞，摇匀后，用硫代硫酸钠滴定液（0.05mol/L）滴定，至近终点时，加淀粉指示液，继续滴定至蓝色消失，并将滴定结果用空白试验校正。每 1ml 溴滴定液（0.05mol/L）相当于 13.01mg 的 $C_{12}H_{17}N_2NaO_3$。

2. 高效液相色谱法 USP-NF2021 采用 HPLC 法测定司可巴比妥钠及其胶囊剂的含量。

示例 8-12 司可巴比妥钠胶囊剂的含量测定（USP-NF2021）

色谱条件与系统适用性试验：用十八烷基硅烷键合硅胶为填充剂；以乙腈 - 磷酸二氢钾缓冲液（35∶65）为流动相；检测波长为 215nm，拖尾因子和重复性应符合要求。

测定法：精密称取适量（约相当于司可巴比妥钠 44mg）胶囊内容物，置 100ml 量瓶中，加流动相适量，超声处理 20 分钟使司可巴比妥钠溶解，放冷，用流动相稀释至刻度，摇匀，滤过，取上清液注入液相色谱仪，记录色谱图。另取苯巴比妥对照品，精密称定，加流动相溶解并定量稀释制成每 1ml 中约含苯巴比妥 0.4mg 的溶液，同法测定，按外标法以峰面积计算，即得。

三、阿司匹林及其制剂的分析

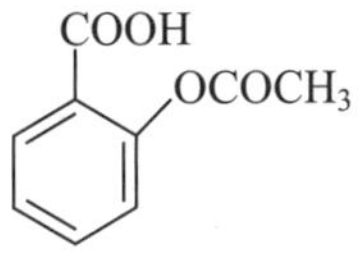

阿司匹林为 2-（乙酰氧基）苯甲酸，是典型的芳酸类非甾体抗炎药。

（一）结构与性质

1. 本品为白色结晶或结晶性粉末；无臭或微带醋酸臭；遇湿气即缓缓水解。在乙醇中易溶，在三氯甲烷或乙醚中溶解，在水或无水乙醚中微溶；在氢氧化钠溶液或碳酸钠溶液中溶解，但同时分解。

2. 羧基直接与苯环相连，酸性较强（ pK_a 为 3.49），可用酸碱滴定法进行含量测定。

3. 酯键水解会产生游离水杨酸，可与三氯化铁试液反应。

（二）鉴别试验

1. **与三氯化铁反应** 含酚羟基的水杨酸及其盐在中性或弱酸性条件下，可与三氯化铁试液反应，生成紫堇色配位化合物。反应适宜在中性或弱酸性（pH 4～6）条件下进行，在强酸性溶液中配位化合物会分解；本反应极为灵敏，试验宜在稀溶液中进行。如取样量大，产生颜色过深时，可加水稀释后观察。

阿司匹林分子结构中无游离的酚羟基，不能直接与三氯化铁试液反应，加水煮沸，酯键水解后生成水杨酸，与三氯化铁试液反应，显紫堇色，具体鉴别方法如下。

取本品约 0.1g，加水 10ml，煮沸，放冷，加三氯化铁试液 1 滴，即显紫堇色。

2. **水解反应** 阿司匹林与碳酸钠试液加热水解，得水杨酸钠及醋酸钠，加过量稀硫酸酸化后，生成白色水杨酸沉淀，并产生醋酸的臭气；分离的沉淀物可溶于醋酸铵试液中，于

100~105℃干燥后,熔点为156~161℃。《中国药典》(2020年版)和EP10.0均利用水解反应对阿司匹林进行鉴别。

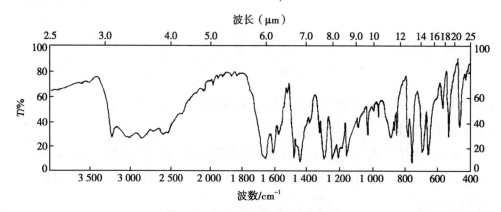

3. 硝基苯甲醛反应 EP10.0还采用硝基苯甲醛反应对阿司匹林进行鉴定,具体方法如下。

取本品0.1g置试管中,加入0.5g氢氧化钙,加热,并将0.05ml的硝基苯甲醛溶液浸渍的滤纸暴露于产生的烟雾中,在纸上显现出蓝绿色或黄绿色。用稀盐酸浸润纸,颜色变蓝。

4. 红外吸收光谱 红外吸收光谱特征性强,《中国药典》(2020年版)、USP-NF2021和EP10.0均采用该法对阿司匹林进行鉴别。

阿司匹林的红外吸收光谱(图8-6)显示的主要特征吸收与解析见表8-22。

波长(μm)

图8-6 阿司匹林的红外吸收光谱

表8-22 阿司匹林的IR特征吸收峰归属

峰位/cm⁻¹	归属	峰位/cm⁻¹	归属
3 300~2 300	ν_{O-H}(羧基)	1 310,1 230,1 180	ν_{C-O}(羧酸酯和羧酸)
1 760,1 690	ν_{O-H}(羧酸酯和羧酸)	775	δ_{Ar-H}(邻位取代苯环)
1 610,1 570,1 480,1 460	ν_{C-C}(苯环)		

（三）特殊杂质检查

（1）常见的合成工艺

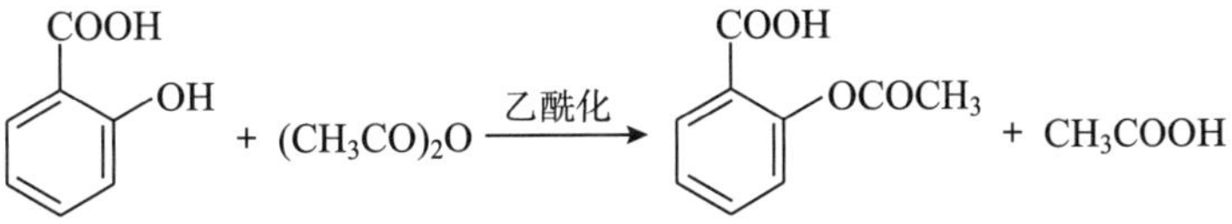

（2）可能引入的杂质：根据此制备工艺，生成过程中容易引入的杂质包括未完全反应的酚类、精制水杨酸时温度过高而产生脱羧副反应而生成的苯酚，以及由其他副反应产生的乙酸苯酯、水杨酸苯酯和乙酰水杨酸苯酯等。杂质产生过程及结构如下。

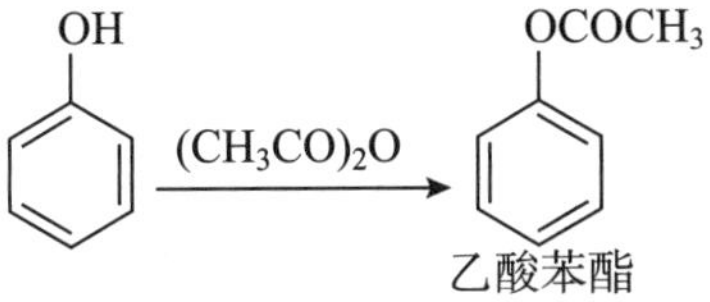

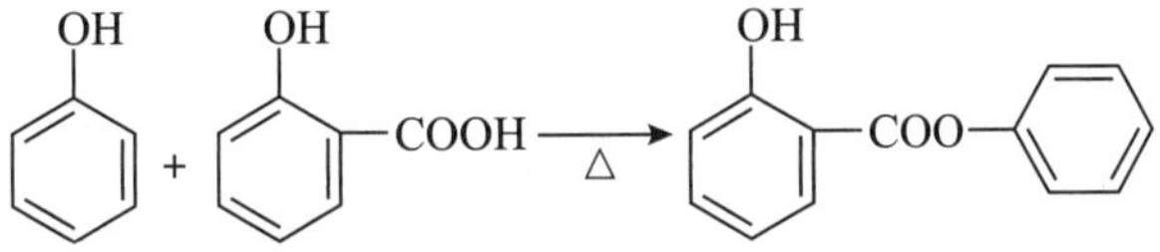

游离水杨酸：阿司匹林为乙酰水杨酸，在生产过程中因乙酰化反应不完全，或在精制过程及贮藏期间的水解而产生水杨酸。游离水杨酸对人体有毒性，且其分子中所含的酚羟基在空气中易被逐渐氧化生成一系列有色醌型化合物（淡黄、红棕、深棕色等），使阿司匹林变色。

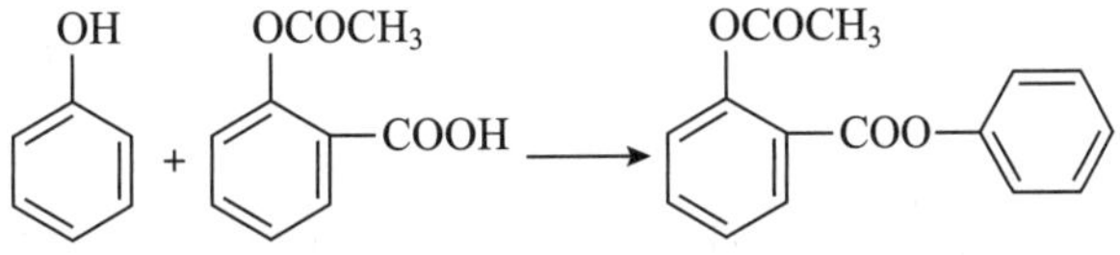

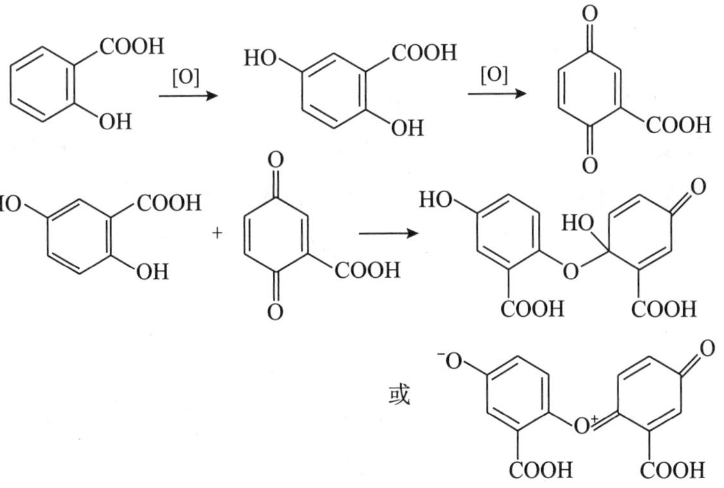

（3）检查

1）*溶液的澄清度*：检查碳酸钠试液中不溶物。苯酚、乙酸苯酯、水杨酸苯酯和乙酰水杨酸苯酯均不含羧基，不溶于碳酸钠试液，而阿司匹林溶于碳酸钠试液，故可由一定量阿司匹林在碳酸钠试液中溶解应澄清来控制上述杂质的限度。

2）*游离水杨酸*：USP-NF2021 采用比色法，《中国药典》（2020 年版）采用高效液相色谱法控制游离水杨酸的限量。

《中国药典》（2020年版）高效液相色谱法（外标法）的具体方法如下。

取本品约0.1g，精密称定，置10ml量瓶中，加1%冰醋酸甲醇溶液适量，振摇使溶解，并稀释至刻度，摇匀，作为供试品溶液（临用新制）；取水杨酸对照品约10mg，精密称定，置100ml量瓶中，加1%冰醋酸甲醇溶液适量并稀释至刻度，摇匀，精密量取5ml，置50ml容量瓶中，用1%冰醋酸甲醇溶液稀释至刻度，摇匀，作为对照品溶液。用十八烷基硅烷键合硅胶为填充剂；以乙腈-四氢呋喃-冰醋酸-水（20∶5∶5∶70）为流动相；检测波长为303nm。理论塔板数按水杨酸峰计算不低于5 000，阿司匹林峰与水杨酸峰的分离度应符合要求。立即精密量取供试品溶液与对照品溶液各10μl，分别注入液相色谱仪，记录色谱图，供试品溶液色谱图中如有与水杨酸峰保留时间一致的色谱峰，按外标法以峰面积计算，不得超过0.1%。

3）有关物质：阿司匹林中的"有关物质"系指除"游离水杨酸"外的合成原料苯酚及其他合成副产物，如醋酸苯酯、水杨酸苯酯、水杨酰水杨酸、水杨酸酐、乙酰水杨酸苯酯、乙酰水杨酰水杨酸及乙酰水杨酸酐等杂质。

《中国药典》（2020年版）和EP10.0均采用高效液相色谱法（不加校正因子的主成分自身对照法）检查其有关物质，《中国药典》（2020年版）具体方法如下。

取本品约0.1g，精密称定，置10ml量瓶中，加1%冰醋酸甲醇溶液适量，振摇使溶解，并稀释至刻度，摇匀，作为供试品溶液；精密量取1ml，置200ml量瓶中，用1%冰醋酸甲醇溶液稀释至刻度，摇匀，作为对照溶液；精密量取对照溶液1ml，置10ml量瓶中，用1%冰醋酸甲醇溶液稀释至刻度，摇匀，作为灵敏度试验溶液。照高效液相色谱法试验。用十八烷基硅烷键合硅胶为填充剂；以乙腈-四氢呋喃-冰醋酸-水（20∶5∶5∶70）为流动相A，乙腈为流动相B，按表8-23进行梯度洗脱；检测波长为276nm。阿司匹林的保留时间约为8分钟，理论板数按阿司匹林计算不低于5 000，阿司匹林峰与水杨酸峰的分离度应符合要求。灵敏度溶液色谱图中主成分峰高的信噪比应大于10。分别精密量取供试品溶液、对照溶液、灵敏度溶液及水杨酸检查项下的水杨酸对照品溶液各10μl，注入液相色谱仪，记录色谱图，供试品溶液色谱图中如有杂质峰，除水杨酸峰外，其他各杂质峰面积的和不得大于对照溶液主峰面积（0.5%）。供试品溶液色谱图中任何小于灵敏度试验主峰面积的峰可忽略不计。

表8-23　梯度洗脱条件

时间/min	流动相A/%	流动相B/%
0	100	0
60	20	80

（四）含量测定

1. 酸碱滴定法　阿司匹林含有游离羧基，呈酸性，可用碱滴定液直接滴定测定含量，《中国药典》（2020年版）和EP10.0均采用该法进行阿司匹林的含量测定。

取本品约0.4g，精密称定，加中性乙醇（对酚酞指示液显中性）20ml溶解后，加酚酞指示液 3 滴,用氢氧化钠滴定液(0.1mol/L)滴定。每 1ml 氢氧化钠滴定液(0.1mol/L)相当于 18.02mg 的 $C_9H_8O_4$。反应式为:

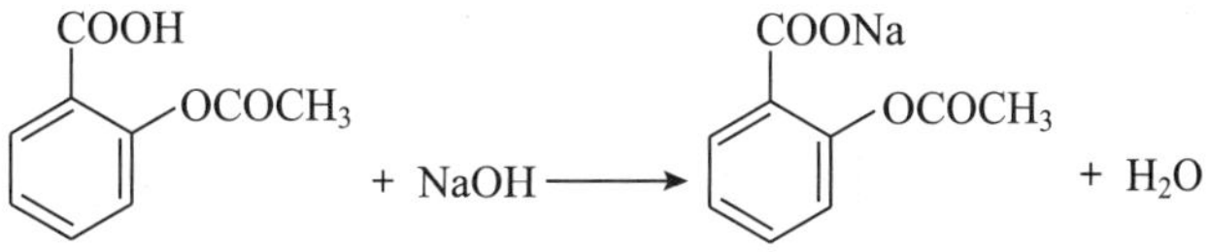

阿司匹林在水中微溶,易溶于乙醇,故使用乙醇为溶剂。因本品为中强酸,用氢氧化钠滴定时,化学计量点偏碱性,故指示剂选用在碱性区变色的酚酞。由于乙醇对酚酞指示剂显酸性,可消耗氢氧化钠而使测定结果偏高,因此乙醇在使用之前需先用氢氧化钠中和至对酚酞指示剂显中性。

滴定应在不断振摇下快速进行,以防止局部碱浓度过大致使阿司匹林中酯键水解。本法简便、快速,但专属性差,易受阿司匹林的降解产物水杨酸及醋酸的干扰,故本法不适用于水杨酸含量较高的样品测定。

2. 柱分配色谱-紫外分光光度法 该法不需特殊仪器,结果重现性好,但操作较烦琐。USP-NF2021 采用该法测定阿司匹林胶囊和栓剂的含量。

示例 8-13 阿司匹林胶囊的含量测定(USP-NF2021)

色谱柱的制备:空柱(2.5cm×20cm)下端塞入少量玻璃棉,装入填充剂,即硅藻土 3g 和新制碳酸氢钠液(1→12)2ml 的混合物。

对照品溶液的制备:取阿司匹林对照品约 50mg,精密称定,置 50ml 量瓶中,加冰醋酸 0.5ml,加三氯甲烷溶解并稀释至刻度,混匀。精密量取 5ml,置 100ml 量瓶中,用冰醋酸-三氯甲烷溶液(1→100)稀释至刻度,混匀。制成每 ml 中约含 50μg 的溶液。

供试品溶液的制备:取胶囊 20 粒,尽可能完全倾出内容物,精密称定,研细,混匀;取细粉适量(相当于阿司匹林 50mg),精密称定,置 50ml 量瓶中,加盐酸甲醇溶液(1→50)1ml,加三氯甲烷稀释至刻度,混匀。精密量取 5ml,移至色谱柱填充剂上,用三氯甲烷 5ml、25ml 相继洗涤,弃去洗液,用冰醋酸-三氯甲烷溶液(1→10)10ml 洗涤后,再用冰醋酸-三氯甲烷溶液(1→100)85ml 洗脱,收集洗脱液于 100ml 量瓶中,并用冰醋酸-三氯甲烷溶液(1→100)稀释至刻度,混匀。

测定法:以三氯甲烷为空白,于 280nm 波长处,立即测定对照品溶液和供试品溶液的吸光度,计算所取胶囊内容物细粉中含有阿司匹林的量。

在硅藻土-碳酸氢钠色谱柱中,阿司匹林及水杨酸形成钠盐保留于柱上,先用三氯甲烷洗脱除去中性或碱性杂质,再用大量醋酸酸化,使阿司匹林游离,被三氯甲烷洗脱后测定其含量。

3. 高效液相色谱法 药物制剂中的杂质、辅料等常常对主成分的含量测定构成干扰。高效液相色谱法是兼具分离和分析双重功能的分析技术,能避免杂质和辅料的干扰,因此被广泛应用于药物制剂的含量测定。《中国药典》(2020 年版)采用反相高效液相色谱法测定阿司匹林制剂的含量。

示例 8-14 阿司匹林栓的含量测定[《中国药典》(2020 年版)]

色谱条件与系统适用性试验：用十八烷基硅烷键合硅胶为填充剂；以乙腈 - 四氢呋喃 - 冰醋酸 - 水（20∶5∶5∶70）为流动相；检测波长为276nm。理论板数按阿司匹林峰计算不低于3 000，阿司匹林峰与水杨酸峰的分离度应符合要求。

测定法：取本品5粒，精密称定，置小烧杯中，在40～50℃水浴上微温熔融，在不断搅拌下冷却至室温，精密称取适量（约相当于阿司匹林0.1g），置50ml量瓶中，加1%冰醋酸的甲醇溶液适量，在40～50℃水浴中充分振摇使阿司匹林溶解，放冷，用1%冰醋酸的甲醇溶液稀释至刻度，摇匀，置冰水浴中冷却1小时，取出，迅速滤过，取续滤液作为供试品贮备液。精密量取供试品贮备液5ml，置100ml量瓶中，用1%冰醋酸的甲醇溶液稀释至刻度，摇匀，精密量取10μl，注入液相色谱仪，记录色谱图。另取阿司匹林对照品，精密称定，加1%冰醋酸的甲醇溶液振摇使溶解并定量稀释制成每1ml中约含0.1mg的溶液，同法测定，按外标法以峰面积计算，即得。

本法流动相中添加冰醋酸是为抑制阿司匹林的解离，进而消除因色谱柱上的游离硅醇羟基对阿司匹林的吸附而造成的色谱峰拖尾现象。同时，流动相及供试品溶液中的冰醋酸也可抑制阿司匹林的水解，增加溶液的稳定性。

四、盐酸普鲁卡因及其制剂的分析

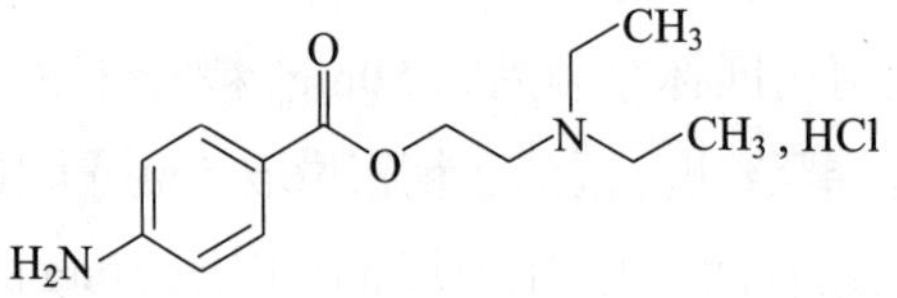

盐酸普鲁卡因为 4- 氨基苯甲酸 -2-(二乙氨基) 乙酯盐酸盐，为典型的芳香胺类药物。作为常见的局麻药在各国药典均有收载。

（一）结构与性质

1. 本品为白色结晶或结晶性粉末；具有一定的熔点；易溶于水，在乙醇中略溶，在三氯甲烷中微溶，在乙醚中几乎不溶。

2. 芳伯氨基可发生芳香第一胺反应，还可与芳醛缩合生成席夫碱，易被氧化变色。

3. 酯键易发生水解。水解速度受光、热或酸碱性条件的影响。

4. 脂烃氨侧链呈弱碱性。

5. 芳环共轭结构的存在使本类药物在紫外光区有特征吸收。苯环、芳伯氨基、酰胺基、酯键等具有特征的红外吸收。

6. 盐酸盐具有氯化物的性质。

（二）鉴别试验

1. 芳香第一胺反应（重氮化 - 偶合反应）　芳香第一胺反应属于一般鉴别试验，收载于《中国药典》（2020 年版）四部通则0301 项下。分子结构中具有芳伯氨基的药物，在酸性条件下与亚硝酸钠反应生成重氮盐，进而可与碱性 β- 萘酚偶合生成橙黄色到猩红色的偶氮染料。《中国药典》（2020 年版）、USP-NF2021 和 EP10.0 等均以此反应鉴别盐酸普鲁卡因。

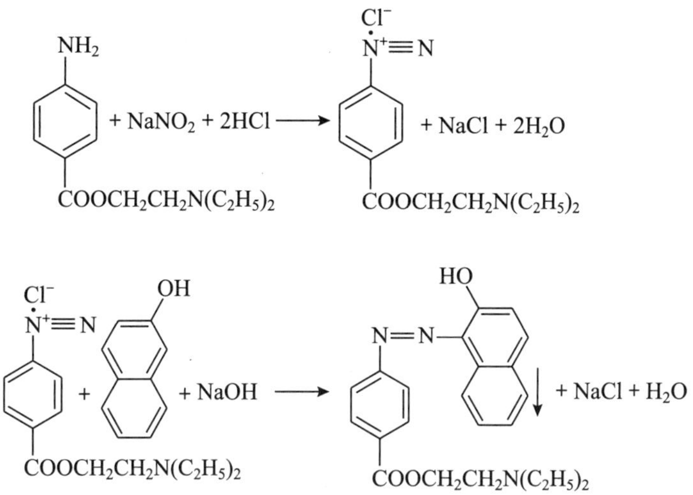

该鉴别方法还可以用于对乙酰氨基酚、醋氨苯砜这类经加热水解,生成游离芳伯氨基的药物的鉴别。

盐酸丁卡因分子结构中不具有芳伯氨基,无此反应,但其分子结构中的芳香仲胺在酸性溶液中与亚硝酸钠反应,生成乳白色的 N- 亚硝基化合物,可与具有芳伯氨基的同类药物区别。

2. 水解产物反应 盐酸普鲁卡因在碱性条件下可发生水解反应,水解产物具有一些特征现象可用于鉴别。《中国药典》(2020 年版)中盐酸普鲁卡因原料药及注射用盐酸普鲁卡因均采用此法进行鉴别:取本品约 0.1g,加水 2ml 溶解后,加 10% 氢氧化钠溶液 1ml,即生成白色沉淀(普鲁卡因);加热,变为油状物(普鲁卡因);继续加热,发生的蒸气(二乙氨基乙醇)能使湿润的红色石蕊试纸变为蓝色;热至油状物消失(生成可溶于水的对氨基苯甲酸钠)后,放冷,加盐酸酸化,即析出白色沉淀(对氨基苯甲酸),此沉淀能溶于过量的盐酸。

3. 红外分光光度法 红外分光光度法特征性强、专属性好,是各国药典鉴别盐酸普鲁卡因原料药的首选方法,其特征吸收峰见表 8-24。

表 8-24 盐酸普鲁卡因红外特征峰归属

峰位 /cm^{-1}	归属	峰位 /cm^{-1}	归属
3 315, 3 200	v_{NH_2}(伯胺)	1 645	δ_{N-H}(胺基)
2 585	v_{N-H}(胺基)	1 604, 1 520	$v_{C=C}$(苯环)
1 692	$v_{C=O}$(酯羰基)	1 271, 1 170, 1 115	v_{C-O}(酯基)

有些制剂经一定的前处理排除干扰后,也可用红外分光光度法进行鉴别。如《中国药典》(2020 年版)中盐酸普鲁卡因注射液的鉴别:取本品(约相当于盐酸普鲁卡因 80mg),水浴蒸干,残渣经减压干燥,依法测定。本品的红外光吸收图谱应与对照的图谱(光谱集 397 图)一致。

4. 氯化物 同一碱性化合物的不同酸盐的理化性质及药代动力学参数可能有较大区别,因此对于成盐化合物,需对其盐基进行鉴别(各国药典均有此鉴别项目)。如《中国药典》(2020 年版)中盐酸普鲁卡因需用通则 0301 中氯化物鉴别(1)的反应对其氯化物进行鉴别,具体方法如下。

取供试品溶液，加稀硝酸使成酸性后，滴加硝酸银试液，即生成白色凝乳状沉淀；分离，沉淀加氨试液即溶解，再加稀硝酸酸化后，沉淀复生成。反应方程式：

$$Cl^- + Ag^+ \longrightarrow AgCl\downarrow（白色凝乳状沉淀）$$

$$AgCl\downarrow + 2NH_3 \longrightarrow [Ag(NH_3)_2]^+ + Cl^-$$

$$[Ag(NH_3)_2]^+ + Cl^- + 2HNO_3 \longrightarrow AgCl\downarrow + 2NH_4NO_3$$

（三）特殊杂质检查

1. 对氨基苯甲酸 盐酸普鲁卡因酯键水解产生的对氨基苯甲酸杂质，在贮藏过程中可脱羧转化为苯胺，进一步被氧化为有色物，造成疗效下降，毒性增加。《中国药典》（2020 年版）采用离子对高效液相色谱法（外标法）对盐酸普鲁卡因原料药的对氨基苯甲酸进行检查。同时注射用盐酸普鲁卡因和注射液也均要检查对氨基苯甲酸，其检查方法与原料药一致，检查方法和限量要求见表 8-25。对氨基苯甲酸的含量均用外标法计算。

表 8-25　《中国药典》（2020 年版）盐酸普鲁卡因中原料及制剂对氨基苯甲酸的检查

制剂	色谱条件	对氨基苯甲酸限量要求
原料药	用十八烷基硅烷键合硅胶为填充剂；以含 0.1% 庚烷磺酸钠的 0.05mol/L 磷酸二氢钾溶液（用磷酸调节 pH 至 3.0）- 甲醇（68：32）为流动相；检测波长为 279nm	0.5%
注射用		0.5%
注射液		1.2%

2. 有关物质 除对氨基苯甲酸外，盐酸普鲁卡因在生产和贮藏过程中还会引入一些其他的有关杂质。《中国药典》（2020 年版）中盐酸普鲁卡因注射液采用离子对色谱法同时对有关物质（不加校正因子的主成分自身对照法）和对氨基苯甲酸（外标法）进行检查，要求除对氨基苯甲酸外的其他杂质的量不可超过 1.0%。

EP10.0 采用薄层色谱法，以 0.05mg/ml 的对氨基苯甲酸溶液作为对照品溶液控制盐酸普鲁卡因中的有关物质。具体方法如下。

取盐酸普鲁卡因 1.0g，用水溶解并稀释至 10ml，制成供试品溶液；另精密称取 50mg 对氨基苯甲酸用水溶解并稀释至 100ml，精密量取 1ml，用水稀释至 10ml，摇匀，制成对照品溶液。采用硅胶 GF$_{254}$ 薄层板，以冰醋酸 - 己烷 - 二丁醚（4：16：80）为展开剂。吸取上述两种溶液各 5μl 分别点于同一薄层板上，展开，晾干，置紫外灯（254nm）下检视。供试品溶液如显杂质斑点，其荧光强度与对照品溶液的斑点比较，不得更强（0.05%）。

USP-NF2021 也采用薄层色谱法，以 0.4mg/ml、0.32mg/ml、0.16mg/ml 和 0.08mg/ml 四个浓度的盐酸普鲁卡因对照品溶液来控制盐酸普鲁卡因中的有关物质。具体方法如下。

用甲醇 - 三氯甲烷（7：3）为溶剂，配制 0.08g/ml 的盐酸普鲁卡因供试品溶液，采用经甲醇洗涤干燥的硅胶 G 薄层板，吸取上述 5 种溶液各 10μl 分别点于同一薄层板上，先用氢氧化铵平衡 1 小时后，再以二氯甲烷 - 甲醇（95：6）为展开剂，展开，晾干，置紫外灯（254nm）下检视。供试品溶液如显杂质斑点，单个杂质斑点与 0.4mg/ml 对照品溶液的斑点比较，不得更强（0.5%），所有杂质斑点的荧光强度不得超过 4 个对照品溶液的斑点荧光强度总和（1.0%）。采用 4 个浓度对杂质总量进行控制是一种半定量检查方法，与《中国药典》（2020 年版）采用斑点个数控制杂质总量的方法比较,结果更加可靠。

（四）含量测定

1. 亚硝酸钠滴定法

（1）原理：芳伯氨基在酸性溶液中与亚硝酸钠定量反应,生成重氮盐,反应式如下。

$$C_6H_5-NH_2 + NaNO_2 + 2HCl \longrightarrow C_6H_5-\overset{+}{N}\equiv N \cdot Cl^- + NaCl + 2H_2O$$

几乎所有含芳伯氨基或潜在芳伯氨基的药物,均可用此法测定,潜在芳伯氨基如芳酰胺、芳硝基等,前者经水解,后者经还原后都可成为芳伯氨基。本法适用范围广,被各国药典采用。《中国药典》(2020年版)、USP-NF2021和EP10.0均采用此法对盐酸普鲁卡因原料药进行含量测定,注射用盐酸普鲁卡因因其杂质少,《中国药典》(2020年版)亦采用此法测定。

（2）测定条件：亚硝酸钠滴定液及重氮盐均不够稳定,且重氮化反应的速率受多种因素影响,因此在测定中需控制好各种条件。

1）加入适量溴化钾加快反应速率

在盐酸存在下,重氮化反应的机制为：

$$NaNO_2 + HCl \longrightarrow HNO_2 + NaCl$$

$$HNO_2 + HCl \longrightarrow NOCl + H_2O$$

$$C_6H_5-NH_2 \xrightarrow[\text{慢}]{NO^+Cl^-} C_6H_5-\overset{H}{\underset{}{N}}-NO \xrightarrow{\text{快}} C_6H_5-N=NOH \xrightarrow{\text{快}} C_6H_5-\overset{+}{N}\equiv N \cdot Cl^-$$

第一步　　　　　　　第二步　　　　　　　第三步

提高第一步的反应速度,能加快整个反应速率,而第一步反应的快慢与芳伯氨基的游离程度及NO^+的浓度密切相关。芳伯氨基的游离程度与被测药物的结构及溶液的酸度有关。在一定强度酸性溶液中,若芳伯氨基的碱性较弱,则成盐的比例较小,即游离芳伯氨基多,重氮化反应速率就快;反之,若芳伯氨基碱性较强,则成盐的比例较大,游离芳伯氨基较少,重氮化反应速率就慢。芳伯氨基碱性强弱与其芳环上的取代基密切相关,以苯胺为例,如取代基为吸电子基团,如—NO_2、—SO_3H、—COOH、—X等,则芳伯氨基碱性减弱,反应速率加快,尤以对位取代者为甚;如为斥电子基团取代,如—CH_3、—OH、—OR等,则芳伯氨基碱性加强,反应速率减慢,尤以对位取代者为甚。但被测物芳伯氨基的游离程度在一定强度的酸性溶液中是固定的,无法通过提高游离程度来加快重氮化反应的速度。因此,NO^+浓度的提高成为提高重氮化反应速率的主要途径。测定时向供试溶液中加入适量溴化钾[《中国药典》(2020年版)规定加入2g]可大大提高NO^+的浓度,其作用机制为：溴化钾与盐酸作用产生HBr,后者与亚硝酸作用生成NOBr(反应式Ⅰ);盐酸同时也可与亚硝酸反应生成NOCl(反应式Ⅱ)。但两者的反应速度差别很大,Ⅰ式的平衡常数比Ⅱ式约大300倍。因此加入适量溴化钾可大量增加供试液中NO^+的浓度,从而加快重氮化反应的速率。

$$HNO_2 + HBr \rightleftharpoons NOBr + H_2O \qquad\qquad\qquad Ⅰ$$

$$HNO_2 + HCl \rightleftharpoons NOCl + H_2O \qquad\qquad\qquad Ⅱ$$

2）酸的种类及其浓度：重氮化反应的速率与酸的种类关系密切，在 HBr 中反应最快，HCl 中次之，H_2SO_4 或 HNO_3 中最慢。由于氢溴酸价格昂贵，胺类药物的盐酸盐较其硫酸盐在水中的溶解度大，反应速率也快，所以多选择盐酸。按反应摩尔比，1mol 的芳胺加入 2mol 的盐酸即可，但实际应用时一般会加入过量的盐酸，尤其对于那些在酸中溶解度较差的药物。过量的盐酸可以加快重氮化反应的速率，增加重氮盐的稳定性，同时防止偶氮氨基化合物的产生。偶氮氨基化合物产生的反应式如下：

$$
\text{[苯环]} N^+ \equiv N \cdot Cl^- + \text{[苯环]} NH_2 \longrightarrow \text{[苯环]} N=N-\overset{H}{N}-\text{[苯环]} + HCl
$$

由反应式可知，酸度增强，反应向左进行，抑制偶氮氨基化合物的生成。但酸度过大，会抑制芳伯氨基的游离，反而影响重氮化反应速率；亚硝酸在过量的盐酸中也不稳定。芳胺药物与盐酸的摩尔比为 1 :（2.5～6）时，效果最好。

3）反应温度：温度升高，虽然可以提高重氮化反应速率，但同时也会造成亚硝酸逸失速度加快，重氮盐分解加剧：

$$
\text{[苯环]} N^+ \equiv N \cdot Cl^- + H_2O \longrightarrow \text{[苯环]} OH + N_2\uparrow + HCl
$$

一般温度每升高 10℃，重氮化反应速率加快 2.5 倍，但重氮盐分解的速率也相应地增加 2 倍。因此滴定一般在室温（10～30℃）下进行，如盐酸普鲁卡因在 15℃能获得较准确的结果。

4）滴定方式与滴定速度：为避免滴定过程中亚硝酸钠的挥发和分解，滴定时应将滴定管尖端插入液面下约 2/3 处，一次性将大部分亚硝酸钠滴定液在搅拌条件下迅速加入。但重氮化反应为分子反应，反应速率较慢，滴定不宜过快，尤其在接近终点阶段，故近终点时，要将滴定管尖端提出液面，用少量水淋洗尖端，再缓缓滴定至终点。终点前尚未反应的游离基浓度极低，每滴下 1 滴滴定液后，须搅拌 1～5 分钟，再确定终点是否真正到达。搅拌的速度不可过快，应避免在液面下形成空气漩涡。这种滴定方式既可以缩短滴定时间，又不影响测定结果，是《中国药典》（2020 年版）推荐使用的方法。

（3）指示终点的方法：指示终点的方法有永停滴定法、电位滴定法、外指示剂法和内指示剂法等，《中国药典》（2020 年版）采用永停滴定法。

1）永停滴定法：永停滴定法属于电流滴定法的一种，采用铂 - 铂电极系统，其装置如图 8-7 所示。滴定前，先将电极插入供试品溶液中，当在电极间加上一低电压（约为 50mV）时，两电极在溶液中极化成阳极和阴极。终点前，溶液中无亚硝酸，线路无电流或仅有很小的电流通过，电流计指针不偏转或偏转后马上

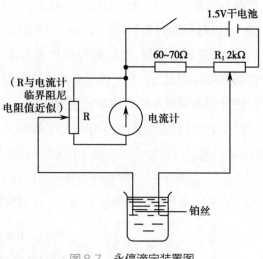

图 8-7　永停滴定装置图

回复；当溶液中有微量亚硝酸存在时，电极上发生氧化还原反应而去极化，线路中即有电流通过，电流计指针突然偏转，并不再回复，即为滴定终点。

ER8-3　永停滴定法（动画）

$$阳极 \quad NO + H_2O \longrightarrow HNO_2 + H^+ + e$$
$$阴极 \quad HNO_2 + H^+ + e \longrightarrow NO + H_2O$$

2）电位滴定法：电位滴定法采用铂-甘汞电极系统，当重氮化反应完成时，溶液中微过量的亚硝酸，使电位产生突跃，指示终点。

3）外指示剂法：常用外指示液为碘化钾-淀粉糊剂，滴定到达终点时，稍过量的亚硝酸钠在酸性溶液中氧化碘化钾，析出的碘遇淀粉即显蓝色。

$$2NaNO_2 + 2KI + 4HCl \longrightarrow I_2 + 2NO\uparrow + 2H_2O + 2KCl + 2NaCl$$

由于滴定终点前溶液中存在局部亚硝酸钠滴定液过量的情况，当碘化钾-淀粉指示剂加到被滴定的溶液中，会马上发生变色现象，无法正确指示终点。故只能于终点前后，采用玻棒蘸取少许溶液，在外面与指示剂接触来判断终点，因此称为外指示剂法。

使用外指示剂法时应注意防止终点的误判，由于被滴定溶液的酸性较强，未达终点时，碘化钾在酸性条件下遇光也会被空气中的氧缓慢氧化而游离出碘，使淀粉指示剂变蓝，故应以立即显蓝色判为终点。亚硝酸钠滴定液在过量1～2滴时，外指示剂法方可灵敏地指示终点，由于多次外试，会损失供试品而增加误差，所以需预先计算滴定液的消耗量，在接近理论终点前，再缓缓滴定并蘸取少许溶液试验终点，以减少供试品的损失。

4）内指示剂法：外指示剂法操作麻烦，终点不易掌握，多次蘸取易造成误差，因此国内外对亚硝酸钠滴定法的内指示剂进行了研究，常用的有中性红、橙黄Ⅳ-亚甲蓝和二氰双邻氮菲亚铁等。

中性红是较为优良的内指示剂，溶液稳定，终点突跃明显。一般常用其0.5%水溶液，当生成的重氮盐为无色，加2～3滴即可；若重氮盐有色，则加8～10滴。加入中性红指示剂后溶液呈紫红色，随着滴定的进程，紫红色渐褪，终点时溶液颜色突变成蓝色。但由于内指示剂的变色反应是不可逆的，在滴定过程中，指示剂可能因亚硝酸钠局部浓度过浓而过早地被破坏。因此，最好在临近终点前才加入指示剂。

使用内指示剂虽操作方便，但重氮盐有色时，特别是颜色较深者，则终点颜色变化较难观察，因而目前尚未普遍推广。

2.　非水溶液滴定法　盐酸普鲁卡因的分子结构中含有弱碱性氮原子，可以采用非水溶液滴定法测定其含量。测定时，因置换出来的盐酸在冰醋酸溶液中酸性较强，会妨碍置换反应进行完全，故需采取相应措施除去盐酸的干扰：一是加入醋酸汞试剂，与盐酸生成难电离的氯化汞；二是改用电位法指示终点。

3.　高效液相色谱法　盐酸普鲁卡因注射液的有关杂质较多，为了排除杂质干扰，《中国药典》（2020年版）采用离子对高效液相色谱法（色谱条件同对氨基苯甲酸检查项下）对注射液中的盐酸普鲁卡因（外标法）进行含量测定。

五、对乙酰氨基酚及其制剂的分析

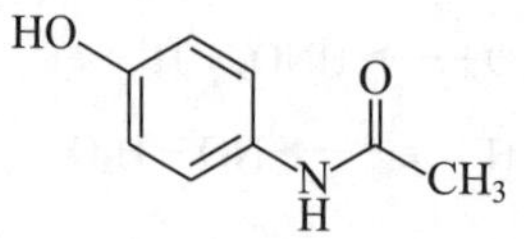

对乙酰氨基酚,化学名 4′- 羟基乙酰苯胺,为典型的芳酰胺类药物。作为非甾体抗炎药被各国药典收载。

(一)结构与性质

1. 本品为白色结晶或结晶性粉末;具有一定的熔点;在热水和乙醇中易溶,在丙酮中溶解,在水中略溶。熔点按《中国药典》(2020 年版)通则 0612 测定应为 168~172℃。

2. 芳酰胺键水解产生芳伯氨基,可用芳香第一胺反应(重氮化 - 偶合反应)进行鉴别,也可用亚硝酸钠滴定法进行含量测定;酰胺键水解生成的对氨基酚会被进一步氧化。

3. 酚羟基可与三氯化铁试液反应。

(二)鉴别

1. **芳香第一胺反应** 对乙酰氨基酚水解后的对氨基酚具有芳伯氨基,可以采用芳香第一胺反应进行鉴别。《中国药典》(2020 年版)、USP-NF2021 中的原料药均采用此法进行鉴别。《中国药典》(2020 年版)收载的 8 个对乙酰氨基酚制剂也采用此法鉴别,但需作适当处理,以排除辅料的干扰。如乙酰氨基酚片的鉴别:取本品的细粉适量(约相当于对乙酰氨基酚 0.5g),用乙醇 20ml 分次研磨使对乙酰氨基酚溶解,滤过,合并滤液蒸干,残渣再用原料药的芳香第一胺反应鉴别。

2. **三氯化铁反应** 分子结构中具有酚羟基的对乙酰氨基酚可直接与三氯化铁试液反应显蓝紫色。该反应也可用于制剂的鉴别。

3. **红外分光光度法** 《中国药典》(2020 年版)采用标准图谱对比法,USP-NF2021 和 EP10.0 中采用对照品法对对乙酰氨基酚原料药进行鉴别。对乙酰氨基酚制剂经过纯化处理后也可用红外分光光度法进行鉴别。如对乙酰氨基酚栓的鉴别:取本品适量(约相当于对乙酰氨基酚 100mg),加热水 10ml,研磨溶解,冰浴冷却,滤过,滤液水浴蒸干,残渣经减压干燥,依法测定。本品的红外光吸收图谱应与对照的图谱(光谱集 131 图)一致。

(三)特殊杂质检查

对乙酰氨基酚原料药的合成工艺主要有两条:一是以对硝基氯酚为原料,水解后制得对硝基酚,经还原生成对氨基酚,再经乙酰化后制得;二是以酚为原料,经亚硝化及还原反应制得对氨基酚,再经乙酰化后制得。

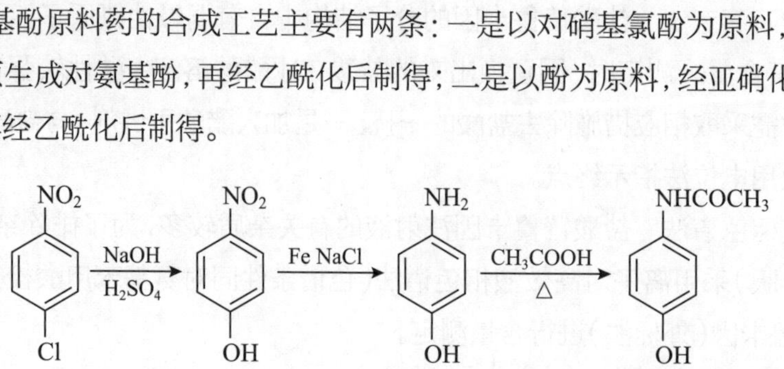

不同生产工艺路线所带入的杂质种类及数量都会有所不同,现以第一条合成路线介绍对

乙酰氨基酚的特殊杂质及其检查方法。对氨基酚乙酰化不完全及对乙酰氨基酚水解均可在成品中引入对氨基酚,该杂质进一步氧化会产生有色的氧化产物,对人体有害,应严格控制其限量。除此之外,合成工艺中的试剂、中间体、副产物及分解产物在成品中也会有残留,产生多种杂质,如对氯苯乙酰胺、O-乙酰基对乙酰氨基酚、偶氮苯、氧化偶氮苯、苯醌和醌亚胺等。EP10.0中列出14个有机杂质,其中对氨基酚和对氯苯乙酰胺为主要的特殊杂质,需要进行控制。《中国药典》(2020年版)规定本品除了酸度、氯化物、硫酸盐、水分、炽灼残渣、重金属等一般杂质外,还需检查乙醇溶液的澄清度与颜色、对氨基酚及有关物质、对氯苯乙酰胺等特殊杂质。

1. **乙醇溶液的澄清度与颜色** 铁粉作为还原剂,可能带入成品中,致使乙醇溶液产生混浊。对氨基酚的有色氧化产物,在乙醇中显橙红色或棕色。为控制还原剂及氧化产物的量,需进行乙醇溶液的澄清度与颜色检查。检查方法:取本品1.0g,加乙醇10ml溶解后,溶液应澄清无色;如显混浊,与1号浊度标准液比较,不得更浓;如显色,与棕红色2号或橙红色2号标准液比较,不得更深。

2. **对氨基酚、对氯苯乙酰胺及有关物质** 《中国药典》(2020年版)采用高效液相色谱法对本品中的对氨基酚、对氯苯乙酰胺及有关物质进行限度检查。对氨基酚、对氯苯乙酰胺用外标法进行定量,有关物质用不加校正因子的主成分自身对照法进行检查。

对乙酰氨基酚原料药中对氨基酚、对氯苯乙酰胺及有关物质的检查(《中国药典》(2020年版)):取本品适量,精密称定,加溶剂[甲醇-水(4∶6)]制成每1ml中约含对乙酰氨基酚20mg的溶液,作为供试品溶液(临用新制);另取对氨基酚、对乙酰氨基酚和对氯苯乙酰胺对照品适量,精密称定,加上述溶剂制成每1ml中约含对氨基酚1μg的对照品溶液,和每1ml约含对乙酰氨基酚20μg、对氯苯乙酰胺1μg的对照品溶液;取对氨基酚对照品溶液和供试品溶液各1ml稀释至100ml作为对照溶液。照高效液相色谱法测定。用辛烷基硅烷键合硅胶为填充剂;检测波长为245nm;柱温为40℃;取磷酸氢二钠8.95g,磷酸二氢钠3.9g,加水溶解至1 000ml,加入10%四丁基氢氧化铵溶液12ml配制成磷酸盐缓冲液,以磷酸盐缓冲液-甲醇(90∶10)为流动相检查对氨基酚和有关物质;以磷酸盐缓冲液-甲醇(60∶40)为流动相检查对氯苯乙酰胺。按外标法以峰面积计算,含对氨基酚、对氯苯乙酰胺均不得过0.005%,有关物质采取不加校正因子的主成分自身对照法进行检查,要求单个未知杂质不得过0.1%,杂质总量不得过0.5%。

USP-NF2021也采用两种色谱条件的HPLC法分别检查对氨基酚(0.005%)、对氯苯乙酰胺(0.001%)和其他杂质(单个不得过0.05%,总杂质不得过0.1%)。EP10.0采用梯度洗脱的HPLC法同时检查对乙酰氨基酚原料中的对氨基酚(限度为50ppm)和对氯苯乙酰胺(限度为10ppm)及其他有关物质(单个不得过0.05%,总杂质不得过0.2%)。三部药典均严格控制对氨基酚及对氯苯乙酰胺的限量达ppm级。

《中国药典》(2020年版)收载的对乙酰氨基酚制剂有片剂、胶囊、咀嚼片、泡腾片、颗粒、滴剂、注射液等。在制剂的制备过程中,对乙酰氨基酚也易水解产生对氨基酚,上述制剂均需进行对氨基酚限度检查,要求按外标法以峰面积计算,含对氨基酚不得过0.1%。对氯苯乙酰胺作为对乙酰氨基酚原料药合成过程中的副产物,在制剂的生产和贮存过程不再引入,不需重复检查。注射液亦需进行有关物质检查。

（四）含量测定

1. 硫酸铈滴定法 对乙酰氨基酚水解后的产物对氨基酚具有一定的还原性，可用硫酸铈定量滴定，反应摩尔比为 1 : 2。

EP10.0 中对乙酰氨基酚原料的含量测定：称取本品 0.300g 溶解在 10ml 水和 30ml 稀硫酸的混合液中。在回流冷凝器下煮沸 1 小时，冷却并用水稀释至 100.0ml。取 20.0ml，加入 40ml 水、40g 冰、15ml 稀盐酸和 0.1ml 邻二氮菲亚铁指示剂。用硫酸铈滴定液（0.1mol/L）滴定至黄绿色。同时进行空白校正。每 1ml 硫酸铈滴定液（0.1mol/L）相当于 7.56mg $C_8H_9NO_2$。

2. 紫外分光光度法 芳环共轭结构的存在使该药物在紫外光区有特征吸收，其 0.4% 氢氧化钠溶液的最大吸收波长为 257nm（$E_{1cm}^{1\%}$ 为 715），可用于含量测定。紫外分光光度法灵敏度高，操作简便，因此被国内外药典所收载。

《中国药典》（2020 年版）采用吸收系数法对其原料、片剂、咀嚼片、栓剂、胶囊和颗粒进行含量测定。如《中国药典》（2020 年版）中对乙酰氨基酚颗粒的含量测定：取装量差异项下的内容物，混匀，精密称取适量（约相当于对乙酰氨基酚 40mg）置 250ml 量瓶中，加 0.4% 氢氧化钠溶液 50ml 与水 50ml，振摇使对乙酰氨基酚溶解，用水稀释至刻度，摇匀，滤过，精密量取续滤液 5ml 置 100ml 量瓶中，加 0.4% 氢氧化钠溶液 10ml，用水稀释至刻度，摇匀，作为供试品溶液。取供试品溶液，在 257nm 的波长处测定吸光度，按 $C_8H_9NO_2$ 的吸收系数（$E_{1cm}^{1\%}$）为 715 计算，即得。

3. 高效液相色谱法 《中国药典》（2020 年版）采用 HPLC 法测定对乙酰氨基酚泡腾片、注射液、滴剂和凝胶的含量。USP-NF2021 也采用 HPLC 法测定对乙酰氨基酚原料的含量。所用的色谱条件见表 8-26。

表 8-26　对乙酰氨基酚的 HPLC 含量测定方法

药典	制剂	色谱柱	流动相	检测波长	定量方法
《中国药典》（2020 年版）	泡腾片	C_{18}	磷酸盐缓冲液（pH 4.5）- 甲醇（80 : 20）	254nm	外标法
《中国药典》（2020 年版）	注射液	C_{18}	0.05mol/L 醋酸铵溶液 - 甲醇（85 : 15）	257nm	外标法
《中国药典》（2020 年版）	滴剂	C_{18}	0.05mol/L 醋酸铵溶液 - 甲醇（85 : 15）	257nm	内标（茶碱）法
《中国药典》（2020 年版）	凝胶	C_{18}	甲醇 - 水 - 磷酸（22 : 78 : 0.1）	257nm	外标法
USP-NF2021	原料	C_{18}	流动相 A：磷酸盐缓冲液 流动相 B：甲醇 梯度洗脱	230nm	外标法

示例 8-15 对乙酰氨基酚泡腾片的含量测定[《中国药典》（2020 年版）]

色谱条件与系统适用性试验：用十八烷基硅烷键合硅胶为填充剂；以磷酸盐缓冲液（pH 4.5）（取磷酸二氢钠二水合物 15.04g，磷酸氢二钠 0.062 7g，加水溶解并稀释至 1 000ml，调节 pH 至 4.5）- 甲醇（80 : 20）为流动相；检测波长为 254nm。取对氨基酚对照品和对乙酰氨基酚对照品适量;加流动相溶解并稀释成每 1ml 中含对氨基酚 10mg 和对乙酰氨基酚 0.1mg 的溶液,取 10μl 注入液相色谱仪,记录色谱图,理论板数按对乙酰氨基酚峰计不低于 5 000,对乙酰氨基酚峰与对氨基酚峰的分离度应符合要求。

测定法:取本品 10 片,精密称定,研细,精密称取适量(约相当于对乙酰氨基酚 25mg),置 50ml 量瓶中,加流动相稀释至刻度,摇匀,滤过,精密量取续滤液 10ml,置 50ml 量瓶中,用流动相稀释至刻度,摇匀,作为供试品溶液,精密量取供试品溶液 10μl,注入液相色谱仪,记录色谱图;另取对乙酰氨基酚对照品适量,精密称定,加流动相溶解并定量稀释制成每 1ml 中含 0.1mg 的溶液,同法测定。按外标法以峰面积计算,即得。

六、盐酸去氧肾上腺素及其制剂的分析

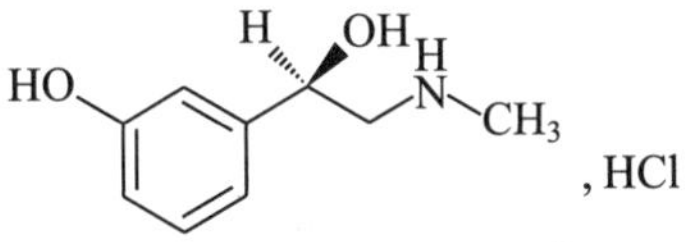

盐酸去氧肾上腺素为(R)-($-$)-$α$-[(甲氨基)甲基]3-羟基苯甲醇盐酸盐,为典型的苯乙胺类药物。属于 $α$ 肾上腺素受体激动药,用于治疗休克或麻醉时维持血压,也可用于控制阵发性室上性心动过速的发作。

(一)结构与性质

1. 本品为白色或类白色的结晶性粉末;无臭。在水或乙醇中易溶,在三氯甲烷或乙醚中不溶。熔点为 140~145℃。

2. 本品为手性化合物,具旋光性,《中国药典》(2020 年版)规定 20mg/ml 盐酸去氧肾上腺素水溶液比旋度应为 $-42°$~$-47°$。

3. 脂烃氨侧链显弱碱性。

4. 酚羟基结构可与重金属离子配位呈色;酚羟基遇光、热、氧气均易被氧化,色泽变深,在碱性溶液中更易变色;酚羟基邻、对位的氢较活泼,可与溴发生加成反应。

(二)鉴别

1. 三氯化铁反应　分子结构中具有酚羟基的苯乙胺类药物,可与三氯化铁试液反应产物显紫色;具有邻苯二酚的苯乙胺类药物则显绿色,且加入碱性试剂后,随即被氧化而显紫红色或红色。如盐酸去氧肾上腺素与三氯化铁试液反应显紫色;肾上腺素与三氯化铁试液反应显翠绿色,加氨试液后即变紫色,最后变成紫红色。

2. 双缩脲反应　盐酸去氧肾上腺素分子结构中侧链为氨基醇结构,可产生双缩脲反应。如盐酸去氧肾上腺素的鉴别(《中国药典》(2020 年版)):取本品 10mg,加水 1ml 溶解后,加硫酸铜试液 1 滴与氢氧化钠试液 1ml,摇匀,即显紫色;加乙醚 1ml 振摇,乙醚层应不显色。生成的紫色配位化合物易溶于水不溶于乙醚,加乙醚振摇后,醚层不应显色。

3. TLC 法　《中国药典》(2020 年版)采用 TLC 法对盐酸去氧肾上腺素注射液中盐酸去氧肾上腺素进行鉴别。

（三）特殊杂质检查

1. 酮体的检查 肾上腺素类药物在生产中大多由酮体氢化还原制得,氢化不完全易引入酮体杂质。酮体和药物紫外吸收光谱有差异,如肾上腺酮在 310nm 波长处有吸收,而肾上腺素在此波长几乎无吸收。《中国药典》(2020 年版)采用紫外分光光度法检查肾上腺素中的酮体。

盐酸去氧肾上腺素酮体的检查[《中国药典》(2020 年版)]：取本品 2.0g,置 100ml 量瓶中,加水溶解并稀释至刻度,摇匀,取 10ml,用 0.01mol/L 盐酸溶液稀释至 50ml,摇匀。照紫外 - 可见分光光度法,在 310nm 波长处测定吸光度,不得大于 0.20。

EP10.0、USP-NF2021 均采用液相色谱法在有关物质检查项下对盐酸去氧肾上腺酮进行检查,其中 EP10.0 用加校正因子(0.5)主成分自身对照法进行检查,要求限度不得过 0.1%。USP-NF2021 则用对照品法对酮体杂质含量进行控制,要求限度不得过 0.1%。

2. 有关物质的检查 盐酸去氧肾上腺素的有关物质检查主要采用高效液相色谱法和薄层色谱法。

示例 8-16 盐酸去氧肾上腺素有关物质的检查[《中国药典》(2020 年版)]

避光操作。取本品,加甲醇溶解并定量稀释成每 1ml 中约含 20mg 的溶液作为供试品溶液；精密量取供试品溶液适量,用甲醇定量稀释制成每 1ml 中约含 0.10mg 的溶液作为对照溶液。

吸取供试品溶液与对照溶液各 10μl 点于同一硅胶 G 薄层板上,以异丙醇 - 三氯甲烷 - 浓氨溶液(80∶5∶5)为展开剂展开,晾干,喷以重氮苯磺酸试液使显色。供试品溶液如显杂质斑点,与对照溶液的主斑点比较,颜色不得更深(0.5%)。

EP10.0 采用 HPLC 中的加校正因子的主成分自身对照法检查有关物质,除去氧肾上腺素酮外,还规定苄基去氧肾上腺素酮(校正因子 0.5)的限量不得过 0.1%,其他单个杂质不得过 0.10%,总杂质不得过 2.0%。USP-NF2021 采用 HPLC 的对照品法对有关物质进行检查,除去氧肾上腺素酮外,还规定去甲去氧肾上腺素不得过 0.1%,苄基去氧肾上腺素酮不得过 0.1%,去氧肾上腺素相关杂质 D 不超过 0.10%,其他单个杂质不得过 0.10%,总杂质不得过 2.0%。

（四）含量测定

1. 溴量法 盐酸去氧肾上腺素分子结构中具有苯酚结构,酚羟基邻、对位氢较活泼,能与过量的溴定量地发生溴代反应,可用溴量法测定含量。反应式如下：

$$KBrO_3 + 5KBr + 6HCl \longrightarrow 3Br_2 + 6KCl + 3H_2O$$

$$Br_2 + 2KI \longrightarrow 2KBr + I_2$$

$$I_2 + 2Na_2S_2O_3 \longrightarrow 2NaI + Na_2S_4O_6$$

《中国药典》(2020 年版)中盐酸去氧肾上腺素及其注射液均采用溴量法测定含量。具体方法为：

精密称取供试品约 0.1g,置碘量瓶中,加水 20ml 使溶解后,精密加入溴滴定液(0.05mol/L)50ml,再加入盐酸 5ml 立即密塞,放置 15 分钟,注意微开瓶塞,加碘化钾试液 10ml,立即密塞,振摇,用硫代硫酸钠滴定液(0.1mol/L)滴定至近终点时,加淀粉指示液,继续滴定至蓝色消失,并将滴定的结果用空白试验校正,每 1ml 溴滴定液(0.05mol/L)相当于 3.395mg 的 $C_9H_{13}NO_2 \cdot HCl$。

2. 酸碱滴定法 盐酸去氧肾上腺素的水溶液显弱酸性,在反应体系中加入适量乙醇和盐酸,用氢氧化钠滴定液滴定时,电位法指示会出现两个等当点,以第二个等当点作为滴定终点。两个等当点间消耗的氢氧化钠滴定液的体积,即可计算盐酸去氧肾上腺素的含量。该方法适用于弱碱性化合物的盐酸盐。

第一个等当点

$$HCl + NaOH \longrightarrow NaCl + H_2O$$

第二个等当点

$$BH^+Cl^- + NaOH \longrightarrow B + NaCl + H_2O$$

EP10.0 中盐酸去氧肾上腺素原料药采用此法进行含量测定:取本品约 0.15g,精密称定,加乙醇 80ml 振摇使溶解,加 0.1mol/L 盐酸溶液 0.5ml,摇匀,照电位滴定法,用氢氧化钠滴定液(0.1mol/L)滴定,两个突跃点体积的差作为滴定体积。每 1ml 氢氧化钠滴定液(0.1mol/L)相当于 20.37mg 的 $C_9H_{14}ClNO_2 \cdot HCl$。

3. 高效液相色谱法 USP-NF2021 采用离子对 HPLC 法测定盐酸去氧肾上腺素的含量。

示例 8-17 盐酸去氧肾上腺素的含量测定(USP-NF2021)

色谱条件与系统适用性试验:用十八烷基硅烷键合硅胶为填充剂;以乙腈-磷酸盐缓冲液(取 3.25g 1-辛烷磺酸钠盐一水合物用水溶解并定容至 1 000ml,用 3mol/L 的磷酸调节 pH 为 2.8)(10∶90)为流动相 A,以乙腈-磷酸盐缓冲液(同上)(90∶10)为流动相 B,按表 8-27 进行梯度洗脱,流速 1.5ml/min;检测波长为 215nm。取盐酸去氧肾上腺素对照品适量,加流动相 A-流动相 B(80∶20)混合溶液溶解并稀释成每 1ml 中含盐酸去氧肾上腺素 0.4mg 的对照品溶液,取 10μl 注入液相色谱仪,记录色谱图。盐酸去氧肾上腺素峰的拖尾因子不得超 1.9,重复性(RSD)不得超过 0.73%。

测定法:取供试品适量,用流动相 A-流动相 B(80∶20)混合溶液溶解并稀释成每 1ml 中含盐酸去氧肾上腺素 0.4mg 的供试品溶液,与对照品溶液同法测定。按外标法以峰面积计算,即得。

表 8-27 流动相梯度洗脱程序

时间 /min	流动相 A/%	流动相 B/%	时间 /min	流动相 A/%	流动相 B/%
0	93	7	14	93	7
3	93	7	16	93	7
13	70	30			

部分碱性化合物的无机酸盐在反相高效液相色谱条件下呈离子化状态,在化学键合固定

相上的保留弱,分离效果较差。流动相中加入合适的离子对试剂后,这些易解离的碱可与离子对试剂形成极性弱的离子对,增加其在色谱柱上的保留,从而改善它们的色谱分离,实现准确测定。常见的离子对试剂主要有:戊烷磺酸钠、庚烷磺酸钠、辛烷磺酸钠、十二烷基磺酸钠、十二烷基硫酸钠等。

离子对色谱的影响因素较多,包括离子对试剂的种类与浓度,流动相的组成、pH 及离子强度等,均需仔细选择,以利于离子对在色谱柱上的保留与分离。为了保证分离效果及测定结果的重复性,一般流动相中需加入合适的缓冲溶液,以保持流动相的 pH 稳定。

七、异烟肼及其制剂的分析

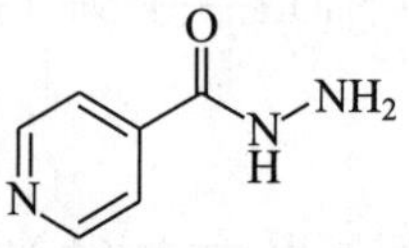

异烟肼为 4- 吡啶甲酰肼,属于抗结核药。

(一)结构与性质

1. 本品为无色结晶,白色或类白色的结晶性粉末;无臭;遇光渐变质。在水中易溶,在乙醇中微溶,在乙醚中极微溶解。本品的熔点应为 170~173℃。

2. **吡啶环母核结构**的性质

(1)吡啶环上 α、α' 位未取代,可发生开环反应。

(2)吡啶环显弱碱性,在水中的 pK_b 为 8.8。

3. **酰肼基**的性质

(1)具有较强的还原性,可被不同的氧化剂氧化。

(2)可与某些含羰基的化合物发生缩合反应。

(3)酰肼基水解会产生游离肼。

(二)鉴别

1. **吡啶环的开环反应**   本反应适用于吡啶环 α、α' 位未取代的吡啶类药物,如尼可刹米和异烟肼。

(1)戊烯二醛反应(Köning 反应):吡啶环上的氮原子受到亲电试剂溴化氰的进攻,由 3 价转变成不稳定的 5 价,吡啶环发生水解生成戊烯二醛,再与芳伯胺(如苯胺、联苯胺等)缩合,生成有色的戊烯二醛衍生物。与苯胺缩合呈黄色至黄棕色,与联苯胺缩合则呈粉红色至红色。《中国药典》(2020 年版)采用此法鉴别尼可刹米,鉴别反应如下。

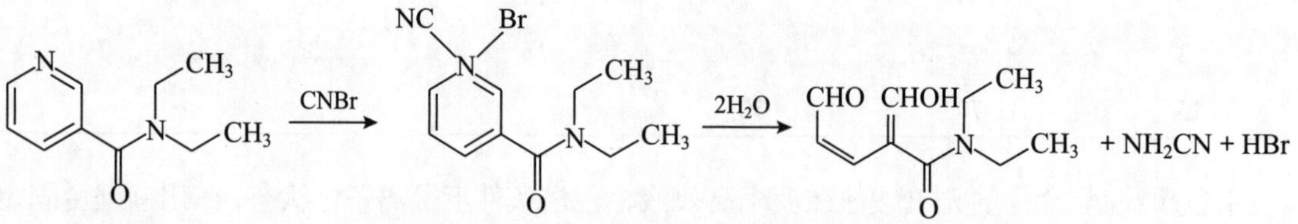

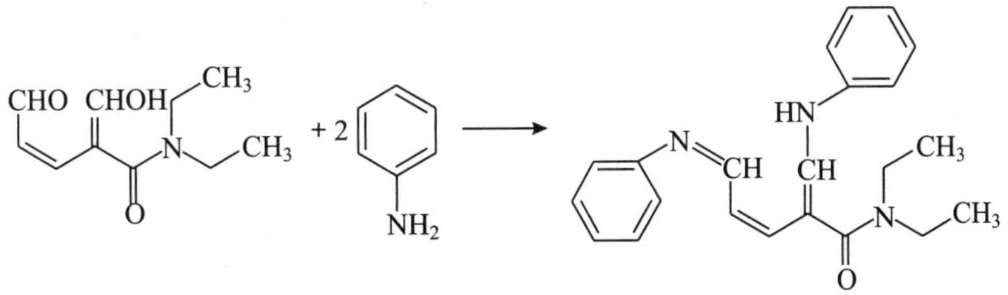

异烟肼结构中存在具有活泼氢的酰肼基,会干扰鉴别反应,因此采用此法鉴别异烟肼时,应先用高锰酸钾或溴水将异烟肼氧化为异烟酸,再与溴化氰作用。

(2)二硝基氯苯反应(Vongerichten 反应):吡啶类药物与 2,4- 二硝基氯苯在无水条件下混合共热或共热至熔融,冷却后加碱会显紫红色或鲜红色。

采用二硝基氯苯反应鉴别异烟肼时,需先将酰肼基水解为羧基。若不经此处理,则其结构中的酰肼基在乙醇溶液中可与 2,4- 二硝基氯苯反应,生成 2,4- 二硝基苯肼衍生物,在碱性条件下也会显紫红色。如 BP2021 异烟肼注射液的鉴别:取本品适量(约相当于异烟肼 25mg),加乙醇 5ml,加四硼酸钠 0.1g 及 5% 的 2,4- 二硝基氯苯乙醇溶液 5ml,水浴蒸干,继续加热 10 分钟,残渣加甲醇 10ml 溶解后,即显紫红色。

反应式如下:

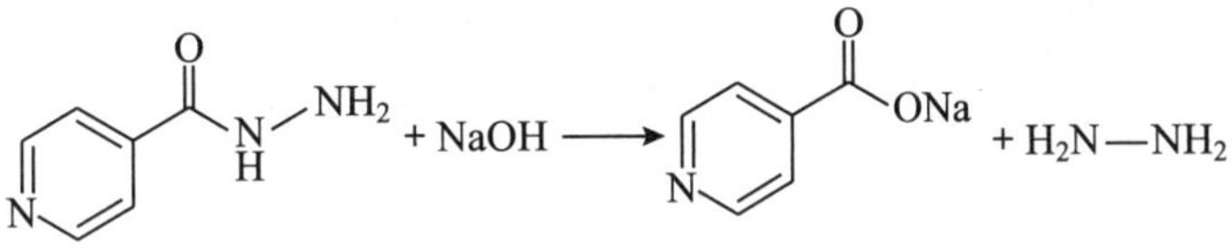

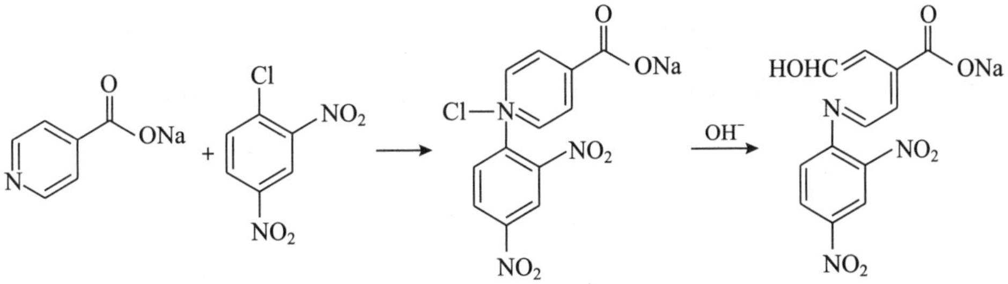

2. 酰肼基的反应

(1)还原反应:异烟肼中的酰肼基具有较强的还原性,可与氨制硝酸银试液反应,产生气泡(氮气)和金属银单质的黑色混浊,并在玻璃试管壁上产生银镜。《中国药典》(2020 年版)采用此反应鉴别异烟肼。

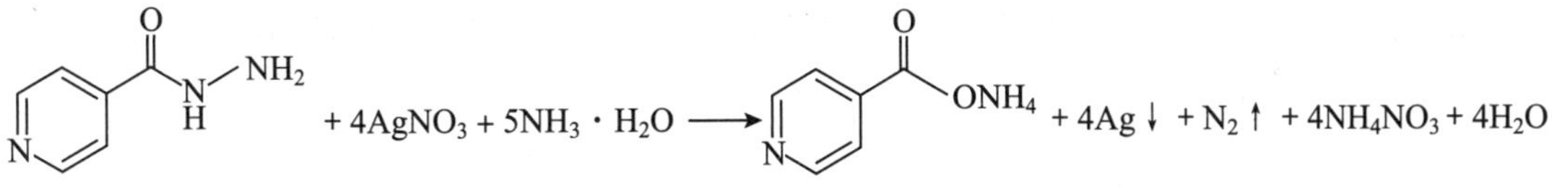

(2)缩合反应:异烟肼的酰肼基可与芳醛缩合生成具有固定熔点的黄色异烟腙,可用于鉴别。常用的芳醛有香草醛、水杨醛和对二甲氨基苯甲醛等。

示例 8-18 异烟肼的鉴别(BP2012)

取本品约 0.1g,加水 2ml 溶解后,加 10% 香草醛的乙醇溶液 10ml,摇匀,微热,用玻棒摩擦试管壁即析出黄色结晶；用 70% 乙醇重结晶，在 105℃ 干燥后，测定熔点，其熔点为 226～231℃。

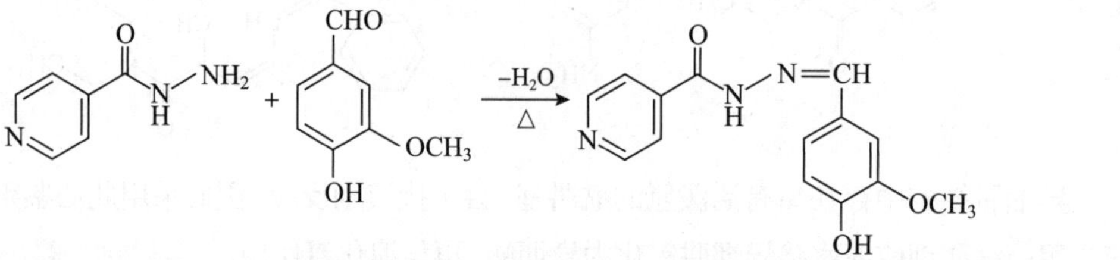

（三）特殊杂质检查

1. 游离肼的检查　游离肼是异烟肼的合成原料，同时异烟肼的酰肼基水解也会产生游离肼。游离肼是一种诱变剂和致癌物质，因此，各国药典均对异烟肼及其制剂中的游离肼进行限量检查。

（1）《中国药典》（2020 年版）采用 TLC 法对异烟肼及其片剂和注射用制剂里的游离肼进行检查，具体方法如下。

取本品，加丙酮 - 水（1∶1）溶解并稀释制成每 1ml 中约含 100mg 的溶液，作为供试品溶液；另取硫酸肼对照品，加丙酮 - 水（1∶1）溶解并稀释制成每 1ml 中约含 0.08mg（相当于游离肼 20μg）的溶液，作为对照品溶液；取异烟肼与硫酸肼各适量，加丙酮 - 水（1∶1）溶解并稀释制成每 1ml 中分别含异烟肼 100mg 及硫酸肼 0.08mg 的混合溶液，作为系统适用性试验溶液。照薄层色谱法试验，吸取上述三种溶液各 5μl，分别点于同一硅胶 G 薄层板上，以异丙醇 - 丙酮（3∶2）为展开剂，展开，晾干，喷以乙醇制对二甲氨基苯甲醛试液，15 分钟后检视。系统适用性试验溶液所显游离肼与异烟肼的斑点应完全分离，游离肼的 R_f 值约为 0.75，异烟肼的 R_f 值约为 0.56。在供试品溶液主斑点前方与对照品溶液主斑点相应的位置上，不得显黄色斑点。

本法是以游离肼与对二甲氨基苯甲醛的显色灵敏度（0.1μg）为允许存在最大量来控制游离肼的限量（0.02%）。

（2）游离肼可与水杨醛立即反应生成不溶于水的水杨醛腙，而异烟肼与水杨醛的反应较慢，要 5 分钟以后才会出现混浊，利用这个性质差异，通过比较 5 分钟内是否出现混浊可以判断异烟肼中游离肼是否符合限量要求。JP17 采用此法对异烟肼中的游离肼进行检查。本法操作简单，但专属性差。放置时间过长，异烟肼也会产生混浊。

示例 8-19　异烟肼的游离肼检查（JP17）

取异烟肼 0.1g，加水 5ml 使溶解，加入 0.1ml 水杨醛的乙醇液（1→20），立即摇匀，放置 5 分钟，溶液不得出现混浊。

（3）EP10.0 利用肼基可与羰基试剂缩合反应的性质，采用衍生化后的 HPLC 法检查游离肼。

示例 8-20　异烟肼的游离肼检查（EP10.0）

取本品 50.0mg 用 1.0ml 水溶解，加入 5.0ml 衍生化试剂（取 2.0ml 苯甲醛试液，用乙腈稀释至 100.0ml，在 4 小时内使用），摇匀，45 分钟后，用乙腈 - 水（50∶50）混合溶剂稀释至 10.0ml，即得供试品溶液。另取 20.0mg 硫酸肼（相当于 4.925mg 游离肼）用水溶解并稀释至 50.0ml，量取 2.5ml 用水稀释至 100.0ml，取 1.0ml 加入 2.5ml 衍生化试剂并充分摇匀，45 分钟后用乙腈 - 水（50：50）混合溶剂稀释至 25.0ml，量取衍生化后溶液 7.5ml 用乙腈 - 水（50：50）混合溶剂稀释至 10.0ml，即得对照品溶液。照高效液相色谱法测定。用封端十八烷基硅烷键合硅胶为填充剂；检测波长为 300nm；以水 - 乙腈（40：60）为流动相检查游离肼。按外标法以峰面积计算，含游离肼不得过 15ppm。

2. **有关物质检查**　《中国药典》（2020 年版）均用 HPLC 的不加校正因子主成分对照法对异烟肼原料药、片剂和注射用粉末中的有关物质进行检查，原料药和注射用粉末中单个杂质量不得过 0.35%，片剂的单个杂质量不得过 0.5%，总杂质量均不得过 1.0%。

（四）含量测定

1. **溴酸钾法**　异烟肼吡啶环 γ 位上取代的酰肼基具有较强的还原性，可与溴酸钾滴定液发生定量的氧化还原反应。

反应式如下：

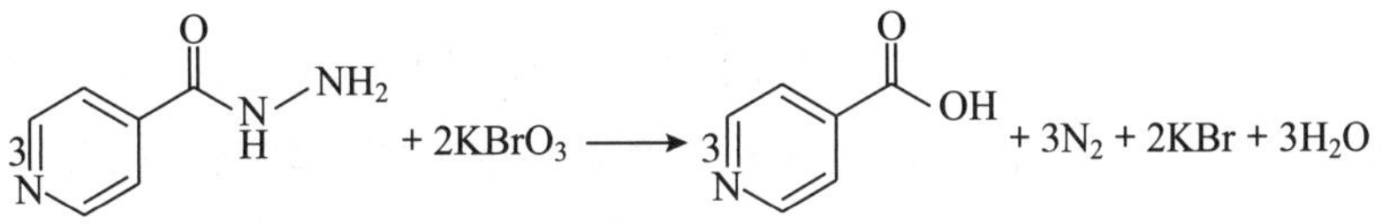

示例 8-21　异烟肼的含量测定（EP10.0）

取本品 0.250g，置 100ml 量瓶中，加水使溶解并稀释至刻度，摇匀。精密量取 20ml，加水 100ml，盐酸 20ml，溴化钾 0.2g 与甲基橙指示液 0.05ml，用溴酸钾滴定液（0.016 7mol/L）缓缓滴定，不断振摇，至粉红色消失。每 1ml 溴酸钾滴定液（0.016 7mol/L）相当于 3.429mg 的 $C_6H_7N_3O$。

异烟肼与溴酸钾反应的化学计量摩尔比为 3：2。用甲基橙指示液指示终点，终点时，微过量的溴酸钾氧化甲基橙使其在酸性溶液中的粉红色消失。也可用电位法指示终点，如 BP2012 中异烟肼片的含量测定。

2. **高效液相色谱法**　《中国药典》（2020 年版）中异烟肼原料和片剂和注射用异烟肼均采用 HPLC 法在有关物质的色谱条件下进行含量测定。

八、硝苯地平及其制剂的分析

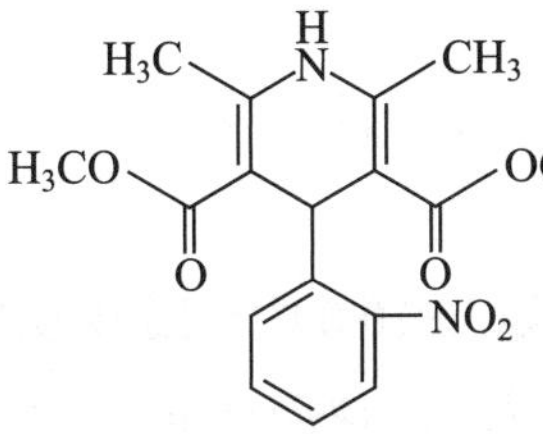

硝苯地平为 2,6 二甲基 -4-（2- 硝基苯基）-1,4- 二氢 -3,5- 吡啶二甲酸二甲酯，是地平类抗高血压药的代表性药物，各国药典均有收载。

（一）结构与性质

1. 本品为黄色结晶性粉末；无臭；遇光不稳定。在丙酮或三氯甲烷中易溶，在乙醇中略溶，在水中几乎不溶。熔点应为171~175℃。

2. 硝苯地平结构中的1,4-二氢吡啶环，具有还原性；该结构在碱性溶液中会解离形成p-π共轭而发生颜色的变化；C₄为手性碳原子，具有旋光性；该药物遇光极不稳定，易发生光化学歧化反应；二氢吡啶环上的氮原子与相邻的双键共轭，故碱性较吡啶环上的氮原子弱。

3. 苯环上取代的硝基具有氧化性，可被还原为芳伯氨基，具有芳香第一胺的性质。

（二）鉴别

1. 二氢吡啶环的解离反应　二氢吡啶类药物在丙酮或甲醇溶液中与碱作用，均可使二氢吡啶环的1位、4位氢发生解离，形成p-π共轭而发生颜色变化。如《中国药典》（2020年版）中硝苯地平的鉴别：取本品约25mg，加丙酮1ml溶解，加20%氢氧化钠溶液3~5滴，振摇，溶液显橙红色。

2. 还原后的芳香第一胺反应　硝苯地平苯环上的硝基被锌还原为芳伯氨基，可以利用芳伯氨基的芳香第一胺反应进行鉴别。如EP10.0中硝苯地平原料的鉴别：取本品25mg，加盐酸-水-乙醇（1.5∶3.5∶5）混合溶剂10ml，在温和条件下加热溶解后，加入0.5g锌粒，静置5分钟，偶尔振摇。过滤后，取滤液加入10g/L亚硝酸钠试液5ml，静置2分钟，加入50g/L氨基磺酸铵试液2ml，小心剧烈摇晃，然后加入5g/L萘乙二胺二盐酸盐试液2ml，出现深红色并持续不少于5分钟。

（三）特殊杂质检查

硝苯地平易发生光降解、氧化降解，在碱性溶液中不稳定，易引入多种有关物质杂质（表8-28）。

1. 有关物质　《中国药典》（2020年版）中硝苯地平原料、片剂、软胶囊和胶囊均用HPLC法对有关物质检查，其中氧化产物杂质Ⅰ和杂质Ⅱ结构已确定并有对照品，采用外标法进行检查，均不得过0.1%；其他杂质采用不加校正因子的主成分自身对照法进行检查，单个杂质不超过0.2%，杂质总量不得过0.5%。

USP-NF2021和EP10.0也采用HPLC法检查有关物质。USP-NF2021用外标法计算硝苯吡啶类杂质（杂质A）和亚硝苯吡啶类杂质（杂质B）的含量，要求杂质A不超过0.2%，杂质B不超过0.2%。EP10.0也用外标法计算杂质A和杂质B的含量，要求均不得过0.1%；用不加校正因子的主成分自身对照法对其他杂质进行检查，要求单个杂质不得过0.1%，总杂质不得过0.3%。

2. 氨基丁烯酸甲酯杂质及其他碱性杂质　硝苯地平合成过程中可能引入氨基丁烯酸甲酯等碱性杂质，利用杂质与硝苯地平的碱性差异，采用非水溶液滴定法，以消耗高氯酸滴定液的体积，对碱性杂质进行限度检查。如EP10.0中杂质D及其他碱性杂质的检查：取本品4g，精密称定，置250ml锥形瓶中，加入冰醋酸溶液160ml，超声使溶解。加0.25ml对萘酚苯甲醇指示剂，用高氯酸滴定液（0.1mol/L）滴定，至溶液从棕黄色变为绿色。消耗的高氯酸滴定液（0.1mol/L）不超过0.48ml（0.14%）。

表 8-28　硝苯地平主要有关物质杂质

有关物质结构式	有关物质化学名及代码
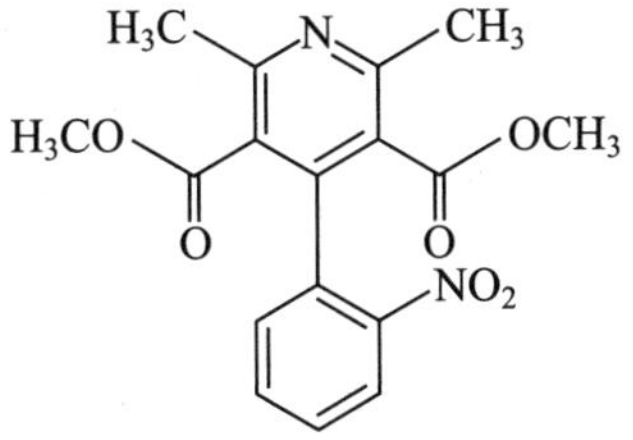	硝苯吡啶类杂质（EP10.0 杂质 A，《中国药典》（2020 年版）杂质Ⅰ） dimethyl 2,6-dimethyl-4-（2-nitrophenyl）pyridine-3,5-dicarboxylate
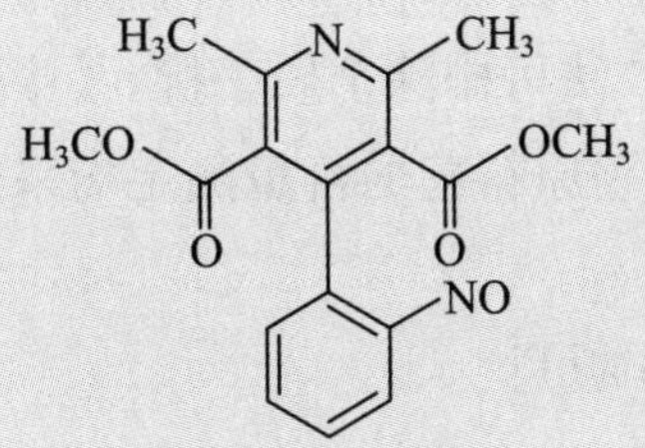	亚硝苯吡啶类杂质（EP10.0 杂质 B，《中国药典》（2020 年版）杂质Ⅱ） dimethyl 2,6-dimethyl-4-（2-nitrosophenyl）pyridine-3,5-dicarboxylate
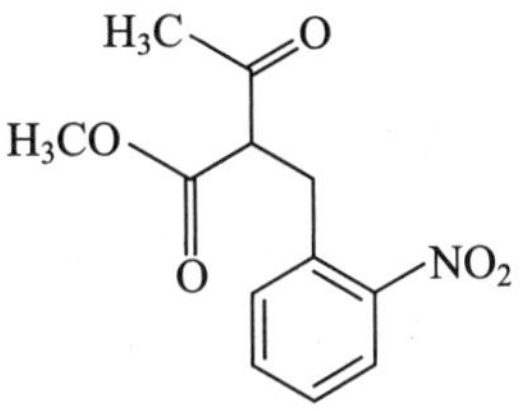	硝苯亚甲叉氧代丁酸甲酯杂质（EP10.0 杂质 C） methyl 2-（2-nitrobenzylidene）-3-oxobutanoate
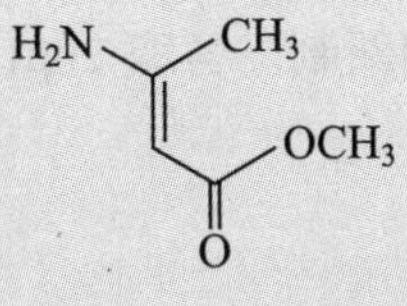	氨基丁烯酸甲酯杂质（EP10.0 杂质 D） methyl 3-aminobut-2-enoate

USP-NF2021 也采用同样的方法来检查这些碱性杂质。

（四）含量测定

1. 铈量法　硝苯地平结构中的 1,4- 二氢吡啶环具有一定的还原性，可将具有强氧化性的 Ce^{4+} 还原为 Ce^{3+}。

硝苯地平与硫酸铈反应的化学计量摩尔比为 1∶2。反应式如下：

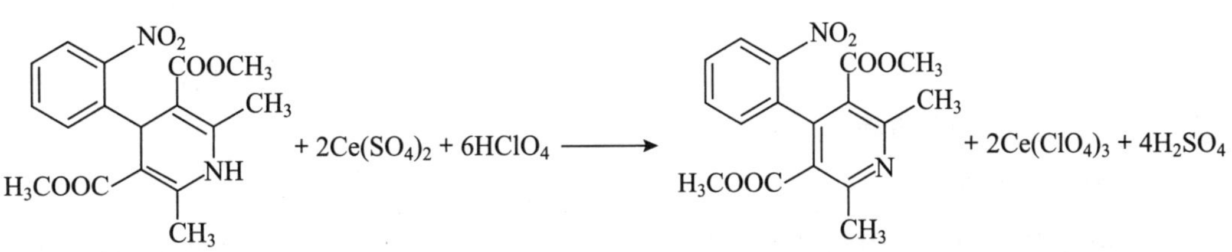

硫酸铈溶液很稳定，且与还原剂反应简单，Ce^{4+} 只经一步即可还原成 Ce^{3+}，无中间步骤或其他诱导反应发生，简便易行，结果准确，应用比较广泛。

示例 8-22　硝苯地平含量测定法[《中国药典》（2020 年版）]

取本品约 0.4g，精密称定，加无水乙醇 50ml，微热使溶解，加高氯酸溶液（取 70% 高氯酸 8.5ml，加水至 100ml）50ml，邻二氮菲指示液 3 滴，立即用硫酸铈滴定液（0.1mol/L）滴定，至近终点时,在水浴中加热至50℃左右,继续缓缓滴定至橙红色消失,并将滴定结果用空白试验校正。每1ml硫酸铈滴定液(0.1mol/L)相当于17.32mg的$C_{17}H_{18}N_2O_6$。

硫酸铈的$E^{\ominus}(Ce^{4+}/Ce^{3+})=1.61V$,但在$1\sim 8mol/L$高氯酸溶液中,其氧化电位可提高到$+1.70\sim +1.87V$,因此加入一定量的高氯酸溶液可使硫酸铈的氧化电位提高。Ce^{4+}具有黄色,Ce^{3+}为无色,滴定无色样品时可利用终点黄色褪去指示终点,但灵敏度不高,一般选用适当的氧化还原指示剂,如邻二氮菲指示剂。在硝苯地平的含量测定中,终点时微过量的Ce^{4+}将邻二氮菲指示液中的Fe^{2+}氧化成Fe^{3+},使橙红色消失,以指示终点,邻二氮菲指示液应临用新制。

2. 高效液相色谱法 硝苯地平的杂质较多,采用HPLC法可排除杂质干扰。《中国药典》(2020年版)硝苯地平制剂及USP-NF2021中硝苯地平原料药的含量测定均采用HPLC法。

示例8-23 硝苯地平胶囊的含量测定[《中国药典》(2020年版)]

色谱条件:用十八烷基硅烷键合硅胶为填充剂;以甲醇-水(60∶40)为流动相;检测波长为235nm。

测定法: 避光操作。取本品20粒,精密称定,计算平均装量,取内容物混合均匀后,精密称取适量(约相当于硝苯地平10mg)置50ml量瓶中,加甲醇适量,振摇使硝苯地平溶解,用甲醇稀释至刻度,摇匀,滤过,精密量取续滤液5ml置50ml量瓶中,用甲醇稀释至刻度,摇匀,作为供试品溶液。另取硝苯地平对照品,精密称定,加甲醇溶解并定量稀释制成每1ml中约含20μg的溶液,作为对照品溶液。供试品溶液和对照品溶液均临用新制。各取20μl注入液相色谱仪,记录色谱图。按外标法以峰面积计算,即得。

九、盐酸氯丙嗪及其制剂的分析

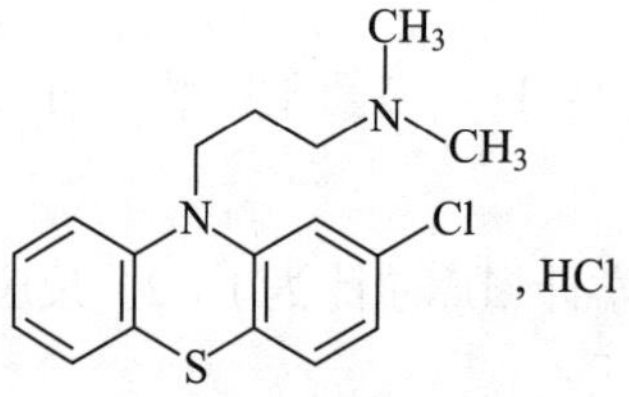

盐酸氯丙嗪为 *N,N*-二甲基-2-氯-10*H*-吩噻嗪-10-丙胺盐酸盐。为抗精神病药,临床上应用广泛,各国药典均有收载。

(一)结构与性质

1. 本品为白色或乳白色结晶性粉末;有微臭,有引湿性;遇光渐变色;水溶液显酸性反应。在水、乙醇或三氯甲烷中易溶,在乙醚或苯中不溶。熔点应为194～198℃。

2. 硫氮杂蒽母核的性质

(1)紫外吸收性质:硫氮杂蒽母核的3个环形成1个大p-π共轭系统,在紫外区具有强烈的吸收,最强峰多在250nm附近。2位、10位上的取代基可引起最大吸收峰的位移。如2位上为—Cl、—CF₃或—SCH₃取代时,可使吸收峰红移;2位上被—COCH₃、—CN或—OCH₃基取代时,则吸收峰紫移。10位上脂烃氨基的长短对吸收峰位也有轻微影响。

氧化产物砜和亚砜与原药的紫外吸收光谱有明显不同,它们具有4个吸收峰(图8-8)。吸收光谱的差异可用于氧化产物的检查或消除氧化产物的干扰。

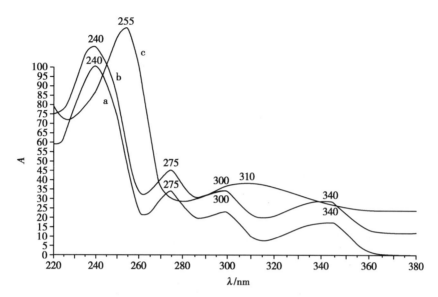

a. 氯丙嗪一氧化物；b. 氯丙嗪二氧化物；c. 氯丙嗪

图 8-8　氯丙嗪及其氧化产物的紫外吸收图谱

（2）还原性:硫氮杂蒽母核中的硫原子为二价态,具有还原性,易被不同氧化剂氧化生成亚砜、砜等氧化产物。常用的氧化剂有硫酸、硝酸、过氧化氢及三氯化铁等。

（3）二价硫还可与金属钯离子形成有色的配位化合物,氧化产物砜和亚砜无此反应。利用此性质进行鉴别和含量测定时,可消除氧化产物的干扰,专属性强。

3. **碱性**　10位取代基上的二甲氨基具有碱性,临床上常用本类药物的盐酸盐。

4. **有机氯取代**　有机破坏后可具有 Cl^- 的性质。

（二）鉴别

1. **氧化反应**　吩噻嗪类药物硫氮杂蒽母核中的硫原子外围有2对孤对电子,能在不同氧化剂的作用下,经历几个不同的氧化阶段,形成不同的氧化产物,包括一些自由基型产物(自由基、离子化自由基、半醌自由基)和非离子型氧化产物(5-亚砜、5,5-砜、3-羟基吩噻嗪、吩噻嗪酮等)。常用的氧化剂有硫酸、硝酸、过氧化氢等。吩噻嗪类药物由于取代基不同,所显氧化产物颜色也有差异。该法专属性较强,在药典中应用广泛。《中国药典》(2020年版)中盐酸氯丙嗪利用其被硝酸氧化显红色渐变淡黄色的现象进行鉴别。

2. **与钯离子的络合反应**　吩噻嗪类药物硫氮杂蒽母核中二价硫原子,未被氧化时可与一些金属钯离子在适当pH的溶液中络合呈色。氧化产物砜和亚砜无此反应,专属性强。如《中国药典》(2020年版)中癸氟奋乃静的鉴别:取本品约50mg,加甲醇2ml溶解后,加0.1%氯化钯溶液3ml,即有沉淀生成,并显红色,再加过量的氯化钯溶液,颜色变深。其反应式为:

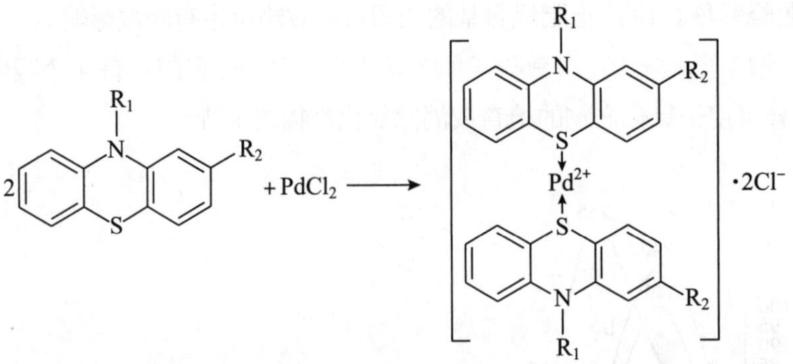

3. TLC 法　USP-NF2021 和 EP10.0 均采用 TLC 法进行鉴别,要求供试品溶液与对照品溶液的主斑点 R_f 值一致。

4. 含氯取代基的反应　盐酸氯丙嗪结构中的氯原子以共价键的形式与碳原子结合,属于有机卤素,须经有机破坏后才可显相应的氯化物反应。

(三)有关物质检查

盐酸氯丙嗪为吩噻嗪类药物,其合成路线示意图如下:

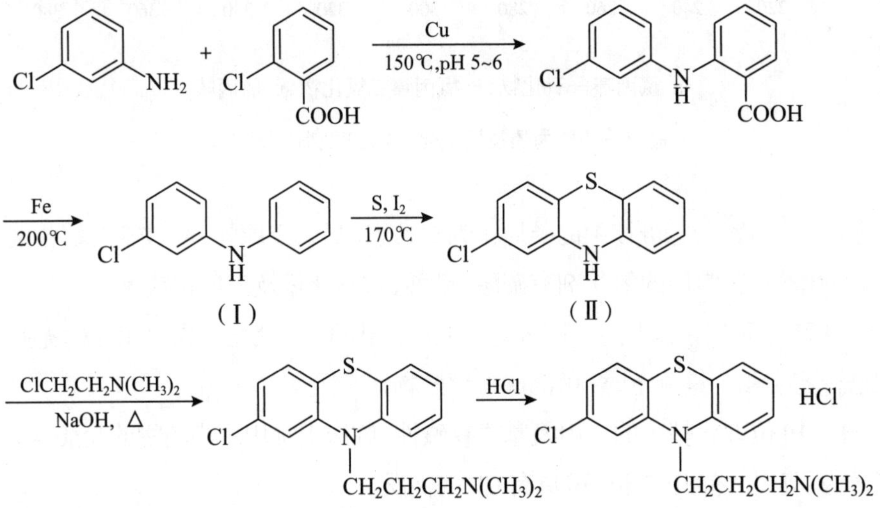

1. 来源

(1)生产过程:盐酸氯丙嗪是以间氯苯胺和邻氯苯甲酸为原料,经铜粉催化制得 3- 氯 -2′- 羧基二苯胺,再在高温下经铁粉催化脱羧得 3- 氯二苯胺(Ⅰ),经碘催化、硫化环合得 2- 氯吩 -10H- 噻嗪(Ⅱ),再经缩合、成盐等步骤制得。在此合成过程中,易引入两类杂质:一是合成中间体,如 3- 氯二苯胺(Ⅰ)与 2- 氯 -10H- 吩噻嗪(Ⅱ)等;二是多种其他烷基化吩噻嗪的副产物,如去甲基氯丙嗪等。

(2)贮存过程:盐酸氯丙嗪分子结构中含有二价硫,不稳定,易氧化,会产生氧化产物,同时氯丙嗪遇光会分解,产生多种杂质。

EP10.0 罗列了盐酸氯丙嗪中 6 种结构已知的有关物质杂质,具体信息见表 8-29。

2. 检查方法

(1)《中国药典》(2020 年版)采用 HPLC 的不加校正因子的主成分自身对照法对盐酸氯丙嗪的原料药及其片剂和注射液中的有关物质进行检查。原料要求单个杂质不超过 0.5%,

表 8-29 EP10.0 收载的盐酸氯丙嗪的主要有关物质杂质

有关物质结构式	有关物质化学名及代码
CH₂CH₂CH₂N(CH₃)₂ ...Cl ...O (结构式)	氯丙嗪亚砜（chlorpromazine sulfoxide，杂质 A） 3-（2- 氯 -10H- 吩噻嗪 -10- 基)-N,N- 二甲基 -1- 丙胺 -S- 氧化物
CH₂CH₂CH₂N(CH₃)₂ CH₂CH₂CH₂NCH₃ ...Cl (结构式)	烷基化副产物 1（杂质 B） N-[3-（2- 氯 -10H- 吩噻嗪 -10- 基）丙基]-N,N′,N′- 三丙基 -1,3- 二胺
CH₂CH₂CH₂N(CH₃)₂ (结构式)	烷基化副产物 2（promazine，杂质 C） 3-（10H- 吩噻嗪 -10- 基)-N- 甲基 -1- 丙胺
CH₂CH₂CH₂NHCH₃ ...Cl (结构式)	烷基化副产物 3（去甲基氯丙嗪，desmethylchlorpromazine，杂质 D） 3-（2- 氯 -10H- 吩噻嗪 -10- 基)-N- 甲基 -1- 丙胺
H ...Cl (结构式)	中间体Ⅱ（杂质 E） 2- 氯 -10H- 吩噻嗪
CH₂CH₂CH₂N(CH₃)₂ ...Cl (结构式)	4- 氯丙嗪（杂质 F） 3-（4- 氯 -10H- 吩噻嗪 -10- 基)-N,N- 二甲基 -1- 丙胺

各杂质峰面积的和不超过 1.0%。片剂要求要求单个杂质不超过 0.5%。注射液要求含量在 0.5%～5% 的杂质不得多于 1 个，其他单个杂质不得过 0.5%。

（2）EP10.0 分别采用 TLC 和 HPLC 法对有关物质进行检查。

示例 8-24 盐酸氯丙嗪中杂质 F（4- 氯丙嗪）的 TLC 检查法（EP10.0）

取本品，加二乙胺 - 甲醇（5：95）溶解并稀释制成每 1ml 中约含 20mg 的溶液，作为供试品溶液；另取 4- 氯丙嗪对照品，加二乙胺 - 甲醇（5：95）溶解并稀释制成每 1ml 中约含 0.4mg 的溶液，作为对照品溶液（a），进一步稀释成每 1ml 中约含 0.012mg 的溶液，作为对照品溶液（b）；取氯丙嗪 0.10g 与对照品溶液（a）1.0ml，用二乙胺 - 甲醇（5：95）溶解并稀释至 5ml，作为系统适用性试验溶液（c）。所有溶液临用新制，并避光操作。吸取供试品溶液、对照品溶液（b）和系统适用性试验溶液（c）各 10μl，分别点于同一硅胶 GF₂₅₄ 薄层板上，以丙酮 - 二乙胺 - 环己烷（10：10：80）为展开剂，展开，晾干，在 254nm 紫外灯下检视。系统适用性试验溶液所显氯丙嗪与 4- 氯丙嗪的斑点应完全分离，4- 氯丙嗪的 R_f 值约为 0.5，氯丙嗪的 R_f 值约为 0.6。在供试品溶液中与 4- 氯丙嗪 R_f 值一致的斑点荧光强度不得超过对照品溶液（b）的主斑点（0.15%）。

示例 8-25 盐酸氯丙嗪中有关物质的 HPLC 检查法（EP10.0）

供试品溶液：取本品 40mg 加流动相溶解并稀释至 100.0ml，作为供试品溶液。

对照溶液（a）：取杂质 D 对照品 4mg，加流动相溶解并稀释至 10.0ml，取 1.0ml 加供试品溶液 1ml，用流动相稀释至 100.0ml，即得。

对照溶液（b）：取供试品溶液 1.0ml，加流动相稀释至 20.0ml，再取 1.0ml，用流动相稀释至 10.0ml，即得。

对照品溶液（c）：取杂质 A 对照品 4.0mg，加流动相溶解并稀释至 100.0ml，取 1.0ml，用流动相稀释至 100.0ml，即得。

对照品溶液（d）：取杂质 C 对照品 4mg 和杂质 E 对照品 4.0mg，加流动相溶解并稀释至 100.0ml，取 1.0ml，用流动相稀释至 100.0ml，即得。

用封端的辛烷基硅烷键合硅胶为填充柱；以硫二甘醇 - 乙腈 -0.5% 三氟乙酸（用四甲基乙二胺调节 pH 至 5.3）（0.2∶50∶50）为流动相；检测波长为 254nm；进样量 10μl。记录色谱图至主成分峰保留时间的 4 倍。通过对照溶液（a）、对照品溶液（c）、对照品溶液（d）识别杂质 A、C、D、E，杂质 A、B、C、D、E 与氯丙嗪的相对保留时间分别为 0.4、0.5、0.7、0.9 和 3.4。取对照溶液（a）进行系统适用性试验，杂质 D 峰与氯丙嗪峰的分离度不得小于 2.0。

限度：杂质 A 的峰面积不得大于对照溶液（c）中杂质 A 对照品峰面积的 1.5 倍（0.15%）；杂质 B、C、D 的峰面积均不得大于对照溶液（b）主峰面积的 0.6 倍（0.3%）；杂质 E 的峰面积不得大于对照溶液（d）中的杂质 E 对照品峰面积的 1.5 倍（0.15%）；其他杂质的峰面积不得大于对照溶液（b）主峰面积的 0.2 倍（0.1%）；各杂质峰面积的和不得大于对照溶液（b）主峰面积的 2 倍（1.0%）。任何峰面积小于对照溶液（b）主峰面积的 0.1 倍的杂质可忽略不计（0.05%）。

（3）USP-NF2021 采用 TLC 法检查其他烷基化吩噻嗪杂质，具体方法如下。

取本品 50mg，加甲醇 10ml 溶解，作为供试品溶液，另取盐酸氯丙嗪对照品适量，配制成每 1ml 含 25μg 的溶液，作为对照品溶液。各取 10μl 点于同一块硅胶 G 薄层板上，以现制的经浓氨水饱和的乙醚 - 乙酸乙酯（1∶1）为展开剂，展开后，晾干，在 254nm 紫外灯下检视。供试品溶液除主斑点外，其他斑点的大小和强度不得大于对照品溶液的主斑点。

3. 讨论 高效液相色谱法和薄层色谱法都可以用于有关物质的检查，两种方法各有其优缺点。高效液相色谱法既可以控制不同有关物质杂质的量，同时又可以控制杂质的总量，其检查的准确度优于薄层色谱法。但薄层色谱法需要的仪器设备比较简单，操作也较简便。

盐酸氯丙嗪的有关物质杂质大多为弱碱性化合物，用色谱法进行分离分析时，会出现拖尾、分离效果差等问题，需采取适当措施。如采用高效液相色谱法时，以流动相中加入三氟乙酸的方法来增加它们在色谱柱上的保留行为，从而保证它们与氯丙嗪的分离度；采用薄层色谱法时，通过在展开剂中加入适量二乙胺碱性试剂，来解决它们在薄层板上的拖尾现象。

由于盐酸氯丙嗪遇光易被氧化变色，整个操作过程都应避光，且溶液要临用新制；需长时间处理时，应用氮气来隔绝空气，以避免引入更多杂质；薄层分离时暴露在空气中的时间较长,展开系统中要充氮,避免氧化。

（四）含量测定

1. **非水溶液滴定法**　《中国药典》(2020年版)采用非水滴定法测定盐酸氯丙嗪原料药含量,其中置换出来的盐酸的干扰问题,通过采用醋酐和冰醋酸作混合溶剂和采用电位法指示终点来解决。USP-NF2021也采用非水滴定法测定,但是通过加入适量醋酸汞来排除盐酸的干扰。

2. **酸碱滴定法**　盐酸氯丙嗪的水溶液显弱酸性,可在乙醇-水体系中,用氢氧化钠滴定液滴定,根据两个等当点间消耗的氢氧化钠滴定液的体积来计算盐酸氯丙嗪的含量。EP10.0采用此法测定盐酸氯丙嗪原料药的含量。

3. **紫外-可见分光光度法**　盐酸氯丙嗪具有较强的紫外吸收特征[以盐酸溶液(9→1 000)为溶剂,在254nm的 $E_{1cm}^{1\%}$ 为915],采用紫外-可见分光光度法测定比较简便快速,适用于制剂的含量测定,《中国药典》(2020年版)中盐酸氯丙嗪的片剂和注射液均采用紫外-可见分光光度法中的吸收系数法进行含量测定。

4. **钯离子比色法**　未被氧化的吩噻嗪类药物能与钯离子定量反应,生成有色的配位化合物,可采用比色法进行定量。氧化产物砜和亚砜不能与钯离子反应,故该方法的专属性较强,可准确测定未被氧化的吩噻嗪类药物的含量。

十、硫酸奎宁及其制剂的分析

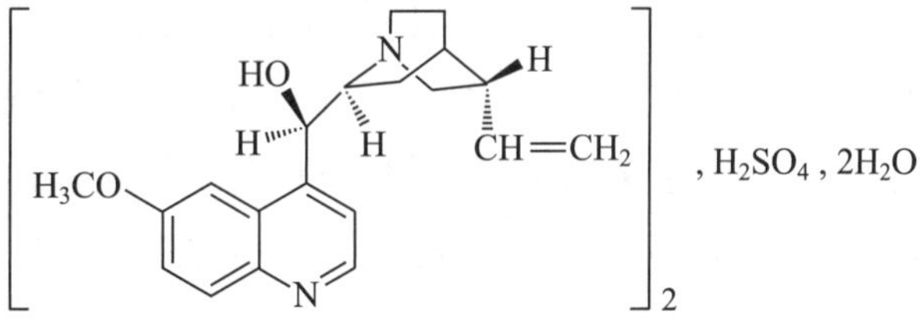

硫酸奎宁为(8S,9R)-6'-甲氧基-脱氧辛可宁-9-醇硫酸盐二水合物,是典型的喹啉类药物,在抗疟疾方面有明显疗效,被各国药典收载。

（一）结构与性质

1. 本品为白色细微的针状结晶,轻柔,易压缩;无臭;遇光渐变色;水溶液显中性反应。在三氯甲烷-无水乙醇(2:1)中易溶,在水、乙醇、三氯甲烷或乙醚中微溶。

2. 分子中含有3个手性碳原子,具有旋光性,硫酸奎宁为左旋体。其光学异构体硫酸奎尼丁为右旋体,两者的药理作用不同。

3. 硫酸奎宁含氮喹核碱取代基上的氮原子为脂环氮,碱性较强(pK_b 为5.07),可与强酸形成稳定的盐,临床上常用其硫酸盐和盐酸盐。盐酸盐的水溶性较好,常用于注射液的制备。而喹啉环上的氮原子为芳环氮,碱性较弱(pK_b 为9.7),不能与酸成盐。喹核碱能与生物碱沉淀试剂反应产生沉淀,可用于鉴别;弱碱性使该药物可用非水碱量法进行含量测定。

4. 6- 氧喹啉环能发生绿奎宁反应，可用于鉴别。

（二）鉴别

1. 绿奎宁反应（thalleioquin reaction） 绿奎宁反应为 6 位含氧喹啉衍生物的特征反应。反应基本机制是 6 位含氧喹啉经氯水（或溴水）氧化，再以氨水处理缩合，生成绿色的二醌基亚胺的铵盐。其反应式为：

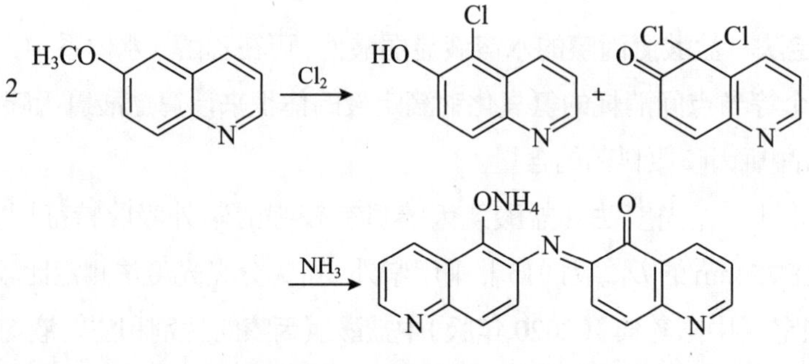

《中国药典》（2020 年版）中硫酸奎宁采用此法进行鉴别：取本品约 5mg，加水 5ml 溶解后，加溴试液 0.2ml 与氨试液 1ml，即显翠绿色。

EP10.0 也采用此法鉴别硫酸奎宁。

2. 荧光产物反应 硫酸奎宁和硫酸奎尼丁在稀硫酸溶液中可显蓝色荧光，可与其他喹啉类药物区别，《中国药典》（2020 年版）、USP-NF2021，EP10.0 均采用此法鉴别硫酸奎宁。

3. 红外分光光度法 红外分光光度法特征性强、专属性好，是各国药典鉴别硫酸奎宁的首选方法。

4. 硫酸根的鉴别 具有一定碱性的杂环类药物在临床上多用其无机酸盐或有机酸盐，同一碱性药物不同无机酸盐的理化性质、药代动力学性质等方面都有差异，如硫酸奎宁微溶于水而盐酸奎宁易溶于水。因此对有机碱盐的酸根进行鉴别是很有必要的。常见的无机酸盐包括硫酸盐、盐酸盐、氢溴酸盐、磷酸盐等。酸根的鉴别方法收载在《中国药典》（2020 年版）四部的通则中。

（三）特殊杂质检查

1. 其他金鸡纳碱 奎宁主要用金鸡纳树皮提取分离而得，易引入奎尼丁、辛可宁、辛可尼丁等其他金鸡纳碱。

《中国药典》（2020 年版）采用 TLC 法检查其他金鸡纳碱：取本品，加稀乙醇溶解并稀释制成每 1ml 约含 10mg 的溶液，作为供试品溶液。精密取供试品溶液适量，用稀乙醇定量稀释制成每 1ml 中约含 50μg 的溶液，作为对照溶液。照薄层色谱法（通则 0502）试验，吸取供试品溶液与对照溶液各 5μl，分别点于同一硅胶 G 薄层板上，以三氯甲烷 - 丙酮 - 二乙胺（5∶4∶1.25）为展开剂。展开，微热使展开剂挥散，喷以碘铂酸钾试液使显色。供试品溶液如显杂质斑点，与对照溶液的主斑点比较，不得更深（0.5%）。

EP10.0 采用 HPLC 法对其他金鸡纳碱进行检查，要求二氢奎宁不得过 10%，在奎宁出峰前的杂质不得过 5%，其他杂质不得过 2.5%。

USP-NF2021 采用 HPLC 法直接对二氢奎宁进行检查，要求不得过 10%；同时采用 TLC

法控制其他碱性化合物(如辛可尼丁等)。

2. **光学异构体杂质** USP-NF2021 要求硫酸奎宁用 0.1mol/L 的盐酸溶液配制成 20mg/ml 溶液后,其旋光度应为 –235°～–245°。

(四)含量测定——非水溶液滴定法

1. **基本原理** 非水溶液滴定法是在非水溶剂中进行的酸碱滴定法。酸碱中和反应的实质是质子的转移,而质子转移是通过溶剂合质子实现的。弱碱(或弱酸)性化合物在水溶液中的质子转移反应不完全,无法被完全滴定;若改在酸性(或碱性)溶剂中,则溶剂的酸性(碱性)有助于质子转移趋向完全,进而被顺利滴定。

在冰醋酸溶剂中,$pK_b<10$ 的弱碱性药物均能被均化到醋酸根(CH_3COO^-,pK_b 为 5.69)水平,相对碱强度显著增加,可被高氯酸定量滴定。非水溶液滴定法测定碱性药物准确度高、精密度好,在国内外药典中多有应用。

碱性药物(B)以游离形式存在时,其与高氯酸反应的原理可用下列通式表示。

$$HClO_4 + CH_3COOH \rightleftharpoons ClO_4^- + H^+ \cdot CH_3COOH$$

$$B + CH_3COOH \rightleftharpoons BH^+ + CH_3COO^-$$

$$H^+ CH_3COOH + CH_3COO^- \rightleftharpoons 2CH_3COOH$$

成盐的碱性药物与高氯酸反应的本质是置换反应,其反应原理可用下列通式表示。

$$BH^+A^- + HClO_4 \longrightarrow BH^+ClO_4^- + HA$$

常见碱性药物非水溶液滴定法的主要条件见表 8-30。

表 8-30 常见碱性药物的非水溶液滴定法主要条件

药物	溶剂及试剂用量 /ml			终点指示方法		反应摩尔比
	冰醋酸	醋酐	醋酸汞	指示剂	终点颜色	
奋乃静	20			结晶紫	蓝绿色	1:2
地西泮	10	10		结晶紫	绿色	1:1
氯氮䓬	20			结晶紫	蓝色	1:1
咖啡因	5	25		结晶紫	黄色	1:1
秋水仙碱	50	5		电位法	—	1:1
硫酸阿托品	10	10		结晶紫	纯蓝色	1:1
硫酸奎宁	10	5		结晶紫	蓝绿色	1:3
硫酸奎宁片	三氯甲烷25	5		二甲基黄	玫瑰红色	1:4
氢溴酸山莨菪碱	20		5	结晶紫	纯蓝色	1:1
盐酸麻黄碱	10		4	结晶紫	翠绿色	1:1
盐酸氯丙嗪	10	30		电位法	—	1:1
硝酸毛果芸香碱	30			电位法	—	1:1
磷酸可待因	10			结晶紫	绿色	1:1
马来酸麦角新碱	20			结晶紫	蓝绿色	1:1

2. 测定条件

（1）溶剂的选择：一般来说，pK_b 为 8～10 的碱性药物，宜选冰醋酸作为溶剂，如奋乃静；碱性稍弱的药物（pK_b 为 10～12）宜选冰醋酸与醋酐的混合溶液作为溶剂，如地西泮；碱性很弱（$pK_b > 12$）时，应在冰醋酸中加入足够量的醋酐作为溶剂，如咖啡因。醋酐解离生成的醋酐合乙酰离子 $[CH_3CO^+ \cdot (CH_3CO)_2O]$ 比醋酸合质子 $[H^+ \cdot CH_3COOH]$ 的酸性更强，更有利于增强弱碱性药物的碱性，在冰醋酸中加入适量醋酐，可使突跃显著增大，滴定结果准确。

（2）酸根的影响：在冰醋酸介质中无机酸的酸性排列顺序如下。

高氯酸＞氢溴酸＞硫酸＞盐酸＞硝酸＞磷酸＞有机酸

在冰醋酸介质中，高氯酸的酸性最强，因此，有机弱碱的各种无机酸盐均可用高氯酸滴定，置换出较弱的酸。

若被置换出的无机酸酸性较强（如 HBr、HCl）时，则置换反应无法完全进行。处理方法有两种：一是加入稍过量（1～3 倍）的醋酸汞冰醋酸溶液，使置换出来的氢卤酸与其反应生成在醋酸中难解离的卤化汞，以消除氢卤酸对滴定的干扰与不良影响，如氢溴酸山莨菪碱、盐酸麻黄碱；二是加大溶剂中醋酐的比例，并改用电位法指示终点，如盐酸氯丙嗪。

供试品如为磷酸盐，可以直接滴定，如磷酸可待因；硫酸盐也可直接滴定，但只能滴定至硫酸氢盐，如硫酸奎宁。

供试品如为硝酸盐时，因硝酸可氧化指示剂使其提前变色，终点难以判断。遇此情况应以电位法指示终点，如硝酸毛果芸香碱。

（3）滴定剂的浓度：冰醋酸或冰醋酸与醋酐混合溶剂具有挥发性、膨胀系数较大等特点，温度对滴定剂的浓度影响甚大。

若滴定供试品与标定高氯酸滴定液时的温度差超过 10℃，滴定液需重新标定；若未超过 10℃，则可根据式（8-1）将高氯酸滴定液的浓度加以校正：

$$N_1 = \frac{N_0}{[1 + 0.001\ 1(t_1 - t_0)]} \qquad \text{式（8-1）}$$

式中，0.001 1 为冰醋酸的体积膨胀系数；t_0 为标定高氯酸滴定液时的温度；t_1 为滴定供试品时的温度；N_0 为 t_0 时高氯酸滴定液的浓度；N_1 为 t_1 时高氯酸滴定液的浓度。

（4）终点指示方法：非水溶液滴定法的终点常用电位滴定法和指示剂法来确定。电位滴定法是以玻璃电极为指示电极，饱和甘汞电极（玻璃套管内装氯化钾的饱和无水甲醇溶液）为参比电极。如电位突跃不够明显时，可用较大量的醋酐代替冰醋酸作为溶剂来提高终点的灵敏度。

指示剂法简便、快速，一般是非水滴定法的首选。常用的指示剂有结晶紫（crystal violet）、橙黄Ⅳ（orange Ⅳ）、萘酚苯甲醇（naphtholbenzein）、喹哪啶红（quinaldine red）、孔雀绿（malachite green）等，其中结晶紫应用最广泛。结晶紫的碱式色为紫色，酸式色为黄色，在两者之间还有一系列的过渡色，由碱性区域到酸性区域的颜色变化依次为紫色、蓝紫色、蓝色、蓝绿色、绿色、黄绿色、黄色。滴定不同强度碱性药物时，由于终点时过量高氯酸的量的区别使结晶紫的终点颜色变化也各有不同。如滴定硫酸阿托品和氢溴酸山莨菪碱等碱性较强的药物，以蓝色判为终点；碱性次之的硫酸奎宁和地西泮等以蓝绿色或绿色为终点；碱性较弱的咖啡因以黄绿色或黄色为终点。指示剂的终点颜色变化应以电位滴定法的结果来确定。

3. 硫酸奎宁原料药的含量测定 硫酸奎宁 2 个喹啉环上的游离 N 直接与高氯酸发生酸碱反应，消耗 2mol 的高氯酸；由于硫酸盐只能被滴定到硫酸氢盐，因此喹核碱上与硫酸成盐的 N 只能与 1mol 高氯酸发生置换反应。故硫酸奎宁原料药与高氯酸的反应摩尔比为 1∶3。反应式如下：

$$(C_{20}H_{24}N_2O_2)_2 \cdot H_2SO_4 + 3HClO_4 \longrightarrow (C_{20}H_{24}N_2O_2 \cdot 2H^+) \cdot 2ClO_4^- + (C_{20}H_{24}N_2O_2 \cdot 2H^+) \cdot HSO_4^- \cdot ClO_4^-$$

《中国药典》（2020 年版）中的具体测定方法：取本品约 0.2g［约消耗高氯酸滴定液（0.1mol/L）8ml］，精密称取，加冰醋酸 10ml 溶解后，加醋酐 5ml 与结晶紫指示液 1～2 滴，用高氯酸滴定液（0.1mol/L）滴定至溶液显蓝色，并将滴定结果用空白试验校正。1ml 高氯酸滴定液（0.1mol/L）相当于 24.90mg（$C_{20}H_{24}N_2O_2$）$_2$·H_2SO_4。

USP-NF2021、EP10.0 也都采用非水滴定法测定硫酸奎宁含量。USP-NF2021 用醋酐作溶剂，萘酚苯甲醇为指示剂；EP10.0 用三氯甲烷和醋酐混合溶液作溶剂，用电位法指示终点。

4. 硫酸奎宁片的含量测定（《中国药典》（2020 年版）） 为了排除片剂中附加成分的干扰，硫酸奎宁片需先经碱化处理，生成奎宁游离碱，然后再用高氯酸滴定液滴定，反应摩尔比为 1∶4。反应式如下：

$$(C_{20}H_{24}N_2O_2)_2 \cdot H_2SO_4 \xrightarrow{\text{碱化提取}} 2C_{20}H_{24}N_2O_2$$

$$2C_{20}H_{24}N_2O_2 + 4HClO_4 \longrightarrow 2(C_{20}H_{24}N_2O_2 \cdot 2H^+) \cdot 2ClO_4^-$$

具体方法：取本品 10 片，除去糖衣后，精密称定，研细，精密称取适量（约相当于硫酸奎宁 0.3g），置分液漏斗中，加氯化钠 0.5g 与 0.1mol/L 氢氧化钠溶液 10ml，混匀，精密加三氯甲烷 50ml，振摇 10 分钟，静置，分取三氯甲烷液，用干燥滤纸滤过，弃去初滤液，精密量取续滤液 25ml，加醋酐 5ml 与二甲基黄指示液 2 滴，用高氯酸滴定液（0.1mol/L）滴定，至溶液显玫瑰红色，并将滴定结果用空白试验校正。每 1ml 高氯酸滴定液（0.1mol/L）相当于 19.57mg 的（$C_{20}H_{24}N_2O_2$）$_2$·H_2SO_4·$2H_2O$。

因为三氯甲烷属于非水溶液滴定法中的惰性溶剂，所以直接取提取后的三氯甲烷溶液加上适量的醋酐进行滴定，同时改用二甲基黄作为指示剂。

十一、硫酸阿托品及其制剂的分析

硫酸阿托品为（±）-α-（羟甲基）苯乙酸 -8- 甲基 -8- 氮杂双环［3.2.1］-3- 辛酯硫酸盐一水合物，是典型的抗胆碱药。

（一）结构与性质

1. 本品为无色结晶或白色结晶性粉末;无臭;在水中极易溶解,在乙醇中易溶。

2. 该药物具有固定的熔点,《中国药典》(2020年版)规定本品在120℃干燥4小时后,立即依法测定(通则0612),熔点不得低于89℃,熔融时同时分解。

3. 莨菪醇结构中的五元脂环氮原子,碱性较强（pK_b 为4.35）,易与酸成盐,临床常用其硫酸盐。

4. 由托烷衍生的氨基醇与相应的有机酸缩合而成的酯键易水解,生成莨菪醇和莨菪酸,莨菪酸可发生特征的Vitaili反应。

（二）鉴别

1. **托烷生物碱类反应（Vitaili反应）** Vitaili反应属于托烷类生物碱的一般鉴别试验,收载在《中国药典》(2020年版)四部通则项下(通则0301)。其基本原理是酯键水解后生成的莨菪酸,经发烟硝酸加热处理,转变为三硝基衍生物,在乙醇溶液中与氢氧化钾作用,生成深紫色的醌式化合物。以阿托品为例,其反应式为:

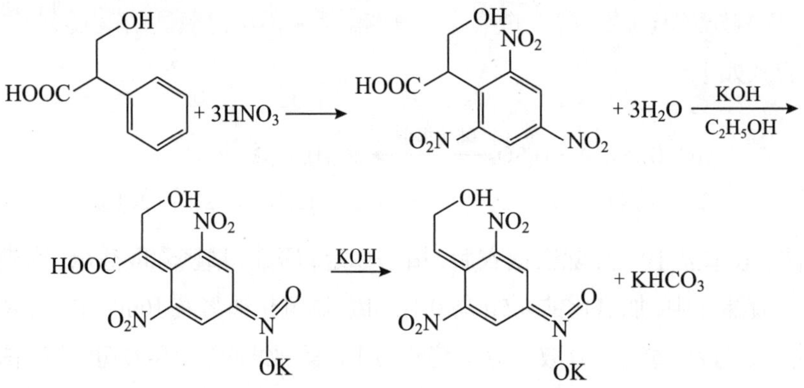

《中国药典》(2020年版)中硫酸阿托品的原料及各种制剂均采用此法进行鉴别。EP10.0也采用此法鉴别硫酸阿托品。

2. **沉淀反应** 具有碱性的含氮杂环类化合物,在酸性水溶液中均可与重金属盐类及大分子酸等试剂反应,生成难溶的加成物、复盐或配合物沉淀。这类重金属盐类及大分子酸被称为生物碱沉淀试剂,不同的沉淀试剂与碱性物质反应的条件与结果不同(表8-31)。

表8-31 常用的生物碱沉淀试剂及反应

类别	试剂名称	试剂主要组成	反应产物
金属盐类	碘化铋钾试液（Dragendorff试剂）	$BiI_3 \cdot KI$	橙红或棕红色沉淀
	碘-碘化钾试液（Wagner试剂）	I_2-KI	棕色或棕褐色沉淀
	碘化汞钾试液（Mayer试剂）	$HgI_2 \cdot 2KI$	白色或淡黄色沉淀,试剂过量,沉淀会溶解
酚酸类	三硝基苯酚试液（Hager试剂）	2,4,6-三硝基苯酚	生成黄色结晶性沉淀并有特定熔点
酸类	硅钨酸试液（Bertrand试剂）	$SiO_2 \cdot 12WO_3$	白色、淡黄色或黄棕色沉淀
复盐	雷氏铵盐（Ammoniumreineckater）	硫氰酸铬铵试剂	淡黄色沉淀

EP10.0 中硫酸阿托品有两个鉴别采用这种方法：一是利用硫酸阿托品与三硝基苯酚试液反应生成的沉淀具有固定熔点进行鉴别；二是利用硫酸阿托品在酸性溶液中遇到碘化铋钾试剂会马上生成橙色或橙红色沉淀的现象进行鉴别（该方法作为生物碱的一般鉴别试验收载在 EP10.0 的附录 2.3.1）。

3. 薄层色谱法 薄层色谱法具有一定分离能力，操作简单，信息丰富，在杂环类药物制剂的鉴别中应用也比较广泛。用硅胶 G 薄层板进行碱性药物及其盐的鉴别时，由于碱性药物及其盐与硅胶表面的硅醇羟基有吸附作用，会造成严重拖尾现象，对鉴别结果判断有影响，需采取适当措施：①在展开剂中加入一些碱性试剂，如乙二胺、氨水等。加入的碱性试剂一方面可使有机碱盐游离，另一方面可中和硅醇羟基的弱酸性，减少硅醇羟基对碱性药物的吸附作用，避免拖尾。如 USP-NF2021 和 JP17 中硫酸阿托品注射液的鉴别，BP2021 中硫酸阿托品片的鉴别、盐酸氯丙嗪原料及制剂的鉴别。②改用碱性硅胶 G 薄层板，即在薄层板制备过程中加入碱性试剂，同样可以有效解决拖尾问题。

示例 8-26 硫酸阿托品片剂的鉴别（BP2021）

取片剂粉末适量（约相当于硫酸阿托品 10mg），加 96% 乙醇 2ml，振摇，离心，取上清液为供试品溶液；另取硫酸阿托品对照品适量，用 96% 乙醇溶解并稀释成浓度为 0.5%(W/V)的溶液，作为对照品溶液。吸取上述两种溶液各 5μl，分别点于同一硅胶 G 薄层板上，以二乙胺 - 丙酮 - 三氯甲烷（10：40：50）为展开剂，展开 15cm 后，晾干，在 105℃ 干燥 20 分钟，放冷，喷以稀的碘化铋钾试液。供试品溶液主斑点应与对照品溶液主斑点的位置和大小一致。

（三）特殊杂质检查

1. 莨菪碱 硫酸阿托品为消旋体，生产过程消旋化不完全易引入 L- 莨菪碱杂质。《中国药典》（2020 年版）利用两者旋光性质的差异采用旋光法对 L- 莨菪碱进行限量检查，方法为：取本品，按干燥品计算，加水溶解并制成每 1ml 含 50mg 的溶液，依法测定（通则 0621），旋光度不得过 –0.40°。

USP-NF2021 和 EP10.0 则规定旋光度应在 –0.50°～+0.50° 范围内来控制 L- 莨菪碱的含量。

2. 有关物质 除 L- 莨菪碱外，在硫酸阿托品的生产和贮藏过程中还会产生很多其他有关物质杂质，结构大多与阿托品相似，EP10.0 列出了 7 种已知的有关物质杂质（表 8-32）。《中国药典》（2020 年版）、USP-NF2021 及 EP10.0 均采用离子对高效液相色谱法对硫酸阿托品中的有关物质进行检查。

示例 8-27 硫酸阿托品的有关物质检查[《中国药典》（2020 年版）]

供试品溶液：取本品，加水溶解并稀释制成每 1ml 中约含 0.5mg 的溶液。

对照溶液：精密量取供试品溶液 1ml，置 100ml 量瓶中，用水稀释至刻度，摇匀。

色谱条件及系统适用性要求：用十八烷基硅烷键合硅胶为填充剂；以 0.05mol/L 磷酸二氢钾溶液（含 0.002 5mol/L 庚烷磺酸钠)- 乙腈（84：16）（用磷酸或氢氧化钠试液调节 pH 至 5.0）为流动相；检测波长为 225nm；进样体积 20μl。阿托品峰与相邻杂质峰之间的分离度应符合要求。

测定法：精密量取供试品溶液与对照溶液，分别注入液相色谱仪，记录色谱图至主成分峰保留时间的 2 倍。

表8-32 EP10.0收载的硫酸阿托品的主要有关物质杂质

有关物质结构式	有关物质化学名及代码
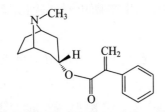	阿朴阿托品（杂质A） （1R, 3R, 5S）-8-methyl-8-azabicyclo[3.2.1]oct-3-yl 2-phenylpropenoate
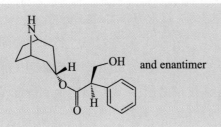 and enantimer	去甲阿托品（杂质B） （1R, 3R, 5S）-8-azabicyclo[3.2.1]oct-3-yl（2RS）-3-hydroxy-2-phenylpropanoate
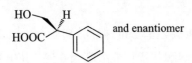 and enantiomer	莨菪酸（杂质C） （2RS）-3-hydroxy-2-phenylpropanoic acid
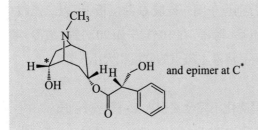 and epimer at C*	6-羟基莨菪碱（杂质D） （1R, 3S, 5R, 6RS）-6-hydroxy-8-methyl-8-azabicyclo-[3.2.1]oct-3-yl（2S）-3-hydroxy-2-phenylpropanoate
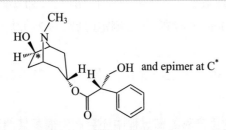 and epimer at C*	7-羟基莨菪碱（杂质E） （1S, 3R, 5S, 6RS）-6-hydroxy-8-methyl-8-azabicyclo[3.2.1]oct-3-yl（2S）-3-hydroxy-2-phenylpropanoate
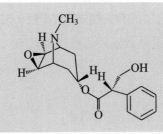	hyoscine（杂质F） （1R, 2R, 4S, 5S, 7S）-9-methyl-3-oxa-9-azatricyclo[3.3.1.0²,⁴]non-7-yl（2S）-3-hydroxy-2-phenylpropanoate
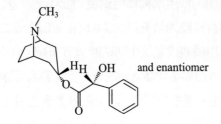 and enantiomer	littorine（杂质G） （1R, 3R, 5S）-8-methyl-8-azabicyclo[3.2.1]oct-3-yl（2RS）-2-hydroxy-3-phenylpropanoate

限度：供试品溶液色谱图中如有杂质峰，扣除相对保留时间 0.17 之前的色谱峰，各杂质峰面积的和不得大于对照溶液主峰面积（1.0%）。

USP-NF2021 的限度规定：莨菪酸不超过 0.2%；7- 羟基莨菪碱不超过 0.2%；东莨菪碱不超过 0.2%；6- 羟基莨菪碱不超过 0.2%；莨菪碱相关化合物 A 不超过 0.3%；littorine 不超过 0.2%；阿朴阿托品不超过 0.2%；任意个别未指明杂质不超过 0.1%；总杂质不超过 0.5%。

EP10.0 的限度规定：7- 羟基莨菪碱不超过 0.3%；阿朴阿托品、去甲阿托品、莨菪酸、6- 羟基莨菪碱，杂质 F（hyoscine）和杂质 G（littorine）不超过 0.2%；其他杂质不超过 0.10%；杂质总量不超过 0.5%。

（四）含量测定

1. 非水溶液滴定法　阿托品为碱性较强的一元碱药物（pK_b 为 4.35），2 分子阿托品与 1 分子硫酸成盐。硫酸盐只能被滴定到硫酸氢盐，故硫酸阿托品与高氯酸反应的反应摩尔比为 1：1。高氯酸直接滴定硫酸阿托品的反应式为：

$$(C_{17}H_{23}NO_3)_2 \cdot H_2SO_4 + HClO_4 \longrightarrow (C_{17}H_{23}NO_3H^+)\ ClO_4^- + (C_{17}H_{23}NO_3H^+)\ HSO_4^-$$

《中国药典》（2020 年版）、EP10.0 均采用非水溶液滴定法测定硫酸阿托品的含量。《中国药典》（2020 年版）中的方法是以冰醋酸和醋酐混合溶液作为溶剂，结晶紫作为指示剂；EP10.0 是以无水醋酸为溶剂，用电位法来指示终点。

2. 酸性染料比色法　酸性染料比色法是利用碱性药物在一定的 pH 条件下，可与某些酸性染料结合显色，采用分光光度法测定药物含量的方法。该法灵敏度高，具有一定的专属性和准确度，特别适用于小剂量碱性药物制剂的定量分析。

（1）基本原理：碱性药物（B）在适当 pH 的水溶液中，可与氢离子结合成阳离子（BH^+），而一些酸性染料（磺酸酞类指示剂等），在此条件下可解离成阴离子（In^-）；阴阳离子定量地结合，即生成有色离子对（$BH^+ \cdot In^-$），该离子对脂溶性增强，可以定量地被有机溶剂萃取，通过在特征波长处测定有机相中有色离子对的吸光度，即可以对碱性药物进行含量测定。反应示意式如下：

$$B + H^+ \longrightarrow BH^+$$

$$HIn \longrightarrow H^+ + In^-$$

$$BH^+ + In^- \longrightarrow (BH^+ \cdot In^-)_{水相} \longrightarrow (BH^+ \cdot In^-)_{有机相}$$

（2）影响因素：酸性染料比色法的灵敏度取决于有机相中离子对的吸光度的大小，而影响有机相中离子对的含量的因素很多，其中影响最大的因素包括水相的 pH、酸性染料的种类、有机溶剂的种类等。

1）水相最佳 pH 的选择：水相的 pH 对酸性染料比色法的影响极大。只有在有机碱药物均成阳离子（BH^+），且存在足够的酸性染料阴离子（In^-）时，才能定量生成离子对，保证定量测定结果的准确。

从上述反应式可知，pH 偏低（H^+ 浓度较高）时，有机碱药物全部以阳离子（BH^+）状态存在，但如 pH 过低，酸性染料的解离受到抑制，使 In^- 的浓度偏低，不利于离子对的形成。因此选择一个最佳 pH，使有机碱药物全部以 BH^+ 状态存在，同时又保证有足够的酸性染料阴离子 In^- 与阳离子结合，是酸性染料比色法满足高灵敏度的首要条件。其选择方法一般先根据有机碱药物和酸性染料的 pK 值,以及离子对在两相中的分配系数确定 pH 范围,然后通过试验确定水相最佳 pH。

2)酸性染料种类**的选择**:酸性染料的选择应符合以下几个条件。一是能够与有机碱药物定量地结合,且生成的离子对在有机相中的溶解度大;二是要求生成的离子对在测定波长下能有较高的吸光度;三是酸性染料在有机相中的溶解度要小(不溶或很少溶解),以免干扰有机相中离子对的测定。

常用的酸性染料有溴甲酚绿、溴麝香草酚蓝、溴酚蓝、溴甲酚紫、甲基橙等。一般认为酸性染料的浓度对测定结果影响不大,只要量足够即可。增加酸性染料的浓度可以提高测定的灵敏度。但如果浓度太高,则易产生严重的乳化层,且不易去除,往往影响测定的结果。

3)有机溶剂的选择:水相中的离子对须经有机相提取才可与水相中过量的酸性染料分离。有机溶剂的选择应满足以下几个条件:一是对形成的离子对萃取效率高;二是不与或极少与水混溶。常用的有机溶剂有三氯甲烷、二氯甲烷等。三氯甲烷能与离子对形成氢键,萃取效率较高、选择性好,同时具有与水不混溶等特点,是理想的溶剂,最为常用,其次是二氯甲烷。

4)平行操作:提取效率除了与所选酸性染料的种类、有机溶剂的种类有关外,还与实验操作过程中的提取次数、振摇力度、振摇时间等有关。酸性染料比色法用对照法进行定量,提取率的高低对结果的影响较小,但操作是否平行对结果的影响很大,因此在实际分析过程中要严格遵守平行操作原则。

除上述四种因素外,有机相中带入的少量水分也会影响比色测定的准确性,因此在萃取过程中,应严防水分混入有机相。一般多采用加入脱水剂,或经干燥滤纸过滤的方法,除去混入的水分。另外酸性染料中的有色杂质混入萃取的有机相中,也会使测定结果受到干扰。可用所选有机溶剂先将酸性染料中的有色杂质萃取除去的方法来排除干扰。

(3)应用

示例 8-28 硫酸阿托品注射液的含量测定[《中国药典》(2020 年版)]

供试品溶液:精密量取本品适量(约相当于硫酸阿托品 2.5mg),置 50ml 量瓶中,用水稀释至刻度,摇匀,即得。

对照品溶液:取硫酸阿托品对照品约 25mg,精密称定,置 25ml 量瓶中,加水溶解并稀释至刻度,摇匀,精密量取 5ml,置 100ml 量瓶中,用水稀释至刻度,摇匀,即得。

测定法:精密量取供试品溶液与对照品溶液各 2ml,分别置预先精密加入三氯甲烷 10ml 的分液漏斗中,各加溴甲酚绿溶液(取溴甲酚绿 50mg 与邻苯二甲酸氢钾 1.021g,加 0.2mol/L 氢氧化钠溶液 6.0ml 使溶解后,加水稀释成 100ml,摇匀,必要时滤过)2.0ml,振摇提取 2 分钟后,静置使分层,分取澄清的三氯甲烷液,照紫外 - 可见分光光度法,在 420nm 的波长处分别测定吸光度,计算,并将结果乘以 1.027,即得。

3. 高效液相色谱法 USP-NF2021 采用离子对色谱法测定硫酸阿托品原料药的含量。《中国药典》(2020 年版)中硫酸阿托品眼膏的含量测定也采用离子对色谱法。

示例 8-29 硫酸阿托品眼膏的含量测定[《中国药典》(2020 年版)]

照高效液相色谱法(通则 0512)测定。

供试品溶液:取本品适量(约相当于硫酸阿托品 10mg),精密称定,置 50ml 量瓶中,加水适量,在 80℃水浴中强烈振摇 20 分钟使硫酸阿托品溶解,放冷,用水稀释至刻度,摇匀,冰浴中冷却 5 分钟,滤过,取续滤液,即得。

对照品溶液:取硫酸阿托品对照品,精密称定,加水溶解并定量稀释制成每 1ml 中约含 0.2mg 的溶液。

色谱条件:用十八烷基硅烷键合硅胶为填充剂;以 0.05mol/L 磷酸二氢钾溶液(含 0.002 5mol/L 庚烷磺酸钠)- 乙腈(84∶16)(用磷酸或氢氧化钠试液调节 pH 至 5.0)为流动相;检测波长为 225nm;进样体积 20μl。

系统适用性要求:理论板数按阿托品峰计算不低于 3 000。

测定法:精密量取供试品溶液与对照品溶液,分别注入液相色谱仪,记录色谱图。按外标法以峰面积计算。

十二、左氧氟沙星及其制剂的分析

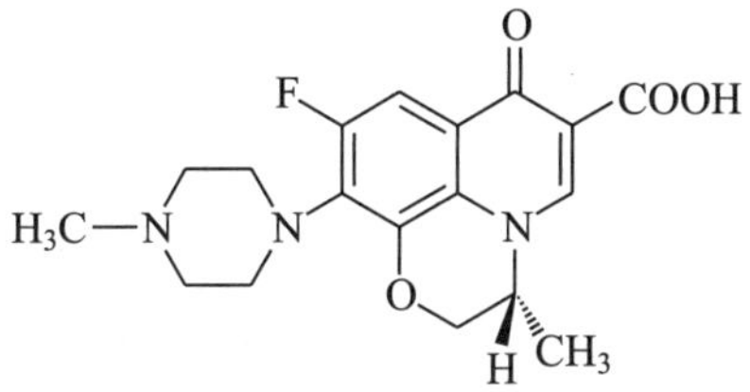

左氧氟沙星为(－)-(*S*)-3- 甲基 -9- 氟 -2,3- 二氢 -10-(4- 甲基 -1- 哌嗪基)-7- 氧代 -7*H*- 吡啶并[1,2,3-de]-1,4- 苯并噁嗪 -6- 羧酸,为典型的喹诺酮类药物。

(一)结构与性质

1. 左氧氟沙星药物分子中因含有羧基而显酸性,同时又含有碱性氮原子而显碱性,所以左氧氟沙星显酸碱两性,一般临床应用上与盐酸成盐。

2. 在水和乙醇中溶解度小,在碱性和酸性水溶液中有一定溶解度。药物成盐后可在水中溶解。

3. 左氧氟沙星盐酸溶液在 226nm 与 294nm 的波长处有最大吸收,在 263nm 的波长处有最小吸收。

4. 左氧氟沙星具有旋光性,每 1ml 中约含 10mg 左氧氟沙星的甲醇溶液,比旋度为 –92°～–99°。

5. 本品结构中 3、4 位为羧基和酮羰基,极易和金属离子,如钙、镁、铁和锌等形成螯合物,降低药物的抗菌活性。

(二)鉴别

1. 紫外 - 可见分光光度法 喹诺酮类药物分子结构中具有共轭系统,在紫外区有最大吸收波长,可以用来进行鉴别。

2. 红外分光光度法 《中国药典》(2020 年版)规定:喹诺酮类药物红外光吸收图谱应与对照的图谱一致。

3. 高效液相色谱法 《中国药典》(2020 年版)、EP10.0 和 USP-NF2021 均利用高效液相色谱图中药物的保留时间,对左氧氟沙星进行鉴别。

（三）特殊杂质检查

1. **有关物质检查** 左氧氟沙星生产和贮存过程中容易引入杂质 A 及其对映异构体和其他有关物质,《中国药典》(2020 年版)采用高效液相色谱法对左氧氟沙星中杂质 A 进行检查,采用外标法计算含量;采用高效液相色谱法的主成分自身对照法对有关物质进行检查。限度规定:供试品溶液色谱图中如有杂质峰,杂质 A(检测波长 238nm)按外标法以峰面积计算,不得过 0.3%,其他单个杂质(检测波长 294nm)峰面积不得大于对照溶液主峰面积(0.2%),其他各杂质(检测波长 294nm)峰面积的和不得大于对照溶液主峰面积的 2.5 倍(0.5%),小于灵敏度溶液主峰面积的峰忽略不计。

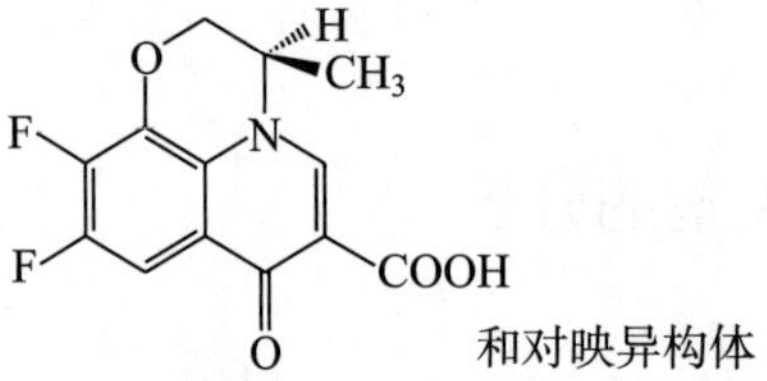

杂质A 和对映异构体

2. **光学异构体的检查** 《中国药典》(2020 年版)对左氧氟沙星中的光学异构体杂质右氧氟沙星进行检查。

色谱条件与系统适用性试验:用十八烷基硅烷键合硅胶为填充剂;以硫酸铜 D- 苯丙氨酸溶液(取 D- 苯丙氨酸 1.32g 与硫酸铜 1g,加水 1 000ml 溶解后,用氢氧化钠试液调节 pH 至 3.5)- 甲醇(82∶18)为流动相,流速为 1ml/min;柱温 40℃;检测波长为 294nm。取氧氟沙星对照品适量,用流动相溶解并稀释成每 1ml 中约含 0.2mg 的溶液,取 20μl 注入液相色谱仪,记录色谱图(图 8-9),右氧氟沙星与左氧氟沙星依次流出,理论板数按左氧氟沙星峰计算应不低于 2 500,右、左旋异构体峰之间的分离度应符合规定。

测定法:取本品适量,用流动相溶解并稀释成每 1ml 中约含 1.0mg 的溶液,作为供试品溶液;精密量取供试品溶液适量,加流动相制成每 1ml 中含左氧氟沙星 10μg 的溶液,作为对照溶液。取对照溶液 20μl 注入液相色谱仪,调节检测灵敏度,使主成分色谱峰的峰高为满量程的 20%～25%,再精密量取对照溶液和供试品溶液各 20μl,分别注入液相色谱仪,记录色谱图,供试品中如有右氧氟沙星杂质峰,不得大于对照溶液主峰面积(1.0%)。

EP10.0 和 USP-NF2021 均收载了左氧氟沙星及其制剂对光学异构体杂质的限量检查,且包含在该药物的"有关物质"检查项目中。

（四）含量测定

1. **非水溶液滴定法** 左氧氟沙星药物具有酸碱两性的性质,可用非水溶液滴定法进行含量测定。EP10.0 用非水溶液滴定法测定左氧氟沙星的含量,以无水冰醋酸溶解供试品,0.1mol/L 高氯酸滴定液进行滴定,电位法指示终点。

2. **高效液相色谱法** 《中国药典》(2020 年版)采用 HPLC 法对所收载的左氧氟沙星原料、片剂及滴眼液进行含量测定。用常规高效液相色谱法单独以乙腈 - 水或甲醇 - 水为流动相洗脱时,常出现色谱峰拖尾严重、对称性差、分离度低和保留值不稳定等问题,因此该药物

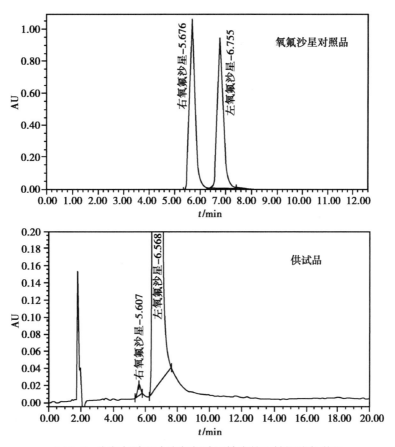

图 8-9　左氧氟沙星中右氧氟沙星检查的手性拆分色谱图

的测定多采用离子抑制色谱法或离子对色谱法,所用离子对试剂主要为戊烷磺酸钠、枸橼酸钠和高氯酸钠等。

十三、磺胺嘧啶及其制剂的分析

$$H_2N \longrightarrow SO_2NH \longrightarrow$$

磺胺嘧啶为 *N-2- 嘧啶基 -4- 氨基苯磺酰胺*,是最早用于预防和治疗细菌感染性疾病的化学合成药品之一。

(一) 结构与性质

1. 本品为白色或类白色结晶性粉末。在水中几乎不溶,溶于盐酸或氢氧化钠溶液,易溶于乙醇、丙酮,具有一定熔点。

2. 磺胺嘧啶以直火加热熔融后,可呈现紫蓝色。

3. 磺胺嘧啶分子结构中具有酸性的磺酰氨基和碱性的芳伯氨基,所以多为酸碱两性化合物,可溶于酸或碱溶液。

4. 磺胺嘧啶具有游离的芳伯氨基,可发生重氮化 - 偶合反应。

5. 磺胺嘧啶分子结构中磺酰氨基上的氢原子比较活泼,可被金属离子(如银、铜、钴等)

取代,生成不同颜色的金属盐沉淀。

6. 磺胺嘧啶分子结构中的苯环因受芳伯氨基的影响,在酸性条件下可发生卤代反应,如溴代反应,能生成白色或黄色的溴化物沉淀。

7. 取代基为含氮嘧啶杂环,可与生物碱沉淀试剂反应生成沉淀。

(二) 鉴别

1. 与金属离子反应　磺胺嘧啶在碱性溶液中,与硫酸铜试液反应,即生成黄绿色沉淀,放置后变为紫色。

2. 芳香第一胺反应　磺胺嘧啶具有芳伯氨基,在酸性溶液中可与亚硝酸钠作用,形成重氮盐,重氮盐与碱性 β- 萘酚发生偶合反应,生成橙黄色至猩红色沉淀。

3. 红外分光光度法　利用红外分光光度法对磺胺类药物进行鉴别。在 3 500～3 300cm^{-1} 有氨基的两个伸缩振动峰;在 1 650～1 600cm^{-1} 有一个较强的氨基面内弯曲振动峰;在 1 600～1 450cm^{-1} 有苯环的骨架振动峰;在 1 350cm^{-1} 和 1 150cm^{-1} 附近有两个强的吸收峰,为磺酰基特征峰;在 900～650cm^{-1} 有苯环芳氢的面外弯曲振动峰;磺胺类药物为对位二取代苯,在 850～800cm^{-1} 有一个强的特征峰。

(三) 特殊杂质检查

磺胺嘧啶会产生有色的氧化产物 —— 偶氮苯化合物,该杂质在碱性溶液中溶解,显黄色,所以《中国药典》(2020 年版)中磺胺嘧啶采用碱性溶液的澄清度与颜色检查该杂质。

偶氮苯化合物

取本品 2.0g,加氢氧化钠试液 10ml 溶解后,加水至 25ml,溶液应澄清无色;如显色,与黄色 3 号标准比色液(通则 0901 第一法)比较,不得更深。

(四) 含量测定

1. 亚硝酸钠滴定法　磺胺嘧啶具有游离的芳伯氨基,因此《中国药典》(2020 年版)中该药物的原料、软膏和眼膏均采用亚硝酸钠滴定法测定含量。

2. 紫外分光光度法　磺胺嘧啶的复方制剂中各组分间互不干扰时,可用直接紫外分光光度法测定含量;如果制剂中各成分相互干扰而不能直接测定时,则可采用分光光度法测定含量。

复方磺胺嘧啶片为磺胺嘧啶与甲氧苄啶的复方制剂,磺胺嘧啶的最大吸收波长为 308nm,而甲氧苄啶在此波长处无吸收,因此可用直接测定法测定磺胺嘧啶的含量。具体方法如下。

取本品 10 片,精密称定,研细,精密称取适量(约相当于磺胺嘧啶 0.2g),置 100ml 量瓶中,加 0.4% 氢氧化钠溶液适量,振摇使磺胺嘧啶溶解,并稀释至刻度,摇匀,滤过,精密量取续滤液 2ml,置另一 100ml 量瓶中,加盐酸溶液(9→1 000)稀释至刻度,摇匀,照紫外 - 可见分光光度法,在 308nm 的波长处测定吸光度;另取磺胺嘧啶对照品适量,精密称定,加盐酸溶液(9→1 000)溶解并定量稀释制成每 1ml 中约含 40μg 的溶液,同法测定,计算,即得。

3. 高效液相色谱法 高效液相色谱法专属性强,目前广泛应用于各类药物的分析。《中国药典》(2020年版)中收载的磺胺嘧啶片、磺胺嘧啶混悬液及磺胺类药物的复方制剂均采用高效液相色谱法测定含量。《中国药典》(2020年版)中磺胺嘧啶混悬液的含量测定:用十八烷基硅烷键合硅胶为填充剂,以乙腈-0.3%醋酸铵溶液(20:80)为流动相;检测波长为260nm;进样体积为10µl。供试品溶液的制备:取本品,摇匀,用内容量移液管精密量取5ml,置100ml量瓶中,用0.1mol/L氢氧化钠溶液30ml洗涤移液管内壁,洗液并入量瓶中,振摇使磺胺嘧啶溶解,用流动相稀释至刻度,摇匀,滤过,精密量取续滤液1ml,置50ml量瓶中,用流动相稀释至刻度,摇匀。对照品溶液的制备:取磺胺嘧啶对照品约25mg,精密称定,置50ml量瓶中,加0.1mol/L氢氧化钠溶液1.5ml溶解后,用流动相稀释至刻度,摇匀,精密量取10ml,置50ml量瓶中,用流动相稀释至刻度,摇匀。精密量取供试品溶液和对照品溶液,分别注入液相色谱仪,记录色谱图,按外标法以峰面积计算。

十四、维生素A及其制剂的分析

维生素A包括维生素A_1(视黄醇)、维生素A_2(去氢维生素A)和维生素A_3(去水维生素A)等,其中维生素A_1活性最高,所以通常所说的维生素A是指维生素A_1。维生素A在自然界的主要来源是鱼肝油,从鱼肝油中提取的维生素A多为其酯类,主要为醋酸酯,还有棕榈酸酯和其他酯类,但目前主要采用人工合成方法制取。

(一)结构与性质

1. 结构 维生素A的结构是具有一个共轭多烯侧链的环己烯,因而具有多种立体异构体,其中,全反式维生素A是天然维生素A的主要成分,活性最强。除此之外还有多种异构体,R不同则可以是维生素A醇或其酯,见表8-33。

表8-33 维生素A醇及其酯

名称	—R	分子式	摩尔质量/ (g/mol)	晶形及熔点
维生素A醇 (retinol)	—H	$C_{20}H_{30}O$	286.44	黄色棱形结晶,62~64℃
维生素A醋酸酯 (retinyl acetate)	—COCH₃	$C_{22}H_{32}O_2$	328.48	淡黄色棱形结晶,57~58℃
维生素A棕榈酸酯 (retinyl palmitate)	—COC₁₅H₃₁	$C_{36}H_{60}O_2$	524.84	无定形或结晶,28~29℃

此外,鱼肝油中还有去氢维生素A(维生素A_2)、去水维生素A(维生素A_3),其效价均低于维生素A_1。鲸醇是维生素A醇的二聚物,无生物活性。

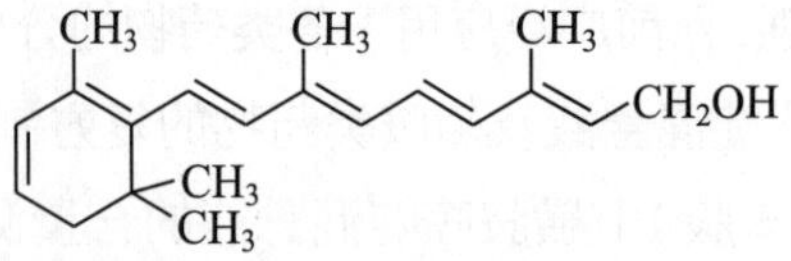

去氢维生素A(dehydroretinol) 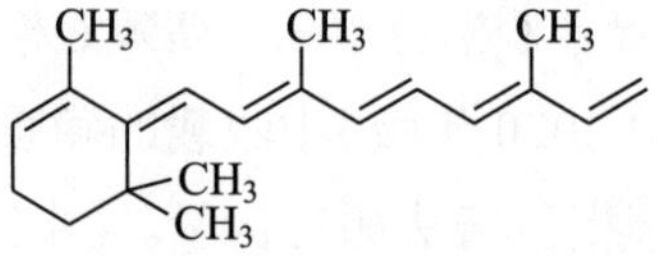　　　　　　去水维生素A(anhydroretinol)

2. 性质

（1）维生素 A 不溶于水，易溶于乙醚、三氯甲烷、异丙醇、环己烷。

（2）维生素 A 性质不稳定，易被紫外光裂解，易被空气中氧或氧化剂氧化，特别是在加热和金属离子存在时更容易氧化变质，生成无生物活性的环氧化物。

（3）维生素 A 在三氯甲烷中能与三氯化锑试剂作用，产生不稳定的蓝色。可以用于鉴别或比色法测定含量。

（4）维生素 A 分子中含有共轭多烯醇侧链结构，在 325～328nm 的范围内有最大吸收，可用于鉴别和含量测定。

（二）鉴别

1. **三氯化锑反应**　维生素 A 在饱和无水三氯化锑的无醇三氯甲烷溶液中即显蓝色，很快变成紫红色。

本反应机制是维生素 A 和亲电试剂氯化高锑作用形成不稳定的蓝色碳正离子。反应要在无水、无醇三氯甲烷中进行，因为水可使三氯化锑水解成氯化氧锑，乙醇可以和碳正离子作用使其正电荷消失，所以实验中要求仪器和试剂必须干燥无水，三氯甲烷中必须无醇。方法：取维生素 A 油溶液 1 滴，加三氯甲烷 10ml 振摇使溶解；取出 2 滴，加三氯甲烷 2ml 与 25% 三氯化锑的三氯甲烷溶液 0.5ml，即显蓝色，渐变成紫红色。

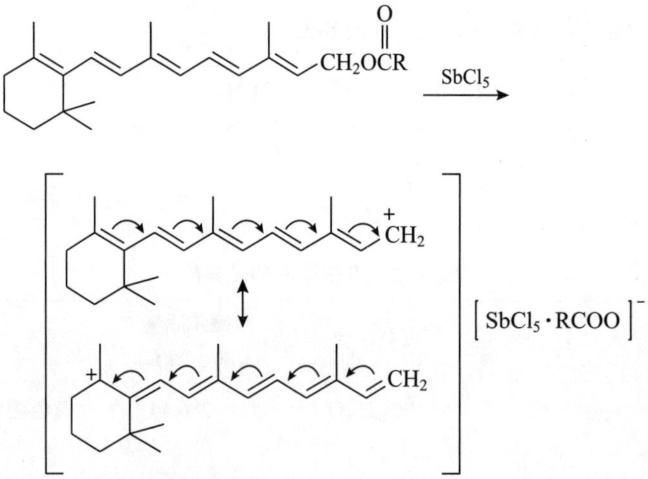

2. **紫外分光光度法**　维生素 A 分子中含有 5 个共轭双键，其无水乙醇溶液在 326nm 波长处有最大吸收峰。在盐酸催化下加热，则发生脱水反应生成去水维生素 A。后者比维生素 A 多了 1 个双键，所以其最大吸收峰红移，同时在 350～390nm 的波长之间出现 3 个吸收峰（图 8-10）。

3. **薄层色谱法**　利用薄层色谱法进行鉴别，能够区分醇或酯以及酯的种类。如 USP-NF2021 中维生素 A 的鉴别方法：采用硅胶为吸附剂，环己烷 - 乙醚（80∶20）为展开剂，以

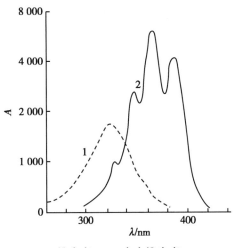

1. 维生素 A; 2. 去水维生素 A

图 8-10 维生素 A 和去水维生素 A 的
紫外吸收光谱图

维生素 A 的三氯甲烷溶液(约 1 500IU/ml)点样
0.01ml,展开 10cm,空气中挥干,以磷钼酸为显色
剂显色。维生素 A 醇及其醋酸酯、棕榈酸酯均显蓝
绿色,其 R_f 值分别为 0.1、0.45、0.7。

(三)特殊杂质检查

《中国药典》(2020 年版)规定维生素 A 应对酸
值和过氧化值进行检查。

1. 酸值的检查 取乙醇与乙醚各 15ml,置锥
形瓶中,加酚酞指示液 5 滴,滴加氢氧化钠滴定液
(0.1mol/L)至微显粉红色,再加本品 2.0g,振摇使溶
解,用氢氧化钠滴定液(0.1mol/L)滴定,酸值不得
过 2.0。

2. 过氧化值的检查 维生素 A 分子结构中含
有共轭双键,容易被氧化,生成过氧化物杂质,该杂质在酸性溶液中可将碘化钾氧化为碘,碘
遇淀粉显蓝色。

(四)含量测定

紫外分光光度法和高效液相色谱法是《中国药典》(2020 年版)、EP10.0 和 USP-NF2021 中
收载的维生素 A 及其制剂的主要含量测定方法。下面以《中国药典》(2020 年版)收载的维生
素 A 测定法(通则 0721)为主进行介绍。

1. 紫外分光光度法 维生素 A 在 325～328nm 波长范围内具有最大吸收,可用于含量测
定。其最大吸收峰的位置随溶剂的不同而不同,表 8-34 为维生素 A 在不同溶剂中的最大吸
收波长、吸收系数和换算因数。

表 8-34 维生素 A 在不同溶剂中的紫外吸收数据

溶剂	维生素 A 醋酸酯			维生素 A 醇		
	λ_{max}/nm	$E_{1cm}^{1\%}$	换算因数	λ_{max}/nm	$E_{1cm}^{1\%}$	换算因数
环己烷	327.5	1 530	1 900	326.5	1 755	1 900
异丙醇	325	1 600	1 830	325	1 820	1 830

由于维生素 A 原料中常混有其他杂质,包括多种异构体、氧化降解产物、合成中间体、副
产物等有关物质,而且维生素 A 制剂中常含有稀释用油。这些杂质在紫外区也有吸收,因而
所测得的吸光度不是维生素 A 所独有的。为了得到准确的测定结果,消除非维生素 A 物质的
无关吸收所引起的误差,故应用紫外分光光度法的"三点校正法"测定,即在 3 个波长处测得
吸光度后,在规定的条件下以校正公式进行校正,再进行计算,这样可消除无关吸收的干扰,
求得维生素 A 的真实含量。

(1)"三点校正法"测定原理

1)杂质的无关吸收在 310～340nm 的波长范围内几乎呈一条直线,且随波长的增加吸光
度下降。

2）物质对光吸收呈加和性的原理：在某一样品的吸收曲线上，各波长处的吸光度是维生素A与杂质吸光度的代数和，因而吸收曲线也是两者吸收的叠加。

（2）波长选择：三点波长的选择原则为一点选择在维生素A的最大吸收波长处（即λ_1）；其他两点在λ_1的两侧各选一点（λ_2和λ_3）。

1）等波长差法：使$\lambda_3-\lambda_1=\lambda_1-\lambda_2$。《中国药典》（2020年版）规定，测定维生素A醋酸酯时，$\lambda_1=328nm$，$\lambda_2=316nm$，$\lambda_3=340nm$，$\Delta\lambda_2=12nm$。

2）等吸收比法：使$A_{\lambda_2}=A_{\lambda_3}=\dfrac{6}{7}A_{\lambda_1}$。《中国药典》（2020年版）规定，测定维生素A醇时，$\lambda_1=325nm$，$\lambda_2=310nm$，$\lambda_3=334nm$。

（3）直接测定法：本法适用于纯度高的维生素A醋酸酯的含量测定。

1）方法：取供试品适量，精密称定，加环己烷溶解并定量稀释制成每1ml中含9～15IU的溶液，照紫外-可见分光光度法（通则0401）测定其吸收峰的波长，并在表8-35所列各波长处测定吸光度。计算各吸光度与波长328nm下吸光度的比值以及该比值与规定值的差值。

表8-35 维生素A在测定波长处的吸光度及其与波长328nm处吸光度比值

波长	测得吸光度	吸光度比值		两个比值的差值（规定 ±0.02）
		药典规定值	计算值	
300	A_0	0.555	A_0/A_2	
316	A_1	0.907	A_1/A_2	
328	A_2	1.000	A_2/A_2	
340	A_3	0.811	A_3/A_2	
360	A_4	0.299	A_4/A_2	

2）A值的选择

①如果最大吸收波长在326～329nm，且5个波长下的吸光度比值与规定值的差值均不超过±0.02时，直接用328nm波长处的吸光度A_{328}计算$E_{1cm}^{1\%}$。

②如果最大吸收波长在326～329nm，且5个波长下的吸光度比值与规定值的差值中有1个或几个超过±0.02，应按校正公式求出校正后的吸光度，并计算f值：

$$A_{328(校正)}=3.52(2A_{328}-A_{316}-A_{340})$$

$$f=\frac{A_{328(校正)}-A_{328}}{A_{328}}\times100\%$$

如果f值在±3.0%之内，则直接用A_{328}进行计算。

如果f值在−15%～−3%，则需要用$A_{328(校正)}$进行计算。

如果f值小于−15%或大于+3%，则不能用本法测定，而应采用《中国药典》（2020年版）中皂化法（通则0721）测定含量。

③如果最大吸收波长不在326～329nm，则不能用本法测定，而应采用《中国药典》（2020年版）中皂化法（通则0721）测定含量。

上述判断方法可示意如下：

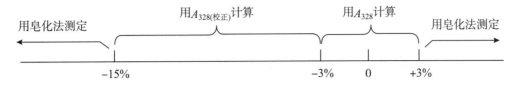

3）结果计算：

①求 $E_{1cm}^{1\%}$：由 $A = E_{1cm}^{1\%}Cl$，求得 $E_{1cm}^{1\%} = \dfrac{A}{Cl}$，A 为②中选择的 A_{328} 或 $A_{328(校正)}$。

②求效价（IU/g）：IU/g $= E_{1cm}^{1\%} \times 1\,900$，其中 1 900 为单位 $E_{1cm}^{1\%}$ 数值所相当的效价（IU），具体计算过程见换算因数的计算。

③求维生素 A 醋酸酯占标示量的百分含量：

$$\text{标示量}\% = \frac{\text{IU/g} \times \overline{W}}{\text{标示量}} \times 100\% = \frac{E_{1cm}^{1\%} \times 1\,900 \times \overline{W}}{\text{标示量}} \times 100\% = \frac{\dfrac{A}{Cl} \times 1\,900 \times \overline{W}}{\text{标示量}} \times 100\%$$

附：换算因数的计算

维生素 A 的含量用生物效价即国际单位（IU/g）来表示。维生素 A 的国际单位规定如下：

$$1\text{IU} = 0.344\mu g \text{ 全反式维生素 A 醋酸酯}$$

因此，每 1g 全反式维生素 A 醋酸酯相当的国际单位数为：

$$\frac{1 \times 10^6 \mu g}{0.344\,\mu g/\text{IU}} = 2\,907\,000\text{IU}$$

已知维生素 A 醋酸酯在环己烷溶剂中，λ_{max} 为 328nm 时的 $E_{1cm}^{1\%} = 1\,530$，所以，全反式维生素 A 醋酸酯的换算因数为：

$$\text{换算因数} = \frac{\text{效价（IU/g）}}{E_{1cm}^{1\%}(\lambda_{max})} = \frac{2\,907\,000}{1\,530} = 1\,900$$

示例 8-30 维生素 AD 软胶囊中维生素 A 的测定方法

精密称取维生素 AD 软胶囊装量差异项下的内容物 0.128 7g（每粒内容物的平均装量 0.079 85g，标示量每粒含维生素 A 10 000IU），置 10ml 烧杯中，加环己烷溶解并定量转移至 50ml 量瓶中，用环己烷稀释至刻度，摇匀；精密量取 2ml，置另一个 50ml 量瓶中，用环己烷稀释至刻度，摇匀。以环己烷为空白，测得最大吸收波长为 328nm，并分别于 300、316、328、340 和 360nm 的波长处测得吸光度如表 8-36，计算软胶囊中维生素 A 占标示量的百分含量。

表 8-36　各波长处测得吸光度

波长/nm	300	316	328	340	360
吸光度（A）	0.374	0.592	0.663	0.553	0.228

计算各波长处的吸光度与328nm波长处的吸光度比值,并与规定比值比较,结果见表8-37。

表8-37　各波长处的吸光度与328nm波长处的吸光度比值和比值差

波长 /nm	300	316	328	340	360
吸光度比值(A_i/A_{328})	0.564	0.893	1.000	0.834	0.344
规定比值	0.555	0.907	1.000	0.811	0.299
比值差	+0.009	−0.014	0	+0.023	+0.045

其中,比值 A_{340}/A_{328} 和 A_{360}/A_{328} 与规定比值之差均超过规定的限度(± 0.02),需计算校正吸光度。

计算校正吸光度,并与实测值比较:

$$A_{328(校正)} = 3.52(2A_{328} - A_{316} - A_{340}) = 3.52(2\times 0.663 - 0.592 - 0.553) = 0.637$$

$$f = \frac{A_{328(校正)} - A_{328}}{A_{328}} \times 100\% = \frac{0.637 - 0.663}{0.663} \times 100\% = -3.9\%$$

因 f 落在 −15.0%～−3.0%,故应以 $A_{328(校正)}$ 计算含量。

计算供试品的吸收系数 $E_{1cm}^{1\%}(328nm)$ 值:

$$E_{1cm}^{1\%}(328nm) = \frac{A_{328(校正)}}{100m_s/D} = \frac{0.637}{100\times 0.128\ 7/1\ 250} = 61.87 \qquad 式(8-2)$$

式中,$A_{328(校正)}$ 为经校正的在328nm的波长处测得的吸光度;m_s 为取样量;D 为稀释体积。

计算供试品中维生素A效价(IU/g)及占标示量的百分含量:

$$供试品中维生素 A 效价 = E_{1cm}^{1\%}(328nm) \times 1\ 900$$
$$= 61.87 \times 1\ 900 = 117\ 553 IU/g$$

$$标示量\% = \frac{维生素 A(IU/g) \times 每粒内容物平均装量(g/粒)}{标示量(IU/粒)} \times 100\%$$

$$= \frac{117\ 553 \times 0.079\ 85}{10\ 000} \times 100\% = 93.9\%$$

(4)皂化法:维生素A样品中杂质干扰较大时,可将维生素A皂化处理成维生素A醇,提取纯化后用紫外-可见分光光度法测定维生素A醇的含量。该法的计算过程与维生素A醋酸酯类似,也只能排除部分杂质的干扰。当紫外-可见分光光度法无法排除杂质干扰时,应选择高效液相色谱法进行含量测定。

2. 高效液相色谱法　《中国药典》(2020年版)收载的维生素AD软胶囊、维生素AD滴剂均采用高效液相色谱法测定含量。

示例8-31　维生素A测定法的第二法——高效液相色谱法[《中国药典》(2020年版)]

色谱条件与系统适用性试验:用硅胶为填充剂;以正己烷-异丙醇(997∶3)为流动相;检测波长为325nm。取系统适用性试验溶液10μl,注入液相色谱仪,维生素A醋酸酯主峰与其顺式异构体峰的分离度应大于3.0。精密量取对照品溶液10μl,注入液相色谱仪,连续进样5

次,主成分峰面积的相对标准偏差不得过3.0%。

系统适用性试验溶液的制备:取维生素A对照品适量(约相当于维生素A醋酸酯300mg),置烧杯中,加入碘试液0.2ml,混匀,放置约10分钟,定量转移至200ml量瓶中,用正己烷稀释至刻度,摇匀,精密量取1ml,置100ml量瓶中,用正己烷稀释至刻度,摇匀。

测定方法:精密称取供试品适量(约相当于15mg维生素A醋酸酯),置100ml量瓶中,用正己烷稀释至刻度,摇匀,精密量取5ml,置50ml量瓶中,用正己烷稀释至刻度,摇匀,作为供试品溶液。另精密称取维生素A对照品适量(约相当于15mg维生素A醋酸酯),同法制成对照品溶液。精密量取供试品溶液与对照品溶液各10μl,分别注入液相色谱仪,记录色谱图,按外标法以峰面积计算,含量应符合规定。

十五、维生素C及其制剂的分析

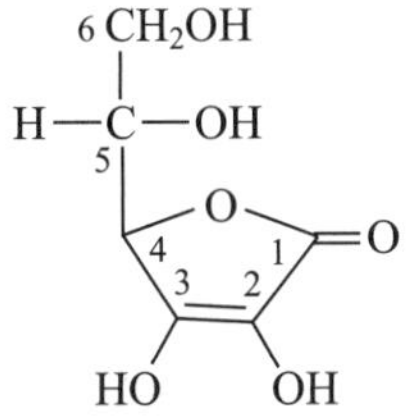

维生素C又称抗坏血酸(ascorbic acid),在化学结构上和糖类十分相似,有4种光学异构体,其中以L-构型右旋体的生物活性最强。

(一)结构和性质

1. 维生素C在水中易溶,水溶液呈酸性,在乙醇中略溶,在三氯甲烷或乙醚中不溶。

2. 维生素C分子结构中的烯二醇基,尤其是C_3位羟基由于受共轭效应的影响,酸性较强(pK_1为4.17);C_2位羟基由于形成分子内氢键,酸性极弱(pK_2为11.57)。所以维生素C为一元酸,可与碳酸氢钠作用形成钠盐。

3. 维生素C分子中有2个手性碳原子,故有4个光学异构体,其中L(+)-抗坏血酸活性最强。维生素C的比旋度为+20.5°~+21.5°。

4. 维生素C分子中的烯二醇基具极强还原性,易被氧化为二酮基而成为去氢抗坏血酸,加氢又可还原为抗坏血酸。在碱性溶液或强酸性溶液中去氢抗坏血酸能进一步水解为二酮古洛糖酸而失去活性,该反应为不可逆反应。

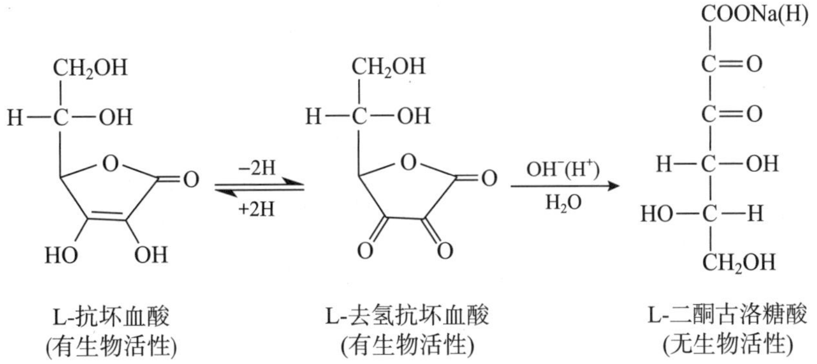

L-抗坏血酸　　　　　L-去氢抗坏血酸　　　　L-二酮古洛糖酸
(有生物活性)　　　　(有生物活性)　　　　　(无生物活性)

5. 维生素 C 因双键使内酯环变得较稳定,和碳酸钠作用可生成单钠盐,不致发生水解。但在强碱中,内酯环可水解,生成酮酸盐。

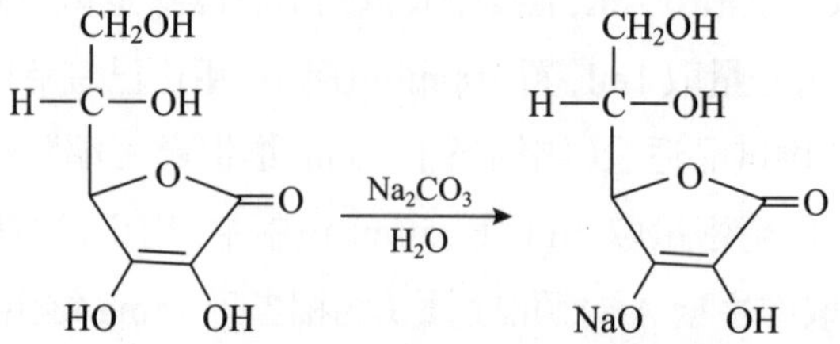

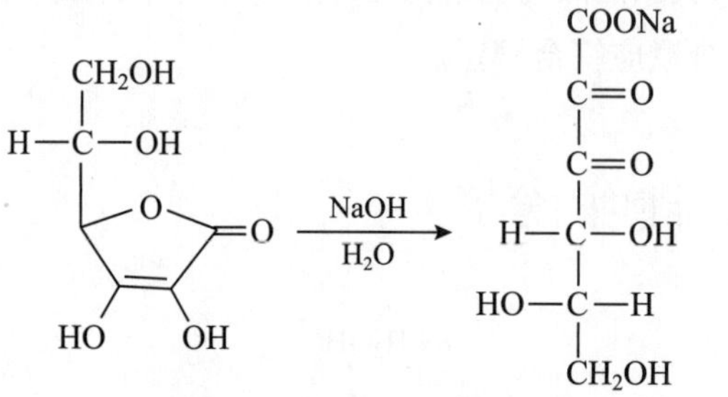

6. 维生素 C 的化学结构与糖类相似,具有糖类的性质和反应。

7. 维生素 C 具有共轭双键,其稀盐酸溶液在 243nm 波长处有最大吸收,$E_{1cm}^{1\%}$ 为 560,可用于鉴别和含量测定。若在中性或碱性条件下,则最大吸收红移至 265nm 处。

(二) 鉴别

1. 与硝酸银反应　维生素 C 分子中有烯二醇基,具有强还原性,可被硝酸银氧化为去氢抗坏血酸,同时产生黑色金属银沉淀。

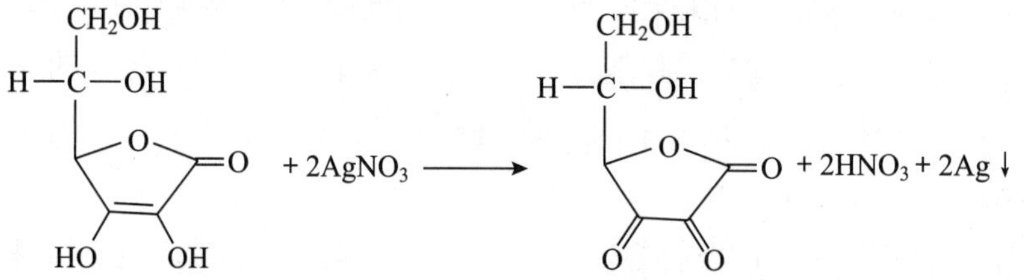

2. 与二氯靛酚钠反应　2,6-二氯靛酚为一染料,其氧化型在酸性介质中为玫瑰红色,碱性介质中为蓝色,与维生素 C 作用后生成还原型无色的酚亚胺。

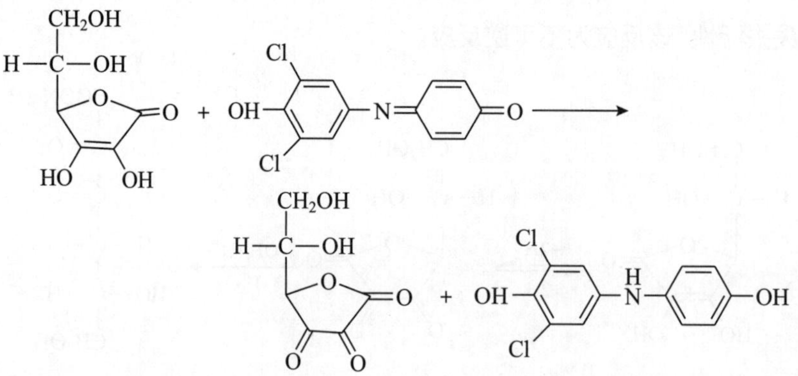

3. 与其他氧化剂反应　维生素 C 还可被亚甲蓝、高锰酸钾、碱性酒石酸铜试液、磷钼酸

等氧化剂氧化为去氢抗坏血酸,同时抗坏血酸可使试剂褪色,产生沉淀或呈现颜色。如《中国药典》(2020年版)中维生素C注射液的鉴别:取本品,用水稀释制成1ml中含维生素C 10mg的溶液,取4ml,加0.1mol/L的盐酸溶液4ml,混匀,加0.05%亚甲蓝乙醇溶液4滴,置40℃水浴中加热,3分钟内溶液应由深蓝色变为浅蓝色或完全褪色。

4. 糖类反应　维生素C可在三氯醋酸或盐酸存在下水解、脱羧,生成戊糖,再失水,转化为糠醛,加入吡咯,加热至50℃产生蓝色。

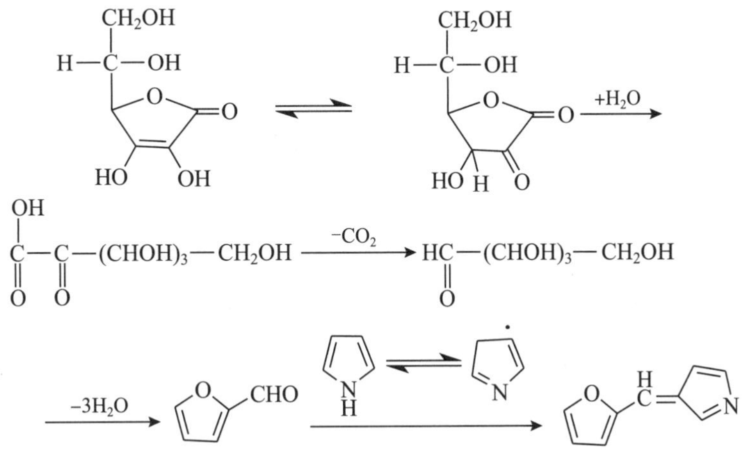

5. 紫外分光光度法　维生素C在0.01mol/L盐酸溶液中,在243nm波长处有唯一最大吸收,可采用此特征进行鉴别。BP2020采用本法对维生素C进行鉴别,规定其吸收系数$E_{1cm}^{1\%}$为545～585。

6. 薄层色谱法　《中国药典》(2020年版)采用薄层色谱法对维生素C片进行鉴别,要求采用硅胶GF_{254}薄层板上,以乙酸乙酯-乙醇-水(5:4:1)为展开剂,紫外灯(254nm)下检视,供试品溶液所显主斑点的位置和颜色应与对照品溶液的主斑点相同。

（三）特殊杂质检查

《中国药典》(2020年版)规定应检查维生素C及其片剂、注射剂的溶液澄清度和颜色,另外对维生素C原料药进行铁、铜离子检查和草酸检查。

1. 溶液的澄清度与颜色检查　维生素C及其制剂在贮存期间易变色,且颜色随贮存时间的延长而逐渐加深。这是因为维生素C受空气、光线和温度的影响,在高于或低于pH 5.0～6.0时分子中的内酯环可发生水解,并进一步发生脱羧反应生成糠醛聚合脱色。《中国药典》(2020年版)采用控制吸光度的方法进行检查。如维生素C片剂溶液的颜色检查方法:取本品的细粉适量(约相当于维生素C 1.0g),加水20ml,振摇使其溶解,滤过,滤液照紫外-可见分光光度法,在440nm的波长处测定吸光度,不得超过0.07。

2. 铁、铜离子检查

（1）铁离子检查:取本品5.0g两份,分别置25ml的量瓶中,一份中加0.1mol/L硝酸溶液溶解并稀释至刻度,摇匀,作为供试品溶液(B);另一份中加标准铁溶液(精密称取硫酸铁铵863mg,置1 000ml量瓶中,加1mol/L硫酸溶液25ml,用水稀释至刻度,摇匀,精密量取10ml,置100ml量瓶中,用水稀释至刻度,摇匀)1.0ml,加0.1mol/L硝酸溶液溶解并稀释至刻度,摇匀,作为对照溶液(A)。照原子吸收分光光度法,在248.3nm的波长处分别测定,应符合规定。

（2）铜离子检查：取本品 2.0g 两份，分别置 25ml 量瓶中，一份中加 0.1mol/L 硝酸溶液溶解并稀释至刻度，摇匀，作为供试品溶液（B）；另一份中加标准铜溶液（精密称取硫酸铜 393mg，置 1 000ml 量瓶中，加水稀释至刻度，摇匀，精密量取 10ml，置 100ml 量瓶中，加水稀释至刻度，摇匀）1.0ml，加 0.1mol/L 硝酸溶液溶解并稀释至刻度，摇匀，作为对照溶液（A）。照原子吸收分光光度法，在 324.8nm 的波长处分别测定，应符合规定。

3. **草酸检查**　取本品 0.25g，加水 4.5ml，振摇使维生素 C 溶解，加氢氧化钠试液 0.5ml、稀醋酸 1ml 与氯化钙试液 0.5ml，摇匀，放置 1 小时，作为供试品溶液；另精密称取草酸 75mg，置 500ml 量瓶中，加水溶解并稀释至刻度，摇匀，精密量取 5ml，加稀醋酸 1ml 与氯化钙试液 0.5ml，摇匀，放置 1 小时，作为对照溶液。供试品溶液产生的混浊不得浓于对照溶液（0.3%）。

（四）含量测定

维生素 C 的含量测定大多是基于其强还原性，可被不同氧化剂定量氧化而进行。因容量分析方法操作简便、快速，结果准确，被各国药典所广泛采用，例如维生素 C 的碘量法，2,6- 二氯靛酚滴定法等。而紫外分光光度法和高效液相色谱法，则适用于制剂中维生素 C 的测定。

1. **碘量法**　维生素 C 在醋酸酸性条件下，可被碘定量氧化。根据消耗碘滴定液的体积，即可计算维生素 C 的含量。反应式如下：

示例 8-32　维生素 C 的含量测定[《中国药典》（2020 年版）]

取本品约 0.2g，精密称定，加新沸过的冷水 100ml 与稀醋酸 10ml 使溶解，加淀粉指示液 1ml，立即用碘滴定液（0.05mol/L）滴定，至溶液显蓝色并在 30 秒内不褪。每 1ml 碘滴定液（0.05mol/L）相当于 8.806mg 的 $C_6H_8O_6$。

注意事项：

（1）加入稀醋酸 10ml 使滴定在酸性溶液中进行，可减慢维生素 C 被氧化的速度。

（2）加新沸过的冷水是为减少水中溶解的氧对测定的影响。

（3）《中国药典》（2020 年版）、EP10.0 中维生素 C 原料、片剂、泡腾片、颗粒剂和注射剂均采用本法进行含量测定。为消除制剂中辅料对测定的干扰，滴定前要进行必要的处理。如片剂溶解后应滤过，取续滤液测定；注射剂测定前加丙酮 2ml，以消除注射剂中抗氧剂亚硫酸氢钠对测定的影响。

2. **2,6- 二氯靛酚滴定法**　2,6- 二氯靛酚为一种染料，其氧化型在酸性溶液中呈鲜红色，在碱性溶液中呈蓝色。当与维生素 C 反应后，即转变为无色的酚亚胺（还原型）。因此，维生素 C 在酸性溶液中，可用二氯靛酚标准液滴定至溶液显玫瑰红色为终点，无须另加指示剂。本法的专属性较碘量法高，多用于维生素 C 制剂的含量分析。

十六、地塞米松磷酸钠及其制剂的分析

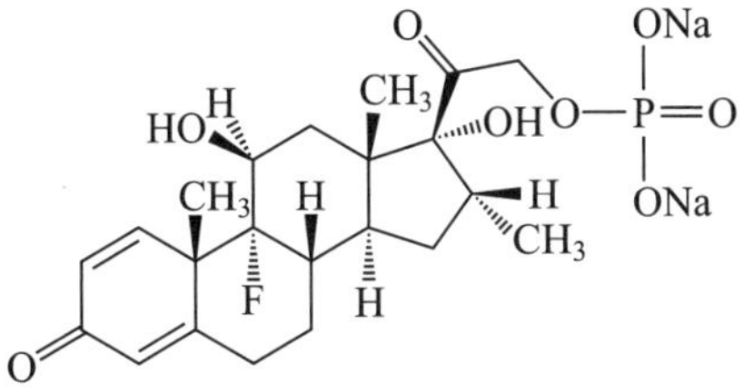

地塞米松磷酸钠为 16α- 甲基 -11β,17α,21- 三羟基 -9α- 氟孕甾 -1,4- 二烯 -3,20- 二酮 -21- 磷酸酯二钠盐,是肾上腺皮质激素类的典型代表药物。

（一）结构与性质

1. 本品为白色至微黄色粉末,无臭,有引湿性。在水或甲醇中溶解,在丙酮或乙醚中几乎不溶。

2. 手性碳原子的存在使其具有旋光性,10mg/ml 地塞米松磷酸钠溶液,依法测定,比旋度为 +72°～+80°。

3. A 环具有共轭体系,使该药物具有明显的紫外吸收,在 240nm 波长附近有最大吸收峰。

（二）鉴别

1. 与强酸的显色反应　地塞米松磷酸钠与硫酸、盐酸、磷酸、高氯酸等强酸反应显色,其中与硫酸的呈色反应应用广泛,该药物与硫酸反应呈黄或红棕色,加水稀释后呈黄色絮状沉淀。

2. 酮基的呈色反应　地塞米松磷酸钠药物结构中含有 C_3 位酮基和 C_{20} 位酮基,可以和一些羰基试剂,如 2,4- 二硝基苯肼、硫酸苯肼、异烟肼等反应,形成黄色的腙而用于鉴别。

3. 有机氟的鉴别　由于氟原子与药物是以共价键连接的,因此需采用氧瓶燃烧法或回流水解法将有机结合的卤素转化成无机离子后再进行鉴别。

《中国药典》(2020 年版)中该药物的鉴别项下规定:本品显有机氟化物的鉴别反应。采用有机氟化物的鉴别反应时,应先用氧瓶燃烧法对样品进行有机破坏处理,使有机结合的氟转变成无机的 F^-,再在 pH 4.3 的条件下与茜素氟蓝试液和硝酸亚铈试液反应,生成蓝紫色的水溶性配合物。

4. 钠盐与磷酸盐的鉴别反应　《中国药典》(2020 年版)中该药物的鉴别项下规定:取本品约 40mg,加硫酸 2ml,缓缓加热至发生白烟,滴加硝酸 0.5ml,继续加热至氧化氮蒸气除尽,放冷,滴加水 2ml,再缓缓加热至发生白烟,溶液显微黄色,放冷,滴加水 10ml,用氨试液中和至溶液遇石蕊试纸显中性反应,加少许活性炭脱色,滤过,滤液显钠盐与磷酸盐的鉴别反应。

（三）特殊杂质检查

1. 碱度　取本品 0.20g,加水 10ml 溶解后,依法测定(通则 0631),pH 应为 7.5～10.5。

2. 溶液的澄清度与颜色　取本品 0.1g,加水 20ml 溶解后,溶液应澄清无色;如显混浊,与 1 号浊度标准液(通则 0902 第一法)比较,不得更浓;如显色,与黄色 2 号标准比色液(通则

0902 第一法）比较，不得更深。

3. **游离磷酸盐的检查** 地塞米松磷酸钠是由相应的皮质激素的 C_{21} 位羟基与磷酸酯化后形成的，在精制过程中有可能残留游离的磷酸盐。药典采用的检查方法是磷钼酸比色法，以一定浓度的磷酸二氢钾溶液作为标准磷酸盐对照溶液，与磷钼酸显色后，于 740nm 波长处测定吸光度，规定供试品溶液的吸光度不得大于对照溶液的吸光度。

4. **有关物质的检查** 有关物质一般具有相似的甾体母核结构，需采用主成分自身对照法进行检查。

示例 8-33 地塞米松磷酸钠原料药的有关物质检查[《中国药典》（2020 年版）]

取本品适量，加流动相溶解并定量稀释制成每 1ml 中约含 1mg 的溶液，作为供试品溶液；精密量取供试品溶液 1ml，置 100ml 量瓶中，用流动相稀释至刻度，摇匀，作为对照溶液；取地塞米松对照品适量，精密称定，加甲醇溶解并定量稀释制成每 1ml 中约含 1mg 的溶液，精密量取 1ml，置 100ml 量瓶中，用流动相稀释至刻度，摇匀，作为对照品溶液。色谱条件：用十八烷基硅烷键合硅胶为填充剂；以三乙胺溶液（取三乙胺 7.5ml，加水稀释至 1 000ml，用磷酸调节 pH 至 3.0±0.05）- 甲醇 - 乙腈（55：40：5）为流动相；检测波长为 242nm；进样体积 20μl。精密量取供试品溶液、对照溶液与对照品溶液，分别注入液相色谱仪，记录色谱图至主成分峰保留时间的 2 倍。供试品溶液色谱图中如有与对照品溶液色谱图中地塞米松保留时间一致的色谱峰，按外标法以峰面积计算，不得过 0.5%；其他单个杂质峰面积不得大于对照溶液主峰面积的 0.5 倍（0.5%），其他各杂质峰面积的和不得大于对照溶液主峰面积的 2 倍（2.0%）。

5. **残留溶剂的检查** 地塞米松磷酸钠的制备过程中使用了甲醇、乙醇和丙酮，《中国药典》（2020 年版）采用气相色谱法对其进行检查。

（四）含量测定

1. **紫外分光光度法** 地塞米松磷酸钠具有 Δ^4-3- 酮基结构，在 240nm 附近有最大吸收，可以采用紫外分光光度法测定该药物的含量。

2. **高效液相色谱法** 《中国药典》（2020 年版）中地塞米松磷酸钠原料和注射液、滴眼液制剂的均采用离子对反相高效液相色谱法测定含量。

色谱条件与系统适用性试验：用十八烷基硅烷键合硅胶为填充剂；以三乙胺溶液（取三乙胺 7.5ml，加水稀释至 1 000ml，用磷酸调节 pH 至 3.0±0.05）- 甲醇 - 乙腈（55：40：5）为流动相；检测波长为 242nm。取地塞米松磷酸钠与地塞米松，加甲醇溶解并稀释制成每 1ml 中各约含 10μg 的溶液，取 20μl 注入液相色谱仪，记录色谱图，理论板数按地塞米松磷酸酯峰计算不得低于 7 000，地塞米松磷酸酯峰与地塞米松峰的分离度应大于 4.4。

测定法：取本品约 20mg，精密称定，置 50ml 量瓶中，用水溶解并稀释至刻度，摇匀，精密量取适量，用流动相稀释制成每 1ml 中含 40μg 的溶液，精密量取 20μl 注入液相色谱仪，记录色谱图；另取地塞米松磷酸酯对照品适量，精密称定，同法测定，按外标法以峰面积乘以 1.093 1 计算，即得。

本品为磷酸盐，可离解为磷酸根，在 ODS 柱上保留弱，影响分离。流动相中加入三乙胺，并调节 pH 至 3.0±0.05，使三乙胺离解成三乙胺正离子，可与磷酸根形成电中性的离子对，有利于组分的分离。

十七、氢化可的松及其制剂的分析

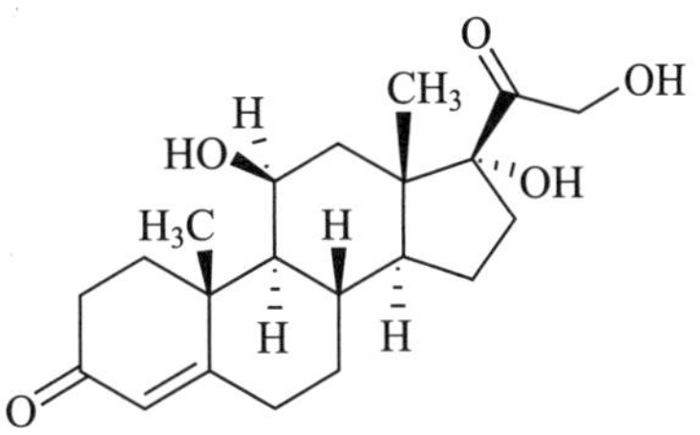

氢化可的松为 $11\beta,17\alpha,21$-三羟基孕甾-4-烯-3,20-二酮，是肾上腺皮质激素的临床常用药物之一。

（一）结构与性质

1. 本品为白色或类白色结晶性粉末，无臭，遇光渐变质。在乙醇或丙酮中略溶解，在三氯甲烷中微溶，在乙醚中几乎不溶，在水中不溶。

2. 旋光性 《中国药典》（2020 年版）规定：用无水乙醇配制的 10mg/ml 氢化可的松溶液，比旋度应为 +162°～+169°。

3. A 环具有共轭体系，因此该药物具有明显的紫外吸收，在 242nm 波长处有最大吸收峰。

（二）鉴别

1. 与强酸的显色反应　该药物与硫酸反应呈棕黄色至红色，并显绿色荧光，加水稀释后呈黄色絮状沉淀。

2. 酮基的呈色反应　该药物能够与一些羰基试剂，如 2,4-二硝基苯肼、硫酸苯肼、异烟肼等反应，形成黄色的腙而用于鉴别。

3. C_{17}-α-醇酮基的呈色反应　该药物分子结构中 C_{17} 位上的 α-醇酮基具有还原性，能与四氮唑试液、氨制硝酸银试液（多伦试液）以及碱性酒石酸铜试液（菲林试液）反应呈色。与四氮唑盐的反应亦被广泛应用于肾上腺皮质激素类药物的分析。四氮唑盐具有氧化性，与 C_{17}-α-醇酮基反应后被还原为有色的甲臜而显色。此反应除用于鉴别试验外，还用于肾上腺皮质激素类药物薄层色谱的显色以及比色含量测定。

四氮唑盐的种类：常用的四氮唑盐有两种。

氯化三苯四氮唑：即 2,3,5-三苯四氮唑（2,3,5-triphenyltetrazolium chloride，TTC），其还原产物为不溶于水的深红色三苯甲臜，λ_{max} 在 480～490nm，也称红四氮唑（red tetrazoline，RT）。

蓝四氮唑（blue tetrazolium，BT）：3,3'-二甲氧基苯基-双 4,4'-（3,5-二苯基）氯化四氮唑（3,3'-dianisole-bis[4,4'-（3,5-dipheny）tetrazolium chlorid]），其还原产物为暗蓝色的双甲臜，λ_{max} 在 525nm 附近。TTC 和 BT 的结构式如下：

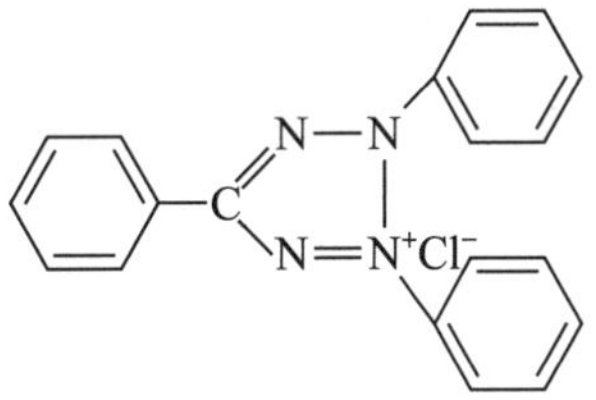

TTC

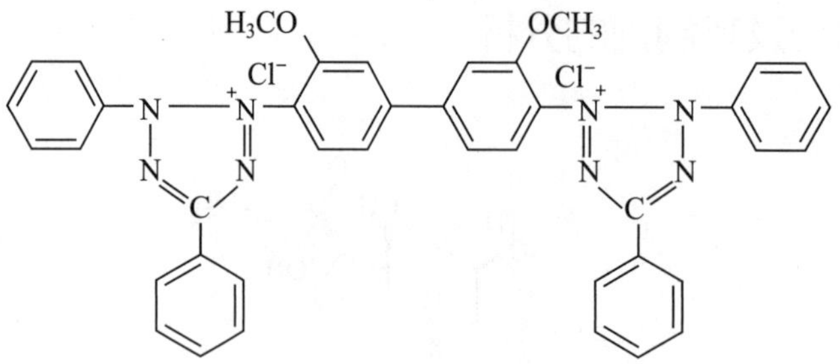

BT

反应原理：肾上腺皮质激素 C_{17}-α- 醇酮基（—CO-CH$_2$OH）具有还原性，在强碱性溶液中能将四氮唑盐定量地还原为甲䐶（formazan），而自身失去 2e 被氧化为 20- 酮 -21 醛。生成的颜色随所用的试剂和条件的不同而不同。

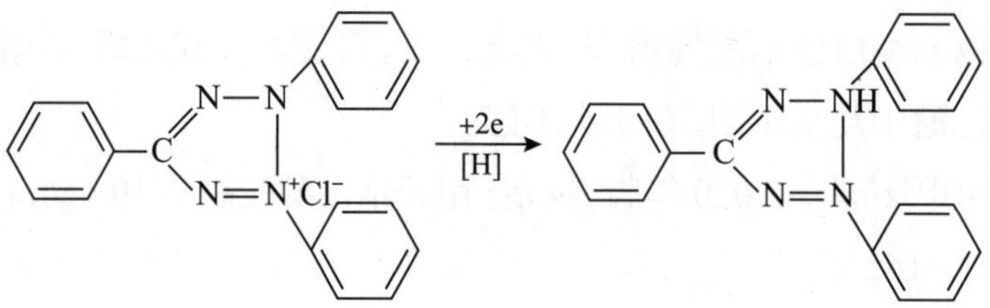

$$+2e \over [H]$$

（三）特殊杂质检查

氢化可的松在制备过程中易引入与其结构相似的其他甾体化合物，《中国药典》（2020 年版）采用高效液相色谱法检查氢化可的松中的有关物质：泼尼松龙按外标法以峰面积计算，不得过 0.5%，其他杂质按不加校正因子的主成分自身对照法检查，单个杂质不得过 0.5%，杂质总量不得过 1.5%。

（四）含量测定

1. 紫外分光光度法　氢化可的松 A 环具有 Δ^4-3- 酮基结构，在 240nm 附近有最大吸收，所以可以采用紫外分光光度法测定该药物的含量。

2. 四氮唑比色法

示例 8-34　四氮唑比色法测定氢化可的松乳膏中药物的含量[《中国药典》（2020 年版）]

取本品适量（约相当于氢化可的松 20mg），精密称定，置烧杯中，加无水乙醇约 30ml，在水浴上加热使溶解，再置冰浴中放冷后，滤过，滤液置 100ml 量瓶中，同法提取 3 次，滤液并入量瓶中，放至室温，用无水乙醇稀释至刻度，摇匀，作为供试品溶液；另取氢化可的松对照品约 20mg，精密称定，置 100ml 量瓶中，加无水乙醇溶解并稀释至刻度，摇匀，作为对照品溶液。精密量取供试品溶液与对照品溶液各 1ml，分别置干燥具塞试管中，各精密加无水乙醇 9ml 与氯化三苯四氮唑试液 1ml，摇匀，各再精密加氢氧化四甲基铵试液 1ml，摇匀，在 25℃ 的暗处放置 40~45 分钟，在 485nm 的波长处分别测定吸光度，计算。

讨论：本法可用于肾上腺皮质激素类药物特别是制剂的含量测定。测定时各种因素如溶剂、反应温度和时间、水分、碱的种类及加入顺序、空气中的氧、光线等，对甲䐶形成的速度、呈色强度和稳定性都有影响。本法选择无水乙醇为溶剂，并在干燥具塞试管中进行反应，可以避免水分和氧气的干扰；采用先加四氮唑盐后再加碱的程序可以避免氢化可的松与碱长时间接触发生分解。通过精密加入各种试液，控制反应温度、反应时间、反应条件可提高结果的重现性。

本法虽然存在着以上干扰因素,因样品降解最易发生在 C_{17} 位侧链上,而氧化产物和水解产物是不发生四氮唑反应的,故本法能选择性地测定 C_{17} 位未被氧化或降解的药物含量。

3. **高效液相色谱法**　《中国药典》(2020 年版)采用高效液相色谱法测定氢化可的松原料药的含量。

十八、炔雌醇及其制剂的分析

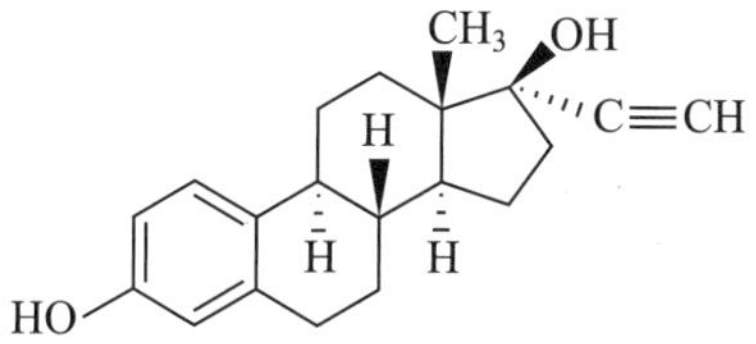

炔雌醇为 3-羟基-19-去甲-17α-孕甾-1,3,5(10)-三烯-20-炔-17-醇,是临床常用雌激素类药物之一。

(一)结构与性质

1. 本品为白色或类白色的结晶性粉末,无臭。该药物在乙醇、丙醇或乙醚中易溶,在三氯甲烷中溶解,在水中不溶。

2. 手性碳使其具有旋光性,《中国药典》(2020 年版)规定:10mg/ml 炔雌醇的吡啶溶液,依法测定,比旋度应为 $-26°\sim-31°$。

3. 炔雌醇分子结构中的 A 环为苯环,所以该药物具有明显的紫外吸收,在 280nm 具有最大吸收峰。

(二)鉴别

1. **与强酸的显色反应**　炔雌醇与硫酸反应显橙红色并有黄绿色荧光,加水稀释后出现玫瑰红色絮状沉淀。

2. **酚羟基的呈色反应**　炔雌醇 C_3 位上的酚羟基,可与三氯化铁反应呈色。

3. **炔基的沉淀反应**　炔雌醇具有炔基,遇硝酸银试液,即生成白色的炔化银沉淀,该反应可用于炔雌醇的鉴别。

4. **红外分光光度法**　甾体激素类药物的结构复杂,有的药物之间结构上仅有很小的差异,仅靠化学鉴别法难以区别。红外光谱特征性强,为本类药物鉴别的可靠手段。各国药典中,几乎所有的甾体激素原料药都采用了红外分光光度法进行鉴别。《中国药典》(2020 年版)炔雌醇原料药采用红外分光光度法鉴别。

(三)特殊杂质检查

炔雌醇的主要杂质是与其结构相似的有关物质,《中国药典》(2020 年版)采用主成分自身对照法的高效液相色谱法检查炔雌醇的有关物质。

(四)含量测定

1. **紫外分光光度法**　雌激素的苯环在 280nm 附近有最大吸收,因此紫外分光光度法可用于雌激素类药物的含量测定。

2. 柯柏反应比色法　柯柏（Kober）反应是指雌激素与硫酸 - 乙醇的呈色反应，在 520nm 附近有最大吸收，可用于雌激素类药物的含量测定。其反应机制如下：

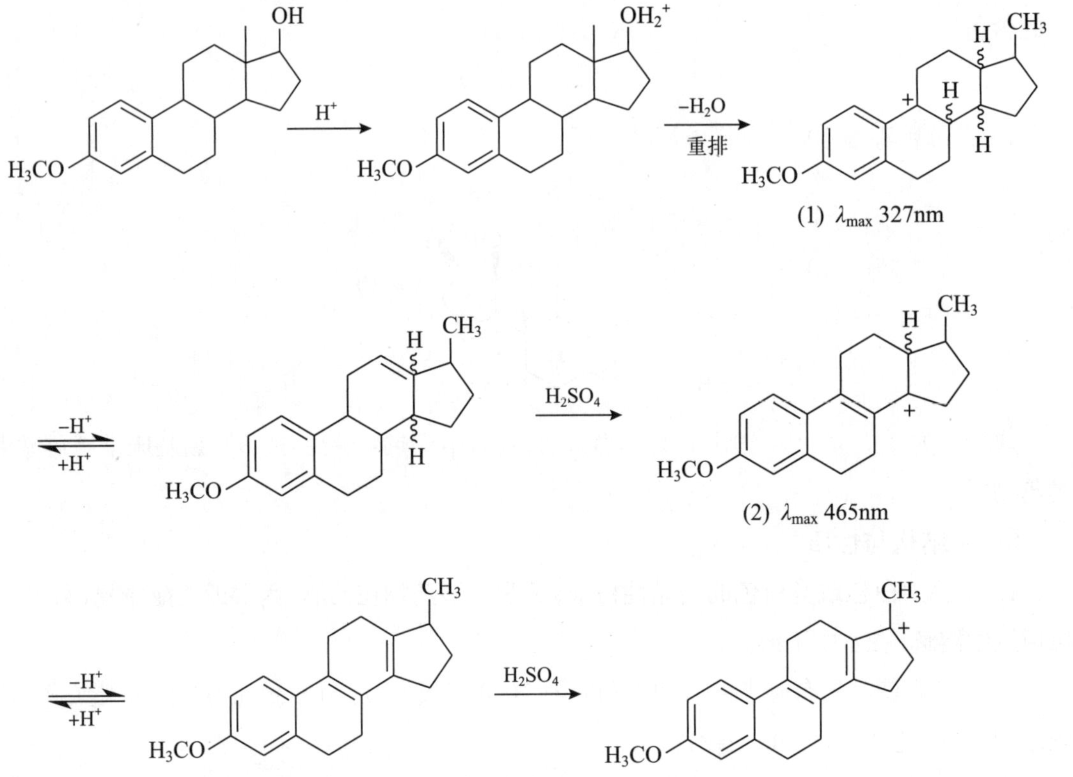

(1) λ_{max} 327nm

(2) λ_{max} 465nm

(3) λ_{max} 467nm

(4) λ_{max} 515nm

在 Kober 反应中，加少许铁盐可加速呈色反应的速率和提高稳定性，同时加入苯酚可消除反应产生的荧光，并加速红色产物的形成。改进后的 Kober 反应称为铁 - 酚试剂法。

用本法测定雌激素的各种制剂时，如果在比色法测定前采用分离提取步骤，严格控制反应条件，并扣除背景干扰，可获得良好结果。该方法目前仍然是低剂量雌激素制剂含量测定的重要方法。

示例 8-35　复方炔诺孕酮滴丸中炔雌醇的含量测定[《中国药典》（2020 年版）]

取本品 10 丸，除去包衣后，置 20ml 量瓶中，加乙醇约 12ml，微温使炔诺孕酮和炔雌醇溶解，放冷，用乙醇稀释至刻度，摇匀，滤过，取续滤液作为供试品溶液；另取炔诺孕酮与炔雌醇对照品适量，精密称定，用乙醇溶解并定量稀释制成每 1ml 中约含炔诺孕酮 0.15mg 与炔雌醇 15μg 的溶液，作为对照品溶液。精密量取供试品溶液与对照品溶液各 2ml，分置具塞锥形瓶中，于冰浴中冷却 30 秒后，各精密加硫酸 - 乙醇（4∶1）8ml（速度必须一致），随加随振摇，加完后继续冷却 30 秒，取出，在室温放置 20 分钟，照紫外 - 可见分光光度法，在 530nm 的波长处分别测定吸光度，计算，即得。

3. 高效液相色谱法　由于高效液相色谱法具有较好的分离能力，因此该方法被广泛用于甾体激素类药物的含量测定，《中国药典》（2020 年版）、EP10.0 采用高效液相色谱法测定炔雌醇原料及片剂的含量。

十九、双氢青蒿素及其制剂的分析

疟疾是人类最古老的疾病之一,至今仍是一个全球广泛关注且亟待解决的重要公共卫生问题。世界卫生组织(World Health Organization,WHO)将其与艾滋病、结核病一起列为世界三大公共卫生问题。据 WHO 报告,2022 年全球疟疾病例总数达到 2.49 亿,约 60.8 万人死于疟疾。

17 世纪早期,驻秘鲁的传教士注意到当地土著居民用一种树皮有效治疗热病,遂将金鸡纳树皮治疗疟疾的方法传入欧洲。1820 年,两位法国化学家从中分离获得抗疟成分奎宁(quinine)。1934 年,在奎宁基础上合成了氯喹(chloroquine)并于 1945 年用于临床,成为当时全球治疗疟疾的特效药物。

我国在 3 000 多年前就有疟疾流行的记载,中华人民共和国成立前,疟疾在我国猖獗肆虐,乡村和城镇都曾严重流行。中华人民共和国成立后,疫情逐步受到控制,但在 1960 年和 1970 年曾出现局部暴发,人们盼求新的抗疟药物。1967 年 5 月,全国疟疾防治药物研究大协作会议在北京召开,成立了全国疟疾防治药物研究领导小组,提出多学科交叉、多机构合作开展疟疾防治药物研究,几年内筛选了万余种化合物和中草药,但未能取得理想结果。

1969 年,中医研究院中药研究所屠呦呦被任命为中药抗疟研究组组长,从而开启了青蒿素(artemisinin)的发现之旅。接受任务后,屠呦呦广泛收集、整理历代医籍,查阅群众献方,请教中医专家。仅用 3 个月的时间,收集了 2 000 多个方药,并在此基础上精选编辑了包含传统药物青蒿(菊科蒿属植物黄花蒿,*Artemisia annua* L.)在内的《疟疾单秘验方集》。至 1971 年 9 月初,研究团队高强度地筛选了 100 多个中药的水提取物和 200 多个醇提取物。其中,在对青蒿的筛选中,虽曾出现过对疟原虫的抑制率 68% 的结果,但此后多批次研究却不能重现较高的抑制率。

带着问题,屠呦呦再次对前期研究过的几个药物的历代文献进行查阅。在反复研读文献过程中,葛洪《肘后备急方》治疗寒热诸疟方中“青蒿一握,以水二升渍,绞取汁,尽服之”的描述,给了屠呦呦新的启迪。于是又重新设计了以乙醚低温提取青蒿的研究方案,发现青蒿乙醚提取物表现出了较高的抗疟活性。进一步的分离工作显示,青蒿乙醚中性部分才是抗疟有效部位。此后,青蒿提取物的临床试验取得了疟原虫全部转阴的满意结果。青蒿提取方法的创新、抗疟活性化学部位的获得、临床试用有效,是发现青蒿素的关键。屠呦呦最先提取出对鼠疟原虫具有 100% 抑制率的青蒿乙醚中性成分,成为整个青蒿素研发过程中最为关键的一步。随后,研究组对青蒿乙醚提取物进行分离,相继分得多个结晶,其中Ⅱ号结晶对疟原虫有显著药效,首次以药效结果证实了青蒿素的抗疟活性。

为解决青蒿素生物利用度低、复燃率高,以及因溶解度小而难以制成注射剂的问题,多家单位及药厂开展了青蒿素结构改造、中试放大及临床试验任务。一系列衍生物单体如蒿甲醚(artemether)、青蒿琥酯(artesunate)、双氢青蒿素(dihydroartemisinin),均对恶性疟表现出高效、速效和低毒的治疗效果。青蒿素类抗疟药组成复方或联合用药被 WHO 确定为全球治疗疟疾的首选用药方法,青蒿素、蒿甲醚、双氢青蒿素、青蒿琥酯等被列入《国际药典》。2015 年,屠呦呦获得诺贝尔生理学或医学奖,成为首个在中国本土进行科学研究获诺贝尔科学奖的中国科学家。

本部分以双氢青蒿素为例,讨论其质量分析方法。

(一)结构与性质

双氢青蒿素为($3R,5\alpha S,6R,80\alpha S,9R,10S,12R,12\alpha R$)- 八氢 -3,6,9- 三甲基 -3,12- 桥氧 -12H- 吡喃并[4,3-j]-1,2- 苯并二噻平 -10(3H)醇。属于效果突出的抗疟药。

1. 本品为白色或类白色结晶性粉末或无色针状结晶;无臭。在丙酮中溶解,在甲醇或乙醇中略溶,在水中几乎不溶。

2. 双氢青蒿素结构中含有内过氧桥,具有氧化性。

3. 双氢青蒿素在甲醇和乙醇溶液中的旋光度会随时间而变化,最后可到达一恒定值。这是因为双氢青蒿素的 C_{10} 位羟基具有差向异构现象,α 及 β 异构体在有机溶剂中共同存在并相互转化,酸、碱、温度及不同的有机溶剂都会对其平衡过程造成影响。

(二)鉴别

1. 呈色反应

(1)过氧桥的氧化反应(碘化钾试液 - 淀粉):过氧桥具有氧化性,在酸性条件下氧化 I^- 成 I_2,与淀粉指示液生成蓝紫色。

示例 8-36 双氢青蒿素片的鉴别[《中国药典》(2020 年版)]

取本品的细粉适量(约相当于双氢青蒿素 20mg),加无水乙醇 2ml 使双氢青蒿素溶解,滤过,滤液中加碘化钾试液 2ml 与稀硫酸 4ml,摇匀,加淀粉指示液数滴,溶液即显蓝紫色。

(2)羟肟酸铁反应:Ph.Int 10 收载了双氢青蒿素的羟肟酸铁鉴别反应。

示例 8-37 双氢青蒿素的鉴别(Ph.Int 10)

取本品约 5mg,加无水乙醇 0.5ml 溶解后,加盐酸羟胺试液 0.5ml 与氢氧化钠试液 0.25ml,置水浴中微沸,冷却,加 2 滴盐酸和 2 滴三氯化铁试液,立即显深紫色。

2. 吸收光谱特征

双氢青蒿素的红外吸收光谱特征见表 8-38,双氢青蒿素原料药在《中国药典》(2020 年版)与 Ph.Int 10 中均采用红外光谱的方法进行鉴别,要求所得的红外光吸收图谱应与对照图谱一致。

表 8-38 双氢青蒿素红外特征峰归属

峰位 /cm^{-1}	归属	峰位 /cm^{-1}	归属
3 376	ν_{O-H}(羟基)	1 025	ν_{C-O-C}(醚)
1 227	ν_{C-O}(醇)	2 925	ν_{C-H}(亚甲基)
1 092,876,825	$\nu_{C-O-O-C}$(过氧醚)		

3. 色谱法 双氢青蒿素原料药在《中国药典》(2020 年版)中分别采用 TLC 法及 HPLC 法进行鉴别。

示例 8-38 双氢青蒿素的鉴别[《中国药典》(2020 年版)]

取本品,加甲苯溶解并稀释制成每 1ml 中约含 0.1mg 的溶液作为供试品溶液;另取双氢青蒿素对照品适量,加甲苯溶解并稀释制成每 1ml 中约含 0.1mg 的溶液作为对照品溶液。照薄层色谱法(通则 0502)试验,吸取上述两种溶液各 10μl,分别点于同一硅胶 G 薄层板上,以石油醚(沸程为 40～60℃)-乙醚(1∶1)为展开剂,展开,晾干,喷以 2% 香草醛硫酸乙醇溶液(20→100),在 85℃加热 10～20 分钟至斑点清晰。供试品溶液所显主斑点的位置和颜色应与对照品溶液主斑点一致。

（三）特殊杂质检查

《中国药典》(2010 年版)及之前的版本中,双氢青蒿素原料药及制剂均以薄层色谱法检查有关物质。2015 年版及以后的《中国药典》则采用高效液相色谱法检查双氢青蒿素原料药及片剂的有关物质。

（四）含量测定

《中国药典》(2020 年版)中青蒿素类原料药采用 HPLC 法进行含量测定。

示例 8-39 双氢青蒿素的含量测定[《中国药典》(2020 年版)]

供试品溶液:取本品适量,精密称定,加二甲基亚砜溶解并定量稀释制成每 1ml 中约含 4mg 的溶液,作为供试品溶液。

对照品溶液:取双氢青蒿素对照品适量,精密称定,加二甲基亚砜溶解并定量稀释制成每 1ml 中约含 4mg 的溶液,作为对照品溶液。

系统适用性溶液:取双氢青蒿素对照品与青蒿素对照品各适量,加流动相溶解并稀释制成每 1ml 中约含双氢青蒿素与青蒿素各 1mg 的混合溶液,作为系统适用性溶液。

色谱条件与系统适用性要求:用十八烷基硅烷键合硅胶为填充剂(CAPCELL PAK C18 MG II,4.6mm×100mm,3μm 或效能相当的色谱柱);以乙腈-水(60∶40)为流动相;流速为每分钟 0.6ml;检测波长为 216nm;系统适用性溶液进样体积 20μl,其他溶液进样体积 5μl。系统适用性溶液色谱图中,双氢青蒿素呈现两个色谱峰,各成分峰间的分离度均应大于 2.0。

测定法:精密量取供试品溶液与对照品溶液,分别注入液相色谱仪,记录色谱图。按外标法以双氢青蒿素峰面积计算(若双氢青蒿素出现两个色谱峰,则以双氢青蒿素两峰面积的和计算)。

双氢青蒿素在溶剂中存在差向异构体转化的现象,β-双氢青蒿素向 α 异构体转化时,转化速率随溶剂的质子传递能力的减弱而递减,反应平衡常数亦按此顺序递减。二甲基亚砜为极性非质子溶剂,β-双氢青蒿素在二甲基亚砜中仅保持一种异构体的存在。因此,为了改善双氢青蒿素的双峰转化对含量测定的影响,《中国药典》(2020 年版)采用二甲基亚砜作溶剂,使双氢青蒿素仅以 β 异构体的形式存在于溶剂当中,当溶液进入含有水相的流动相时,异构体开始转化,出峰时间即异构体转化平衡时间精确可控,因而双峰峰面积之和稳定、重现性好,保证了含量测定结果的准确性。二甲基亚砜在此色谱体系中易拖尾,《中国药典》(2020 年版)采用了硅醇基封尾率高的 CAPCELL PAK C18 MG II(4.6mm×100mm,3μm)或效能相当的色谱柱改善溶剂峰拖尾。双氢青蒿素没有共轭结构,紫外只有末端吸收,在综合考虑溶剂干扰与基线噪声问题后,《中国药典》与《国际药典》均将测定波长设置为216nm。

ER8-4 第八章 目标测试

（李清　陈晓颖　余江南　王静）

第九章 中药分析

中药分析是以中医药理论为指导,运用现代分析化学的理论和方法,研究中药质量评价与控制的应用学科。中药包括中药材、中药饮片、植物油脂、中药提取物和中药制剂等不同类型。因此,在中药鉴别、检查、含量测定等主要质控项目中,质量分析方法具有其鲜明特点:以中医药理论为引导,药效指标特征性与整体性评价分析相结合,效、毒成分分析并重,检测对象结构复杂,前处理与测定方法互作,生物、理化和数学分析方法联合,自动检测和动态过程分析等。总之,应树立中药质量源于设计的观念,重视中药种植和生产过程质控,同时不满足于目前中药质量分析方法,才能充分挖掘并光大祖国传统医药学宝藏的深邃内涵。

第一节 概述

中药包括中药材、中药饮片、植物油脂、中药提取物和中药制剂。中药是以中医药学理论体系的术语表述药物的性能、功效和使用规律,在中医理论指导下使用的药用物质及其制剂。中药饮片系指由原产地采收的中药材,经过炮制加工处理后可直接用于中医临床或制剂生产使用的处方药品。植物油脂和中药提取物系指从植、动物中制得的挥发油、油脂、有效部位和有效成分。中药制剂系指是以中药材、中药饮片或中药提取物为原料,按规定的处方和方法加工成具有一定规格、便于直接应用的剂型,其中经批准依法生产的成方中药制剂称为中成药。中药分析主要包括鉴别、检查、含量测定等方面。

一、中药分析的特点

(一)以中医药理论为指导,对中药的质量进行评价

中医学强调整体观念、阴阳平衡、辨证施治。中药有四气五味,四气是寒、热、温、凉;五味是辛、甘、酸、苦、咸。中药制剂的组方原则是按照中医药理论"君、臣、佐、使"和"七情、反畏、药对"等关系进行配伍的,使处方中的各味药共同构成一个功能整体,并与机体的整体功能状况即"证"相对应,从而发挥其防治疾病的作用。因此,在进行中药的质量分析时,应以中医药的理论为指导,对中药的质量进行评价。中药的药理作用具有多方面性,同一药味在不同方剂和制剂中的功用不同,故选择测定的项目和成分也不尽相同。例如山楂在以消食健胃为主要功效的制剂中,应选择测定其有机酸类成分;而在以活血化瘀、治疗心血管疾病的制

剂中,应选择测定其黄酮类成分。又如在复方丹参片中,丹参为主药,《中国药典》(2020年版)选择测定其丹参酮ⅡA和丹酚酸B成分来控制其制剂质量;而在养心氏片中,丹参处于辅药地位,可不必同前测定。

(二)中药有效成分多样性,毒性成分和杂质较复杂

中药有效成分结构、种类十分丰富。常见的醋酸-丙二酸途径、甲戊二羟酸途径、桂皮酸途径、氨基酸途径生物合成诸如脂肪酸类、酚类、蒽酮类、萜类、苯丙素类、香豆素类、木脂素类和黄酮类、生物碱类活性成分,炮制、提取加工后的中药制剂成分演变更为复杂。《中国药典》(2020年版)共收录毒性中药83种,其中大毒品种10个,有毒品种42个,小毒品种31个。植物类中药潜在的毒性成分分为生物碱类、糖苷类、萜类、内酯类、蒽醌类、黄酮类、有机酸和毒性蛋白等肝、肾脏毒性中药成分。中药的杂质来源要比化学药复杂得多,如药材中非药用部位及未除净的泥沙,药材中所含的重金属及残留农药,包装、保管不当发生毒变、走油、泛糖、虫蛀等产生的杂质。所以中药易含有较高的重金属、砷盐、残留农药等杂质。中药成分普遍存在效毒两面性,成分结构性质、含量决定临床效应,因此成分定性、定量分析对中药整体发挥保效控毒具有重要基础。

(三)中药材药效指标特征性与整体性综合分析

现行的中药质量控制模式是借鉴化学药品质量控制模式,选定某一中药的"有效成分""活性成分"或"指标成分",建立相应的定性、定量标准。但某单一化学成分的含量高低与中药临床疗效并不一定具有"一一对应"的线性关系,检测任何一种活性成分均不能反映其整体疗效,也不是某些成分简单作用的加和,往往存在药物成分间、药物与靶点间、靶标通路间复杂相互作用,通过修复、调整、调动人体的某些功能而达到防病治病的目的,各成分协同作用的结果因而带有综合的、宏观的非线性特征。从中医整体观出发,模糊与量化相结合,整体表征与局部特征相结合,采用多种手段,测定多种有效信息,才能科学、客观地评价中药制剂质量,以保证中药产品质量的一致性和稳定性。

(四)中药生产质量源于设计,实现全过程检测

中药材品种、产地、种植管理、采收季节、贮藏、加工炮制等因素的影响,同种药材之间指标成分的量可能差别很大,这是制约中药质量的一个原发因素。中药制剂工艺中,提取、过滤、浓缩、萃取、分离干燥等影响质量的继发因素需要关键共性技术,改善中药目前生产的单元式、间歇式操作模式,实现整个生产过程的集成控制与反馈优化,对药材、中间物料和终产品开展多目标优化的质量控制,分析生产过程多因素效应、非线性及交互作用,掌握中药复杂的组成特性导致化学成分降解转化规律,突破中药产品质量提升的瓶颈问题。我国中药工业正在发生从质量源于检验(quality by test,QbT)向质量源于设计(quality by design,QbD)理念的转变,质量工作重心前移,大力发展中药生产过程质量控制技术是保障中药产品质量一致性的前提,也是引领中药制造产业提升的关键路径。《中国制造2025》《医药工业发展规划指南》等战略规划提出,应加快运用自动化、信息化、过程分析技术(process analytical technology,PAT)、大数据等,广泛获取和挖掘生产过程的数据和信息,提升质量控制技术,推动中药产品质量提升。

二、中药分析常用的分析方法

中药分析的一般程序包括取样、供试样品的制备、分析（鉴别、检查、含量测定）、书写检验报告等方面。中药的分析方法，应根据其分析的项目不同，采用不同的分析方法。一般而言，中药的鉴别方法主要有性状鉴别法、显微鉴别法、理化鉴别法（一般理化鉴别法、色谱法和光谱法）、生物学鉴别法。中药的检查主要按现行版《中国药典》收载的方法进行分析。含量测定的分析方法有重量法、容量法、色谱法（高效液相色谱法、气相色谱法、薄层色谱扫描法）、光谱法（紫外‐可见分光光度法、原子吸收分光光度法）、电感耦合等离子体质谱法等，其中常用的分析方法有高效液相色谱法、气相色谱法、薄层色谱扫描法、紫外‐可见分光光度法等。

（一）中药的鉴别方法

中药的鉴别有性状鉴别法、显微鉴别法、理化鉴别法、生物学鉴别法，有时在性状鉴别中还应作相应物理常数的测定。

1. **性状鉴别**　中药材与饮片的性状描述一般以形状、大小、表面（色泽、特征）、质地、断面、气味等特征，按药材、饮片的实际形态进行描述。性状的观察方法主要是运用感官来鉴别，有眼看、手摸、鼻闻、口尝等鉴别方法，其具有简单、易行的特点。

中药提取物的性状鉴别不仅包括颜色、形状、气味等外观特征，还包括溶解度、相对密度、馏程、熔点、凝点等物理常数的测定。挥发油和油脂的性状鉴别有外观颜色、气味、溶解度、相对密度和折光率等；粗提物和有效部位提取物应有外观颜色、气味等；有效成分提取物有外观颜色、溶解度、熔点、比旋度等。

中药制剂的性状鉴别是指除去包装后的性状，主要是运用感官来鉴别，包括大小、色泽、表面特征、质地、气味等方面。根据制法和规格，药典在制剂通则中对性状有明确的规定，性状项下一般应写明品种的外观形状、色、臭、味等。制剂的某些物理常数可作为性状鉴别的指标，如熔点、溶解度、相对密度、折光率等。

2. **显微鉴别**　利用显微镜来观察中药中组织构造、细胞形状以及内含物等的特征，从而鉴别中药的真伪。显微鉴别法操作准确可靠、简便，为《中国药典》收载的常用方法，分为完整药材显微鉴别法、破碎药材显微鉴别法和粉末显微鉴别法。鉴别的具体方法有横切面显微鉴别、纵切面显微鉴别、表面片显微鉴别、解离组织片显微鉴别和粉末显微鉴别等。中药制剂的显微鉴别是利用显微镜来观察中药制剂中原药材的组织碎片、细胞或内含物等特征。一般凡以药材粉碎成细粉后直接制成制剂或添加有部分药材粉末的制剂，由于其在制作过程中原药材的显微特征仍保留到制剂中去，故可用显微定性鉴别法进行鉴别。除常规光学显微镜外，荧光、X 射线相衬和计算机图像识别技术丰富完善了中药显微鉴别手段。

3. **理化鉴别**　利用中药所含化学成分或成分群的某些理化性质，通过化学反应或光谱法、色谱法等现代分析方法和技术检测中药中的某些成分，判断其真伪。理化鉴别常用的方法有化学反应鉴别法、显微化学鉴别法、光谱鉴别法、色谱鉴别法、液相色谱‐质谱联用法，以及指纹图谱和特征图谱鉴别技术等。中药制剂多为复方，化学组成复杂，在对全部组方药味逐一进行鉴别存在困难时，首选主药（君药）、辅药（臣药）、毒剧药及贵重药，其他药味的选择应根据其基础研究水平而定。根据待测定成分的结构、性质及共存物的干扰情况，采用专属性强、灵敏度高、简便快速、结果可靠的鉴别方法。目前，薄层色谱鉴别是理化鉴别最常用的方法。

4. 生物学鉴别 生物学鉴别是利用药效学和分子生物学等有关技术来鉴定药物品质的一种方法。其中蛋白质电泳技术，限制性片段长度多态性(restriction fragment length polymorphism，RFLP)、随机扩增多态性DNA(random amplified polymorphic DNA，RAPD)、扩增片段长度多态性(amplified fragment length polymorphism，AFLP)等基于PCR的DNA指纹技术及DNA测序技术应用较多。在已有的DNA分子鉴定技术应用于中药质量标准基础上，如蛇类药材采用该技术进行鉴定，《中国药典》(2020年版)一部首次将聚合酶链式反应(PCR)法应用于川贝母和霍山石斛种属鉴别，推进分子生物学检测技术在中药饮片、动物组织来源材料、生物制品起始材料、微生物污染溯源鉴定中的应用。

(二) 中药检查的方法

中药材和饮片的检查系指对其纯净程度、可溶性物质、有害或有毒等物质进行的限量检查，包括水分、灰分、杂质、毒性成分、重金属及有害元素、农药残留、黄曲霉毒素、二氧化硫残留量、内源性有害物质以及浸出物测定；对产地加工中易带进非药用部位的杂质检查；易夹带泥沙的酸不溶性灰分检查等。

中药提取物和植物油脂检查应根据原料药材中可能存在的有毒成分、生产过程中可能造成的污染情况、剂型要求、贮藏条件等建立检查项目。如相对密度、酸碱度或pH、乙醇量、水分、灰分、总固体、干燥失重、碘值、酸败度、炽灼残渣、酸值、皂化值、有毒有害物质检查(重金属与有害元素、农药残留、有机溶剂残留、大孔树脂残留物)等。对于有效成分提取物，应对主成分以外的其他成分进行系统研究，设定相关物质检查，要求同化学药、原料药。作为注射剂原料的提取物除上述检查项外，还应按照相应注射剂品种项下规定选择检查项目，如色度、酸碱度、水分、总固体、蛋白质、鞣质、树脂、草酸盐、钾离子、有害元素(铅、镉、汞、砷、铜)、溶剂残留等，并制定控制限度。

中药制剂的检查包括制剂通则的常规检查、杂质检查、有害物质检查、微生物限度检查等，其一般杂质检查，包括氯化物、铁盐、重金属、砷盐、干燥失重、水分及炽灼残渣、农药残留量、有毒有害物质、有机溶剂残留量、树脂降解产物检查等限量检查的方法；含有矿物药、海洋药物、相关动物药及可能被重金属、砷盐污染过饮片生产的中药制剂，应制定重金属和砷盐的限量检查；中药注射剂应制定有关物质(蛋白质、鞣质、树脂、草酸盐、钾离子)及铅、镉、砷、汞、铜检查项；含雄黄、朱砂的制剂应采用专属性的方法对可溶性砷、汞进行检查并制定限度；使用有机溶剂提取、分离、重结晶等工艺的中药提取物和制剂应检查残留溶剂，规定残留溶剂的限量；工艺中使用非药用吸附树脂进行分离纯化的提取物和制剂，应控制树脂中残留致孔剂和降解产物。

(三) 中药的含量测定方法

1. 化学分析法

(1) 重量法：根据单质或化合物的重量，计算出在供试品中的含量的定量方法。通常被测成分与试剂作用，生成组成固定的难溶性化合物沉淀出来，称定沉淀的质量，计算该成分在样品中的含量。可分为挥发法、萃取法和沉淀法。挥发法，测定具有挥发性或能定量转化为挥发性物质的组分含量；萃取法是根据被测组分在互不相溶的两相中溶解度的不同，达到分离的目的；沉淀法是将被测组分定量转化为难溶化合物，测定其含量的方法。使用重量法测定时，应注意选择供试品用量、提取、分离、纯化及干燥等条件，必要时提供换算因子（四位有效数字）。重量法适用于制剂中纯度较高的成分。

（2）容量法：根据指示剂的颜色变化指示滴定终点，然后目测标准溶液消耗体积，计算分析结果。常用的方法有中和法、沉淀法、配位法、氧化还原法等，主要用于含矿物类中药的含量测定；凯氏氮测定法主要用于含较多蛋白质或氨基酸中药中氮含量的测定。测定要对样品进行必要的处理和破坏，取样量要满足精度要求，消耗滴定液控制在 10～20ml；注意确定滴定液、滴定度及指示剂等，指示剂对终点变色应敏锐、易观察，无其他颜色干扰。

2. 光谱分析法

（1）紫外-可见分光光度法：用于在特定波长处对光有吸收或通过加入一定的显色剂后有吸收的单一成分或类别成分的含量测定。其含量测定有对照品比较法、比色法、吸收系数法和计算分光光度法。由于中药材来源广阔，化学成分较复杂，影响其质量的因素多方面，干扰因素多且又不易排除，其成分含量变化幅度大，因此紫外-可见分光光度法中的吸收系数法和计算分光光度法一般不宜采用，多采用对照品比较法和比色法。

（2）原子吸收分光光度法：原子吸收分光光度法的测量对象是呈原子状态的金属元素和部分非金属元素，系由待测元素灯发出的特征谱线通过供试品经原子化产生的原子蒸气时，被蒸气中待测元素的基态原子所吸收，通过测定辐射光强度减弱的程度，求出供试品中待测元素的含量。原子吸收一般遵循分光光度法的吸收定律，通常借比较对照品溶液和供试品溶液的吸光度，求得供试品中待测元素的含量。测定方法有标准曲线法、标准加入法。

（3）近红外光谱法（near infrared spectrometry, NIRS）：近红外光谱反映有机物中 C—H、O—H、N—H、S—H 等含氢基团在近红外光谱区伸缩振动的合频和倍频吸收，NIRS 具有快速、操作简便、无损、无污染和实时在线等优点，被誉为一项绿色分析技术，依据 NIRS 技术既可对中药成分特异性分析，又可对中药成分整体性研究。适用于中药材真伪、基源、产地的定性鉴别，中药中间体、中成药的定性鉴别与定量分析，以及中药炮制、提取、分离纯化、浓缩、制粒、混料、片剂包衣和成品检测等生产过程快速分析和一致性控制。近红外光谱谱区信号强度低，谱峰重叠较严重，需根据样品的近红外光谱谱图特性，采用适合的化学计量学方法，建立校正模型，实现定性、定量分析或者在线过程分析。

3. 色谱分析法

（1）薄层色谱扫描法：系指用一定波长的光照射在薄层板上，对薄层色谱中可吸收紫外光或可见光的斑点，或经激发后能发射出荧光的斑点进行扫描，将扫描得到的图谱及积分数据用于鉴别、检查或含量测定。薄层扫描的操作方法分为薄层板的制备、样品溶液与对照溶液的制备、点样、展开、定位（或显色）、上机扫描、色谱峰确认及计算含量。除上机扫描和色谱峰确认及定量外，其余操作方法与薄层色谱法相同。在测定时，可根据不同薄层扫描仪的结构特点，按照规定方式扫描测定，一般选择反射方式，采用吸收法或荧光法。扫描方法可采用单波长或双波长扫描。

（2）气相色谱法：用于含挥发性成分的含量测定。测定方法有内标法、外标法、面积归一化法和标准溶液加入法，中药含量测定首选外标法。采用内标法时，应选定适宜的内标物质及校正因子的测定方法，内标物质的峰应能与样品中的被测成分及杂质峰达到较好的分离。采用外标法定量时，为保证进样误差符合规定，宜采用自动进样，提高进样重复性。气相色谱 - 质谱（GC-MS）联用技术集气相色谱法的高速、高分离效能、高灵敏度和质谱的高选择性于一体，通过总离子流图和综合气相保留值法对多组分混合物进行定性鉴定和分子结构的准确判断，通过峰匹配法、总离子流质量色谱法、选择离子检测法定量分析。目前多用毛细管气相色谱与质谱联用，检测限已达 $10^{-12}\sim10^{-9}$g 水平。

（3）高效液相色谱法：系采用高压输液泵将规定的流动相泵入装有填充剂的色谱柱，对供试品进行分离测定的色谱方法。注入的供试品，由流动相带入柱内，各组分在柱内被分离，并依次进入检测器，由积分仪或数据处理系统记录和处理色谱信号。该法分离性能高，分析速度快，灵敏，操作简便，为中药含量测定的首选方法。高效液相色谱 - 质谱（HPLC-MS）联用技术集 HPLC 的高分离能力与 MS 的高灵敏度、极强的结构解析能力、高度的专属性和通用性、分析高效于一体，应用于药品质量控制（包括药物中微量杂质、降解产物、药物生物转化产物的定性分析鉴定）、体内药物和药物代谢研究。

第二节　中药生产过程的检验与监测

一般地，制药过程控制主要包括：①提取、浓缩、干燥、纯化、制剂等工艺的制药设备控制；②制药工艺品质控制；③制药过程质量控制；④中药产品质量检验；⑤质量风险控制。本节主要关注制药过程质量控制和中药产品质量检验。传统中药生产过程的质量分析主要包括中药材、中药饮片、中药提取物和中药制剂的质量检验和质量控制。中药生产过程分析是中药制药技术现代化的核心和根本。

一、中药生产过程分析的模式和特点

中药生产一般包括原药材的质量评价、中药饮片的加工和炮制、中药提取物的制备、中药制剂的制备、成品的检验等单元操作。中药生产过程分析与通常中药分析的主要区别在于：前者为动态的连续的分析监测，通过应用过程分析技术，还可以提高设备利用率，进一步降低成本和消耗；而后者为静态的分析。

（一）中药生产过程分析的模式

过程分析技术是一个完整的体系，对生产过程进行实时分析是核心，按其操作程序不同，可分为离线分析法和在线分析法两大类，见表 9-1。

离线分析和现场分析在检测时间上有滞后性，是历史性分析数据，常用于产品质量的检验。在线分析得到的是实时分析数据，能真实地反映生产过程中的动态变化，通过反馈回路，可用于生产过程的控制和最优化。在线分析体现的是所有工序中分析过程自动化、动态化和

表 9-1　制药过程分析模式及其特征

分析模式	操作方法	方法特征
离线分析法	离线分析 （off line）	先从生产现场取样，再回到实验室进行分析，其准确度高，但分析速度慢，信息滞后
	现场分析 （at line）	经人工取样后，在现场进行分析，其分析速度较快，但不能实时监测
在线分析法	在线分析 （on line）	利用自动取样和样品处理系统，将分析仪器与生产过程直接联系起来，进行间歇或连续的自动分析
	原位分析（in situ） 内线分析（in line）	将传感器（如探头、探针等）直接插入生产流程中，所产生的信号直接进入检测器，并通过微机系统实现连续的或实时的自动分析监测
	非接触分析（noninvasive）	即利用遥感技术对生产过程进行检测，分析探头（或探针）不与试样直接接触，无须采样预处理，进行遥感和无损检测

实时化，充分运用在线的测量与控制系统能缩短生产周期，及时防止不合格药品的产生，提高整体的生产效率，减少经济损失。

（二）中药生产过程分析的特点

1. 分析的快速性　制药过程分析是对生产状态中的物料进行快速分析，监测药物生产工艺过程是否顺利进行，以及产品质量状况，并将结果及时反馈，以便控制生产过程。因此，制药过程分析最重要的要求是分析方法速度快，时效性优先于准确性。同样，对于取样和预处理过程也应具备简单、快速、有效等特点，需要对特定样品进行设计，制定有高度针对性的取样和预处理方法并配备专门的设备。

2. 对象的多样性和复杂性　制药过程分析的对象可能是原辅料，提取分离、浓缩干燥、粉碎、混合、发酵、结晶或包装等过程的中间产品、成品等。样品可能是单一成分，也可能是生产过程中产生的动态的复杂样品；可能是无机、有机小分子，也可能是多肽、蛋白质和生物制品等。样品的物理状态可能是液态、固态、气态或多态共存。因此制药过程分析具有多样化检测手段，如图 9-1 所示。

3. 样品取样条件苛刻性　中药生产流程中的物料环境条件苛刻，如药材加工炮制过程中可能辅料众多，酸碱条件复杂，混合不均匀，检品存在有机溶剂、气泡泡沫、黏滞污物等，制剂生产过程中可能压力大、黏度大、温差大、高速运动，有些生产过程需密封、避光、多点取样等，这些复杂或苛刻的环境条件均会给过程分析带来极大的难度。

4. 数据处理多元化　化学计量学是过程检测和过程控制的软件系统，是过程分析建立和发展的重要基础，其主要作用是：①检测信号的提取和解析；②过程建模；③过程控制与优化。在制药过程分析中常用的数据处理方法包括主成分分析、偏最小二乘、聚类分析、支持向量机和人工神经网络等模式识别算法。

（三）中药生产过程分析仪器要求

1. 分析仪器应具有的性能　离线分析法和所用仪器与一般常规分析方法相同。在线分析仪器应具备对试样的化学成分、性质和含量进行在线自动测量的特点：①具有自动取样和试样预处理系统；②具有全自动化控制系统；③稳定性好，使用寿命长，易维护，能耐受高温、

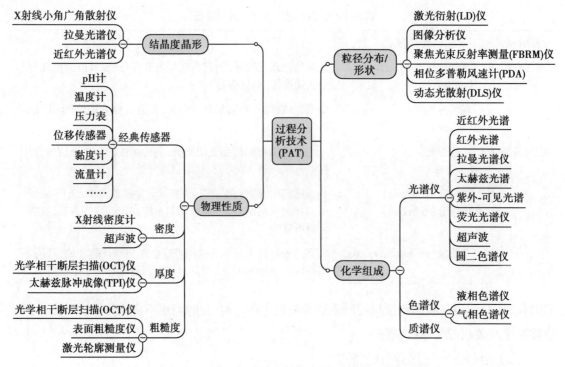

图 9-1　过程分析技术中使用的分析仪器与传感器

高湿、腐蚀、振动、噪声等工作环境,结构简单,测量精度可以适当放宽。

2. 分析仪器的结构　过程分析仪器的组成如图 9-2 所示。

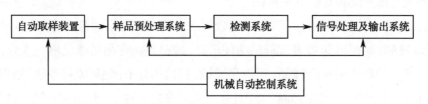

图 9-2　过程分析仪器结构示意图

二、中药生产过程的分析方法与应用

(一)中药生产过程的分析方法

目前,从 PAT 的分析功能和属性角度,PAT 可分为模拟视觉分析技术、模拟听觉分析技术、模拟味觉分析技术、模拟触觉分析技术、多功能集成在线分析技术。制药行业研究最多的是光谱技术,包括近红外光谱法技术、拉曼光谱技术、荧光光谱法,其次是光学成像技术。应用于中药生产过程的分析方法有近红外光谱法、红外光谱法、拉曼(Raman)光谱法、紫外 - 可见分光光度法、X 射线荧光法、电化学法、流动注射分析法和多元统计分析工具等。

(1)模拟视觉 PAT

1)计算机视觉:计算机视觉(computer vision, CV)是通过计算机程序来模拟人类视觉感知背后的生理过程,克隆人类在色彩、内容、形状和纹理检测所执行的行为。形象地说,就是给计算机安装上眼睛(照相机)和大脑(算法),让计算机能够感知环境。图像处理是 CV 系统的核心。通过强大的学习系统支持,计算机视觉提供了一个机制可以模拟人类思维过程,帮助人类快速准确地进行复杂判断,为质量保障和过程控制提供一个快速、一致和客观的检查工具。如基于机器视觉的实时丸药检测系统(图 9-3)。

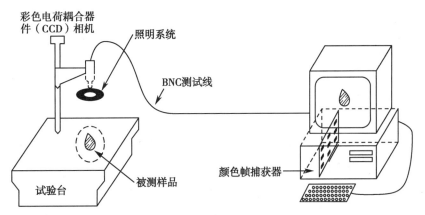

图 9-3 典型的计算机视觉系统

中药的性状鉴别主要包括形状、质地、颜色等的鉴别,而在中药的炮制过程中,颜色是评估炮制品质量的一个重要指标,准确判别中药的颜色是中药性状鉴别和炮制质量控制中非常重要而又相对困难的一环。利用精准的色彩检测分析能力及良好的重复性,电子眼技术在中药性状鉴别和炮制质量控制等方面拥有广阔的应用前景。研究结果表明,穿心莲电子眼采集数据的主成分分析(PCA)结果与含量测定结果具有高度相关性,可用于区分穿心莲药材质量的优劣。

2)高光谱成像:高光谱成像(hyperspectral imaging,HSI)也称为化学或光谱成像,是一种将传统成像与光谱集成的新型技术,可同时获得被测物体的空间特征与光谱信息,以实现对物质特性的研究。该技术具有信息量丰富、分辨率高、图谱合一以及数据模型种类多等优势。利用 HSI 技术对枸杞多糖及总糖含量进行检测,利用 HSI 技术建立冬虫夏草粉末的真假鉴别及含量判断的无损检测模型。

3)动态光散射:动态光散射(dynamic light scattering,DLS)技术是自 20 世纪 60 年代发展起来的一种高灵敏度分析测定生物高分子的新方法,通过监测光强度获得粒子的尺寸及其分布的信息。该技术能够对样品进行实时、无损、快速的测量,提供详细的物质结构信息,目前已经在生物、物理、化学、医学等领域得到了广泛的应用。DLS 是一种快速的在线过程分析工具,已被用于确保完整的包涵体增溶和聚集体自由折叠的重组蛋白为基础的候选疫苗。

4)激光诱导荧光:激光诱导荧光(laser induced fluorescence,LIF)是一种利用吸收电磁辐射而激发至高能级分子的发射光光谱方法。LIF 具有高特异性和灵敏度,分析时间短,在线转换能力强且探针易于安装。目前已应用于水体、大气、食品、疾病等的检测。基于高效液相-激光诱导荧光法建立克拉维酸钾中黄曲霉毒素的定量监测方法。

5)X 射线衍射:X 射线衍射(XRD)技术是一种针对固体粉末样品测试的现代分析方法,通过对所得 XRD 图谱进行解析,X 射线因其可非破坏性对样品内部特征成像,可快速而准确地得知样品的组成成分。XRD技术用于矿物类中药的研究，可准确地确定矿物基源。针对一种药柱，通过重建多个视角下获取的X射线信息，在线监测药柱内孔的分布情况。

6）紫外-可见光谱：紫外-可见（UV-Vis）光谱是由于分子内电子的跃迁而产生的，不同分子结构的化合物产生不同类型的电子跃迁，导致特征吸收峰的波长和强度不同，因此可辅助推导化合物结构，并可依据朗伯-比尔定律分析化合物含量。UV-Vis光谱技术的测试对象主要是具有共轭结构的分子，其实验仪器常规，实验操作简便，数据重现性好，广泛应用于食品、石油、药品和环境等领域。利用紫外在线检测技术对绞股蓝中总皂苷成分的大孔树脂纯化工艺优化研究。

7）红外光谱（infrared spectrum，IR）：IR通常被分为3个区域，即近红外区（0.78～3μm）、中红外区（3～50μm）和远红外区（50～100μm）。近红外光谱（near infrared spectrum，NIR）主要是分子内C—H、O—H、N—H等含氢基团振动光谱的倍频和合频吸收，可对样品进行定性和定量分析。近红外光谱是理想的过程分析工具，可以用于原料、生产过程和终产品的各阶段，能够快速、高效、低耗、准确地对固体、液体及粉末状的有机物样品进行无损检测。用近红外光谱分析技术结合偏最小二乘对不同产地的木瓜进行聚类分析，实现准确鉴别。利用近红外漫反射光谱分析技术对源于GAP（Good Agricultural Practice）基地、其他产地和伪品的鸡血藤进行准确定性鉴别。

示例9-1　基于近红外光谱技术实现中药三七的真伪识别及产地分析

样品来源：样品为分别来自广西、贵州、西藏的三七，为了降低个别突出样品对产地分析的干扰，选择购买大小均一、形状类似的三七，采购后立即密封好，运回实验室，对样品进行处理，包括筛选、称量、切片，得到每个地区各20个三七头断面。

实验方法：分别收集三个产地的三七头断面的光谱图各20个。通过多元散射校正（MSC）、Norris平滑预处理来消除干扰。多元散射校正用于在散射引起的光谱变化大于样品成分引起的变化的情况下，消除因样品分布不均匀及粒度的差别导致的影响。通过光谱仪得到的光谱信号除了有用信息，还叠加了随机误差（噪声），平滑法（smoothing）的基本假设为光谱的噪声为零均值随机白噪声，可多次测取其平均值降低噪声。此外，为了消除光谱基线的漂移或平缓背景的干扰，放大、分离其重叠信息，一般还采用对光谱求导的方式。而由于求导也会放大噪声信号，一般在求导时同时进行平滑处理，降低随机误差。具体实验步骤如下：①定标集和预测集的选择和划分；②利用数据平滑算法来消除光谱噪声及其他各种干扰集的影响；③优化光谱空间，净化谱图信息。

实验结果

近红光谱的采集：设置采集光谱区间为10 000～3 000cm^{-1}。将近红外光谱仪的光纤探头紧贴三七的表面，采集样品的原始光谱，并对其求导。以西藏三七为例，绘制其原始、一阶、二阶光谱图，见图9-4。

由图9-4可知，其二阶光谱图的变化更明显，利于分析。因此，对三种产地的三七的原始光谱进行二阶求导，见图9-5。初步对比不同产地三七近红外的二阶光谱图来看，不同产地在对应位置的特征峰形状相似，说明不同产地的三七所含成分组成相同。但其特征峰的相对强度略有不同，可见不同地区的三七在成分含量上存在差异。

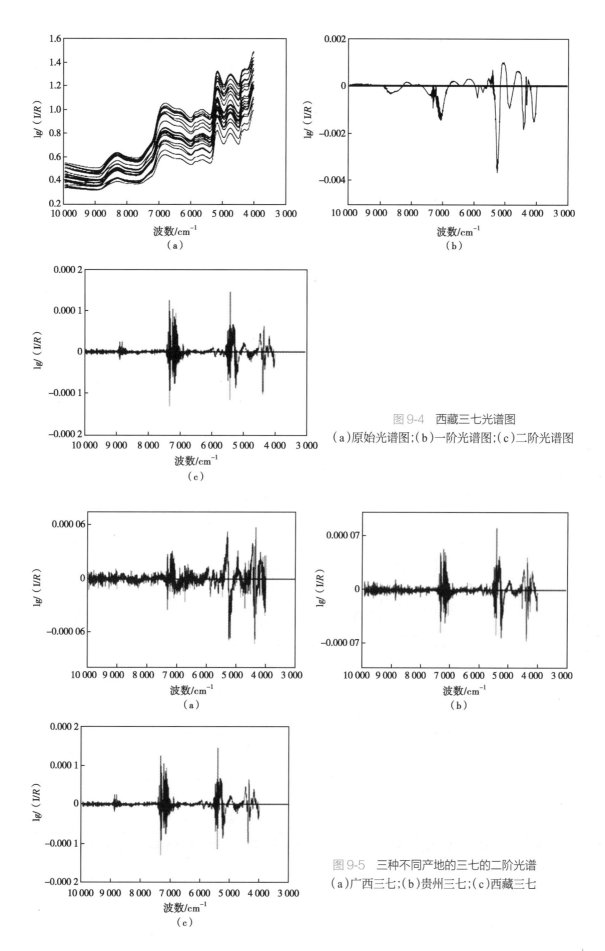

图 9-4　西藏三七光谱图
（a）原始光谱图；（b）一阶光谱图；（c）二阶光谱图

图 9-5　三种不同产地的三七的二阶光谱
（a）广西三七；（b）贵州三七；（c）西藏三七

模型及软件处理分析：距离匹配法（distance match）常用于筛分原材料，适合区分成分相同但含量不同的材料。方法通过 TQ analyst 光谱分析软件进行距离匹配识别，计算光谱到每个中心点的距离，判别一个未知样品到多个已知材料的匹配程度，以及检测原材料与生产样品的微小变化，比较适合不同产地同种中药的分析。其原理如下：首先按式（9-1）计算待测样本的新光谱。

$$x_{inew} = \frac{x_i - \bar{x}_c}{x_{cstd}}$$

式（9-1）

式中，x_i 为待预测的样本光谱；$\bar{x}_c$ 为已知类别样本集的中心光谱；x_{cstd} 为已知类别样本集的准偏差光谱。

然后计算新光谱 x_{cstd} 中超过距离匹配限制值的波长点所占的百分比，即为该测试样品与已知类别的匹配值。距离匹配值的范围是 100～0，0 表示最匹配。若有多个类别，则根据匹配值的大小确定待测样品所属的最终类别。

建模方法：运用距离匹配分析法的二阶光谱经 MSC+Norris 平滑处理。得到两组不同的距离分布以及数据，见图9-6。

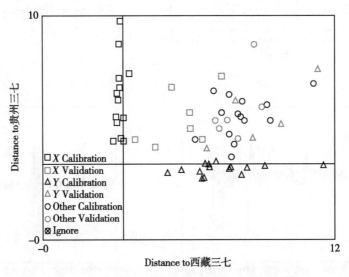

图9-6　建模集样本的距离匹配的二阶分布图

图 9-6 中 X Calibration 表示的是 X 轴上的验证模型，X Validation 表示在 X 轴模型修正，Ignore 表示可以忽略的数据。

模型预测分析，见表9-2。运用距离匹配分析法的二阶光谱经 MSC+Norris 平滑处理得到

表9-2　模型回判/预测分析表

品种	原始样品数	定标集样品数	定标集误判数	定标集识别率/%	总识别率/%
广西三七	20	14	0	100	85
贵州三七	20	14	0	100	85
西藏三七	20	14	0	100	100

的结果,方法具有样品预处理简单、分析速度快、无损坏、绿色环保等优点,适合检测组成成分复杂的中药。

8）拉曼光谱:拉曼光谱(Raman spectrum)是一种可提供样品"分子指纹"的光谱学技术。拉曼光谱技术作为独具吸引力的过程分析工具,主要源于以下3方面原因:①该技术对于任意相态的各类样品可提供丰富的化学结构信息,用来区分分子中的官能团;②无须破坏样品实现无损检测,过程无污染且灵敏度高;③水在拉曼光谱中不会对有机官能团产生干扰。拉曼光谱作为活性药物成分(API)的过程分析工具,已被应用于晶型鉴定、原位结晶监控、实时放行测试、制药单元操作和过程诱导转化等方面。

与近红外光谱相比,拉曼光谱是散射光谱,信号较弱,波长区间在 $4\,000\sim40cm^{-1}$,主要用于研究非极性基团与骨架的对称振动,适合于无机物测定,可测水溶液;而近红外光谱是吸收光谱,是由含氢原子团伸缩振动的倍频及合频吸收产生,波长区间为 $12\,800\sim4\,000cm^{-1}$,信号较强,主要用于研究极性基团的非对称振动,红外更适用于有机物测定,不适用于水溶液的测定。拉曼光谱和近红外光谱在实际应用中可以互补。

示例9-2 拉曼光谱结合统计分析对不同产地黄芪饮片的鉴别分类研究

实验药材预处理:黄芪饮片产地根据来源划分为五类:山西、甘肃、内蒙古、黑龙江、陕西,每个产地共获取60批次样本。

不同产地的黄芪饮片均称取50g,用超纯水洗净后晾干,60℃烘干至恒重,冷却后用高速药材粉碎机粉碎,得粒径为0.154mm的颗粒物,储存备测。每批次黄芪饮片精确称量10g制备成一份待测样本,五产地共计300份样本。

拉曼光谱采集:拉曼测量采用 Renishaw Invia 显微共聚焦拉曼光谱仪。激发光源为近红外半导体激光器,波长785nm,照射到样品表面的激发光功率0.1W。在20倍莱卡物镜下采集拉曼信号,CCD积分取谱时间为10秒,取谱范围 $1\,800\sim400cm^{-1}$,光谱分辨率为 $2cm^{-1}$。采集时温度、湿度保持恒定。

将待测样品粉末置于载玻片上,均匀压片后在不同位置检测10条光谱。测量获得的光谱原始数据采用由 BC Cancer Research Centre 提供的 Vancouver Raman Algorithm 软件扣除荧光背景,从而提取拉曼光谱,再将谱线以 $1\,800\sim400cm^{-1}$ 波数下谱线面积积分进行归一化处理,以消除仪器激光强度涨落对测得谱线强度的影响,最后将每个样本所测得的10条谱线计算出平均谱,作为该样本的拉曼特征谱(图9-7)。最后五产地300份样本共获取300条拉曼特征谱。

统计分析:每个产地的60个样本中,均随机选取50个黄芪样本的拉曼特征谱归入定标集,剩余10个样本归入验证集。最终分为定标集样本(每个产地50个,共250个样本)和验证集样本(每个产地10个,共50个样本)。

采用 Unscrambler 95 软件对定标集中250条黄芪拉曼特征谱数据进行主成分分析(PCA),并以偏最小二乘(PLS)建立产地分析模型。该模型以定标集中光谱数据作为输入变量 x,以五个产地山西、甘肃、内蒙古、黑龙江、陕西的产地分类赋值1、2、3、4、5作为输出变量 y,验证方法采用杠杆率校正法。

以验证集中的50个黄芪样本拉曼特征谱数据作为未知样本对模型进行检验。将光谱数

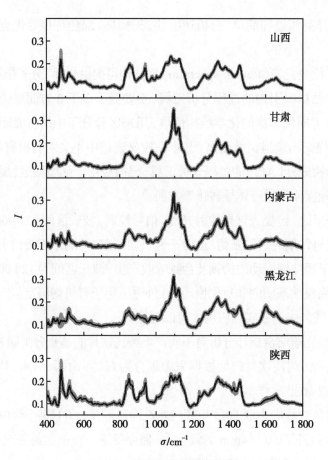

图9-7　五产地黄芪拉曼光谱

据作为输入变量导入判别模型,计算获取一个预测值,将该预测值与上述五产地赋值进行对比,从而对未知样本进行产地判别。最后根据判别的准确率及预测值离散程度来评估产地判别模型。

　　五产地黄芪饮片拉曼光谱及主成分分析:前三个主成分得分对光谱信息的贡献率分别为45%、36%和11%,前三个主成分累积贡献率为92%,包含全部光谱信息的92%以上。以PC1、PC2、PC3分别作为x、y、z轴绘制三维散点图,如图9-8所示。从图9-8中可以看出,代表不同产地的数据点分别聚集分布在不同区域,且彼此之间没有交集,结果说明利用前三个主成分对五个产地共计250个批次样本有较好的区分作用,因此利用PCA分析可以实现不同产地黄芪拉曼光谱数据的判别。

　　建立产地判别模型:为对黄芪饮片产地进行快速鉴别,在主成分分析的基础上,进一步利用偏最小二乘,通过定标集中五个产地共计250条黄芪样本拉曼光谱数据建立预测模型。该模型以光谱数据作为输入变量x,以五个产地山西、甘肃、内蒙古、黑龙江、陕西的赋值1、2、3、4、5作为输出变量y。为确定建模所用主成分数量对模型构建的影响,以主成分数为横坐标,残余方差为纵坐标进行作图,如图9-9所示。从图9-9中可以看出,随着主成分数增加,残余方差减小,当主成分数达到9以后,随着主成分数的增加,残余方差值趋于稳定。基于PLS运算选取最佳主成分数的规则,随着主成分数增加,残余方差减少,当残余方差无明显下降趋势时,此处对应的主成分数即为最佳建模主成分数,从而确定建模最适主成分数为9。图9-10为偏最小

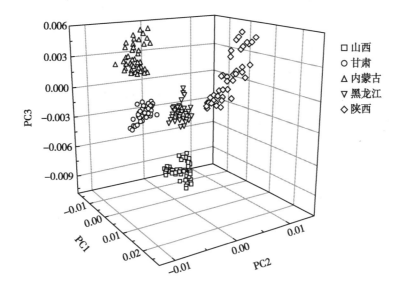

图 9-8　五产地黄芪样本拉曼光谱的主成分分析

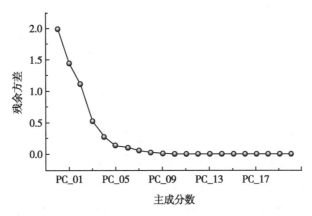

图 9-9　主成分数与残余方差的关系

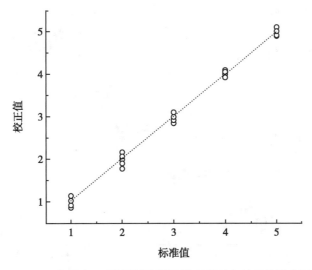

图 9-10　偏最小二乘判别分析模型的标准值与校正值散点图

二乘判别分析（PLS-DA）模型的标准值与校正值的散点图，该模型的相关系数 $r=0.998$，而均方根误差为 0.074。

验证产地判别模型：利用模型对定标集中五个产地 250 条黄芪样本拉曼光谱数据进行产地预测，结果如图 9-11 所示，均具有明显的聚类趋势。判别模型对于定标集中已知样本的预测值相关系数 r 达到 0.994，均方根误差为 0.107，说明该模型预测结果具有较好的精度，可以很好地实现定标集中五个不同产地黄芪饮片的识别。

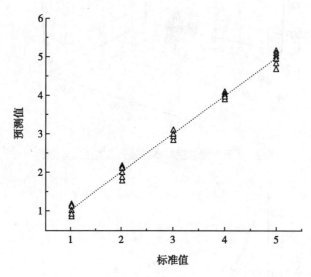

图 9-11　偏最小二乘判别分析模型的标准值与预测值散点图

验证模型对未知样本的产地判别适用性，利用未参与建模的验证集样本（每个产地 10 个，共 50 个样本）对模型进行验证，结果如图 9-12 所示。图 9-12 中横坐标为样本编号，纵坐标为模型对样本产地的预测值。各号样本模型预测值均在对应产地的赋值区间值 ±0.5，验证集中未参与建模的 50 个样本均能被判别模型正确判别产地，证明拉曼光谱结合偏最小二乘判别分析法对五产地黄芪饮片能进行准确鉴别分类。

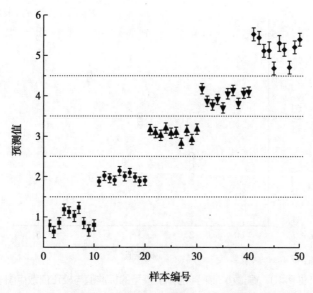

图 9-12　偏最小二乘判别分析模型对验证集的预测结果

（2）模拟听觉 PAT 技术：声发射（acoustic emission，AE）技术是一种动态的声波检测方法，通过检测工业过程中各种材料或构件以弹性波形式释放出的应变能来获取系统的运行情况。声发射技术具有非侵入式的特点，因而适用于各种工业环境，实现对工业工程的实时、在线检测，具有广阔的应用范围。尤其是在化工领域，声发射技术已被用于反应过程、流化过程、干燥过程、搅拌过程和结晶过程的检测。通过采集干燥机中某种药物颗粒在干燥过程中的声发射信号，利用状态比较法实现对干燥过程的终点预警。

（3）模拟嗅觉和味觉 PAT 技术：电子鼻和电子舌是新发展的仿生分析系统，可提供多种混合物或样本分类的快速检测，这些技术通常是列阵传感器结合模式识别系统来描述复杂样品，是人工再现嗅觉和味觉的分析手段。气体传感器列阵被称为"电子鼻"，而液体传感器列阵被统称为"电子舌"，已被应用于中药材质量控制、产地鉴别、炮制评价等方面。运用电子鼻技术，准确鉴别不同产地以及不同采收期的阳春砂药材。利用电子舌仪器采集 22 种常见中药的水煎液味觉信息，利用主成分分析法和判别因子分析法对味觉信息进行分类，准确将不同味觉的中药、相同味觉的不同中药进行聚类分析。

（4）模拟触觉 PAT 技术：热分析技术是在一定气氛和程序控温下，测定物质的理化性质与温度关系的分析测试方法。热分析方法主要有差示扫描量热法（differential scanning calorimetry，DSC）、差热分析法（differential thermal analysis，DTA）、热重分析法（thermogravimetric analysis，TGA）和热机械分析（thermomechanical analysis，TMA）。热分析技术具有高度灵敏性，目前已应用于众多领域中，特别是在药品质量研究过程中凸显其独到之处。热溢出率（thermal effusivity）传感器作为 PAT 工具已用于优化、监测、控制硬脂酸镁粉末的混合过程。

（5）多功能集成在线分析技术：在线分析系统通常采用系统集成技术实现，根据不同的在线分析需求，将分析仪器、样品取样处理技术、数据处理传输技术集成，此外还涉及现代分析化学、物理学、机械、电子学、计算机技术及自动化等综合学科的交叉应用。目前在药物检测分析领域报道较多的有样品前处理 - 色谱分析在线联用技术、样品前处理与质谱在线联用技术、高效液相色谱 - 氢化物发生 - 原子荧光光谱在线联用技术、毛细管电泳 - 化学发光在线联用技术、热分析 - 红外 - 质谱联用系统。

（二）中药生产过程分析应用

在线近红外光谱技术系统在制药工业中已经广泛应用，如中药制剂过程（提取、浓缩、醇沉和纯化等）、原辅料投放前的质量分析、药材炮制化学反应在线检测、制剂生产过程（混合、干燥、压片、包衣等）在线检测。现以固体制剂生产过程中近红外技术的作用为例，如图 9-13 所示。

1. 中药的基源及生长质量分析 包括对中药材的不同种属、不同产地、不同生长期、真伪和优劣的动态连续分析。

2. 中药饮片加工和炮制的分析 为了充分发挥中药防治疾病的作用，并克服某些毒副反应，保证安全有效，中药材在使用前必须根据实际需要，采用不同的方法进行炮制处理。中药材在炮制过程中有些成分会发生变化，因此，在中药材的炮制过程中，实时监测其有效成分含量变化尤为重要。

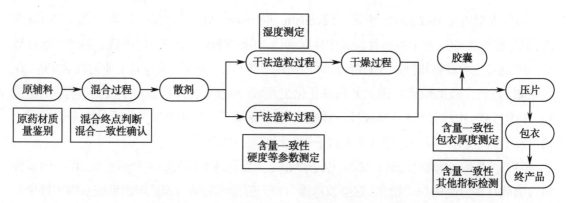

图 9-13　近红外光谱在线分析在中药固体制剂生产过程中的应用

3. 中药提取过程的分析　提取过程是将中药材中有效成分提取分离到溶媒的过程,是中药生产过程中的关键环节,多数中药制剂的制备都包含该操作单元。提取过程的控制是对提取终点的判断,一般认为当提取液中有效成分的含量趋于稳定时,即可认为提取过程到达终点。传统上对中药提取过程的质量控制以经验为主,多以提取时间作为控制提取过程的唯一参数。然而,中药中物质组成复杂,不同批次之间的药材质量具有差异性,势必造成提取终点与规定的时间不吻合,出现提前或滞后规定时间的现象。提取过短,有效成分提取率过低,导致产品中有效成分含量达不到要求;提取过长,造成能源浪费,降低生产效率。在线实时监测提取过程中有效物质含量的变化,对指导生产实践具有现实意义。

4. 浓缩过程的分析　浓缩是将药物溶液中部分溶媒除去,提高药液浓度的过程。浓缩常常是中药经提取精制后和制备成剂型前不可或缺的中间操作环节。浓缩过程的控制多以经验为主,浓缩终点不可控制,造成中药质量不均一,继而影响后续制粒、干燥过程。如采用在线测量方法可对浓缩过程中密度、有效成分的含量与溶剂含量等参数进行监测,从而准确判断浓缩终点。

5. 提取纯化过程的分析　为充分利用中药有效成分,保证药效,提取中药有效成分并进一步加以分离、纯化,得到有效单体组分是中药生产领域一项重要内容。中药提取纯化方法主要采用醇沉法、大孔树脂吸附法、萃取法等,对中药提取液进行有效的澄清和提纯精制。醇沉过程的目的是在保留有效成分的基础上去除水提液中多糖、鞣质和蛋白质等成分。醇沉过程中沉降颗粒的沉降、加醇量、搅拌速度、加醇浓度都对醇沉沉降颗粒的量、颗粒粒度、沉降速度有影响,以相关有效成分的量和转移率为质量控制点,在线分析实时指导醇沉。大孔树脂及柱色谱纯化过程中,亦通过指标性成分量的快速检测,及时判定溶剂洗脱终点。

6. 混合过程的分析　混合过程是将活性物质与药用辅料充分混合均匀,混合均匀与否关系到制剂的药效和安全性。传统的判断混合终点的方法多以经验法为主,有的还采用高效液相色谱法或紫外 - 可见吸收光谱法鉴别,这些方法均需采样进行离线测定。通过安装在混合机械上的 NIRS 采集设备,连续记录不同混合时间内混合物的 NIRS,然后通过数学模型分析光谱,从而实现在线分析和判断。

7. 制粒和干燥过程的分析　制粒过程是将提取物与辅料或药材细粉混合,制成具有一定形状和大小干燥颗粒的工艺单元。制粒的目的在于优化压片过程中粉末的流动性及可压性。干燥是物料中溶剂气化以获得干燥固体的过程,使物料便于加工、运输。颗粒含水量、颗粒大小及分布是制粒干燥过程中重要的物性指标。实践中应用 NIRS 实时在线监测流化床制粒过程中粉粒湿度和粉粒大小,且可根据需要调整造粒过程参数,并判断是否到达过程终点。

8. 中药制剂的分析 是对中药制剂生产的全过程进行在线分析,如片剂的粉碎过筛、提取、浓缩、制粒、混合和包衣等全过程分析等。

第三节 中药原料药分析

一、中药材与饮片的分析

中药材与饮片分析主要包括鉴别、检查、含量测定等方面。

(一)鉴别

中药材与饮片的鉴别有基源鉴定、性状鉴别、显微鉴别、理化鉴别和分子鉴定法,其中基源鉴定和性状鉴别起重要作用。只有在外形破碎和无法鉴别的情况下,才采用显微鉴别和理化鉴别。所建立的鉴别方法应能区别同类相关品种或可能存在的易混淆品种。中药材与饮片的性状鉴别,多用经验鉴别,其为传统的实践经验,是对药材、饮片的某些特征采用直观方法进行鉴别真伪的方法。

1. 基源鉴定 基源鉴定是应用植物、动物和矿物的分类学方法,对中药的来源进行鉴定,确定其正确的学名,以保证在应用中品种准确无误。如人参来源为五加科植物人参 *Panax ginseng* C. A. Mey. 的干燥根。栽培者为"园参",野生者为"山参"。园参经晒干或烘干,称"生晒参";山参经晒干,称"晒山参"。又如自然铜来源为硫化物类矿物黄铁矿族的黄铁矿,主含二硫化铁(FeS_2)。再如鹿茸为鹿科动物梅花鹿 *Cervus nippon* Temminck 或马鹿 *Cervus elaphus* Linnaeus 的雄鹿未骨化密生茸毛的幼角,前者习称"花鹿茸",后者习称"马鹿茸"。

2. 性状鉴别 性状主要指药材或饮片的形状、大小、表面(色泽、特征)、断面、气味等特征。性状鉴别简便易行,是鉴定中药材与饮片最常用的方法。通过眼看、手摸、口尝、鼻闻、水试、火试来鉴别其真伪、优劣。通常有形态、表面、颜色、质地、断面、气味、水试和火试等方面。如何首乌呈团块状或不规则纺锤形,长 6～15cm,直径 4～12cm;表面红棕色或红褐色,皱缩不平,有浅沟,并有横长皮孔及细根痕;体重,质坚实,不易折断,断面浅黄棕色或浅红棕色,显粉性,皮部有 4～11 个类圆形异型维管束环列,形成云锦状花纹,中央木部较大,有的呈木心;气微,味微苦而甘涩。

3. 显微鉴别 系指用显微镜对药材或饮片的切片、粉末、解离组织或表面制片的显微特征进行鉴别的一种方法。

中药材显微鉴别包括完整药材的显微鉴别和破碎药材的显微鉴别。中药饮片虽然改变了原药材的形状、大小、颜色甚至气味(某些炮制品)等,但是依然保存有相同于原药材的组织构造,一般可按照中药材显微鉴别法进行鉴别。对于有些切成薄片或在制成饮片过程中质地发生改变的中药饮片,制片时难以切片,可主要观察其粉末特征。

（1）完整药材的显微鉴别：适用于完整药材组织构造的观察。首先选择药材的适当部位，制成显微标本片，然后才能在显微镜下观察。制片时，大多数药材可做成横切片，有的还要做成纵切片。切片的方法有徒手切片法、滑走切片法、石蜡切片法等。

（2）破碎药材的显微鉴别：对大块片药材亦可切制组织片，方法大体上和完整药材的显微鉴别方法相同；块片较小难于制成切片时，可用化学试剂把植物组织解剖开，制成解离组织片进行观察，或刮取药材粉末进行制片观察。对切碎的草类和叶类药材，则表面片的观察仍是最常用的方法。

（3）粉末材料的显微鉴别：与完整药材的显微鉴别相似。制成的粉末片，可作显微化学反应。根据在显微镜下观察的组织碎片和后含物特征，进行真伪和纯度的鉴定。测量细胞和后含物的大小，也是显微鉴别中的重要依据之一。特别是中成药中同类细胞或后含物的大小，往往可作为品种间的鉴别特征。

（4）矿物药的显微鉴别：除直接粉碎成细粉观察外，还可进行磨片观察。如对透明矿物可磨成薄片在偏光显微镜下，根据光透射到矿物晶体内部所发生的折射、反射、干涉等现象进行鉴定；对不透明矿物可磨成光片，在矿相显微镜下，根据光在磨光面上反射时所产生的现象，观察测定其反射力、反射色、偏光图等进行鉴定。另外，还可利用电子显微镜、电子探针、X射线衍射分析和光谱分析等现代分析方法。

示例9-3 甘草显微鉴别

横切面：木栓层为数列棕色细胞。栓内层较窄。韧皮部射线宽广，多弯曲，常现裂隙；纤维多成束，非木化或微木化，周围薄壁细胞常含草酸钙方晶；筛管群常因压缩而变形。束内形成层明显。木质部射线宽3～5列细胞；导管较多，直径约至160μm；木纤维成束，周围薄壁细胞亦含草酸钙方晶。根中心无髓；根茎中心有髓。

粉末：淡棕黄色。纤维成束，直径8～14μm，壁厚，微木化，周围薄壁细胞含草酸钙方晶，形成晶纤维。草酸钙方晶多见。具缘纹孔导管较大，稀有网纹导管。木栓细胞红棕色，多角形，微木化。

4. 理化鉴别 包括一般理化鉴别、色谱鉴别及光谱鉴别等方法，中药成分复杂，应根据所含成分的化学性质选择适宜的专属性方法。对于不易达到专属性要求的一般理化鉴别、光谱鉴别，一般不宜采用。目前薄层色谱鉴别是理化鉴别最常用的方法。

（1）薄层色谱鉴别：薄层色谱可将中药内含成分通过分离达到直观、可视化，具有承载信息大、专属性强、快速、经济、操作简便等优点，可作为中药鉴别的首选方法。

在建立方法时，尽量采用以对照品、对照药材或对照提取物同时进行对照。当对照品不易获得时，采用以对照药材为对照；某些鉴别被测物为单一成分的，可以只采用对照品进行对照。

供试品溶液的制备应尽可能除去干扰色谱的杂质，同时方法要尽量简便，应视被测物的特性来选择适宜的溶剂和方法进行提取和分离。

为了使图谱清晰，斑点明显，分离度与重现性符合要求，应根据被测物的特性选择合适的固定相、展开剂及显色方法等色谱条件。确定供试品取样量、提取和纯化方法、点样量等条件；选择合适的对照物质，确定对照物质用量、浓度、溶剂、点样量等。

由于实验时的温度、湿度常会影响薄层色谱结果,因此,建立方法时应对上述因素进行考察。如有必要,应在标准正文中注明温度和湿度要求。

除需要改性,一般应采用预制的商品薄层板。不同品牌的薄层板或自制薄层板的薄层色谱结果有一定的差异,因此应对其进行考察选择适宜的薄层板。

（2）液相色谱鉴别:应根据被测物的性质选用适宜的色谱柱、流动相(注意流动相的pH与色谱柱的pH范围相适应,尽量避免使用缓冲溶液)、检测器等,进行系统适用性试验,考察分离度、重复性、理论板数等参数,选择最佳色谱条件。《中国药典》采用保留时间比较法,即在相同色谱条件下,比较样品和对照品色谱峰的保留时间是否一致,可用于药材的指纹图谱或特征鉴别。

（3）气相色谱鉴别:应根据被测物的性质,选用合适的色谱柱、填料、固定相、涂布浓度、检测器等进行系统适用性试验,确定进样口温度、柱温、检测器温度,考察色谱分离的效果、分离度等参数。在同一色谱条件下,将供试品溶液和对照品溶液分别注入气相色谱仪,比对两者的气相色谱图,供试品应呈现与对照品保留时间相同的色谱峰,从而对样品作出鉴别。

5. 分子鉴定法　中药 DNA 分子鉴定法,是基于不同生物固有的特异性 DNA 序列而建立的用于识别中药样本种属来源的方法,具有客观、灵敏、专属性强、简便易行、易于标准化等优点,包括分子杂交技术、以重复序列为基础的分子标记技术、以 PCR 扩增为基础的分子标记技术、DNA 条形码技术、DNA 序列分析技术等。这些分子鉴定技术不仅可以对中药材的真伪、多基源、正品与替代品进行鉴定,而且还能够对中药材的年限与产地进行鉴别,对原药材、饮片、粉末乃至含有生药原型的中成药(丸剂、散剂等)均可应用。

（1）DNA 提取、纯化方法的考察:通过多种方法的优化,建立切实可行的 DNA 提取、纯化方法,确定最佳条件,获取高质量的药材总 DNA,并提供研究数据。

（2）DNA 分子标记方法的确定:通过多种方法对多样品的比较,确定适于目的物鉴别的分子标记方法,优化各种条件、参数,并提供研究数据。

（二）检查

中药材与饮片的检查是指对中药材与饮片的纯净程度、可溶性物质、有害或有毒物质进行限量检查,其中包括药材中混存杂质、有害元素(铅、镉、汞、砷、铜等)、灰分(总灰分、酸不溶性灰分)、水分、农药残留量、黄曲霉毒素、二氧化硫残留量和微量有毒成分的限量等检查。

1. 药材中混存杂质的检查　药材中混存的杂质系指以下各类物质:①来源与规定相同,但其性状或部位与规定不符;②来源与规定不符的有机质;③无机杂质,如沙石、泥块、尘土等。

检查方法:取规定量的供试品,摊开,用肉眼或放大镜(5～10 倍)观察,将杂质检出,如其中有可以筛分的杂质,则通过适当的筛法,将杂质筛出。将各类杂质分别称重,计算其在供试品中的含量(%)。

注意事项:药材中混存的杂质如与正品相似,难以从外观鉴别时,可称取适量,进行显微或理化鉴别试验,证明其为杂质后,计入杂质重量中。

杂质检查所用的供试品量,除另有规定外,按药材和饮片取样法称取。

2. 有害元素测定法　中药的有害元素包括铅、镉、汞、砷、铜等。重金属、砷盐的检查,其原理与方法除了参见"第六章药物的杂质检查"外,尚有原子吸收分光光度法、电感耦合等离子体质谱法。

（1）原子吸收分光光度法: 本法系采用原子吸收分光光度法测定中药材的铅、镉、砷、汞、铜。以汞的测定(冷吸收法)为例讲述。

1) 测定条件: 采用适宜的氢化物发生装置,以含 0.5% 硼氢化钠和 0.1% 氢氧化钠的溶液(临用前配制)作为还原剂,盐酸溶液(1→100)为载液,氮气为载气,检测波长为 253.6nm,背景校正为氘灯或塞曼效应。

2) 汞标准储备液的制备: 精密量取汞单元素标准溶液适量,用 2% 硝酸溶液稀释,制成每 1ml 含汞(Hg)1μg 的溶液,即得(0～5℃贮存)。

3) 标准曲线的制备: 分别精密量取汞标准储备液 0ml、0.1ml、0.3ml、0.5ml、0.7ml、0.9ml,置 50ml 量瓶中,加 4% 硫酸溶液 40ml,5% 高锰酸钾溶液 0.5ml,摇匀,滴加 5% 盐酸羟胺溶液至紫红色恰消失,用 4% 硫酸溶液稀释至刻度,摇匀,取适量,吸入氢化物发生装置,测定吸收值,以峰面积(或吸光度)为纵坐标,浓度为横坐标,绘制标准曲线。

4) 供试品溶液的制备

A 法: 取供试品粗粉 0.5g,精密称定,置聚四氟乙烯消解罐内,加硝酸 3～5ml,混匀,浸泡过夜,盖好内盖,旋紧外套,置适宜的微波消解炉内进行消解(按仪器规定的消解程序操作)。消解完全后,取消解内罐置电热板上,于 120℃缓缓加热至红棕色蒸气挥尽,并断续浓缩至 2～3ml,放冷,加 45% 硫酸溶液适量,5% 高锰酸钾溶液 0.5ml,摇匀,滴加 5% 盐酸羟胺溶液至紫红色恰消失,转入 10ml 量瓶中,用 4% 硫酸溶液洗涤容器,洗液合并于量瓶中,并稀释至刻度,摇匀,必要时离心,取上清液,即得。同法同时制备试剂空白溶液。

B 法: 取供试品粗粉 1g,精密称定,置凯氏烧瓶中,加硝酸 - 高氯酸(4∶1)混合溶液 5～10ml,混匀,瓶口加一小漏斗,浸泡过夜,置电热板上,于 120～140℃加热消解 4～8 小时(必要时延长消解时间,至消解完全),放冷,加 45% 硫酸溶液适量,5% 高锰酸溶液 0.5ml,摇匀,滴加 5% 盐酸羟胺溶液至紫红色恰消失,转入 25ml 量瓶中,用 4% 硫酸溶液洗涤容器,洗液合并于量瓶中,并稀释至刻度,摇匀,必要时离心,取上清液,即得。同法同时制备试剂空白溶液。

5) 测定法: 精密吸取空白溶液与供试品溶液适量,照标准曲线制备项下的方法测定。从标准曲线上读出供试品溶液中汞(Hg)的含量,计算,即得。

（2）电感耦合等离子体质谱法: 本法系采用电感耦合等离子体质谱仪测定中药材中的铅、砷、镉、汞、铜。仪器由等离子体电离部分和四级杆质谱仪组成。等离子体电离部分由进样系统、雾化器、雾化室、石英炬管、进样堆等组成,质谱仪部分由四级杆分析器和检测器等部件组成。

1) 标准品储备液的制备: 分别精密量取铅、砷、镉、汞、铜单元素标准溶液适量,用 10% 醋酸溶液稀释制成每 1ml 分别含铅、砷、镉、汞、铜为 1μg、0.5μg、1μg、1μg、10μg 的溶液,即得。

2) 标准品溶液的制备: 精密量取铅、砷、镉、铜标准品储备液适量,用 10% 硝酸溶液稀释制成每 1ml 含铅、砷 0ng、1ng、5ng、10ng、20ng,含镉 0ng、0.5ng、2.5ng、5ng、10ng,含铜

0ng、50ng、100ng、200ng、500ng 的系列浓度混合溶液。另精密量取汞标准品储备液适量,用10% 硝酸溶液稀释制成每 1ml 分别含汞 0ng、0.2ng、0.5ng、1ng、2ng、5ng 的溶液,本液应临用配制。

3）内标溶液的制备:精密量取锗、铟、铋单元素标准溶液适量,用水稀释制成每 1ml 含 1μg 的混合溶液,即得。

4）供试品溶液的制备:取供试品于 60℃干燥 2 小时,粉碎成粗粉,取约 0.5g,精密称定,置耐压耐高温微波消除罐中,加硝酸 5～10ml(如果反应剧烈,放置至反应停止)。密闭并按各微波消除仪的相应要求及一定的消解程序进行消解。消解完全后,冷却消解液低于 60℃,取出消解罐,放冷,将消解液转入 50ml 量瓶中,用少量水洗涤消解罐 3 次,洗液合并于量瓶中,加入金单元素标准溶液(1μg/ml)200μl,用水稀释至刻度,摇匀,即得(如有少量沉淀,必要时可离心分取上清液)。

除不加单元素标准溶液外,同法制备试剂空白溶液。

5）测定法:测定时选取的同位素为 ^{63}Cu、^{75}As、^{114}Cd、^{202}Hg 和 ^{208}Pb,其中 ^{63}Cu、^{75}As 以 ^{72}Ge 作为内标,^{114}Cd 以 ^{115}Sn 作为内标,^{202}Hg、^{208}Pb 以 ^{209}Bi 作为内标,并根据不同仪器的要求选用适宜校正方程对测定的元素进行校正。

仪器的内标进样管在仪器分析工作过程中始终插入内标溶液中,依次将仪器的样品管插入各个浓度的标准品溶液中进行测定(浓度依次递增),以测量值(3 次读数的平均值)为纵坐标,浓度为横坐标,绘制标准曲线。将仪器的样品管插入供试品溶液中,测定,取 3 次读数的平均值。从标准曲线上计算得相应的浓度,扣除相应的空白溶液的浓度,计算各元素的含量,即得。

3. 灰分检查 灰分包括总灰分、酸不溶性灰分,根据药材、饮片的具体情况,可规定其中一项或两项。凡易夹杂泥沙、炮制时也不易除去的药材或生理灰分高的药材(测定值大于 10%,酸不溶性灰分测定值超过 2%),除规定总灰分外还应规定酸不溶性灰分。灰分主要来源于天然植物、动物。

总灰分是指中药或制剂经加热炽灼灰化后残留的无机物。总灰分既包含药物本身所含无机盐(生理灰分),又包括泥土、砂石等药材外表黏附的无机杂质。因此,总灰分的测定主要是控制药材中泥土、砂土的量,同时还反映药材生理灰分的量。

(1)总灰分测定法:测定用的供试品须粉碎,使能通过二号筛,混合均匀后,取供试品 2～3g(如须测定酸不溶性灰分,可取供试品 3～5g),置炽灼至恒重的坩埚中,称定重量(准确至 0.01g),缓缓炽热,注意避免燃烧,至完全炭化时,逐渐升高温度至 500～600℃,使完全灰化并至恒重。根据残渣重量,计算供试品中总灰分的含量(%)。

如供试品不易灰化,可将坩埚放冷,加热水或 10% 硝酸铵溶液 2ml,使残渣湿润,然后置水浴上蒸干,残渣照前法炽灼,至坩埚内容物完全灰化。

(2)酸不溶性灰分测定法:取总灰分测定项下所得的灰分,在坩埚中注意加入稀盐酸约 10ml,用表面皿覆盖坩埚,置水浴上加热 10 分钟,表面皿用热水 5ml 冲洗,洗液并入坩埚中,用无灰滤纸滤过,坩埚内的残渣用水洗于滤纸上,并洗涤至洗液不显氯化物反应为止。滤渣连同滤纸移至同一坩埚中,干燥,炽灼至恒重。根据残渣重量,计算供试品中酸不溶性灰分的含量(%)。

4.水分检查 水分检查的方法有费休氏法、烘干法、甲苯法、减压干燥法、气相色谱法等。测定用的供试品,一般先破碎成直径不超过 3mm 的颗粒或碎片。直径和长度在 3mm 以下的花类、种子和果实类药材,可不破碎。减压干燥法需先经二号筛。其水分检查的方法见"第六章药物的杂质检查中的第三节"。

5.农药残留量测定法 在人工栽培生产中药材的过程中,为提高其产量,减少病虫害,在种植的过程中往往需要喷洒农药。由于人为的因素,也导致土壤中残留农药,这些都有可能引入中药材中,致使中药材存在农药残留。农药对人体危害极大,因此有必要控制药材及饮片中农药残留量。

常用农药按其化学结构可分为:①有机氯类,艾氏剂、六六六、氯丹、DDT、狄氏剂、异狄氏剂、七氯、林丹、甲氧 DDT、毒杀芬。②有机磷类,三硫磷、氯硫磷、蝇毒磷、内吸磷、敌敌畏、乐果、乙硫磷、皮蝇磷、乌拉硫磷、对硫磷、甲基对硫磷。③苯氧羧酸类除草剂,2,4-D、2,4,5-T。④氨基甲酸酯类,西维因(甲萘威)。⑤二硫代氨基甲酸酯类,福美铁、代森锰、代森钠、福美双、代森锌。⑥无机农药类,磷化铝、砷酸钙、砷酸铅。⑦植物性农药,烟叶和尼古丁;除虫菊花提取物和除虫菊酯(合成除虫菊酯);毒鱼藤根和鱼藤酮。⑧其他,溴螨酯、二溴乙烷、环氧乙烷、溴甲烷。

在接触农药时间长短未知的情况下,应当测定有机氯和有机磷。因为只有含氯的碳氢化合物及有关的农药(艾氏剂、BHC、氯丹、狄氏剂、DDT)和少数的有机磷农药(如三硫磷)是长期残留的,其他农药大多数残留期较短。

《中国药典》(2020 年版)四部农药残留量采用气相色谱法和质谱法测定药材、饮片及制剂中有机氯、有机磷和拟除虫菊酯类农药。以测定药材及饮片(植物类)中禁用农药多残留的色谱-串联质谱法为例讲述。除另有规定外,按下列方法测定。

(1)气相色谱-串联质谱法

1)色谱条件:用(50% 苯基)-甲基聚硅氧烷为固定液的弹性石英毛细管柱(柱长为 30m,柱内径为 0.25mm,膜厚度为 0.25μm)。进样口温度 250℃,不分流进样。载气为高纯氦气(He)。进样口为恒压模式,柱前压力为 146kPa。程序升温:初始温度 60℃,保持 1 分钟,以30℃/min 升至 120℃,再以每分钟 10℃的速率升温至 160℃,再以每分钟 2℃的速率升温至230℃,最后以每分钟 15℃的速率升温至 300℃,保持 6 分钟。

2)质谱条件:以三重四极杆串联质谱仪检测;离子源为电子轰击源(EI),离子源温度 250℃。碰撞气为氮气或氩气。质谱传输接口温度 250℃。质谱监测模式为多反应监测(MRM),各化合物参考保留时间、监测离子对、碰撞电压(CE)见《中国药典》(2020 年版)四部。为提高检测灵敏度,可根据保留时间分段监测各农药。

(2)高效液相色谱-串联质谱法

1)色谱条件:以十八烷基硅烷键合硅胶为填充剂(柱长 10cm,内径为 2.1mm,粒径为 2.6μm);以 0.1% 甲酸溶液(含 5mmol/L 甲酸铵)为流动相 A,以乙腈-0.1% 甲酸溶液(含 5mmol/L 甲酸铵)(95∶5)为流动相 B,按表 9-3 进行梯度洗脱;流速为每分钟 0.3ml;柱温为40℃。

表 9-3　流动相梯度

时间 /min	流动相 A/%	流动相 B/%
0～1	70	30
1～12	70→0	30→100
12～14	0	100

2）质谱条件：以三重四极杆串联质谱仪检测；离子源为电喷雾（ESI）离子源，正离子扫描模式。监测模式为多反应监测（MRM），各化合物参考保留时间、监测离子对、碰撞电压（CE）见《中国药典》（2020 年版）四部通则"2341 农药残留量测定法"。

（3）对照溶液的制备

1）混合对照品溶液的制备：精密量取禁用农药混合对照品溶液（已标示各相关农药品种的浓度）1ml，置 20ml 量瓶中，用乙腈稀释至刻度，摇匀，即得。

2）气相色谱 - 串联质谱法分析用内标溶液的制备：取磷酸三苯酯对照品适量，精密称定，加乙腈溶解并制成每 1ml 含 1.0mg 的溶液，即得。精密量取适量，加乙腈制成每 1ml 含 0.1μg 的溶液。

3）空白基质溶液的制备：取空白基质样品，同供试品溶液的制备方法处理制成空白基质溶液。

4）基质混合对照溶液的制备：分别精密量取空白基质溶液 1.0ml（6 份），置氮吹仪上，40℃水浴浓缩至约 0.6ml，分别加入混合对照品溶液 10μl、20μl、50μl、100μl、150μl、200μl，加乙腈稀释至 1ml，涡旋混匀，即得。

（4）供试品溶液的制备

1）直接提取法：取供试品粉末（过三号筛）5g，精密称定，加氯化钠 1g，立即摇散，再加入乙腈 50ml，匀浆处理 2 分钟（转速不低于 12 000r/min），离心（4 000r/min），分取上清液，沉淀再加乙腈 50ml，匀浆处理 1 分钟，离心，合并两次提取的上清液，减压浓缩至 3～5ml，放冷，用乙腈稀释至 10.0ml，摇匀，即得。

2）快速样品处理法（QuEChERS）：取供试品粉末（过三号筛）3g，精密称定，置 50ml 聚苯乙烯具塞离心管中，加入 1% 冰醋酸溶液 15ml，涡旋使药粉充分浸润，放置 30 分钟，精密加入乙腈 15ml，涡旋使混匀，置振荡器上剧烈振荡（500 次 /min）5 分钟，加入无水硫酸镁与无水乙酸钠的混合粉末（4：1）7.5g，立即摇散，再置振荡器上剧烈振荡（500 次 /min）3 分钟，于冰浴中冷却 10 分钟，离心（4 000r/min）5 分钟，取上清液 9ml，置预先装有净化材料的分散固相萃取净化管［无水硫酸镁 900mg，N- 丙基乙二胺 300mg，十八烷基硅烷键合硅胶 300mg，硅胶 300mg，石墨化碳黑 90mg］中，涡旋使充分混匀，置振荡器上剧烈振荡（500 次 /min）5 分钟使净化完全，离心（4 000r/min）5 分钟，精密吸取上清液 5ml，置氮吹仪上于 40℃水浴浓缩至约 0.4ml，加乙腈稀释至 1.0ml，涡旋混匀，滤过，取续滤液，即得。

3）固相萃取法：固相萃取净化方式包括以下三种。

方式一：量取直接提取法制备的供试品溶液 3～5ml，置于装有分散型净化材料的净化管［无水硫酸镁 1 200mg，N- 丙基乙二胺 300mg，十八烷基硅烷键合硅胶 100mg］中，涡旋使充分混匀,再置振荡器上剧烈振荡(500 次/min)5 分钟使净化完全,离心,取上清液,即得。

方式二:量取直接提取法制备的供试品溶液 3~5ml,通过亲水亲油平衡材料(HLB SPE)固相萃取柱(200mg,6ml)净化,收集全部净化液,混匀,即得。

方式三:量取直接提取法制备的供试品溶液 2ml,加在装有石墨化碳黑氨基复合固相萃取小柱(500mg/500mg,6ml)[临用前用乙腈-甲苯混合溶液(3∶1)10ml 预洗],用乙腈-甲苯混合溶液(3∶1)20ml 洗脱,收集洗脱液,减压浓缩至近干,用乙腈转移并稀释至 2.0ml,混匀,即得。

(5)测定法

1)气相色谱-串联质谱法:分别精密吸取上述的基质混合对照溶液和供试品溶液各 1ml,精密加入内标溶液 0.3ml,混匀,滤过,取续滤液。分别精密吸取上述两种溶液各 1μl,注入气相色谱-串联质谱仪,按内标标准曲线法(内标法)计算,即得。

2)高效液相色谱-串联质谱法:分别精密吸取上述的基质混合对照溶液和供试品溶液各 1ml,精密加入水 0.3ml,混匀,滤过,取续滤液。分别精密吸取上述两种溶液各 1~5μl,注入液相色谱-串联质谱仪,按外标标准曲线法(外标法)计算,即得。

6. 真菌毒素测定法 真菌毒素(mycotoxin)是真菌菌核产生的次级代谢产物。曲霉属、镰刀菌属和青霉属包括了绝大多数的产毒真菌。与曲霉属相关的真菌毒素主要包括黄曲霉毒素、赭曲霉毒素 A 等;与镰刀菌属相关的真菌毒素主要包括玉米赤霉烯酮、T-2 毒素、呕吐毒素(脱氧雪腐镰刀菌烯醇)和伏马毒素等;与青霉属相关的真菌毒素主要包括展青霉素和桔青霉素等。产毒真菌均对人体具有毒性,有必要加强相关真菌毒素的控制。

由于各类真菌毒素发生毒性的机制不同,容易受污染的对象也有所不同。粮谷类、种子类、油性成分多的品种应注意黄曲霉毒素的检测;与粮谷类有类似基质的中药材应注意赭曲霉毒素、呕吐毒素和玉米赤霉烯酮的检测,如淡豆豉、薏苡仁、白扁豆等;酸性果实类中药应注意展青霉素的检测,如枸杞子、乌梅、酸枣仁等。处方中含有易污染的药材以及生粉投料的中成药品种应注意相关真菌毒素的检测。

目前真菌毒素的检测方法有薄层色谱法、酶联免疫测定法、胶体金免疫层析法、高效液相色谱法和液相色谱-质谱联用法等。薄层色谱法主要用于初筛;酶联吸附免疫法适宜大批样品集中检测;胶体金免疫层析方法适合现场单个或少数样品即时检测;高效液相色谱法专属性较强,重现性较好,假阳性率较低;液相色谱-质谱联用法可以实现多成分同时检测,解决色谱分离不完全及假阳性的情况。

以液相色谱法和液相色谱-串联质谱法测定药材、饮片及中药制剂中的黄曲霉毒素为例(以黄曲霉毒素 B_1、黄曲霉毒素 B_2、黄曲霉毒素 G_1 和黄曲霉毒素 G_2 总量计),除另有规定外,按下列方法测定。

第一法(液相色谱法)

1)色谱条件与系统适用性试验:以十八烷基硅烷键合硅胶为填充剂。以甲醇-乙腈-水(40∶18∶42)为流动相。采用柱后衍生法检测。①碘衍生法:衍生溶液为 0.05% 的碘溶液(取碘 0.5g,加入甲醇 100ml 使溶解,用水稀释至 1 000ml 制成),衍生化泵流速每分钟 0.3ml,衍生化温度 70℃。②光化学衍生法:光化学衍生器(254nm)。以荧光检测器检测,激发波长

λ_{ex}=360nm（或 365nm），发射波长 λ_{em}=450nm。两个相邻色谱峰的分离度应大于 1.5。

2）混合对照品溶液的制备：精密量取黄曲霉毒素混合对照品溶液（黄曲霉毒素 B_1、黄曲霉毒素 B_2、黄曲霉毒素 G_1 和黄曲霉毒素 G_2 标示浓度分别为 1.0μg/ml、0.3μg/ml、1.0μg/ml、0.3μg/ml）0.5ml，置 10ml 量瓶中，用甲醇稀释至刻度，作为贮备溶液。精密量取贮备溶液 1ml，置 25ml 量瓶中，用甲醇稀释至刻度，即得。

3）供试品溶液的制备：取供试品粉末约 15g（过二号筛），精密称定，置于均质瓶中，加入氯化钠 3g，精密加入 70% 甲醇溶液 75ml，高速搅拌 2 分钟（搅拌速度大于 11 000r/min），离心 5 分钟（离心速度 4 000r/min），精密量取上清液 15ml，置 50ml 量瓶中，用水稀释至刻度，摇匀，离心 10 分钟（离心速度 4 000r/min），精密量取上清液 20ml，通过免疫亲和柱，流速每分钟 3ml，用水 20ml 洗脱（必要时可以先用淋洗缓冲液 10ml 洗脱，再用水 10ml 洗脱），弃去洗脱液，使空气进入柱子，将水挤出柱子，再用适量甲醇洗脱，收集洗脱液，置 2ml 量瓶中，加甲醇稀释至刻度，摇匀，用微孔滤膜（0.22μm）滤过，取续滤液，即得。

4）测定法：分别精密吸取上述混合对照品溶液 5μl、10μl、15μl、20μl、25μl，注入液相色谱仪，测定峰面积，以峰面积为纵坐标，进样量为横坐标，绘制标准曲线。另精密吸取上述供试品溶液 20～50μl，注入液相色谱仪，测定峰面积，从标准曲线上读出供试品中相当于黄曲霉毒素 B_1、黄曲霉毒素 B_2、黄曲霉毒素 G_1 和黄曲霉毒素 G_2 的量，计算，即得。

第二法（液相色谱-串联质谱法）

1）色谱、质谱条件与系统适用性试验：以十八烷基硅烷键合硅胶为填充剂；以 10mmol/L 醋酸铵溶液为流动相 A，以甲醇为流动相 B；柱温 25℃；流速每分钟 0.3ml；按表 9-4 中的规定进行梯度洗脱。

表 9-4　流动相梯度

时间 /min	流动相 A/%	流动相 B/%
0～4.5	65→15	35→85
4.5～6	15→0	85→100
6～6.5	0→65	100→35
6.5～10	65	35

2）以三重四极杆串联质谱仪检测；电喷雾离子源（ESI），采集模式为正离子模式；各化合物监测离子对和碰撞电压（CE）见表 9-5。

3）系列混合对照品溶液的制备：精密量取黄曲霉毒素混合对照品溶液（黄曲霉毒素 B_1、黄曲霉毒素 B_2、黄曲霉毒素 G_1 和黄曲霉毒素 G_2 的标示浓度分别为 1.0μg/ml、0.3μg/ml、1.0μg/ml、0.3μg/ml）适量，用 70% 甲醇稀释成含黄曲霉毒素 B_2、黄曲霉毒素 G_2 浓度为 0.04～3ng/ml，含黄曲霉毒素 B_1、黄曲霉毒素 G_1 浓度为 0.12～10ng/ml 的系列对照品溶液，即得（必要时可根据样品实际情况，制备系列基质对照品溶液）。

4）供试品溶液的制备：同第一法。

5）测定法：精密吸取上述系列对照品溶液各 5μl，注入高效液相色谱-串联质谱仪，测定峰面积，以峰面积为纵坐标，进样浓度为横坐标，绘制标准曲线。另精密吸取上述供试品溶液

表9-5　黄曲霉毒素 B_1、黄曲霉毒素 B_2、黄曲霉毒素 G_1、黄曲霉毒素 G_2
对照品监测离子对、碰撞电压（CE）参考值

编号	中文名	英文名	母离子	子离子	CE/V	检出限/（μg/kg）	定量限/（μg/kg）
1	黄曲霉毒素 G_2	aflatoxin G_2	331.1	313.1	33	0.1	0.3
				245.1	40		
2	黄曲霉毒 G_1	aflatoxin G_1	329.1	243.1	35	0.1	0.3
				311.1	30		
3	黄曲霉毒素 B_2	aflatoxin B_2	315.1	259.1	35	0.1	0.3
				287.1	40		
4	黄曲霉毒 B_1	aflatoxin B_1	313.1	241.0	50	0.1	0.3
				285.1	40		

5μl，注入高效液相色谱 - 串联质谱仪，测定峰面积，从标准曲线上读出供试品中相当于黄曲霉毒素 B_1、黄曲霉毒素 B_2、黄曲霉毒素 G_1 和黄曲霉毒素 G_2 的浓度，计算，即得。

7. 二氧化硫残留量测定法　中药材或饮片在加工过程中，为了使中药材或饮片颜色好看、长期保存，有使用硫黄熏蒸漂白和杀菌的现象。如经过这样处理过的中药材或饮片往往残留有二氧化硫，会影响人体的健康。因此，必须测定其二氧化硫残留量。《中国药典》（2020年版）四部中收载酸碱滴定法、气相色谱法、离子色谱法分别作为第一法、第二法、第三法。二氧化硫残留量酸碱滴定法，系将中药材以蒸馏法进行处理，样品中的亚硫酸盐系列物质加酸处理后转化为二氧化硫后，随氮气流带入含有过氧化氢的吸收瓶中，过氧化氢将其氧化为硫酸根离子，采用酸碱滴定法测定，计算药材及饮片中的二氧化硫残留量。

（1）测定方法：取药材或饮片细粉约10g（如二氧化硫残留量较高，超过 1 000mg/kg，可适当减少取样量，但应不少于 5g），精密称定，置两颈圆底烧瓶中，加水 300～400ml。打开回流冷凝管开关给水，将冷凝管的上端 E 口处连接一橡胶导气管置于 100ml 锥形瓶底部。锥形瓶内加入 3% 过氧化氢溶液 50ml 作为吸收液（橡胶导气管的末端应在吸收液液面以下）。使用前，在吸收液中加入 3 滴甲基红乙醇溶液指示剂（2.5mg/ml），并用 0.01mol/L 氢氧化钠滴定液滴定至黄色。开通氮气，使用流量计调节气体流量至约 0.2L/min；打开分液漏斗 C 的活塞，使盐酸溶液（6mol/L）10ml 流入蒸馏瓶，立即加热两颈烧瓶内的溶液至沸，并保持微沸；烧瓶内的水沸腾 1.5 小时后，停止加热。吸收液放冷后，置于磁力搅拌器上不断搅拌，用氢氧化钠滴定液（0.01mol/L）滴定，至黄色持续时间 20 秒不褪，并将滴定的结果用空白实验校正。

照式（9-2）计算：

$$L = \frac{(A-B) \times c \times 0.032 \times 10^6}{W} \qquad 式（9-2）$$

式中，L 为供试品中二氧化硫残留量，μg/g；A 为供试品消耗氢氧化钠滴定液的体积，ml；B 为空白消耗氢氧化钠滴定液的体积，ml；c 为氢氧化钠滴定液摩尔浓度，mol/L；W 为供试品的质量，g；0.032 为每 1ml 氢氧化钠滴定液（1mol/L）相当的二氧化硫的质量，g。

（2）仪器装置：如图9-14 所示。

8. 微量有毒成分的限量检查　有些中药材含有毒性大的成分，如千里光是一种有严重

肾毒性的植物,国际上已禁用,但国内多种中成药中含有千里光。经过研究发现,我国产的千里光与国外的千里光不是一个品种,即我国产的千里光毒性成分阿多尼弗林碱含量极低,甚至检测不到。为了保证含有千里光的中成药用药安全和正常使用,《中国药典》(2020年版)一部采用液相色谱-质谱联用技术测定其限量。

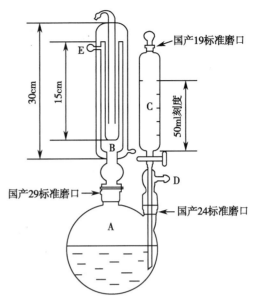

A. 1 000ml两颈圆底烧瓶;B.竖式回流冷凝管;
C.(带刻度)分液漏斗;D.连接氮气流入口;
E.二氧化硫气体导出口。

图9-14 酸碱滴定法蒸馏仪器装置

(三)浸出物测定

1. 水溶性浸出物测定法 测定用的供试品须粉碎,使能通过二号筛,并混合均匀。

(1)冷浸法:取供试品约4g,称定重量,置250~300ml的锥形瓶中,精密加入水100ml,塞紧,冷浸,前6小时内时时振摇,再静置18小时,用干燥滤器迅速滤过,精密量取滤液20ml,置已干燥至恒重的蒸发皿中,在水浴上蒸干后,于105℃干燥3小时,置干燥器中冷却30分钟,迅速精密称定重量,除另有规定外,以干燥品计算供试品中水溶性浸出物的含量(%)。

(2)热浸法:取供试品2~4g,称定重量,置100~250ml的锥形瓶中,精密加入水50~100ml,塞紧,称定重量,静置1小时后,连接回流冷凝管,加热至沸腾,并保持微沸1小时。放冷后,取下锥形瓶,密塞,称定重量,用水补足减失的重量,摇匀,用干燥滤器滤过。精密量取滤液25ml,置已干燥至恒重的蒸发皿中,在水浴上蒸干后,于105℃干燥3小时,置干燥器中冷却30分钟,迅速精密称定重量,除另有规定外,以干燥品计算供试品中水溶性浸出物的含量(%)。

2. 醇溶性浸出物测定法 照水溶性浸出物测定法测定(热浸法须在水浴上加热)。以各该品种项下规定浓度的乙醇或甲醇代替水为溶剂。

3. 挥发性醚浸出物测定法 取供试品(过四号筛)2~5g,精密称定,置五氧化二磷干燥器中干燥12小时,置索氏提取器中,加乙醚适量,除另有规定外,加热回流8小时,取乙醚液,置干燥至恒重的蒸发皿中,放置,挥去乙醚,残渣置五氧化二磷干燥器中干燥18小时,精密称定,缓缓加热至105℃,并于105℃干燥至恒重,其减失重量即为挥发性醚浸出物的重量。

(四)含量测定

中药的含量测定是中药质量控制中通用的技术手段,中药化学成分较为复杂,产生的疗效不是单一成分作用的结果,不同药材间化学成分有一定交叉性,检测任何一种活性成分都不能反映它的整体疗效,因而中药的含量测定,需要对多种特征性成分的含量进行测定,以准确反映中药有效成分、毒性成分或指标性成分含量的高低,从而可衡量其来源的优劣及加工炮制过程是否规范,进而保证中药的质量。中药材与饮片的含量测定方法主要有色谱法、光谱法、化学法等。色谱法有高效液相色谱法、气相色谱法、薄层色谱扫描法等,光谱法有紫外-可见分光光度法、原子吸收分光光度法,化学法有氮测定法、容量法、重量法等,其中以高效液相色谱法最常用。

示例9-4 高效液相色谱法测定牡丹皮含量

色谱条件与系统适用性试验：以十八烷基硅烷键合硅胶为填充剂；以甲醇－水（45∶55）为流动相；检测波长为274nm。理论板数按丹皮酚峰计算应不低于 5 000（图 9-15 和图 9-16）。

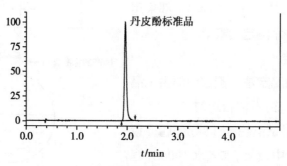

图 9-15 丹皮酚对照品高效液相色谱图

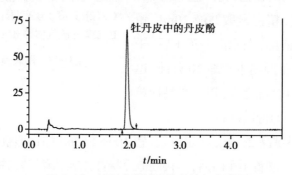

图 9-16 牡丹皮供试品高效液相色谱图

对照品溶液的制备：取丹皮酚对照品适量，精密称定，加甲醇制成每 1ml 含 20μg 的溶液，即得。

供试品溶液的制备：取本品粗粉约 0.5g，精密称定，置具塞锥形瓶中，精密加入甲醇 50ml，密塞，称定重量，超声处理（功率 300W，频率 50kHz）30 分钟，放冷，再称定重量，用甲醇补足减失的重量，摇匀，滤过，精密量取续滤液 1ml，置 10ml 量瓶中，加甲醇稀释至刻度，摇匀，即得。

测定法：分别精密吸取对照品溶液与供试品溶液各 10μl，注入液相色谱仪，测定，即得。

本品按干燥品计算，含丹皮酚（$C_9H_{10}O_3$）不得少于 1.2%。

二、植物油脂和提取物分析

植物油脂系指从植物中制得的挥发油和油脂。如牡荆油、丁香罗勒油和薄荷油等。

中药提取物是采用适当的溶剂或方法，从中药原料中提取或加工的物质，包括以水或醇为溶剂经提取制成的流浸膏、浸膏或干浸膏、含有一类或数类有效成分的有效部位和含量达到 90% 以上的单一有效成分。比如常见的甘草浸膏、枇杷浸膏、丹参酮等。根据药材所含成分的化学性质选取方法，常用的方法有煎煮法、浸渍法、回流法、超临界萃取法。

中药原料经提取后,减少了体积或重量,方便贮藏、运输和使用,或富集了活性成分,提高疗效、生物利用度、安全性或稳定性。中药提取物按状态可分为液态提取物、软提取物和干提取物。按照活性物质纯化程度可分为有效部位群、有效部位、有效成分和有效浸膏(粗提取物)。《中国药典》(2020年版)收载中药提取物47种。

（一）鉴别

1. 性状鉴别 中药提取物的性状鉴别不仅包括颜色、形状、气味等外观特征,还包括溶解度、相对密度、馏程、熔点、凝点等物理常数的测定。挥发油和油脂应鉴别外观颜色、气味、溶解度、相对密度、折光率等;粗提物和有效部位提取物应鉴别外观颜色、气味等;有效成分提取物应鉴别外观颜色、溶解度、熔点、比旋度等。

性状鉴别相对简单,包括提取物的状态、颜色、气味及在贮藏中可能出现的一些状态变化,如八角茴香油为木兰科植物八角茴香的新鲜枝叶或成熟果实经水蒸气蒸馏提取的挥发油。《中国药典》(2020年版)中对八角茴香油性状的描述为:无色或淡黄色的澄清液体,气味与八角茴香类似,冷时常发生混浊或析出结晶,加温后又澄清。该药品在90%乙醇中易溶。

一些植物油脂、提取物和中药制剂,还测定一些物理常数(如折光率、旋光度、比旋度、凝点、熔点、相对密度等),作为定性鉴别的一种手段。物理常数在药品标准中放在该药品的"性状"这一项目之中。例如,《中国药典》(2020年版)一部中规定:八角茴香油相对密度在25℃时为0.975~0.988,凝点应不低于15℃,旋光度为−2°~+1°,折光率为1.553~1.560;蓖麻油相对密度在25℃时应为0.956~0.969;折光率应为1.478~1.480。

2. 色谱鉴别 提取物因为已经不具备原药材形态鉴别的特征,主要有理化鉴别,如一般理化鉴别、色谱鉴别(薄层色谱鉴别、液相色谱鉴别和气相色谱鉴别)和光谱鉴别等方法,除前处理不同外,其鉴别方法与中药材的理化鉴别方法相仿。《中国药典》(2020年版)采用特征图谱或指纹图谱对植物油脂及提取物进行鉴别。

中药指纹图谱是指某些中药材、中药提取物或中药制剂经适当处理后,采用一定分析手段得到的能够标示该中药特性的共有峰图谱。中药指纹图谱是一种综合的、可量化的半定量鉴别手段,它是建立在中药化学成分系统研究的基础上,主要用于评价中药材、饮片、中间体、中药成方制剂质量的真实性、稳定性和一致性,强调对图谱共有峰归属的辨识和图谱相似性评价。中药指纹图谱强调多个成分(共有指纹峰)的相对稳定的比例、排列顺序及相互的牵制,反映的质量信息是综合的,具有"整体性"。利用中药指纹图谱的整体性,可以鉴别中药材的真伪,评价原药材、提取物与成方制剂之间的相关性,监控成品批间质量的稳定性。同时中药来源的多样性(生长环境、采收加工等)、中药化学成分种类复杂和次生代谢产物化学成分不确定性,中药指纹图谱具有无法精密度量的"模糊性",模糊性强调的是待测样品的指纹图谱与对照指纹图谱之间的相似性。因此,中药指纹图谱的基本属性是"整体性"和"模糊性"。

中药特征图谱是指样品经过适当的处理后,采用一定分析手段和仪器检测得到的能够标识其中各种组分群特征的共有峰的图谱。特征图谱法是目前中药质量控制方法中一种可量化的、新的综合鉴别手段,可用于鉴别中药材的真伪,评价中药制剂质量的均一性和稳定性。特征图谱鉴别试验与中药指纹图谱均不受样品形态的限制,原药材、饮片、粉末、含有生药原型的中成药及各类中药成方制剂等均可应用,试验所需检品用量少;特征图谱准确性高、重现性好,表征出明显的特征性。

中药特征图谱与指纹图谱的区别在于:指纹图谱是基于图谱的整体信息,用于中药质量的整体评价;而特征图谱是选取图谱中某些重要的特征信息,作为控制中药质量的重要鉴别手段。指纹图谱使样品所包含的主要成分在图谱中体现,满足有效信息量最大化原则,表征待测样品所含成分的整体性;特征图谱则根据所确定的主要成分特征峰表征待测样品所含成分的专属性和特征性。

示例9-5 山楂叶提取物特征图谱鉴别

色谱条件与系统适用性试验:以十八烷基硅烷键合硅胶为填充剂;以四氢呋喃 - 甲醇 - 乙腈 - 乙酸 - 水(38∶3∶3∶4∶152)为流动相;检测波长为330nm。理论板数按牡荆素鼠李糖苷峰计算应不低于2 500。

参照物溶液的制备:取牡荆素鼠李糖苷对照品适量,精密称定,加60%乙醇制成每1ml含100μg的溶液,即得。

供试品溶液的制备:取本品50mg,精密称定,置50ml量瓶中,加60%乙醇溶解并稀释至刻度,即得。

测定法:分别精密吸取参照物溶液与供试品溶液各10μl,注入液相色谱仪,测定,记录色谱图(图9-17),即得。供试品特征图谱中应呈现4个特征峰,与参照物峰相应的峰为S峰,计算各特征峰与S峰的相对保留时间,应在规定值的±5%范围之内。相对保留时间规定值为:0.76(峰1)、1.00(峰S)、1.55(峰2)、1.94(峰3)。

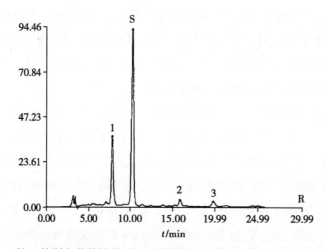

峰1. 牡荆素葡萄糖苷;峰S. 牡荆素鼠李糖苷;峰2. 牡荆素;
峰3. 金丝桃苷。

图9-17 对照特征图谱

(二)检查

中药提取物和植物油脂检查应根据原料药材中可能存在的有毒成分、生产过程中可能造成的污染情况、剂型要求、贮藏条件等建立检查项目,如相对密度、酸碱度或pH、乙醇量、水分、灰分、总固体、干燥失重、碘值、酸败度、炽灼残渣、酸值、皂化值、有毒有害物质检查(重金属与有害元素、农药残留、有机溶剂残留、大孔树脂残留物、黄曲霉毒素和二氧化硫残留量)等。对于中药提取物中有效成分,应对主成分以外的其他成分进行系统研究,确定化学组成,并设相关物质检查,要求同化学药。作为注射剂原料的提取物除上述检查项外,还应按照相应注射剂品种下规定选择检查项目,如色度、酸碱度、水分、总固体、蛋白质、鞣质、树脂、草酸盐、钾离子、有害元素(铅、镉、汞、砷、铜)、溶剂残留等,并制定控制限度。

如连翘提取物的检查:水分不得过 5.0%;重金属不得过百万分之二十;砷盐不得过百万分之二。山楂提取物的检查:水分不得过 4.5%;炽灼残渣不得过 0.6%。

(三) 含量测定

提取物含量测定方法与中药材和饮片的含量测定方法相仿,测定相关成分的含量并规定上下限;对于有效部位、组分提取物必须建立成分类别的含量测定。

示例 9-6 连翘提取物含量测定

1. **制法** 取连翘粉碎成粗粉,加水煎煮 3 次,每次 1.5 小时,合并煎液,滤过,滤液于 60℃以下减压浓缩至相对密度为 1.10~1.20(25℃)的清膏,放冷,加入 4 倍量乙醇,搅匀,静置 2 小时,滤过,滤液减压回收乙醇,浓缩液喷雾干燥,即得。

2. **含量测定** 照高效液相色谱法测定。

(1)色谱条件与系统适用性试验:以十八烷基硅烷键合硅胶为填充剂;以甲醇为流动相 A,以水为流动相 B,按表 9-6 进行梯度洗脱;检测波长为 235nm;理论板数按连翘酯苷 A 计算,应不低于 4 000。

表 9-6 梯度洗脱程序

时间 /min	流动相 A/%	流动相 B/%
0~10	10→25	90→75
10~40	25→40	75→60
40~60	40→60	60→40

(2)对照品溶液的制备:精密称取连翘酯苷 A 对照品和连翘苷对照品适量,加甲醇制成每 1ml 含连翘酯苷 A 300μg 和连翘苷 30μg 的混合溶液,即得。

(3)供试品溶液的制备:取本品粉末 25mg,置 5ml 量瓶中,甲醇适量使溶解,并加甲醇至刻度,滤过,即得。

(4)测定法:分别精密吸取对照品溶液与供试品溶液各 10μl,注入液相色谱仪,测定,即得。

本品按干燥品计算,含连翘酯苷 A($C_{29}H_{36}O_{15}$)不得少于 6.0%,连翘苷($C_{27}H_{34}O_{11}$)不得少于 0.5%。

第四节 中药制剂分析

一、中药制剂种类

中药制剂是在中医药理论指导下,既继承传统的中药制剂的方法,又融合现代科学的理论技术,按照用药目的及给药途径,依据《中国药典》等规定,将中药加工、提取、精制后制成具有一定规格标准,可以直接用于医疗或预防的形式。按照不同的分类标准将中药制剂分成如下剂型(图9-18),并定义(表9-7)。

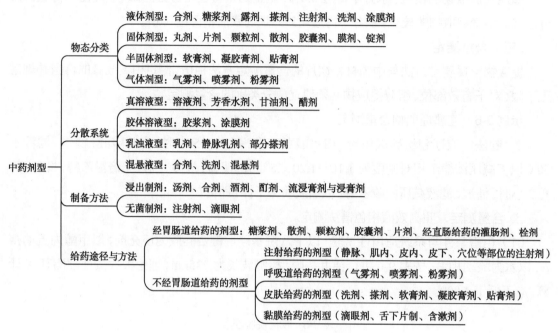

图9-18 常用中药制剂分类

表9-7 常用中药制剂定义

制剂种类	释义	分类
丸剂	系指药材细粉或药材提取物加适宜的黏合剂或其他辅料制成的球形或类球形制剂	分为蜜丸、水蜜丸、水丸、糊丸、蜡丸和浓缩丸等
散剂	系指药材或药材提取物经粉碎、混合制成的粉末状制剂	分为内服散剂和外用散剂
颗粒剂	系指药材提取物与适宜的辅料或药材细粉制成具有一定粒度的颗粒状制剂	可分为可溶性颗粒、混悬性颗粒和泡腾性颗粒
片剂	系指药材提取物、药材提取物加药材细粉或药材细粉与适宜辅料混匀压制而成的圆片状或异形片状的制剂	分为浸膏片、半浸膏片和全粉片。片剂以口服普通片为主,另有含片、咀嚼片、泡腾片、阴道片和肠溶片等
煎膏剂	系指药材用水煎煮,取煎煮液浓缩,加炼蜜或糖制成的半流体制剂	
胶剂	系指动物皮、骨、甲或角,用水煎取胶质,浓缩成稠胶状,经干燥后制成的固体块状内服制剂	
糖浆剂	系指含有药材提取物的浓蔗糖水溶液。除另有规定外,含蔗糖量应不低于45%(g/ml)	
贴膏剂	系指药材提取物、药材或/和化学药物与适宜的基质和基材制成的供皮肤贴敷,可产生局部或全身性作用的一类片状外用制剂	包括橡胶膏剂、巴布膏剂和贴剂等

制剂种类	释义	分类
合剂	系指药材用水或其他溶剂,采用适宜方法提取制成的口服液体制剂(单剂量灌装者也可称"口服液")	
滴丸剂	系指药材经适宜的方法提取、纯化、浓缩并与适宜的基质加热熔融混匀后,滴入不相混溶的冷凝液中,收缩冷凝而制成的球形或类球形制剂	
胶囊剂	系指将药材用适宜方法加工后,加入适宜辅料填充于空心胶囊或密封于软质囊材中的制剂	可分为硬胶囊、软胶囊(胶丸)和肠溶胶囊等
酒剂	系指药材用蒸馏酒提取制成的澄清液体制剂	
膏药	系指药材、食用植物油与铅丹(红丹)或铅粉(官粉)炼制成膏料,摊涂于裱背材料上制成的供皮肤贴敷的外用制剂	前者称为黑膏药,后者称为白膏药
凝胶剂	系指由药材提取物加适宜基质制成的、具凝胶特性的半固体或稠厚液体制剂	按分散介质不同,可分为水性凝胶与油性凝胶
软膏剂	系指药材提取物、药材细粉与适宜基质均匀混合制成的半固体外用制剂	常用基质分为油脂性、水溶性和乳剂基质,其中与乳剂基质制成的软膏又称为乳膏剂;含药材细粉量在 25% 以上的又称为糊剂
露剂	系指含挥发性成分的药材用水蒸气蒸馏法制成的芳香水剂	
茶剂	系指药材或药材提取物(液)与茶叶或其他辅料混合制成的内服制剂	
注射剂	系指药材经提取、纯化后制成的供注入体内的溶液、乳液及供临用前配制或稀释成溶液的粉末或浓溶液的无菌制剂	注射剂可分注射液、静脉输液、注射用无菌粉末与注射用浓溶液
搽剂	系指药材用乙醇、油或其他适宜的溶剂制成的澄清或混悬的外用液体制剂	其中以油为溶剂的搽剂又称为油剂
鼻用制剂	系指药材提取物、药材或与化学药物制成的直接用于鼻腔发挥局部或全身治疗作用的制剂	可分为鼻用液体制剂(滴鼻剂、喷鼻剂、洗鼻剂)、鼻用半固体制剂(涂鼻膏剂)和鼻用固体制剂(鼻用散剂)
眼用制剂	系指由药材提取物、药材制成的直接用于眼部发挥治疗作用的制剂	分为眼用液体制剂(滴眼剂)、眼用半固体制剂(眼膏剂)和眼用固体制剂(眼用散剂)
气雾剂和喷雾剂	系指药材提取物、药材细粉与适宜的抛射剂共同封装在具有特制阀门装置的耐压容器中,使用时借助抛射剂的压力将内容物呈细雾状、泡沫状或其他形态喷出的制剂。其中以泡沫形态喷出的可称泡沫剂。不含抛射剂,借助手动泵的压力或其他方法将内容物以雾状等形态喷出的制剂称为喷雾剂	按内容物组成分为溶液型、乳液型或混悬型
洗剂	系指药材经适宜的方法提取制成的供皮肤或腔道涂抹或冲洗用的外用液体制剂	
涂膜剂	系指药材经适宜方法提取或溶解,与成膜材料制成的供外用涂抹,能形成薄膜的黏稠液体制剂	

二、前处理方法

中药制剂多为复方,组成复杂,样品中被测成分一般含量较低,因此需要对样品进行各种前处理,大多需经提取分离后制成较纯净的供试品溶液,才可进行分析测定。

(一)样品的提取

样品的提取有冷浸法、回流提取法、连续回流提取法、超声提取法、超临界流体提取法、水蒸气蒸馏法、萃取法、微波辅助萃取法等方法。提取条件的确定,应对不同溶剂、不同提取方式、不同时间及不同温度等条件进行比较,确定最佳条件。

对于中药材和固体制剂的样品,为了使样品中的被测组分能更快地完全提取出来,样品应先粉碎成粒度大小适度的粉末。若粒度过大,会影响提取速率,且不易提取完全;但粉碎得过细,会造成过滤困难,甚至黏结、糊化,可视实际情况进行粉碎过筛。

对于液体样品可以通过萃取或蒸干后再用适宜的溶剂溶解,或用其他方法进行富集。

中药制剂中所应用的某些辅料会影响样品的测定,遇此情况,应首先排除辅料的干扰。如蜜丸剂,在制备样品溶液时,往往需要先除蜜。通常是称取一定量蜜丸置研钵中,加入一定量硅藻土(分散剂)研磨直至蜜丸均匀分散,或将蜜丸置容器内,加适量水或醇使蜜丸溶散后再加硅藻土搅匀。硅藻土用量与蜜丸量的比例为(0.5~2):1(g/g),但硅藻土有一定吸附作用,使用时应加以注意;对于含有酚类成分的试样,应考虑注意硅藻土的质量;若硅藻土中含有铁离子等,可用稀盐酸浸泡、纯水清洗,干燥后再使用。栓剂、滴丸剂等亦应先消除基质的干扰。主要方法有将制剂与硅藻土等惰性材料混合、研匀,再用适宜的溶剂回流提取。一般亲水性基质用有机溶剂提取,油脂性基质用水或稀醇提取;对于油脂性基质,也可使其水浴融化后,再分离提取。

1. **冷浸法** 即在室温下,将溶剂加入样品的粉末,放置一定的时间,样品的组分因扩散而从样品的粉末中浸出的提取方法。冷浸法适用于对热不稳定组分的提取。其优点是操作简单;缺点是所需的时间长。

一般的方法为精密称取一定量样品粉末置于带塞容器内,精密加入一定体积的溶剂,称定重量,不断摇匀后放置。浸泡时间一般为8~24小时。浸泡期间应注意经常振摇,浸泡后再称重,补足损失的溶剂量,充分摇匀,滤过。

2. **回流提取法** 是将样品的粉末装入大小适宜的烧瓶中,加入一定量的有机溶剂进行回流提取的方法。实验室多采用水浴加热,沸腾后溶剂蒸气经冷凝器冷凝又流回烧瓶中。如此回流多次,滤出提取液,也可加入新溶剂重新回流,如此多次反复,直至提取完全为止,合并提取液,蒸馏回收溶剂得浓缩的提取液备用。回流提取法提取效率高于冷浸法,且可缩短提取时间,但提取杂质较多,对热不稳定或具有挥发性的成分不宜使用。

3. **连续回流提取法** 是将样品置索氏提取器中,利用遇热可以挥发的溶剂进行提取,蒸发的溶剂经冷凝管流回样品管,如此反复提取,一般提取数小时方可完全。提取完全后可回收溶剂,再用适宜溶剂溶解,定容,进行测定。本法需用溶剂量较少,提取成分较完全,提取效率高,提取杂质少,操作简便。由于提取成分受热时间较长,遇热不稳定易变化的成分不宜采用此法。

4. 超声提取法 是利用超声波具有的机械效应、空化效应及热效应,通过增大介质分子的运动速度,增强介质的穿透力以提取中药有效成分的方法。超声波是频率高于 20 000Hz 的机械波,其不能引起人的听觉,超声提取时将供试品粉末置具塞锥形瓶中,加入提取溶剂,放入超声振荡器槽中,槽中应加有适量水,开启超声振荡器,进行超声振荡提取,由于超声波的助溶作用,超声提取较冷浸法速度快,一般仅需数十分钟浸出,即可达到平衡。在提取过程中溶剂会有一定量的损失,所以用作含量测定时,应于超声振荡前,先称定重量,提取完毕后,放冷再称重,并补足减失的重量,滤过后,取滤液备用。

超声波提取的特点:超声波提取节省时间,通常提取时间为 20～30 分钟;超声波提取时不需加热,避免了长时间加热对有效成分的破坏;超声波提取能提高药物有效成分的提取率;溶剂用量少,节约溶剂;超声波提取是一个物理过程,在整个浸提过程中无化学反应发生,不影响大多数药物有效成分的生理活性;提取物有效成分含量高,有利于进一步精制;节约能源,超声波提取的能耗较常规提取降低50%以上。

5. 超临界流体提取法 超临界流体(supercritical fluid,SF)提取法是利用超临界状态下的流体为萃取剂,从液体或固体中萃取中药材的有效成分并进行分离的方法。超临界流体提取法不仅可用于热不稳定成分或挥发性成分的萃取,也用于热稳定性成分的萃取。提取时将被提取样品置于超临界流体萃取仪的萃取池中,用泵将超临界流体送入萃取池,萃取完毕以后,将溶液送入收集器中,降低压力至常压状态,超临界流体立即变为气体逸出,即可收集被萃取的待测物。

常用的超临界流体为 CO_2,以其作提取溶剂。CO_2 的性质稳定,使用安全,价格低廉,临界点低,超临界温度31℃,临界压力为 7 390kPa,易于操作。

超临界流体有以下特点:①超临界流体的理化性质介于液体和气体之间,其密度比气体大 100～1 000 倍,与液体密度相近,由于分子间距离缩短,分子间相互作用大大增强,因而溶解作用近似于液体;②超临界流体的黏度非常低,与液体相比,超临界流体的黏度低 10～100 倍,其扩散系数较高,比液体大 10～100 倍,因此,超临界流体萃取的传质速率明显高于液体萃取;③当超临界流体在临界温度以上时,压力的微小变化都会引起超临界流体密度、黏度和扩散系数的大幅变化,影响超临界流体对各种成分的溶解能力。正是由于超临界流体的这些性质,决定其能从中药材及其复方中萃取出有活性成分的液体及固体物质。超临界流体提取法具有速度快、萃取效率高、方法准确度高、选择性较高、节省溶剂、易于自动化,而且可避免使用易燃、有毒的有机溶剂,能与色谱和光谱等分析仪器直接联用的特点。

6. 水蒸气蒸馏法 水蒸气蒸馏法适用于能随水蒸气蒸馏而不被破坏组分的提取。被测组分具有挥发性,采用水蒸气蒸馏法,收集馏出液进行含量测定。水蒸气蒸馏是提取中药制剂挥发油和挥发性成分,如麻黄碱、槟榔碱、丹皮酚等的常用方法。

(二)样品的分离净化

中药制剂组成复杂,样品提取后要对样品提取溶液进行适当的分离纯化,才能对其进行分析。样品的分离净化是从样品提取液中除去对测定有干扰的杂质,而又不损失被测定成分。要根据被测成分和有干扰的杂质在理化性质上的差异，结合所采用的测定方法，确定分离纯化的条件。常用的分离净化方法有萃取法、色谱法、沉淀法、消化法等方法。

1. 萃取法 利用溶质在互不相溶的溶剂里溶解度的不同，用一种溶剂把溶质从另一溶剂所组成的溶液里提取出来的操作方法。萃取法有直接萃取法、离子对萃取法等方法。萃取法可用于待测组分的提取，也可用于样品的分离净化。萃取时如果各成分在两相溶剂中分配系数相差越大，则分离效率越高。一般是将总提取物，选用三四种不同极性的溶剂，由低极性到高极性分步进行提取分离。

2. 色谱法 有柱色谱法、薄层色谱法和高速逆流谱法等，其中以柱色谱法最常用。色谱法是中药较常用的样品分离净化的方法。

柱色谱法又称柱层析，即固定相装于柱内，流动相为液体，样品沿竖直方向由上而下移动而达到分离的色谱法，广泛用于样品的前处理，主要用于分离，有时也起到样品的浓缩富集作用。柱色谱法分为吸附色谱法和分配色谱法。

（1）吸附色谱法：色谱柱为内径均匀、下端（带或不带活塞）缩口的硬质玻璃管，端口或活塞上部铺垫适量棉花或玻璃纤维，管内装入吸附剂。吸附剂的颗粒应尽可能大小均匀，以保证良好的分离效果。除另有规定外，通常采用直径为 0.07～0.15mm 的颗粒。色谱柱的大小、吸附剂的品种和用量，以及洗脱时的流速，均按各品种项下的规定。

1）吸附剂的填装：①干法。将吸附剂一次加入色谱柱，振动管壁使其均匀下沉，然后沿管壁缓缓加入洗脱剂；若色谱柱本身不带活塞，可在色谱柱下端出口处连接活塞，加入适量的洗脱剂，旋开活塞使洗脱剂缓缓滴出，然后自管顶缓缓加入吸附剂，使其均匀地润湿下沉，在管内形成松紧适度的吸附层。操作过程中应保持有充分的洗脱剂保留在吸附层的上面。②湿法。将吸附剂与洗脱剂混合，搅拌除去空气泡，徐徐倾倒入色谱柱中，然后加入洗脱剂将附着在管壁的吸附剂洗下，使色谱柱面平整。

待填装吸附剂所用洗脱剂从色谱柱自然流下，至液面和柱表面相平时，即加供试品溶液。

2）供试品的加入：除另有规定外，将供试品溶于开始洗脱时使用的洗脱剂中，再沿管壁缓缓加入，注意勿使吸附剂翻起。或将供试品溶于适当的溶剂中，与少量吸附剂混匀，再使溶剂挥发去尽，使呈松散状，加在已制备好的色谱柱上面。如供试品在常用溶剂中不溶，可将供试品与适量的吸附剂在乳钵中研磨均匀后加入。

3）洗脱：除另有规定外，通常按洗脱剂洗脱能力大小递增变换洗脱剂的品种和比例，分部收集流出液，至流出液中所含成分显著减少或不再含有时，再改变洗脱剂的品种和比例。操作过程中应保持有充分的洗脱剂留在吸附层的上面。

（2）分配色谱法：方法和吸附色谱法基本一致。装柱前，先将固定液溶于适当溶剂中，加入适宜载体，混合均匀，待溶剂完全挥干后分次移入色谱柱中并用带有平面的玻棒压紧；供试品可溶于固定液，混以少量载体，加在预制好的色谱柱上端。洗脱剂需先加固定液混合使之饱和，以避免洗脱过程中固定液的流失。

3. 沉淀法 系在提取液中加入某些试剂使产生沉淀，以获得有效成分或除去杂质的方法。被测组分生成沉淀时,其沉淀经分离后可重新溶解或直接用重量法测定。使用沉淀法要注意,过量的沉淀试剂如干扰被测组分的测定,则应设法除去;大量杂质以沉淀形式除去时,被测成分应不能产生共沉淀而损失。

4. **消化法** 常用的破坏方法有湿法消化法和干法消化法,微波消解技术应用较广泛。湿法消化法是在适量的样品提取液中,加入氧化性强酸,加热破坏有机物,使待测的无机成分释放出来,形成不挥发的无机化合物,以便进行分析测定。干法消化法是样品放在坩埚中,先在电炉上加热使样品脱水、炭化,再置于 $500 \sim 600 ℃$ 的高温炉中灼烧灰化。使样品中的有机物氧化分解成二氧化碳、水和其他气体而挥发,留下无机物供测定。微波消解技术是指利用微波加热对固态样品进行溶解或分解,将其中的目标物质转化为溶液状态,从而方便后续元素分析或成分检测,样品在密闭消解罐中消解,能够准确分析中药中挥发性的金属微量元素。当测定中药中的无机元素时,由于大量有机物的存在,会严重干扰测定,因此必须采用合适的方法破坏这些有机物质。

三、鉴别

中药制剂的鉴别有性状鉴别、显微鉴别和理化鉴别。制剂中各药味的鉴别方法应尽量与其药材质量标准的鉴别方法相对应,如因其他成分干扰或制剂的提取方法不同,不能采用与药材相同的鉴别方法时可采用其他鉴别方法,应予以阐明。同方不同剂型的制剂其鉴别方法应尽量保持一致。处方中含多来源植物药味的,其鉴别用对照药材必须明确来源,应考察不同来源对照药材的色谱图。

(一)性状鉴别

中药制剂的外观性状与该制剂的剂型密切相关,包括成品及内容物的形状、颜色、质地、气味等,见表9-8。制剂的处方设计及制备工艺是影响其外观性状和内在品质的重要因素。性状项下一般应写明品种的外观形状、色、臭、味等。对制剂颜色的描述可根据样品的情况规定一定的色度范围。此外,中药制剂的某些物理常数也可作为性状鉴别的指标,如折光率、相对密度等。注意按照丸剂通则的规定,根据制法和规格对蜜丸、水蜜丸、水丸、糊丸、蜡丸、浓缩丸(蜜丸、水丸、水蜜丸)等准确分类并在性状中明确。

表9-8 常用中药制剂剂型的性状特点

剂型	性状特点
丸剂	外观应圆整均匀、色泽一致。蜜丸应细腻滋润、软硬适中。蜡丸表面应光滑无裂纹,丸内不得有蜡点和颗粒
片剂	外观应圆整光洁、色泽均匀,有适宜的硬度,以免在包装、贮运过程中发生磨损或破碎
颗粒剂	颗粒应干燥均匀、色泽一致,无吸潮、结块、潮解等现象
胶囊剂	应整洁,不得有黏结、变形、渗漏或囊壳破裂现象,并应无异臭
合剂	应澄清。在贮存期间不得有发霉、酸败、异物、变色、产生气体或其他变质现象,允许有少量摇之易散的沉淀
糖浆剂	同合剂

剂型	性状特点
软膏剂	应均匀、细腻,具有适当的黏稠性,易于涂布,应无酸败、变色、变硬、融化、油水分离等变质现象
滴丸剂	应圆整均匀、色泽一致,无粘连现象,表面无冷凝介质黏附
膏药	膏体应油润细腻、光亮、老嫩适度、摊涂均匀,无飞边缺口,加温后能黏附于皮肤上且不移动。黑膏药应乌黑,无红斑;白膏药应无白点
注射剂	溶液型注射剂应澄明,乳状液型注射剂应稳定,不得有相分离现象;静脉用乳状液型注射剂中乳滴的粒度90%应在1μm以下,不得有大于5μm的乳滴
气雾剂与喷雾剂	溶液型气雾剂与喷雾剂的药液应澄清,乳状液型气雾剂与喷雾剂的液滴在液体介质中应分散均匀。应能喷出均匀的雾滴
栓剂	栓剂中药物与基质应混合均匀,其外形应完整光滑,塞入腔道后应无刺激性,应能融化、软化或溶化,并与分泌液混合,逐渐释放出药物,并应具有适当的硬度,以免在包装或贮藏中变形
凝胶剂	应均匀细腻,在常温下保持凝胶状,不干涸或液化
鼻用制剂	溶液型鼻用制剂应澄清,不得有沉淀和异物;混悬型鼻用液体制剂中的颗粒应均匀分散,若出现沉淀物经振摇应易分散。乳状液型鼻用液体制剂应分布均匀,若出现分层,振摇后应易恢复成乳状液;鼻用半固体制剂应柔软细腻,易涂布
眼用制剂	应均匀、细腻,无刺激性,并易涂布于眼部

(二)显微鉴别

中药制剂的显微鉴别是利用显微镜来观察中药制剂中原药材的组织碎片、细胞或内含物等特征,从而鉴别制剂的处方组成。一般凡以药材粉碎成细粉后直接制成制剂或添加部分药材粉末的制剂,由于其在制作过程中原药材的显微特征仍保留在制剂中,因此均可用显微定性鉴别法进行鉴别。

中成药是由多种药材组成的复方,难免几种药材具有相似的显微特征,因此在显微定性鉴别时应注意以下几点。

1. 应选择被检药材特有的与其他药材区别大的特征。

2. 单一药材粉末的主要特征有时不一定能作为鉴别依据,而某些较为次要的特征有时却能起到重要的鉴别作用。如杞菊地黄丸、六味地黄丸中牡丹皮的显微鉴别选择了草酸钙簇晶作为鉴别特征,而归芍地黄丸中牡丹皮的显微鉴别却选择淡红色至微紫色的长方形木栓细胞作为鉴别特征。因此在选取处方各药味显微特征时要考虑到两点:一是在该处方中的专一性;二是尽可能对处方外的药材也排除,并且范围越大越好。

3. 中成药中的丸、散、颗粒等剂型的显微鉴别方法基本上同粉末药材。

(三)理化鉴别

中药制剂的理化鉴别是指利用物理的、化学的或物理化学的方法对制剂中所含的化学成分、化学成分类型及化学成分的特征进行定性鉴别,从而判断制剂的真伪。中药制剂化学组成复杂,一般地,首选主药(君药)、辅药(臣药)、毒剧药及贵重药开展制剂鉴别。根据待测定成分的结构、性质及共存物的干扰情况,采用专属性强、灵敏度高、快速可靠的鉴别方法。

中药制剂的理化鉴别有一般的理化鉴别、光谱鉴别和色谱鉴别，其中薄层色谱鉴别最常用。一般的理化鉴别应选择专属性强、反应明显的显色反应、沉淀反应等鉴别方法，必要时写明化学反应式。一般用于制剂中的矿物药或某一化学成分的鉴别，尽量避免用于中药复方制剂中共性成分的鉴别。

处方中药味有含挥发性时，可采用气相色谱法鉴别，但处方中药味有多种含挥发性时，尽可能在同一色谱条件下进行鉴别，若用挥发油对照提取物对照，相关组分峰应达到良好分离，保证结果的重现性。

薄层色谱鉴别使用对照药材应保证药材的主斑点在样品中均有对应的斑点，供试品色谱不能只与对照药材色谱中的 1～2 个次要斑点相对应。尽可能采取一个供试液多项鉴别使用的薄层色谱方法，达到节约资源、保护环境、简便实用的目的。

成方制剂特征或指纹图谱技术要求除应符合总则和上述中药材、提取物相关的特征或指纹图谱研究的主要内容外，还应同时建立药材、中间体的相应图谱，并须对成方制剂与原药材、中间体之间的相关性进行分析。原药材、中间体、成方制剂特征或指纹图谱应具相关性，药材图谱中的特征或指纹峰在中间体和制剂的色谱图上应能指认。应采用对照品或对照提取物作对照物。对色谱峰多的样品，对照品最好能设立 2～3 个，以便与对照图谱定位。特征或指纹图谱中具有特殊意义的峰应予以编号，对色谱峰个数及指认色谱峰的相对保留时间作出规定。

示例 9-7 枳实导滞丸中黄连的薄层色谱鉴别

枳实导滞丸由枳实（炒）、大黄、黄连（姜汁炒）、黄芩、六神曲（炒）、白术（炒）、茯苓、泽泻八味中药组成。

鉴别方法：取本品粉末 0.5g，加甲醇 20ml，浸渍 10 分钟，滤过，取滤液 10ml（剩余的滤液备用），蒸干，残渣加水 10ml 使溶解，加盐酸 1ml，置水浴中加热 30 分钟，立即冷却，用乙醚 20ml 分 2 次振摇提取，合并乙醚提取液，蒸干，残渣加三氯甲烷 1ml 使溶解，作为供试品溶液。另取黄连对照药材 10mg，加甲醇 10ml，加热回流 15 分钟，滤过，滤液蒸干，残渣加甲醇 1ml 使溶解，作为对照药材溶液。再取盐酸小檗碱对照品，加甲醇制成每 1ml 含 0.5mg 的溶液，作为对照品溶液。照薄层色谱法试验，吸取供试品溶液 5μl、对照药材溶液及对照品溶液各 2μl，分别点于同一以羧甲纤维素钠为黏合剂的硅胶 G 薄层板上，以正丁醇 - 冰醋酸 - 水（7∶1∶2）为展开剂，展开，取出，晾干，置紫外灯（365nm）下检视。供试品色谱中，在与对照药材色谱相应的位置上，显相同的黄色荧光斑点；在与对照品色谱相应的位置上，显相同的黄色荧光斑点。

四、检查

中药制剂的检查包括中药制剂的原料及其制剂的检查。中药制剂的一般杂质检查与化学药类似，如氯化物、铁盐、重金属、砷盐等的限量检查及干燥失重、水分、灰分、炽灼残渣等。但与化学药相比，中药制剂的原料来源广阔、复杂，中药材本身的质量又受生长环境、采收季节、炮制、加工及贮藏条件等多种因素的影响,不同产地其质量也差别很大。同一品种药材由于其药用部位不同,其质量也不同。因此,除了与化学药相同的一般杂质检查项目外,尚有有害元素、农药残留量、易霉变品种的黄曲霉毒素检查、纯净程度、有害或有毒物质,对产地加工中易带进非药用部位的杂质检查、易夹带泥沙的酸不溶性灰分检查等。药物中混存同一来源,但其性状或部位与规定不符,或无机杂质,如砂石、泥块以及其他与该品种来源不相符合的物质也属于检查项目之列。

(一)检查项目

《中国药典》(2020 年版)四部共收载中药制剂剂型 26 种,主要剂型常规检查项目见表 9-9。

表 9-9　常用中药制剂在制剂通则中规定要检查的项目

剂型	检查项目
丸剂	水分、重量差异、装量差异(单剂量包装的丸剂)、装量(以重量标示的多剂量包装丸剂)、溶散时限、微生物限度等
散剂	粒度、外观均匀度、水分、装量差异(单剂量包装的颗粒剂)、装量(多剂量包装)、微生物限度、无菌等
颗粒剂	粒度、水分、溶化性、装量差异(单剂量包装的颗粒剂)、装量(多剂量包装的颗粒剂)、微生物限度等
片剂	重量差异、崩解时限、微生物限度等。阴道泡腾片作"发泡量"的检查等
锭剂	重量差异、微生物限度等
注射剂	装量、装量差异、渗透压摩尔浓度、可见异物、不溶性微粒、有关物质、无菌、热原或细菌内毒素等
滴丸剂	重量差异、装量差异(单剂量包装滴丸剂)、溶散时限、微生物限度等
贴膏剂	含膏量、耐热性、赋形性、黏附性、重量差异、微生物限度等
煎膏剂(膏滋)	相对密度、不溶物、装量、微生物限度等
酊剂	乙醇量、甲醇量、装量、微生物限度等
栓剂	重量差异、融变时限、微生物限度等
流浸膏与浸膏剂	装量、微生物限度、乙醇量(流浸膏剂)等

(二)杂质检查

根据中药制剂剂型的不同,其杂质检查项目也不同。

杂质检查主要检查制剂在生产、贮藏过程中可能含有并需要控制的物质。应根据原料药材中可能存在的有毒成分、生产过程中可能造成的污染情况、剂型要求、贮藏条件等建立检查项目,确保安全、有效。

含有毒性药材的制剂,原则上应制定有关毒性成分的检查项目,以确保用药安全。

中药注射剂安全性检查包括热原(或细菌内毒素)、异常毒性、降压物质、过敏反应物质、溶血与凝聚等项。根据处方、工艺、用法及用量等设定相应的检查项目并进行适用性研究。中药注射剂应制定铅、镉、砷、汞、铜检查项。静脉注射用注射剂应设无菌、热原(或细菌内毒素)、异常毒性、降压物质、过敏反应、溶血与凝聚等安全性检查项。由于中药注射剂中致热成分和干扰细菌内毒素检查法的因素复杂多变，一般首选热原检查项，但若该药本身的药理作用或对家兔的毒性反应影响热原检测，可选择细菌内毒素检查项。肌内注射用注射剂应设异常毒性、过敏反应等检查项。

五、含量测定

中药制剂的含量测定系指用化学、物理或生物学的方法，对中药制剂处方中的君药、臣药、贵细药及毒性药中的已知有效成分、活性成分、有毒成分、各类别成分或组分进行测定，以评价制剂工艺的稳定性与成品质量。常用定量方法有高效液相色谱法、气相色谱法、薄层色谱扫描法、紫外-可见分光光度法、化学定量分析方法（容量法、重量法等）、氮测定法、原子吸收分光光度法等，其中高效液相色谱法最常用。

（一）测定成分的选定

1. **测定有效成分** 应首选中药制剂处方中君药的有效成分进行含量测定；其次，选择处方中的臣药、贵细药的有效成分进行含量测定；如处方中君药、臣药、贵细药的有效成分不明确或无专属性方法进行测定时，也可选择组方中佐、使药或其他能反映药品内在质量的成分进行含量测定。测定的有效成分的药理作用应尽量与中医理论和其功能主治相一致。

2. **测定总成分** 中药制剂有效部位明确的，可测定其总成分。为了更全面控制中药制剂质量，可以分别测定两个以上单一有效成分的含量；也可以测定单一有效成分后再测定其类别成分总量，如总黄酮、总生物碱、总皂苷、总鞣质等。如被测成分与其他性质相近的成分难以分离或提取分离方法过于烦琐，可以测定相应成分的总量再以某一主成分计算含量。

3. **测定毒性成分** 中药制剂的毒性成分可以分为两类：一是毒效成分，既有毒性，又是治疗疾病的物质基础，通过研究建立安全的使用范围，设定合理的含量区间；二是毒性成分，基本是不具有治疗疾病作用的成分，要严格控制含量，经过研究要建立限度指标。

对毒效成分，如川乌、草乌、附子、雪上一枝蒿中的乌头碱（或酯型生物碱），雷公藤和昆明山海棠中的雷公藤甲素，马钱子中的士的宁等，应进行含量测定，在饮片和制剂中规定含量范围，保证制剂的安全和有效。对毒性成分，如含马兜铃酸药材（如细辛）、含银杏酸药材（如银杏叶、白果）或含阿多尼弗林碱药材（如千里光）的制剂，规定毒性成分含量上限，以确保制剂的安全性。

4. **测定易损失的成分** 为了控制易损失的成分，要对处方中的易损失的成分进行测定，如中药制剂中的冰片。但应注意，尽量避免测定分解产物、不稳定成分、无专属性成分或微量成分。

5. **测定化学药的成分** 如处方中含有化学药的成分应进行含量测定。

（二）含量限度的确定

1. 含量限度至少应有 10 批以上样品与原药材数据为依据，一般原粉入药的转移率要求在 90% 以上。根据中药制剂实测结果与原料药材的含量情况确定含量限度。尽可能多的测定数据才有足够的代表性。

2. 有毒成分及中西药复方制剂中化学药的含量应规定上下限,上下限幅度应根据测试方法、品种情况、转移率及理论值确定,一般应在 ±5%～±20%,并在安全有效范围内。制定上下限应有充分依据。

(三)指标成分含量测定的主要方法

中药及其制剂含量测定方法以色谱法最多,尤其是高效液相色谱法和气相色谱法作为常用方法,应用广泛。

1. 高效液相色谱法 高效液相色谱法对含有复杂成分的体系具有强大的分离功能,且分析速度快,其重现性和准确度均优于薄层色谱扫描法,因此高效液相色谱法是中药及其制剂含量测定的首选方法。

在中药及其制剂的成分分析中,高效液相色谱法多采用反相高效液相色谱法(RP-HPLC),尤以十八烷基硅烷键合硅胶(ODS)应用最多;甲醇-水或乙腈-水的混合溶剂作为流动相。使用反相色谱,制剂中极性的附加剂及其他干扰组分先流出,不会停留在柱上污染色谱柱。若分离酸性组分,如丹参素、黄芩苷、甘草酸及绿原酸等,可采用离子抑制色谱法,在流动相中加入适量酸,如醋酸、磷酸,以抑制其离解;对酸性较强的组分,也可使用离子对色谱法,常用的反离子试剂如四丁基氢氧化铵等。若为碱性组分,如小檗碱、麻黄碱等,多采用反相离子对色谱法,在酸性流动相中加入烷基磺酸盐、有机酸盐,也可使用无机阴离子,如磷酸盐作为反离子。

一般使用紫外检测器检测,紫外检测器灵敏、稳定;当分析无紫外吸收且物质挥发性低于流动相的样品时,选用蒸发光散射检测器。定量方法主要是外标法和内标法。中药中组分的含量波动范围较大,所以外标法最好采用标准曲线法定量。中药制剂组成复杂,内标法会增加分离的难度,其他成分很容易干扰内标峰;只有当组成相对简单、杂质不干扰内标峰时,才能使用内标法定量。

2. 气相色谱法 气相色谱法是中药制剂成分分析的常规方法之一,主要用于测定药材和饮片、制剂中含挥发油及其他挥发性组分的含量,还可用于中药提取物及中药制剂中含水量或含醇量的测定。气相色谱法分析中药常用的定量方法有内标法、外标法、归一化法等。

(四)应用实例

示例 9-8 高效液相色谱法测定香砂六君丸中的橙皮苷含量

处方:木香 70g,砂仁 80g,党参 100g,炒白术 200g,茯苓 200g,炙甘草 70g,陈皮 80g,姜半夏 100g

含量测定方法:照高效液相色谱法测定。

色谱条件与系统适用性试验:以十八烷基硅烷键合硅胶为填充剂;以乙腈 -0.2% 磷酸溶液(21∶79)为流动相;检测波长为 284nm。理论板数按橙皮苷峰计算应不低于 3 000。

对照品溶液的制备:取橙皮苷对照品适量,精密称定,加甲醇制成每 1ml 含 40μg 的溶液,即得。

供试品溶液的制备:取本品 10g,研细,取约 0.2g,精密称定,置具塞锥形瓶中,精密加入甲醇 25ml,密塞,称定重量,冷浸 2 小时,超声处理(功率 300w,频率 50kHz)1 小时,放冷,再称定重量,用甲醇补足减失的重量,摇匀,滤过,取续滤液,即得。

测定法:分别精密吸取对照品溶液与供试品溶液各 10μl,注入液相色谱仪,测定,即得。

本品每 1g 含陈皮以橙皮苷($C_{28}H_{34}O_{15}$)计,不得少于 4.0mg。

示例 9-9　双黄连胶囊含量测定

处方组成:金银花、黄芩、连翘。

金银花的含量测定:照高效液相色谱法测定。

色谱条件与系统适用性试验:以十八烷基硅烷键合硅胶为填充剂;以甲醇 - 水 - 冰醋酸(20:80:1)为流动相;检测波长为 324nm。理论板数按绿原酸峰计算应不低于 6 000。

对照品溶液的制备:取绿原酸对照品适量,精密称定,加 50% 甲醇制成每 1ml 含 40μg 的溶液,即得。

供试品溶液的制备:取装量差异项下的本品内容物,混匀,研细,取 0.2g,精密称定,置 50ml 量瓶中,加 50% 甲醇适量,超声处理(功率 250W,频率 40kHz)20 分钟,放冷,加 50% 甲醇至刻度,摇匀,滤过,取续滤液,即得。

测定法:精密吸取对照品溶液与供试品溶液各 10μl,注入液相色谱仪,测定,即得。

本品每粒含金银花以绿原酸($C_{16}H_{18}O_9$)计,不得少于 3.0mg。

黄芩的含量测定:照高效液相色谱法测定。

色谱条件与系统适用性试验:以十八烷基硅烷键合硅胶为填充剂;以甲醇 - 水 - 冰醋酸(50:50:1)为流动相;检测波长为 274nm。理论板数按黄芩苷峰计算应不低于 1 500。

对照品溶液的制备:取黄芩苷对照品适量,精密称定,加 50% 甲醇制成每 1ml 含 50μg 的溶液,即得。

供试品溶液的制备:精密量取金银花【含量测定】项下制剂的续滤液 1ml,置 10ml 量瓶中,加 50% 甲醇至刻度,摇匀,即得。

测定法:精密吸取对照品溶液与供试品溶液各 10μl,注入液相色谱仪,测定,即得。

本品每粒含黄芩以黄芩苷($C_{21}H_{18}O_{11}$)计,不得少于 50mg。

连翘的含量测定:照高效液相色谱法测定。

色谱条件与系统适用性试验:用十八烷基硅烷键合硅胶为填充剂;以乙腈 - 水(23:77)为流动相;检测波长为 278nm。理论板数按连翘苷峰计算应不低于 6 000。

对照品溶液的制备:取连翘苷对照品适量,精密称定,加 50% 甲醇制成每 1ml 含 50μg 的溶液,即得。

供试品溶液的制备:取本品内容物,研细,取 1.0g,精密称定,置具塞锥形瓶中,精密加入甲醇 50ml,密塞,称定重量,超声处理(功率 250W,频率 40kHz)20 分钟,放冷,再称定重量,用甲醇补足减失的重量,摇匀,滤过,精密量取续滤液 10ml,蒸干,残渣加 70% 乙醇 1ml 使溶解,加在中性氧化铝柱(100~200 目,6g,内径 1cm)上,用 70% 乙醇 60ml 洗脱,收集洗脱液,蒸干,残渣加 50% 甲醇适量,温热使溶解,转移至 5ml 量瓶中,加 50% 甲醇至刻度,摇匀,即得。

测定法:精密吸取对照品溶液 15μl 与供试品溶液 10μl,注入液相色谱仪,测定,即得。

本品每粒含连翘以连翘苷（$C_{27}H_{34}O_{11}$）计，不得少于1.50mg。

ER9-2 第九章 目标测试

（冯雪松）

第十章　抗生素类药物分析

ER10-1　第十章
抗生素类药物分析
（课件）

20世纪40年代初青霉素应用于临床,揭开了抗生素(antibiotic)治疗疾病的序幕。各种抗生素广泛应用,为人类健康作出了巨大的贡献。抗生素是某些细菌、放线菌和真菌等微生物的次级代谢产物,或用化学方法合成的相同化合物或结构类似物,在低微浓度下即可对某些生物的生命活动有特异抑制作用。最初抗生素是用发酵方法得到的微生物次级代谢产物,现临床常用的抗生素有微生物培养液中的提取物以及用化学方法合成或半合成的化合物。

本章主要介绍抗生素类药物的分析特点和方法,由于微生物发酵法生产抗生素时发酵过程控制非常重要,也介绍了菌种、培养基的质量分析以及发酵过程中的质量控制。通过对β-内酰胺类抗生素、氨基糖苷类抗生素、四环素类抗生素的结构以及物理、化学性质讨论,介绍这几类药物的鉴别反应、杂质检查以及利用理化性质进行含量测定的原理和方法,了解抗生素类药物的分析特点。

第一节　抗生素分类及分析特点

一、分类

抗生素的种类繁多,性质复杂,用途也是多方面的,分类方法目前还不统一。有的根据抗生素的产生菌来分类,如分为细菌产生的抗生素、霉菌产生的抗生素、放线菌产生的抗生素等,当抗生素种类越来越多时这种分类方法已不适用。有的根据抗生素的作用分类,如青霉素、杆菌肽、万古霉素等抗革兰氏阳性菌的抗生素;链霉素、春日霉素等抗革兰氏阴性菌的抗生素;放线菌D、丝裂霉素等抗肿瘤的抗生素,但有些抗生素兼有数种拮抗作用,很难用这种方法分类。药物的化学结构决定其理化性质,从而决定其鉴别、检查、含量测定方法,故药物分析学科普遍被接受的分类方法是按照抗生素化学结构分类,将临床应用的抗生素类药物分为以下几种。

（1）β-内酰胺类抗生素:分子结构中含有四元的β-内酰胺环。包括青霉素类、头孢菌素类、新型β-内酰胺类及β-内酰胺类与β-内酰胺酶抑制剂组成的复合制剂。

（2）氨基糖苷类抗生素:分子结构中含有氨基糖与氨基环醇结构的一类抗生素。包括链霉素、庆大霉素、卡那霉素、阿米卡星、妥布霉素、庆大霉素、奈替米星、西索米星等。

（3）四环素类抗生素:由放线菌产生的一类广谱抗生素,分子结构中含有并四苯基本骨架,包括金霉素、土霉素、四环素及半合成衍生物美他环素、多西环素、米诺环素等。

（4）大环内酯类抗生素：分子结构中含有大内酯环，临床上最常见的大环内酯类抗生素主要分为十四元环、十五元环及十六元环。包括红霉素、吉他霉素、乙酰螺旋霉素、麦迪霉素、交沙霉素、苦霉素、罗红霉素、克拉霉素和阿奇霉素等。

（5）多烯大环内酯类抗生素：分子结构中含有共轭多烯和羟基大环内酯。主要有两性霉素B、金色制霉素、克念菌素B、意北霉素、菲律宾菌素、汉霉素、制霉菌素、表霉素、那他霉素和曲古霉素等。

（6）多肽类抗生素：分子结构中具有多肽结构特征。包括多黏菌素类（多黏菌素B、多黏菌素E）、杆菌肽类（杆菌肽、短杆菌肽）和万古霉素。

（7）酰胺醇类抗生素：分子结构中含有对硝基苯基团。包括氯霉素、甲砜霉素、琥珀氯霉素、棕榈氯霉素等。

（8）其他抗生素：不属于上述七类的抗生素。如丝裂霉素、林可霉素、环孢素、替考拉宁等。

二、分析特点

抗生素的主要来源是生物发酵，由于生产工艺特殊，即使经过提取、精制处理，生物合成生产的抗生素也往往不是单一组分，而是多种相近结构的抗生素"族"，包括同系物、异构体等。如庆大霉素有4个主要组分庆大霉素（C_1、C_2、C_{1a}、C_{2a}），各国药典中均规定控制各组分的相对百分含量测定。另外，抗生素结构大多不稳定，分解后常使其疗效降低或失效，有些甚至引起毒副作用。如 β- 内酰胺类抗生素的 β- 内酰胺环容易水解，链霉素结构中的醛基易被氧化等。为保证临床用药的安全有效，各国药典均严格控制抗生素质量，突出表现在检查和含量或效价测定两个方面。

1. **检查**　在检查项下，除进行溶液澄清度与颜色、有关物质、残留溶剂、炽灼残渣、重金属等检查外，必须检查异常毒性、细菌内毒素、无菌等项目，还要考察结晶性、酸碱度、水分或干燥失重等影响产品稳定性的项目。β- 内酰胺类抗生素需检查聚合物杂质，对于多组分抗生素还要进行组分分析等。

2. **含量或效价测定**　依据不同性质，抗生素可以重量单位或效价单位来计量。通常采用生物学方法和理化方法测定。

（1）抗生素的效价：抗生素的活性以效价单位表示，定义为每毫升或每毫克中含有某种抗生素有效成分的多少。效价是以抗菌效能作为衡量的标准，因此，效价的高低是衡量抗生素质量的标准。效价用单位（U）或微克（μg）表示。各种抗生素的效价基准是人们为了生产科研方便而规定的，一种抗生素有一个效价基准，同一种抗生素的各种盐类的效价可以根据其分子量与标准盐进行换算。如青霉素钠效价为 1 670U/mg，青霉素钾效价为 1 670×356.4/372.5=1 598U/mg。很多抗生素的游离碱或游离酸都以 1mg 作 1 000 单位计，如土霉素、红霉素、卡那霉素、万古霉素、新霉素、制菌霉素、多黏菌素B等。

（2）微生物检定法：在适宜条件下，根据量反应平行线原理设计，通过检测抗生素对微生物的抑制作用，计算抗生素活性（效价）的方法。它是以抗生素的抗菌活力为指标来衡量抗生素效价的一种方法,测量原理与临床应用的要求接近,是抗生素类药物效价测定的最基本方法。包括管碟法和浊度法。该方法灵敏度高,所需样品量少,对供试品纯度要求不高,但操作步骤多,测定时间长,误差大。

（3）理化方法:对于化学结构已知的抗生素,根据抗生素的结构特点及理化性质采用容量分析法或仪器分析法进行测定,目前应用最广的是高效液相色谱法。这种方法能够准确、快速测定抗生素含量,但当测定方法是基于抗生素共有结构的性质,供试品中含有多种结构类似但生物活性不同的抗生素"族"时,理化方法检测结果并不能全面、准确地反映抗生素的效价。

早期大多数抗生素的质量控制主要采用微生物检定法。近年来,随着抗生素化学研究的不断深入以及分离、分析方法的快速发展,抗生素的分子结构和成分越来越清晰,理化方法用于特定抗生素药物分析的专属性已很大程度上得到保证,所以很多抗生素含量测定都采用高效液相色谱法或其他仪器分析方法,既准确又快速。《中国药典》(2020 年版)和发达国家药典所收载的抗生素类药物的原料和制剂的含量测定方法充分体现了这一特点,但对一些组分复杂的复合抗生素品种,目前仍用微生物检定法。

第二节　抗生素发酵生产过程的质量控制

一、培养基来源的控制

微生物发酵法生产抗生素,首先必须有一份优良的菌种。优良菌种具备以下特点:传代稳定,不容易变异;菌种活化快,接入培养基生长快速;菌种纯,不携带杂质;培养过程不容易污染杂菌;菌种消耗的原材料价格低廉,方便采购;所得到的产品杂质少,容易提取,产品质量优良;能耗低。菌种的合理保藏方法是保持菌种优良特性的必要条件。为发酵生产提供符合数量和质量的菌种需首先进行种子制备,指孢子悬浮或摇瓶种子接入种子罐后,在罐中繁殖成为大量菌丝的过程。种子的质量是发酵能否正常进行的重要因素之一。发酵工业生产上常用的种子质量标准,主要有如下几个方面。

（1）细胞或菌体:种子培养的目的是获得健壮和足够数量的菌体。因此,菌体形态、菌体浓度以及培养液的外观,是种子质量的重要指标。菌体形态可通过显微镜观察来确定,以单细胞菌体为种子的质量要求是:菌体健壮,菌形一致,均匀整齐,有的还要求一定的排列或形态。以霉菌、放线菌为种子的质量要求是:菌丝粗壮,对某些染料着色力强,生产旺盛,菌丝分支和内含物情况良好。菌体的生长量也是种子质量的重要指标,生产上常用离心沉淀法、光密度法和细胞计数法等来测定。种子液外观如颜色、黏度等也可作为种子质量的粗略指标。

（2）生化指标:种子液的糖、氮、磷含量的变化和 pH 变化是菌体生长繁殖、物质代谢的反映,种子液质量以这些物质的利用情况及变化指标来衡量。

（3）产物生成量:种子液中产物的生成量是发酵中考察种子质量的重要指标,种子液中产物产量的多少是种子生成能力和成熟度的反映。

（4）酶活力：测定种子液中某种酶的活力，是一种较新的种子质量控制方法。如土霉素生产的种子液中的淀粉酶活力与土霉素发酵单位有一定关系，因此种子液淀粉酶活力可作为判断该种子质量的依据。

二、培养基的质量控制

培养基是发酵过程中供微生物生长、繁殖或积累代谢产物，以合成生物化工产品所必需的营养基质。培养基的质量对抗生素发酵生产水平的稳定和提高有重要的影响。培养基的质量控制一般从原材料的质量控制和无菌保证入手。

1. 首先做好发酵用原材料的质量把控，制定、细化原材料的检测标准，使用合格供应商提供的原材料，且保证在 2 家以上，定期对供应商进行审计，从源头做好原材料的质量控制。具体到每一个发酵品种均有详细的原辅材料质量控制标准。

2. **培养基的配制**　不同的微生物所需培养基不同，根据生产过程中不同菌种的培养条件、生物合成的代谢途径、代谢产物的化学性质等确定、配制培养基。

3. **培养基的灭菌**　在保证培养基无菌良好的同时，又要保证灭菌后培养基的质量，尽可能减少高温对培养基的破坏。所以对灭菌的温度和时间要求比较严格。

首先进行空罐检查准备，对设备进行检查清洗，保证罐内目测无异物，设备无滴漏。待培养基打入发酵罐后，开始通入蒸汽灭菌。灭菌结束后通入冷却水冷却，准备接种或移种。

灭菌后的培养基用于生产的同时要进行培养基的无菌验证。①种子组要对灭菌后的培养基进行同步空白培养，如果一旦发现无菌不良，则对应批次的培养基全部作废处理，不能用于生产。②发酵生产上，一般采用取无菌样和无菌镜检相结合的方法。在发酵过程中，每 2 小时取一次无菌样进行培养（肉汤＋斜面＋拉氏），同时在显微镜下进行无菌观察。如果出现连续 3 组无菌样染菌且为同一菌型，即判定染菌。

4. **培养基成分的控制**

（1）碳源：碳源是构成菌体细胞和抗生素碳架及供给菌种生命活动所需能量的营养物质。常用的碳源包括糖类（葡萄糖、蔗糖、淀粉及其水解液、糖蜜等）、油脂（豆油、玉米油和花生油等）和某些有机酸。目前生产上普遍采用的是流加淀粉水解糖（液糖）。

（2）氮源：氮源是构成菌体细胞物质（氨基酸、蛋白质、核酸、酶类等）和含氮抗生素等其他代谢产物的营养物质。氮源常选用玉米浆、精制的玉米蛋白粉，并补加无机氮源（硫酸铵、氨水）。有机氮源可采用凯氏定氮法测定总氮，所得总氮量乘以适当的系数即为蛋白质的量。

（3）无机盐和微量元素：抗生素产生菌在生长、繁殖和生物合成过程中需要加入包括硫、磷、钙、镁、钾、铁、锌、铜、钴、锰等无机盐和微量元素，作为酶的激活剂、生理活性物质的组成或生理活性作用的调节剂，但用量要适度。无机盐和微量元素在低浓度时对细胞生长和产物的合成有促进作用，高浓度时则表现明显的抑制作用。青霉素发酵过程中，由于铁离子对青霉菌有毒害作用，必须严格控制铁离子浓度，一般控制在 $30\mu g/ml$。原材料中无机盐和微量元素的品种繁多，分析方法需根据各自的化学性质而定。

三、发酵过程的质量控制

抗生素产生菌在一定条件下吸取营养物质，合成其自身菌体细胞，同时产生抗生素和其他代谢产物的过程，即抗生素发酵。发酵过程检测和控制的基本任务是通过对微生物生长和代谢进程的把握和干预，在合适的发酵培养基上将菌种的最大潜能发挥出来的一个代谢调控过程，从而达到以较低的能量和物料消耗生产更多产品的目的。

发酵工艺过程不同于化学反应过程，它既涉及生长繁殖等初级代谢过程，又涉及产生抗生素等次级代谢过程，属于比较复杂的反应体系，同时微生物个体极微小，肉眼无法看到，只能通过一些过程控制参数来了解它的代谢情况，因而发酵生产中过程参数的控制显得尤为重要。发酵过程检测是为了获得给定发酵过程及菌体的重要参数的数据，以便实现对发酵过程的优化、模型化和自动控制。一般而言，由检测获取的信息越多，对发酵过程的理解就越深刻，工艺改进的潜力也就越大。发酵过程一般在无菌条件下进行，因而只能通过取样检测或在反应器内部进行直接检测的方法来获得相关信息。对于典型的抗生素分批发酵过程，各种过程变量检测系统如图 10-1 所示。

（一）菌体浓度的检测

菌体浓度，是指单位体积培养液中菌体的含量。菌体浓度是反映生物量的一个数据，是衡量微生物生长速度的一个关键指标，包括干菌浓度和湿菌浓度。在一定的环境条件和某一

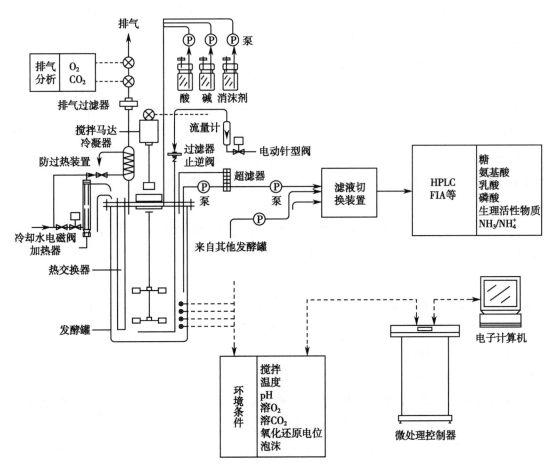

图 10-1　抗生素分批发酵过程检测系统的配置

菌体浓度范围内,抗生素合成速率与菌体浓度成正比,但过高的菌体浓度会因发酵罐传氧能力的限制而满足不了菌体呼吸的需要,造成生长与代谢的抑制,从而降低抗生素生产能力。因此,在发酵过程中,菌体浓度必须予以适当控制。

菌体浓度的测定分为全细胞浓度和活细胞浓度的测定,前者的测定方法主要有湿重法、干重法、浊度法和湿细胞体积法;后者则使用生物发光法和化学发光法进行测定。例如,可通过对发酵液中的 ATP 或 NADH 进行荧光检测而实现对活细胞浓度的测定。

生物量和细胞生长速率的直接在线检测,目前尚难以在所有重要的工业化过程中应用。最常用的离线检测方法有:①细胞干重法,取一定量发酵液,通过过滤或离心分离,收集菌体细胞,然后采取适宜的干燥方法将其干燥至恒重,称量;这种方法操作烦琐、耗时。②显微计数法,将一定量的发酵液用自然静置或离心后直接测定沉降量或压缩细胞的体积作为生物量的粗略估计。③比浊法,使用分光光度计测得的光密度值与细胞总量成正比的原理进行测量。用于澄清的培养液中低浓度非丝状菌的测量,波长通常采用 420～660nm。检测中使用可灭菌的不锈钢探头,通过一个法兰盘或快卸结合装置将探头直接插入生物反应器中,用于菌体浓度的测定。④量热法,测定细胞生长过程中的产热,而产热与活细胞量成正比。对杂交瘤细胞等缓慢生长的微生物,或对以低生物量产量生长的厌氧菌而言,量热法是估计其总生物量较好的方法。⑤荧光法,细胞内呼吸链上的 NADH 在用 366nm 波长的紫外光照射时,可激发出在 460nm 波长处检出的特征性荧光。在一定培养条件下,抗生素发酵液中荧光信号的对数与干细胞浓度的对数呈线性关系,但荧光法容易受发酵液中的其他细胞材料和培养基成分波动的影响,使其应用受到一些限制。

(二) 发酵 pH 的检测

抗生素发酵过程中,发酵液的 pH 变化可以表明抗生素产生菌的细胞生长及产物或副产物生成的情况,是微生物代谢的一个重要参数。不同的菌种适应不同的 pH 范围,才能完成自身代谢和产物合成的目的。例如青霉素发酵的最适 pH 一般在 6.5 左右,有时也可以略高或略低一些,但应尽量避免 pH 超过 7.0,因为青霉素在碱性条件下不稳定,容易加速其水解。发酵液 pH 在线测量的准确性在计算机控制生产过程中起着非常重要的作用。

在实际生产中,由于发酵设备要高温消毒灭菌、受压,且批生产周期长,pH 测定装置一般选用耐高温可原位蒸汽灭菌的复合 pH 电极,如图 10-2 所示,由一支玻璃电极和一支通过侧面微孔塞与发酵液连通的参比电极组成。使用温度达 0～130℃,消毒后电位漂移小,外有加压护套,以维持电极内部压力高于发酵液压力,既使隔膜保持畅通,使电极内部的电解液通过微孔塞保持缓慢向外的正向流动,又保护电极不被损坏。在使用时,通常先将 pH 传感器加上不锈钢保护套,再下入发酵罐中。大多数 pH 传感器都具有温度补偿系统。由于电极内容物会随使用时间或高温灭菌而不断变化,因而在每批发酵灭菌操作前后均需进行标定,即用标准的 pH 缓冲液校准。通常 pH 传感器的测定范围是 0～14,精度达 ±(0.02～0.05),响应时间为数秒至

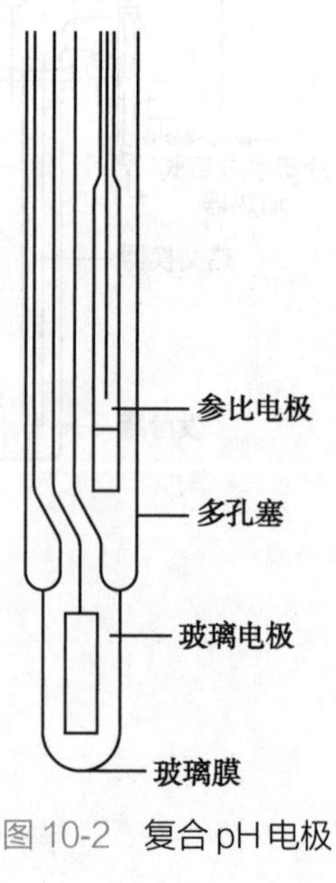

图 10-2 复合 pH 电极

参比电极

多孔塞

玻璃电极

玻璃膜

数十秒,灵敏度为0.01。

通过发酵过程在线监测pH,控制pH在合适的范围内。每次使用期进行pH电极检查和维护,发酵罐运行过程取样时用离线pH计进行校验,检测的次数可以根据抗生素品种的实际情况来定。一般为每天4~8次。

(三)溶氧的检测

发酵液中的溶解氧浓度(DO)是发酵液中氧气含量的一个相对数值,是非常重要的发酵参数,既影响细胞的生长,又影响产物的生成。当发酵培养基中溶解氧浓度很低时,细胞的供氧速率会受到限制。

溶解氧浓度的检测方法主要有三种:导管法、质谱电极法、电化学检测法,其共同特征是使用膜将测定点与发酵液分离,使用前均需进行校准。最常用的溶解氧检测方法是使用可蒸汽灭菌的电化学检测器。两种市售的电极是电流电极和极谱电极,两者均用膜将电化学电池与发酵液隔开。对于溶解氧测定,重要的一点是膜仅对O_2有渗透性,而其他可能干扰检测的化学成分则不能通过。在工业发酵过程中,由于要进行高温灭菌处理,所以发酵液溶解氧浓度的测量采用耐高温消毒的带金属护套的玻璃极谱电极。

好氧微生物一般都有溶氧低限,低于微生物溶氧下限时会严重影响菌体的生长代谢,故发酵过程要参考溶氧指标进行补料调控。例如对于好氧的青霉素发酵来说,溶氧浓度是影响发酵过程的一个重要因素。当溶氧浓度降到30%饱和度以下时,青霉素产率急剧下降,低于10%饱和度时,则造成不可逆的损害。溶氧浓度过高,说明菌丝生长不良或加糖率过低,造成呼吸强度下降,同样影响生产能力的发挥。溶氧浓度是氧传递和氧消耗的一个动态平衡点,而氧消耗与碳能源消耗成正比,故溶氧浓度也可作为葡萄糖流动添加控制的一个参考指标。

实际生产中发酵溶氧的检测主要是在线监测,采用溶氧测定仪直接检测并显示数据,常见的溶氧仪多采用隔膜电极作换能器,将溶氧浓度(实际上是氧分压)转换成电信号,再经放大、调整(包括盐度、温度补偿),由模数转换显示。

(四)温度的检测

发酵过程温度是菌体代谢的另一个重要检测和控制指标。在发酵过程中,需要维持适当的温度,才能使菌体生长和代谢产物的合成顺利进行。发酵的最适温度随所用菌株的不同可能稍有差别。温度过高将明显降低发酵产率,同时增加葡萄糖的消耗,降低葡萄糖至青霉素的转化率。

发酵罐的测温方法有多种,包括玻璃温度计、热电偶、热敏电阻温度计、热电阻等。采用乙醇或水银温度计,可直接指示发酵温度。为使温度计能够耐受灭菌时的蒸汽压力,需将温度计加上不锈钢夹套,用"O"型环密封安装在发酵罐中。热电阻测温铂电阻、镍电阻和铜电阻等,通过发酵罐加装电阻实现发酵液温度的在线检测,然后通过冷却水自控系统调整阀门开度,实现温度的自动控制。

在生产上均采用温度变送器进行在线监测并显示数据。由于玻璃温度计、热电偶、热敏电阻温度计、热电阻等感温元件品种繁多,其信号输出类型也多。为了便于自动化检测,利用温度变送器来使输入的各种电阻和电势信号转化成统一的4~20mA电流信号输出。

（五）溶解 CO_2 的检测

发酵液中溶解的 CO_2 对微生物生长和合成产物有刺激或抑制作用,从而对产物产量产生有利或不利影响。溶解 CO_2 分压的测量十分重要,通常采用能用于蒸汽灭菌的双探头溶解 CO_2 传感器,结构如图 10-3 所示。pH 探头浸入可穿透二氧化碳的膜包裹的碳酸氢盐电解液中,电解液与被测发酵液中的二氧化碳分压保持平衡,所以电解液的 pH 可间接代表发酵液中的二氧化碳分压。

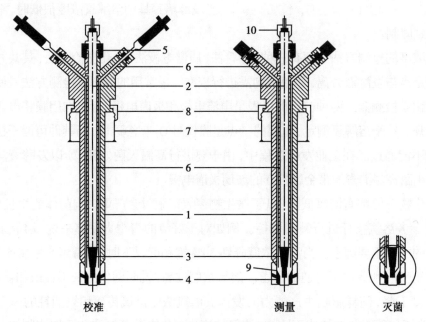

校准　　　　　　　　　测量　　　　灭菌

1. 保护管;2. 内管;3. pH 电极;4. 强化硅橡胶膜;5. 紧固螺帽;6. 给液管;7. 发酵罐探头孔法兰;8. 盖螺帽;9. 电解液槽;10. 电缆接头螺帽。

图 10-3　可原位校准的双探头溶 CO_2 传感器

（六）发酵液成分分析方法

为了全面掌握发酵过程中菌种的产生抗生素情况,在发酵过程中,需要对发酵液进行相关分析。随着计算机技术的发展,新型检测技术的应用已使检测的仪表化表现出明显优势。标准化检测装置正被越来越多地用于工业化生产。

1. 发酵效价的测定　是发酵工艺控制的主线,所有的调整都是围绕它来开展的,通常采用高效液相色谱法。如青霉素发酵过程中,取发酵液经滤纸和微孔滤膜过滤后按照抗生素含量测定方法进样测定,以外标法计算发酵液中青霉素效价。

2. 发酵罐基质浓度的在线测量　葡萄糖遇到葡萄糖氧化酶且同时有氧存在时,将迅速发生如下反应:

$$葡萄糖 + O_2 + H_2O \xrightarrow{GOD} 葡萄糖酸 + H_2O_2$$

反应式中的 GOD 表示葡萄糖氧化酶。氧气的消耗量可由生物传感器测出,这种生物传感器中,葡萄糖可渗透性膜包围溶解氧电极尖端,保持溶解氧电极的膜与葡萄糖氧化酶/电解液直接接触。溶解氧电极可测量氧气从液体穿过溶解氧电极到达阴极(氧气在此被还原)的流速。当与生物传感器结合使用时,氧气到达电极的流速下降,与 GOD 转化葡萄糖为葡萄糖酸时葡萄糖的消耗速率相等。这一速率与溶液当中葡萄糖浓度成正比,因而溶解氧读数的下降与所测得葡萄糖浓度成正比。如果反应中产生的葡萄糖酸不能及时去除会影响葡萄糖传感器的使用寿命。可将传感器转化为流通式(flow-through)系统,使酶液连续通过电极以去除葡萄糖酸从而克服这一缺点。这种方法还可以进行原位灭菌。

3. 流动注射分析与控制 流动注射式分析仪(FIA)的原理:首先把发酵液从发酵罐中经过滤器分离出来。取出清洁的发酵液,再由定量泵以一定流速注入装有探头的探测器中,将该探测器与清洁的发酵液接触,将不同的发酵液中物质浓度的变化转化成用光学系统可测的光信号,或 pH 的变化,或用离子敏感电极、电势电极与电流电极,或用电导法或热敏电阻等形式来测量。

FIA 具有如下优点:取样频率高(可达 100 次 /h 以上),取样体积小,试剂消耗低,重现性好,检测方法具有通用性。FIA 已用于葡萄糖的在线测定,直接估计生物量,或通过扩展卡尔曼滤波器间接地估计生物量,测定化学需氧量(GOD),将流动注射法与生物传感器相结合,可满足发酵过程中氨基酸、酶或肽、抗生素、DNA 或 RNA,以及乳酸或乙醇等简单代谢产物检测的需要,便于实现操作的连续化和自动化。在不远的将来,随着非线性校准模型的应用及数据评价技术的改进,FIA 有望成为生物过程定量监测的最强大的工具之一。

4. 发酵罐器内一级代谢产物(乙醇、有机酸等)浓度的在线测量 在发酵工业中,大多数采用半连续发酵(fed-batch)形式,因为有些敏感营养物质浓度过高,会抑制微生物的生长或产物的形成,为了获得高的优化产率,对这些抑制物质的浓度在发酵过程中要加以控制,使其保持在优化轨迹上,发酵液中该物质浓度的测量就极其重要了。

可以利用高效液相色谱(HPLC)测量物质浓度,并配有发酵出口气体 CO_2 分析仪和 pH 与氧化还原电极的发酵系统,见图 10-4。在图中,CO_2 分析仪、pH 与氧化还原电极这些信号

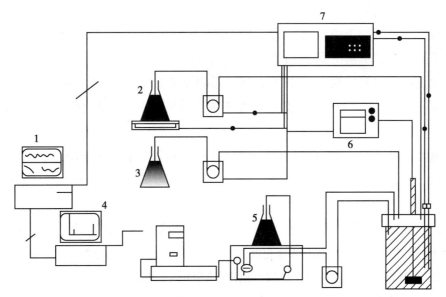

1. 主机;2. 基质;3. 碱;4. 高效液相色谱主机;5. 过滤取样膜件;6. CO_2 分析仪;7. 信号采集。

图 10-4 高效液相色谱在线测量示意图

由一台数据采集系统来采集,然后送给主机(master PC)。物质的浓度,如木糖(xylose)、乙醇和有机酸等通过对发酵液采样过滤后进入过滤采样模件 FAM(filter acquisition module),再由 HPLC 系统进行分析。HPLC 系统作为发酵过程控制还有待进一步改进以实现实时在线分析。

(七)尾气分析

抗生素发酵为需氧通气发酵,在发酵过程中,由于碳 - 能源的代谢造成氧的消耗和二氧化碳的生成,使发酵尾气中氧含量下降而二氧化碳含量上升。通过发酵尾气中 O_2 和 CO_2 含量的在线分析所获得的耗氧率(OUR)和 CO_2 释放率(CER)是微生物代谢活性的有效的指示值。

1. 尾气氧分压的检测 微生物生长过程中要利用氧,微生物的耗氧率是生化反应过程的重要参数,因此,测量发酵生物呼吸代谢所排出气体的氧成为研究发酵生物生长、产物形成的主要变量。

发酵尾气中氧分压可采用质谱法、极谱电位法和磁氧分析。主要采用磁风式氧分析仪。

2. 尾气 CO_2 分压的检测 抗生素发酵过程中 CO_2 分压的测量,可以获得发酵过程控制重要的在线信息。通过确定产生 CO_2 的量有助于计算碳回收。发酵尾气中 CO_2 分压主要采用红外线 CO_2 测定仪。红外二氧化碳传感器原理是根据 CO_2 对特定波段红外辐射的吸收作用,两条相同的入射红外光束分别通过测量室和参比室,在测量室内由于二氧化碳对光的吸收而发生衰减,与通过参比室的光束比较得到衰减程度,减弱的程度取决于被测尾气中的 CO_2 含量。

四、应用实例

示例 10-1 青霉素发酵液成分分析方法

1. 发酵效价及苯乙酸残留量检测 发酵效价是发酵工艺控制的主线,所有的调整都是围绕它来开展的。青霉素生物合成过程中,加入苯乙酸作前体,可以提高发酵产量,但过量的苯乙酸对青霉菌具有毒性,因此在青霉素的发酵控制中,必须定时测定其残留量,并据此添加适量苯乙酸,以获得最佳生产效果。发酵效价与苯乙酸残留量检测均采用高效液相色谱法。

(1)色谱条件:色谱柱为 ODS(250mm×4.6mm,5μm);流速 1.0ml/min;检测波长 225nm;进样量 20μl;柱温 30℃;以 68g/L 磷酸二氢钾溶液 - 水 - 甲醇(100∶500∶400)为流动相,经 0.45μm 微孔滤膜过滤后备用。

系统适用性试验:将对照品溶液连续 5 次注入高效液相色谱仪中,记录色图谱。色谱峰流出顺序为苯乙酸、青霉素,两色谱峰之间的分离度应大于 1.5。记录峰面积,计算 RSD。苯乙酸峰面积的 RSD 小于 10.0%,青霉素峰面积的 RSD 小于 2.0%。

(2)对照品溶液的制备:精密称取苯乙酸对照品约 25mg 于 50ml 量瓶中,加水稀释至刻度,摇匀,作为储备液(每周配制 1 次);精密称取青霉素对照品约 25mg 于 50ml 量瓶中,加水溶解,精密吸取 0.5ml 储备液于该容量瓶中,然后加水稀释至刻度,摇匀。

（3）计算方法：青霉素效价（U/ml）

$$效价 = \frac{W_{对照} \times P \times 1\,598 \times 1.113\,6 \times A_{样品} \times D_{样品}}{A_{对照} \times 50}$$ 式（10-1）

式中，$A_{对照}$为对照品溶液中青霉素的峰面积；$A_{样品}$为发酵液样品溶液中青霉素的峰面积；$W_{对照}$为青霉素对照品的质量，g；1 598 为青霉素钾的理论效价；1.113 6 为青霉素钾与青霉素分子量的比值；P为青霉素对照品的含量；$D_{样品}$为样品的稀释倍数；50 为对照品溶液定容后的体积，ml。

苯乙酸含量（μg/ml）为

$$苯乙酸含量 = \frac{W_{对照} \times P \times 1\,000 \times A_{样品} \times D_{样品}}{A_{对照} \times 5\,000}$$ 式（10-2）

式中，$A_{对照}$为对照品溶液中苯乙酸的峰面积；$A_{样品}$为发酵液样品溶液中苯乙酸的峰面积；$W_{对照}$为苯乙酸对照品的质量，mg；P为苯乙酸对照品的含量，mg/ml；1 000 为换算系数；$D_{样品}$为样品的稀释倍数；5 000 为苯乙酸标准品稀释倍数。

2．氨基氮含量检测　氨基氮是样品中有机氮与无机氮的总和，采用甲醛法测定。其中有机氮含量检测是利用氨基酸的氨基（—NH$_2$）与甲醛结合后，使氨基酸的碱性消失，再用氢氧化钠滴定液滴定羧基，根据滴定液的消耗量计算出氨基氮含量；无机氮检测是铵盐与甲醛作用，生成六次甲基甲胺及硫酸，硫酸以氢氧化钠滴定液滴定，根据滴定液的消耗量计算出氨基氮含量。

3．还原糖　还原糖的标准控制比较宽泛，一般前期控制在 0.2～0.3g/L，后期控制在 0.3～0.6g/L，适当增减液糖加入量来使其达到工艺要求的还原糖标准。检测方法：糖类与浓硫酸脱水生成羟甲基呋喃，羟甲基呋喃与蒽酮的醇式异构体蒽酚缩合生成蓝绿色化合物，其显色程度和糖含量成比例关系。采用分分光光度法检测。

第三节　常见抗生素药物分析

一、β-内酰胺类抗生素

β-内酰胺类抗生素系指化学结构中具有 β-内酰胺环的一大类抗生素，包括临床最常用的青霉素类与头孢菌素类，以及新发展的头霉素类、硫霉素类、单环 β-内酰胺类等其他非典型 β-内酰胺类抗生素，剂型几乎覆盖了抗生素类药物所能应用的所有剂型。本章主要介绍青霉素类与头孢菌素类。

（一）结构与性质

1．结构　β-内酰胺类抗生素的分子结构是由母核与酰基侧链构成。青霉素族分子的母核是 6-氨基青霉烷酸（6-aminopenicillanic acid，简称 6-APA），头孢菌素族的母核为 7- 氨基头孢烷酸（7-aminocephalosporanic acid，简称 7-ACA），分别由 β- 内酰胺四元环通过 N 原子及相邻的叔碳原子与氢化噻唑环或氢化噻嗪环并合而成。基本结构如下：

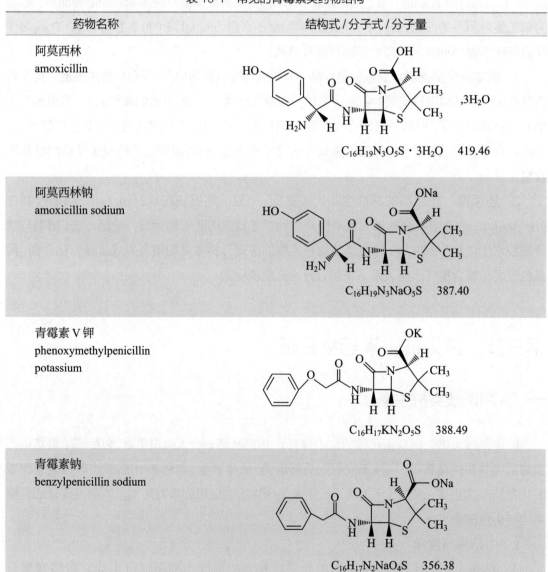

青霉素类
penicillins

头孢菌素类
cephalosporins

由于侧链取代基 R 及头孢菌素母核取代基 R_1 不同，构成不同的青霉素类和头孢菌素类药物。常见的青霉素类及头孢菌素类药物结构式分别列于表 10-1 及表 10-2。

表 10-1 常见的青霉素类药物结构

药物名称	结构式 / 分子式 / 分子量
阿莫西林 amoxicillin	$C_{16}H_{19}N_3O_5S \cdot 3H_2O$　419.46
阿莫西林钠 amoxicillin sodium	$C_{16}H_{19}N_3NaO_5S$　387.40
青霉素 V 钾 phenoxymethylpenicillin potassium	$C_{16}H_{17}KN_2O_5S$　388.49
青霉素钠 benzylpenicillin sodium	$C_{16}H_{17}N_2NaO_4S$　356.38

药物名称	结构式 / 分子式 / 分子量
氨苄西林 ampicillin	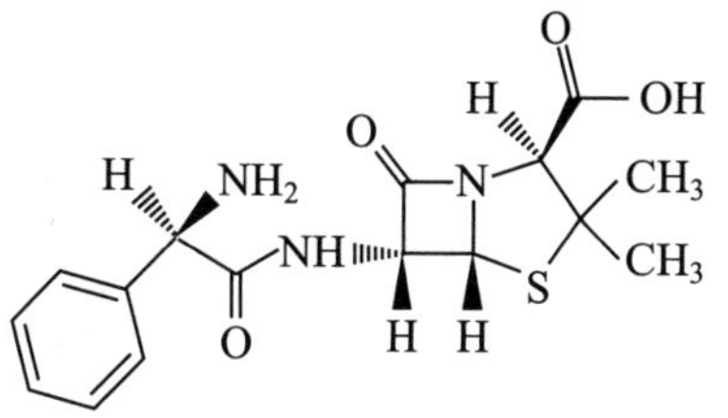 C$_{16}$H$_{19}$N$_3$O$_4$S · 3H$_2$O　　403.45
普鲁卡因青霉素 procaine benzylpenicillin	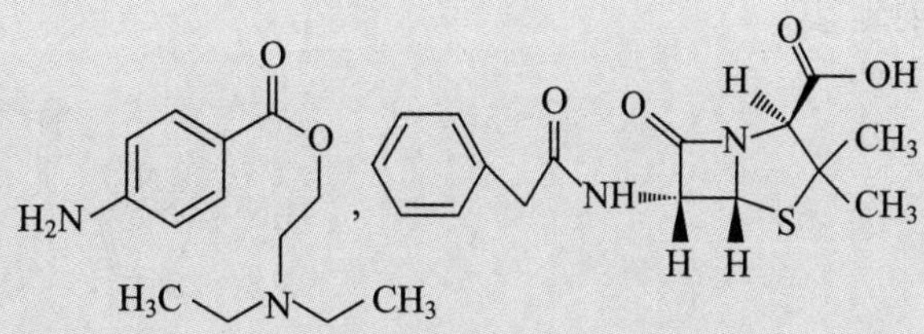 C$_{13}$H$_{20}$N$_2$O$_2$ · C$_{16}$H$_{18}$N$_2$O$_4$S · H$_2$O　　588.72
哌拉西林 piperacillin	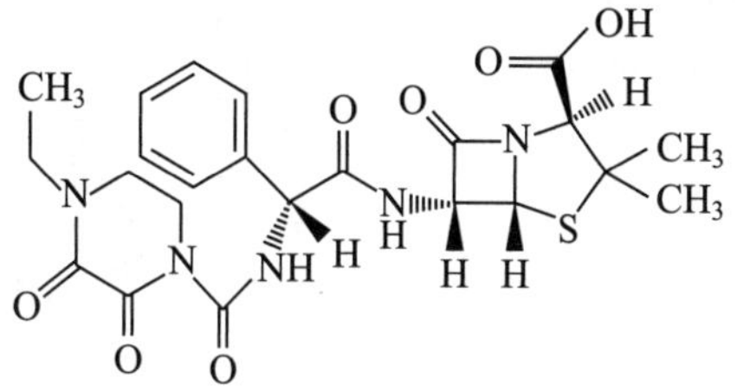 C$_{23}$H$_{27}$N$_5$O$_7$S · H$_2$O　　535.58
磺苄西林钠 sulbenicillin sodium	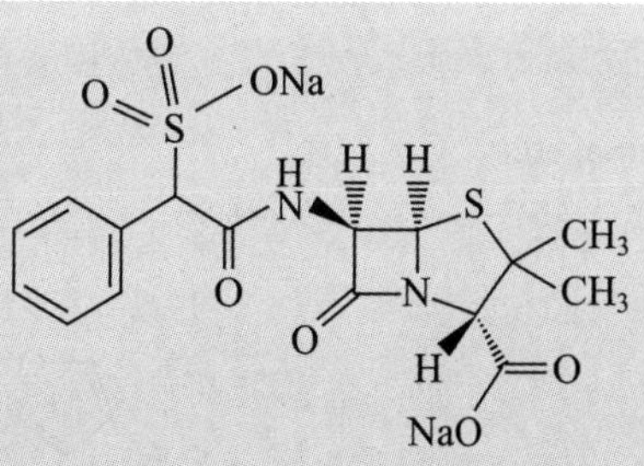 C$_{16}$H$_{16}$N$_2$Na$_2$O$_7$S$_2$　　458.42

表 10-2　常见的头孢菌素类药物结构

药物名称	结构式 / 分子式 / 分子量
头孢他啶 ceftazidime	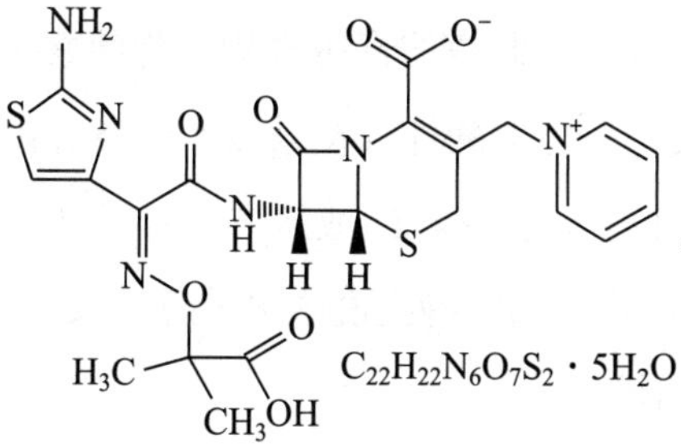 C$_{22}$H$_{22}$N$_6$O$_7$S$_2$ · 5H$_2$O　　636.65

药物名称	结构式/分子式/分子量
头孢克洛 cefaclor	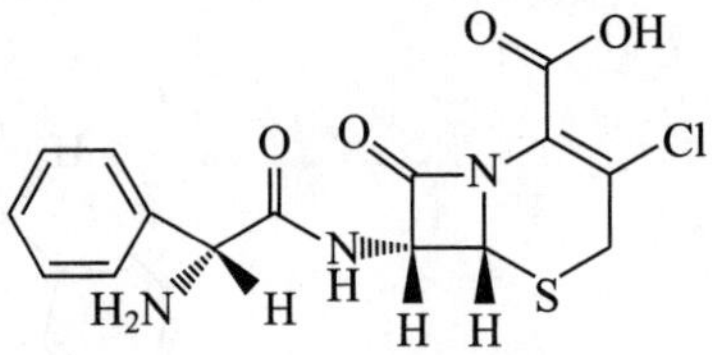 C$_{15}$H$_{14}$ClN$_3$O$_4$S·H$_2$O　358.82
头孢地尼 cefdinir	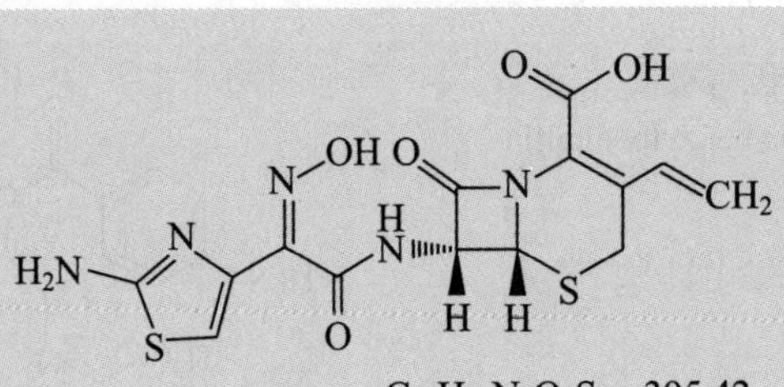 C$_{14}$H$_{13}$N$_5$O$_5$S$_2$　395.42
头孢曲松钠 ceftriaxone sodium	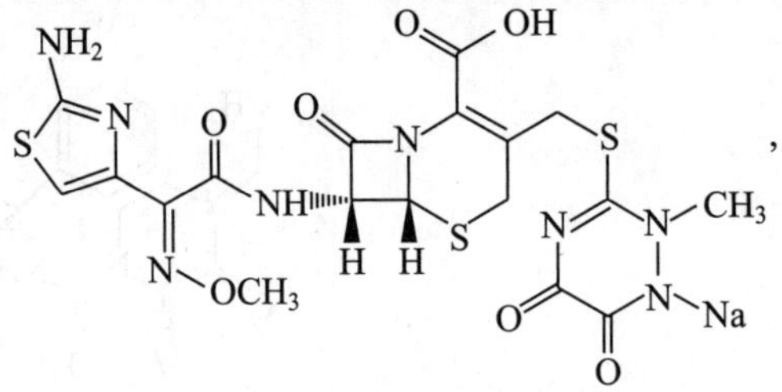 C$_{18}$H$_{16}$N$_8$Na$_2$O$_7$S$_3$·3$^{1/2}$H$_2$O　661.59
头孢呋辛酯 cefuroxime axetil	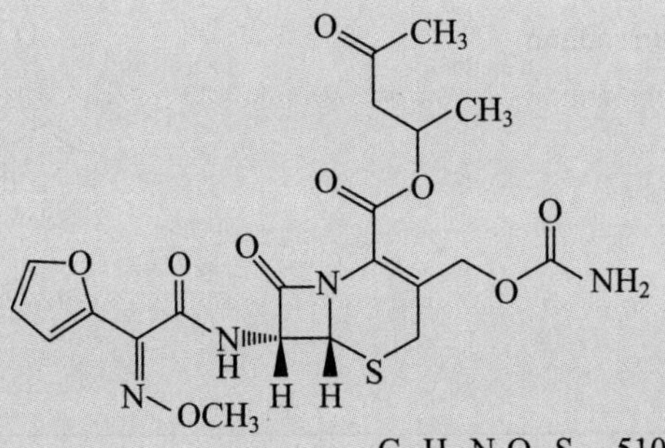 C$_{20}$H$_{22}$N$_4$O$_{10}$S　510.48

2. 性质

（1）酸性和溶解性：游离的青霉素和头孢菌素类抗生素不溶于水，但本类药物分子中都含有游离羧基，具有一定的酸性（pK_a为2.5～2.8），能与无机碱（如钠盐、钾盐）或某些有机碱（如苄星青霉素、普鲁卡因青霉素）成盐，亦可成酯（如托西酸舒他西林、头孢呋辛酯）。本类药物的碱金属盐易溶于水，水溶液遇酸析出白色沉淀；有机碱盐（如普鲁卡因青霉素）难溶于水，易溶于甲醇等有机溶剂。

（2）旋光性：青霉素族和头孢菌素族的母核中均含有手性原子，具有旋光性。青霉素类分子中含有3个手性碳原子，头孢菌素类含有2个手性碳原子。各国药典对这两类药物都规定有比旋度范围,可用旋光性质进行鉴别。

(3)紫外吸收特征:青霉素类分子的母核结构部分无生色团,但其侧链酰胺基团上 R 取代基通常具有苯环或共轭体系,可产生紫外吸收;头孢菌素类分子的母核具有共轭结构(O=C—$\dot{N}$=C=C—),在 260nm 附近有紫外吸收。

(4)不稳定性:β-内酰胺环是本类药物的不稳定中心,具有较大的张力。本类药物在酸、碱、青霉素酶、羟胺及某些金属离子或氧化剂作用下,易发生水解和分子重排,导致 β-内酰胺环被破坏而失去抗菌活性。干燥条件下青霉素和头孢菌素类药物均较稳定。

青霉素类分子的母核是由四元的 β-内酰胺环和五元的氢化噻唑并环而成,两个环的张力都比较大,而且 β-内酰胺环中羰基氧和氮上的孤对电子不能共轭,所以羰基碳易受亲核试剂的进攻,而羰基氧和内酰胺氮易受亲电试剂的进攻,使 β-内酰胺环破裂或发生分子重排,发生一系列降解反应。

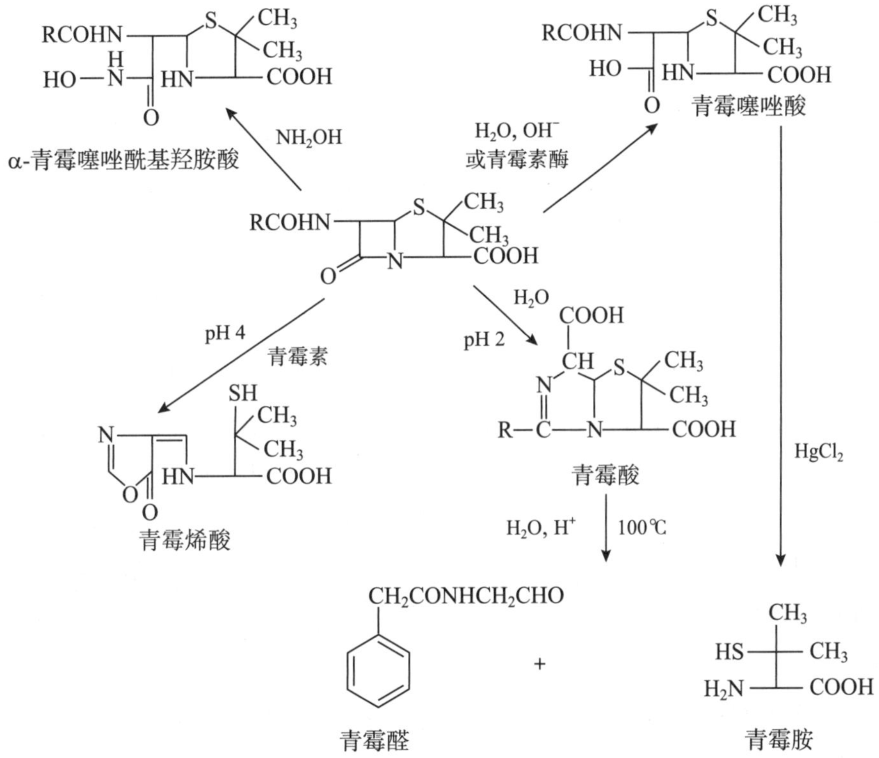

头孢菌素类分子是四元-六元环稠合系统,同时氢化噻嗪环中的双键与 β-内酰胺环中的氮原子孤电子对形成共轭(C=C—$\dot{N}$)使 β-内酰胺环趋于稳定,头孢菌素类抗生素比青霉素类抗生素稳定。

(二)鉴别试验

1. 钾、钠盐的焰色反应　本类药物在临床使用中多为其钾盐或钠盐,可利用钾、钠盐的焰色反应进行鉴别。

2. 呈色反应

(1)羟肟酸铁反应:青霉素和头孢菌素类抗生素在碱性介质中与羟胺作用,β-内酰胺环开环生成羟肟酸,在稀酸中与高铁离子络合呈色。反应如下:

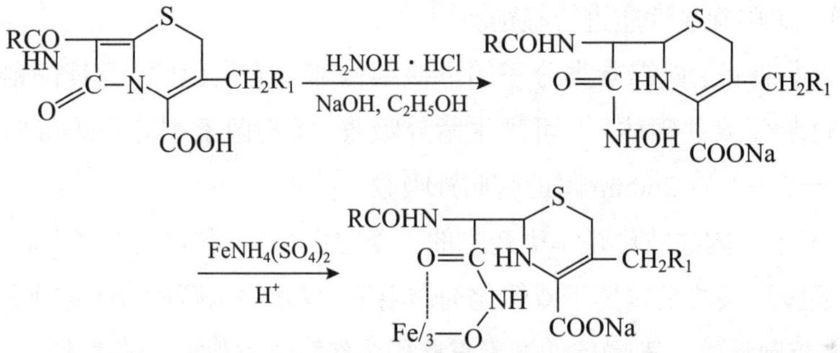

不同青霉素或头孢菌素类药物络合产物呈现不同颜色。如氨苄西林呈紫红色，头孢氨苄呈红褐色到褐色，头孢哌酮呈红棕色，哌拉西林钠呈棕色。

（2）双缩脲反应：本类药物具有—CONH—结构，可产生双缩脲反应，开环分解，使碱性酒石酸铜还原显紫色。如阿莫西林、氨苄西林可采用碱性酒石酸铜进行鉴别。

（3）茚三酮反应：头孢他啶、氨苄西林、头孢拉定、头孢克洛侧链均为氨苄基，具类似 α-氨基酸结构，可与茚三酮反应显蓝紫色。

（4）特殊反应：利用某些抗生素结构中特殊官能团的反应进行鉴别。如头孢菌素族 7 位侧链含有酚羟基时，能与重氮苯磺酸试液发生偶合反应显橙黄色。普鲁卡因青霉素水溶液酸化后，可以游离出具有芳伯氨基的普鲁卡因从而发生重氮化 - 偶合反应呈色。头孢羟氨苄分子结构中具有酚羟基，能与三氯化铁反应显色。如头孢羟氨苄鉴别项（1）为"取本品适量，加水适量超声使溶解并稀释成每 1ml 约含 12.5mg 的溶液，取溶液 1ml，加三氯化铁试液 3 滴，即显棕黄色"。

3. 色谱法　色谱法是各国药典收载的除红外光谱外的另一主要鉴别方法。因本类药物大多数采用 HPLC 法测定含量，相应药物的鉴别也可以采用 HPLC 法。通过比较供试品溶液主峰与对照品溶液主峰的保留时间是否一致进行鉴别。如头孢羟氨苄鉴别项（2）为"在含量测定项下记录的色谱图中，供试品溶液主峰的保留时间与对照品溶液主峰的保留时间一致"。薄层色谱也可用于本类药物的鉴别。《中国药典》（2020 年版）二部规定对鉴别试验中当 HPLC 和 TLC 法同时出现时，可以选择其中一种用于鉴别。

4. 光谱法

（1）红外吸收光谱法：红外吸收光谱可以反映分子的结构特征，是专属性很强的鉴别方法。β- 内酰胺环羰基的伸缩振动（$1\,800\sim1\,750\text{cm}^{-1}$），酰亚胺的氨基、羰基的伸缩振动（$3\,300$、$1\,525$、$1\,680\text{cm}^{-1}$），羧酸离子的伸缩振动（$1\,600$、$1\,410\text{cm}^{-1}$）是该类抗生素共有的特征峰。各国药典收载的 β- 内酰胺类抗生素几乎均采用本法鉴别。《中国药典》（2020 年版）二部主要采用标准图谱对照法鉴别此类药物。如头孢羟氨苄鉴别项（3）为"本品的红外光吸收光谱与对应的图谱（1090 图）一致"。

（2）紫外吸收光谱法：将供试品配制成适当浓度的溶液，测定紫外光谱，根据其最大吸收波长或最大吸收波长处的吸光度进行鉴别。如头孢泊肟酯片的鉴别项（2）为"取本品的细粉适量，加乙腈溶解并稀释制成每 1ml 中约含 15μg 的溶液，滤过，取续滤液，照紫外 - 可见分光光度法测定，在 234nm 波长处有最大吸收"。

（3）核磁共振光谱特征：NMR 法利用构成分子的原子核本身性质的差异进行鉴别，专属性更强,被某些国家的药典用于本类药物的鉴别。

(三)检查

β-内酰胺类抗生素的特殊杂质主要有高分子聚合物、有关物质和异构体等。通常采用高效液相色谱法控制杂质限量,还有采用测定杂质吸光度控制杂质限量,部分还需要进行结晶性、抽针试验与悬浮时间等有效性试验,部分抗生素还需要进行有机溶剂残留量检查。

1. 聚合物　β-内酰胺类抗生素在临床上应用广泛,同时也是较易发生过敏反应的一类药物。大量的临床试验及研究已证实,过敏反应并非由药物本身所致,而是与药物中存在的高分子杂质有关。抗生素中的高分子杂质指药品中比药物分子本身的相对分子质量更大的杂质。按来源通常可分为外源性杂质和内源性杂质。外源性杂质一般来源于发酵工艺;内源性杂质系指抗生素类药物的自身聚合产物,聚合物可在生产过程或储存过程中形成,在药物使用不当时也会产生。随着生产工艺及纯化工艺的不断改进和提高,目前产品中的外源性杂质已日趋减少,对内源性聚合物的控制是当前抗生素高分子杂质质量控制的重点和难题。《中国药典》(2020年版)二部开始对头孢他啶等15个品种中高分子聚合物杂质规定了明确的控制指标。

β-内酰胺类抗生素中的各种聚合物杂质虽然结构不同,但通常具有相似的生物学特性(如过敏性),在质量控制中一般不需要对不同结构的聚合物进行逐一控制,而只需控制其总量。聚合物分离分析方法主要有反相高效液相色谱法、阴离子交换色谱法和分子排阻色谱法。目前主要采用按分子大小进行分离的凝胶色谱分析系统。其分离原理是分子质量较小的药物分子进入凝胶孔隙内部,保留时间较长,而分子质量较大的聚合物杂质被排阻在凝胶孔隙之外,保留时间较短,较早被洗脱,从而与主药分离。常用的凝胶介质有葡聚糖、琼脂糖、亲水性多孔硅胶和乙烯共聚体等。由于葡聚糖凝胶(Sephadex G-10)排阻相对分子质量为1 000左右而成为β-内酰胺类抗生素聚合物杂质分离色谱系统的常用凝胶介质。

评价凝胶色谱法是否适用于某种β-内酰胺类抗生素的聚合物分离与检查,必须进行方法学考察,主要指标有:分离度;对照品溶液浓度与峰面积的线性关系;最低检测限和定量限;F值(对照品溶液浓度与峰面积的比值)的重现性:日内、日间的RSD应在5%以内;聚合物测定结果的重现性;供试品溶液浓度与聚合物测定结果的相关性考察:制备3份供试品溶液,其浓度为药典所规定该抗生素含量测定项下供试品溶液浓度的50%～200%,与聚合物峰面积相关系数r应大于0.99。聚合物杂质定量方法:①主成分自身对照法,一般用于高分子杂质含量较低的品种。②面积归一化法。③限量法,除另有规定外,规定不得检出保留时间小于对照品保留时间的组分,一般用于混合物中高分子杂质的控制。④自身对照外标法,在特定条件下,β-内酰胺类抗生素经分子间的氢键、静电力等作用形成缔合物,表观分子质量增大,获得与高分子杂质较接近的凝胶色谱行为,分别测定相应色谱条件下缔合物和高分子杂质峰的响应值,按外标法即可计算高分子杂质含量。《中国药典》(2020年版)收载的许多抗生素药物都是采用分子排阻色谱,按自身对照外标法进行聚合物的检查。

示例10-2　头孢曲松聚合物的检查:照分子排阻色谱法测定。

色谱条件与系统适用性试验:用葡聚糖凝胶G-10(40～120μm)为填充剂;玻璃柱内径1.0～1.4cm,柱长30～40cm;流动相A为pH 7.0的0.1mol/L磷酸盐缓冲液[0.1mol/L磷酸氢

二钠溶液 -0.1mol/L 磷酸二氢钠溶液(61:39)]，流动相 B 为水；流速为 1.5ml/min；检测波长为 254nm。取 0.4mg/ml 蓝色葡聚糖 2000 溶液 100～200μl，注入液相色谱仪，分别以流动相 A、B 为流动相，记录色谱图，理论板数以蓝色葡聚糖 2000 峰计算均不低于 400，拖尾因子均应小于 2.0。在两种流动相系统中蓝色葡聚糖 2000 峰保留时间的比值应在 0.93～1.07，对照溶液主峰和供试品溶液中聚合物峰与相应色谱系统中蓝色葡聚糖 2000 峰的保留时间的比值均应在 0.93～1.07。称取头孢曲松钠约 0.2g，置 10ml 量瓶中，用 0.4mg/ml 的蓝色葡聚糖 2000 溶液溶解并稀释至刻度，摇匀。取 100～200μl 注入液相色谱仪，用流动相 A 进行测定，记录色谱图。高聚体的峰高与单体和高聚体之间的谷高比应大于 2.0。另以流动相 B 为流动相，精密量取对照溶液 100～200μl，连续进样 5 次，峰面积的相对标准偏差应不大于 5.0%。

对照溶液的制备：取头孢曲松对照品适量，精密称定，加水溶解并定量稀释制成每 1ml 中约含 0.1mg 的溶液。

测定法：取本品约 0.2g，精密称定，置 10ml 量瓶中，加水溶解并稀释至刻度，摇匀，立即精密量取 100～200μl 注入液相色谱仪，以流动相 A 为流动相进行测定，记录色谱图。另精密量取对照溶液 100～200μl 注入液相色谱仪，以流动相 B 为流动相，同法测定。按外标法以峰面积计算，含头孢曲松聚合物以头孢曲松计，不得过 0.5%。

采用自身对照外标法测定聚合物含量时，在以纯水为流动相将对照品溶液注入色谱仪使其产生缔合峰的色谱过程中，某些 β- 内酰胺类抗生素和葡聚糖凝胶间存在一定的相互作用，从而导致缔合峰严重拖尾，在流动相中加入 0.5% 的葡萄糖溶液或 0.01mol/L 的甘氨酸溶液替代纯水作为流动相可以明显改善缔合峰的拖尾现象。

在《中国药典》(2020 年版)中，大多数 β- 内酰胺抗生素采用葡聚糖凝胶 Sephadex G-10 色谱系统控制其聚合物含量，某些抗生素在水相中不能完全缔合，无法用"自身对照外标法"定量，需要用结构类似、能够完全缔合的其他药物制备对照品，要注意计算结果是要考虑两者分子量的差异。近年来，蛋白质色谱用亲水硅胶色谱系统已经成功地用于测定 β- 内酰胺抗生素中聚合物含量。

示例 10-3 头孢地嗪钠的聚合物控制

取本品适量，精密称定，加水溶解并定量稀释制成每 1ml 中含头孢地嗪 0.5mg 的溶液，作为供试品溶液(临用新制)；另取头孢地嗪对照品适量，精密称定，加水溶解并定量稀释制成每 1ml 中约含 5μg 的溶液，作为对照品溶液。

照分子排阻色谱法测定。用球状蛋白色谱用亲水硅胶(分子量适用范围为 1 000～10 000)为填充剂；以磷酸盐缓冲液(pH 7.0)[0.005mol/L 磷酸氢二钠溶液 -0.005mol/L 磷酸二氢钠溶液(61:39)]- 乙腈(95:5)为流动相；流速为每分钟 0.8ml；检测波长为 231nm。取供试品溶液 10ml，加 0.1mol/L 氢氧化钠溶液 1ml，室温放置 10 分钟，再加 0.1mol/L 盐酸溶液 1ml，摇匀，取 20μl 注入液相色谱仪，记录色谱图；头孢地嗪峰与其前相邻降解杂质峰的分离度应符合要求。取对照品溶液注入液相色谱仪，调节检测灵敏度，使主成分色谱峰的峰高约为满量程的 25%，精密量取供试品溶液与对照品溶液各 20μl，分别注入液相色谱仪，记录色谱图；供试品溶液色谱图中如有杂质峰，保留时间小于头孢地嗪峰的各杂质峰面积的和不得大于对照品溶液主峰面积的 1.5 倍(1.5%)。

2. 有关物质　本类药物多为半合成类抗生素,在合成工艺中或储存期间可能引入原料、中间体、副产物、异构体、降解产物等杂质。《中国药典》(2020 年版)收载的大多数 β- 内酰胺类抗生素原料和制剂中的有关物质均采用高效液相色谱法检查。

示例 10-4　头孢克洛有关物质检查

取本品约 50mg,置 10ml 量瓶中,用 0.27% 磷酸二氢钠溶液(pH 2.5)溶解并稀释至刻度,摇匀,作为供试品溶液;精密量取 1ml,置 100ml 量瓶中,加 0.27% 磷酸二氢钠溶液(pH 2.5)稀释至刻度,摇匀,作为对照溶液。照高效液相色谱法测定。用十八烷基硅烷键合硅胶为填充剂;流动相 A 为 0.78% 磷酸二氢钠溶液(取磷酸二氢钠 7.8g,加水溶解并稀释至 1 000ml,用磷酸调节 pH 至 4.0),流动相 B 为 0.78% 磷酸二氢钠溶液(pH 4.0)- 乙腈(55:45);按表10-3 进行线性梯度洗脱;检测波长为 220nm。分别取头孢克洛对照品和头孢克洛 δ-3- 异构体对照品各适量,用 0.27% 磷酸二氢钠溶液(pH 2.5)溶解并稀释制成每 1ml 中分别含 25μg 和50μg 的混合溶液,取 20μl 注入液相色谱仪,记录色谱图,头孢克洛峰的保留时间约为 23 分钟,头孢克洛峰与头孢克洛 δ-3- 异构体峰的分离度应不小于 2.0,头孢克洛峰的拖尾因子应小于 1.2。取对照溶液注入液相色谱仪,调节检测灵敏度,使主成分色谱峰的峰高约为满量程的25%,精密量取供试品溶液和对照溶液各 20μl,分别注入液相色谱仪,记录色谱图。供试品溶液色谱图中如有杂质峰,单个杂质峰面积不得大于对照溶液主峰面积的 0.5 倍(0.5%),各杂质峰面积和不得大于对照溶液主峰面积的 2 倍(2.0%),供试品溶液色谱图中任何小于对照溶液主峰面积 0.1 倍的峰可忽略不计。

表 10-3　头孢克洛有关物质梯度洗脱方法

时间 /min	流动相 A/%	流动相 B/%	时间 /min	流动相 A/%	流动相 B/%
0	95	5	50	0	100
30	75	25	51	95	5
45	0	100	61	95	5

3. 吸光度　本类药物的杂质限量也可以通过测定杂质吸光度来控制。如《中国药典》(2020 年版)中头孢尼西钠的吸光度检查:取本品适量,加水溶解并定量稀释制成每 1ml 中含头孢尼西 0.1g 的溶液,照紫外 - 可见分光光度法,在 425nm 的波长处测定,吸光度不得过0.10。

此法中控制吸光度的目的在于控制头孢尼西钠中有色杂质的含量。

4. 残留溶剂　半合成抗生素在工艺过程中引入有机溶剂,需要检查残留溶剂项。在《中国药典》(2020 年版)中,几乎所有的抗生素原料药,在各论项下均按其生产工艺制定了严格的残留溶剂检查。

由于药物结构的多样性和残留溶剂与药物相互作用的不可预见性,多数抗生素品种采用了标准加入法定量,不仅避免了样品基质效应的影响,也回避了溶剂筛选的复杂过程,且可以得到更为准确的定量结果。

5. 结晶性　β- 内酰胺类抗生素多具有不同晶型,合成路线、提取及精制工艺不同得到的原料药晶型很有可能不同,甚至可能得到多种晶型的混合物,或是结晶性物质与无定形粉末的混合物，从而影响药物的质量。一方面可能影响制剂的质量和稳定性；另一方面某些口服制剂，晶型不一致可能影响药物的溶出，造成药物吸收差异，在一定程度上影响疗效和安全性。《中国药典》（2020 年版）规定了三种方法进行结晶性检查。

第一法（偏光显微镜法）：许多晶体具有光学各向异性，当光线通过这些透明晶体时会发生双折射现象。取供试品颗粒少许，置载玻片上，加液状石蜡适量使晶粒浸没其中，在偏光显微镜下检视，当旋转载物台时，应呈现双折射和消光位等各品种项下规定的晶体光学性质。

第二法（粉末 X 射线衍射法）：晶态物质呈现特征的衍射图（尖锐的衍射峰），而非晶态的衍射图则呈弥散状。

第三法（差示扫描量热法）：差示扫描量热法可实现对晶态物质的尖锐状吸热峰或非晶态物质的弥散状（或无吸热峰）特征进行结晶性检查。

《中国药典》（2020 年版）对青霉素 V 钾、青霉素钠、头孢丙烯、头孢地尼、头孢曲松钠、头孢呋辛酯、头孢硫脒等规定了结晶性检查。

6. 水分　在干燥纯净的条件下本类药物较稳定，但水分可以引起本类药物的降解，聚合物杂质也会随药物中水分含量增加而增大。必须严格控制水分含量。《中国药典》（2020 年版）中对于 β- 内酰胺类抗生素原料药的水分均采用费休氏法测定。制剂中如果辅料有干扰，则改为干燥失重测定水分。如注射用头孢他啶中含有 10% 碳酸钠，对水分测定有干扰，改为 60℃真空减压干燥。

（四）含量测定

高效液相色谱法能较好地分离供试品中可能存在的降解产物、未除尽的原料及中间体等杂质，并能够准确定量。各国药典普遍采用 HPLC 法测定本类药物的含量。《中国药典》（2020 年版）所收载的 β- 内酰胺类抗生素品种中，除磺苄西林钠、注射用磺苄西林钠采用抗生素微生物检定法测定含量外，其他品种的含量测定均采用 HPLC 法。以十八烷基硅烷键合硅胶为填充剂，紫外检测器检测。

示例 10-5　头孢丙烯含量测定方法

色谱条件与系统适用性试验：用十八烷基硅烷键合硅胶为填充剂；以磷酸二氢铵溶液（取磷酸二氢铵 20.7g，加水 1 800ml 使溶解，用磷酸调节 pH 至 4.4）- 乙腈（90：10）为流动相；检测波长为 280nm。取头孢丙烯对照品约 2.5mg，置 25ml 量瓶中，加水溶解并稀释至刻度，摇匀，取 10μl 注入液相色谱仪，记录色谱图。头孢丙烯（Z）异构体峰与（E）异构体峰的分离度应大于 2.5。

测定法：取本品约 30mg，精密称定，置 100ml 量瓶中，加水适量，充分振摇使溶解，用水稀释至刻度，摇匀，作为供试品溶液；另精密称取头孢丙烯对照品适量，加水适量，充分振摇使溶解，用水定量稀释制成每 1ml 中含头孢丙烯 0.3mg 的溶液，作为对照品溶液。精密量取供试品溶液与对照品溶液各 10μl，分别注入液相色谱仪，记录色谱图，按外标法以峰面积分别计算供试品中头孢丙烯（Z）异构体的含量与头孢丙烯（E）异构体的含量，两者之和为供试品中头孢丙烯的含量。

二、氨基糖苷类抗生素

氨基糖苷类抗生素的化学结构均以碱性环己多元醇为苷元,与氨基糖缩合而成的苷类,由两个或三个氨基糖分子和一个苷元的氨基环醇通过醚键连接而成。天然来源的包括由链霉菌属培养液中提取获得的链霉素、妥布霉素、新霉素、卡那霉素、大观霉素等,由小单胞菌属培养液中提取获得的庆大霉素、西索米星等。人工半合成的主要有奈替米星、阿米卡星等。

(一) 结构与性质

1. 链霉素　链霉素为一分子链霉胍和一分子链霉双糖胺结合而成的碱性苷,其中链霉双糖胺由链霉糖与 N- 甲基 -L- 葡萄糖胺组成。结构式如下:

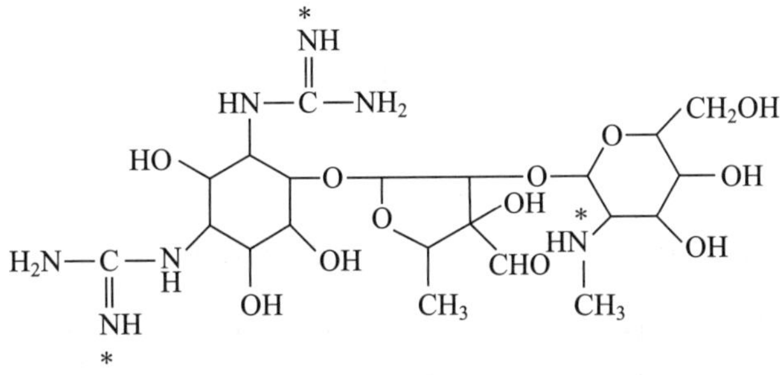

链霉胍 streptidine　链霉糖 streptose　N-甲基-L-葡萄糖胺 N-methyl-L-glucosamine

链霉双糖胺 stroptobiosamine

链霉素有 3 个碱性中心,可与无机酸成盐,临床上应用其硫酸盐。硫酸链霉素为白色无定形粉末,有吸湿性。在水中易溶,在乙醇或三氯甲烷中不溶。

链霉素的水溶液在 pH 5～7.5 时稳定,强酸强碱条件下易水解失效。在酸性条件下,链霉素先水解为链霉胍和链霉双糖胺,进一步水解生成 N- 甲基 -L- 葡萄糖胺。碱性条件下链霉素水解为链霉胍和链霉双糖胺,链霉糖部分发生重排得到麦芽酚,为链霉素特征反应。

链霉素在 230nm 处有紫外吸收。

2. 庆大霉素　由绛红糖胺、2- 脱氧 -D- 链霉胺和加洛糖胺缩合而成的苷。临床上应用的庆大霉素是庆大霉素 C 复合物,主要成分是 C_1、C_2、C_{1a}、C_{2a},还有少量次要成分。主要成分中 C_1、C_2、C_{1a} 三者结构相似,仅在绛红糖胺 C_6 位及氨基上甲基化程度不同,C_{2a} 是 C_2 的异构体。

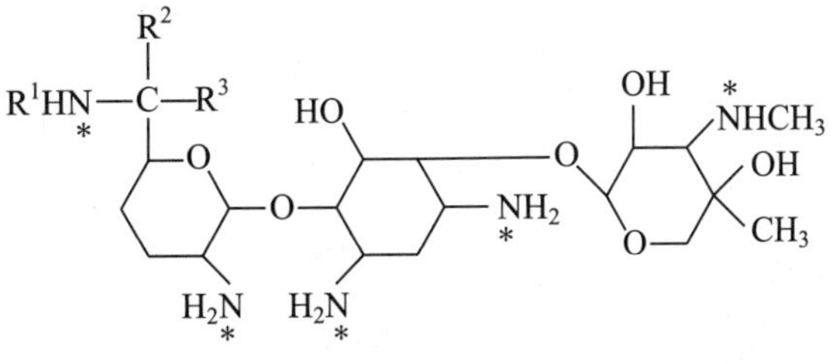

绛红糖胺 purpurosamine　2-脱氧链霉胺 deoxystreptosamine　加洛糖胺 garosamine

庆大霉素有 5 个碱性中心，可与无机酸成盐，临床上应用其硫酸盐。硫酸庆大霉素为白色或类白色结晶性粉末，无臭，有吸湿性，在水中易溶，在乙醇、丙酮、三氯甲烷或乙醚中不溶。具有旋光性，比旋度为 +107°～+121°。

硫酸庆大霉素对光、热、空气均较稳定，在 pH 2～12 时水溶液在 100℃加热 30 分钟活性无明显变化。

庆大霉素没有紫外吸收。

（二）鉴别试验

1. 茚三酮反应　本类药物具有羟基胺类和 α- 氨基酸的性质，可与茚三酮缩合，生成蓝紫色化合物。

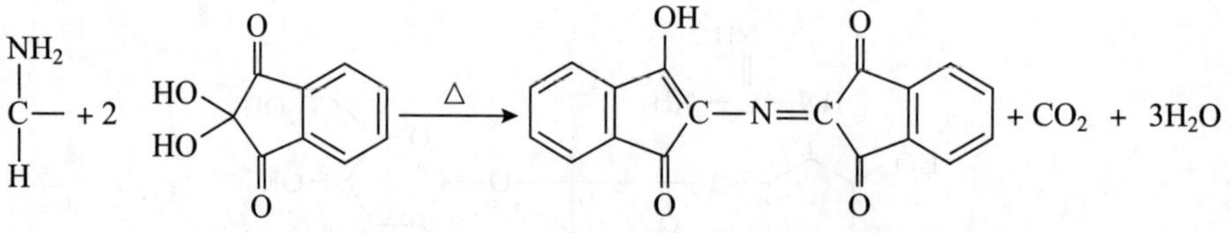

氨基酸　　　　水合茚三酮　　　　　　　　　蓝紫色络合物　　+ CO_2 + $3H_2O$

2. Molisch 反应　具有五碳糖或六碳糖结构的氨基糖苷类抗生素经酸水解后，在盐酸（或硫酸）作用下生成糠醛（五碳糖）或羟甲基糠醛（六碳糖），这些产物与 α- 萘酚或蒽酮作用形成紫色复合物。

（1）α- 萘酚呈色原理

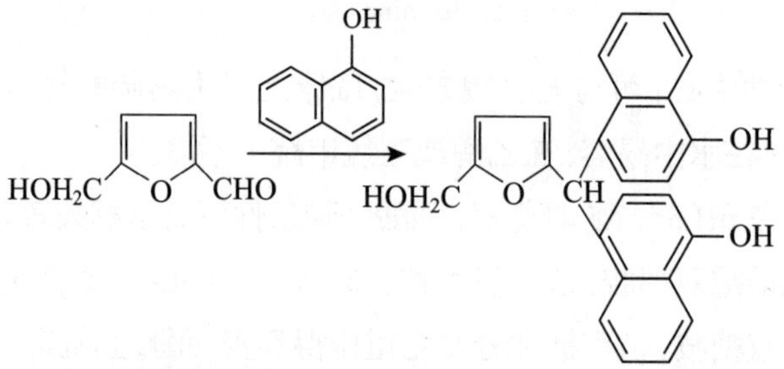

羟甲基糠醛
（含六碳糖结构氨基
糖苷类酸性水解产物）　　　　（红紫色）

（2）蒽酮呈色原理

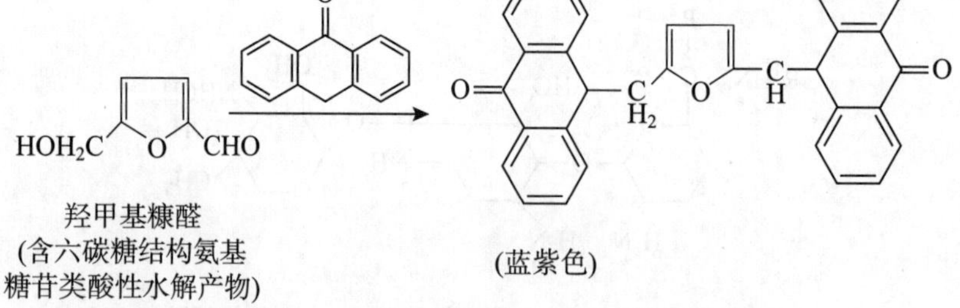

羟甲基糠醛
（含六碳糖结构氨基
糖苷类酸性水解产物）　　　　（蓝紫色）

3. N- 甲基葡萄糖胺反应　本类药物水解后产生葡萄糖胺衍生物，如链霉素水解生成 N-甲基葡萄糖胺，硫酸新霉素水解生成 D- 葡萄糖胺，这些葡萄糖胺衍生物在碱性溶液中与乙酰丙酮缩合成吡咯衍生物,在对二甲氨基苯甲醛的酸性醇溶液(Ehrlich 试剂)中,多羟基断开,生成红色络合物。

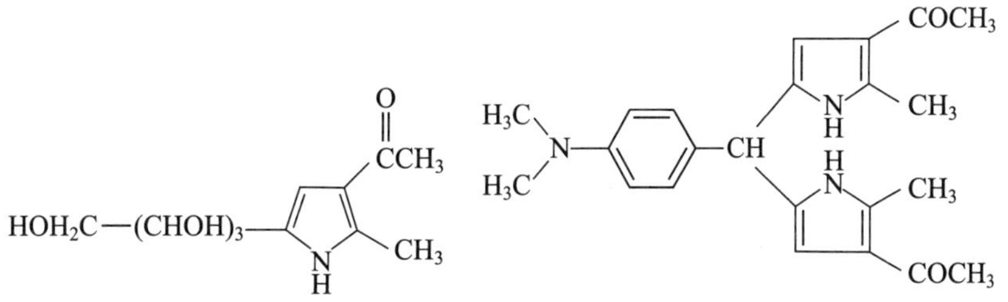

吡咯衍生物　　　　　櫻桃红色络合物

如《中国药典》(2020 年版)中硫酸新霉素的鉴别项(1):取本品约 10mg,加水 1ml 溶解后,加盐酸溶液(9→100)2ml,在水浴中加热 10 分钟,加 8% 氢氧化钠溶液 2ml 与 2% 乙酰丙酮水溶液 1ml,置水浴中加热 5 分钟,冷却后,加对二甲氨基苯甲醛试液 1ml,即显櫻桃红色。

4. **麦芽酚反应**　链霉素在碱性溶液中,链霉糖经分子重排、环扩大形成六元环,然后消除 N- 甲基葡萄糖胺,再消除链霉胍生成麦芽酚(α- 甲基 -β- 羟基 -γ- 吡喃酮)。麦芽酚可与铁离子形成紫红色配位化合物。

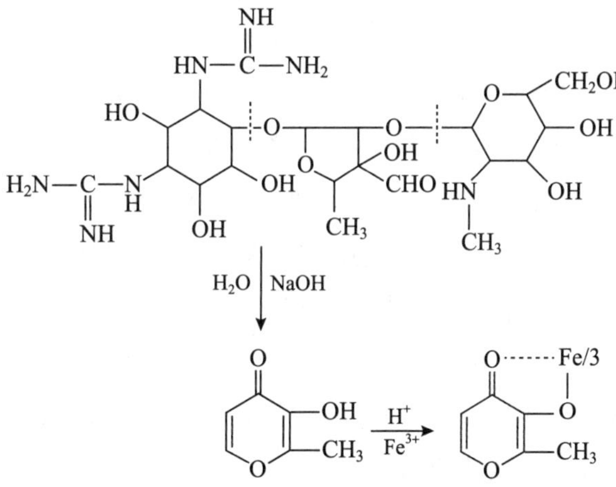

麦芽酚　　　　　紫红色

麦芽酚反应是链霉素的特有反应,被中、日、美、英等各国药典采用做鉴别试验。《中国药典》(2020 年版)二部中硫酸链霉素鉴别项(2):取本品约 20mg,加水 5ml 溶解后,加氢氧化钠试液 0.3ml,置水浴上加热 5 分钟,加硫酸铁铵溶液(取硫酸铁铵 0.1g,加 0.5mol/L 硫酸溶液 5ml 使溶解)0.5ml,即显紫红色。

5. **坂口反应**　链霉素在碱性条件下水解生成链霉胍。链霉胍和 8- 羟基喹啉(或 α- 萘酚)分别同次溴酸钠反应,其各自产物再相互作用生成橙红色化合物。

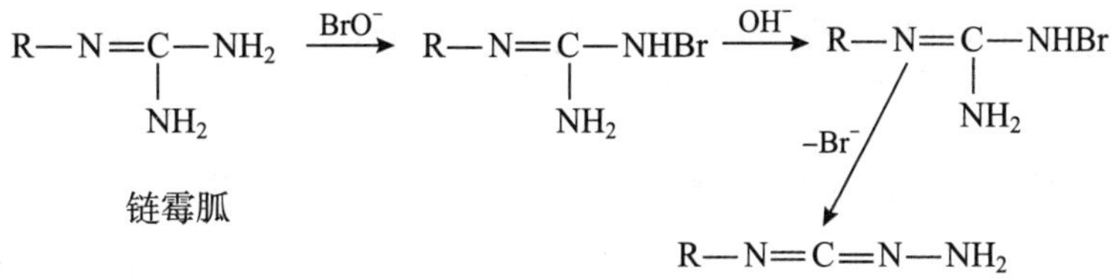

链霉胍

8-羟基喹啉   橙红色化合物

坂口反应是链霉胍的特有反应。《中国药典》(2020 年版)中硫酸链霉素鉴别项(1)：取本品约 0.5mg,加水 4ml 溶解后,加氢氧化钠试液 2.5ml 与 0.1% 8- 羟基喹啉的乙醇溶液 1ml,放冷至约 15℃,加次溴酸钠试液 3 滴,即显橙红色。

6. 硫酸盐反应 利用硫酸盐鉴别试验作为本类药物的一种鉴别方法。

7. 色谱法 本类药物多数采用 TLC 法鉴别,《中国药典》(2020 年版)收载的 14 种氨基糖苷类抗生素中有 10 种采用薄层色谱鉴别方法。氨基糖苷类抗生素为极性较强的碱性化合物,在使用硅胶作薄层色谱的固定相时,展开剂中需要加入氨水调节 pH 以减少拖尾现象。由于其结构中具有伯氨基,显色剂中多含有与伯氨基发生显色反应的茚三酮。如《中国药典》(2020 年版)中硫酸巴龙霉素的鉴别项(1)：取本品与巴龙霉素标准品,分别加水制成每 1ml 中含 20mg 的溶液。照薄层色谱法试验,吸取上述两种溶液各 1μl,分别点于同一硅胶 H 薄层板上,以 50% 甲醇(含氯化钠 1.5%)- 浓氨溶液(100：8)为展开剂,展开,晾干,于 105℃干燥,放冷,喷以茚三酮的吡啶水溶液(取茚三酮 0.5g,加 40% 吡啶溶液 100ml 使溶解)。供试品溶液所显主斑点的位置和颜色应与标准品溶液的主斑点相同。

当含量测定或组分采用 HPLC-ELSD 的方法时也采用 HPLC 法作为鉴别,在鉴别试验中提供 TLC 和 HPLC 两个色谱鉴别项时,可根据实验室条件任选其中之一,便于灵活操作。

8. 光谱法 国内外药典都采用红外光谱法鉴别本类药物。由于紫外吸收不明显,很少用紫外光谱法进行鉴别。但 BP2010 采用 UV 法鉴别庆大霉素：取硫酸庆大霉素 10mg,加水 1ml 和 400g/L 硫酸溶液 5ml；在水浴中加热 100 分钟,冷却,用水稀释至 25ml。取该溶液进行紫外扫描,在 240～330nm 应无最大吸收。

(三) 检查

1. 渗透压检查 《中国药典》收载本类药物的 4 个滴眼液,妥布霉素滴眼液、庆大霉素滴眼液和硫酸卡那霉素滴眼液控制渗透压摩尔浓度为 260～320mOsmol/kg,硫酸新霉素滴眼液控制渗透压摩尔浓度比为 0.95～1.15。

2. 防腐剂 滴眼液中常用防腐剂如羟苯乙酯、羟苯丙酯、苯扎氯胺等,需进行防腐剂的检查,采用 HPLC 法,限度参照 USP 制定为 80%～120%。如硫酸新霉素滴眼液检查羟苯乙酯、羟苯丙酯、苯扎氯铵；妥布霉素滴眼液检查羟苯乙酯、羟苯丙酯、苯扎氯铵。

3. 硫酸盐 本类药物临床应用硫酸盐,过量的酸影响药物含量或引起药物的水解,各国药典均规定了酸度与硫酸盐的检查。可以采用 EDTA 滴定法或 HPLC 法检查硫酸盐含量。

(1) EDTA 滴定法：药物中的硫酸根与定量过量的氯化钡滴定液反应生成硫酸钡沉淀,剩余的氯化钡再用 EDTA 滴定测定硫酸盐的量。《中国药典》(2020 年版)收载的硫酸卡那霉素、硫酸阿米卡星、硫酸链霉素、硫酸新霉素、硫酸庆大霉素采用此法测定硫酸盐含量。

（2）HPLC法：采用液相色谱-蒸发光散射检测器测定硫酸盐含量，硫酸滴定液作为对照品，方法简便，结果准确。《中国药典》（2020年版）收载的硫酸西索米星、硫酸奈替米星及硫酸依替米星采用此法测定硫酸盐含量。

4. 有关物质检查　各国药典大多数采用HPLC法进行本类药物的有关物质检查，由于紫外吸收不明显，使用紫外检测器检测时首先要衍生化或在低波长检测。《中国药典》（2020年版）二部中硫酸阿米卡星检测波长为200nm。

新型检测器的使用扩大了HPLC非衍生化方法在氨基糖苷类抗生素中的应用，妥布霉素、卡那霉素、庆大霉素、奈替米星、依替米星、核糖霉素、链霉素均采用蒸发光散射检测器进行有关物质检查。

5. 组分测定　本类抗生素多为同系物，异构体多，同系物、异构体的效价、毒性各不相同，为了保证药品的质量，必须严格控制各组分的相对含量。例如庆大霉素含有四个主要组分，发酵菌种不同，发酵、提取工艺有差异都会造成庆大霉素C组分比例不同。庆大霉素C_1、C_2、C_{1a}、C_{2a}对微生物的活性没有明显差异，但毒副作用和耐药性不同，从而影响产品的效价和临床疗效。各国药典都采用高效液相色谱法控制各组分的相对百分含量。《中国药典》（2020年版）使用蒸发光散射检测器检测，控制组分限度为：C_1 14%～22%、C_{1a} 10%～23%、$C_{2a}+C_2$ 17%～36%，四个组分总含量不得低于50.0%，相对含量C_1'应为25%～50%，C_{1a}'应为15%～40%，$C_{2a}'+C_2'$应为20%～50%。美国药典（USP43）采用柱后衍生脉冲安培电化学检测器，控制组分限量为：C_1 25%～50%、C_{1a} 10%～35%、$C_{2a}+C_2$ 25%～55%。英国药典（BP2021）采取柱后衍生安培检测器检测，控制组分限度为C_1 25.0%～45.0%、C_{1a} 10.0%～30.0%、$C_2+C_{2a}+C_{2b}$ 35.0%～55.0%。

（四）含量测定

本类药物的含量测定特点是方法多样性。《中国药典》（2020年版）收载的品种中，硫酸卡那霉素、硫酸依替米星、盐酸大观霉素及其制剂等药物的含量测定为HPLC-ELSD方法。阿米卡星和硫酸阿米卡星及其制剂的含量测定采用柱前衍生化HPLC-UV方法。硫酸新霉素、硫酸核糖霉素及其制剂含量测定采用微生物检定法管碟法。其他含量测定均采用微生物检定法管碟法和浊度法两法并列，可任选一方法。如硫酸新霉素含量测定方法：精密称取本品适量，加灭菌水溶解并定量制成每1ml中约含1 000U的溶液，照抗生素微生物检定法测定。1 000新霉素单位相当于1mg的新霉素。

示例10-6　硫酸卡那霉素含量测定方法

照高效液相色谱法测定。

色谱条件与系统适用性试验：用十八烷基硅烷键合硅胶为填充剂；以0.2mol/L三氟醋酸溶液-甲醇（95∶5）为流动相；用蒸发光散射检测器检测（参考条件：漂移管温度110℃，载气流量为3.0L/min）。分别称取卡那霉素对照品与卡那霉素B对照品适量，加水溶解并制成每1ml中含卡那霉素40μg、卡那霉素B 80μg的混合溶液，取20μl注入液相色谱仪，卡那霉素峰与卡那霉素B峰的分离度应不小于5.0；计算5次进样结果，卡那霉素峰面积的相对标准偏差不得过 2.0%。

测定法：取卡那霉素对照品适量，精密称定，加水溶解并定量稀释制成每 1ml 中约含卡那霉素 0.10mg、0.15mg、0.20mg 的溶液。精密量取上述三种溶液 20µl 分别注入液相色谱仪，记录色谱图，以对照品溶液浓度的对数值与相应的峰面积对数值计算线性回归方程，相关系数（r）应不小于 0.99；另取本品适量，精密称定，加水溶解并定量稀释制成每 1ml 中约含卡那霉素 0.15mg 的溶液，同法测定。用回归方程计算供试品中 $C_{18}H_{36}N_4O_{11}$ 的含量。

三、四环素类抗生素

四环素类抗生素（tetracycline antibiotics）是由放线菌产生的一类广谱抗生素，四并苯（或萘并萘）的衍生物。包括金霉素（chlortetracycline）、土霉素（oxytetracycline）、四环素（tetracycline）及半合成衍生物美他环素、多西环素、米诺环素。《中国药典》（2020 年版）收载了本类药物的 6 个品种 12 个制剂（表 10-4）。

表 10-4　《中国药典》（2020 年版）收载的四环素类药物

名称		R	R_1	R_2	R_3
天然抗生素	盐酸四环素 tetracycline hydrochloride（TC）	H	CH_3	OH	H
	盐酸金霉素 chlortetracycline hydrochloride（CTC）	Cl	CH_3	OH	H
	盐酸土霉素 oxytetracycline hydrochloride（OTC）	H	CH_3	OH	OH
半合成抗生素	盐酸多西环素 doxycycline hydrochloride（DOXC）	H	CH_3	H	OH
	盐酸美他环素 metacycline hydrochloride（METC）	H	$=CH_2$	$=CH_2$	OH
	盐酸米诺环素 minocycline hydrochloride（MINC）	$N(CH_3)_2$	H	H	H

（一）结构与性质

1. 结构　四环素类抗生素都有氢化并四苯环母核，四环相并。结构式如下：

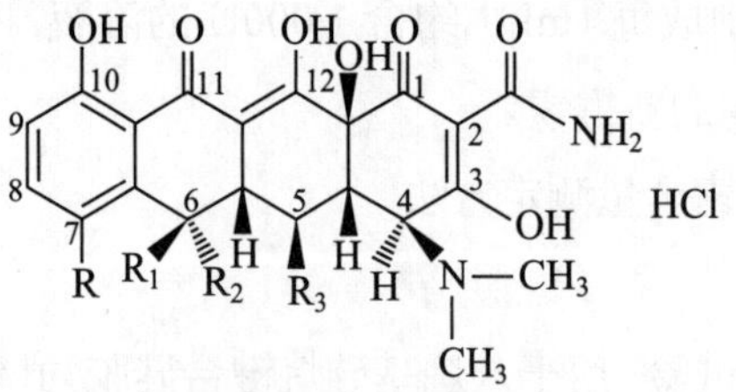

母核上有以下官能团：C_4 位上的二甲氨基，C_2 位上的酰胺基，C_{10} 位上的酚羟基；在 5、6、7 位上的取代基有所不同，构成不同的四环素。

2. 性质

（1）酸碱性：本类抗生素分子中 C_{10} 位上的酚羟基和两个含有酮基和烯醇基的共轭双键

系统呈弱酸性；C_4 位上的二甲氨基呈弱碱性，因此，四环素类抗生素是两性化合物，与酸、碱都能成盐。临床上多应用它们的盐酸盐。游离碱在水中溶解度很小，在 pH 4.5～7.2 时难溶，当 pH 高于 8 或低于 4 时，溶解度增加，其盐酸盐在水中易溶，在三氯甲烷、乙醚等有机溶剂中不溶。

（2）旋光性：除美他环素外，其他四环素类抗生素都有旋光性。各国药典均规定有比旋度的限度要求。《中国药典》在性状项下，规定了盐酸土霉素、盐酸四环素、盐酸多西环素在盐酸溶液中的比旋度，盐酸金霉素在水溶液中的比旋度。

（3）紫外吸收特性：本类抗生素分子结构中含有共轭双键系统，可以利用它们的紫外吸收特征鉴别。

（4）差向异构化：本类抗生素在弱酸性（pH 2.0～6.0）溶液中，A 环上手性碳原子 C_4 构型改变，发生差向异构化，形成差向四环素类。

反应是可逆的，达到平衡时溶液中差向化合物的含量可达 40%～60%。某些阴离子如枸橼酸根、磷酸根、醋酸根离子的存在，可加速这种异构化反应。

四环素、金霉素很容易差向异构化，产生差向四环素（4-epitetracycline，ETC）和差向金霉素（具有蓝色荧光），其抗菌性能极弱或完全消失；土霉素、多西环素、美他环素 C_5 上有羟基取代，由于羟基与 C_4 上的二甲氨基形成氢键而较稳定，所以不易发生差向异构化。

（5）酸性降解：在酸性条件下（pH<2.0），特别是加热情况下，本类抗生素 C_6 位的醇羟基和 C_{5a} 上的氢发生反式消去反应，生成脱水四环素（anhydrotetracycline，ATC）。

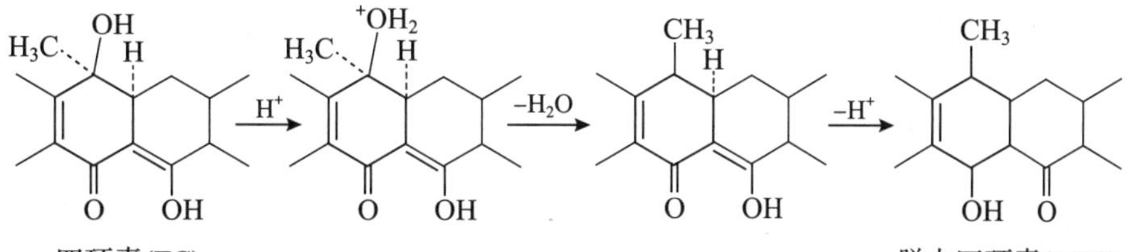

四环素（TC）　　　　　　　　　　　　　　　　　　　脱水四环素（ATC）

金霉素在酸性溶液中也能生成脱水金霉素，在脱水四环素类分子中，共轭双键增长，色泽加深，对光的吸收程度增大。脱水金霉素或脱水四环素分别在 435nm 和 445nm 处有最大吸收。脱水四环素也能形成差向异构体——差向脱水四环素（4-epianhydro-tetracycline，EATC）。

（6）碱性降解：在碱性溶液中，C_6 位上的羟基形成氧负离子，向 C_{11} 发生分子内亲核进攻，经电子转移、C 环破裂，生成无活性的具有内酯结构的异四环素异构体。

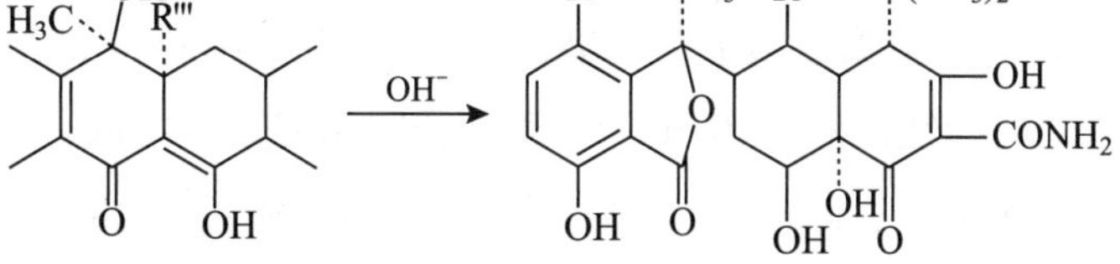

四环素类抗生素　　　　　　　　　　　　　　异四环素类抗生素

（7）与金属离子形成配位化合物：四环素类药物中含有许多羟基、烯醇羟基及羰基，在中性条件下能与多种金属离子形成不溶性螯合物。与钙或镁离子形成不溶性的钙盐或镁盐，与铁离子形成红色络合物，与铝离子形成黄色络合物。可据此进行鉴别。

（二）鉴别试验

1. **高效液相色谱法** 本类药物都可采用高效液相色谱法鉴别。《中国药典》（2020年版），在含量测定项下记录的色谱图中供试品主峰保留时间与对照品溶液主峰保留时间一致。

2. **薄层色谱法** 采用薄层色谱法也可鉴别本类药物，通常采用硅藻土作载体，为获得较好的分离度，在所用的黏合剂与展开剂中需加入中性EDTA缓冲溶液，用于克服因痕量金属离子引起的拖尾现象。本来药物及其降解产物在紫外光（365nm）下产生荧光，可用于斑点的检出。如《中国药典》（2020年版）盐酸土霉素鉴别项（2）：取本品与土霉素对照品，分别加甲醇溶解并稀释制成每1ml中含1mg的溶液，作为供试品溶液与对照品溶液；另取土霉素与盐酸四环素对照品，加甲醇溶解并稀释制成每1ml中各含1mg的混合溶液。照薄层色谱法试验，吸取上述三种溶液各10μl，分别点于同一薄层板上，以水-甲醇-二氯甲烷（6∶35∶59）作为展开剂展开，晾干，置紫外灯（365nm）下检视，混合溶液应显两个完全分离的斑点，供试品溶液所显主斑点的位置和荧光应与对照品溶液主斑点的位置和荧光相同。

3. **红外光谱法** 《中国药典》（2020年版）所收载本类药物，原料药除盐酸土霉素外均采用红外光谱法鉴别。

4. **紫外光谱法** 紫外鉴别法多以甲醇或水为溶剂，如盐酸多西环素在甲醇中紫外图形有较强的特征用于紫外鉴别：20μg/ml甲醇溶液在269nm和354nm处有最大吸收，在234nm和296nm处有最小吸收。

5. **显色法** 本类药物与硫酸立即产生颜色，不同的四环素类抗生素有不同的颜色变化，据此可鉴别、区分四环素类抗生素。多国药典均采用氯化物的一般鉴别试验作为鉴别方法之一。

（三）检查

四环素类抗生素中的杂质及有关物质主要是在生产和储藏过程中形成的异构体、降解产物，如差向四环素、脱水四环素、差向脱水四环素和金霉素等。此类杂质的存在可使四环素外观色泽变深，临床上服用变质四环素会引起患者恶心、呕吐、酸中毒、蛋白尿、糖尿等不良反应。各国药典均采用HPLC法或杂质吸光度法控制杂质限量。

1. **HPLC法检查有关物质** 《中国药典》（2020年版）采用HPLC自身对照法检查盐酸四环素中的4-差向四环素、盐酸金霉素、脱水四环素和差向脱水四环素。

临用现配。取本品，加0.01mol/L盐酸溶液溶解并稀释制成每1ml中约含0.8mg的溶液，作为供试品溶液；精密量取2ml，置100ml量瓶中，用0.01mol/L盐酸溶液稀释至刻度，摇匀，作为对照溶液。照含量测定项下的色谱条件：用十八烷基硅烷键合硅胶为填充剂；醋酸铵溶液[0.15mol/L醋酸铵溶液-0.01mol/L乙二胺四醋酸二钠溶液-三乙胺（100∶10∶1），用醋酸调节pH至8.5]-乙腈（83∶17）为流动相；检测波长为280nm。取4-差向四环素、土霉素、差向脱水四环素、盐酸金霉素及脱水四环素对照品各约3mg与盐酸四环素对照品约48mg，置100ml量瓶中，加0.1mol/L盐酸溶液10ml使溶解后，用水稀释至刻度，摇匀，作为系统适用性试验溶液，取10μl注入液相色谱仪，记录色谱图，出峰顺序为：4-差向四环素、土霉素、差向脱水四环素、盐酸四环素、盐酸金霉素、脱水四环素，盐酸四环素峰的保留时间约为 14 分钟。4- 差向四环素峰、土霉素峰、差向脱水四环素峰、盐酸四环素峰、盐酸金霉素峰间的分离度均应符合要求,盐酸金霉素及脱水四环素峰的分离度应大于 1.0。取对照溶液 10μl 注入液相色谱仪,调节检测灵敏度,使主成分色谱峰的峰高约为满量程的 20%,再精密量取供试品溶液与对照溶液各 10μl,分别注入液相色谱仪,记录色谱图至主成分峰保留时间的 2.5 倍,供试品溶液色谱图中如有杂质峰,土霉素、4- 差向四环素、盐酸金霉素、脱水四环素、差向脱水四环素按校正后的峰面积计算(分别乘以校正因子 1.0、1.42、1.39、0.48 和 0.62)分别不得大于对照溶液主峰面积的 0.25 倍(0.5%)、1.5 倍(3.0%)、0.5 倍(1.0%)、0.25 倍(0.5%)、0.25 倍(0.5%),其他各杂质峰面积的和不得大于对照溶液主峰面积的 0.5 倍(1.0%)。

2. 杂质吸光度 四环素类抗生素多为黄色结晶性粉末,而异构体、降解产物颜色较深,如差向四环素为淡黄色,因其不稳定又易变成黑色,脱水四环素为橙红色,差向脱水四环素为砖红色。此类杂质的存在均可以使四环素的外观色泽变深,异构杂质、降解产物越多,杂质吸光度值越高。因此《中国药典》和《英国药典》均规定了一定溶剂、一定浓度、一定波长下杂质吸收的限量。《中国药典》(2020 年版)中盐酸四环素杂质吸光度测定:取本品,在 20～25℃ 时加 0.8% 氢氧化钠溶液制成每 1ml 中含 10mg 的溶液,照紫外 - 可见分光光度法,置 4cm 的吸收池中,自加 0.8% 氢氧化钠溶液起 5 分钟时,在 530nm 的波长处测定,其吸光度不得低于 0.12(供注射用)。

(四)含量测定

四环素类抗生素分子结构中含有共轭系统,有较强的紫外吸收,可供含量测定,但紫外方法受有关物质和有色杂质的干扰。HPLC 法分离效能高,能有效分离四环素类药物的异构体、降解物,目前,各国药典中四环素类抗生素的含量测定多采用 HPLC 外标法测定含量。但对于固体口服制剂的溶出度则采用 UV 法测定。

示例 10-7 盐酸四环素含量测定

色谱条件与系统适用性试验:用十八烷基硅烷键合硅胶为填充剂;醋酸铵溶液[0.15mol/L 醋酸铵溶液 -0.01mol/L 乙二胺四醋酸二钠溶液 - 三乙胺(100∶10∶1),用醋酸调节 pH 至 8.5]- 乙腈(83∶17)为流动相;检测波长为 280nm。取 4- 差向四环素、土霉素、差向脱水四环素、盐酸金霉素及脱水四环素对照品各约 3mg 与盐酸四环素对照品约 48mg,置 100ml 量瓶中,加 0.1mol/L 盐酸溶液 10ml 使溶解后,用水稀释至刻度,摇匀,作为系统适用性试验溶液,取 10μl 注入液相色谱仪,记录色谱图,出峰顺序为:4- 差向四环素、土霉素、差向脱水四环素、盐酸四环素、盐酸金霉素、脱水四环素,盐酸四环素峰的保留时间约为 14 分钟。4- 差向四环素峰、土霉素峰、差向脱水四环素峰、盐酸四环素峰、盐酸金霉素峰间的分离度均应符合要求,盐酸金霉素及脱水四环素峰的分离度应大于 1.0。

测定法:取本品约 25mg,精密称定,置 50ml 量瓶中,加入 0.01mol/L 盐酸溶液溶解并稀释至刻度,摇匀,精密量取 5ml,置 25ml 量瓶中,用 0.01mol/L 盐酸溶液稀释至刻度,摇匀,作为供试品溶液;取盐酸四环素对照品适量,精密称定,加 0.01mol/L 盐酸溶液溶解并定量稀释制成每 1ml 中约含 0.1mg 的溶液,作为对照品溶液。精密量取供试品溶液与对照品溶液各

10μl，分别注入液相色谱仪，记录色谱图。按外标法以峰面积计算。

ER10-2　第十章　目标测试

（哈　婧）

第十一章 生化药物和生物制品分析

ER11-1 第十一章
生化药物和生物制品
分析（课件）

生化药物系指从动物、植物和微生物等生物体提取、发酵、分离、纯化制备，或者通过化学合成、半合成、生物技术和重组技术制备，来源复杂，有些化学结构不明确，多属于高分子物质，通常是生物体中的基本生化成分。生物制品是以微生物、人和动物细胞、组织和体液等为原料，或采用重组技术或生物合成技术生产的生物原材料，以及化学原材料，应用生物学技术制成，用于人类疾病的预防、治疗和诊断的制品。

现行药品注册管理中，只有中药、天然药物、化学药品和生物制品，没有生化药物。《中国药典》（2020年版）三部收载153种生物制品，其中新增20种，修订126种；新增生物制品通则2个、总论4个。生化药物归属于化学药收载于《中国药典》（2020年版）二部。

第一节 生化药物的分析

一、生化药物的分类

生化药物的分类，可按其化学本质和化学结构划分为以下几类。

（一）氨基酸类药物

这类药物包括氨基酸、氨基酸混合物和氨基酸衍生物。氨基酸的使用可以是单一氨基酸，如谷氨酸用于肝性脑病、神经衰弱和癫痫等的治疗，胱氨酸用于抗过敏、肝炎及白细胞减少症的治疗；也可以使用氨基酸混合物如复方氨基酸注射液，为重症患者提供营养。

（二）多肽和蛋白质类药物

1. **多肽药物** 主要有多肽激素和多肽细胞生长调节因子，如人干扰素和表皮生长因子等。

2. **蛋白质类药物** 包括单纯蛋白质（如人白蛋白、人免疫球蛋白、胰岛素等）和结合蛋白类（如糖蛋白、脂蛋白、色蛋白等）。

（三）酶与辅酶类药物

1. **助消化酶类** 如胃蛋白酶、胰酶和麦芽淀粉酶等。

2. **消炎酶类** 如溶菌酶、胰蛋白酶、木瓜蛋白酶等。

3. **心脑血管疾病治疗酶** 尿激酶、弹性蛋白酶、纤溶酶等。

4. **抗肿瘤酶类** 门冬酰胺酶可治疗淋巴肉瘤和白血病，谷氨酰胺酶、甲硫氨酸酶也有不同程度的抗肿瘤作用。

5. 辅酶类药物　多种酶的辅酶或辅基成分具有医疗价值,如辅酶 I、辅酶 II 等广泛用于肝病和冠心病的治疗。

6. 其他　如超氧化物歧化酶(SOD)用于治疗类风湿关节炎和放射病等,青霉素酶可治疗青霉素过敏。

(四)核酸类药物

此类药物包括核酸药物和有不同碱基化合物的药物。核酸药物包括反义寡核苷酸(antisense oligonucleotide,ASO)、RNA 干扰剂(siRNA)、信使 RNA(mRNA)、适配体(aptamer)、微小 RNA(miRNA)和核酶(ribozyme)等。ASO 上市药物较多,siRNA 次之,aptamer 仅有一个药物 2004 年在美国上市,其他核酸药物仍处在研究阶段。其他核酸类药物还有核酸类结构改造药物,如齐多夫定、阿糖腺苷、阿糖胞苷、聚肌胞等,是目前人类治疗病毒感染、肿瘤、艾滋病的重要药物。

(五)多糖类药物

多糖类药物的来源包括动物、植物、微生物和海洋生物,它们在抗凝、降血脂、抗肿瘤、增强免疫功能和抗衰老方面具有较强的药理作用。如肝素有很强的抗凝作用,低分子肝素有降血脂、防治冠心病的作用。硫酸软骨素 A 在降血脂、防治冠心病上有一定疗效。透明质酸具有健肤、抗皱、美容的作用。各种真菌多糖具有抗肿瘤、增强免疫力和抗辐射作用,主要有银耳多糖、蘑菇多糖、灵芝多糖等。

(六)脂类药物

此类药物包括磷脂类、多价不饱和脂肪酸、胆酸类、固醇类和卟啉类,如卵磷脂、脑磷脂、亚油酸、亚麻酸、前列腺素、去氧胆酸、胆固醇、麦角固醇、谷固醇、血红素、血卟啉等。

二、生化药物的分析特点

1. 分子量测定　生化药物中除了氨基酸、核苷酸、辅酶和甾体激素等是化学结构明确的小分子化合物外,大部分是大分子物质(如蛋白质、多肽、核酸、多糖类等),其分子量一般几千至几十万,具有复杂结构。对大分子的生化药物而言,即使组分相同,往往由于分子量不同而产生不同的生理活性。例如肝素是由葡糖醛酸和 D- 硫酸氨基葡萄糖组成的酸性黏多糖,具有抗凝血作用;而低分子肝素,其抗凝活性低于肝素。所以,生化药物通常需要进行分子量的测定。

2. 生物活性检查　制备多肽或蛋白质类药物时,有时因工艺条件的变化会导致蛋白质失活。因此,生化药物除了作理化法检验外,还需用生物检定法测定其生物活性。

3. 安全性检查　由于生化药物的性质特殊,生产工艺复杂,容易引入污染物和特殊杂质,所以生化药物常需作安全性检查(如热原检查、过敏试验、异常毒性试验等)。

4. 效价测定　生化药物多数可通过理化分析方法测定其主药的含量。但对酶类药物需进行效价测定或酶活力测定,以表明其有效成分的含量。

5. 结构确证　在大分子生化药物中,由于有效结构或分子量不确定,其结构的确证很难沿用元素分析、红外光谱、紫外光谱、核磁共振和质谱等方法加以确证,需要用生物化学方法

（如氨基酸序列分析、氨基酸组分分析等）加以证实。

三、生化药物的检测项目

（一）鉴别

生化药物的常用鉴别方法包括理化鉴别法、生化鉴别法和生物鉴别法。

1. 理化鉴别法

（1）化学法：利用药物与某些试剂在一定条件下反应，生成有颜色的产物或沉淀进行鉴别。如 α- 氨基酸溶液与茚三酮作用，生成紫色物质，该反应可用于氨基酸药物的定性鉴别。

（2）光谱法：利用药物的光谱特性（紫外或红外特征）进行鉴别。如五肽胃泌素（pentagastrin）的分子结构中具有很多羰酰基和酰胺基，它在280nm与288nm的波长处有最大吸收，可以采用紫外分光光度法进行定性与定量测定。红外光谱鉴别中，除部分光学异构体及长链烷烃同系物外，几乎没有两个化合物具有相同的红外光谱，通过样品红外吸收光谱图与对照品图谱比对，进行鉴别。

（3）色谱法：利用药物在特定色谱条件下产生的色谱特征进行鉴别，主要包括薄层色谱和高效液相色谱。薄层色谱法：利用比较供试品溶液与对照品溶液所显主斑点的颜色与位置是否一致进行鉴别。如杆菌肽的鉴别试验采用薄层色谱法[《中国药典》(2020 年版)，通则 0502]，供试品溶液色谱图中所显主斑点的位置和颜色应与标准溶液色谱图中主斑点的位置和颜色相同。高效液相色谱法[《中国药典》(2020 年版)，通则 0512]：利用供试品溶液与对照品溶液色谱图的保留时间一致性进行鉴别。如胸腺法新系化学合成的由 28 个氨基酸组成的多肽，是一种免疫调节药。其鉴别试验之一是高效液相色谱法，药典规定，在含量测定项下记录的色谱图中，供试品溶液主峰的保留时间应与对照品溶液主峰的保留时间一致。

2. 生化鉴别法

（1）酶法：利用酶反应进行分析的方法称为酶法。如尿激酶的鉴别试验：取效价测定项下的供试品溶液，用巴比妥 - 氯化钠缓冲液（pH 7.8）稀释成每 1ml 中含 20 单位的溶液，吸取 1ml，加牛纤维蛋白原溶液 0.3ml，再依次加入牛纤维蛋白溶酶原溶液 0.2ml 与牛凝血酶溶液 0.2ml，迅速摇匀，立即置 37℃±0.5℃恒温水浴中保温，立即计时。应在 30～45 秒内凝结，且凝块在 15 分钟内重新溶解。以 0.9% 氯化钠溶液作空白，同法操作，凝块在 2 小时内不溶（试剂的配制同效价测定）。

（2）电泳法：如肝素钠乳膏的琼脂糖凝胶电泳法鉴别[《中国药典》(2020 年版)，通则 0541 第三法]。肝素钠系自猪肠黏膜中提取的硫酸氨基葡聚糖的钠盐，属黏多糖类物质，其水溶液带强负电荷，于琼脂凝胶板上，在电场作用下向正极移动，与肝素钠标准品进行对照，其移动位置应相应一致。

3. 生物鉴别法　利用生物体对药物特定的生物活性的反应为基础进行供试品的鉴别即为生物鉴别法。如缩宫素的鉴别试验利用了缩宫素生物测定法[《中国药典》(2020 年版)，通则 1210]，供试品应具有引起离体大鼠子宫收缩的作用，以测定供试品的效价。

4. 肽图鉴别法　采用特定的化学试剂或酶，特异性将蛋白质裂解为肽段，经可靠方法分离和鉴定后与经同法处理的对照品图谱进行对比后判定结果即为肽图鉴别法。本法是用于表征蛋白质结果的高特异性鉴别方法,涉及具体品种时应基于其独特的结构特性,建立相应的肽图。其常规步骤包括供试品预处理、蛋白质特异性裂解、肽段分离和检测、结果分析和判定。如胰岛素的鉴别试验采用了肽图检查法[《中国药典》(2020年版),通则3405]。

(二)杂质检查和安全性检查

1. 杂质检查 生化药物的杂质检查包括一般杂质检查和特殊杂质检查。

(1)一般杂质检查:包括氯化物、硫酸盐、磷酸盐、铁盐、重金属、酸度、溶液的澄清度或溶液的颜色、水分及干燥失重、炽灼残渣等。

(2)特殊杂质检查:特殊杂质是指药品生产和贮藏过程中可能引入的特有杂质。例如,胰蛋白酶是从动物胰脏中提取制得的一种蛋白分解酶,在制备过程中,易带入杂质糜蛋白酶,《中国药典》规定要检查此酶。另外,生化药物的特殊杂质还包括一些生物污染物、工艺添加剂和产品相关杂质。例如胰岛素中的胰岛素聚合体、脱酰胺基衍生物或人生长激素的脱酰胺基和亚砜衍生物等。《中国药典》(2020年版)采用杂质限量与药物纯度检查项目来控制生物药物中的产品相关杂质。

2. 安全性检查 生化药物由于具有独特的大分子结构、高效的生物活性,以及生产、贮藏过程中带来的潜在的危险因素,使得安全性检查显得格外重要,已成为生化药物质量标准中的一个必不可少的检查项目。生化药物的安全性检查主要包括热原检查、细菌内毒素检查、异常毒性检查、无菌检查、降压物质检查、过敏反应试验等。

四、生化药物生产过程的质量控制

生化药物主要来源于动物、植物和微生物,其来源复杂,组成不明确,单靠质量标准无法有效地控制产品的质量。故控制生物原材料的来源和生产工艺过程,再加上原液(或半成品)、原料药和终产品(成品)的质量标准才能控制产品质量,保证临床应用的安全和有效。

(一)生化药物的生产过程

生化药物生产过程可以分为以下几个阶段:①原材料的选取;②原材料的预处理;③提取有效成分制成粗品;④采用多种生化技术将粗品纯化成原料药;⑤原料药的干燥;⑥将原料药经过加工制成片剂、针剂等剂型。以上各阶段在不同的生化药物制备中,根据所选材料的不同,可灵活取舍,选择使用。

1. 原材料的选取和预处理

(1)原材料种类:原材料以天然的生物材料如人体、动植物、微生物和各种海洋生物为主。随着生物技术的发展,人工制得的生物原料成为当前生物制药原料的重要来源,如用基因工程技术制得的微生物或细胞、用免疫法制得的动物原料等。

(2)原材料的选取:选择生物原材料时,要考虑其来源、种属特性、价格、有效成分含量、杂质等,选择原则是来源丰富且易得、产地较近、原料新鲜、有效成分含量高、杂质含量少、成本低。如提取胸腺素时原料必须来自幼龄动物;制备胃蛋白酶只能选用胃为原料。

(3)原材料的采集和保存:生物活性物质容易降解失活,原材料采集时必须新鲜、快速、及时速冻,要防止原材料变质、腐败、微生物污染等。如胆汁中的胆红素易被氧化,采集后不宜在空气中久置;胰腺采集后要立即速冻,以免胰岛素活力下降。

生物原材料的保存方法主要有速冻、冻干、有机溶剂脱水(如制成丙酮粉)等。

(4)原材料的预处理:活性物质大多存在于组织细胞中,在进行生物活性物质的提取之前必须将组织细胞进行破坏,常用的方法有物理法、化学法、生物法。

物理法主要包括高压匀浆法、高速珠磨法和超声破碎法。其优点是速度快,处理量大,成本低;缺点是产热,需采取冷却措施。化学法有渗透冲击法和脂溶法。其优点是选择性高,料液黏度小;缺点是速度慢,效率差。生物法主要采用组织自溶法。其优点是专一性高,产物选择性释放;缺点是成本高,回收利用难。不同方法各有利弊,使用时应根据工艺要求合理选择。

2. 生物活性物质的提取

(1)提取方法的选择:提取是利用生物活性物质的溶解特性,与细胞固形成分或其他结合成分分离的过程。在提取过程中,应综合考虑的因素有温度、pH、盐浓度、机械剪切等。要获得好的提取效果必须选择适合的提取溶剂和提取条件。

(2)活性物质的保护措施:在提取过程中,必须保持有效物质的活性。以蛋白质类药物为例,蛋白质生产过程中存在不稳定性,应采取保护措施,为防止降解、变性,要添加糖类、脂类、多元醇等保护剂。此外,常采用的保护措施还有加入缓冲液、抑制水解酶的活性等。

(3)活性物质的浓缩:为了便于后续的分离纯化,提取液需进行浓缩处理。传统的浓缩采用蒸发操作,但大多数生化成分对热不稳定,故可行性较差。如今,在工业生产中,更多的是利用膜分离技术来实现,其中反渗透、渗透汽化、膜蒸馏是常用的膜分离方法。

3. 产品的分离纯化 生化药物制备过程中的核心操作即分离纯化。不同的分离纯化方案适用于不同类的生化物质。通常所采用的技术有过滤、吸附、离心、柱色谱、膜分离等。

4. 原料药的干燥 生化药物的干燥多采用加热法,如减压干燥、膜式干燥、气流干燥等。冷冻干燥、喷雾干燥、红外线干燥等也经常使用。

5. 制剂 在制剂过程应采取适当的措施,避免产品的损失。如以蛋白质类原料药制备制剂时,因蛋白质易于吸附于固体表面,需加入具有较高活性的表面活性剂作赋形剂;在冷冻干燥工艺中,蛋白质容易失去水化层,导致蛋白质生物活性不可逆的丧失,常加入甘露醇、糖(葡萄糖、蔗糖,乳糖等)、氨基酸等防失水剂。另外冷冻剂、抗菌保护剂、悬浊剂等辅料也常根据蛋白质种类和性质有选择地加入制剂中。

(二)生化药物的质控要点

生化药物种类多,生产工艺复杂多样,下面仅以脏器提取的生化药物为例来讲述。

脏器生化药是指动物来源的生化药物,即从动物的组织、器官、腺体、体液、分泌物以及胎盘、毛、皮、角和蹄甲等提取的药物。脏器生化药物中多数有效成分不明确,多属高分子物质。

因动物的来源复杂,提取纯化工艺简单,其有效成分的含量和比例有较大的差异,所以,单靠质量标准不能全面控制产品的质量,而需要控制源头和工艺过程,再结合质量标准才能较有效地控制产品的质量,确保临床应用的安全性和有效性。

1. 脏器生化药物的质量控制要点

（1）固定源头（原材料），包括动物的种属、年龄、健康状况、封闭饲养环境、采集时间和采集方法等，并制定原材料的质量标准。

（2）研究合适的提取纯化方法，包括动物源性病毒的灭活和验证，确定原液（或半成品）的生产工艺；研究原液（或半成品）中的主要成分、含量、主成分的比例及其他成分的控制方法等，制定原液（或半成品）的质量标准。

（3）进行制剂处方工艺的研究，制成临床应用的制剂（成品），并制定成品的质量标准。

脏器生化药物质量控制的核心是全过程控制，即从源头到终产品，既要工艺过程控制又要质量标准控制。

2. 生化药物研究应注意的问题

因生化药物的来源复杂，不同的原材料和生产工艺得到的产品质量会有差异，如主要成分的含量、比例；其他成分的种类和/或含量等，而这些差异往往质量标准反映不出来，从严格意义上说，生化药物没有仿制。

（1）注重原材料和工艺过程的控制，结合质量标准，全面且全程地控制产品的质量。

（2）产品上市后不能随意更换原材料，变更生产工艺，改换剂型，延长有效期等。如果确实需要变更，应根据变更情况对产品的安全性、有效性和质量进行药学、药理毒理和临床研究。

（3）生化药物的质量是靠全程控制来保证，其原液（或半成品）不能自由销售，否则不仅增大了流通环节再次染菌的可能性，又不利于成品全程的质量控制。

（4）动物源性病毒的灭活工艺及验证是一个需要研发者、审评人员和有关方面的专家共同研究和探讨的课题。随着人们对动物源性病毒的认识和对动物源性病毒与人类感染性疾病关系认识的提高，病毒的灭活和工艺验证将趋于更科学和合理。

（三）含量（效价）测定

生化药物的含量（效价）表示方法通常有两种：一种用百分含量表示，适用于成分已知、结构明确的小分子药物或经水解后变成小分子的药物；另一种用生物效价或酶活力单位表示，适用于大多数的多肽、蛋白质、酶类药物。

1. 含量测定

（1）滴定法：根据生化药物中某些成分能与标准溶液定量地发生酸碱中和反应、氧化还原反应等特性，通过滴定过程而进行生化药物的含量测定的方法，即为滴定法。一些氨基酸药物可利用滴定法进行含量测定。例如，谷氨酸（glutamic acid）等氨基酸，其分子结构中有羧基，故对其原料药一般采用氢氧化钠滴定液滴定。

（2）光谱法：利用生化药物分子的紫外吸收特性可对其进行定量。例如五肽胃泌素的含量测定利用了紫外分光光度法，具体方法如下。

取本品适量，精密称定，加 0.01mol/L 氨溶液溶解并定量稀释成每 1ml 中约含 50μg 的溶液，照紫外 - 可见分光光度法在 280nm 波长处测定吸光度，按 $C_{37}H_{49}N_7O_9S$ 的吸收系数（$E_{1cm}^{1\%}$）为 70 计算，即得。

（3）色谱法：气相色谱法和液相色谱法具有高效的分离和分析特点，已经成为药物含量测定的主要方法。例如胰岛素的含量测定，采用高效液相色谱法测定。

2. 效价测定　效价测定必须采用国际或国家参考品，或经过国家检定机构认定的参考品，以体内法或体外法(如细胞法)测定其生物学活性，并标明其活性单位。酶类药物的效价一般用单位质量的酶类药物所含的活力单位来表示。酶活力单位也可以称为一个效价单位。

五、应用实例

《中国药典》(2020 年版)二部收载的生化药物有甘氨酸、胰岛素、胃蛋白酶、环磷腺苷、硫酸软骨素钠等。现以胰岛素原料药和胰岛素注射液为例，讲述生化药物原料药和制剂的分析。

(一)胰岛素原料药的分析

胰岛素是从猪胰提取制得的由 51 个氨基酸残基组成的蛋白质，具有降低血糖作用。胰岛素分 A 链(含 21 个氨基酸残基)和 B 链(含 30 个氨基酸残基)，两链之间由 2 个二硫键相连，A 链本身还有 1 个二硫键，相对分子量为 5 778。晶体胰岛素含锌约 0.4%，等电点 5.30～5.35，在 pH3.5 酸溶液中稳定。微碱溶液中不稳定，遇蛋白酶、强酸、强碱均会被破坏。

《中国药典》(2020 年版)二部的检验方法如下。

本品系自猪胰中提取制得的由 51 个氨基酸残基组成的蛋白质。按干燥品计算，含胰岛素(包括脱氨胰岛素)应为 95.5%～105.0%。每 1 单位相当于胰岛素 0.034 5mg。

1. 制法要求　本品应从检疫合格猪的冰冻胰腺中提取。生产过程应符合现行版《药品生产质量管理规范》的要求。本品为动物来源，工艺中应进行病毒的安全性控制。

2. 性状　本品为白色或类白色的结晶性粉末。本品在水、乙醇中几乎不溶，在无机酸或氢氧化钠溶液中易溶。

3. 鉴别

(1)在含量测定项下记录的色谱图中，供试品溶液主峰的保留时间应与对照品溶液主峰的保留时间一致。

(2)高效液相色谱法试验[《中国药典》(2020 年版)，通则 0512]。取本品适量，用 0.1% 三氟醋酸溶液制成每 1ml 中含 10mg 的溶液，取 20μl，加 0.2mol/L 三羟甲基氨基甲烷 - 盐酸缓冲液(pH 7.3)20μl、0.1% V8 酶溶液 20μl 与水 140μl，混匀，置 37℃水浴中 2 小时后，加磷酸 3μl，作为供试品溶液；另取胰岛素对照品适量，同法制备，作为对照品溶液。以 0.2mol/L 硫酸盐缓冲液(pH 2.3)- 乙腈(90：10)为流动相 A，乙腈 - 水(50：50)为流动相 B，按表 11-1 进行梯度洗脱；柱温 40℃；检测波长 214nm。取对照品溶液和供试品溶液各 25μl，分别注入液相色谱仪，记录色谱图，供试品溶液的肽图谱应与对照品溶液的肽图谱一致。

表 11-1　梯度洗脱程序

时间 /min	流动相 A/%	流动相 B/%
0	90	10
60	55	45
70	55	45

4. 检查

（1）相关蛋白质[《中国药典》（2020年版），高效液相色谱法，通则0512]：取本品适量，用0.01mol/L盐酸溶液制成每1ml中约含3.5mg的溶液，作为供试品溶液（临用新制，置10℃以下保存）。以0.2mol/L硫酸盐缓冲液（pH 2.3）-乙腈（82：18）为流动相A，乙腈-水（50：50）为流动相B，按表11-2进行梯度洗脱；柱温40℃；检测波长214nm。调节流动相比例使胰岛素峰的保留时间约为25分钟。取供试品溶液20μl注入液相色谱仪，记录色谱图，按峰面积归一化法计算，A_{21}脱氨胰岛素不得大于5.0%，其他相关蛋白质不得大于5.0%。

表 11-2 梯度洗脱程序

时间/min	流动相A/%	流动相B/%
0	78	22
36	78	22
61	33	67
67	33	67

（2）高分子蛋白质[《中国药典》（2020年版），分子排阻色谱法，通则0514]：取本品适量，用0.01mol/L盐酸溶液制成每1ml中约含4mg的溶液，作为供试品溶液。按分子排阻色谱法试验。以亲水改性硅胶为填充剂（3～10μm）；冰醋酸-乙腈-0.1%精氨酸溶液（15：20：65）为流动相；流速为每分钟0.5ml；检测波长为276nm。取胰岛素单体-二聚体对照品（或取胰岛素适量，置60℃放置过夜），用0.01mol/L盐酸溶液制成每1ml中约含4mg的溶液，取100μl，注入液相色谱仪，胰岛素单体峰与二聚体峰的分离度应符合要求。取供试品溶液100μl，注入液相色谱仪，记录色谱图。除去保留时间大于胰岛素峰的其他峰面积，按峰面积归一化法计算，保留时间小于胰岛素峰的所有峰面积之和不得大于1.0%。

（3）干燥失重：取本品约0.2g，精密称定，在105℃干燥至恒重，减失重量不得过10.0%。

（4）锌[《中国药典》（2020年版），原子吸收分光光度法，通则0406第一法]：取本品适量，精密称定，加0.01mol/L盐酸溶液溶解并定量稀释制成每1ml约含0.1mg的溶液，作为供试品溶液。另精密量取锌单元素标准溶液（每1ml中含锌1 000μg）适量，用0.01mol/L盐酸溶液分别定量稀释制成每1ml中含锌0.20μg、0.40μg、0.60μg、0.80μg、1.0μg与1.2μg的锌标准溶液。照原子吸收分光光度法，在213.9nm的波长处测定吸光度，按标准曲线法计算。按干燥品计算，含锌量不得过1.0%。

（5）细菌内毒素：取本品，加0.1mol/L盐酸溶液溶解并用检查用水稀释制成每1ml中含5mg的溶液，依法检查[《中国药典》（2020年版），细菌内毒素检查法，通则1143]，每1mg胰岛素中含内毒素的量应小于10EU。

（6）微生物限度：取本品0.3g，依法检查[《中国药典》（2020年版），非无菌产品微生物限度检查：微生物计数法，通则1105]，1g供试品中需氧菌总数不得过300cfu。

（7）生物活性：取本品适量，照胰岛素生物测定法[《中国药典》（2020年版），通则1211]试验，实验时每组的实验动物数可减半，实验采用随机设计，照生物检定统计法[《中国药典》（2020年版），通则1431]中量反应平行线测定随机设计法计算效价，每1mg的效价不得少于

15 单位。

5. 含量测定　照高效液相色谱法[《中国药典》(2020 年版), 通则 0512]测定。

（1）色谱条件与系统适用性试验: 用十八烷基硅烷键合硅胶为填充剂(5~10μm); 0.2mol/L 硫酸盐缓冲液(取无水硫酸钠 28.4g, 加水溶解后, 加磷酸 2.7ml, 乙酸胺调节 pH 至 2.3, 加水至 1 000ml)- 乙腈(74：26)为流动相; 柱温为 40℃; 检测波长为 214nm。取系统适用性试验溶液 20μl(取胰岛素对照品, 用 0.01mol/L 盐酸溶液制成每 1ml 中约含 40 单位的溶液, 室温放置至少 24 小时), 注入液相色谱仪, 记录色谱图, 胰岛素峰和 A_{21} 脱氨胰岛素峰(与胰岛素峰的相对保留时间约为 1.2)之间的分离度应不小于 1.8, 拖尾因子应不大于 1.8。

（2）测定法: 取供试品和对照品适量, 精密称定, 加 0.01mol/L 盐酸溶液溶解并定量稀释制成每 1ml 中约含 40 单位的溶液(临用新制, 或 2~4℃保存, 48 小时内使用)。精密量取 20μl 注入液相色谱仪, 记录色谱图。按外标法以胰岛素峰面积与 A_{21} 脱氨胰岛素峰面积之和计算。

（二）胰岛素注射液的分析

本品为胰岛素的无菌水溶液。其效价应为标示量的 90.0%~110.0%。本品 100ml 中可加甘油 1.4~1.8g、苯酚 0.25g。

1. 性状　本品为无色或几乎无色的澄明液体。

2. 鉴别　取本品, 照胰岛素项下的鉴别(1)项试验, 显示相同的结果。

3. 检查

（1）pH: 应为 6.6~8.0[《中国药典》(2020 年版), 通则 0631]。

（2）相关蛋白质[《中国药典》(2020 年版), 通则 0512]: 取本品, 每 1ml 中加 9.6mol/L 盐酸溶液 3μl 酸化, 混匀后作为供试品溶液。取供试品溶液适量(约相当于胰岛素 2 单位), 检查方法照胰岛素项进行, 记录色谱图, 扣除苯酚峰, 按峰面积归一化法计算, A_{21} 脱氨胰岛素峰不得大于 5.0%, 其他相关蛋白质峰的总和不得大于 6.0%。

（3）高分子蛋白质[《中国药典》(2020 年版), 通则 0514]: 取本品, 每 1ml 中加 9.6mol/L 盐酸溶液 3μl 酸化, 混匀后作为供试品溶液。取供试品溶液 100μl, 检查方法照胰岛素项进行, 扣除保留时间大于胰岛素主峰的其他峰, 按峰面积归一化法计算, 保留时间小于胰岛素主峰的所有峰面积之和不得大于 2.0%。

（4）锌[《中国药典》(2020 年版), 原子吸收分光光度法, 通则 0406 第一法]: 精密量取本品适量, 用 0.01mol/L 盐酸溶液定量稀释制成每 1ml 中约含 4 单位的溶液, 作为供试品溶液, 照胰岛素项下的方法检查, 每 100 单位中的含锌量不得过 40μg。

（5）苯酚[《中国药典》(2020 年版)高效液相色谱法, 通则 0512]: 精密称取对照品苯酚(纯度≥99.5%)和供试品适量, 用 0.01mol/L 盐酸溶液溶解并定量稀释制成每 1ml 中约含苯酚 0.25mg 的溶液作为苯酚对照溶液和供试品溶液。照含量测定项下的色谱条件, 检测波长为 270nm。取胰岛素对照品适量, 用苯酚对照溶液制成每 1ml 约含胰岛素 1mg 的溶液, 取 20μl 注入液相色谱仪, 苯酚峰与胰岛素主峰的分离度应符合要求。精密量取苯酚对照溶液和供试品溶液分别注入液相色谱仪, 记录色谱图, 按外标法以峰面积计算。本品每 1ml 含苯酚应为 2.2~2.8mg。

（6）可见异物：取本品，依法检查[《中国药典》（2020年版），通则0904]，均不得检出金属屑、玻璃屑、色块、长度或最大粒径超过2mm的纤维和块状物等明显可见异物。如检出微细可见异物或烟雾状微粒柱，应另取20支（瓶）同法复试，初、复试的供试品中，检出微细可见异物或烟雾状微粒柱的供试品不得超过5支（瓶）。

（7）细菌内毒素：取本品，依法检查[《中国药典》（2020年版），通则1143]，每1单位胰岛素中含内毒素的量应小于0.80EU。

（8）其他：应符合注射剂项下有关的各项规定[《中国药典》（2020年版），通则0102]。

4. 含量测定　照高效液相色谱法[《中国药典》（2020年版），通则0512]测定。精密称定本品适量，用0.01mol/L盐酸溶液定量稀释制成每1ml中含40单位的溶液，照胰岛素项下的方法测定。按外标法以胰岛素峰与A_{21}脱氨胰岛素峰面积之和计算，即得。

第二节　生物制品分析

一、生物制品的分类

生物制品根据组成和性质，可分类如下。

（一）疫苗类药物

包括细菌类疫苗、病毒类疫苗、联合疫苗和双价及多价疫苗。细菌类疫苗如卡介苗、伤寒Vi多糖疫苗。病毒类疫苗如麻疹减毒活疫苗、重组乙肝疫苗。联合疫苗如吸附百白破联合疫苗等。双价及多价疫苗如双价肾综合征出血热灭活疫苗等。

（二）抗毒素及抗血清类

由特定抗原免疫动物，如免疫马、牛或羊，经采血、分离血浆或血清，而后精制而成。抗细菌和病毒的称抗血清，抗蛇毒和其他毒液的称抗毒血清，这两者统称为免疫血清；抗微生物毒素的称抗毒素，如白喉抗毒素、抗狂犬病血清等。

（三）血液制品

由健康人血浆或特异免疫的人血浆，经分离、提纯或由重组DNA技术制成的血浆蛋白组分，以及血细胞有形组分制品通称为血液制品，如人血白蛋白、人免疫球蛋白、人凝血因子（天然或重组的），可用于治疗或被动免疫预防。

（四）生物技术制品

指以DNA重组技术生产的蛋白质、多肽、酶、激素、单克隆抗体和细胞因子类药物，也包括蛋白质工程制造的上述产品及其修饰物。如细胞因子、纤溶酶原激活剂、重组血浆因子、生长因子、融合蛋白、受体、单克隆抗体和干细胞治疗技术等。

（五）诊断制品

用于检测相应的抗原、抗体或机体免疫状态的制品，分为体内诊断制品和体外诊断制品。

1. 体内诊断制品　由变态反应原或有关抗原材料制成的免疫诊断试剂，用于皮内接种，以判断个体对病原的易感性或免疫状态。如卡介菌纯蛋白衍生物（BCG-PPD）、布氏菌纯蛋白衍生物(BR-PPD)、锡克试验毒素等,用于体内免疫诊断。

2. 体外诊断制品 由特定抗原、抗体或有关生物物质制成的免疫诊断试剂或诊断试剂盒,如乙型肝炎病毒表面抗原诊断试剂盒(酶联免疫法)、梅毒螺旋体抗体诊断试剂盒(酶联免疫法)、抗A抗B血型定型试剂(单克隆抗体)等,用于体外免疫诊断。

生物制品按照《中国药典》(2020版)三部,根据生产技术和用途,可分为如下几类。

(一)人用疫苗

以病原微生物或其组成成分、代谢产物为起始材料,采用生物技术制备而成,用于预防、治疗人类相应疾病的生物制品。可分为灭活疫苗、减毒活疫苗、亚单位疫苗、基因工程重组蛋白疫苗、结合疫苗、联合疫苗。

(二)人用重组DNA蛋白质制品

采用重组DNA技术,对编码所需蛋白质的基因进行遗传修饰,利用质粒或病毒载体将目的基因导入适当的宿主细胞,表达并翻译成蛋白质,经过提取和纯化等步骤制备而成的具有生物学活性的蛋白质制品,用于疾病的预防和治疗。

(三)人用重组单克隆抗体制品

采用单克隆抗体筛选技术、重组DNA技术及细胞培养技术制备的单克隆抗体治疗药物,包括完整免疫球蛋白、具有特异性靶点的免疫球蛋白片段、基于抗体结构的融合蛋白、抗体偶联药物等。其作用机制是通过与相应抗原的特异性结合,从而直接发挥中和或阻断作用,或者间接通过Fc效应子发挥包括抗体依赖和补体依赖细胞毒作用等生物学功能。

(四)人用聚乙二醇化重组蛋白及多肽制品

聚乙二醇(PEG)是一类由环氧乙烷聚合而成的化合物,具有一定的分子量分布与亲水性特点,呈线性、分支型及其他特殊类型的分子形态。人用聚乙二醇化重组蛋白及多肽制品是通过聚乙二醇端基的活性基团与重组蛋白或者多肽的氨基酸侧链基团、N端/C端的氨基或者羧基发生共价反应,修饰而成的治疗性药物。

(五)人用基因治疗制品

通常由含有工程化基因构建体的载体或递送系统组成,其活性成分可为DNA、RNA,基因改造的病毒、细菌或细胞,通过将外源基因导入靶细胞或者组织,替代、补偿、阻断、修正特定基因,以达到治疗疾病的目的。依据载体不同,可分为病毒载体、质粒DNA载体和细菌载体的人用基因治疗制品,前两种比较常见。

(六)螨变应原制品

以灭活的特定螨虫纯种培养物(螨虫虫体、虫体碎片、螨虫排泄物、幼虫、虫卵等)为原材料制备而成的含有螨变应原活性物质的制品,用于螨变应原引起的变态反应性疾病的体内诊断或脱敏治疗。

(七)人用马免疫血清制品

用毒素、类毒素、细菌、病毒或其他特异性抗原免疫马后,采集高效价血浆,经酶解、提取和纯化后制备而成、主要含F(ab')$_2$或Fab片段的免疫球蛋白制品,用于某些感染性疾病(如破伤风、狂犬病)和毒蛇咬伤的治疗和预防。

（八）微生态活菌制品

由人体内正常菌群成员或具有促进正常菌群生长和活性作用的无害外籍细菌，经培养、收集菌体、干燥成菌粉后，加入适宜辅料混合制成，用于预防和治疗因菌群失调引起的相关症状和疾病。

二、生物制品的基本属性和检测特殊性

（一）生物制品的基本属性

1. 生物制品的起始原料均为生物活性物质。

2. 生物制品生产全过程是生物学过程，是无菌操作过程。

3. 有些生物制品的生产过程是有毒或有菌的过程。

4. 生物制品多为蛋白质或多肽类物质，分子量较大，分子结构复杂，较不稳定，容易失活，容易被微生物污染，容易被酶解破坏。

5. 生物制品的质量检定多采用生物学方法，其效价或生物活性检定有其特异性。

6. 生物制品的原材料、半成品、成品、运输、贮存、使用都保持在"冷链"系统中，避免原料、半成品及成品的活性降低及失活。

7. 生物制品的质量控制实行生产和质量检测的全过程监控。

（二）生物制品检测的特殊性

由于生物制品分子结构、成分组成复杂，起始原料为生物活性物质，分子量往往不是定值，因此对生物制品的检测具有特殊的要求。

1. **生物活性检查** 在制备不同的生物制品时，由于其含有蛋白质或多肽等生物活性物质，有时因生产工艺条件的变化，容易导致出现活性丧失等，因此，除了通常采用的理化分析检验外，还必须采用生物检定法进行检定，以证实其生物活性的存在。

2. **安全性检查** 由于生物制品组分复杂，性质特殊，制品本身具有特殊生物活性，同时复杂的生产工艺过程中，易引入特殊杂质和微生物的污染物，因此需要进行安全性方面的全面检查，以保证其制品的使用安全。

3. **效价测定** 生物制品一般来源于生物体，与化学药物和中药相比，具有更高的生化机制合理性与特殊治疗的有效性，对其有效成分的检测，除一般的化学方法、理化分析和生化分析外，还应根据制品生理和生化的特异性，制定其专属性的生物效价测定方法，以表征其生物活性成分的含量。

三、生物制品检测内容

（一）鉴别试验

根据生物制品的生物学特点，可采用免疫学等方法来鉴别产品的真伪。

1. **免疫双扩散法** 免疫双扩散法系在琼脂糖凝胶板上按一定距离打数个小孔，在相邻的两孔内分别加入抗原与抗体，若抗原、抗体互相对应，浓度、比例适当，则一定时间后，在

抗原与抗体孔之间形成免疫复合物的沉淀线,以此对供试品的特异性进行检查。《中国药典》(2020年版)三部采用此法鉴别狂犬病人免疫球蛋白、人血白蛋白、伤寒Vi多糖疫苗等。

2. 免疫电泳法 免疫电泳法系将供试品通过电泳分离成区带的各抗原,然后与对应的抗体进行双相免疫扩散,当两者比例合适时形成可见的沉淀弧,将沉淀弧与已知标准抗原、抗体生成的沉淀弧的位置和形状相比较,即可分析供试品中的成分及其性质。《中国药典》(2020年版)三部采用此法鉴别冻干人免疫球蛋白、人血白蛋白等。

3. 免疫印迹法 免疫印迹法系以供试品与特异性抗体结合后,抗体再与酶标抗体特异性结合,通过酶学反应的显色,对供试品的抗原特异性进行检查。《中国药典》(2020年版)三部采用此法鉴别注射用人干扰素α1b、人促红素注射液等。

4. 免疫斑点法 免疫斑点法原理与免疫印迹法相同,即系以供试品与特异性抗体结合后,抗体再与酶标抗体特异性结合,通过酶学反应的显色,对供试品的抗原特异性进行检查。《中国药典》(2020年版)三部采用此法鉴别注射用人干扰素α2a等。

5. 酶联免疫吸附法 酶联免疫法是在免疫酶技术的基础上发展起来的一种新型的免疫测定技术,即让抗体与酶复合物结合,然后通过显色来检测。《中国药典》(2020年版)三部规定抗毒素和抗血清制品应采用此法进行鉴别,并在收载的冻干人用狂犬病疫苗(Vero细胞)、冻干乙型脑炎灭活疫苗(Vero细胞)、重组乙型肝炎疫苗(酿酒酵母)等品种中,采用此方法鉴别。

(二)物理检查

通过检查生物制品的外观、真空度、复溶时间和最低装量等物理特征来控制其质量。

1. 外观 生物制品的外观不仅能反映其表面现象,而且能涉及其安全性和有效性。外观类型不同,要求标准也不同。

2. 真空度 真空封口的生物制品应检查其真空度。用高频火花真空测定器测试,瓶内应出现蓝紫色辉光。

3. 复溶时间 按标示量加入20～25℃灭菌注射用水,轻轻摇动,应于规定时间内溶解。

4. 最低装量 各种装量规格的生物制品,应按重量法或容量法进行检查。

(三)化学检定

化学检定包括蛋白质含量测定、防腐剂和灭活剂含量测定、氯化钠、水分、pH等项目。

1. 蛋白质含量测定 类毒素、抗毒素、基因工程药物和血液制品等需要测定蛋白含量来检查有效成分,计算纯度和比活性。常用的方法有凯氏定氮法(非蛋白氮供试品溶液制备常用钨酸沉淀法和三氯醋酸沉淀法)、福林酚法(Lowry法)、双缩脲法(紫外-可见分光光度法)等。

2. 防腐剂和灭活剂含量测定 为了脱毒、灭活和防止杂菌污染,生物制品在生产中常常加入防腐剂和灭活剂,如苯酚、甲醛、三氯甲烷等。《中国药典》(2020年版)三部规定这些非有效成分的含量应控制在一定限度内。

3. 相对分子质量或分子大小测定 对提纯的蛋白质制品如白蛋白、人免疫球蛋白或抗毒素,必要时需要测定其单体、聚合物或裂解片段的相对分子质量和分子大小;提纯的多糖体疫苗需要测定多糖体的分子大小和相对含量。测定方法有凝胶色谱法、SDS-PAGE法和超速离心法。

（四）纯度检查

经过精制后，生物制品要检查纯度是否达到规定要求，采用的方法主要有电泳法和高效液相色谱法。

（五）杂质检查

生物制品杂质检查主要包括一般杂质检查和特殊杂质检查。一般杂质检查同化学药物中的一般杂质检查，不再详述。本节仅介绍生物制品中特殊杂质检查。根据生物制品的生产工艺特点和产品稳定性，其特殊杂质可分为生物污染物、产品相关杂质和工艺添加剂三大类。生物污染物包括微生物污染、细胞成分（宿主细胞蛋白、宿主 DNA）杂质、外源性引入的杂质、培养基成分（牛血清白蛋白）、产品制备和纯化过程中残留的大分子物质（如单克隆抗体）等；产品相关杂质包括二聚体和多聚体、脱氨或氧化产物和突变物等；工艺添加剂包括残余抗生素、蛋白分离剂聚乙二醇、佐剂氢氧化铝、产品稳定剂辛酸钠和肝素、防腐剂苯酚、硫柳汞和三氯甲烷等。

ICH 和世界各国均制定严格的检查项目控制生物制品的特殊杂质的限量。例如根据颁布有关规定，在生物制品的原液和成品鉴定中应该至少列入外源蛋白质等检查项目，并且建议通过对生产过程的严格管理和认证，消除终产品中细菌、病毒培养基成分以及防腐剂等有害物质的潜在威胁。《中国药典》（2020 年版）三部严格规定了生物制品中特殊杂质检查项目。

1. 宿主细胞（菌）蛋白质残留量的检查 宿主细胞残留蛋白质是与生物制品生产中应用细胞和工程菌相关的特殊杂质。所有的重组药物很难做到绝对无宿主细胞（菌）的残留蛋白质，需控制异性蛋白质的含量，避免超量引起的机体免疫反应。《中国药典》（2020 年版）三部采用酶联免疫吸附法测定宿主细胞（菌）蛋白质残留量，如假单胞菌菌体蛋白质残留、大肠埃希菌菌体蛋白质残留和酵母工程菌菌体蛋白质残留的检测。

2. 外源 DNA 残留量的检查 生物制品的宿主细胞（菌）蛋白质残留 DNA（外源性 DNA）是生物制品中特殊杂质之一。《中国药典》（2020 年版）三部收载三种外源性 DNA 的测定方法：第一法 DNA 探针杂交法；第二法荧光染色法；第三法定量 PCR 法。

（1）DNA 探针杂交法：供试品中外源性 DNA 经变性为单链后吸附于固相膜上，在一定温度下可与相匹配的单链 DNA 复性而重新结合成为双链 DNA，称为杂交。将特异性单链 DNA 探针标记后，与吸附在固相膜上的供试品单链 DNA 杂交，并使用与标记物相应的显示系统显示杂交结果，与已知含量的阳性 DNA 对照比对后，可测定供试品中外源性 DNA 残留量。

（2）荧光染色法：应用双链 DNA 荧光染料与双链 DNA 特异结合形成复合物，在波长 480nm 激发下产生超强荧光信号，可用荧光酶标仪在 520nm 处进行检测，在一定的 DNA 浓度范围内以及在该荧光染料过量的情况下，荧光强度与 DNA 浓度成正比，根据供试品的荧光强度，计算供试品中的 DNA 残留量。

（3）定量 PCR 法：PCR 反应过程中可通过荧光标记的特异性探针或荧光染料掺入而检测 PCR 产物量，通过连续监测反应体系中荧光数值的变化，可即时反映特异性扩增产物量的变化。在反应过程中所释放的荧光强度达到预设的阈值时，体系的 PCR 循环数（Ct 值）与该体系所含的起始 DNA 模板量的对数值呈线性关系。采用已知浓度的 DNA 标准品，依据以上关系,构建标准曲线,对特定模板进行定量分析,测定供试品中的外源 DNA 残留量。

3. 抗生素残留量的检查 在生物制品生产过程中,原则上不应使用抗生素。如果使用了抗生素,要在纯化工艺中去除,同时在原液检定中要增加残余抗生素的检查。注射用重组人干扰素 α2a、注射用重组人干扰素 α1b、注射用重组人干扰素 α2b、注射用重组人干扰素 γ 和注射用重组人白介素 -2 等采用大肠埃希菌表达系统生产的重组生物制品,在原液生产的种子液制备过程中使用了含适量氨苄西林或四环素等抗生素的培养基。《中国药典》(2020 年版)三部规定采用抗生素残留量检查法(培养法)检查氨苄西林或四环素的残留量。

4. 产品相关杂质的检查 产品相关杂质是指生物制品在生产制造、分离纯化和贮存过程中产生的同系物、异构体、氧化产物、突变物、聚合物、降解产物等。产品相关杂质的生物效应没有经过安全性评价,其限度要加以控制。如破伤风抗毒素中痕量白蛋白的检查等。

(六)安全性检查

1. 安全性检查对象 安全性检查对象主要包括菌毒种和主要原材料、半成品(包括原液)和成品。

(1)菌毒种和主要原材料:投产前,用于生产的菌种、病毒种必须按照药典或有关规定进行毒力、特异性、培养特性等试验,检查其生物学特性是否存在异常。用于血液制品生产的血液,采血前要对献血者进行体检和血样化验,采血后还要进行复查,避免含有如 HBV、丙型肝炎病毒(HCV)和人类免疫缺陷病毒(HIV)等病原物质的血液投入生产。

(2)半成品(包括原液):主要检查活菌、活病毒或毒素的处理是否完善,检查是否有杂菌或有害物质的污染,检查灭活剂、防腐剂是否超标等。

(3)成品:逐批按《中国药典》(2020 年版)三部的要求进行无菌检查,热原、细菌内毒素检查,过敏反应检查等安全性检查。

2. 安全性检查内容 生物制品的安全性检查,是生物制品质量标准中必不可少的检查项目,是保证用药安全、有效的重要指标,安全性检查的内容包括以下几个方面。

(1)过敏性物质检查:药物中若夹杂有异性蛋白,在临床应用时易引起患者出现多种过敏反应,轻者皮肤出现红斑或丘疹,严重者可出现窒息、发绀、血管神经性水肿、血压下降甚至休克和死亡。因此,有可能存在异性蛋白的药物,应做过敏反应检查。

1)过敏反应检查:采用异体蛋白为原料制成的生物制品需检查过敏原的去除是否达到标准。即将一定量的供试品溶液注入豚鼠体内,间隔一定时间后静脉注射供试品,观察动物出现过敏反应的情况,以判定供试品是否引起动物全身过敏反应。

2)牛血清白蛋白含量测定:牛血清白蛋白是一种异体蛋白,如果残留量偏高,可以引起机体变态反应。《中国药典》(2020 年版)三部规定组织培养疫苗[如冻干人用狂犬病疫苗(Vero 细胞)、麻疹减毒活疫苗等]中牛血清白蛋白残留量不超过 50ng/ 剂。

3)血型物质的检测:用人静脉血或胎盘血制备白蛋白和人免疫球蛋白,常含有少量的 A 或 B 血型物质,使用者可产生高滴度的抗 A 和抗 B 抗体,O 型血孕妇使用后可引起新生儿溶血症。

(2)杀菌、灭活和脱毒检查:一些死菌苗、灭活疫苗、类毒素等生物制品的毒种多为致病性强的微生物,如果未被杀死或解毒不完全,使用时将会发生严重感染,所以需要作无菌检查、活毒检查和解毒试验。

1）无菌检查：系用于检查药典要求无菌的生物制品包括相关辅料等是否无菌的一种方法。若供试品符合无菌检查法的规定，仅表明供试品在该检验条件下未发现微生物污染。无菌检查法有直接接种法和薄膜过滤法两种。无菌检查应在无菌条件下进行，试验环境必须达到无菌检查的要求，检验全过程应严格遵守无菌操作，防止污染的措施不得影响供试品中微生物的检出。单向流空气区域、工作台面及受控环境应定期按医药工业洁净室（区）悬浮粒子、浮游菌和沉降菌的测试方法的现行国家标准进行洁净度确认，隔离系统应定期按相关要求进行验证[《中国药典》（2020年版）通则9205、9206]。

2）活毒检查：主要是检查灭活疫苗。需用对原毒株敏感的动物进行试验，一般多用小鼠。

3）解毒试验：主要用于检查类毒素等需要脱毒的制品。需用敏感动物检查。

（3）残余毒力和毒性物质检查

1）残余毒力检查：残余毒力指生产这类制品的毒种是活的减毒（弱毒）株，允许存在一定的轻微毒力，并能在接种机体后反映出来。此项目测定的目的是控制活疫苗的残余毒力在规定范围内。

2）无毒性检查（一般安全性试验）：生物制品在没有明确规定动物安全试验项目时，或不明了是否有何种不安全因素时，常采用较大剂量给小鼠或豚鼠作皮下或腹腔注射，观察动物有无不良反应。

3）毒性检查：死菌苗、组织培养疫苗或白蛋白等生物制品，经杀菌、灭活、提纯等工艺后，其本身所含的某种成分可能仍具有毒性。当注射一定量时，可引起机体的有害反应，严重可使动物死亡。所以对此类制品进行毒性反应试验。

4）防腐剂检查：除活菌苗、活疫苗和血液制品外，其他凡加有一定量防腐剂的制品，除了用化学法定量外，还应做动物实验。含苯酚的制品，采用小鼠试验，观察注射后的战栗程度和局部反应。

（4）外源性污染的检查：除无菌和纯菌试验外，还要进行野毒试验、热原或细菌内毒素检查、乙型肝炎病毒表面抗原（HBsAg）检查。

1）野毒试验：通过培养病毒的细胞（如鸡胚细胞、地鼠肾细胞、猴肾细胞等）可能带入有害的潜在病毒，使制品污染，所以应进行野毒检查。

2）热原或细菌内毒素检查：热原检查和细菌内毒素检查均为控制引起体温升高的杂质，检查时按规定进行其中一项检查即可。

热原是指药品中含有的能引起异常体温升高的杂质。《中国药典》规定，供静脉滴注用的注射剂以及容易感染热原的品种，都需检查热原。《中国药典》采用"家兔法"检查热原。细菌内毒素检查法是利用鲎试剂和细菌内毒素的凝聚反应来进行的。

3）乙型肝炎病毒表面抗原（HBsAg）检查：血液制品除对原材料（献血者血液、胎盘血液）要检查HBsAg外，成品也要进行该项检查。

（七）生物制品的效力检定

生物制品的效力，一是指制品中有效成分的含量水平，二是指制品在机体中建立自动免疫或被动免疫后所引起的抗感染作用的能力。对于诊断用品,其效力则表现在诊断试验的特异性和敏感性。制品的质量,主要是从效力上体现出来。无效的制品,不仅没有使用价值,而且可能给防疫、治疗或诊断工作带来贻误疫情或病情的严重后果。因此,必须十分重视制品的效力检定,有的制品必要时还要进行人体效果观察。

根据各类制品的不同性质,又有各种不同的检测方法,大体可以分以下几类。

1. 动物保护力试验 将制品对动物进行自动(或被动)免疫后,用活菌、活病毒或毒素攻击,从而判定制品的保护力水平。

(1)定量免疫定量攻击法:用豚鼠或小鼠,先以定量制品(抗原)免疫2～5周后,再以相应的定量(若干 MLD 或 MID)毒菌或毒素攻击,观察动物的存活数或不受感染的情况,以判定制品的效力。但需事先测定一个 MLD(或 MID)的毒菌或毒素的剂量水平,同时要设立对照试验组。只有在对照试验成立时,方可判定试验组的检定结果。该法多用于活菌苗和类毒素的效力检定。(注:MLD 为最小致死量,MID 为最小感染量)。

(2)变量免疫定量攻击法:即50%有效免疫剂量(半数动物有效剂量,ED_{50})测定法。菌苗或疫苗经系列稀释成不同的免疫剂量,分别免疫各组动物,间隔一定日期后,各免疫剂量组均用同一剂量的毒菌或活病毒攻击,观察一定时间,用统计学方法计算能使50%的动物获得保护的免疫剂量。此法多用小鼠进行,其优点是较为敏感和简便,百日咳菌苗系用此法检定效力。

(3)定量免疫变量攻击法:即保护指数(免疫指数)测定法。动物经制品免疫后,其耐受毒菌或活病毒攻击量相当于未免疫动物耐受量的倍数称为保护指数。试验时,将动物分为对照及免疫组,每组又分为若干试验组。免疫组动物先用同一剂量制品免疫,间隔一定日期后,与对照组同时以不同稀释度的毒菌或活病毒攻击,观察两组动物的存活率,按 LD_{50}(半数致死量)计算结果,如对照组10个菌有50%动物死亡,而免疫组需要1 000个菌,则免疫组的耐受量为对照组100倍,表明免疫组能保护100个 LD_{50},即该制品的保护指数为100,此法常用于死菌苗及灭活疫苗的效力检定。

(4)被动保护力测定:先从其他免疫机体(如人体)获得某制品的相应抗血清,用以注射动物,待一至数日后,用相应的毒菌或活病毒攻击,观察血清抗体的被动免疫所引起的保护作用。

2. 活菌数和活病毒滴度测定

(1)活菌数测定:卡介苗、鼠疫活菌苗、布氏菌病活菌苗、炭疽活菌苗等多以制品中抗原菌的存活数表示其效力。一般先用比浊法测出制品含菌浓度,然后作10倍或2倍系列稀释,取一定量稀释菌液(估计接种后能长出1～100个菌)涂布接种于适宜的固体培养基上,培养一定时间后,由生长的菌落数及稀释度计算每 1mg(或每 1ml)中所含的活菌数。

(2)病毒滴度测定:活疫苗多以病毒滴度表示其效力。例如,麻疹减毒活疫苗的 $CCID_{50}$(50% 细胞感染剂量)测定,将供试疫苗作系列稀释,由各稀释度取一定量接种于特定敏感细胞(Vero 细胞),培养后,镜检细胞病变(CPE),按统计学法计算 $CCID_{50}$。

3. 类毒素和抗毒素的单位测定

(1)抗毒素单位测定:当与一个 L+ 量(致死限量)或 Lr 量(反应界量)的相应毒素作用

后,以特定途径注射动物(小鼠、豚鼠或家兔),仍能使该动物在一定时间内死亡或呈现特征性反应的最小抗毒素量,即为一个抗毒素单位(经国际标准品标定后,称国际单位)。常用中和法测定。试验将供试品与国际(或国家)标准品抗毒素分别与相应试验毒素结合后,通过动物进行对比试验,由标准品效价求出每1ml供试品中所含的国际单位数(IU/ml)。据文献报道,反向血凝、酶联免疫吸附试验、火箭电泳、单扩散等方法亦可用以测定抗毒素单位,但中和法仍为国际上通用的基准方法。

（2）絮状单位(Lf)测定:能和一个单位抗毒素首先发生絮状凝集反应的类毒素或毒素量,即为一个絮状单位。此单位数常用以表示类毒素或毒素的效价。类毒素与相应抗毒素在适当的含量、比例及一定温度条件下经一定反应时间,可在试管中发生抗原抗体结合,产生肉眼可见的絮状凝集反应。利用已知絮状单位(Lf)的类毒素测定待检抗毒素的国际单位(IU)值。本方法利用常规的"类毒素絮状凝集反应试验",由已知抗体测定未知抗原改为由已知抗原测定未知抗体,适用于白喉、破伤风抗毒素测定。

4. 血清学试验 主要用来测定抗体水平或抗原活性。预防制品接种机体后,可产生相应抗体,并可保持较长时间。常用血清学方法检查抗体或抗原活性,包括沉淀试验、凝集试验、间接血凝试验、间接血凝抑制试验、反向血凝试验、补体结合试验和中和试验等。

5. 其他有关效力的检定和评价 其他有关效力的检定和评价包括鉴别试验、稳定性试验、人体效果观察和人体皮肤反应观察。

四、生物制品生产过程质量控制

由于生物制品的复杂性和易变性,仅通过对终产品的质量检定难以实现对产品的全面质量控制,所以要保证产品的安全、有效和质量可控,必须从原材料(包括菌、毒种或细胞库)、生产工艺、原液、半成品、成品到贮存条件等进行全程的质量控制。

（一）生物制品生产过程中的质量检定

1. 原材料的质量检定

（1）生产培养物的检定:所用培养基和添加成分应该能使疫苗株/细胞株生长且能产生大量的有效抗原活体。无论种子批还是疫苗生产所使用的培养基中都不能用人血或血液制品,同样也尽量不要使用动物血或血液制品。如果使用动物,实验动物应符合相关标准,并且应检查成品中是否有抗原和过敏原成分的污染。

（2）细菌/细胞纯度的检定:每一次培养物或单一收获物应进行无菌检查。细菌类疫苗和病毒类疫苗,要求细菌培养物和病毒收获悬液必须是本疫苗生产用菌种或毒种培养收获的单一菌培养物和单一病毒收获悬液。

（3）疫苗、菌种库或细胞库:用于制备疫苗的菌毒种/细胞(包括原代细胞、传代细胞、二倍体细胞等)应有完整的历史纪录,包括来源和特征。使用的疫苗菌毒株/细胞应得到国家有关部门的批准。另外,生产用细胞要建立三级细胞库系统。

（4）种子系统:疫苗生产应以一个经鉴定良好种子批系统/细胞系统为基础,建立原始种子批、主代种子批、生产种子批三级种子批系统。保存方法应根据生产的抗原质量考虑，如冻干保存或液氮中保存菌种/细胞。

（5）原料血浆：生产人血白蛋白、人免疫球蛋白、凝血因子等血液制品的原料应符合《中国药典》（2020年版）三部血液制品生产用人血浆的要求。只有经谷丙转氨酶、乙型肝炎病毒表面抗原、丙型肝炎病毒、梅毒、人类免疫缺陷病毒等检测为阴性后，该原料血浆才能投入生产。

（6）外源因子的检查：生产用细胞应定期检查是否被细菌、真菌、支原体、外源病毒等污染，特别是新用毒种，由于生产前和生产中需经动物或细胞培养选育和扩增，有可能造成外源因子的污染。为了保证产品质量，需进行外源因子的检查，合格后才能用于生产。

2. 半成品检定　半成品要进行无菌试验、热原检查、异常毒性检查等安全性检查；要对活性或病毒含量进行检定；同时还要控制防腐剂、灭活剂等的含量。

3. 成品检定　每一批被分装于最终容器中的生物制品，要按照《中国药典》（2020年版）三部或相关标准进行检定，检定的项目有物理检定、化学检定、安全性检定、效价/效力检定。

（二）生物制品生产用原材料及辅料质量控制

1. 生物制品生产用原材料　生物制品生产用原材料是指生物制品生产过程中使用的所有生物原材料和化学原材料。

（1）分类：按照来源可分为两大类。一类为生物原材料，主要包括来源于微生物，人和动物细胞、组织、体液成分，以及采用重组技术或生物合成技术生产的生物原材料等；另一类为化学原材料，包括无机和有机化学材料。

（2）风险等级分级及用于生产的质量控制要求：根据原材料的来源、生产以及对生物制品潜在的毒性和外源因子污染风险等将生物制品生产用原材料分为以下四个等级，不同风险等级至少进行的质量控制要求见表11-3。

第1级为较低风险的原材料，为已获得上市许可的生物制品或药品无菌制剂，如人血白蛋白、各种氨基酸、抗生素注射剂等。

第2级为低风险的原材料，为已有国家药品标准、取得国家药品批准文号并按照中国现行《药品生产质量管理规范》生产的用于生物制品培养基成分以及提取、纯化、灭活等过程的化学原料药和药用级非动物来源的蛋白水解酶等。

第3级为中等风险的原材料，为非药用，包括生物制品生产用培养基成分、非动物来源蛋白水解酶、用于靶向纯化的单克隆抗体，以及用于生物制品提取、纯化、灭活的化学试剂等。这类原材料的质量控制要高于前两个等级，为使其符合要求，使用时可能需要进一步加工、纯化处理或增加病毒灭活和/或去除步骤等。

第4级为高风险的原材料，主要包括已知具有生物作用机制的毒性化学物质，如甲氨蝶呤、霍乱毒素、金黄色葡萄球菌孔道溶血素、金黄色葡萄球菌肠毒素A和B及其中毒性休克综合征毒素，以及大部分成分复杂的动物源性组织和体液，如用于细胞培养的培养基中的成分牛血清、用于细胞消化或蛋白质水解的动物来源的酶，以及用于选择或去除免疫靶向性成分的腹水来源的抗体或蛋白质。这类原材料用于生产前，应进行严格的全面质量检定，或需要采取进一步的处理措施，在产品研发的早期评估使用这些原材料的必要性，寻找其他替代

表 11-3 不同风险等级生物制品生产用原材料的质量控制要求

原材料等级	上市许可证明（如药品注册批件、生产许可证）	供应商药品生产GMP证书	供应商出厂检验报告	国家批签发合格证	按照国家药品标准或生物制品生产企业内控质量标准全检	关键项目检测（如鉴别，微生物限度，细菌内毒素，异常毒性检查等）	外源因子检查	进一步加工、纯化	来源证明	符合原产国和中国相关动物源性疾病的安全性要求，包括传染性海绵状脑病（TSE）	供应商审计
第1级	✓	✓	✓	如有应提供	—	✓	—	—	—	—	✓
第2级	✓	✓	✓	—	抽检（批）	✓	—	—	—	—	✓
第3级	—	—	✓	—	✓	—	—	如需要	—	—	✓
第4级	—	—	✓	—	✓	—	动物原材料应检测	如需要	动物原材料应提供	动物原材料应提供	✓

注："✓"为对每批原材料使用前的质控要求；"—"为不要求项目。

物或者替代来源。

（3）残留物的去除及限度要求：生产用原材料在生物制品中的残留物可能因其直接的毒性反应、外源因子污染或有害的免疫应答，引发受者产生不良反应或影响产品效力。生产过程中应尽可能采用经去除和/或灭活外源因子的生物原材料，或采取相应措施对这些原材料中可能存在的外源因子、致病物质或与该材料相关的特定污染物予以去除和/或灭活，相应工艺应进行验证，通过一致性评价或批放行检测，证实所去除的毒性材料已达到安全水平，残留有机溶剂应符合药典"残留溶剂测定法"相关要求。

2. 生物制品生产用辅料

（1）分类：根据用途，常用辅料包括以下几类。①佐剂，与一种疫苗抗原结合以增强其特异性免疫反应和疫苗临床效果的一种或多种成分混合的物质；②稳定剂或保护剂，稳定或保护生物制品有效成分、防止其降解或失去活性的物质；③抑菌剂，用于抑制微生物生长、防止微生物污染的物质；④赋形剂，用于冻干制品中使药品成型、起支架作用的物质；⑤助溶剂，增加药品溶解性的物质；⑥矫味剂，用于改善口服药品口感的物质；⑦稀释剂、缓冲剂，用于溶解、稀释制品，调整制品酸碱度的溶剂。

（2）风险等级分级及用于生产的质量控制要求：根据辅料的来源、生产以及对生物制品潜在的毒性和安全性的影响等，将辅料分为以下四个等级，不同风险等级至少进行的质量控制要求见表11-4。

第1级为较低风险的辅料，为已获得上市许可的生物制品或药品无菌制剂，如人血白蛋白、肝素钠和氯化钠注射液等。

第2级为低风险的辅料，为已有国家药品标准、取得国家药品批准文号并按照中国现行《药品生产质量管理规范》生产的化学原料药，如各种无机和有机化学原料药。

第3级为中等风险的辅料，按照《药用辅料生产质量管理规范》生产，取得国家药用辅料批准文号，或按照国家备案管理的非动物源性药用辅料。如用作稀释剂、缓冲剂配制的各种化学材料，用作保护剂/稳定剂的各种糖类，用作抑菌剂的硫柳汞及软膏基质的单、双硬脂酸甘油酯等。其质量控制要求应高于前两个等级的材料。

第4级为高风险的辅料，主要包括上述1～3级以外的其他辅料，如用作疫苗赋形剂的动物来源的明胶等。非化学原料药或非药用辅料用作生物制品辅料，非注射用的化学原料药或药物辅料用作生物制品注射剂辅料时，按照风险等级第4级进行质量控制。这类辅料用于生产前，应进行严格的全面质量检定，必要时采取进一步的处理措施。

同时存在几种风险等级的辅料，应根据生物制品产品特性和生产工艺特性选用风险等级低的辅料；对于高风险等级的辅料，应在产品研发的早期评估使用这些辅料的必要性，寻找其他替代物或者替代来源。

（3）辅料限度的控制：根据生物制品制剂工艺和产品的安全性、有效性研究结果，以发挥有效作用的最小加量确定制剂配方中辅料的加量。具有毒副作用或者特定功能的辅料，以及其他需要在生物制品中控制含量的辅料，应在成品检定或适宜的中间产物阶段设定辅料含量检查项并规定限度要求。

11-4 不同风险等级生物制品生产用辅料的质量控制要求

辅料等级	上市许可证明（如药品注册批、生产许可证）	供应商药品生产GMP证书	辅料注册或备案证明	国家批签发合格证	按照国家药品标准或生物制品生产企业内控质量标准全检	关键项目检测（如鉴别，微生物限度，细菌内毒素、异常毒性检查法）	外源因子检查	进一步加工、纯化	来源证明	符合原产国和中国相关动物源性疾病的安全性要求，包括TSE	供应商审计
第1级	✓	✓	—	如有应提供	—	✓	—	—	—	—	✓
第2级	✓	✓	—	—	抽检（批）	✓	—	—	—	—	✓
第3级	—	—	如为注册管理或备案的辅料，应提供	—	✓	—	—	如需要	—	—	✓
第4级	非注射用的原料药作注射用的辅料，应提供	—	注册管理或备案的非注射用的药用辅料作注射用的辅料，应提供	—	✓	✓	动物来源应检测	如需要	动物来源应提供	动物来源应提供	✓

注："✓"为对每批辅料使用前的质控要求；"—"为不要求项目。

（三）生物制品质量控制要点

1. 疫苗的质量控制要点

（1）原液制备：原液制备的工艺步骤和参数设定应基于工艺效能，纯化工艺的选择应兼顾抗原纯度、活性、残留物限度等因素，以获得最适的收获物和最少的工艺杂质为目标。包括细菌培养物的制备、病毒培养物的制备。

（2）抗原纯化：不同类型疫苗的纯化工艺技术及目的要求不尽相同，对于全菌体或全病毒疫苗主要是去除培养物中的培养基成分或细胞成分，对亚单位疫苗、多糖疫苗、蛋白质疫苗等，除培养基或细胞成分外，还应去除细菌或病毒本身的其他非目标抗原成分，以及在工艺过程中加入的试剂等。

（3）中间产物：从起始材料开始，通过一个或多个不同工艺，如发酵、培养、分离以及纯化、添加必要的稳定剂等所获得的产物。应在中间产物制备成半成品前进行关键项目的质控检测，如病毒滴度、活菌数、抗原活性、蛋白质含量以及比活性指标，并考虑后续工艺阶段无法检测的项目，如纯度、残留物等。

（4）半成品：按照批准的配方进行半成品配制，将所有组分按配制量均一混合制成半成品。取能代表该批半成品质量属性的待检样品进行检测，依据生产工艺和疫苗特性设定检测项目，如无菌检查等，铝佐剂疫苗应进行吸附率和铝含量检测。

（5）成品：将半成品疫苗分装至最终容器后经贴签和包装为成品。检测项目一般包括鉴别试验、理化测定、纯度、效力测定、异常毒性检查、无菌检查、细菌内毒素检查、佐剂、抑菌剂及工艺杂质残留量检测等。

（6）稳定性评价：包括对成品以及需要放置的中间产物在生产、运输以及贮存过程中有可能暴露的条件下的稳定性研究，以此为依据设定制品将要放置的条件（如温度、光照度、湿度等），以及在这种条件下将要放置的时间。

2. 重组 DNA 蛋白制品的质量控制要点

（1）特性分析：以物理、化学和生物学方法对重组 DNA 蛋白制品的理化特性、生物学活性、免疫学特性、纯度和杂质等进行严格的特性分析鉴定是确保产品安全有效、建立并确定制品质量标准的基础。采用广泛的分析技术来展示目标分子的理化性质（分子大小、电荷、等电点、氨基酸组成、疏水性等），以及对糖基化等各种翻译后修饰进行充分鉴定，纳入适当检测以确定制品具有的预期的构象、聚集和 / 或降解状态以及高级结构。

1）理化特性

一级结构：包括二硫键连接方式的氨基酸序列（包含二硫键的完整性和正确性、游离巯基），采用综合的方法测定目标制品的氨基酸序列，并与基因序列推断的理论氨基酸序列进行比对。

糖基化修饰：对糖基化修饰进行全面的分析和确定，如其与制品的半衰期和生物学活性相关，则应确定糖的含量（如中性糖、氨基糖和唾液酸）。

高级结构：通过适合的理化方法分析高级结构，通过生物学功能来确认。如聚乙二醇修饰蛋白质分析不仅限于平均修饰率，还包括修饰位点等分析。

2）生物学活性：基于制品实现确定的生物学效应的特定能力或潜力。采用体外或体内方法或生物化学方法（包括免疫化学试验）或适宜的物理化学方法进行评估，如效价测定或含量测定。

3）免疫化学特性：需全面说明制品的相关免疫学特性，采用纯化的抗原和抗原确定的区域进行结合实验测定免疫学特性。必要时确定亲和力和免疫反应性（包括与其他类似结构蛋白的交叉反应性）。对目标分子中与相应表位作用的部分进行分析确证，包括对这些结构的生物化学鉴别（如蛋白质、低聚糖、糖蛋白、糖脂）和相关适合的特征研究（如氨基酸序列和糖型）。

4）纯度、杂质和污染物：生物技术制品杂质主要包括制品相关杂质、工艺相关杂质以及外源污染物。应尽可能对杂质进行分析鉴定，采用适宜的方法评价其对生物学活性的影响。

5）含量测定：采用适宜的物理化学和／或免疫化学方法进行含量测定。以适宜的参考品为对照，蛋白质含量可以通过合适方法进行测定（如 HPLC）。选择已证明足够稳定且适合临床试验的一个或多个批次，或一个代表批次作为标准物质。

（2）制品检定：根据制品特性确定制品检定中需要进行的特性分析项目。建立或验证制品生产过程的有效性或可接受性的特性分析检测项目可不纳入常规质量控制中，但应对某一特定质量属性是否放入常规放行标准予以说明。常规放行质量控制至少包括以下方面。

1）鉴别：应具有高度特异性，基于分子结构或其他特有的专属性进行分析（如肽图、抗独特型免疫或其他适宜方法）。根据制品特性，选择理化、生物和／或免疫化学中的一种或多种检测方法进行鉴别试验。

2）纯度和杂质：采用类似正交组合的方法来评估制品纯度和杂质，并为制品相关的变异体建立单独和／或总体的可接受标准。质量控制中包括的工艺相关杂质，通常在原液阶段进行。

3）效价：是以制品生物学特性相关属性为基础的生物学活性定量分析，原则上测定方法应尽可能反映或模拟其作用机制。比活性（每毫克制品具有的生物学活性单位）对证明制品的一致性具有重要的价值。

4）含量测定：采用适宜方法和参考品作为对照，测定原液和成品的含量。

5）安全性试验：根据相关制品情况而定，检测至少包括无菌、细菌内毒素、异常毒性检查等。

6）其他检测项目：根据相关制品情况而定，检测至少包括外观（如性状、颜色）、可见异物及不溶性微粒检查、溶解度、pH、渗透压摩尔浓度、装量、稳定剂和水分测定等。

3. 血液制品的质量控制要点

（1）生产用具要经过严格清洗、去热原处理、灭菌处理。

（2）原料血浆要进行乙型肝炎、丙型肝炎、艾滋病、梅毒、ABO 定型诊断试剂检测，−20℃以下保存。

（3）生产工艺应采用低温乙醇法分步提取各组分，应有去除／灭活病毒工艺步骤。

（4）原液、半成品和成品应按照《中国药典》（2020 年版）三部或相关标准进行检定。

（5）所用血源检测和成品检测的乙型肝炎、丙型肝炎、艾滋病、梅毒等检测试剂均为国家批准的检定试剂。

五、应用实例

（一）人血白蛋白的质量检定

《中国药典》（2020年版）三部收载的血液制品有人血白蛋白、人免疫球蛋白、乙型肝炎人免疫球蛋白、人纤维蛋白原、人凝血酶等。现以人血白蛋白为例，围绕其质量标准，介绍血液制品的质量检定项目和一些特殊的质量检定方法。

人血白蛋白由健康人血浆，经低温乙醇蛋白分离法或经批准的其他分离法分离纯化，并经60℃ 10小时加温灭活病毒后制成。

1. 原料血浆　血浆的采集和质量应符合药典中"血液制品生产用人血浆"的规定。

2. 原液　系指采用低温乙醇蛋白分离法或经批准的其他分离法制备而得到的产品。

（1）蛋白质含量测定[双缩脲法，《中国药典》（2020年版），通则0731第三法]：依据蛋白质分子中含有的两个以上肽键在碱性溶液中与Cu^{2+}形成紫红色络合物，其颜色深浅与蛋白质浓度成正比，利用标准蛋白质溶液作对照，采用紫外-可见分光光度法测定。应大于成品规格。

（2）蛋白质纯度测定[醋酸纤维素薄膜电泳法，《中国药典》（2020年版），通则0541第二法]：取醋酸纤维素薄膜，裁成2cm×8cm膜条，将无光泽面向下，浸入巴比妥缓冲液（pH 8.6）中，待完全浸透，取出，夹于滤纸中，轻轻吸去多余的缓冲液后，将膜条无光泽面向上，置含巴比妥缓冲液（pH 8.6）的电泳槽架上，通过滤纸桥浸入巴比妥缓冲液（pH 8.6）中。于膜条上距负极端2cm处，条状滴加蛋白质含量约5%的供试品溶液2～3μl，在0.4～0.6mA/cm电流条件下电泳；同时取新鲜人血清作对照，电泳时间以白蛋白与免疫球蛋白之间的电泳展开距离约2cm为宜。电泳完毕，将膜条取下浸于氨基黑或丽春红染色液中，2～3分钟后，用脱色液浸洗数次，直至脱去底色为止。将洗净并完全干燥的膜条浸于透明液中，待全部浸透后，取出，平铺于洁净的玻璃板上，干燥后即成透明薄膜。将干燥的醋酸纤维素薄膜用色谱扫描仪采用反射（未透明薄膜）或透射（已透明薄膜）方式在记录器上自动绘出各蛋白质组分曲线图，以人血清作对照，按峰面积计算各蛋白质组分的含量（%）。应不低于蛋白质总量的96%。

（3）pH测定[《中国药典》（2020年版），通则0631]：用生理盐水将供试品蛋白质含量稀释成10g/L，按照规定方法测定。pH应为6.4～7.4。

（4）残余乙醇含量测定[《中国药典》（2020年版），通则3201]：采用康卫扩散皿法，依据乙醇在饱和碳酸钠溶液中加热逸出，被重铬酸钾-硫酸溶液吸收后呈黄绿色至绿色，用比色法测定血液制品中乙醇残留量，应不高于0.025%。

3. 半成品检定

（1）无菌检查[《中国药典》（2020年版），通则1101]：规定方法进行检查，应符合规定。如半成品立即分装，可在除菌过滤后留样作无菌检查。

（2）热原检查[《中国药典》（2020年版），通则1142]：注射剂量按家兔体重1kg注射0.6g蛋白质，应符合规定；或采用"细菌内毒素检查法"[《中国药典》（2020年版），通则1143]。

4. 成品检定

（1）鉴别试验

1）免疫双扩散法[《中国药典》（2020年版），通则3403]：将完全溶胀的1.5%琼脂糖溶液倾倒于水平玻板（每平方厘米加 0.19ml 琼脂糖）上，凝固后，打孔，直径 3mm，孔距 3mm。中央孔加入抗血清，周边孔加入供试品溶液，并留下 1 孔加入相应阳性对照血清。每孔加样 20μl，然后置水平湿盒中，37℃水平扩散 24 小时。用生理盐水充分浸泡琼脂糖凝胶板，以除去未结合蛋白质。将浸泡好的琼脂糖凝胶板放入 0.5% 氨基黑溶液中染色。用脱色液脱色至背景无色，沉淀线呈清晰蓝色为止。仅与抗人血清或血浆产生沉淀线，与抗马、抗牛、抗猪、抗羊血清或血浆不产生沉淀线。

2）免疫电泳法[《中国药典》（2020 年版），通则 3404]：将 1.5% 琼脂糖溶液倾倒于大小适宜的水平玻板上，厚度约 3mm，静置，待凝胶凝固成无气泡的均匀薄层后，于琼脂糖凝胶板负极 1/3 处的上下各打 1 孔，孔径 3mm，孔距 10～15mm。测定孔加供试品溶液 10μl 和溴酚蓝指示液 1 滴。用 3 层滤纸搭桥和巴比妥缓冲液（电泳缓冲液）接触，100V 恒压电泳约 2 小时（指示剂迁移到前沿）。电泳结束后，在两孔之间距离两端 3～5mm 处挖宽 3mm 槽，向槽中加入血清抗体或人血浆抗体，槽满但不溢出。放湿盒中 37℃扩散 24 小时。扩散完毕后，用生理盐水充分浸泡琼脂糖凝胶板，以除去未结合蛋白质。将浸泡好的琼脂糖凝胶板放入 0.5% 氨基黑溶液染色，再用脱色液脱色至背景基本无色。与正常人血清或血浆比较，供试品的主要沉淀线应为白蛋白。

（2）热稳定试验：取供试品置 57℃±0.5℃水浴中保温 50 小时后，用可见异物检查装置，与同批未保温的供试品比较，除允许颜色轻微变化外，应无肉眼可见的其他变化。

（3）化学检定

1）pH[《中国药典》（2020 年版），通则 0631]：用生理盐水将供试品蛋白质含量稀释成 10g/L，用酸度计测定，pH 应为 6.4～7.4。

2）蛋白质含量[《中国药典》（2020 年版），通则 0731 第一法]：应为标示量的 95.0%～110.0%。

依据蛋白质为含氮的有机化合物，与硫酸和硫酸铜、硫酸钾一同加热消化时使蛋白质分解，分解的氨和硫酸结合生成硫酸铵。碱化蒸馏使氨游离，用硼酸液吸收后以硫酸滴定液滴定，根据酸的消耗量算出含氮量，再将含氮量乘以换算系数，即为蛋白质的含量。

3）纯度[《中国药典》（2020 年版），通则 0541 第二法、第三法]：不低于蛋白质总量的 96%。

醋酸纤维素薄膜电泳法：以醋酸纤维素薄膜为支持介质，介质孔径大，没有分子筛效应，主要凭借被分离物中各组分带电荷量的差异进行分离，适用于血清蛋白、免疫球蛋白、脂蛋白、糖蛋白、类固醇激素及同工酶等的检测。

琼脂糖凝胶电泳法：以琼脂糖作为支持介质，琼脂糖是由琼脂分离制备的链状多糖，结构单元是 D- 半乳糖和 3, 6- 脱水 -L- 半乳糖。许多琼脂糖链互相盘绕形成绳状琼脂糖束，构成大网孔型的凝胶，这种网络结构具有分子筛作用，使带电颗粒的分离不仅依赖净电荷的性质和数量，还可凭借分子大小进一步分离，从而提高分辨能力，适用于免疫复合物、核酸和蛋白质等的分离、鉴定和纯化。

（4）无菌检查：采用规定方法[《中国药典》（2020 年版），通则 1101]进行检查，应符合规定。

（5）异常毒性检查：采用规定方法[《中国药典》（2020 年版），通则 1141]进行检查，应符合规定。

（6）热原检查：采用规定方法[《中国药典》（2020 年版），通则 1142]进行检查，应符合规定。

（二）mRNA 疫苗的质量检定

mRNA 疫苗是将外源目的基因序列通过转录、合成等工艺制备的 mRNA 通过特定的递送系统导入机体细胞并表达目的蛋白，刺激机体产生特异性免疫学反应，从而使机体获得免疫保护的一种核酸制剂。

1. 质量研究和特性分析研究

（1）mRNA 的结构分析和理化性质分析：应对核酸序列正确性（包括影响疫苗稳定性、转录、翻译表达效率的关键元件）、mRNA 浓度（紫外吸收）、mRNA 修饰比例、加帽率、完整性、纯度、物理特性（如外观、pH 等）、mRNA 体外翻译活性等特性进行分析。评估构建的 mRNA 疫苗本身的免疫原性。

（2）纳米颗粒的结构分析和理化性质分析：基于制剂质量特性对产品功效的影响程度来确定表征的完整度和等级。对 mRNA 复合及成核效率、pH、复合率和 / 或包封率、平均粒径和粒径分布、粒子微观形态、Zeta 电位、渗漏 / 释放的评价、mRNA 和免疫增强剂在磷脂中的含量 / 比例、成品中药脂比、装载和未装载 mRNA 量（药物在脂质体中的分布情况 / 存在状态）、未形成组装结构的聚合物材料和正电荷脂质材料、氮磷比、辅料杂质（尤其是含有不饱和双键的脂材，如 DOPE、DLin-MC3-DMA 的氧化 / 降解产物、合成聚合物相关杂质等）等进行分析研究。进行成核颗粒聚集度、PEG 密度等表征研究。开展脂质纳米颗粒（LNP）质量属性（如粒径、粒径分布、电荷、包埋率）与免疫效果的相关性研究。mRNA 释放性能与有效性密切相关，开展 mRNA 释放特征研究，如体外模拟释放、溶酶体 pH 环境下的释放性能等，可采用色谱、光谱等方法检测。

对于 mRNA- 递送系统的相互作用：结合递送系统与 mRNA 相互作用的结构或特性开展必要的质量研究，理化结构特性如等电点、递送材料的 pK_a、粒径及其分布、颗粒形态、mRNA 的包封率及分布、mRNA 的泄露或释放等；生物学活性，如佐剂或新的递送系统对 mRNA 递送效果，降低佐剂或抗原毒性和 / 或增强抗原免疫反应的相关研究，mRNA- 递送系统复合物最终表达蛋白及其对免疫原性影响的研究等。

（3）杂质分析：生产工艺、贮存和 / 或用于保存原液的密封容器中产生的，和 / 或稳定性研究批次中发现的潜在杂质，包括工艺相关杂质和产品相关杂质。根据来源、风险及残留量的安全性水平等，列出潜在的杂质（结合毒理试验结果、文献资料、既往积累的认知信息等综合考虑），如 mRNA 相关杂质、DNA 残留、蛋白质残留、递送物质相关杂质、颗粒相关杂质及生产工艺相关杂质等。对主要杂质进行监测与分析，必要时纳入质量标准和进行安全性初步评价。对于开发后期临床试验，除了早期临床试验申请提供的信息之外，还需进一步进行杂质的分离、鉴别等的分析。考虑其在生产和贮存期间是否显著增加及其与疫苗有效性的相关性，确定是否纳入过程控制或放行标准；对于需纳入质控体系的项目应随研究的逐步推进加强标准要求。对于药典收载的检项，必须符合药典的标准。

mRNA 产品相关杂质包括影响 mRNA 功能的截短序列（可能来源于转录不完全或 mRNA 的降解/断裂）、可能导致非特异性免疫反应的双链 mRNA 序列、加帽不完全的 mRNA、帽子相关杂质、去磷酸不完全的 mRNA、修饰过度的 mRNA 等；此外，还有 mRNA 错配序列、mRNA 氧化产物等。

由于 DNA 残留不同于传统疫苗细胞基质的 DNA 残留，系特定 DNA 序列的残留，应结合产物序列、残留量、残留 DNA 片段大小等评价 DNA 底物残留的安全性风险。

制剂相关杂质：①正电荷材料相关杂质，包括材料合成产生的杂质以及 mRNA 复合过程中可能产生的杂质。②不饱和脂质的氧化及相关降解产物。③纳米颗粒聚集产生的颗粒物。④未组装的脂质分子、阳离子物质；未包封的 mRNA；在制剂及贮存过程中可能降解或失活的 mRNA 等。其中，未组装的脂质分子会影响 LNP 的稳定性；游离 mRNA 易降解，影响产品的有效性。

（4）生物学活性研究

1）体内效力试验：根据 mRNA 疫苗理论的免疫反应原理应评价其体液免疫和/或细胞免疫的生物活性。在评价体液免疫效价时，可使用中和抗体和/或总抗体检测方法。应尽可能选择与人体免疫效应具有相关性的实验动物。建立检测动物血清中和抗体和/或总抗体的方法，包括中和试验毒株、包被抗原、参比品的研究等。如有必要和可能，鼓励建立抗体性质的评价方法，如亚型测定、针对抗原中和位点的分析等。建立检测评价细胞免疫的方法（如利用细胞因子 Elispot 检测评价特异性细胞毒性 T 细胞反应等方法）进行细胞免疫效价的评价。该类方法应至少具有支持临床期间变更评价的适用性及相应的质量标准。

2）体外活性检测（体外抗原表达量检测）：通常采用体外转染哺乳动物细胞、检测其表达量的方法。建立定量检测表达抗原的方法以及表达抗原的定量标准，并对该检测方法的敏感性以及定量的准确性进行验证；检测表达产物抗原谱，其各表达目的抗原的大小应与预计大小相同；建立相应的方法并经验证后拟定各表达抗原的量和图谱的质量控制标准。进行体外检测与动物模型中的免疫原性或有效性的相关性研究。

3）动物保护性试验：系最理想的临床前有效性评价手段之一，可结合药效学研究开展。

4）共表达基因序列的活性：若构建的基因序列除目标病原体目的抗原序列外，还包括具有调节免疫反应功能的细胞因子序列或包含佐剂效应的序列，则应对这类分子进行详细分析，包括分子大小、表达量及免疫学反应等。若这种因子或佐剂效应序列未批准上市，则应对这类分子进行单独的药理和毒理学研究。

2. 质量标准 申报临床时可根据工艺确认资料初步确定质量标准；上市阶段应按照相关指导原则进行风险控制分析并结合工艺验证情况提供完整的质量标准。以下检定项目均为建议的检定项目，早期阶段可作为内控项目积累数据，上市阶段根据研究数据确定是否纳入放行标准；对于一般工艺相关杂质，如经充分验证证明工艺可对其有效、稳定地清除，可结合工艺进行控制，相关残留物检测可不列于检定项目中。

（1）DNA 转录模板：质控项目包括鉴别、DNA 模板浓度/含量、测序、纯度、线性效率、杂质残留、微生物限度、内毒素等检测。建立 DNA 转录模板体外转录活性的质控。

转录模板中的杂质残留可能包括宿主菌 DNA、宿主菌 RNA、宿主蛋白质残留等。

由于 mRNA 测序准确性不如模板 DNA 测序且受限于其转录长度,因此,为保证 mRNA 序列准确性,转录模板的测序是必需的。

(2) mRNA 原液:质控项目包括 mRNA 鉴别,mRNA 序列长度、序列完整性及准确性,mRNA 理化特性(如 pH、外观等),mRNA 含量,加帽率,纯度,产品相关杂质(如不完整 mRNA、双链 RNA 等),工艺相关杂质(如残留蛋白酶、DNA 模板残留、有机溶剂、金属离子残留等),无菌,内毒素等。

(3) 制剂中间产物:基于 mRNA 递送系统制备工艺的实际情况,定义制剂中间产物并建立中间体质量标准,可能包括 mRNA 与阳性聚合物材料复合后产物、纳米颗粒中间产物等。中间产物检测是过程控制的一部分,是否定义为中间产物及对应的检测要求应考虑以下因素:①该阶段是否为对应检测项目的最敏感阶段;②后续生产工艺、制剂处方对活性组分是否存在影响,如是否进行冻干;③后续工艺步骤是否需要该步检测,如活性成分含量用于指导配制。

质控项目:物理特性、鉴别、含量、内毒素和无菌等。

1) 物理特性:包括 pH、外观、纳米颗粒大小及分散系数(PDI)、Zeta 电位等。

2) 鉴别:通过适当的方法进行确认,如测序、电泳、高效液相色谱等。

3) 含量检测:包括核酸浓度、mRNA 包封率检测,可采用 A_{260} 法或荧光分析法等适宜方法进行检测。

4) 工艺相关杂质残留。

5) 安全性相关分析:包括内毒素、无菌检查。

(4) 成品:质控项目包括产品鉴别与 mRNA 序列确认、含量(mRNA、递送物质及相关辅料)、成品理化特性、纯度及相关杂质残留、生物学活性、安全性指标等。

1) 鉴别:应通过适当方法对 mRNA 及相关递送系统组分进行鉴别。

2) 含量检测:应对 mRNA 含量、mRNA 完整性、mRNA 纯度、递送系统各组分含量、佐剂含量、其他特殊辅料含量进行检测。

3) 理化特性:包括影响产品安全有效性的关键质控项目,如纳米颗粒粒径及分散系数(PDI)、Zeta 电位、pH 等。此外还需包括成品的常规属性检测,如外观、装量 / 装量差异、可见异物、渗透压、不溶性颗粒、残留水分等。

4) 纯度及工艺相关杂质残留:包括包封率和工艺相关杂质残留量(如乙醇)等。根据贮存过程中脂质组分(如 DOPE 等)氧化 / 降解产物情况及其对疫苗安全有效性的影响探索适宜的纯度指标并建立适宜检测方法。

5) 生物学活性检测:可采用体外或体内生物学活性检测。研发早期阶段根据质量研究部分选择适宜的方法建立体内效力质控检测;必要时,根据产品的作用机制建立细胞免疫检测活性的质控检测。由于生物学活性方法存在较大的变异性,设立参考疫苗以适宜的比值方法予以拟定标准限度。

6) 安全性指标:通常包括细菌内毒素、异常毒性、无菌检查等。

(5) 方法学研究和方法学验证:mRNA 原液及其制剂检测过程中选用的检测方法类型、样品的预处理过程(如逆转录、富集、酶切、裂解等)、试验条件等将影响检测结果的可靠性,应对检测方法进行必要的确认，采取多种方法分析 mRNA 纯度、加帽率、脂质纳米颗粒粒径分布等关键指标，不同原理方法相互佐证，根据方法的灵敏性、准确性、精密性和耐用性等验证结果选择适宜的质控方法。

申报临床时提供的方法学验证资料应能初步证实检测方法的适用性，对重要指标或关键质量属性（如包封率、加帽率、Zeta 电位、粒径及其分布、纯度、体外效价、体内效价等）的检测方法，应提供与研发阶段的控制及重要性相符或适用的验证资料；上市阶段应按照相关指导原则提供全面的方法学验证资料。

（6）标准品：在申报临床阶段应提供建立的参考品或对照品（包括用于核酸含量、纯度和生物活性，包括全序列测定）来源、制备、检定结果、标定过程及稳定性研究（定期复检）等方面的初步研究资料。

3. 稳定性研究 mRNA 疫苗稳定性研究与评价应当遵循生物制品稳定性研究的有关指导原则开展研究。

稳定性考察应采用能够反映产品整体质量的敏感指标，应重点考察 mRNA 的理化特性和表达效率，如包封率、活性物质含量、粒径及其分布、Zeta 电位、纳米颗粒的聚集和体内效力，并以 pH、外观和微生物负荷 / 无菌作为补充。稳定性考察条件应考虑温度变化、pH 变化、光稳定性、湿度（用于冻干的 mRNA）或反复冻融（冷冻储存时）、复溶后或使用中稳定性等方面。

疫苗生产过程中各中间产物如需储存，同样应开展稳定性研究或相关验证研究，应明确储存条件、储存方式并进行可用于生产的相关研究。

4. 直接接触制品的包装材料和容器的来源、选择依据及质量标准等研究 除成品制剂需按照相关指导原则开展包材相容性研究并在申报时提交相关资料外，原液、制剂生产工艺中使用的所有与产品接触的耗材（如储存袋、硅胶管、微流控芯片、管道等），需提交相关研究资料或其他适用的支持资料，并提供支持包材相容性的研究数据。

ER11-2 第十一章 目标测试

（蔡　圣）

第十二章　药用辅料的分析

ER12-1　第十二章
药用辅料的分析（课件）

当今社会药用辅料的开发研究日新月异，新品种、新剂型不断推出，更需要对药用辅料的质量进行严格控制。除了分析手段需要更为先进外，对药用辅料中可能存在影响药效质量的因素应予以充分考查，以保证药物的安全可靠，为人类的健康用药提供保障。《中国药典》（2015 年版）首次将药典的附录整合为通则，并与药用辅料单独成卷作为《中国药典》四部。《中国药典》（2015 年版）四部共收载药用辅料 270 种，其中新增 137 种，修订 97 种，不收载 2 种。《中国药典》（2020 年版）进一步扩大了药品品种和药用辅料标准的收载，四部共收载药用辅料 335 种，其中新增 65 种，修订 212 种。

药用辅料对药物的安全性、稳定性和有效性有着至关重要的作用，因而必须对药用辅料进行严格的质量控制，保证辅料的安全适用。本章按照固体药用辅料、半固体药用辅料和液体药用辅料分类对制药用辅料予以详细介绍和分析，不仅涉及常用辅料，如淀粉、聚乙二醇、纯化水等，也包含了新型药用辅料类型的分析介绍，如乙基纤维素、泊洛沙姆 188 等。涉及的内容包括药用辅料的性状概述、鉴定、检查和含量测定等方面，充分体现了药典和各项标准对于药用辅料质量的严格要求和控制。

第一节　概述

药用辅料（pharmaceutical excipient）系指生产药品和调配处方时使用的赋形剂和附加剂；是除活性成分或前体以外，在安全性方面已进行合理的评估，一般包含在药物制剂中的物质。在作为非活性物质时，药用辅料除了赋形、充当载体和提高稳定性外，还具有增溶、助溶和调节释放等重要功能，是可能会影响到制剂的质量、安全性和有效性的重要成分。因此，应关注药用辅料本身的安全性以及药物 - 辅料相互作用及其安全性。

2006 年，齐齐哈尔第二制药厂将工业原料二甘醇错当为药用辅料丙二醇购入并投料，生产出的亮菌甲素注射液导致临床死亡多人，发生了震惊全国的"齐二药假药事件"。"齐二药假药事件"告诉人们：药品质量控制不能只关注其活性成分，药用辅料的质量控制不好，也会导致严重的后果。因此，加强对药用辅料质量标准的研究是非常有现实意义的任务，可以更好地保障人民群众的用药安全。

一、药用辅料分类

药用辅料可从来源、用途、剂型和给药途径进行分类。

1. 按来源分类　可分为天然物、半合成物和全合成物。

2. 按用途分类　可分为溶剂、抛射剂、增溶剂、助溶剂、乳化剂、着色剂、黏合剂、崩解剂、填充剂、润滑剂、润湿剂、渗透压调节剂、稳定剂(如蛋白稳定剂)、助流剂、抗结块剂、矫味剂、抑菌剂、助悬剂、包衣剂、芳香剂、抗黏着剂、抗氧剂、抗氧增效剂、螯合剂、皮肤渗透促进剂、空气置换剂、pH调节剂、吸附剂、增塑剂、表面活性剂、发泡剂、消泡剂、增稠剂、包合剂、保护剂(如冻干保护剂)、保湿剂、柔软剂、吸收剂、稀释剂、絮凝剂与反絮凝剂、助滤剂、冷凝剂、络合剂、释放调节剂、压敏胶黏剂、硬化剂、空心胶囊、基质(如栓剂基质和软膏基质)、载体材料(如干粉吸入载体)等。

3. 按用于制备的剂型分类　可用于制备的药物制剂类型主要包括片剂、注射剂、胶囊剂、颗粒剂、眼用制剂、鼻用制剂、栓剂、丸剂、软膏剂、乳膏剂、吸入制剂、喷雾剂、气雾剂、凝胶剂、散剂、糖浆剂、搽剂、涂剂、涂膜剂、酊剂、贴剂、贴膏剂、口服溶液剂、口服混悬剂、口服乳剂、植入剂、膜剂、耳用制剂、冲洗剂、灌肠剂、合剂等。

4. 按给药途径分类　可分为口服、注射、黏膜、经皮或局部给药、经鼻或吸入给药和眼部给药等。

同一药用辅料可用于不同给药途径、不同剂型和不同用途。

二、药用辅料一般规定

药用辅料的生产和使用等应符合下列规定。

1. 生产药品所用的辅料必须符合药用要求,其生产应符合药用辅料生产相关质量管理规范等规定,其变更应按照有关法规和技术指导原则的要求进行研究和告知。

2. 在特定的贮藏条件、期限和使用途径下,药用辅料应化学性质稳定,不易受温湿度、pH、光线、保存时间等因素的影响。

3. 药品研究和生产中研究者及上市许可持有人选用药用辅料应保证该辅料能满足制剂安全性和有效性要求,并加强药用辅料的适用性研究。

适用性研究应充分考虑药用辅料的来源、工艺,以及其制备制剂的特点、给药途径、使用人群和使用剂量等相关因素的影响。应选择功能性相关指标符合制剂要求的药用辅料,且尽可能用较小的用量发挥较大的作用。

4. 在制定药用辅料标准时既要考虑辅料自身的安全性,也要考虑影响制剂生产、质量、安全性和有效性的性质。药用辅料的标准主要包括两部分:与生产工艺及安全性有关的项目,如性状、鉴别、检查、含量测定等项目;影响制剂性能的功能性相关指标,如黏度、粒度等。药用辅料应满足所用制剂的要求,用于不同制剂时,需根据制剂要求进行相应的质量控制。

药用辅料的残留溶剂应符合要求;药用辅料的微生物限度应符合要求;用于无除菌工艺的无菌制剂的药用辅料应符合无菌要求(通则1101);用于静脉用注射剂、冲洗剂等制剂的药用辅料照细菌内毒素检查法(通则1143)或热原检查法(通则1142)检查,应符合规定。

5. 本版药典收载的药用辅料标准是对其质量控制的基本标准,对于声称符合《中国药典》的药用辅料必须执行《中国药典》的相应标准。

如经研究确认《中国药典》收载的药用辅料标准不能全部适用于某一药品的安全性、有效性及制剂的需求,或《中国药典》尚未收载某药用辅料品种或规格,在药品制剂研发和上市后变更研究中可选择适宜的药用辅料,并制定相应的内控标准。

在充分评估的基础上,《中国药典》收载的药用辅料标准应根据已上市药品中使用的药用辅料的质量特点,适时进行修订。

6. 药用辅料的包装或标签上应标明产品名称、规格(型号)及贮藏要求等信息。

能表明是药用辅料的字样、本部正文标示项下规定应标明的内容应在产品标签、包装、质量标准或检验报告书(其中至少一个)中标明。

仅在标示项中涉及的功能性相关指标,其检测方法及限度要求应由药用辅料供需方在随行检验报告书或质量协议等载体中载明。

第二节　固体辅料分析

固体辅料常用作崩解剂、填充剂、包衣材料、黏合剂等,目前在药品生产中需求量大且发展迅猛,新品种、新型号层出不穷,如羧甲淀粉钠(CMS-Na)、交联聚维酮(PPVP)等具有超级崩解剂之称;微晶纤维素、可压性淀粉的出现把药物的粉末直接压片推向了新的阶段;在皮肤给药制剂中,月桂氮酮(azone)的问世使药物透皮吸收制剂的研究更加活跃,有不少产品上市。因此不仅需要对常用固体辅料(如淀粉、糊精、硬脂酸镁等传统产品)进行质控,而且对于新型辅料(如乙基纤维素、醋酸纤维素等)的质量分析也变得越发重要。

一、淀粉与糊精

(一)淀粉

《中国药典》收载的用作药用辅料的淀粉主要有玉米淀粉、小麦淀粉、马铃薯淀粉和木薯淀粉等。本品分别系自禾本科植物玉蜀黍 *Zea mays* L. 的颖果、禾本科植物小麦 *Triticum aestivum* L. 的颖果、茄科植物马铃薯 *Solanum tuberosum* L. 的块茎和大戟科植物木薯 *Manihot utilissima* Pohl. 的块根中制得。淀粉为白色或类白色粉末,在水或乙醇中不溶。在空气中稳定,能与大多数药物配伍,吸湿而不潮解,遇水膨胀,遇酸或碱在潮湿或加热情况下可逐渐水解而失去膨胀作用。其水解产物为还原糖,因此用还原法测定主药含量时对测定有干扰作用。淀粉为片剂最常用的辅料,是一种良好的稀释剂和吸收剂,主要用作填充剂和崩解剂等。在药用中,玉米淀粉因杂质少、色泽好、吸湿性小、产量大、价格低而被广泛应用。但淀粉的可压性差,不宜单独使用,常与适量糖粉或糊精等合用以增加黏合性和硬度。

1. 鉴别 淀粉鉴别的主要内容见表 12-1。

表 12-1 淀粉鉴别的主要内容

项目	标准规定
（1）显微鉴别	应符合规定
（2）加热反应	加水，煮沸后放冷，即成类白色半透明的凝胶状物
（3）显色反应	鉴别（2）项下凝胶状物，加碘试液 1 滴，即显蓝色或蓝黑色，加热后逐渐褪色

在上述鉴别项目中，显微鉴别方法如下（以玉米淀粉为例）。

取本品适量，用甘油醋酸试液装片（通则 2001），置显微镜下观察，淀粉均为单粒、多角形颗粒，或呈圆形或椭圆形颗粒，直径为 2～35μm；脐点中心性，呈圆点状或星状；层纹不明显。在偏光显微镜下观察，呈现偏光十字，十字交叉位于颗粒脐点处。

2. 检查 淀粉检查的主要内容见表 12-2。

表 12-2 淀粉检查的主要内容

项目	标准规定
酸度	pH 应为 4.5～7.0
外来物质	不得有非淀粉颗粒，也不得有其他品种的淀粉颗粒
二氧化硫	玉米淀粉和木薯淀粉不得过 0.004%；小麦淀粉和马铃薯淀粉不得过 0.005%
氧化物质	不得过 0.002%
干燥失重	玉米淀粉不得过 14.0%；小麦淀粉不得过 15.0%；木薯淀粉不得过 16.0%；马铃薯淀粉不得过 20.0%
炽灼残渣	不得过 0.6%
铁盐	玉米淀粉、小麦淀粉和马铃薯淀粉不得过 0.001%；木薯淀粉不得过 0.002%
重金属	不得过百万分之二十
微生物限度	每 1g 供试品中需氧菌总数不得过 10^3cfu，霉菌和酵母菌总数不得过 10^2cfu，不得检出大肠埃希菌

在上述检查项目中，氧化物质的检查方法如下。

（1）原理：淀粉会残留少量具氧化性物质，应予以控制其含量。在酸性条件下氧化物质可与 KI 反应置换出单质碘，从而用硫代硫酸钠溶液滴定确定其含量。

（2）操作方法：取本品 4.0g，置具塞锥形瓶中，加水 50.0ml，密塞，振摇 5 分钟，转入 50ml 具塞离心管中，离心至澄清，取上清液 30.0ml，置碘量瓶中，加冰醋酸 1ml 与碘化钾 1.0g，密塞，摇匀，置暗处放置 30 分钟，加淀粉指示液 1ml，用硫代硫酸钠滴定液（0.002mol/L）滴定至蓝色消失，并将滴定的结果用空白试验校正。每 1ml 硫代硫酸钠滴定液（0.002mol/L）相当于 34μg 的氧化物质（以过氧化氢 H_2O_2 计），消耗的硫代硫酸钠滴定液（0.002mol/L）不得过 1.4ml（0.002%）。

另外，在小麦淀粉的检查中还需检查总蛋白质的限量，其检查方法如下。

取本品约 6g（含氮约 2mg），精密称定，置凯氏烧瓶或消化管中，依法检查（通则 0704 第二法或第三法，为使消解完全进行，操作中可适量增加硫酸用量，增加 40% 氢氧化钠溶液至

50ml），得总氮量；另取本品约 6g，精密称定，加水 10ml 混匀后，加 10% 三氯醋酸溶液 10ml，混匀，静置 30 分钟，滤过（如有必要，可离心后滤过），取滤液，自"置凯氏烧瓶或消化管中"起同法操作，得非蛋白质氮量，以总氮量减去非蛋白质氮量即为供试品的总蛋白质氮量。总蛋白质不得过 0.3%（相当于 0.048% 的氮，折算系数为 6.25）。

（二）糊精

糊精系由淀粉在少量酸和干燥状态下经加热改性而制得的聚合物。本品为白色或类白色的无定形粉末。本品在沸水中易溶，在乙醇或乙醚中不溶。本品水解程度不同，其黏度不同，作为片剂的稀释剂，应控制其用量，以防止影响片剂的崩解等。同时本品对某些药物的含量测定有干扰，使用不当，常影响药物的溶出度等。糊精主要用作填充剂和黏合剂。

1. 鉴别　糊精的鉴别采用了显色反应和显微鉴别方法，其中显微鉴别方法因其淀粉来源不同而判定依据不同，显色反应的鉴别实验操作如下。

取本品 1g，加水 10ml，加碘试液 1～3 滴，即显红棕色到深蓝色。

2. 检查　糊精检查项下的主要内容见表 12-3。

表 12-3　糊精检查的主要内容

项目	标准规定
酸度	取本品 5.0g，加水 50ml，加热使溶解，放冷，加酚酞指示液 2 滴与氢氧化钠滴定液（0.1mol/L）2.0ml，应显粉红色
还原糖	遗留的氧化亚铜不得过 0.20g
溶液的澄清度	玉米淀粉来源糊精与 3 号浊度标准液（通则 0902）比较，不得更浓；马铃薯或木薯淀粉来源糊精与 2 号浊度标准液比较，不得更浓
氯化物	不得过 0.2%
硫酸盐	不得过 0.1%
硝酸盐	不得过 0.2%
干燥失重	不得过 10.0%
炽灼残渣	不得过 0.5%
重金属	不得过百万分之二十
铁盐	不得过 0.005%
微生物限度	每 1g 供试品中需氧菌总数不得过 10^3cfu，霉菌和酵母菌总数不得过 10^2cfu，不得检出大肠埃希菌

在上述检查项目中，还原糖的检查方法如下。

（1）原理：在糊精生产过程中，须经酸处理，从而容易产生还原糖。还原糖的检测原理为碱性酒石酸铜试液在加热条件下被还原糖还原成为氧化亚铜，测定其含量便可达到间接控制还原糖的目的。

（2）操作方法：取本品 2.0g，加水 100.0ml，振摇 15 分钟，静置至少 2 小时，滤过；取滤液 50.0ml，加碱性酒石酸铜试液 50ml，煮沸 3 分钟，用 105℃恒重的 G4 垂熔玻璃坩埚滤过，滤渣用水洗涤至洗液呈中性，再分别用乙醇和乙醚各 60ml 分次洗涤，在 105℃干燥 2 小时，遗留的氧化亚铜不得过 0.20g。

二、滑石粉

本品系滑石经精选净制、粉碎、干燥制成。其成分为含水硅酸镁（$3MgO \cdot 4SiO_2 \cdot H_2O$），本品含镁（Mg）应为17.0%～19.5%。本品为白色或类白色、无砂性的微细粉末。本品在水、稀盐酸或8.5%氢氧化钠溶液中均不溶。本品有较好的滑动性，能增加颗粒的润滑性和流动性，且与大多数药物合用不发生反应。

1. 鉴别

（1）取本品0.2g，置铂坩埚中，加等量氟化钙或氟化钠粉末，搅拌，加硫酸5ml，微热，立即将悬有1滴水的铂坩埚盖盖上，稍等片刻，取下坩埚盖，水滴出现白色混浊。

（2）取本品0.5g，置烧杯中，加入盐酸溶液（4→10）10ml；盖上表面皿，加热至微沸，不时摇动烧杯，并保持微沸40分钟，取下，用快速滤纸滤过，用水洗涤残渣4～5次。取残渣约0.1g，置铂坩埚中，加入硫酸溶液（1→2）10滴和氢氟酸5ml，加热至冒三氧化硫白烟时，取下，冷却，加水10ml使溶解，取溶液2滴，加镁试剂（取对硝基偶氮间苯二酚0.01g溶于4%氢氧化钠溶液1 000ml溶解，即得）1滴，滴加40%氢氧化钠溶液使成碱性，生成天蓝色沉淀。

（3）本品的红外光吸收图谱应在3 677cm^{-1}±2cm^{-1}，1 018cm^{-1}±2cm^{-1}，699cm^{-1}±2cm^{-1}波数处有特征吸收（通则0402）。

2. 检查 滑石粉检查的主要内容见表12-4。

表12-4 滑石粉检查的主要内容

项目	标准规定
酸碱度	取本品10g，加水50ml，煮沸30分钟，时时补充蒸失的水分，滤过，滤液遇中性石蕊试纸应显中性反应
水中可溶物	遗留残渣不得过0.1%
酸中可溶物	遗留残渣不得过2.0%
石棉	应符合规定
炽灼失重	减失重量不得过5.0%
铁	不得过0.25%
铅	不得过0.001%
钙	不得过0.9%
铝	不得过2.0%
砷盐	不得过0.000 2%
微生物限度	每1g供试品中需氧菌总数不得过10^3cfu，霉菌和酵母菌总数不得过10^2cfu，不得检出沙门菌

在上述检查项目中，水中可溶物、酸中可溶物及石棉的检查方法如下。

（1）水中可溶物：取本品10g，精密称定，置250ml具塞锥形瓶中，精密加水50ml，称重，摇匀，加热回流30分钟，放冷，再称重，用水补足减失的重量，摇匀，必要时离心，取上清液，用0.45μm孔径的滤膜滤过，精密量取续滤液25ml，置恒重的蒸发皿中蒸干，在105℃干燥1小时，遗留残渣不得过5mg（0.1%）。

（2）酸中可溶物：取本品1g，精密称定，置100ml具塞锥形瓶中，精密加入稀盐酸20ml，称重，摇匀，在50℃静置15分钟，放冷，再称重，用稀盐酸补足减失的重量，摇匀，必要时离心，取上清液,用 0.45μm 孔径的滤膜滤过,精密量取续滤液 10ml,置恒重的坩埚中,加稀硫酸 1ml,蒸干,低温加热至硫酸蒸气除尽后,在 700～800℃ 炽灼至恒重,遗留残渣不得过 10mg(2.0%)。

（3）石棉:取本品,置载样架中,压实,照 X 射线衍射法(通则 0451 第二法)测定,以 Cu 为阳极靶,$K_α$ 线为特征 X 射线,管电压为 40kV,管电流为 40mA,采用连续扫描方式,分别在衍射角(2θ)10°～13° 与 24°～26° 的范围内,以每分钟 0.02° 的速度扫描,记录衍射图谱。若供试品在衍射角(2θ)10.5°±0.1° 处出现角闪石的特征峰,或在衍射角(2θ)12.1°±0.1° 与(2θ)24.31°±0.1° 处出现蛇纹石特征峰,将供试品置光学显微镜下观察(通则 2001),不得出现长宽比大于 20 或长度超过 5μm 的细针状纤维。或不得出现以下情况中的 2 项及以上:①成束状的平行纤维;②纤维束末端呈发散性;③薄针状纤维;④由单个纤维缠绕而成的团块或弯曲状纤维。

三、硬脂酸镁

本品是镁与硬脂酸化合而成,系以硬脂酸镁($C_{36}H_{70}MgO_4$)与棕榈酸镁($C_{32}H_{62}MgO_4$)为主要成分的混合物。按干燥品计算,含 Mg 应为 4.0%～5.0%。本品为白色轻松无砂性的细粉,微有特臭;与皮肤接触有滑腻感,在水、乙醇或乙醚中不溶;有良好的附着性,与颗粒混合后分布均匀而不易分离,仅用少量即能显示良好的润滑作用,且药片表面光滑美观,为广泛应用的润滑剂。

1. 鉴别 硬脂酸镁的鉴别采用了气相色谱法和镁盐的鉴别反应进行,鉴别实验操作如下。

（1）在硬脂酸与棕榈酸相对含量检查项下记录的色谱图中,供试品溶液色谱中两主峰的保留时间应分别与对照品溶液两主峰的保留时间一致。

（2）取本品 5.0g,置分液漏斗中,加入乙醚 50ml,摇匀,加入稀硝酸 20ml 与水 20ml 振摇至溶液完全溶解,放置分层,将水层移入另一分液漏斗中,用水提取乙醚层 2 次,每次 4ml,合并水层,用乙醚 15ml 清洗水层,将水层移至 50ml 量瓶中,加水稀释至刻度,摇匀,作为供试品溶液,应显镁盐的鉴别反应(通则 0301)。

2. 检查 硬脂酸镁检查的主要内容见表 12-5。

表 12-5 硬脂酸镁检查的主要内容

项目	标准规定
酸碱度	应符合规定
氯化物	不得过 0.10%
硫酸盐	不得过 0.6%
干燥失重	不得过 5.0%
铁盐	不得过 0.01%
镉盐	不得过 0.000 3%
镍盐	不得过 0.000 5%
重金属	不得过百万分之十
硬脂酸与棕榈酸相对含量	硬脂酸相对含量不得低于40%,硬脂酸与棕榈酸相对含量总和不得低于90%

在上述检查项目中，主要介绍硬脂酸与棕榈酸相对含量的检查。

（1）原理：将硬脂酸镁样品中的主要成分硬脂酸镁与棕榈酸镁转化为硬脂酸甲酯和棕榈酸甲酯，用气相色谱法测定其相对含量，从而达到控制质量的目的。

（2）操作方法：取本品 0.1g，精密称定，置锥形瓶中，加 14% 三氟化硼甲醇溶液 5ml，摇匀，加热回流 10 分钟使溶解，从冷凝管加正庚烷 4ml，再回流 10 分钟，放冷后加饱和氯化钠溶液 20ml，振摇，静置使分层，将正庚烷层经无水硫酸钠干燥，作为供试品溶液；分别称取棕榈酸甲酯与硬脂酸甲酯对照品适量，加正庚烷溶解并稀释制成每 1ml 中分别约含 15mg 与 10mg 的溶液，作为对照品溶液。照气相色谱法（通则 0521）试验，用聚乙二醇（或极性相近）为固定液的毛细管柱为色谱柱，起始温度 70℃，维持 2 分钟，以每分钟 5℃ 的速率升温至 240℃，维持 5 分钟；进样口温度为 220℃；检测器温度为 260℃。取对照品溶液 1μl 注入气相色谱仪，棕榈酸甲酯峰与硬脂酸甲酯峰的分离度应大于 3.0。精密量取供试品溶液 1ml，置 100ml 量瓶中，用正庚烷稀释至刻度，摇匀，取 1μl 注入气相色谱仪，棕榈酸甲酯峰与硬脂酸甲酯峰应能检出。再取供试品溶液 1μl 注入气相色谱仪，记录色谱图，按式（12-1）面积归一化法计算硬脂酸镁中硬脂酸在脂肪酸中的百分含量。

$$C\% = \frac{A}{B} \times 100\% \qquad \text{式（12-1）}$$

式中，C 为硬脂酸含量；A 为供试品中所有硬脂酸甲酯的峰面积；B 为供试品中所有脂肪酸甲酯的峰面积。

同法计算硬脂酸镁中棕榈酸在总脂肪酸中的百分含量。硬脂酸相对含量不得低于 40%，硬脂酸与棕榈酸相对含量的总和不得低于 90%。

3. 含量测定

（1）测定原理：硬脂酸镁中的镁离子与乙二胺四乙酸二钠反应后生成配位化合物，过量的乙二胺四乙酸二钠用锌滴定液剩余滴定。

（2）测定方法：取本品约 0.2g，精密称定，加正丁醇 - 无水乙醇（1：1）50ml，加浓氨溶液 5ml 与氨 - 氯化铵缓冲液（pH 10.0）3ml，再精密加乙二胺四乙酸二钠滴定液（0.05mol/l）25ml 与铬黑 T 指示剂少许，混匀，在 40～50℃ 水浴上加热至溶液澄清，用锌滴定液（0.05mol/l）滴定至溶液自蓝色转变为紫色，并将滴定的结果用空白试验校正。每 1ml 乙二胺四乙酸二钠滴定液（0.05mol/l）相当于 1.215mg 的 Mg。计算：

$$C\% = \frac{(V_0 - V_1) \times F \times T}{W \times 1\,000 \times (1 - \text{水分}\%)} \times 100\% \qquad \text{式（12-2）}$$

式中，C 为硬脂酸镁含量；V_0 为空白试验消耗滴定液体积，ml；V_1 为样品消耗滴定液体积，ml；F 为乙二胺四乙酸二钠滴定液校正因子；T 为滴定度；W 为样品的称样量。

四、其他固体辅料

目前药物制剂研究进入了一个全新的释药系统时代，各种新的释药系统发展极为迅速，可分为缓控释给药系统、靶向给药系统、透皮给药系统、生物黏附给药系统、无针粉末喷射给药系统和其他给药系统。而药用辅料是药物制剂的物质基础,新剂型的开发与运用总是离不开辅料的发展和运用,在新型给药系统中,辅料起着极其重要的作用,不仅可以改善和提高药物的稳定性、渗透性、成模性、黏着性、润湿性、溶解性、生物相容性等,某些辅料还可以提供不同给药系统所需的特殊性能。下面介绍两种常用于释药系统的辅料及其质量分析。

(一)乙基纤维素

1. 概述　乙基纤维素为白色或类白色的颗粒或粉末。乙基纤维素是由纯化的纤维素(来源于化学等级的棉絮和木浆)在碱溶液中碱化后,与氯乙烷产生乙基化反应后制得。分子中的葡萄糖酐单元通过乙缩醛键联结在一起,每个葡萄糖酐单元有 3 个可取代的羟基,这些羟基被氯乙烷进行乙基化后即为乙基纤维素,羟基被取代的程度(取代度)为 2.25～2.60 个乙氧基。按干燥品计算,含乙氧基($-OC_2H_5$)应为 44.0%～51.0%。

聚合纤维素结构式如下:

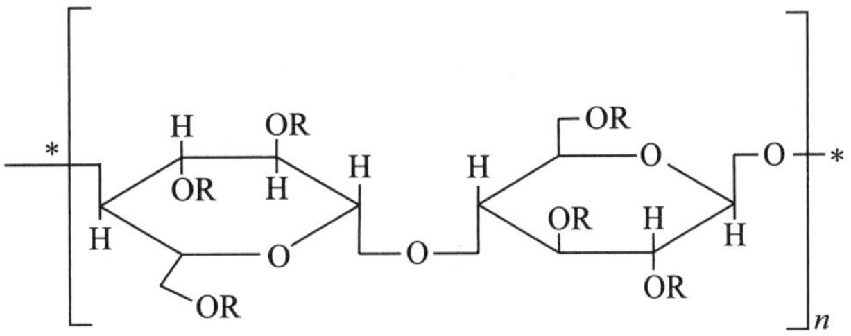

n 为聚合度

R=H 或 C_2H_5:乙基纤维素;R=H或$COCH_2$:醋酸纤维素

乙基纤维素对光、热、氧、湿具有良好的稳定性,对化学品稳定,不易燃烧;能耐强碱、稀酸和盐溶液,乙基纤维素不溶于水、胃肠液、丙三醇和丙二醇,但能溶于乙醇、丙酮、异丙醇、苯、三氯甲烷、二氯甲烷、氯乙烷、四氯化碳等多种有机溶媒。

乙基纤维素可以作为片剂的黏合剂、缓释骨架材料并广泛用作薄膜包衣材料,由于乙基纤维素单独包衣时,形成的衣膜渗透性较差,往往与一些水溶性的成膜材料如甲基纤维素、羟丙纤维素等混合应用,以获得适宜释药性能的包衣膜。

2. 检查　由于分子中乙氧基含量的不同,乙基纤维素可有各种类型,不同类型的性质如抗拉强度、伸展度、柔软度及黏度等均有差别,取决于聚合的程度,例如聚合度由小到大,则黏度反映出由低到高。因此在进行质量检查时,需要对乙氧基含量进行重点控制。

乙基纤维素质量检查的主要内容见表 12-6。

3. 含量测定　《中国药典》(2020 年版)采用气相色谱法(第一法,通则 0521)或容量法(第二法)测定甲基纤维素、乙基纤维素、羟丙纤维素或羟丙甲纤维素等药用辅料中所含的甲氧基、乙氧基和羟丙氧基。可选择第一法或第二法测定,当第二法测定结果不符合规定时,应以第一法定结果为判定依据。

表 12-6　乙基纤维素质量检查的主要内容

项目	标准规定
黏度	标示黏度大于 6mPa·s 者,黏度应为标示黏度的 80%~120%;标示黏度小于或等于 6mPa·s 者,黏度应为标示黏度的 75%~140%
酸碱度	应符合规定
氯化物	不得过 3.0%
乙醛	不得过 0.01%
干燥失重	不得过 3.0%
炽灼残渣	不得过 0.4%
重金属	不得过百万分之十
砷盐	不得过 0.000 3%

（1）原理（第一法）：利用供试品中的甲氧基、乙氧基和羟丙氧基与氢碘酸作用,生成易挥发的碘甲烷、碘乙烷和 2- 碘丙烷,以正辛烷为内标,采用气相色谱法测定碘甲烷、碘乙烷和 2-碘丙烷的量,根据测定生成的碘甲烷、碘乙烷和 2- 碘丙烷的量来计算供试品中甲氧基、乙氧基与羟丙氧基含量。化学反应式如下：

$$R—OCH_3+HI \longrightarrow R—OH+CH_3I$$

$$R—OCH_2CH_3+HI \longrightarrow R—OH+CH_3CH_2I$$

R：纤维素基团

（2）操作方法（第一法）

色谱条件与系统适用性试验：用 25% 苯基 -75% 甲基聚硅氧烷为固定液,涂布浓度为 20% 的填充柱,或用 6% 氰丙基苯基 -94% 二甲基硅氧烷（或极性相近的固定液）为固定液的毛细管色谱柱；起始温度为 100℃,维持 8 分钟,再以每分钟 50℃的速率升温至 230℃,维持 2 分钟；进样口温度为 200℃；检测器 [火焰离子化检测器（FID）或热导检测器（TCD）] 温度为 250℃。理论板数按正辛烷峰计算不低于 1 500（填充柱）或 10 000（毛细管柱）,对照品峰与内标物质峰的分离度应符合要求。取对照品溶液 1μl 注入气相色谱仪,连续进样 5 次,计算校正因子,相对标准偏差应不大于 3.0%。

测定法：取供试品约 65mg,精密称定,置已称重的反应瓶中（可取 10ml 的顶空进样瓶）,加己二酸 80mg,精密加入内标溶液（取正辛烷 0.5g,置 100ml 量瓶中,加邻二甲苯溶解并稀释至刻度,摇匀,即得）与 57% 氢碘酸溶液各 2ml,密封,精密称定,于 130~150℃振荡 60 分钟,或在 130~150℃加热 30 分钟后,剧烈振摇 5 分钟,继续在 130~150℃加热 30 分钟,冷却,精密称定（测定乙基纤维素含量时以上实验条件修改为：取本品约 40mg,精密称定,在 140℃±2℃加热 30 分钟后,剧烈振摇 5 分钟,继续在 140℃±2℃加热 30 分钟,其余同法操作）。若减失重量小于反应瓶中内容物的 0.50%,且无渗漏,可直接取混合液的上层液体作为供试品溶液；若减失重量大于反应瓶中内容物的 0.50%,则应按上法重新制备供试品溶液。

另取己二酸 80mg,置已称重的反应瓶中,精密加入内标溶液与 57% 氢碘酸溶液各 2ml,密封,精密称定,根据供试品中所含甲氧基、乙氧基和羟丙氧基的量,用注射器穿刺加入相应的碘甲烷、碘乙烷和 2- 碘丙烷对照品,精密称定,两次称重结果相减即为对照品的加入量。

振摇约30秒,静置,取上层液体作为对照品溶液。

取供试品溶液与对照品溶液各1μl,分别注入气相色谱仪,记录色谱图,按内标法以峰面积计算,并将结果乘以系数[碘甲烷(分子量141.94)转换为甲氧基(分子量31.03)系数为0.218 6;碘乙烷(分子量155.97)转换为乙氧基(分子量45.06)系数为0.288 9;2-碘丙烷(分子量169.99)转换为羟丙氧基(分子量75.09)系数为0.441 7],即得。

(3)注意事项

1)碘甲烷、碘乙烷和2-碘丙烷均为极易挥发性物质,应在进样前,打开反应瓶密封盖后,立即将上层液体移入进样瓶;进样瓶的密封性应良好。

2)碘甲烷、碘乙烷和2-碘丙烷均应避光保存,放置过程中释放出碘,使溶液颜色逐渐加深,每次测定前应进行纯度标化,含量计算时应进行折算。

3)57%氢碘酸可直接从市场购买,也可取市售的氢碘酸试剂置于全玻璃仪器中,加适量次亚磷酸,使氢碘酸的颜色由棕色变为无色,加热,同时缓缓通入氮气,收集126~127℃的馏分,纯化后的氢碘酸贮藏于有良好密封性的棕色玻璃瓶中,充氮保存。

(二)醋酸纤维素

1. 概述 醋酸纤维素为部分或完全乙酰化的纤维素,常用作释放阻滞剂和包衣材料等。醋酸纤维素为白色、微黄白色或灰白色的粉末或颗粒;有引湿性。在甲酸、丙酮及甲醇与二氯甲烷的等体积混合液中溶解,在水或乙醇中几乎不溶。《中国药典》采用标准图谱对照法(通则0402)对醋酸纤维素进行鉴别。

醋酸纤维素制备方法是将干燥后的纤维素(精制棉短绒)先用醋酸活化,再在硫酸催化剂存在下,用醋酸和醋酐混合液进行酯化反应,使纤维素乙酰化,然后加稀醋酸水解得到所需的取代度,中和催化剂,使产物沉淀析出,经脱酸洗涤、精煮、干燥,即得产物。合成过程中,还需用到二氯甲烷等有机溶剂。化学反应式如下:

$$[C_6H_7O_2(OH)_3]_n + 3n(CH_3CO)_2O \longrightarrow [C_6H_7O_2(CH_3COO)_3]_n + 3nCH_3COOH$$
$$[C_6H_7O_2(CH_3COO)_3]_n + nH_2O \longrightarrow [C_6H_7O_2(CH_3COO)_2OH]_n + 3nCH_3COOH$$

2. 检查 醋酸纤维素含乙酰基为29.0%~44.8%,每个结构单元有1.5~3.0个羟基被乙酰化。乙酰基含量下降,亲水性增加,水的渗透性增加。因分子中所含结合酸量的不同,有一醋酸纤维素、二醋酸纤维素和三醋酸纤维素之分。结合酸量的多少,会影响形成包衣膜的释药性能。例如用醋酸纤维素包衣制成的异烟肼控释片,当醋酸纤维素的结合酸为53%时,可制得理想恒速释药的控释片,当结合酸为57%时则释药速率大为降低。一醋酸纤维素和二醋酸纤维素常供药用,缓释和控释包衣材料则多用后者。因此在进行质量检查时,需要对游离酸等进行重点控制。醋酸纤维素质量检查的主要内容见表12-7。

表12-7 醋酸纤维素质量检查的主要内容

项目	标准规定	项目	标准规定
黏度	应为标示黏度的75%~140%	炽灼残渣	不得过0.1%
游离酸	不得过0.1%	重金属	不得过百万分之十
干燥失重	不得过5.0%		

在上述项目中,游离酸的检查方法如下。

取本品 5.0g,精密称定,置 250ml 碘量瓶中,加新沸放冷的水 150ml,密塞振摇,放置 3 小时,滤过,用新沸放冷的水清洗滤渣和碘量瓶,合并滤液与洗液,加酚酞指示液 2~3 滴,用氢氧化钠滴定液(0.01mol/L)滴定至粉红色。每 1ml 氢氧化钠滴定液(0.01mol/L)相当于 0.600 5mg 的游离酸。按干燥品计算,含游离酸不得过 0.1%。

3. 含量测定

(1)原理:乙酰基和碱加热时发生水解反应,会生成羧酸盐和羟基,用酸标定剩余的碱,从而测定乙酰基含量。因乙酰基含量的高低会影响醋酸纤维素的溶解性及反应速度,《中国药典》(2020 年版)规定了乙酰基含量低于 42.0% 和乙酰基含量高于 42.0% 时的两种不同操作方法。其中,乙酰基含量低于 42.0% 时,可溶于丙酮和水,采用剩余滴定法,碱水解后用酸滴定至终点;乙酰基含量高于 42.0% 时,需用二甲基亚砜和丙酮溶解,采用相同的剩余滴定法,但因为高浓度的纤维素会使过量的碱释放缓慢,导致终点不稳定,因此,滴定到终点后,还需再加少许过量酸,用碱反滴。

(2)乙酰基含量低于 42.0% 的按照以下方法进行测定:取本品约 2.0g,精密称定,置锥形瓶中,加丙酮 100ml 和水 10ml,密塞,用磁力搅拌器搅拌至完全溶解,精密加入氢氧化钠滴定液(1.0mol/L)30ml,继续搅拌 30 分钟,加热水 100ml,冲洗锥形瓶内壁,再继续搅拌 2 分钟,放冷,加酚酞指示液 2~3 滴,用硫酸滴定液(0.5mol/L)滴定至终点,并将滴定结果用空白试验校正。每 1ml 硫酸滴定液(0.5mol/L)相当于 43.05mg 的 C_2H_3O。

(3)乙酰基含量高于 42.0% 的按照以下方法进行测定:取本品约 2.0g,精密称定,置锥形瓶中,加二甲基亚砜 30ml 和丙酮 100ml,密塞,用磁力搅拌器搅拌 16 小时,精密加入氢氧化钠滴定液(1.0mol/L)30ml,继续搅拌 6 分钟,静置 60 分钟,加热水 100ml,冲洗锥形瓶内壁,再继续搅拌 2 分钟,放冷,加酚酞指示液 4~5 滴,用盐酸滴定液(0.5mol/L)滴定至终点,精密滴加过量的盐酸滴定液(0.5mol/L)0.5ml,搅拌 5 分钟,静置 30 分钟,用氢氧化钠滴定液(0.5mol/L)滴定至溶液粉红色,并将滴定结果用空白试验校正。每 1ml 盐酸滴定液(0.5mol/L)相当于 21.525mg 的 C_2H_3O。

第三节　半固体辅料分析

半固体辅料一般具有黏而滑腻的特点,有的辅料具有热敏性和触变性,即遇热熔化而流动,外力存在则黏度降低,无外力则黏度升高等特点。药典中收录的半固体辅料有羊毛脂、聚乙二醇、凡士林等系列产品,聚山梨酯系列产品,以及甘油明胶、蜂蜡、硬脂酸甘油酯、大豆磷脂等,在制剂中常被用作软膏基质、稳定剂、乳化剂及润滑剂等。

一、羊毛脂

1. 概述　羊毛脂系采用羊毛经加工精制而得。本品为淡黄色至棕黄色的蜡状物;有黏性而滑腻;臭微弱而特异。本品在三氯甲烷或乙醚中易溶,在热乙醇中溶解,在乙醇中极微溶解,在水中不溶,但能与约 2 倍量的水均匀混合。羊毛脂性状项下对各物理常数的要求见表 12-8。羊毛脂常用于制备油膏、乳膏、栓剂和眼膏等制剂,常用作油包水型乳化剂,是优良的滋润性物质。医药上用于配制风湿膏、氧化锌橡皮膏及软膏基料。

2. **鉴别** 取本品 0.5g,加三氯甲烷 5ml 溶解后,加醋酐 1ml 与硫酸 2 滴,即显深绿色。

3. **检查** 羊毛脂检查的主要内容见表 12-8。

表 12-8 羊毛脂性状和检查的主要内容

项目	标准规定	项目	标准规定
熔点	36～42℃	氯化物	不得过 0.035%
酸值	不大于 1.5	易氧化物	应符合规定
碘值	18～35	干燥失重	不得过 0.5%
皂化值	92～106	炽灼残渣	不得过 0.15%
酸碱度	应符合规定	乙醇中不溶物	应符合规定

在上述检查项中,酸碱度、易氧化物和乙醇中不溶物的检查方法如下。

(1)酸碱度:取本品 10g,加水 50ml,置水浴上加热熔融,不断搅拌,放冷,除去脂肪,溶液应澄清。取 10ml,加酚酞指示液 1 滴,不得显红色;另取 10ml,加甲基红指示液 1 滴,不得显红色。

(2)易氧化物:取上述酸碱度项下遗留的溶液 10ml,加高锰酸钾滴定液(0.02mol/L)1 滴,5 分钟内红色不得完全消失。

(3)乙醇中不溶物:取本品 0.50g,加无水乙醇 40ml,煮沸,溶液应澄清或显极微的混浊。

二、凡士林

1. **概述** 凡士林又分为白凡士林和黄凡士林。白凡士林为从石油中提取的经脱色处理的多种烃的半固体混合物,本品为白色至微黄色均匀的软膏状物半固体;在乙醚中微溶,在乙醇或水中几乎不溶。黄凡士林则为石油中得到的多种烃的半固体混合物。本品为淡黄色或黄色均匀的软膏状半固体;在 35℃的三氯甲烷中溶解,在乙醚中微溶,在乙醇或水中几乎不溶。这两种凡士林与皮肤接触有滑腻感,具有拉丝性。

2. **性状** 在性状项下,两种凡士林均对相对密度、滴点和锥入度进行测定。测定方法如下。

(1)相对密度:本品的相对密度(通则 0601)在 60℃时为 0.815～0.880。

(2)滴点:取本品适量,加热至 120℃±2℃,搅拌均匀,然后冷却至 105℃±2℃;在烘箱中加热金属脂杯至 105℃±2℃,取出后放在洁净的平板或瓷砖上,迅速倒入足量已熔化的试样,使其完全充满金属脂杯;将金属脂杯在平板上冷却 30 分钟,然后置于 25℃放置 4 小时以上,取出,用刀片向一个方向把试样表面削平,将金属脂杯推进滴点计中测定。测定值应在标示范围内。

（3）锥入度：取本品适量，在85℃±2℃熔融，照锥入度测定法（通则0983）测定，测定值应在标示范围内。

凡士林作为软膏剂常用基质材料，其软硬度和黏稠度常会影响药物的涂布延展性，从而影响其使用。锥入度是衡量润滑脂稠度及软硬程度的指标，它是指在25℃下，将一定质量的锥体从锥入度仪上释放，锥体在5秒内下落后刺入待测样品的深度。锥入度的最小单位为0.1mm。锥入度值越大，表示润滑脂越软，反之就越硬。测定锥入度的仪器为锥入度测定计。按仪器操作方法测定3次，取3次测定平均值为本品的锥入度（系指标准锥体在5秒内沉入凡士林中所达到的深度，其单位为0.1mm）。

3. 鉴别

（1）取本品2.0g，融熔，加水2ml和0.05mol/L的碘溶液0.2ml，振摇，冷却，上层应为紫粉色或棕色。

（2）本品的红外光吸收图谱（膜法）应与对照品的图谱一致（通则0402）。

4. 检查 凡士林在制药工业中主要用于软膏基质和润滑剂，也用于制作其他半固体制剂。两种凡士林均需要进行酸碱度、颜色、杂质吸光度、多环芳香烃、硫化物、有机酸、异性有机物与炽灼残渣、重金属、砷盐及固定油、脂肪和松香等检查。白凡士林及黄凡士林检查的主要内容见表12-9。

表12-9　白凡士林及黄凡士林检查的主要内容

项目	标准规定
酸碱度	应符合规定
颜色	应符合规定
杂质吸光度	白凡士林不超过0.50，黄凡士林不超过0.75
多环芳香烃	供试品溶液在260～420nm范围内吸光度最大值不得过对照品溶液在278nm波长处的吸光度值
硫化物	不得过0.000 17%
有机酸	应符合规定
固定油、脂肪和松香	应符合规定
异性有机酸及炽灼残渣	不得过0.05%
重金属	不得过百万分之三十
砷盐	不得过0.000 2%

在上述检查项中，杂质吸光度和多环芳香烃的检查方法如下。

（1）杂质吸光度：取本品，加三甲基戊烷制成每1ml中含0.50mg的溶液，照紫外-可见分光光度法（通则0401），在290nm的波长处测定，黄凡士林吸收度不得过0.75，白凡士林吸光度不超过0.50。

（2）多环芳香烃：取本品1.0g，置分液漏斗中，加正己烷50ml溶解，加二甲基亚砜振摇提取2次，每次20ml，合并下层液，加正己烷20ml，振摇1分钟，取下层液，置50ml量瓶中，加二甲基亚砜稀释至刻度,摇匀,作为供试品溶液。取二甲基亚砜10ml与正己烷25ml,振摇,分层,取下层液作为空白溶液。另取萘对照品适量,用空白溶液制成每1ml中含6μg的溶液作为对照品溶液,照紫外-可见分光光度法(通则0401),取供试品溶液在260～420nm范围内测定吸光度,其最大值不得过对照品溶液在278nm波长处的吸光度值。

三、聚乙二醇

1. 概述 聚乙二醇又叫聚乙氧烯二醇,英文简称为PEG,平均相对分子质量为200～8 000,为乙烯乙醇与环氧乙烷在一定条件下缩合反应得到的一类聚合物的混合物。聚乙二醇系列具有溶解范围宽、兼容性好等特点,广泛用于片剂、丸剂、胶囊剂、微囊剂等剂型的制备。聚乙二醇系列有多种型号,药典收载有7种,包括PEG-300、PEG-400、PEG-600、PEG-1000、PEG-1500、PEG-4000和PEG-6000等。

2. 检查 聚乙二醇系列检查的主要内容见表12-10。

表12-10 聚乙二醇系列检查的主要内容

项目	聚乙二醇300	聚乙二醇400	聚乙二醇600	聚乙二醇1000	聚乙二醇1500	聚乙二醇4000	聚乙二醇6000
黏度/(mm²/s)	59～73	37～45	56～62	8.5～11.0	3.0～4.0	5.5～9.0	10.5～16.5
平均相对分子质量	285～315	380～420	570～630	900～1 100	1 350～1 650	3 400～4 200	5 400～7 800
酸度	4.5～7.5	4.0～7.0	4.0～7.0	4.0～7.0	4.0～7.0	4.0～7.0	4.0～7.0
环氧乙烷	≤0.000 1%	≤0.000 1%	≤0.000 1%	≤0.000 1%	≤0.000 1%	≤0.000 1%	≤0.000 1%
二氧六环	≤0.00 1%	≤0.00 1%	≤0.00 1%	≤0.00 1%	≤0.00 1%	≤0.00 1%	≤0.00 1%
甲醛	≤0.00 3%	≤0.00 3%	≤0.00 3%	≤0.00 3%	≤0.00 3%	≤0.00 3%	≤0.00 3%

由于该系列辅料的鉴定与检查项目相似,故仅以PEG-400为例,介绍其质量检查标准及检测方法。在上述检查中,平均相对分子质量、环氧乙烷和二氧六环以及甲醛的检查方法如下。

(1)平均相对分子质量

1)原理:邻苯二甲酸酐与PEG在沸水中加热反应,使PEG断键,生成乙醇,在吡啶溶液中显酸性,用氢氧化钠滴定,从而计算出平均相对分子质量。

2)测定方法:取本品约1.2g,精密称定,置干燥的250ml具塞锥形瓶中,精密加邻苯二甲酸酐的吡啶溶液(取邻苯二甲酸酐14g,溶于无水吡啶100ml中,放置过夜,备用)25ml,摇匀,加少量无水吡啶于锥形瓶口边缘封口,置沸水浴中,加热30分钟,取出冷却,精密加入氢氧化钠滴定液(0.5mol/L)50ml,以酚酞的吡啶溶液(1→100)为指示剂,用氢氧化钠滴定液(0.5mol/L)滴定至显红色,并将滴定的结果用空白试验校正。供试量(g)与4 000的乘积,除以消耗氢氧化钠滴定液(0.5mol/L)的容积(ml),即得供试品的平均分子量,应为380～420。

(2)环氧乙烷和二氧六环

1）原理：在聚乙二醇的生产和纯化过程中会有残留溶剂环氧己烷和二氧六环，需采用气相色谱法对其进行质量控制。

2）操作方法：取本品 1g，精密称定，置顶空瓶中，精密加入水 1.0ml，密封，摇匀，作为供试品溶液。精密量取环氧乙烷水溶液对照品适量，用水稀释制成每 1ml 中约含 2μg 的溶液，作为环氧乙烷对照品溶液。另取二氧六环对照品适量，精密称定，用水制成每 1ml 中约含 20μg 的溶液，作为二氧六环对照品溶液。精密称取本品 1g，置顶空瓶中，精密加环氧乙烷对照品溶液与二氧六环对照品溶液各 0.5ml，密封，摇匀，作为对照溶液。精密量取环氧乙烷对照品溶液及二氧六环对照品溶液各 0.5ml 置顶空瓶中，加新配制的 0.001% 乙醛溶液 0.1ml，密封，摇匀，作为系统适用性（灵敏度）溶液。照气相色谱法（通则 0521）试验，以 5% 苯基 -95% 甲基聚硅氧烷为固定液，起始温度为 35℃，维持 5 分钟，以每分钟 5℃ 的速率升温至 180℃，然后以每分钟 30℃ 的速率升温至 250℃，维持 5 分钟（根据分离情况调整时间）。进样口温度为 150℃，火焰离子化检测器温度为 250℃，顶空平衡温度为 70℃，平衡时间 45 分钟。取系统适用性（灵敏度）溶液顶空进样，调节检测灵敏度使环氧乙烷和二氧六环峰高的信噪比均大于 5，乙醛峰和环氧乙烷峰的分离度不小于 2.0。分别取供试品溶液及对照溶液顶空进样，重复进样至少 3 次。环氧乙烷峰面积的相对标准偏差应不得过 15%，二氧六环峰面积的相对标准偏差应不得过 10%，按标准加入法计算，环氧乙烷不得过 0.000 1%，二氧六环不得过 0.001%。

（3）甲醛：由于合成聚乙二醇的原料中有乙二醇，而合成乙二醇有的用甲醛作为反应物，为了防止辅料中含有甲醛，故需对其进行检测，对其质量予以控制。

操作方法：取本品 1g，精密称定，加入 0.6% 变色酸钠溶液 0.25ml，在冰水中冷却后，加硫酸 5ml，摇匀，静置 15 分钟，缓慢定量转移至盛有 10ml 水的 25ml 量瓶中，放冷，缓慢加水至刻度，摇匀，作为供试品溶液。另取甲醛溶液适量，精密称定，置 100ml 量瓶中，加水稀释至刻度，制成每 1ml 含甲醛 1mg 的溶液，精密量取 1ml，置 100ml 量瓶中，用水稀释至刻度；精密量取 1ml，自"加入 0.6% 变色酸钠溶液 0.25ml"起，同法操作，作为对照溶液。取上述两种溶液，照紫外 - 可见分光光度法（通则 0401），在 567nm 波长处测定吸光度，并用同法操作的空白溶液进行校正。供试品溶液的吸光度不得大于对照溶液的吸光度（0.003%）。

四、其他半固体辅料

半固体辅料中除了羊毛脂、聚乙二醇系列、凡士林常用外，仍有许多其他应用较为广泛的高分子聚合物辅料，如泊洛沙姆 188、卡波姆系列等。

（一）泊洛沙姆 188

1. **概述**　本品为 α- 氢 -ω- 羟基聚（氧乙烯）$_a$- 聚（氧丙烯）$_b$- 聚（氧乙烯）$_a$ 嵌段共聚物。由环氧丙烷和丙二醇反应，形成聚氧丙烯二醇，然后加入环氧乙烷形成嵌段共聚物。在共聚物中氧乙烯单元（a）为 75～85，氧丙烯单元（b）为 25～30，氧乙烯（EO）含量 79.9%～83.7%，平均分子量为 7 680～9 510。本品为白色或类白色蜡状固体；微有异臭。在水或乙醇中易溶，在无水乙醇或乙酸乙酯中溶解，在乙醚或石油醚中几乎不溶。本品为非离

子型表面活性剂,因具有较佳的乳化能力和安全性,受到广泛关注。泊洛沙姆 188 结构式如下:

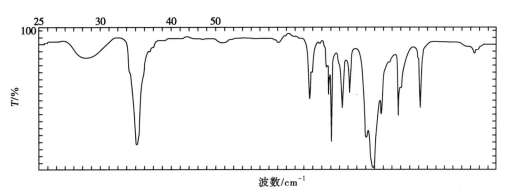

2. **鉴别**　本品的红外光吸收图谱应与对照图谱(光谱集 618 图)一致。见图 12-1。

图 12-1　泊洛沙姆 188 鉴别对照红外图谱

3. **检查**　泊洛沙姆 188 检查的主要内容见表 12-11。

表 12-11　泊洛沙姆 188 检查的主要内容

项目	标准规定
酸碱度	5.0~7.5
溶液澄清度与颜色	符合规定
氧乙烯	79.9%~83.7%
不饱和度	不得过 0.034mmol/g
平均分子量	7 680~9 510
环氧乙烷、环氧丙烷与 1,4-二氧六环	环氧乙烷不得过 0.000 1%,环氧丙烷不得过 0.000 5%,1,4-二氧六环不得过 0.000 5%
乙二醇、二甘醇与三甘醇	均不得过 0.01%
二丁基羟基甲苯(标示含二丁基羟基甲苯时测定)	不得过 0.02%
水分	不得过 1.0%
炽灼残渣	不得过 0.4%
重金属	不得过百万分之二十
砷盐	不得过 0.000 2%
细菌内毒素(供注射用)	每 1mg 中含细菌内毒素的量应小于 0.012EU

在上述检查中,不饱和度的检查方法如下。

称取研细后的本品约 15.0g,精密加醋酸汞溶液(取醋酸汞 50g,用加有冰醋酸 0.5ml 的甲醇 900ml 溶解,加甲醇稀释到 1 000ml,摇匀,如显黄色不能使用;如显混浊,应滤过,如滤后仍混浊或呈黄色则不能用。本品宜临用时新制。贮于棕色瓶中,在暗处保存)50ml,在磁力搅拌下使完全溶解，静置 30 分钟，间断振摇，加溴化钠结晶 10g，在磁力搅拌下混合 2 分钟，立即加酚酞指示液 1ml，用甲醇制氢氧化钾滴定液（0.1mol/L）滴定，以空白试验和初始酸度校正[取泊洛沙姆 15.0g，加中性甲醇（对酚酞指示液显中性）75ml 溶解后，用甲醇制氢氧化钾滴定液（0.1mol/L）中和至对酚酞指示液显中性]。用式（12-3）计算不饱和度（mmol/g），不得过 0.034mmol/g。

$$不饱和度 = (V_{供} - V_{空白} - V_{初始})C/W \qquad 式（12-3）$$

式中，V 分别为供试品、空白和初试酸度消耗的甲醇制氢氧化钾滴定液（0.1mol/L）的体积，ml；C 为甲醇制氢氧化钾的浓度，mol/L；W 为供试品重量，g。

（二）卡波姆均聚物

1. 概述 卡波姆均聚物系以非苯溶剂为聚合溶剂的丙烯酸键合烯丙基蔗糖或季戊四醇烯丙醚的高分子聚合物。按干燥品计，含羧酸基（—COOH）应为 56.0%～68.0%。本品为白色疏松粉末；有特征性微臭。卡波姆均聚物具有良好的凝胶性、黏合性、增稠性、乳化性、助悬性和成膜性，且化学性质稳定、安全，无刺激性及过敏反应，在低压下具有很好的可压性，且与其他大多数辅料相容性好。因此，卡波姆均聚物在药剂中主要用作增稠剂、助悬剂、黏合剂、凝胶剂的基质和缓、控释制剂的骨架材料等。

2. 鉴别

（1）取本品 0.1g，加水 20ml 和 10% 氢氧化钠溶液 0.4ml，即成凝胶状。

（2）取本品 0.1g，加水 10ml，用 1mol/L 氢氧化钠溶液调节 pH 至 7.5，边搅拌边加 10% 氯化钙溶液 2ml，立即产生白色沉淀。

（3）本品的红外光吸收图谱（通则 0402）应在波数为 $1\ 710cm^{-1}\pm5cm^{-1}$、$1\ 454cm^{-1}\pm5cm^{-1}$、$1\ 414cm^{-1}\pm5cm^{-1}$、$1\ 245cm^{-1}\pm5cm^{-1}$、$1\ 172cm^{-1}\pm5cm^{-1}$、$1\ 115cm^{-1}\pm5cm^{-1}$ 和 $801cm^{-1}\pm5cm^{-1}$ 处有特征吸收，其中 $1\ 710cm^{-1}$ 处有最强吸收。

3. 检查 卡波姆均聚物检查的主要内容见表 12-12。

表 12-12　卡波姆均聚物质量检查的主要指标

项目	标准规定
酸度	pH 应为 2.5～3.5
黏度	A 型应为 4～11Pa·s，B 型应为 25～45Pa·s，C 型应为 40～60Pa·s
残留溶剂乙酸乙酯与环己烷（生产工艺中使用时测定）	乙酸乙酯不得过 0.5%，环己烷不得过 0.3%
苯	不得过 0.000 2%
丙烯酸	不得过 0.25%
干燥失重	不得过 2.0%
炽灼残渣	不得过 2.0%
重金属	不得过百万分之二十
含量测定	电位滴定法。按干燥品计算，含羧酸基（—COOH）应为 56.0%～68.0%

卡波姆分子结构中含有 56.0%～68.0% 的酸性基团,具有一定酸性,其 1% 水溶液的 pH 为 2.5～3.0。制成制剂时可用碱性物质中和,且中和后的不同 pH 会对产品的黏度产生影响。因此需要重点控制其酸度、黏度及苯等溶剂残留,具体方法如下。

(1)酸度:取本品 0.10g,加水 10ml 使溶胀均匀分散,依法检查(通则 0631),pH 应为 2.5～3.5。

(2)黏度:取预先经 80℃减压干燥 1 小时的本品 2.5g,边搅拌边加水 500ml,以 800r/min 的转速持续搅拌至分散均匀,将搅拌速度降低至 600r/min,继续搅拌 20 分钟后,降低搅拌速度至 300r/min,用 18% 氢氧化钠溶液调节 pH 至 7.3～7.8,在 25℃水浴中静置 1 小时,以 3 000r/min 的速度离心 4 分钟(可适当增长离心时间以去除气泡),选择合适的转子和转速,依法测定动力黏度(通则 0633 第三法转子型旋转黏度计)。A 型应为 4～11Pa·s,B 型应为 25～45Pa·s,C 型应为 40～60Pa·s。

旋转式黏度计类型较多,要根据供试品的实际情况和黏度范围选择适宜的仪器,并按照说明书操作。

(3)苯:取苯适量,精密称定,用二甲基亚砜定量稀释制成每 1ml 中含苯 1.0mg 的溶液,精密量取适量,用水定量稀释制成每 1ml 中含苯 0.5μg 的溶液,作为苯贮备液。取本品约 250mg,精密称定,置顶空瓶中,精密加入 2% 氯化钠液 10.0ml,机械混合均匀(约 30 分钟),密封,作为供试品溶液,此溶液应在配制后 3 小时内进样;取本品约 250mg,精密称定,置顶空瓶中,精密加入 2% 氯化钠溶液 9.0ml,机械混合均匀(约 30 分钟),精密加入苯贮备液 1ml,机械混合均匀(约 1 分钟),密封,作为对照品溶液。照残留溶剂测定法(通则 0861 第二法)测定,用 6% 氰丙基苯基 -94% 二甲基聚硅氧烷为固定液的毛细管柱,程序升温,起始温度为 40℃,维持 20 分钟,以每分钟 10℃的速率升温至 240℃,维持 20 分钟;进样口温度 140℃,检测器为氢火焰离子化检测器,温度 250℃;顶空瓶平衡温度为 80℃,平衡时间为 60 分钟,顶空进样。以对照品溶液作为系统适用性溶液,苯的色谱峰高应为基线噪声的 10 倍以上,连续进样 3 次,苯的峰面积相对标准偏差不得过 15%。取对照品溶液与供试品溶液分别顶空进样,供试品溶液中苯的峰面积不得大于对照品溶液中苯的峰面积的一半(0.000 2%)。

第四节 液体辅料分析

液体辅料是指直接用于药物制剂中,起溶解、分散、浸出作用的液体。选用液体辅料的基本原则:一是满足制剂成型、有效、稳定、方便要求的最低用量。即用量要恰到好处,不仅可节约原料,降低成本,还可以通过减少剂量,使应用方便。二是无不良影响。即不降低药品疗效,不产生毒副作用,不干扰质量监控。常用的液体辅料有制药用水、制药用油、醇类及酯类等。

一、制药用水

（一）概述

水是药物生产中用量大、使用广的一种辅料，用于生产过程和药物制剂的制备。《中国药典》（2020年版）中所收载的制药用水，因其使用的范围不同而分为饮用水、纯化水、注射用水及灭菌注射用水。一般应根据各生产工序或使用目的与要求选用适宜的制药用水。

1. 饮用水　饮用水为天然水经净化处理所得的水，其质量必须符合现行中华人民共和国国家标准《生活饮用水卫生标准》。饮用水可作为药材净制时的漂洗、制药用具的粗洗用水。除另有规定外，也可作为饮片的提取溶剂。

2. 纯化水　纯化水为饮用水经蒸馏法、离子交换法、反渗透法或其他适宜的方法制备的制药用水。不含任何附加剂，其质量应符合纯化水项下的规定。纯化水可作为配制普通药物制剂用的溶剂或试验用水；可作为中药注射剂、滴眼剂等灭菌制剂所用饮片的提取溶剂；口服、外用制剂配制用溶剂或稀释剂；非灭菌制剂器具的精洗用水。也用作非灭菌制剂所用饮片的提取溶剂。纯化水不得用于注射剂的配制与稀释。纯化水有多种制备方法，应严格监测各生产环节，防止微生物污染。

3. 注射用水　注射用水为纯化水经蒸馏所得的水，应符合细菌内毒素试验要求。注射用水必须在防止细菌内毒素产生的设计条件下生产、贮藏与分装。其质量应符合注射用水项下的规定。注射用水可作为配制注射剂、滴眼剂等的溶剂或稀释剂及容器的精洗。为保证注射用水的质量，应减少原水中的细菌内毒素，监控蒸馏法制备注射用水的各生产环节，并防止微生物的污染。应定期清洗与消毒注射用水系统。注射用水的储存方式和静态储存期限应经过验证确保水质符合质量要求，例如可以在80℃以上保温或70℃以上保温循环或4℃以下的状态下存放。

4. 灭菌注射用水　灭菌注射用水为注射用水按照注射剂生产工艺制备所得。不含任何添加剂。主要用于注射用灭菌粉末的溶剂或注射剂的稀释剂。其质量应符合灭菌注射用水项下的规定。灭菌注射用水灌装规格应适应临床需要，避免大规格、多次使用造成的污染。

药品生产企业应确保制药用水的质量符合预期用途的要求。制药用水的原水通常为饮用水。制药用水的制备从系统设计、材质选择、制备过程、贮存、分配和使用均应符合药品生产质量管理规范的要求。制水系统应经过验证，并建立日常监控、检测和报告制度，有完善的原始记录备查。制药用水系统应定期进行清洗与消毒，消毒可以采用热处理或化学处理等方法。采用的消毒方法以及化学处理后消毒剂的去除应经过验证。

本文以纯化水为例，介绍其质量分析相关内容。

（二）纯化水

本品为饮用水经蒸馏法、离子交换法、反渗透法或其他适宜的方法制得的制药用水，不含任何添加剂。本品为无色的澄清液体；无臭。

纯化水检查的主要内容见表12-13。

表 12-13　纯化水检查的主要内容

项目	标准规定
酸碱度	应符合规定
硝酸盐	不得过 0.000 006%
亚硝酸盐	不得过 0.000 002%
氨	不得过 0.000 03%
电导率	应符合规定
总有机碳	不得过 0.50mg/L
易氧化物	应符合规定
不挥发物	遗留残渣不得过 1mg
重金属	不得过 0.000 01%
微生物限度	1ml 供试品中需氧菌总数不得过 100CFU

以上总有机碳和易氧化物两项可选做一项。在上述检查中,电导率、总有机碳的检查需采用相关仪器进行,测定前应注意对仪器进行系统适用性试验。这里主要介绍一下硝酸盐、亚硝酸盐的检查方法。

1. 硝酸盐

(1)原理:二苯胺在酸性条件下被硝酸根离子氧化,生成呈蓝色的醌式联二苯胺,与标准硝酸盐溶液按同法处理后的颜色比较,不得更深。

(2)操作方法:取本品 5ml 置试管中,于水浴中冷却,加 10% 氯化钾溶液 0.4ml 与 0.1% 二苯胺硫酸溶液 0.1ml,摇匀,缓缓滴加硫酸 5ml,摇匀,将试管于 50℃水浴中放置 15 分钟,溶液产生的蓝色与标准硝酸盐溶液[取硝酸钾 0.163g,加水溶解并稀释至 100ml,摇匀,精密量取 1ml,加水稀释成 100ml,再精密量取 10ml,加水稀释成 100ml,摇匀,即得(每 1ml 相当于 1μg NO₃)]0.3ml,加无硝酸盐的水 4.7ml,用同一方法处理后的颜色比较,不得更深(0.000 006%)。

2. 亚硝酸盐

(1)原理:水中溶解的亚硝酸根离子与 4- 氨基苯磺酰胺反应生成重氮盐,它再与 *N*-(1-萘基)- 二胺二盐酸盐偶联生成粉红色染料,与标准亚硝酸盐溶液按同法处理后的颜色比较,不得更深。

(2)操作方法:取本品 10ml,置纳氏管中,加对氨基苯磺酰胺的稀盐酸溶液(1→100)1ml 与盐酸萘乙二胺溶液(0.1→100)1ml,产生的粉红色,与标准亚硝酸盐溶液[取亚硝酸钠 0.750g(按干燥品计算),加水溶解,稀释至 100ml,摇匀,精密量取 1ml,加水稀释成 100ml,摇匀,再精密量取 1ml,加水稀释成 50ml,摇匀,即得(每 1ml 相当于 1μg NO₂)]0.2ml,加无亚硝酸盐的水 9.8ml,用同一方法处理后的颜色比较,不得更深(0.000 002%)。

二、制药用油

(一)概述

以油脂、脂肪为主的制药用油在药物生产中占据重要角色,制药用油在制剂中有多种用途,包括用于溶剂、分散剂(大豆油、橄榄油等)、乳化剂、软膏基质(氢化蓖麻油)、润滑剂、释放阻滞剂（氢化大豆油）等。《中国药典》（2020 年版）中收载的制药用油有大豆油、氢化大豆油、氢化蓖麻油、玉米油和橄榄油等。

常用制药用油检查的主要内容见表 12-14。

表 12-14　常用制药用油检查的主要内容

项目	大豆油	氢化大豆油	氢化蓖麻油	玉米油	橄榄油
熔点 /℃		66～72	85～88		
相对密度	0.916～0.922			0.915～0.923	0.908～0.915
折光率	1.472～1.476			1.472～1.475	
酸值	≤0.2	≤0.5	≤4.0	≤0.6	≤1.0
羟值			150～165		
皂化值	188～200		176～182	187～195	186～194
碘值	126～140		≤5.0	108～128	79～88
过氧化值	≤10.0	≤5.0			
吸光度					不得过 1.2
过氧化物					应符合规定
不皂化物	≤1.0%	≤1.0%		≤1.5%	≤1.5%
碱性杂质		应符合规定	应符合规定		应符合规定
水分	≤0.1%	≤0.3%		≤0.2%	0.1%
棉籽油	不得检出				不得检出
芝麻油					不得检出
镍		≤1 × 10⁻⁶	≤5 × 10⁻⁶		
重金属	≤5 × 10⁻⁶		≤10 × 10⁻⁶		≤10 × 10⁻⁶
砷盐	≤2 × 10⁻⁶		≤2 × 10⁻⁶		≤2 × 10⁻⁶
脂肪酸组成	应符合规定	应符合规定	应符合规定	应符合规定	应符合规定

本文以大豆油、橄榄油为例，介绍其质量分析相关内容。

（二）大豆油

1. 酸值测定

（1）测定原理：酸值系指中和供试品 1g 中含有的游离脂肪酸所需氢氧化钾的重量（mg），但在测定时可采用氢氧化钠滴定液（0.1mol/L）进行滴定。酸值高则表明油脂酸败严重，刺激性大，会影响药物稳定性和安全性。

（2）测定方法：除另有规定外，按表 12-15 中规定的重量，精密称取供试品，置 250ml 锥形瓶中，加乙醇 - 乙醚（1∶1）混合液［临用前加酚酞指示液 1.0ml，用氢氧化钠滴定液（0.1mol/L）调至微显粉红色］50ml，振摇使完全溶解（如不易溶解，缓慢加热回流使溶解），用氢氧化钠滴定液（0.1mol/L）滴定，至粉红色持续 30 秒不褪。以供试品消耗氢氧化钠滴定液（0.1mol/L）的体积（ml）为 A，供试品的重量（g）为 W，照下式计算酸值：

$$供试品的酸值 = \frac{A \times 5.61}{W}$$

式（12-4）

表 12-15　酸值测定时供试品取用量规定

酸值	称重 /g	酸值	称重 /g
0.5	10	100	1
1	5	200	0.5
10	4	300	0.4
50	2		

2.皂化值的测定

（1）定义：皂化值系指中和并皂化供试品 1g 中含有的游离酸类和酯类所需氢氧化钾的重量（mg）。皂化值表示游离脂肪酸和结合脂肪酸的总量。过低表示油脂中脂肪酸相对分子量较大或不皂化物杂质较多；过高则脂肪酸相对分子量较小，亲水性较强，失去油脂的性质。

（2）测定原理：测定皂化值是利用酸碱中和法，将油脂在加热条件下与一定量过量的氢氧化钾乙醇溶液进行皂化反应。剩余的氢氧化钾以酸标准溶液进行反滴定。并同时做空白试验，求得皂化油脂耗用的氢氧化钾量。

（3）测定方法：除另有规定外，取供试品适量[其重量（g）约相当于 250/ 供试品的最大皂化值]，精密称定，置 250ml 回流瓶中，精密加入 0.5mol/L 氢氧化钾乙醇溶液 25ml，加热回流 30 分钟，然后用乙醇 10ml 冲洗冷凝器的内壁和塞的下部，加酚酞指示液 1.0ml，用盐酸滴定液（0.5mol/L）滴定剩余的氢氧化钾，至溶液的粉红色刚好褪去，加热至沸，如溶液又出现粉红色，再滴定至粉红色刚好褪去；同时做空白试验。以供试品消耗的盐酸滴定液（0.5mol/L）的体积（ml）为 A，空白试验消耗的体积（ml）为 B，供试品的重量（g）为 W，照下式计算皂化值：

$$供试品的皂化值 = \frac{(B-A)\times28.05}{W} \qquad 式（12-5）$$

3. 碘值测定

（1）定义：碘值系指当供试品 100g 充分卤化时所需的碘量（g）。碘值反映油脂中含不饱和键的程度，碘值过高，则不饱和键多，油脂容易氧化酸败。

（2）方法：除另有规定外，取供试品适量[其重量（g）约相当于 25/ 供试品的最大碘值]，精密称定，置 250ml 的干燥碘瓶中，加三氯甲烷 10ml，溶解后，精密加入溴化碘溶液 25ml，密塞，摇匀，在暗处放置 30 分钟。加入新制的碘化钾试液 10ml 与水 100ml，摇匀，用硫代硫酸钠滴定液（0.1mol/L）滴定剩余的碘，滴定时注意充分振摇，待混合液的棕色变为淡黄色，加淀粉指示液 1ml，继续滴定至蓝色消失；同时做空白试验。以供试品消耗硫代硫酸钠滴定液（0.1mol/L）的体积（ml）为 A，空白试验消耗的体积（ml）为 B，供试品的重量（g）为 W，照下式计算碘值：

$$供试品的碘值 = \frac{(B-A)\times1.269}{W} \qquad 式（12-6）$$

4. 脂肪酸组成检查

（1）原理：脂肪酸是指一端含有一个羧基的长的脂肪族碳氢链。脂肪酸是最简单的一种脂,植物油中脂肪多由单不饱和脂肪酸和多不饱和脂肪酸组成,药典中采用气相色谱法测定制药用油中脂肪酸的组成及含量。

（2）方法:取本品 0.1g,置 50ml 锥形瓶中,加 0.5mol/L 氢氧化钾甲醇溶液 2ml,在 65℃水浴中加热回流 30 分钟,放冷,加 15% 三氟化硼甲醇溶液 2ml,在 65℃水浴中加热回流 30分钟,放冷。加正庚烷 4ml,继续在 65℃水浴中加热回流 5 分钟后,放冷,加饱和氯化钠溶液10ml 洗涤,摇匀,静置使分层,取上层液,用水洗涤 3 次,每次 2ml,上层液经无水硫酸钠干燥,作为供试品溶液;分别取肉豆蔻酸甲酯、棕榈酸甲酯、棕榈油酸甲酯、硬脂酸甲酯、油酸甲酯、亚油酸甲酯、亚麻酸甲酯、花生酸甲酯、二十碳烯酸甲酯与山嵛酸甲酯对照品,加正庚烷溶解并稀释制成每 1ml 中各约含 0.1mg 的溶液,作为对照品溶液。照气相色谱法（通则 0521）试验,以键合聚乙二醇（或极性相近）为固定液的毛细管柱为色谱柱,起始温度为 230℃,维持 11 分钟,以每分钟 5℃的速率升温至 250℃,维持 10 分钟;进样口温度为 260℃;检测器温度为 270℃。取对照品溶液 1μl 注入气相色谱仪,记录色谱图,理论板数按亚油酸峰计算不低于 5 000,各色谱峰的分离度应符合要求。取供试品溶液 1μl 注入气相色谱仪,记录色谱图。按面积归一化法计算,含小于十四碳的饱和脂肪酸不得过 0.1%,肉豆蔻酸不得过 0.2%,棕榈酸应为 9.0%~13.0%,棕榈油酸不得过 0.3%,硬脂酸应为 2.5%~5.0%,油酸应为 17.0%~30.0%,亚油酸应为 48.0%~58.0%,亚麻酸应为 5.0%~11.0%,花生酸不得过 1.0%,二十碳烯酸不得过 1.0%,山嵛酸不得过 1.0%。

（三）橄榄油

1. **碱性杂质的检查** 在试管中加新蒸馏的丙酮 10ml、水 0.3ml 与 0.04% 的溴酚蓝乙醇溶液 1 滴,用 0.01mol/L 盐酸溶液或 0.01mol/L 氢氧化钠溶液调节至中性,加本品 10ml,充分振摇后静置。用盐酸滴定液（0.01mol/L）滴定至上层液出现黄色,消耗盐酸滴定液（0.01mol/L）的体积不得过 0.1ml。

2. **棉籽油与芝麻油检查** 市场中所售橄榄油中经常掺杂其他油脂如棉籽油、芝麻油等以节省成本,故需对其进行这两项检查。

（1）棉籽油的检查

原理:棉籽油与硫黄粉二硫化碳溶液剂与吡啶混合后,在水浴加热条件下反应,溶液变成红色或橘红色。

检查方法:取本品 5ml,置试管中,加 1% 硫黄的二硫化碳溶液与戊醇的等容混合液 5ml,加吡啶（或戊醇）2 滴,混匀,置饱和氯化钠水浴中,注意缓缓加热至泡沫停止（除去二硫化碳）,继续加热 15 分钟,应不显红色。

（2）芝麻油的检查

原理:是利用芝麻油中的芝麻酚与糠醛发生特征反应生成红色化合物,从而判断油样中是否含有芝麻油。该方法称作威勒迈志法,又称糠醛显色法。

检查方法:取本品 10ml,加盐酸 10ml,加新制的糠醛乙醇溶液（1→50）0.1ml,剧烈摇振15 秒,酸液层应不出现粉红至深红的颜色。如有颜色,加水 10ml,再次剧烈振摇,酸液层颜色应消失。

三、其他液体辅料

还有很多其他的常用液体辅料，如聚山梨酯系列和丙二醇等，在液体辅料应用中占重要地位，并得到广泛应用，下面进行简要介绍。

（一）聚山梨酯

1. 概述　聚山梨酯系列为不同山梨坦与环氧乙烷聚合而成的聚氧乙烯聚合物，《中国药典》（2020 年版）收载的聚山梨酯系列辅料包括聚山梨酯 20、聚山梨酯 40、聚山梨酯 60、聚山梨酯 80。该系列为液体制剂中常用的表面活性剂，可用作稳定剂、扩散剂、纤维润滑剂等。

2. 检查　聚山梨酯类检查的主要内容见表 12-16。

表 12-16　聚山梨酯类检查的主要内容

项目	聚山梨酯 20	聚山梨酯 40	聚山梨酯 60	聚山梨酯 80
相对密度	1.09～1.12	1.07～1.10	1.06～1.09	1.06～1.09
黏度 /(mm²/s）	250～400	250～400	300～450	350～550
酸值	≤2.0	≤2.0	≤2.0	≤2.0
羟值	96～108	89～105	81～96	65～80
碘值				18～24
过氧化值	≤10	≤10	≤10	≤10
皂化值	40～50	41～52	45～55	45～60
酸碱度	4.0～7.5	4.0～7.5	4.0～7.5	5.0～7.5
颜色	符合规定	符合规定	符合规定	符合规定
乙二醇和二甘醇	均≤0.01%	均≤0.01%	均≤0.01%	均≤0.01%
环氧乙烷和二氧六环	环氧乙烷≤0.000 1%，二氧六环≤0.001%	环氧乙烷≤0.000 1%，二氧六环≤0.001%	环氧乙烷≤0.000 1%，二氧六环≤0.001%	环氧乙烷≤0.000 1%，二氧六环≤0.001%
水分	≤3.0%	≤3.0%	≤3.0%	≤3.0%
炽灼残渣	≤0.25%	≤0.25%	≤0.25%	≤0.2%
重金属	≤0.001%	≤0.001%	≤0.001%	≤0.001%
砷盐	≤0.002%	≤0.002%	≤0.002%	≤0.002%
脂肪酸组成	符合规定	符合规定	符合规定	符合规定

在上述检查项中，均采用气相色谱法对聚山梨酯 20、聚山梨酯 40、聚山梨酯 60 和聚山梨酯 80 的脂肪酸组成进行检查，但对结果的要求各不相同。聚山梨酯 20 要求按面积归一化法计算（峰面积小于 0.05% 的峰可忽略不计），含月桂酸应为 40.0%～60.0%，含肉豆蔻酸应为 14.0%～25.0%，含棕榈酸应为 7.0%～15.0%，含己酸、辛酸、癸酸、硬脂酸、油酸与亚油酸分别不得过 1.0%、10.0%、10.0%、7.0%、11.0% 与 3.0%；聚山梨酯 40 要求按面积归一化法计算，含棕榈酸应不低于 92.0%；聚山梨酯 60 要求按面积归一化法计算，含硬脂酸应为 40.0%～60.0%，硬脂酸和棕榈酸之和应不低于 90.0%；聚山梨酯 80 要求按面积归一化法计算（峰面积小于 0.05% 的峰可忽略不计），含油酸应不低于 58.0%，含肉豆蔻酸、棕榈酸、棕榈油酸、硬脂酸、亚油酸与亚麻酸分别不得过 5.0%、16.0%、8.0%、6.0%、18.0% 与 4.0%。另外，对于聚山梨醇 80 还需要进行冻结试验。冻结试验的具体操作如下。

取本品,置玻璃容器内,于5℃±2℃放置24小时,不得冻结。

(二)丙二醇

1. 概述 丙二醇为1,2-丙二醇。含 $C_3H_8O_2$ 不得少于98.5%。为无色澄清的黏稠液体,与水、乙醇或三氯甲烷任意混溶,其结构式如下:

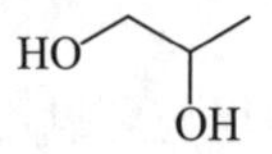

丙二醇的黏性和吸湿性好,并且无毒,因此广泛用作吸湿剂、抗冻剂、润滑剂和溶剂等。如用于溶解磺胺类药、局部麻醉药、维生素A、维生素D、性激素、氯霉素及挥发油等很多药物。一定比例的丙二醇和水的混合液能延缓某些药物的水解,增加其稳定性。当其浓度选用适宜时,作为注射剂溶媒,有速效或延效作用,也可作为药物经皮肤或黏膜吸收的渗透促进剂。

丙二醇的生产技术主要有以下几种:环氧丙烷直接水合法、环氧丙烷间接水合法、丙烯直接催化氧化法、生物化工法、碳酸二甲酯/丙二醇联产法。其中,环氧丙烷直接水合法是目前世界上1,2-丙二醇最主要的生产方法,该反应多在酸性催化剂作用下进行。

环氧丙烷与水在200℃和120MPa下发生反应,反应式如下:

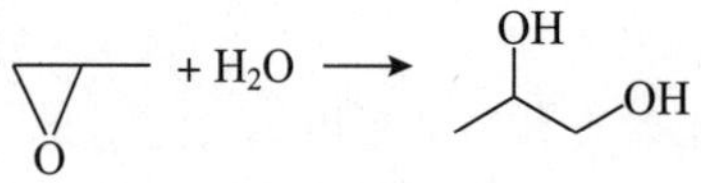

反应产物经蒸发、精馏,得到丙二醇成品,同时生成二丙二醇(DPG)与三丙二醇(11PG)及少量更高的高聚醇。因此在进行质量检查时,需要对酸度、有关物质进行重点控制。

2. 质量要求 关于丙二醇质量检查的主要内容见表12-17。

表12-17 丙二醇质量检查的主要内容

项目	标准规定
相对密度	1.035～1.037
折光率	1.431～1.433
鉴别	(1)气相色谱法:在含量测定项下记录的色谱图中,供试品溶液主峰的保留时间应与对照品溶液主峰的保留时间一致。 (2)红外光谱法:本品的红外光图谱应与对照图谱一致
酸度	应符合规定
氯化物	不得过0.007%
硫酸盐	不得过0.006%
有关物质	含一缩二乙二醇(二甘醇)不得过0.001%,一缩二丙二醇不得过0.1%,二缩三丙二醇不得过0.03%,环氧丙烷不得过0.001%
氧化性物质	应符合规定
还原性物质	应符合规定
水分	不得过0.2%
炽灼残渣	供试品50g,遗留残渣不得过2.5mg
重金属	不得过百万分之五
砷盐	不得过0.000 2%
含量测定	气相色谱法:按内标法以峰面积计算,本品含 $C_3H_8O_2$ 不得少于99.5%

在上述检查项中，酸度、有关物质、氧化性物质和还原性物质的检查方法如下。

（1）酸度：取本品 10.0ml，加新沸过的冷水 50ml 溶解后，加溴麝香草酚蓝指示液 3 滴，用氢氧化钠滴定液（0.01mol/L）滴定至溶液显蓝色，所耗体积不得大于 0.5ml。

（2）有关物质：取本品适量，精密称定，用无水乙醇稀释成每 1ml 中约含 0.5g 的溶液，作为供试品溶液；另精密称取一缩二乙二醇（二甘醇）、一缩二丙二醇、二缩三丙二醇与环氧丙烷对照品，用无水乙醇稀释制成每 1ml 中各含 5μg、500μg、150μg 和 5μg 的溶液，作为对照品溶液。照气相色谱法（通则 0521）试验，以聚乙二醇 20M（或极性相近）为固定液的毛细管柱为色谱柱，起始温度为 80℃，维持 3 分钟，以每分钟 15℃的速率升温至 220℃，维持 4 分钟；进样口温度 230℃；检测器温度 250℃。各组分谱峰的分离度应符合要求。精密量取供试品溶液与对照品溶液各 1μl，分别注入气相色谱仪，按外标法以峰面积计算。含一缩二乙二醇（二甘醇）不得过 0.001%；一缩二丙二醇不得过 0.1%；二缩三丙二醇不得过 0.03%；环氧丙烷不得过 0.001%。

丙二醇有关物质测定气相色谱图见图 12-2。

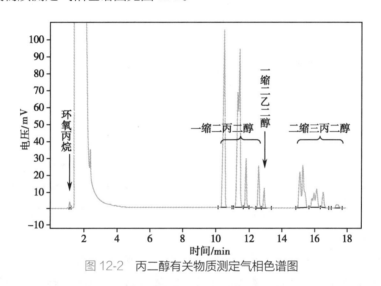

图 12-2　丙二醇有关物质测定气相色谱图

（3）氧化性物质：取本品 5.0ml，置碘量瓶中，加碘化钾试液 1.5ml 与稀硫酸 2ml，密塞，在暗处放置 15 分钟，加淀粉指示液 2ml，如显蓝色，用硫代硫酸钠滴定液（0.005mol/L）滴定至蓝色消失，并将滴定的结果用空白试验校正，消耗硫代硫酸钠滴定液（0.005mol/L）的体积不得过 0.2ml。

（4）还原性物质：取本品 1.0ml，加氨试液 1ml，在 60℃水浴中加热 5 分钟，溶液应不显黄色；迅速加硝酸银试液 0.15ml，摇匀，放置 5 分钟，溶液应无变化。

ER12-2　第十二章　目标测试

（王　新）

第十三章　药包材的质量控制

　　包装是药品不可缺少的组成部分,药学工作者必须选择恰当的药包材(药物包装材料)及合适的包装方式方法,才能够真正有效地保证药品质量以及人民群众的用药安全。

　　本章主要介绍药包材的定义和分类、要求和质量标准、药包材与药物的相容性研究。其中,药包材与药物的相容性研究是选择药包材的基础,因此必不可少。首先介绍了相容性研究的内容、研究项目、测试方法、条件,然后单独对玻璃、塑料两种特殊包装材料的相容性研究进行了详细说明,进一步体现了相容性研究的特点和重要性。

第一节　药包材的定义和分类

一、药包材的定义

　　药包材(药品包装材料)是指直接与药品接触的包装材料或包装容器,即药品生产企业生产的药品和医疗机构配制的制剂所使用的直接与药品接触的包装材料或容器。作为药品的一部分,药包材本身的质量、安全性、使用性能以及药包材与药物之间的相容性对药品质量有着十分重要的影响。

　　药包材由一种或多种材料制成的包装组件组合而成,应具有良好的安全性、适应性、稳定性、功能性、保护性和便利性,在药品的包装、贮藏、运输和使用过程中起到保护药品质量和实现给药目的(如气雾剂药包材)的作用。

二、药包材的分类

　　药包材可以按材质、形制和用途进行分类。

　　1. **按材质分类**　药包材可分为塑料类、金属类、玻璃类、陶瓷类、橡胶类和其他类(如纸、干燥剂)等,也可以由两种或两种以上的材料复合或组合而成(如复合膜、铝塑组合盖等)。常用的塑料类药包材有药用低密度聚乙烯滴眼剂瓶、口服固体药用高密度聚乙烯瓶、聚丙烯输液瓶等;常用的玻璃类药包材有钠钙玻璃输液瓶、低硼硅玻璃安瓿、中硼硅管制注射剂瓶等;常用的橡胶类药包材有注射液用氯化丁基橡胶塞、药用合成聚异戊二烯垫片、口服液体药用硅橡胶垫片等;常用的金属类药包材有药用铝箔、铁制的清凉油盒等。

　　2. **按用途和形制分类**　药包材可分为输液瓶(袋、膜及配件)、安瓿、药用(注射剂、口服或者外用剂型)瓶(管、盖)、药用胶塞、药用预灌封注射器、药用滴眼(鼻、耳)剂瓶、药用硬片(膜)、药用铝箔、药用软膏管(盒)、药用喷(气)雾剂泵(阀门、罐、筒)、药用干燥剂等。

药包材的命名应按照用途、材质、形制的顺序编制,文字简洁,不使用夸大修饰语言,尽量不使用外文缩写。如口服液体药用聚丙烯瓶。

第二节　药包材的要求和质量标准

一、药包材的要求

药包材在生产和应用中应符合下列要求。

1. 药包材的原料应具有一定的机械强度,化学性质稳定,对人体无生物学意义上的毒害。

2. 药包材的生产条件应与所包装制剂的生产条件相适应。药包材生产环境和工艺流程应按照所要求的空气洁净度级别进行合理布局。生产不洗即用药包材时,产品成型及以后各工序中的洁净度要求应与所包装的药品相同。

3. 根据不同的生产工艺及用途,药包材的微生物限度或无菌应符合要求。注射剂用药包材的热原、细菌内毒素、无菌等及眼用制剂用药包材的无菌等均应符合所包装制剂的要求。

4. 药品应使用有质量保证的药包材,药包材应保证药品在有效期内质量稳定,多剂量包装的药包材应保证药品在使用期间质量稳定。

5. 不得使用不能确保药品质量、国家公布淘汰及可能存在安全隐患的药包材。

二、药包材的质量标准

药包材质量标准是为保证所包装药品的质量而制定的技术要求。药包材质量标准分为方法标准和产品标准。

药包材的质量标准应建立在经主管部门确认的生产条件、生产工艺以及原材料牌号、来源等基础上,按照所用材料的性质、产品结构特性、所包装药品的要求和临床使用要求制定试验方法和设置技术指标。上述因素如发生变化,均应重新制定药包材质量标准,并确认药包材质量标准的适用性,以确保药包材质量的可控性。不同给药途径的药包材,其规格和质量标准要求亦不相同,应根据实际情况在制剂规格范围内确定药包材的规格,并根据制剂要求、使用方式制定相应的质量控制项目。在制定药包材质量标准时既要考虑药包材自身的安全性,也要考虑药包材的配合性,同时应满足对药品的贮藏、运输、质量、安全性、有效性、适应性、稳定性、功能性、保护性和便利性的要求。

药包材质量标准的内容主要包括以下三部分。

1. 物理性能　考察影响产品使用的物理参数、机械性能及功能性指标,如橡胶类的穿刺力、穿刺落屑，塑料及复合膜类制品的密封性、阻隔性能等，物理性能的检测项目应根据标准的检验规则确定抽样方案，并对检测结果进行判断。

2. 化学性能　考察影响产品性能、质量和使用的化学指标，如溶出物试验、溶剂残留量等。

3. 生物性能　考察项目应根据所包装药物制剂的要求制定，如注射剂类药包材的检验项目包括细胞毒性、急性全身毒性试验和溶血试验等；滴眼剂瓶应考察异常毒性、眼刺激试验等。

药包材的包装上应注明包装使用范围、规格及贮藏要求，并应注明使用期限。

第三节　药包材与药物相容性的研究

一、药包材与药物的相容性试验内容

药包材与药物的相容性研究是选择药包材的基础，药物制剂在选择药包材时必须进行药包材与药物的相容性研究。相容性试验应考虑剂型的风险水平和药物与药包材相互作用的可能性，见表13-1。

药包材与药物的相容性试验一般应包括如下三方面的内容。

1. 药包材对药物质量影响的研究　包括药包材（如印刷物、黏合物、添加剂、残留单体、小分子化合物以及加工和使用过程中产生的分解物等）的提取、迁移研究，以及提取、迁移研究结果的毒理学评估；药物与药包材之间发生反应的可能性；药物活性成分或功能性辅料被药包材吸附或吸收的情况；内容物的逸出；外来物的渗透等。

2. 药物对药包材影响的研究　须考察包装药物后的药包材完整性、功能性及质量的变化情况，如玻璃容器的脱片、胶塞变形等。

3. 包装制剂后药物的质量变化（药物稳定性）　包括加速试验和长期试验中药品质量的变化情况。

表 13-1　药包材风险程度分类

不同用途药包材的风险程度	制剂与药包材发生相互作用的可能性		
	高	中	低
最高	（1）吸入气雾剂及喷雾剂 （2）注射液、冲洗剂	（1）注射用无菌粉末 （2）吸入粉雾剂 （3）植入剂	
高	（1）眼用液体制剂 （2）鼻吸入气雾剂及喷雾剂 （3）软膏剂、乳膏剂、糊剂、凝胶剂及贴膏剂、膜剂		
低	（1）外用液体制剂 （2）外用及舌下给药用气雾剂 （3）栓剂 （4）口服液体制剂	散剂、颗粒剂、丸剂	口服片剂、胶囊剂

二、不同剂型包装药物的相容性研究项目

不同剂型包装药物的相容性研究有不同的重点考察项目,具体如下。

1. 玻璃 玻璃容器常用于注射剂、片剂、口服溶液等剂型包装。这些药物应重点考察玻璃中碱性离子的释放对药液 pH 的影响;有害金属元素的释放;不同温度(尤其冷冻干燥时)、不同酸碱条件下玻璃的脱片;含着色剂的避光玻璃被某些波长的光线透过后药物的分解;玻璃对药物的吸附;玻璃容器的针孔、瓶口歪斜等项目。一些血液制品、疫苗等生物制品可与玻璃容器发生作用而影响药品质量,如胰岛素可被玻璃中的二氧化硅与硼的氧化物吸附;肝素钠与 0.9% 氯化钠注射液的混合液存放在玻璃瓶中,2 小时后活性明显下降。

玻璃包装容器中组分多为无机盐,迁移入注射剂药液的常见元素包括 Si、Na、K、Li、Al、Ba、Ca、Mg、B、Fe、Zn、Mn、Cd、Ti、Co、Cr、Pb、As、Sb 等;应结合特定玻璃容器的组分以及添加物质的信息,对所含有的离子进行定量检查并进行安全性评估,重点对重金属元素的检测结果进行评估;另外,还需对药液中 Si、B、Al 等可预示玻璃被侵蚀或产生脱片趋势的元素进行检查。对于内表面镀膜的玻璃容器,应对膜层材料的组分及其降解物的迁移同时进行考察。

2. 金属 铝箔、金属软管都是很好的金属包装材料,常用于软膏剂、气雾剂、片剂等的包装。应重点考察这些药物制剂对金属的腐蚀;金属离子对药物稳定性的影响;金属上保护膜试验前后完整性等项目。

3. 塑料 聚乙烯(PE)、聚丙烯(PP)、聚苯二甲酸乙二酯(PET)等塑料包装材料,常用于片剂、胶囊剂、注射剂、滴眼剂等剂型的包装。这些药物应重点考察水蒸气、氧气的渗入;水分、挥发性药物的渗出;脂溶性药物、抑菌剂向塑料的转移;塑料对药物的吸附;溶剂与塑料的作用;塑料中添加剂、加工时分解产物对药物的影响;微粒;密封性等项目。

4. 橡胶 天然橡胶、丁基橡胶、丙烯酸酯橡胶(ACM)等橡胶材料通常作为容器的塞、垫圈等。这种包装材料应重点考察其中各种添加物的溶出对药物的影响;橡胶对药物的吸附;填充材在溶液中的脱落等项目。而且在进行注射剂、粉针、口服溶液剂等试验时,瓶子应倒置、侧放,使药液能充分与橡胶塞接触。有些药物可与橡胶塞中的化学成分发生反应,溶出对人有害的物质,如对人体可能是热原的异性蛋白,可致癌、致畸的吡啶类化合物。

三、相容性试验的测试方法

药包材与药物相容性试验主要是为考察包装材料与药物之间是否发生迁移或吸附等现象,进而影响到药物质量。由于药物包装材料众多,包装容器各异,被包装制剂不同,因此进行药物包装材料相容性研究时,需选择合适的测试方法。

在以考察药物包装材料为目的时,需选用 3 批包装材料制成的容器对拟包装的同一批药物进行试验;在以考察药物为目的时,需选用 3 批药物,用拟上市包装的同一批包装材料包装后进行试验。在进行上述研究时,可参照药物及包装材料质量标准,建立对应的分析测试方法。必要时,所建立的测试方法需进行系统的方法学验证。

四、相容性试验的条件

根据稳定性研究的要求,药物包装材料的相容性试验研究可以采用与原料药物或药物制剂在光照试验、加速试验和长期试验中相类似的条件。在整个相容性试验过程中,药物与包装材料应充分接触,并模拟实际使用状况。例如,考察注射剂、软膏剂和口服制剂时,包装容器应倒置、侧放,多剂量包装应进行多次开启。

1. 光照试验 采用避光或遮光包装材料或容器包装的药品,应进行强光照射试验。将供试品置于装有日光灯的光照箱或其他适宜的光照装置内,在照度为 4 500lx±500lx 的条件下放置 10 天,于第 5 天和第 10 天取样,按相容性重点考察项目进行检测。

2. 加速试验 将供试品置于温度 40℃±2℃、相对湿度为 90%±10% 或 20%±5% 的条件下放置 6 个月,分别于 0、1、2、3、6 个月取出,进行检测。对于温度敏感的药物,可在温度为 25℃±2℃、相对湿度为 60%±10% 条件下放置 6 个月后进行检测。对于包装在半透明容器中的药物,例如聚丙烯输液瓶、多层共挤输液袋、塑料安瓿等,则应在温度为 40℃±2℃、相对湿度为 25%±5% 条件下进行检测。加速试验用以预测包装对药物保护的有效性,推测药物的有效期。

3. 长期试验 将供试品置于温度 25℃±2℃、相对湿度为 60%±10% 的恒温恒湿箱内,放置 12 个月,分别于 0、3、6、9、12 个月取出,进行检测。12 个月以后,仍需按有关规定继续考察,分别于 18、24、36 个月取出,进行检测,以确定包装对药物有效期的影响。对温度敏感的药物,可在 6℃±2℃ 条件下放置。

4. 特别要求 将供试品置于温度 25℃±2℃、相对湿度为 20%±5% 或温度 25℃±2℃、相对湿度为 90%±10% 的条件下,放置 1、2、3、6 个月。本试验主要对象为塑料容器包装的眼药水、注射剂、混悬液等液体制剂及铝塑泡罩包装的固体制剂等,目的在于考察水分是否会逸出或渗入包装容器。

5. 必要时应考察使用过程中的相容性 取经过上述试验条件放置后带包装容器的 3 批药物,取出药物,按表 13-2 项目考察相容性,并观察包装容器。

表 13-2 原料药及药物制剂相容性重点考察项目

剂型	相容性重点考察项目
原料药	性状、熔点、含量、有关物质、水分
片剂	性状、含量、有关物质、崩解时限或溶出度、脆碎度、水分、颜色
胶囊剂	外观、内容物色泽、含量、有关物质、崩解时限或溶出度、水分(含囊材)、粘连
注射剂	外观色泽、含量、pH、澄明度、有关物质、不溶性微粒、紫外吸收、胶塞的外观
栓剂	性状、含量、融变时限、有关物质、包装物内表面性状
软膏剂	性状、结皮、失重、水分、均匀性、含量、有关物质(乳膏还应检查有无分层现象)、膏体易氧化值、碘值、酸败、包装物内表面性状
眼膏剂	性状、结皮、均匀性、含量、粒度、有关物质、膏体易氧化值、碘值、酸败、包装物内表面性状
滴眼剂	性状、澄明度、含量、pH、有关物质、失重、紫外吸收、渗透压

剂型	相容性重点考察项目
丸剂	性状、含量、色泽、有关物质、溶散时限、水分
口服溶液剂、糖浆剂	性状、含量、澄清度、相对密度、有关物质、失重、pH、紫外吸收、包装物内表面性状
口服乳剂	性状、含量、色泽、有关物质
散剂	性状、含量、粒度、有关物质、外观均匀度、水分、包装物吸附量
吸入气(粉、喷)雾剂	容器严密性、含量、有关物质、每揿(吸)主药含量、有效部位药物沉积量、包装物内表面性状
颗粒剂	性状、含量、粒度、有关物质、溶化性、水分、包装物吸附量
贴剂	性状、含量、释放度、黏着性、包装物内表面颜色及吸附量
搽剂、洗剂	性状、含量、有关物质、包装物内表面颜色

注：表中未列出的剂型，可参照要求制定项目。

第四节　药用玻璃包装容器相容性

玻璃是经高温熔融、冷却而得到的非晶态透明固体，是化学性能最稳定的材料之一。该类产品不仅具有良好的耐水性、耐酸性和一般的耐碱性，还具有良好的热稳定性、一定的机械强度、光洁、透明、易清洗消毒、高阻隔性、易于密封等一系列优点，可广泛地用于各类药物制剂的包装。药用玻璃的定义是具有良好化学稳定性和透明性，且能稳定贮存医药产品的玻璃材料或制品。药用玻璃材料和容器用于直接接触各类药物制剂，是药品的组成部分。

一、药用玻璃材料和容器的分类

药用玻璃材料和容器可以按化学成分和性能、耐水性、成型方法等进行分类。

1. 按化学成分和性能分类　药用玻璃国家药包材标准(YBB 标准)根据线热膨胀系数和三氧化二硼含量的不同，结合玻璃性能要求将药用玻璃分为高硼硅玻璃、中硼硅玻璃、低硼硅玻璃和钠钙玻璃四类。各类玻璃的成分及性能要求见表 13-3。

2. 按耐水性能分类　药用玻璃材料按颗粒耐水性的不同分为Ⅰ类玻璃和Ⅲ类玻璃。Ⅰ类玻璃即为硼硅类玻璃，具有高耐水性；Ⅲ类玻璃即为钠钙类玻璃，具有中等耐水性。Ⅲ类玻璃制成容器的内表面经过中性化处理后，可达到内表面高耐水性，称为Ⅱ类玻璃容器。

3. 按成型方法分类　药用玻璃容器根据成型工艺的不同可分为模制瓶和管制瓶。模制瓶的主要品种有大容量注射液包装用的输液瓶、小容量注射剂包装用的模制注射剂瓶(或称西林瓶)和口服制剂包装用的药瓶；管制瓶的主要品种有小容量注射剂包装用的安瓿、管制注射剂瓶(或称西林瓶)、预灌封注射器玻璃针管、笔式注射器玻璃套筒(或称卡氏瓶)，口服制剂包装用的管制口服液体瓶、药瓶等。不同成型生产工艺对玻璃容器质量的影响不同，管制瓶热加工部位内表面的化学耐受性低于未受热的部位，同一种玻璃管加工成型后的产品质量可能不同。

表 13-3　药用玻璃成分及性能要求

化学组成及性能		玻璃类型			
		高硼硅玻璃	中硼硅玻璃	低硼硅玻璃	钠钙玻璃
B_2O_3/%		≥12	≥8	≥5	<5
SiO_2*/%		约81	约75	约71	约70
Na_2O+K_2O*/%		约4	4～8	约11.5	12～16
$MgO+CaO+BaO+(SrO)$*/%			约5	约5.5	约12
Al_2O_3*/%		2～3	2～7	3～6	0～3.5
平均线热膨胀系数[1]：×$10^{-6}K^{-1}$（20～300℃）		3.2～3.4	3.5～6.1	6.2～7.5	7.6～9.0
121℃颗粒耐水性[2]		1级	1级	1级	2级
98℃颗粒耐水性[3]		HGB1级	HGB1级	HGB1级或HGB2级	HGB2级或HGB3级
内表面耐水性[4]		HC1级	HC1级	HC1级或HCB级	HC2级或HC3级
耐酸性能	重量法	1级	1级	1级	1～2级
	原子吸收分光光度法	100μg/dm^2	100μg/dm^2		
耐碱性能		2级	2级	2级	2级

　　注：* 各种玻璃的化学组成并不恒定，而是在一定范围内波动，因此同类型玻璃化学组成允许有变化，不同的玻璃厂家生产的玻璃化学组成也稍有不同。

　　1. 参照《平均线热膨胀系数测定法》。

　　2. 参照《玻璃颗粒在121℃耐水性测定法和分级》。

　　3. 参照《玻璃颗粒在98℃耐水性测定法和分级》。

　　4. 参照《121℃内表面耐水性测定法和分级》。

二、药用玻璃材料和容器相容性研究的基本要求

　　药用玻璃材料和容器在生产、应用过程中应符合下列基本要求。

　　药用玻璃材料和容器的成分设计应满足产品性能的要求，生产中应严格控制玻璃配方，保证玻璃成分的稳定，控制有毒有害物质的引入，生产中必须使用的有毒有害物质应符合国家规定，且不得影响药品的安全性。

　　药用玻璃材料和容器的生产工艺应与产品的质量要求相一致，不同窑炉、不同生产线生产的产品质量应具有一致性。有些玻璃需进行内表面处理，在提高这种玻璃产品性能的同时

不得给药品带来安全隐患,还要保证处理后玻璃有效性能的稳定。

药用玻璃容器应清洁透明,以利于检查药液的可见异物、杂质以及变质情况,一般药物应选用无色玻璃,当药物有避光要求时,可选择棕色透明玻璃,不宜选择其他颜色的玻璃;应具有较好的热稳定性,保证高温灭菌或冷冻干燥中不破裂;应有足够的机械强度,能耐受热压灭菌时产生的较高压力差,能避免在生产、运输和贮存过程中破损;应具有良好的临床使用性,如安瓿折断力应符合标准规定;应有一定的化学稳定性,不与药品发生影响药品质量的物质交换,如不发生玻璃脱片,不引起药液的 pH 变化等。

药品生产企业应根据药物的物理、化学性质以及相容性试验研究结果选择适合的药用玻璃容器。对生物制品、偏酸偏碱及对 pH 敏感的注射剂,应选择 121℃颗粒法耐水性为 1 级及内表面耐水性为 HC1 级的药用玻璃容器或其他适宜的包装材料。

玻璃容器与药物的相容性研究应主要关注玻璃成分中金属离子向药液中的迁移,玻璃容器中有害物质的浸出量不得超过安全值,各种离子的浸出量不得影响药品的质量,如碱金属离子的浸出不应导致药液的 pH 变化;考察药物对玻璃包装的作用,应观察玻璃表面的侵蚀程度及药液中玻璃屑和玻璃脱片等,评估玻璃脱片、非肉眼可见和肉眼可见玻璃颗粒可能造成的危险程度,玻璃容器应能承受所包装药物的作用,其内表面结构在药品贮藏的过程中不应被破坏。

影响玻璃容器内表面耐受性的因素有很多(表 13-4),包括玻璃的化学组成、管制瓶成型加工的温度和加工速度、玻璃容器内表面处理的方式(如硫化处理)、贮藏的温度和湿度、终端灭菌条件等;此外药物原料以及配方中的缓冲液(如醋酸盐缓冲液、柠檬酸盐缓冲液、磷酸盐缓冲液等)、有机酸盐(如葡萄糖酸盐、苹果酸盐、琥珀酸盐、酒石酸盐等)、高离子强度的碱金属盐、络合剂乙二胺四乙酸二钠等也会对玻璃容器内表面的耐受性产生不良影响。因此在相容性研究中应综合考察上述因素对玻璃容器内表面耐受性造成的影响。

表 13-4　影响玻璃容器内表面耐受性的因素

玻璃容器的组成成分、生产工艺	玻璃容器成型后的处理工艺以及储存条件	药物
(1)玻璃组成 (2)模制或者管制制备工艺 (3)生产过程 ——成型速度 ——成型温度	(1)成型后的处理 ——硫酸铵 (2)储存条件 ——高湿	(1)原料药 (2)制剂处方 ——醋酸盐、柠檬酸盐、磷酸盐缓冲液 ——有机酸的钠盐,如葡萄糖酸盐、马来酸盐、琥珀酸盐、酒石酸盐 ——高离子强度,如>0.1mol/L 的碱金属盐 ——配位试剂,例如 EDTA ——高 pH(>8.0) (3)终端灭菌 (4)标示的储存条件(冷藏或可控室温) (5)保质期限

应根据制剂类型选择玻璃包装材料相容性考察的策略,玻璃容器相容性研究决策树见图13-1。

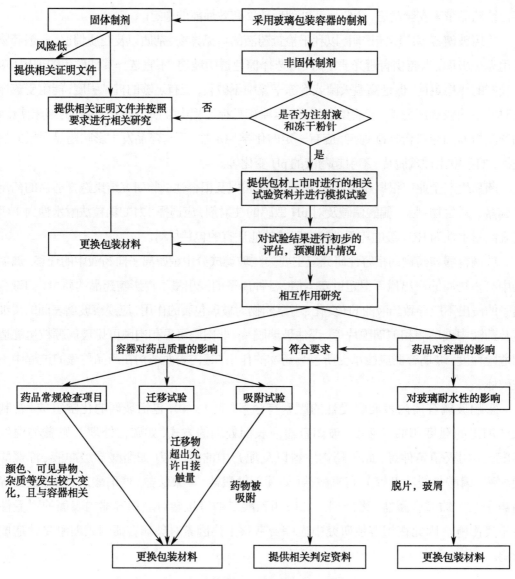

图 13-1　玻璃容器相容性研究决策树

第五节　塑料包装材料相容性

塑料材料是由包含一种或多种有机高分子化合物的原材料,通过聚合作用、缩聚作用、加聚作用,或由低质量的小分子通过任何其他类似反应获得的制品。

塑料由树脂和添加剂组成,树脂是塑料的主要成分,它决定了塑料制品的基本性能。添加剂或助剂的作用是改善成型工艺性能,改善制品的使用性能及降低成本。树脂种类包括聚乙烯(PE)、聚丙烯(PP)、环状聚烯烃(COC)、聚碳酸酯(PC)等。

一、塑料包装材料相容性研究的主要内容

药品与包装材料相容性研究的内容主要包括三个方面:提取研究、相互作用研究(包括迁

移试验和吸附试验）、安全性研究。相容性研究的试验材料可能是塑料材料，或者塑料部件，也可能是塑料包装容器。

1. 提取研究　提取研究是指采用适宜的溶剂，在较剧烈的条件下，对包装组件材料进行的提取试验。目的是通过提取试验建立灵敏、专属、可行的分析测试方法，获得包装材料中可能溶出的添加物、单体及其降解物信息。

提取溶剂通常应具有与制剂相同或相似的理化性质，重点考虑 pH、极性及离子强度等；提取条件一般通过提高加热温度和延长加热时间的方式尽量多地提取出包装材料中的可提取物；同时还应注意提取材料的制备及其与提取溶剂适宜的计量配比，即材料的表面积（或重量）与溶剂的体积比。

分析测试方法通常采用总有机碳（TOC）、总无机碳（TOA）、气相 - 质谱（GC-MS）、液相 - 质谱（LC-MS）、离子色谱（IC）、电感耦合等离子体法（ICP）、原子吸收光谱法（AAS）等，一般根据安全性评估结果（分析评价阈值 AET）选择可达到灵敏度要求的分析方法，并应进行方法学验证，以证实所用方法可灵敏、准确地检出相应的可提取物。

2. 相互作用研究　相互作用研究由迁移试验和吸附试验组成。迁移试验用于监测从包装材料中迁移并进入至制剂中的物质；吸附试验则用于评价吸附或吸附作用可能引发的活性成分或功能性辅料含量下降的情况。

有些相互作用可在包装适用性研究阶段发现，有些相互作用则在稳定性研究中方才显现。如在稳定性研究中发现药品与包装材料发生相互作用并会对药品的质量或安全性产生影响时，则应查找原因并采取相应的措施，如变更包装或贮藏条件等。

通过加速或长期留样的稳定性试验增加相应的检测目标化合物（源于对包装组件材料组成的了解或是由提取研究获得的可提取物信息），获得药品中含有的浸出物信息及包装材料对药物的吸附数据（需扣除降解造成的含量降低部分）。

（1）迁移试验：当提取研究结果显示含有一个或多个可提取物时，则有必要在研发阶段就进行迁移试验，并证明所用包装材料在拟定的接触方式及接触条件下，浸出物（包括种类和含量）不会改变制剂的有效性和稳定性，且不至于产生安全性风险。

通常，提取研究中采用的提取溶剂只是在极性、pH 及离子强度等方面与制剂相近，但并不是制剂的实际处方，且制剂中的活性成分或某些辅料的特性可能会使提取溶剂与包装材料的相互作用和真实制剂不同，所以提取研究获得的可提取物与真实制剂迁移试验获得的浸出物可能不一致。实际上，提取研究的目的是尽可能多地了解包装组件材料可能的添加物质，并据此建立专属、灵敏、可行的分析方法；而迁移试验的目的则是检测制剂中真实的浸出物情况，并据此进行安全性评估。

另应注意的是，塑料包装材料中某些组分虽然可在提取研究中获得，但在迁移试验及稳定性试验中其并不会迁移至制剂中，即这些组分是可提取物而不是浸出物。但是，该物质有可能在放置过程中发生降解或与其他成分反应，而这些降解物或反应产物可以迁移至制剂中。因此，在进行提取研究的基础上，仍应进行迁移试验。

迁移试验所用的分析方法通常会采用提取研究过程中建立的分析测试方法，在进行浸出物测定时，一般无须重复进行全面的方法学验证，但因浸出物的浓度往往大大低于可提取物，故应再次确认方法的灵敏度(考察方法的检测限),以证实其灵敏度可以达到有效检出浸出物的要求。但当浸出物与可提取物种类不一致时,即浸出物超出了可提取物范畴,可提取物检测方法不适用时,则应针对浸出物的情况建立新的分析测试方法,并对新建方法进行充分的方法学验证,以确保所建方法可灵敏、准确地检出相关的浸出物。

如果包装材料由不同的材料分层组成,则不仅需要评估最内层成分迁移至药品中的可能性,还应考虑中层、外层成分迁移至药品中的可能性,同时必须证明在外层的油墨或黏合剂不会迁移入药品中。

(2)吸附试验:吸附试验是为考察活性成分或辅料是否会被吸附或浸入包装材料,进而改变制剂质量。通常,吸附试验是在制剂稳定性试验的基础上增加相应的检测指标,例如活性成分、防腐剂、抗氧剂含量等。

3. 安全性研究　根据提取研究获得的可提取物信息及迁移试验获得的浸出物信息,分析汇总可提取物及浸出物的种类及含量,进行结构鉴定,并根据结构归属其毒性风险级别,通过文献及毒性数据库查询相关的毒性资料,换算成允许日接触量(permitted daily exposure,PDE),评估可提取物及浸出物是否存在安全性风险,即将提取研究和迁移试验中计算得到的每日暴露量与毒理学评估中得到的 PDE 进行比较,作出包装系统是否与药品具有相容性的结论。

如果文献及毒性数据库无相关可提取物及浸出物的毒性资料,则可对相应的可提取物进行安全性研究,得到毒性数据,并换算成 PDE,评估可提取物及浸出物是否存在安全性风险,作出包装系统是否与药品具有相容性的结论。也可按照推荐的安全性阈值(safety concern threshold,SCT)0.15μg/d,评估浸出物是否存在安全性风险,作出包装系统是否与药品具有相容性的结论。

二、塑料包装材料相容性研究的分析方法

1. 提取研究

(1)包装样品前处理:将包装材料清洗干净,滤纸吸干后切成 0.5cm×2cm 条状,作为供试品,放入密闭容器内,加入提取溶剂浸没供试品进行浸提。可按表 13-5 所示选择供试品与提取溶剂的加入量,建议优先选择供试品表面积与提取溶剂体积的比例,当样品的表面积不能确定时,则按供试品质量与提取溶剂体积的比例进行试验。也可采用多个包装容器组件(如多个接口)进行试验,以增加提取物的浓度,使之符合分析仪器的灵敏度要求。

表 13-5　供试品表面积或重量与提取溶剂的比例

供试品厚度 /mm	表面积或重量与提取溶剂体积的比例
≤0.5	$6cm^2/ml$
>0.5～1.0	$3cm^2/ml$
>1.0	$1.25cm^2/ml$
不规则形状	0.2g/ml

需要测定的数据包括：包装样品的尺寸（长、宽、高、直径）；正常包装情况下药品与包装材料直接接触部分的面积，以及提取试验中包装材料与提取溶剂直接接触部分的表面积，如果包装样品与提取溶剂为双面接触，则应计算两面的总面积；如果采用多个包装容器组件，则应计算样品的总面积。包装材料与提取溶剂的接触表面积应高于包装材料与药品的实际接触面积，以尽可能增加可提取物的种类和数量，模拟生产、运输、贮存和使用过程中最差的条件。

（2）选择提取溶剂：在包装材料注册上市前对其性质进行全面评估时，应采用多种性质各异的提取溶剂对其进行提取试验，理论上，提取溶剂的性质、种类和体积应包括实际使用的所有状况。最理想的方法是将塑料包装材料完全溶解，使可提取物最大化。

在对药物制剂进行研究时，在对包装材料进行全面评估的基础上，提取研究中所用的提取溶剂性质应尽可能与实际包装的制剂相同或类似，重点考虑 pH、极性及离子强度等因素，建议在条件许可的前提下，优先选择拟包装的制剂或者模拟药液提取剂（如不含药物的空白制剂）作为提取溶剂。这种情况下，采用能将塑料包装材料完全溶解的提取溶剂，尽管能使可提取物最大化，但是远远超出了实际生产、运输、贮存和使用中的最差条件，一般不推荐使用。

常可选择的提取溶剂包括注射用水、0.9% 氯化钠注射液、pH 3.5 缓冲液、pH 8.0 缓冲液、10% 或 15% 乙醇等；也可根据制剂的特性选择其他适宜的提取溶剂。

（3）确定提取条件：提取试验时，需要考虑药品在生产、贮存、运输及使用过程中的最差条件，确定适宜的提取方法，通常可采取加热、索氏提取、回流或超声等方式。

研究显示物质在高温状态下的迁移速度要高于常温或低温状态下。在试验时需要考虑生产工艺中可能的加热因素，如灭菌温度和时间。需要注意到，在高温条件下，对塑料材料会产生在常温或灭菌条件下不会产生的破坏作用，因此需对提取温度和时间进行分析和考察，以保证从包装材料中提取出尽可能多的可提取物，但又不致使添加物过度降解以致干扰试验。建议选择比灭菌温度适当高一些的温度作为提取温度，但不应使包装材料产生变形。

例如，某药物制剂采用 121℃、15 分钟作为灭菌条件，在进行提取试验时，提取条件的强度应高于该灭菌条件，可选择 121℃、1 小时，也可以适当提高温度同时延长提取时间，或选择其他适宜条件作为提取条件。

（4）在提取研究中应对获得的相关可提取物进行鉴别、定量，并预测潜在的可浸出物，包括单体、起始物质、残留量、降解物质、分子量低于 1 000Da 的添加剂或助剂等。

2. 相互作用研究　一般应选择包装材料或包装容器本身进行相互作用研究，并根据原料药或辅料的理化性质以及制剂特点确定相互作用研究的具体内容以及试验强度，相互作用研究考察项目可分为物理、化学、生物等几个方面。应至少采用 3 批制剂与 1 批包装材料进行研究。

（1）迁移研究

确定迁移试验条件：确定迁移试验条件时，应充分考虑药品在生产、贮存、运输及使用过程中可能面临的最极端条件。一般建议试验时选择该药品上市包装的最高浓度，并采用加速稳定性试验以及长期稳定性试验的条件。在对不同浓度的产品进行研究时，可采用矩阵法进行试验。

考察时间点：考察时间点应根据对药品包装材料性质的认识及包装材料与药品相互影响

的趋势来设置。一般可参考影响因素试验、加速稳定性试验以及长期稳定性试验的考察时间点设置，至少应包括起点和终点，中间点可适当调整。

考察项目：一般情况下，应根据材料性质、药品的质量要求设置考察项目。迁移研究的考察项目除质量标准规定的项目外，还应关注提取试验中的可提取物，以及在放置过程中材料成分的降解物质或其他新生成物质。

考察样品的放置：考察过程中，药品与包装容器应充分接触，并模拟药品的实际使用状况，设置放置位置时需充分考虑密封件、标签或油墨的接触和影响。

在迁移研究中应对相关的浸出物进行鉴别、定量，并评估浸出物的安全性。

（2）吸附研究：推荐在该药品加速试验以及长期留样试验的条件（温度和时间）下进行吸附试验，通常可选择加速试验以及长期留样试验的考察时间点，按照药品标准进行检验，并根据考察对象（如功能性辅料等）适当增加检验项目，主要对药品以及拟考察辅料的含量、pH 等项目进行检查。

考察样品的放置要求与迁移研究相同。

（3）本底干扰研究：为排除供试品本底的干扰，在对塑料包装容器进行提取试验时，应选择硼硅玻璃瓶或聚四氟乙烯瓶、聚四氟乙烯或聚丙烯塞，或是其他惰性容器作为随行对照，但不宜选择橡胶塞作为密封件。

3. 分析方法　提取研究和相互作用研究应采用专属性强、准确、精密、灵敏的分析方法，以保证相容性试验结果的可靠性。目前可采用各种光谱、色谱以及联用方法，分别用于检测易挥发性物质、半挥发性物质、不挥发性物质、金属元素、无机离子等组分。

在进行定性研究时，一般可选择如下方法：液相 - 质谱（LC-MS）、液相 - 核磁（LC-NMR）、气相 - 质谱（GC-MS）、气相 - 红外（GC-IR）、离子色谱 - 质谱（IC-MS）、离线分光光度法（配置制备技术，特别的检测方法）、原子分光光度法（扫描）等。

在进行定量研究时，一般可选择如下方法：总有机碳（TOC）、总无机碳（TOA）、气相 - 红外（GC-IR）、液相 - 紫外（LC-UV）、液相 - 质谱（LC-MS）、液相 - 蒸发光散射检测器（LC-ELSD）、离子色谱（IC）、气相（GC）、气相 - 质谱（GC-MS）、原子分光光度法（特殊物质分析）等。

通常情况下，气相 - 质谱（GC-MS）用于对可挥发或半挥发有机物进行分析；液相 - 质谱（LC-MS）用于对半挥发及不挥发有机物进行分析；离子色谱（IC）用于对无机阳离子和阴离子进行分析；离子交换色谱（IEC）用于对有机酸、碱进行分析；电感耦合等离子体原子发射光谱法（ICP-AES）、电感耦合等离子体原子发射质谱法（ICP-MS）用于测定无机提取物质（微量元素，包括重金属和硅）。另外，在适宜条件下并经验证可行时，也可选择其他分析方法，如示差折光法、高效毛细管电泳法（HPCE）、超临界流体萃取（SFE）等。

应提前对可提取物和浸出物进行安全性评估预测其潜在的浓度，考虑分析方法的灵敏度是否满足测试需要。

为了保证分析方法的可靠性，需对分析方法进行验证，验证内容包括准确度、精密度（重复性、中间精密度和重现性）、专属性、检测限、定量限、线性、范围和耐用性。由于痕量分析的特殊性，应特别关注分析仪器以及各验证内容的可接受性。

三、塑料包装材料相容性试验结果分析与安全性评价

根据提取研究及迁移试验获得的可提取物、浸出物信息,分析汇总可提取物及浸出物的种类及含量,进行结构鉴定,通过安全性研究分析其风险程度,作出包装系统是否与药品具有相容性的结论。

1. 提取试验

(1)如果提取溶液中可提取物为表13-6所列的常用添加剂,且其含量不高于相应的限度要求时,可认为包装材料与药品具有相容性。

表 13-6　塑料包装材料常用添加剂及限度要求

药典中添加剂编号	名称	限度要求
塑料添加剂 03	烷基酰胺	不超过 0.5%
塑料添加剂 07	2,6-二叔丁基-4-甲基苯酚	不超过 0.125%
塑料添加剂 08	3-(1,1-二甲基乙基)-β-[3-(1,1-二甲基乙基)-4-羟苯基]-4-羟基-β-甲基苯甲酸-1,2-亚乙基酯	不超过 0.3%
塑料添加剂 09	四[3-(3,5-二叔丁基-4-羟基苯基)丙酸]季戊四醇酯	不超过 0.3%
塑料添加剂 10	1,3,5-三甲基-2,4,6-三(3,5-二叔丁基-4,羟基苄基)苯	不超过 0.3%
塑料添加剂 11	3-(3,5-二叔丁基-4-羟基苯基)丙酸正十八碳醇酯	不超过 0.3%
塑料添加剂 12	三(2,4-二叔丁苯基)亚磷酸酯	不超过 0.3%
塑料添加剂 13	1,3,5-三(3,5-二叔丁基-4-羟基苯甲基)-S-三嗪-2,4,6[1H,3H,5H]三酮	不超过 0.3%
塑料添加剂 14	2,2′-二(十八烷基氧)-5,5′-螺[1,3,2-二氧亚磷酸酯]	不超过 0.3%
塑料添加剂 15	1,1′-二(十八烷基)二硫化物	不超过 0.3%
塑料添加剂 16	二(十二烷基)3,3′-硫代二丙酸盐	不超过 0.3%
塑料添加剂 17	二(十八烷基)3,3′-硫代二丙酸盐	不超过 0.3%
塑料添加剂 18	四(2,4-二叔丁基酚)-4,4-联苯基二亚磷酸酯	
塑料添加剂 19	硬脂酸	不超过 0.5%
塑料添加剂 20	油酸酰胺	不超过 0.5%
塑料添加剂 21	芥酸酰胺	不超过 0.5%
塑料添加剂 22	聚丁二酸(4-羟基-2,2,6,6-四甲基-1-哌啶乙醇)酯	
	水化碳酸氢氧化镁铝	不超过 0.5%
	硅铝酸钠	不超过 0.5%
	二氧化硅	不超过 0.5%
	苯甲酸钠	不超过 0.5%
	脂肪酸酯或盐	不超过 0.5%
	磷酸钠	不超过 0.5%
	液状石蜡	不超过 0.5%
	氧化锌	不超过 0.5%
	滑石粉	不超过 0.5%
	氧化镁	不超过 0.2%

注:塑料包装材料常用添加剂及限度指用于注射剂包装的聚乙烯和聚丙烯塑料常用添加剂及其在塑料中的限度,上面所列添加剂中,每种树脂添加的抗氧剂种类不能超过3种,总量不得超过0.3%。

（2）如果提取溶液中可提取物非表 13-6 所列的常用添加剂，需根据文献或试验获得各可提取物的允许日接触量（PDE）。

（3）如果提取溶液中可提取物非表 13-6 所列的常用添加剂，又不能获得 PDE 数据时，其推荐的安全性阈值（SCT）为 0.15μg/d。

（4）根据可提取物的 PDE 或 SCT、每日最大用药剂量以及制剂包装情况（提取试验中使用容器的数量；与提取溶剂直接接触的表面积；制剂生产、运输、贮藏和使用过程中与药液直接接触的表面积等）计算每单个包装容器中，各可提取物的最大允许实际浓度，并以此作为分析评价限度（analytical evaluation threshold，AET）。

（5）如果提取溶液中可提取物的含量低于 AET，则一般可认为该可提取物的量不会改变药品的有效性和稳定性，安全性风险小，则在后续的迁移试验以及其他试验中可简化对该成分的研究，但是需要注意的是仍应该在后续的迁移研究中对该成分可能产生的降解产物或相关产物等进行考察。如果提取溶液中可提取物的含量高于 AET，需更换包装材料或进行相关的安全性评价。

（6）在提交注册申报资料时，应提供可提取物的 PDE、AET 等数据及其计算过程。如果认为无须对某提取物进行后续的迁移研究，需提供相应的支持性数据以及分析报告。

2. 迁移试验 迁移试验结果可参考以上提取试验的方法进行评估，如果浸出物含量小于 PDE 或 SCT，则认为浸出物的量不会改变药品的有效性和稳定性，安全性风险小，认为包装材料与药品具有相容性。

如果浸出物的含量高于 SCT，建议更换包装材料。若不更换包装材料，则应进行相关的安全性评价，评估浸出物的安全性风险。如果浸出物含量高于 PDE，则认为包装材料与药品不具有相容性，建议更换包装材料。

3. 如果吸附试验结果显示包装材料对药物或辅料存在较强吸附，并对药品质量产生了显著影响，建议更换包装材料。

塑料包装材料相容性研究的决策树见图 13-2。

总之，除药品对包装材料的影响改变了材料功能性需要更换包装材料外，相容性研究主要是考察包装材料对药品的影响。通过相容性研究，选择用于接触药品的包装，并确认其安全性，研究过程主要分为如下 6 个步骤：①确定直接接触药品的包装组件；②了解或分析包装组件材料的组成、包装组件与药品的接触方式与接触条件、生产工艺过程；③分别针对包装组件所采用的不同包装材料进行提取研究；④进行制剂与包装材料的相互作用研究，包括迁移试验和吸附试验；⑤对可提取物或制剂中的浸出物进行安全性评估；⑥对药品与所用包装材料的相容性进行总结，得出包装系统是否适用于药品的结论。

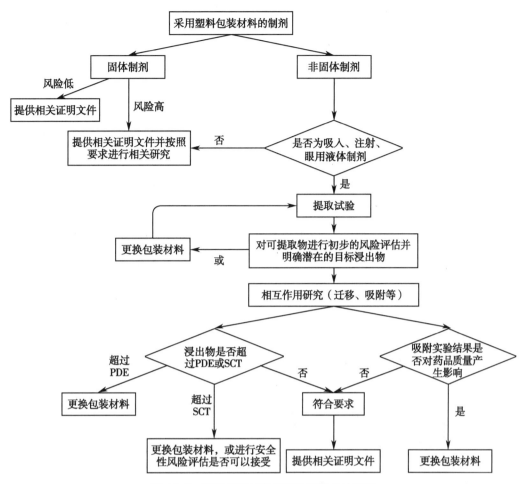

图 13-2 塑料包装材料相容性研究的决策树

ER13-2 第十三章 目标测试

（宋沁馨）

第十四章　制药过程分析与在线分析技术

ER14-1　第十四章
制药过程分析与在线分析技术（课件）

　　药品区别于其他商品，具有专属性、两重性和时效性等特殊属性，这使得药品从研发到退市的整个生命周期都需格外关注产品质量。长期以来，制药行业主要通过对原辅料、中间体及成品进行人工抽样离线检测，即人工从装置上采样后送到实验室进行分析，符合药品质量标准的产品方可准许出厂。抽样检测的结果不能完全反映药品整体质量，且抽样检测滞后于生产过程，不利于理解生产过程变化和及时发现问题。

　　制药过程是一个动态的连续过程，在现有的科学理念和技术条件下，对其充分认识和高效管理是确保药品质量安全、有效、稳定、可控的有力途径之一。在此背景下，过程分析技术（process analytical technology，PAT）应运而生，受到各国政府和制造业的广泛关注。

第一节　概述

一、制药过程在线分析技术的发展历程

　　过程分析技术是指以保证产品质量为目的，通过对有关原料、生产中物料及工艺的关键参数和性能指标进行实时（即在工艺过程中）检测的，集设计、分析和生产控制为一体的系统。PAT解决了常规制药生产抽样检验方式带来的局限性、偶然性和滞后性等问题，因此，制药工业逐渐开始运用PAT来管理生产过程。PAT最早于1993年由美国分析化学家协会提出，2002年美国食品药品管理局（Food and Drug Administration，FDA）提出了PAT规划，并于2004年正式发表了首个关于PAT的工业指导原则，拉开了PAT在制药领域应用的序幕。在PAT发展过程中，人用药品注册技术要求国际协调理事会（ICH）Q8、Q9和Q10引入了实时放行（RTR）、质量源于设计（QbD）、设计空间（DS）、质量风险管理（QRM）等一系列相关概念，并推动了多种检测和分析技术的开发应用，使得PAT成为制药工业质量控制领域改革方向及研究热点。美国药典（United States Pharmacopeia，USP）委员会为推行PAT的应用，修订了现有标准中有关近红外的章节，强调了其作为PAT应用的要求；增加了PAT另一项常用技术——拉曼光谱的章节，并在USP41通则1 120对拉曼光谱的应用范围、影响因素、仪器以及性能确认等进行了详细的说明和要求。

　　欧洲作为制药领域的发达地区，对PAT的认识也相当早。2014年，欧洲药品管理局（European Medicines Agency，EMA）发布过程分析控制相关指南，明确指出，可选用PAT作为控制策略的工具。欧洲药典（European Pharmacopoeia，EP）是最早收录近红外光谱技术的药典，

2018 年，欧洲药品管理局在欧洲药典论坛上发布了 PAT 草案，草案对 PAT 的定义、测量方式以及数据的分析方法等进行了简单的介绍，为使 PAT 正式收录 EP 奠定了基础。

相对于欧美地区较为健全的 PAT 纲领性指南体系，国内对 PAT 在制药领域的关注和应用起步较晚，尽管 2016 年发布的《医药工业发展规划指南》和《智能制造工程实施指南（2016—2020）》均将 PAT 作为未来医药领域发展主要任务之一，但 PAT 的制药过程具体应用指南和监管措施鲜有发布。可见国内外还存在一定的差距，相信随着过程分析和控制理念的不断深入，药品生产企业和监管部门对 PAT 是逐步采纳和认可的，其在药物分析领域的标准和指南也将不断完善和成熟。

二、制药过程在线分析技术的分类与特点

制药工业中样品分析可分为离线（off line）分析和在线（on line）分析。离线分析是从生产现场采样后带到实验室进行分析和检验；在线分析是依靠自动采样系统直接从生产流程中采样并自动输入分析仪器进行及时的动态监测。

在线分析又可分为 4 种，分别为：①间歇式在线分析，即在工艺主流程中引出一个支线，通过自动取样系统，定时将部分样品送入测量系统，直接进行检测。所用仪器有过程气相色谱仪、过程液相色谱仪、流动注射分析仪等。②连续式在线分析，即让样品经过取样专用支线连续通过测量系统连续进行检测。所用仪器大部分是光学式分析仪器，如傅里叶变换近红外光谱仪、光电二极管阵列紫外 - 可见分光光度计等。③直接在线分析，也称为原位（in situ）分析或内线（in line）分析，将传感器直接安装在主流程中实时进行检测。所用仪器有光导纤维化学传感器、传感器阵列、超微型光度计等。④非接触在线分析，即探测器不与样品接触，而是靠敏感元件把被测介质的物理性质与化学性质转换为电信号进行检测。非接触在线分析是一种理想的分析形式，特别适用于远距离连续监测。用于非接触在线分析的仪器有近红外光谱仪、X 射线光谱仪、超声波分析仪等。

而根据 FDA 提出的 PAT 检测技术按照样品检测与工艺流线的顺序关系又可分为 3 种类型，即近线检测（at line）、在线检测和线内检测，分别代表样品从工艺流程分离后独立检测、从工艺流程分离后检测并回到流线和不离开工艺流程进行检测的方式。

离线分析属于传统的分析方法，在时间上有滞后性，得到的是历史性分析数据，通常用于产品（包括中间产品）质量的检验。在线分析得到的是实时分析数据，能真实地反映生产过程的动态变化，通过反馈回路，可用于生产过程的控制和最优化。相对于传统方式，在线分析技术的优势显而易见：可以减少生产周期时间；提高自动化程度，减少人为错误；提高能源和材料的利用率；能够确定变异的关键来源，依靠数据建模等方式可以较为准确可靠地预测产品质量属性，这也促使在线分析成为今后生产过程控制分析的发展方向。

三、制药过程在线分析技术的前景与展望

相对于传统的检测技术和分析流程，过程在线分析技术存在诸多优势，大力推行 PAT 对

于制药业的经济、产业、环境和社会效益具有重要的意义。

经济上可以有效降低企业成本。PAT能够提高运行效率，缩短生产周期，减少运行成本；简化供试样品制备方法，缩短检测时间；实现数据实时监管和结果实时反馈，及时排除异常现象的干扰，保障工艺的连续性，以减少返工的开支，提高生产能力的利用率。

产业上可以提高药品质量和研发总体水平。PAT区别于传统方式能够无须离线取样，或者减少离线取样，从而减少取样误差；通过建立工艺指纹图谱，控制批次差异，提高产品整体质量合格且一致，将消费者使用风险降到最低。实时放行、质量源于设计、设计空间、质量风险管理等理念引入过程分析环节，一方面提供更加全面实时的数据分析统计，缩短开发周期；同时为指导工艺放大以及生产工艺过程控制提供操作范围和执行标准，最终有利于缩短产品审批和上市时间。

环境上可以有效减少污染。PAT的引入可以有效防止中毒事故发生，科学的过程控制可降低损耗，减少生产过程中废水、废物、废料的产生，符合可持续发展策略，助力产业碳中和目标的实现。

社会上有利于相关部门药品监督管理。适应药品审批及监管部门的标准要求，越来越多的药品研究和生产过程控制信息被纳入申报资料之中，并为监管提供科学的数据和评价基础；有利于提高国内相关政策文件的整体水平，缩小国内外差距。

目前PAT在国内的研究仍处于起始阶段，前期需要大量资金投入，且短期收益较低，因此目前只有少部分企业开展相关研究，真正用于常规生产的则少之又少；监管机制尚不明确，缺乏国家标准和指导性文件；转化与创新机制尚不成熟，应考虑如何深化并确保产学研项目的实用性及稳健性。此外，PAT自身和实际应用上也存在诸多稳定性与操作灵活性的问题尚未克服。而随着科学技术的不断发展，基于科学与风险管理的PAT应用所面临的问题与挑战将会迎刃而解。鉴于国外部分企业已将PAT成功应用于化学药与制剂生产过程，国内对PAT在药物生产过程的研究定会逐渐获得突破，未来配合药品监管系统与法规的进一步完善，PAT将会成为药品生产过程智能化监测的必然方法。

第二节　在线光谱技术

一、在线紫外 - 可见光谱技术

紫外 - 可见吸收光谱法（ultraviolet and visible spectrophotometry，UV-Vis），是基于物质分子对紫外 - 可见光区（200～760nm）辐射的吸收特性建立起来的一种定性、定量和结构分析的方法。因其操作简单、准确度高、重现性好的优点，目前已广泛应用于实验室分析测试。随着紫外 - 可见光光纤和阵列型检测器的出现，以及计算机技术和化学计量学的发展，紫外 - 可见光谱技术加入了在线分析的行列。

（一）在线紫外 - 可见光谱概述

1. 紫外 - 可见光谱技术的原理　紫外 - 可见光分子光谱主要产生于分子的外层价电子在

电子能级间的跃迁,因此紫外 - 可见吸收光谱属于电子光谱。鉴于电子光谱的强度较大,紫外 - 可见吸收光谱法的灵敏度较高,一般可达 $10^{-6}\sim 10^{-4}$g/ml,测定准确度一般为 0.5%。

紫外光谱可反映出物质的内部结构信息,不同物质对紫外区波段电磁波的吸收特性不同,可以实现对未知化合物的鉴定及结构分析,主要用于有机化合物的分析。紫外光谱的吸收遵循朗伯 - 比尔定律(Lambert-Beer Law),该定律表明,吸光度与吸光物质的浓度有良好线性相关性,适用于所有吸光物质分析。数学表达式为:

$$-\lg T = \varepsilon bc = A \qquad\qquad 式(14\text{-}1)$$

式中,T 为透射比;b 为光通过吸光物质的光程长度;c 为吸光物质的浓度;ε 为物质的摩尔吸光系数;A 为吸光度。

朗伯 - 比尔定律是紫外 - 可见分光光度法进行定量分析的基本依据。

2. 紫外 - 可见光谱技术的特点　朗伯 - 比尔定律具有严格的前提条件,实际情况往往偏离该定律。由于紫外吸收光谱比较简单,特征性不强,各组分信号之间相互交叠,因此难以实现混合物多组分同步分析。化学计量学方法将统计学、数学、计算机科学等与化学学科有机融合,推动了光谱数据挖掘和解析的发展,为光谱分析技术的发展营造出一番新天地。与常规分析方法相比,现代紫外光谱分析技术可以不经任何物理或化学前处理直接检测每个样品中多组分的浓度或其他性质参数,检测时间缩短至几秒钟,另外,无须化学试剂预分离的处理法也避免了样品的损坏和环境的二次污染。

现代紫外光谱分析技术所用的仪器稳定性好,价格低廉,操作简便,分析速度较快,不破坏样品,对环境友好,而且具有较高的灵敏度和准确度,易实现现场检测和实时在线分析。

3. 紫外 - 可见光谱技术在制药过程检测的应用　普通的紫外分光光度法可以基于溶液浓度 - 吸光度的相关性实现浓度的测定。而紫外光谱分析技术包括以下几个部分:①采样及光谱测量。②采用标准或公认的方法测定感兴趣组分的性质参数(如浓度等)。③建模,即通过合适的化学计量学方法拟合测量光谱和已知性质数据两者之间的线性或非线性关系,从而建立校正模型。通常在建模前采用一定的预处理方法对光谱数据进行标准化、平滑、求导等,以提高信噪比,消除各种因素引起的光谱干扰信息。④预测,即测定未知样本紫外光谱,通过所建的校正模型预测未知样本的性质参数。

(二)在线紫外 - 可见光谱技术的组成

不同型号的紫外分光光度计在基本结构上相同,由光源(钨灯、卤钨灯、氢弧灯、氘灯、汞灯、氙灯、激光光源)、单色器(滤光片、棱镜、光栅、全息栅)、样品吸收池、检测系统(光电池、光电管、光电倍增管)和信号指示系统(检流计、微安表、数字电压表、示波器、微处理机显像管)五部分组成。

随着器件的升级换代及检测技术、集成制造技术的快速发展,结合单片机、微处理器、计算机技术的广泛应用,紫外分光光度计的性能不断提高,并朝向自动化、智能化、高速化和小型化等方向发展。在分光元器件方面,经历了棱镜、机刻光栅到全息光栅的升级,目前全息闪耀光栅已逐渐取代一般光栅,成功实现商用。在仪器控制方面,从早期的人工控制发展为自动控制。在显示、记录与绘图方面,早期采用表头(电位计)指示、绘图仪绘图到数字电压表显示，目前多采用液晶屏幕或计算机屏幕显示。在检测器方面，早期使用光电池、光电管，目前光电倍增管或光电二极管阵列的使用则更为普遍；阵列型检测器和凹面光栅的联合应用，使仪器检测速度实现了质的飞跃，且性能更加稳定可靠，受到用户的青睐。而随着集成电路技术和光纤技术的发展，诞生了一些携带方便、用途广泛的小型化甚至是掌上型的紫外 - 可见分光光度计。而光电子技术使分光元件和探测器集成在一块芯片上制成微型分光光度计得以实现。

相关应用实例可参考本章第五节实例"紫外光谱在线监控动态微波辅助萃取半枝莲中的野黄芩苷"。

二、在线近红外光谱技术

近红外（near infrared, NIR）光是介于可见光和中红外光之间的电磁辐射波，光谱区域为 780～2 526nm，最初由 Hershel 于 1800 年发现，是人类发现的第一个非可见光区。然而受当时化学统计方法水平的限制，并没有应用于实际分析工作。直到 20 世纪 60 年代多元线性回归等化学统计方法的提出，Norris 等人才将近红外光谱技术在农业领域推广应用。60 年代中后期，经典近红外光谱分析技术受限于其灵敏度低、抗干扰性差等缺点，加上其他新型分析技术的出现，淡化了其在分析测试中的应用。70 年代化学计量学在光谱分析中的广泛应用促进了近红外光谱技术在分析测试中的二次推广。到 80 年代后期，仪器制造技术发展推动了近红外技术在农业以外领域的应用。进入 90 年代，近红外光谱在工业领域的应用全面展开，相关研究及应用文献呈指数增长，成为发展最快、最引人注目的分析技术。

（一）近红外光谱概述

1. 近红外光谱技术的原理　近红外光谱指波长在 750～2 500nm 范围内的电磁波，主要是由 C-H、N-H 和 O-H 等含氢基团的倍频与组频的吸收谱带组成。近红外光谱属于分子振动吸收光谱，可根据光谱的波长和强度进行物质的定性和定量测量。对于均匀或透明的液体样品，其吸光度与样品吸光物质浓度呈线性关系，符合朗伯 - 比尔定律。然而，对于很多固态样品的测量常采用漫反射方式。漫反射光是指入射光中能进入样品内部，经过多次反射、折射、散射及吸收后返回样品表面的光。漫反射光在传播过程中与样品内部分子发生作用，携带有丰富的样品组成和结构信息。因而，漫反射光的强度与样品组分的含量并不符合朗伯 - 比尔定律，此时可以采用 Kubelka-Munk 理论阐释吸光度与样品吸光物质浓度关系。

近红外谱区信号容易提取，信息量相对丰富，绝大多数的物质在该谱区都有响应。然而，由于近红外光谱主要是含氢基团振动的倍频和组频吸收，与分子的其他跃迁相比，这种跃迁发生的概率要小得多，所以在 NIR 区的光谱能量低，吸收非常弱（大概是中红外的十到百分之一）。此外，近红外光谱吸收由不同化学键之间的倍频和组频吸收组合而成，故谱带较宽，且不同物质光谱信息严重重叠。另外，近红外光谱的线性响应范围有限，一些因素（如浓度过高、基线漂移、检测器的非线性响应等）会导致近红外光谱中的某些波段呈现非线性响应。近红外光谱还易受环境因素（如温度、压力、粒径）的影响。

鉴于 NIR 的问题，一般无法直接使用 NIR 光谱技术对样品进行定性或定量分析，而需要通过对样品的光谱及其物化参数进行关联,建立数学模型后才可预测样品组成和性质。作为一种间接的测量技术,近红外光谱的推广应用不仅依赖于准确稳定的硬件技术(即近红外光谱仪),而且需要能够有效提取信息、建立稳健的校正模型的软件技术(即化学计量学)。

2. 近红外光谱技术的分类　根据近红外光谱的获得方式,通常分为近红外透射式(near-IR transmittance, NIT)、近红外漫反射式(near-IR reflectance, NIR)和近红外透漫射式(near-IR trans-reflectance, NITR)三种,示意图如图 14-1 所示。

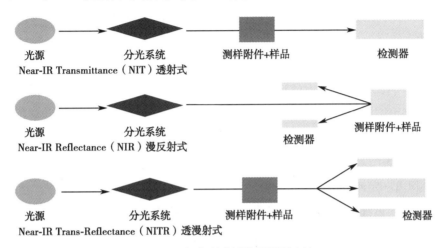

图 14-1　近红外光谱仪器测量方法

近红外透射光谱分析时,待测样品置于光源与检测器之间,检测器所检测到的分析光是光源发出的作用光通过样品时与样品分子相互作用后的光,若样品是透明溶液,则分析光在样品中经过的路程一定,透射光的强度与样品组分浓度由朗伯-比尔定律决定。

近红外漫反射光谱分析时,将检测器与光源置于待测样品的同一侧,检测器检测到的分析光是作用光投射到物体后,以各种方式反射回来的光。物体对光的反射分为规则反射(镜面反射)与漫反射。规则反射指在物体表面按入射角等于反射角的反射定律发生的反射。漫反射是光投向漫反射体(颗粒或粉末)后,在物体表面或内部发生的方向不定的反射。

近红外透反射光谱是近红外透射光谱与漫反射光谱的组合运用,分析混悬液体时,将检测器与光源置于待测样品的同一侧,作用光穿过样品物体后,由镜面反射并再次穿过样品,除了光吸收外,还产生光的散射,此时的分析光包括透反射光和漫反射光。近红外透反射光谱法适用于透明液体或混悬液体的分析检测。

3. 近红外光谱技术的特点　近红外光谱技术在有机化合物的分析测定中有独特优势。

(1)分析过程简单:作为分子振动能级跃迁产生的吸收光谱,近红外区域的倍频或组频吸收系数很小,一般较红外基频吸收低 1～3 个数量级,因此样品无须稀释可直接测定,便于生产过程的实时测定。

(2)适用于漫反射技术:近红外区内光散射效应大,具有一定的穿透能力,使得近红外光谱技术可以用于漫反射技术的样品直接测定。

(3)受容器介质影响小:近红外区的波长短,不被玻璃或石英介质所吸收,因而可以透过容器直接对样品进行测定。一般玻璃光纤或石英光纤的使用也促进了近红外光谱技术从传统应用领域扩展到过程分析及有毒有害情况下的远程分析。

（4）操作费用低：样品不需要预处理，操作费用低，仪器高度自动化，降低了对操作者的技能要求。

（5）实现定性和精度很高的定量分析：定性分析采用识别分析程序，先取得一组已知样品的吸光度分布模型，再测得待定性样品在不同波长下的吸光度分布，用聚类原理确定样品是否属于已有的模型，即这一类已知样品；采用多元校正方法及已知同类样品所建立的定量模型，可以快速得到相对误差小于 0.5% 的测定结果。

（6）无损测量：近红外光谱分析只获取样品的光谱信号，有时可在原容器内直接测量，不产生任何损失。

（7）测试速度快：近红外光谱信息必须由计算机进行数据处理及统计分析，一般一个样品获得光谱数据后即可得到定性或定量分析结果，整个过程可在 2 分钟内完成。另外，通过一张近红外光谱可以计算出样品的多种组成或性质数据。

（8）不适合痕量分析及分散性样品的分析：前者是技术原因，后者是经济原因。

4. 近红外光谱技术在制药过程检测的应用

（1）检测类型：定性分析和定量分析。

1）定性分析：近红外光谱定性分析是利用模式识别算法对样品进行"质"的分析，如真伪鉴别、产地分类等。在有监督的模式识别运算时需要有一组用于计算机"学习"的样品集，通过计算机运算，得出学习样品在数学空间的范围，对未知样品运算后，若也在此范围内，则该样品属于学习样品集类型，反之则否定。无监督的模式识别，如聚类运算，不需要样品集，直接通过分析样品的光谱特征，根据光谱近似程度进行分类。

2）定量分析：近红外光谱用于定量分析时，遵循朗伯 - 比尔定律，与其他吸收光谱类似，需要建立光谱参数与样品含量间的关系。对于复杂样品，由于近红外光谱和各个谱区内均包含多种成分的信息（即谱峰重叠），而同一种组分的信息分布在近红外光谱的多个谱区，不同组分虽然在某一谱区可能重叠，但在全光谱范围内不可能完全相同，所以为了区别不同组分，解决近红外谱区重叠与谱图测定不稳定的问题，必须应用全光谱的信息，建立全谱区的光谱特征与待测量样品之间的关系，即数学模型。

（2）近红外光谱模型建立方法：近红外分析技术是综合光谱学、化学计量学和计算机等多学科知识的现代分析技术，成套近红外分析技术包括近红外分析仪、化学计量学光谱软件和被测物质的各种性质或浓度分析模型等。经过模型校正，可以根据被测样品的近红外光谱，快速计算出各种数据。

1）选择和收集标准样品集。选取样品集中的大部分标准样品作为校正集，用于建立光谱校正模型，剩余的标准样品作为验证集，用以评价模型的外推能力。

2）建立模型。建立模型的主要校正方法有多元线性回归（MLR）法、主成分分析（PCA）法、偏最小二乘（PLS）法、人工神经网络（ANN）法和支持向量机（SVM）法。

3）优化和检验校正模型的性能。循环优化各建模参数，以确定最佳的参数，然后用具有代表性的验证集检验模型的精度。评价模型性能的指标有相关系数（R^2）、校正均方根误差（root mean square error of calibration，RMSEC）、交叉验证均方根误差（root mean square error of cross validation，RMSECV）和预测均方根误差（root mean square error of prediction，RMSEP）。

4）样品测定：准确采集被测样品的近红外光谱，用建立的近红外光谱校正模型测量被测样品的参考值或分类。

（3）在线近红外光谱技术系统在制药过程中的应用：在线近红外光谱技术系统在制药工业中已经广泛应用，包括原料进货验收时的质量鉴别、原料投放前的质量分析、原料药化学反应在线检测、制剂生产过程（混合、干燥、压片、包衣等）在线检测、生化药发酵过程中实时检测发酵罐中各种营养成分和发酵产物的变化。现以固体制剂生产过程中近红外光谱技术的作用为例来讲述，如图14-2。

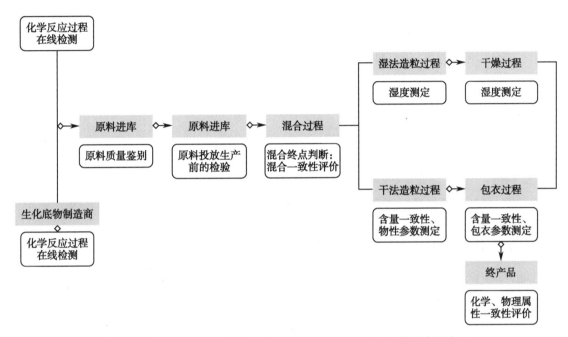

图 14-2　近红外光谱技术在固体制剂生产过程各环节质量控制中的应用

1）原辅料检验：在制药工业中，各种原辅料包括原料药、赋形剂、添加剂等在进库前需进行检验以确保合格。近红外光谱技术的应用使得原辅料检验工作可以直接在仓库或卸货现场进行，甚至不需打开样品内包装，分析时间只需几秒钟。样品检验（包括鉴别、纯度、颗粒大小等）可自动显示，不需人为判断。

近红外光谱技术也可以用于原辅料药投放生产前对各项指标进行快速检验，通过与控制系统的集成，保证只有合格的原辅料能够被投入生产。

2）固体制剂生产过程实时监控：固体制剂生产过程由混合、造粒、干燥、压片、包衣等一系列操作单元组成，每一单元工艺参数的变化都会影响终产品的质量。近红外光谱技术提供了有效的过程检测手段，实现了单元设备的数字化和定量化运行。

混合过程：混合是影响药品质量的关键单元之一，其目的是保证原料药与附加成分均匀分布，保证终产品含量的一致性，混合不完全或"过混合"都导致产品不合格。传统的监控方法是按照经验混合一段时间后，停下混合罐，抽样到实验室进行分析，这种方法费时费力。将近红外光谱技术应用于混合过程中，可以实现混合过程的在线检测。目前，已经有商品化的近红外在线混合过程分析仪，将仪器直接安装于混合罐顶部，随混合罐一起转动，自动采集混合过程中物料的近红外光谱，采用软件计算光谱间的标准偏差，在工作站上实时显示物料均匀度动态变化趋势图。另外通过建立校正模型也可以对特定指标含量随时间的变化进行在线检测。

干燥过程：干燥过程中最关键的指标是湿度，通常采用湿化学方法在干燥终点对物料进行湿度检测。近红外光谱技术适用于对流化床干燥过程中物料湿度的变化情况在线检测。

其他过程检测：在压片、包衣过程中，近红外光谱技术可以用于测定固体制剂的物化常数，如硬度、包衣厚度等。

3）成品质量检验：成品检验是药品出厂前的最后一道质量控制程序。传统的检验是进行随机抽样检查，而检查方法需要对样品进行破坏性的前处理，且检测速度慢。近红外光谱技术能够快速、无损对成品进行质量检验。以片剂为例，药片的近红外漫反射光谱适用于检测包衣成分和包衣厚度，近红外透射光谱适用于分析药物活性成分含量的一致性。商品化近红外分析仪的药片分析系统能够不破坏药片，同时测定漫反射光谱和透射光谱，只需一次扫描，即可同时获得药片包衣信息和活性成分含量一致性检测报告。

（二）在线近红外光谱技术的组成

在线近红外光谱技术由硬件、软件和模型三部分组成。

1. 硬件 近红外光谱在线分析技术的硬件主要有光谱仪、取样系统、样品预处理系统、测样装置、模型界外样品抓样系统和防爆系统等部分。各项硬件常安装在一个分析小室中，并为其提供水、电、气等。

（1）光谱仪：光谱仪是整个在线分析系统的心脏。选择光谱仪时，要综合评价仪器的各种性能，如波长范围、分辨率、稳定性、采集时间、信噪比等指标。

（2）取样系统：对于液体样品，可以采用压差引样、泵抽采样或定位直接测量。对于固体样品，常采用漫反射定位直接测量。

（3）样品预处理系统：固体样品采用漫反射探头时，预处理工作相对简单；对于液体样品，预处理系统则相当重要，其主要功能是控制液体样品的温度、压力和流速，并去除样品中影响测量的有害因素，如气泡、水分和机械杂质等。

（4）测样装置：对于固体样品或不透明液体样品常采用漫反射探头，探头可以与样品保持一定距离，实现非接触测量。对透明液体样品则常用流通池或插入式光纤探头。

（5）模型界外样品抓样系统：为保证分析模型的适用性，对于模型适用范围以外的样品必须及时取出，用标准方法进行离线分析，以扩充模型，这种取样装置称为模型界外样品抓样系统。

（6）防爆系统：对于易爆的分析场合，需要有一定的防爆设施。

2. 软件 在线近红外光谱分析系统的软件除需具备光谱实时采集和化学计量学光谱分析（定量定性模型的建立、待测样品类型及模型界外样品的判断、样品性质或组成的定量计算等）功能外，还应具备以下功能：

（1）数据与信息显示功能：显示各个通道当前所测的理化性质结果及历史趋势图，各个通道的历史数据、质量和模型界外点报警内容等。

（2）数据管理功能：分析模型库和分析测量结果的储存管理，分析模型输出输入等。

（3）通信功能：执行操作室发送的查询、数据传输等命令（如分析模型、测定结果的输入与输出），以模拟信号（如4～20mA）或Mod BUS协议等方式向先进控制系统（APC）、自动化控制系统（DCS）提供数据等。

（4）故障诊断与安全功能：由气泡、电压波动等因素引起的假分析信号的识别、光谱性能安全监控、环境条件监控、样品预处理系统安全监控、紧急报警等。

（5）监控功能：对样品预处理系统各单元的操作参数以及模型界外样品抓样系统进行调节和控制。

（6）网络化功能：分析仪器的网络化成为一种发展趋势，现已有近红外光谱仪器中配置调制解调器和近红外分析网络系统客户端，可直接通过互联网与仪器制造商的网络系统服务器相连，实现对仪器的异地、全球远距监控和维修，以及对分析模型的维护、更新和数据共享等。

3. 模型 模型在近红外光谱分析中处于核心地位。与实验室分析相比，建立一个适用范围广、稳健性好的在线近红外分析模型更为复杂。一般情况下，在系统建立和调试初期，可利用一段时期内现场收集的有代表性样品，使用模型建立模拟系统形成初始模型，然后根据在线检测逐渐更新并完善模型。

4. 在线近红外光谱技术平台 在线近红外光谱分析系统主要由样品预处理单元、在线近红外仪表单元和控制系统以及有关辅助设施等组成，如图14-3所示。

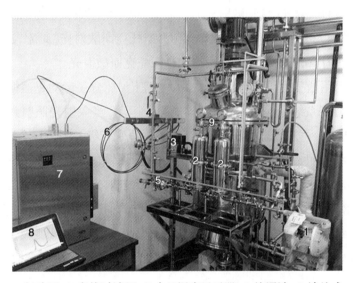

1.气动泵；2.在线过滤器；3.电子温度显示器；4.流通池；5.法兰式单向阀；6.光纤；7.分析仪；8.计算机；9.提取罐。

图14-3 在线近红外光谱分析平台

样品预处理单元由3个功能模块组成，即样品前处理模块、样品预处理模块和样品回收模块。样品前处理模块与反应釜在取样口处连接，实现对取样样品的降温和降压处理。样品预处理模块主要对样品进行除泡、过滤、稳流、恒温等处理。样品回收模块靠自身压力差回收样品。

在线近红外仪表单元主要包括光谱仪、光源、多路复用器、接口电路、数据处理模块、正压防爆模块等辅助单元，可以实现光谱采集、参数选择、样品类型判断、性质或组成计算、当前性质或组成结果显示、历史数据和趋势线显示、质量报警、模型报警、模型管理等多种功能。

系统具有以下特点：①具备自动调零功能，能很好地校正光学视窗污染的影响；②可控制取样系统，实现控制温度、清洗流通池、界外样品抓取等功能；③系统结构坚固，能适应恶劣环境等。

相关应用实例可参考本章第五节实例"枳壳提取过程近红外在线检测技术研究"。

三、在线拉曼光谱技术

一束单色光入射于试样后一部分光被透射，一部分光被吸收，还有一部分光则被散射。散射光中的大部分波长与入射光相同，一小部分光子与物质分子发生非弹性碰撞，相互作用时有能量交换，散射频率发生变化，这种由于试样中分子振动和分子转动的作用产生波长发生改变的散射光称为拉曼散射光。这种波长发生偏移的拉曼散射光所产生的光谱就是拉曼光谱。

（一）拉曼光谱概述

1. 拉曼光谱技术的原理　拉曼光谱是指当一定频率入射光照射到样品上时，除了会产生频率与入射光相同的散射光（瑞利散射光）外，还会产生一些很微弱强度的与入射光不同频率的散射光（拉曼散射光）。频率较小的散射光称为斯托克斯散射光，频率较大散射光称为反斯托克斯散射光。一般情况下，拉曼光谱测得的是斯托克斯散射光。

拉曼散射效应可用量子理论进行解释。在量子理论中，分子运动是遵循量子规律的，一般使用能级来代表分子系统，分子基团在不同能级上运动，当入射光照射到样品上时，样品吸收能量达到一种虚态，再从虚态去激发，跃迁到较低分子能级 E_0 上，这个过程中会产生光。分子如果返回的能级和初始能级 E_0 一样，则产生光的频率和入射光的频率一样；否则，则不同。如果返回到基态较高的振动能级，产生光的频率比入射光的频率小，即产生斯托克斯谱线；如果最终能级较初始能级 E_0 低，则产生光的频率比入射光的频率大，即产生反斯托克斯谱线。一般研究的都是热平衡体系，而对于该体系分子一般处于较低能级，所以拉曼光谱中反斯托克斯谱线较弱。拉曼散射的能级图如图 14-4 所示。拉曼光谱通常检测到的是斯托克

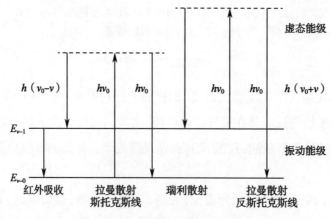

图 14-4　拉曼散射的能级图

斯散射,拉曼散射光和瑞利散射光的频率之差值称为拉曼位移,是与物质分子振动和转动有关的特征参数,是对物质进行结构分析和定性分析的依据。拉曼谱线的强度与入射光的强度和样品的浓度成正比,当入射光强度一定时,可用于物质的定量分析。

拉曼光谱研究分子振动和转动模式的原理和机制与红外光谱不同,但它们提供的结构信息是类似的,都是关于分子内部各种简谐振动频率及有关振动能级的情况,从而可以用来鉴定分子中存在的官能团。在分子结构分析中拉曼光谱与红外光谱是相互补充的,如电荷分布中心对称的键如 C—C、N≡N、S—S 等红外吸收很弱而拉曼散射却很强,因此,一些红外光谱仪无法检测的信息在拉曼光谱仪上能很好地表现出来。

2. 拉曼光谱技术的分类

(1)显微拉曼光谱技术:显微拉曼光谱技术是将显微与拉曼分析技术结合在一起的一种应用技术,可实现对仅有 $1\mu m^2$ 面积的固体样品或 $1\mu m^3$ 体积的液体样品进行分析。其基本原理是将入射激光通过显微镜聚焦到样品上,从而可以不受周围环境的干扰,精确获得所照区域里分子振动的拉曼光谱信息,实现了微量样品的测试,为珍贵稀少样品的测试提供了方法。但是该技术易受荧光干扰,因此对检测对象有一定的限制。

(2)傅里叶拉曼光谱技术:傅里叶变换拉曼光谱(FT-Raman)是 20 世纪 90 年代以后发展起来的技术,它采用 1 064nm 的激光光源,能够消除荧光,可用于有荧光或对光不稳定的样品,大约 90% 的化合物都可获得拉曼光谱;测量速度快,扫描一次只需 1 秒;检测限为 mg/L 或 mmol/L 级。因此,FT-Raman 在化工、材料、药学、生物医学等领域的非破坏性分析方面显示出了巨大的生命力。然而 FT-Raman 也存在着一些不足,例如它的单次扫描信噪比不高,在低波数区域扫描不如色散型拉曼光谱仪等。

(3)表面增强拉曼光谱技术:当某些分子被吸附到金、银或铜粗糙表面时,其拉曼信号可能会增大 10^7 倍,这种效应称为表面增强拉曼散射(surface enhanced Raman scattering,SERS)效应。其中银基衬在 SERS 效应中是最有效的。SERS 有效地弥补了拉曼信号灵敏度低的弱点,可以获得常规拉曼光谱难以得到的信息,在痕量分子检测方面发挥了巨大的作用。目前已发展成为拉曼光谱研究中一个活跃的领域。它在获取表面和界面信息方面的功能是非常突出的,同时在生物大分子和聚合物的构型、构象等结构参数的研究中也很有应用价值,利用这种高灵敏的吸附增强效应进行生物分子的检测,特别是抗体分子、蛋白质分子和 DNA 分子的标记检测已成为近年来的发展趋势。另外,表面增强拉曼光谱技术要求所检测的分子必须含有具有拉曼活性的基团,例如芳环、杂环、硝基、氨基、羧基以及氮、磷、硫原子,这使检测对象有了一定的限制。

3. 拉曼光谱技术的特点 拉曼光谱技术从物质的分子振动光谱来识别和区分不同的物质结构,成为研究物质分子结构的有效手段。

(1)优点

1)分析样品形式多样:可检测固体、液体、气体或任何形式的混合样品,如浆状物质、凝胶体或含有固体颗粒的气体。样品也可以是不透明的、高黏性或含悬浮物的液体(近红外或中红外光谱较难实现),无须预处理,避免一些误差发生。另外,样品量可以是毫克甚至微克级,适于微量样品的研究。

2）采样方式灵活：可对样品进行非接触的无损伤检测，适合对稀有或珍贵的样品分析。

3）测试速率高：拉曼光谱仪采用电荷耦合器件（charge-coupled device，CCD）的多通道检测器，可进行瞬态多点采集，并通过计算机实时输出。

4）检测的特殊性：水是很弱的拉曼散射物质，可直接测量水溶液样品而无须考虑水分子振动的影响，比较适合生物样品的测试，甚至可以检测活体中的生物物质。

（2）缺点：尽管拉曼光谱分析技术有诸多优势，但和其他分析技术类似，也有其应用的局限性。

1）荧光现象会对拉曼光谱有很大的背景干扰。

2）不同振动峰重叠和拉曼散射强度容易受光学系统参数等因素影响。

3）在傅里叶变换光谱分析时，常常出现曲线的非线性问题。

随着光学仪器的发展、激光技术和纳米技术的成熟，拉曼光谱产生了多种不同的分析技术，其目的是获取特定的拉曼信息，提高检测灵敏度和空间分辨率等。近年来，如激光共振拉曼光谱、表面增强拉曼光谱、傅里叶变换拉曼光谱、空间偏移拉曼光谱和共焦显微拉曼光谱等技术被广泛应用于各个领域。表14-1列出了各种拉曼技术的原理、目的和优缺点。

表14-1 各种拉曼技术的原理、目的和优缺点

类型	原理	目的	优点	缺点
激光共振拉曼光谱技术	使激光波长处于待测分子某个电子吸收带内	使某些拉曼峰成指数倍增强	灵敏度高，检测限低	荧光干扰、热效应
表面增强拉曼光谱技术	采用金、银或铜等粗糙金属作为基底，或采用纳米材料作为介质	使某些拉曼峰成指数倍增强	灵敏度高，检测限低	稳定性差，定量分析困难
傅里叶变换拉曼光谱技术	采用 Nd：YAG 激光器（波长为 1 064nm）作为光源	减小荧光对拉曼光谱的干扰	荧光干扰小，准确度高，样本损伤小	对激发光源要求高，分辨率低
空间偏移拉曼光谱技术	使激光激发点与信号收集点产生一定偏移量	检测样品内部信息	检测深度广，获取信息全面	拉曼信号弱，对检测平台要求高
共焦显微拉曼光谱技术	采用激光扫描共聚焦显微镜收集拉曼信号	使某些拉曼峰成指数倍增强，提高空间分辨率	空间分辨率高，检测限低	检测范围小，热辐射

（3）在线拉曼光谱技术系统的特点

1）不同于离线光谱分析，在线光谱分析着重考虑的是被测样品需要检测系统能够在短时间内多点连续测定，并且仪器结构坚固，适合复杂的工作环境。拉曼光谱分析时要用激光作为光源，而激光可能对操作人员造成伤害，尤其是可能对眼睛造成伤害。因此现场工作的拉曼光谱需要更好地考虑仪器封闭性，保证操作的安全。

2）在线拉曼光谱技术系统把探针与拉曼光谱仪结合使用，原理是激光通过光纤到达探头，然后与样品作用，产生的散射信号由探头收集，再次通过光纤传到检测器。探头分为外置式和插入式，也可按光纤分为双光纤、单光纤、多光纤探头。光纤的特点是在信号传输过程中，损耗极低，测量仪器和测量点可以相距较远；同时光纤抗干扰和抗腐蚀能力强，适用于较恶劣的环境。

3）与离线的拉曼光谱仪相比,用于在线测量的拉曼光谱仪要求仪器的稳定性好,尺寸合适,测量精度高。目前主要有色散型和傅里叶变换两种光谱仪用于在线分析。

4. 拉曼光谱技术在制药过程中的应用

（1）拉曼光谱在制药过程中的检测方法:拉曼光谱需要与化学计量法相结合,通过建立数学模型才能对样品作定性或定量分析。具体分析步骤描述如下。

1）测定样品的含量:在建立定量校正模型前,需要知道样品的实际含量作参照,并且模型预测能力的好坏很大程度上取决于样品测量值的准确性。可采用药典规定的标准方法对样品进行参考值的测定。

2）样本集的选择:建立校正模型的样本集一般分为两个部分,一是用来建立定量模型的,称为校正集;二是用于验证所建模型的,称为预测集。所选择的校正集样品应具有良好的代表性,预测集样品应均匀分布在校正集中,以保证校正模型在所考察组分含量范围内有很好的预测稳定性。校正集的样品数量越多,所建模型的准确性和预测能力越好,理想的校正集应该包括尽可能多的、有代表性的样本。校正集的选取方法有多种,包括随机法、含量梯度法、欧式距离法等。

3）拉曼光谱的采集:样品的拉曼光谱是建立校正模型的基础,光谱质量的好坏直接影响到所建模型的准确性。鉴于拉曼光谱的特点,无须对样品进行任何前处理便可直接测量,在采集光谱数据时,应尽量打乱样品含量顺序测量,以免受仪器条件的干扰使光谱发生变化,从而影响模型的建立。同时也要尽量避免周围环境的影响,如温度、湿度、光线和噪声。

4）光谱的预处理:光谱的预处理是拉曼光谱定量分析中不可或缺的部分,是保证模型准确性的前提。在采集光谱过程中,由于样品的物质形态、仪器引起的噪声等因素都会引起光谱基线的漂移或偏移,因此建立模型前需要对样品的原始光谱进行适当的预处理以消除背景所引起的各种干扰,以便提取有用信息。常用的拉曼光谱预处理方法有基线校正、平滑和导数处理等。

5）校正模型的建立:运用偏最小二乘法对校正集的拉曼光谱数据和用药典方法测定的测量值进行计算,建立定量校正模型。质量好的校正模型其预测集的预测值与测量值有较好的一致性。

6）校正模型的验证:将组成验证集的样品用所建模型进行分析,检验所建定量模型的预测精度。

（2）拉曼光谱在制药过程中的应用:拉曼光谱测试不需要对试样做任何预处理,可对样品直接进行检测,保持了固体试样原有的固态特征,例如溶剂化物态、盐结构形态和多晶型态等,这使得拉曼光谱成为一种简便而快速的药物鉴别技术。而使拉曼光谱技术受到制药关注的第二个重要优势在于能够分析水环境中药物物质的结构。由于水的拉曼散射很弱,对分析物光谱的干扰很小,因此拉曼光谱能用于探测水环境中成药的结构,并能获得有关药物 - 赋形剂、药物 - 药物和药物 - 受体之间相互作用的信息。拉曼光谱法的另一个有力优势在于能够透过玻璃进行检测,这是红外光谱无法做到的。玻璃的拉曼散射很弱,对试样的拉曼光谱只有极小的干扰,是固体和液体试样的理想容器,这就简化了拉曼光谱仪的试样装置,也减少了实验的复杂性。拉曼光谱因为具有这些独特的性质,使其在药学上的应用越来越广泛。

美国、欧洲等国家和地区对拉曼光谱的研究较早，目前已经开始采用拉曼光谱技术取代烦琐费时的分析方法，USP29 版附录新增加了拉曼光谱法用于盐酸林可霉素胶囊溶出度的测定。我国在该领域的研究起步较晚，水平相对落后，但随着科研力量的投入，拉曼光谱分析技术逐渐成熟，国家药典委员会已将其作为一种备选方法，并在 2010 年版药典附录中增加了拉曼光谱法指导原则。

（二）在线拉曼光谱技术系统的组成

在线拉曼光谱技术系统包括单色光激光光源、激光引入元件（包含消除瑞利散射的滤光器）、采样系统、探测器信号光路（将拉曼散射信号引向光谱仪）、光谱仪和计算机。目前采用的方法是将探针采样和 CCD 多通道光谱仪结合使用，并通过化学计量学软件分析信息，从而简化测量，便于操作人员使用。

1. 光源　拉曼光谱分析系统通常使用激光光源，激光具有单色性和相干性好的优点，可以方便实现大功率。拉曼散射强度十分微弱，在应用激光技术前，很难得到完整的光谱，在应用激光器作为激发光源之后，拉曼光谱技术应用场景得以拓展，高强度的激光具有很好的单色性、方向性，符合拉曼光谱系统对光源的相关要求。为了提高激发效果，可以采用改变光源波长的方法，拉曼散射效应的强度与光源波长的四次方成反比，波长短的激光光源可提高拉曼散射的强度。对于专门用于检测某一类物品的拉曼光谱分析系统，可以采用共振拉曼效应获得较强的拉曼信号，即选用接近被测物品共振吸收带波长的光源。

2. 光谱仪　拉曼光谱仪根据分光原理可分为两类，其中，傅里叶变换拉曼光谱仪采用双光束干涉仪分光，色散型拉曼光谱仪采用单色仪分光。傅里叶变换拉曼光谱仪是近红外激发拉曼技术与傅里叶变换技术的结合，其核心部件是双光束干涉仪，先产生光干涉图，再对干涉图进行傅里叶积分变换，从而获得拉曼光谱信号；色散型光谱仪核心部件是单色仪，单色仪采用光栅结构对入射光进行色散分光。

3. 检测器　检测器在拉曼分析系统中的作用是记录拉曼光谱，早期的检测器使用光电二极管和光电倍增管。随着 CCD 技术的发展，CCD 阵列检测器兼有光电二极管和光电倍增管的优势，同时具有光谱响应范围宽、分辨率高、功耗低和尺寸小等优点，逐渐成为拉曼光谱系统检测器的主流。

4. 光谱分析软件　在建立回归模型并利用回归模型对待测样本进行分析前，首先要对光谱进行预处理。拉曼光谱既包含被测物的拉曼信息，还包含一部分干扰信息，因此需要对荧光背景、检测器噪声等利用数学方法进行消除，以突出被测物质的特征信号；进而以预处理后的拉曼光谱为基础建立回归模型；最后，将被测物的拉曼光谱输入分析模型，进一步得出分析结果。

工作流程：以分液体样品为例，拉曼激发光源经专用光纤、采样装置与光纤探头照射管道内的待测流体，激发的拉曼散射光经光纤探头收集，并滤去瑞利散射光后由专用光纤传输到光谱仪，最后由计算机对拉曼光谱进行预处理并分析模型计算，以获得待测样本相应的质量指标。

在线拉曼光谱分析仪由采样装置、在线拉曼探头、拉曼分析仪主机和连接光纤组成，如图14-5 所示。该分析仪采用旁路式采样装置，由工艺管线的压力差驱动，还包括样本降压、降温

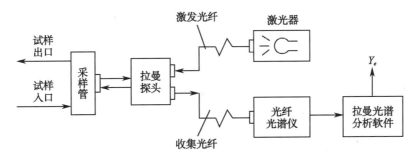

图 14-5　在线拉曼光谱分析系统示意图

和过滤等辅助功能。激光器发出的单色激发光经过在线拉曼探头与视窗直接照射采样管内的液体样本,由拉曼探头收集样本反射光中的拉曼散射光,再由收集光纤送至光谱仪。

相关应用实例可参考本章第五节实例"头孢地嗪钠溶剂化物结晶过程自催化动力学"。

四、在线光谱成像技术

(一)光谱成像概述

光谱成像技术是集光谱、计算机视觉、传感器、信号检测和信息处理技术为一体的综合性技术。传统的图像技术可提供待测样品的空间和图像信息,但不能提供样品的化学信息;而光谱分析技术可提供样品的化学信息,但又无法提供样品的空间和位置信息。光谱成像技术将两者有机结合,真正实现了"图谱合一",图像信息可用来检测样品的外部品质,而光谱信息则可用来检测样品的内部化学品质。

1. 光谱成像技术原理　光谱成像技术于 20 世纪 70 年代末在美国兴起,它是一种利用多个光谱通道实现图像采集、显示、处理和分析解释的技术,是光谱分析技术与光学成像技术相结合的产物。光谱分析是基于原子与光子作用过程的量子化吸收和发射现象进行的,物质是由各种原子、分子组成的,其结构和排序各不相同,所以形成了各种各样的能带结构,而不同的能带结构决定了它们特定的吸收和发射的光子能量或光波波长,即表征物质特性的特征光谱。通过测量特征光谱的形态和强度可以测定样品的组成成分和各个组分的含量。

光谱成像图既可以看成是由一系列的像元组成,一个像元代表了样品特定空间点在某段波长处的吸收光谱,也可以看成是由一系列的像平面组成,像平面代表了样品所有空间点在某一特定波长处的吸收光谱。通过化学计量学技术或光谱谱图库,将光谱信息转化为化学信息,可视化样品中不同化学种类的空间分布,并通过对比强烈的彩色视图直接清晰地表达化学成分分布,即化学成像,见图 14-6(文末有彩图)。

2. 光谱成像技术的分类　按照成像光谱分辨率的高低,光谱成像技术可分为三类。

(1)多光谱成像技术:采用的光谱波段数一般为 10~12 个,光谱分辨率在 $\Delta\lambda/\lambda=0.1$ 左右。

(2)高光谱成像技术:光谱波段数一般为 100~200 个,光谱分辨率在 $\Delta\lambda/\lambda=0.01$ 左右。

(3)超光谱成像技术:光谱波段数达 1 000 个,光谱分辨率为 $\Delta\lambda/\lambda=0.001$。

按照分光方式的不同,可分为光栅分光、棱镜分光、干涉法分光和滤光器分光等。按照数

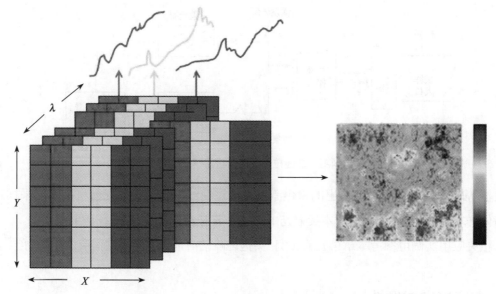

图 14-6 化学成像超立方阵示意图

据采集方式的不同,可分为光机扫描成像、凝视成像和推扫式成像。

3. 光谱成像技术的特点 高光谱成像技术作为目前常用的检测手段之一,它具有以下特点。

(1)具有特别高的光谱分辨率:高光谱成像技术采样间隔在 10nm 左右,能反映待测样品的细微特征,可以为检测、预测提供很好的实验依据。

(2)波段多:在可见 - 近红外区间具有数百个波段。

(3)数据量大:在同一波长范围,高光谱技术可将光谱区间分为数百个波段,数据量大大增加,加大对样品分析的可能性。

(4)冗余信息增加:在精细化波段的同时,波段间的相关性随之增加,冗余信息含量增多。

(5)同时提供图像信息和光谱信息:依据高光谱成像技术的原理,它将二维成像技术与一维光谱曲线结合构成三维数据,多方面采集样品特征。

4. 光谱成像技术在制药过程中的应用 目前,近红外化学成像技术已广泛应用于固体化学药制剂生产中不同阶段的检测。例如运用近红外化学成像技术评价固体制剂混合过程不同时间段混合均匀度的变化;在制粒过程中,有学者采用拉曼成像技术和近红外化学成像技术测定颗粒的大小并将颗粒的形状可视化;以及用于监测片剂的包衣过程,测定包衣的厚度,可视化包衣层并评价了包衣厚度的均匀性。

光谱成像技术还可用于定性 / 定量表征制剂的各种物理化学性质。如采用近红外化学成像技术评价片剂的含量均匀度,测定片剂的密度分布,甄别药物的真假,以及用于研究药物释放过程。

在中药固体制剂领域,国内学者吴志生等人首次将近红外化学成像技术应用于中药生产过程中。以乳块消片为例,采用近红外化学成像技术和中红外化学成像技术,研究中药体系活性成分的空间分布,采用基础相关性分析方法和直方图法对片剂成分空间分布均匀性进行评价。进一步以银黄片中金银花提取物、黄芩提取物和淀粉的混合过程为例,采用基础相关性分析方法和特征波长点,构建三元体系中具体活性成分的空间分布图;采用 ISys5.0 化学图像软件计算黄芩苷分布区域数目以及区域大小,通过区域数目以及大小变化趋势评价混合中间体均匀性。以上研究均为运用近红外化学成像技术评价中药固体制剂的质量奠定了基础。

（二）光谱成像技术系统的组成

光谱成像仪主要由光源、成像系统、分光系统、检测器、数据采集和处理系统组成,见图14-7。由光源发射出的光,经样品表面反射后,经由滤光片或镜头进入光谱相机里,再经过特定宽度的入射狭缝后被单色器分光。常用的分光系统主要有滤光片、可调谐滤光器(包括声光和液晶可调谐滤光器)和衍射光栅等,目前应用较多的是可调谐滤光器。分光后,经出射狭缝被检测器按不同波长记录信号。其中检测器是光谱成像仪的核心部件,有点阵、线阵、面阵三种。计算机系统负责将上述光电信号转换成数字信号,并予以记录和保存。

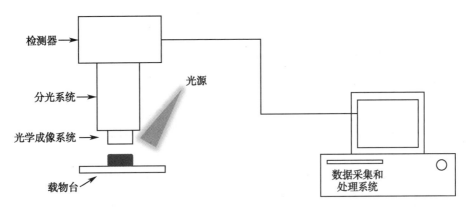

图 14-7 光谱成像仪组成示意图

相关应用实例可参考本章第五节实例"基于红外光谱成像技术的乳块消片空间分布均匀性研究"。

第三节 在线过程色谱分析技术

色谱分析法发展迅速,已广泛应用于各个行业。随着计算机技术的迅猛发展,现代仪器分析逐渐与计算机结合起来。传统的分析方法多为离线分析,不仅需要有专门的取样分析测试人员,而且滞后性严重,测试结果往往无法为实时调节过程参数、优化控制生产过程提供参考。工业生产中迫切需要分析方法由离线的实验室模式转向在线分析模式,以提高生产效率和产品质量。在此基础上,在线色谱实时检测系统应运而生。它克服了离线色谱人工取样烦琐、分析滞后性大、样品易损失、重现性差,且耗时、耗力等缺点,保证了生产过程的自动化及连续性,因此在各个领域得到了越来越广泛的应用。在线色谱技术是一种高效、连续、高智能化的现代分析技术,是集前处理技术、色谱技术和计算机人工智能等多个学科的最新研究成果于一体的技术。

目前,在线色谱技术已广泛应用于石油化工、环境监测、医药卫生、生物化学、食品科学等领域。在药学和中药学领域已成为药物含量测定、杂质检查、中药挥发油分析、溶剂残留分析、体内药物分析等的一种重要手段；近十年来主要用于各类中药和天然药物中化合物的定性和定量分析等；还可以用于中药鉴定，确保中药鉴定的结果符合相关药典规定标准要求，为进一步在临床治疗中的合理、高效应用提供客观、科学的参考依据。

一、在线气相色谱分析技术

（一）气相色谱技术概述

气相色谱法是利用气体作流动相的色谱分离分析方法。按固定相聚集态可分为气固色谱和气液色谱；按分离过程的物理化学原理可分为吸附色谱、分配色谱、离子交换色谱、电色谱、热色谱等；按固定相类型可分为柱色谱、纸色谱和薄膜色谱；按动力学过程原理可分为冲洗法、取代法和迎头法三种。气相色谱技术具有效能高、灵敏度高、选择性强、分析速度快、应用广泛、操作简便等特点。适用于易挥发有机化合物的定性、定量分析。对非挥发性的液体和固体物质，可通过高温裂解、气化后进行分析。

（二）在线过程气相色谱系统的组成

1. 在线气相色谱仪 在线气相色谱仪主要由进样系统、分离系统、检测系统、载气系统、温控和记录系统等组成，实现样品组分分析，并将信号传输至计算机。

（1）系统组成

1）进样系统：在线气相色谱系统要根据样品的实际情况选择合适的进样装置。在线分析常用一台仪器分析多个位点，所以在线气相色谱系统的进样单元中除进样阀外还包括柱切阀，与色谱柱组成柱切换系统，以缩短分析时间，适应在线分析的要求。气体样品需要用气体进样阀，液体样品需要用液体进样阀，在阀内部加热气化。气体进样阀按结构类型又分为平面转阀、滑块阀、柱塞阀和膜片阀。

2）分离系统：在线气相色谱系统的分离单元包括柱箱和色谱柱两部分，色谱柱是样品进行分离的"心脏"，而柱箱的作用是给色谱柱提供一个可实现分离的环境。柱箱分为恒温柱箱和程序升温柱箱两类。恒温柱箱适用于沸点不高、沸程较窄的样品分析；当样品沸程较宽时，需要选择程序升温柱箱，让样品中的每个组分都获得良好的分离度和峰形，并缩短分析周期。色谱柱根据需要分离的样品性质和特点来选择。

3）检测系统：在线气相色谱仪最常用的检测器是热导检测器（TCD）和火焰离子化检测器（FID），占使用数量的90%以上。它们的原理与常规气相色谱仪相同。TCD 的检测限为 10^{-5} 级，FID 的检测限为 10^{-6} 级。火焰光度检测器（FPD）仅对含有硫、磷的化合物有响应，是一种选择性很强的专属检测器，对于低含硫量的样品可获得更高的灵敏度，但在线气相色谱仪 FPD 应用并不广泛。

4）载气系统：在线气相色谱仪的正常运行离不开各种辅助气体的使用，除作为流动相的载气外，FID、FPD 还需要用到燃烧气和助燃气。正确使用气体对于分析结果以及色谱柱的寿命有不同程度影响，所以必须选用高纯度的气体并在载气进入在线分析系统之前经过净化处理。

（2）技术优点：在线气相色谱技术与传统气相色谱技术相比具有以下特点。

1）样品用量少，一次分析只需要数微升甚至数纳升的样品。检测灵敏度高，可直接检测浓度为 10^{-9} 级的微量物质。

2）分析过程相对简单，自动化水平高，分析周期短，可以实现从进样到数据处理的全自动化操作。

3）在线气相色谱仪需要依据分析样品的性质来选择不同的检测器，如 TCD 存在检测灵敏度较低的问题，FID 对二氧化碳、氧气等无机气体没有响应，FPD 是专属含硫、磷化合物的检测器。

4）在线气相色谱仪是根据保留时间来定性，必须使用标准品或对照品，并且随着色谱柱的变化，保留时间会发生偏移，需要增加校正工作，一旦保留时间发生变化，就无法实现准确的定量。

2. 过程气相色谱分析仪　过程气相色谱分析法是过程工业强大的测量和分析方法之一，是将工艺生产中的样品取出并进行分离，然后再检测分析的过程，常用于工业流程的在线监测，此过程不但可同时测量多种成分，而且可以实现自动化控制。目前，过程气相色谱分析仪已经商品化，现以某公司生产的过程气相色谱分析仪（图14-8）为例讲述。

分析部分是由硬件部分和软件部分共同组成的。

（1）硬件组成

1）样品预处理系统：现场取样一次阀、气化器、样品阀、减压阀、过滤器、流量计、流路切换阀等。

2）恒温单元：加热器及温度检测器、高效色谱柱、检测器（TCD、FID、FPD）、取样阀和柱切阀、甲烷转化器等。

3）辅助单元：载气供给、仪表风供给、标气供给等。

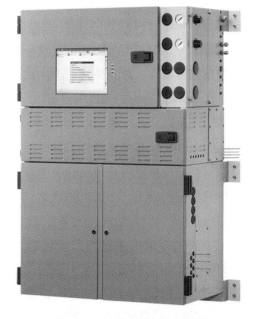

图 14-8　过程气相色谱分析仪

4）电器单元：包括系统控制器、电子传感器、检测器模块等。

（2）软件组成

1）Maxum System Manager：软件系统总管，能打开分析器的数据库，可修改内部设定，查看成绩和报警等。

2）Maxum EZ Chrom：对色谱的谱图和方法进行查看和编辑。

3）Maxum Utilitie：软件升级、系统运行记录、数据库更新和下载、Mobus 表更新与下载。

4）MMI：人机接口仿真。

5）AMD：文件、分析方法、组分谱图等备份。

二、在线液相色谱分析技术

（一）液相色谱技术概述

　　液相色谱是一类分离与分析技术，其特点是以液体作为流动相，固定相可以有多种形式，如纸、薄板和填充床等。液相色谱按其分离机制，可分为吸附色谱法、分配色谱法、离子交换色谱法和凝胶色谱法四种类型。液相色谱具有柱效高、选择性高、灵敏性高、分析速度快、重复性好、应用范围广等优点，该法已成为现代分析技术的主要手段之一。目前在化学、化工、医药、生化、环保、农业等科学领域获得广泛的应用。与气相色谱相比，液相色谱技术可以常温操作，样品制备和回收更为容易，可以实现大量分离制备，流动相的多选择性也使得液相色谱可以完成难度较高的分离工作。

（二）在线液相色谱系统的组成

　　1. 在线液相色谱色谱仪　　在线液相色谱分析技术发展出的检测设备主要由取样与样品预处理装置、分析单元和程序控制单元组成。取样与样品预处理装置主要包括采样系统、六通阀或十通阀、样品预处理系统；分析单元包括色谱柱和检测器；程序控制单元包括程序器、信息传输系统、计算机等。程序器是程序控制单元核心部分，可以按照已确定的分析程序发出动作指令，控制样品采集并进行样品预处理，控制完成六通阀或十通阀的切换、基线校正、数据存储与分析、管路自动清洗等动作。

　　2. 超高效液相色谱过程分析仪　　超高效液相色谱过程分析仪是一套实时 PAT 系统，能够在生产车间直接检测和定量分析复杂的多组分制造样品和成品，分析时间也缩短至 1 分钟左右（图 14-9）。超高效液相色谱过程分析仪将现有的液相色谱（LC）分析技术从离线质量控制实验室直接移植到制造过程当中，使生产效率显著提升。通过缩短制造过程周期，使得利用现有资源可以生产出更多的产品，消除了潜在的质量变动、生产批次作废以及返工产品问题，保证了产品的质量。

　　超高效液相色谱过程分析仪系统特点：①在密封套件内配备触摸屏，用于访问仪表、温度管理控制器、溶剂贮存器、系统冲洗装置及软件，包括 UPLC 系统、可精调 UV 检测器、在线样品管理程序、Binary 溶剂管理程序、温度控制柱管理程序、Empower CDS 软件；②易于使用的系统接口，让技工、工程师和化学家都能对此仪表进行管理；③结构坚固的密封性设计适用于差异性较大的制造车间条件；④高度可靠的性能以及最大化系统可运行时间，并配备自动系统监测器；⑤实现实时响应，灵敏度和分离度高，能够快速检测到低达 0.01% 含量的杂质。

　　3. 在线二维液相色谱分析技术　　21 世纪以来，色谱柱的固定相类型、填料粒径和高压系统的发展

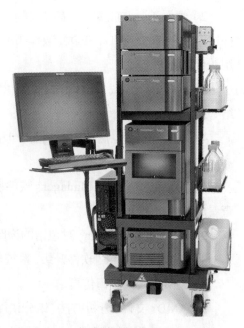

图 14-9　超高效液相色谱过程分析仪

大大提高了色谱分析的速度,分离模式也逐渐由一维模式向多维模式发展。根据"多维色谱联用的总峰容量约等于各维峰容量的乘积"这一理论,将两种以上不同分离机制的色谱柱串联使用,可显著提高分析的分辨率和峰容量,适用于复杂成分的分析和表征。最初建立的二维液相色谱为离线模式,即将第一维色谱洗脱的馏分收集、浓缩后,再进行第二维色谱分析。然而离线模式在收集 - 浓缩 - 再分析的过程中样品易损失,重现性差,且耗时、耗力,因此从离线模式发展为在线模式是当今二维液相色谱的发展趋势。在线二维模式是通过阀或相应部件将两根色谱柱相连,第一维色谱洗脱的馏分自动进入第二维液相色谱。在线模式可分为中心切割二维液相色谱(heart-cutting LC-LC)和全二维液相色谱(comprehensive LC×LC)两种。

(1)中心切割二维液相色谱:中心切割二维液相色谱模式是指混合物经第一维色谱分离后,目标物的一个或几个组分通过在线切换依次转入第二维色谱,从而进一步分离分析。通常目标组分会按照出峰时间整个切入第二维,因此需要在第一维色谱后连接检测器进行监测。两维色谱之间常以六通阀进行连接,若第一维和第二维需采用不同的流动相,还会再增加一个定量环或富集柱进行目标组分的收集或富集。

(2)全二维液相色谱:全二维液相色谱模式是样品经第一维色谱分离后所有组分均通过阀切换转入第二维色谱进行分析的在线二维液相色谱模式。全二维色谱需包含以下 3 个特征。

1)样品中所有成分的分离分析均经过两种模式。

2)所有样品成分均以同等比例经过两维分离柱后进入检测器。

3)样品中任意两个化合物在第一维色谱柱中的分离顺序和分离度会传递至第二维色谱柱。

第四节　其他在线分析技术

一、在线质谱分析技术

(一)质谱分析技术概述

质谱分析法是以电子轰击或其他方式使被测物离子化,形成各种质荷比(m/z)的离子。利用不同离子在电场或磁场的运动轨迹不同,把离子按质荷比分开而得到质谱图。基于此原理,在线质谱分析技术测定速度非常快,特别适合快速反应过程和多位点同时监测。

(二)在线质谱分析系统

1. 在线质谱分析系统组成　在线质谱分析系统包括进样装置、离子源、质量分析器、检测器和真空系统。

(1)进样装置:进样装置是将待测样品引入在线质谱仪进行检测的部件。气体压力、温度、浓度不同,需要选择能满足不同要求的进样装置,通常有多位旋转阀、电磁阀、进样孔、膜进样等。

（2）离子源：离子源是将气体样品的分子进行离子化并进行离子聚焦的部件。在线质谱仪的待测物都是气体，电子轰击电离（EI）是应用最广泛的电离方式。EI是通过加热灯丝释放电子轰击气体分子，将其电离产生离子（分子离子和碎片离子），再通过聚焦电压的作用对离子进行聚焦并引出。EI能够提供丰富的结构信息，在70eV的条件下获得稳定的"指纹"图谱，具有强大的定性能力。

（3）质量分析器：由离子源产生的离子在质量分析器按质荷比的大小进行分离。目前用于在线质谱仪的质量分析器主要有四极杆和扇形磁场。扇形磁场质量分析器的主要部件是电磁铁，离子源发出的离子束在加速电极电场的作用下，进入磁场后发生偏转做圆周运动，不同质荷比的离子圆周半径不同而达到分离。因扇形磁场在线质谱仪成本和价格较高，限制了在工业生产中的推广应用。四极杆质量分析器由四根圆柱形电极组成，施加两对相反的电压（直流电压和射频电压），构成四极杆的 X-Y 方向电场，离子沿着 Z 方向进入四极杆，在 X 方向和 Y 方向振动，在一定的电场强度和频率下，只有特定的质量离子能通过电场到达检测器。四极杆质量分析器具有结构简单、体积小、扫描速度快、不需要很高的加速电压、对真空度的要求相对不高等特点，是在线质谱仪使用最多的质量分析器。

（4）检测器：经过质量分析器分离的离子到达检测器后，产生电信号输出，形成质谱图。在线质谱仪所用的检测器有法拉第杯和电子倍增器。法拉第杯检测器的最大特点是简单、稳定、动态范围宽、无质量歧视。但由于对信号没有放大输出的效果，因此检测限只能达到 10^{-6} 级。电子倍增器对离子产生的二次电子电流进行逐级放大后再检测，可达 10^{-9} 级的检测下限，然而，灵敏度提高的同时，动态范围降低，寿命不如法拉第检测器。

（5）真空系统：离子源、质量分析器和检测器必须在真空环境下才能运行，所以真空系统对质谱仪来说相当重要，如果真空度不够，不仅会使检测本底增大，还可能造成仪器部件的损伤。目前在线质谱仪均采用二级真空系统，首先由前级泵提供一个可供高真空泵（主泵）运行的低真空环境，再由主泵获得质谱运行的高真空环境。由于长期工作的需要，在线质谱仪多采用无油泵。

2. 在线质谱分析技术的特点

（1）在线质谱仪的分析速度非常快，能够保证整个过程分析是实时、动态和连续的。另外，快速的分析对于实现多个反应位点同时监测十分有利，一台仪器即可满足十几甚至几十个监测位点的需要。

（2）质谱仪是一种既具通用性又具选择性的分析仪器，所有电离产生的离子都能被检测，具有广泛的适用性；也可以选择需要监测的目标化合物的特征离子，具有专一的选择性并极大提高检测灵敏度。

（3）在线质谱仪所用 EI 源的 70eV 电离电压和经典的质量分析器，所得到的质谱图可以通过检索商业化标准谱库进行定性，所以不需标准样品也可获得定性信息。在定量分析中，可选择目标化合物的特征离子，排除其他干扰，增强定量数据的可靠性。

（4）在线质谱仪是通过电场进行分离，不仅无须分离介质的消耗，在真空状态下工作，靠压力差引入气体，还不用载气系统。

二、在线电化学分析技术

电化学分析是根据电位、电流、电导等参数与待测成分的浓度之间关系进行定量的一类分析方法。在制药工业中常用的电化学检测器有电位检测器、电导检测器和自动电位滴定检测系统等。

（一）在线酸度检查

在制药工业中，在线酸度检查的仪器主要有 pH 酸碱度在线检测仪，用于测定液体样品的pH。

pH 酸碱度在线检测仪的检测原理与分析酸度计相同，但其输出的电动势信号不仅与被测样品的 pH 有关，而且与其温度有密切关系，所以需要进行温度补偿处理。温度补偿是通过硬件来实现的，在 pH 电极上安装一个温度检测元件，能使转换器对测量结果进行温度补偿。在转换器中有温度补偿电路，温度变化时，温度补偿电路的作用是用来补偿溶液温度对斜率所引起的偏差。

（二）自动电位滴定系统

在制药工业的过程分析中，自动电位滴定系统包括自动采样器、滴定池、滴定试剂计量装置、滴定终点控制器等。此系统主要用于生产过程中的液体成分分析。

用于过程分析的电位滴定属于间歇分析，即每隔一定时间自动采样器将从生产流程中采集样品，并对样品进行过滤、稀释、定容等处理，然后启动滴定阀进行滴定。当滴定达到终点时，终点控制器发出信号关闭滴定阀，计量装置显示消耗的滴定剂数量。

第五节　在线测量控制技术应用实例

示例 14-1　紫外光谱在线监控动态微波辅助萃取半枝莲中的野黄芩苷

本研究采用 TM010 微波谐振腔作为微波萃取装置，并应用紫外光谱对微波萃取过程实现了实时在线监控，使整个过程可视化。

1. 仪器　紫外光谱在线监控动态微波辅助萃取装置，如图 14-10 所示，包括 TM010 微波谐振腔自组装；WGY-20 型微波功率源，频率 2 450MHz，微波功率为 0～100W；P230 高压泵；紫外 - 可见分光光度计；高效液相色谱仪。

2. 紫外光谱在线监控动态微波辅助萃取过程　取半枝莲粉末样品约 10mg，精密称定，放在萃取池中，样品的两端为棉花塞。萃取池置于谐振腔中。如图 14-10（A）所示，开启高压泵，储存瓶中的萃取剂（体积分数为 60% 的甲醇溶液）被泵出，流速为 0.6ml/min，建立检测器基线（检测波长 335nm）。转动阀 1 到图 14-10（B）所示位置，萃取剂流经萃取池，并推动管路中的剩余气体到废液瓶中。当萃取池刚好充满溶剂时，开启微波功率源，调节入射功率为 80W，反射功率使其最低。当萃取液刚好流到阀 2 的位置时，转动阀 2 到图 14-10（C）所示位置，使萃取液流经吸收池被检测器检测，最后被接收器接收。得到的萃取曲线如图 14-11 所示。

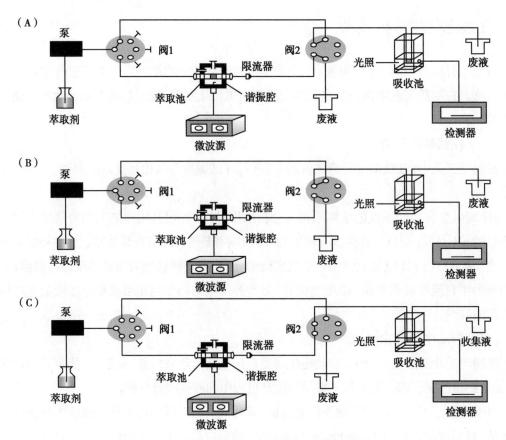

图 14-10　在线监控动态微波辅助萃取示意图

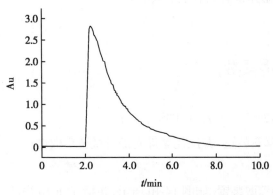

图 14-11　由动态微波辅助萃取得到的萃取曲线

3. 高效液相色谱分析　将动态微波萃取得到的萃取液,经 0.45μm 微孔滤膜过滤后,用高效液相色谱仪进行分析。色谱条件:流动相为甲醇 - 水 - 醋酸(35∶64∶1);流速为 1.2ml/min;检测波长为 335nm;进样量为 20μl;柱温为 25℃。

4. 在线监控动态微波辅助萃取结果分析　在常规的萃取体系中,萃取过程是未知的,而应用紫外光谱在线监控萃取方法,随时可知萃取进行的完全程度。野黄芩苷的最大吸收波长 335nm 被确定为监控波长。如图 14-11 所示,开始萃取曲线迅速上升,而后逐渐下降,经过 4 分钟(对应图 14-11 中的 6 分钟,前 2 分钟为建立基线时间)后半枝莲中的大部分野黄芩苷被萃取出来,6 分钟时萃取已基本结束。由图 14-12 半枝莲萃取液的液相色谱图可以看出,在选定的条件下,除野黄芩苷外,半枝莲中的其他成分也会被萃取,并且在 335nm 处可以被紫外检测器检测到,表明图 14-11 的萃取曲线中除野黄芩苷外还包含其他少量组分。另外,由于萃取液瞬间质量浓度可以变得很大,可能会超出紫外检测器所能准确定量的检测上限。但这些因素对实验均无太大影响,因只观察由紫外监控得到的萃取曲线形状和曲线中萃取峰结束的时间,用以证明野黄芩苷已基本萃取完全。

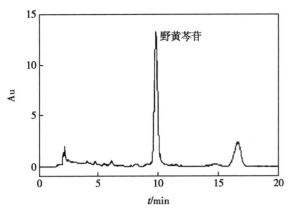

图 14-12 半枝莲萃取液的液相色谱

示例 14-2 枳壳提取过程近红外在线检测技术研究

本研究旨在通过使用近红外光谱技术实现对使用生产型设备进行枳壳提取的生产过程的在线检测,监测枳壳中的有效成分的变化情况,为生产工艺的优化和生产参数的调整提供数据支持,最终实现提取生产过程规范管理和标准化操作。

1. 仪器 近红外光谱仪及其透射光纤,VISION 工作站;夹套式 100L 多功能提取罐;三孔圆底烧瓶+智能温控电热套;高效液相色谱仪及其二极管阵列检测器。

2. 枳壳提取液的制备 称取枳壳饮片 6.5kg 置于 100L 夹套式多功能提取罐中,加 10 倍水,提取 3 次,每次 1.5 小时。在提取过程中每隔一定时间在线采集近红外光谱,同时进行 HPLC 检测。

3. 近红外谱图的在线采集 使用流通池配合远程光纤进行谱图采集。第一次煎煮加热过程中,每 3 分钟采集光谱 1 次;加热沸腾后每 4 分钟采集 1 次光谱。第 2 次煎煮加热过程,每 5 分钟采集光谱 1 次;加热沸腾后每 5 分钟采集 1 次光谱。第 3 次煎煮加热过程,每 5 分钟采集光谱 1 次;加热沸腾后 0～60 分钟每 6 分钟采集 1 次样品的光谱谱图信息,60～90 分钟每 10 分钟采集 1 次光谱;由于存在一定取样误差,剔除人工操作失误样品,上述过程共收集到 75 个样品的光谱谱图信息。

4. 橙皮苷的 HPLC 法测定 流动相:A 为乙腈,B 为 0.1% 冰醋酸溶液;洗脱方法为梯度洗脱;流速:1.0ml/min;柱温:30℃;检测波长:283nm;进样量 10μl。枳壳 HPLC 色谱图如图 14-13 所示,参照文献色谱条件,其分离度、精密度、重复性和稳定性均符合分析要求。如图 14-14 所示,由图中可以看出在第 1 次提取过程中,橙皮苷含量随时间变化呈现一种线性增长趋势,在第 3 次提取中,样本浓度随时间不再发生相应变化。

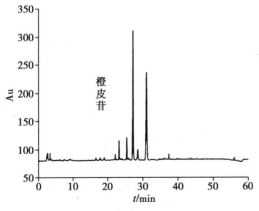

图 14-13 枳壳高效液相色谱图

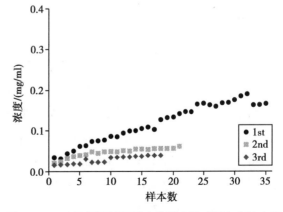

图 14-14 不同提取过程橙皮苷样本随时间变化浓度值

5. 光谱数据的处理 图 14-15 是枳壳提取阶段的样品光谱图。图中每条光谱曲线代表 1 个取样样品。由图可以看出,样品光谱曲线大部分重叠在一起,同样在 1 900～2 100nm,谱带变化无明显规律。

6. 分析算法的选择 采用偏最小二乘法建立定量校正模型,以相关系数(correlation coefficient)和校正均方根误差(root mean square error of calibration,RMSEC)为指标选择建模参数和优化模型结构,以预测均方根误差(root mean square error of prediction,RMSEP)考察模型的预测性能。

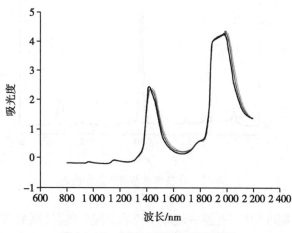

图 14-15 枳壳在线近红外光谱图

7. 光谱的预处理 由于样品成分复杂、光散射、近红外仪器自身噪声等干扰因素,需要选择合理的光谱预处理方法来消除噪声,提高模型的预测精度和稳定性。试验中比较了原始光谱、一阶导数(1D)、二阶导数(2D)、Savitzky-Golay 平滑法(SG)、多元散射校正(MSC)和标准正则变换(SNV)等光谱预处理方法模型性能的影响(表 14-2)。采用内部交叉验证法,通过考察潜变量因子数对预测残差平方和(PRESS)的影响,选择合适的预处理方法。

表 14-2 橙皮苷不同预处理方法结果

预处理方法	模型评价参数			
	RMSEC	R^2_{cal}	RMSECV	R^2_{val}
RAW	0.006 7	0.976 0	0.009 6	0.953 0
SG9	0.007 3	0.972 1	0.009 6	0.953 1
SG11	0.007 4	0.971 0	0.009 6	0.952 8
SG11+1D	0.015 5	0.872 4	0.027 4	0.619 5
SG11+2D	0.033 9	0.392 8	0.049 6	0.248 7
Normalize	0.005 9	0.981 7	0.009 5	0.954 1
MSC	0.005 1	0.986 3	0.009 1	0.958 3

8. 光谱波段的选择 PLS 法允许处理全谱信息,但从不同波段的试验结果来看,当选择全谱段进行建模时,RMSEC 值较大。所以建模前对光谱波段进行筛选,可以避免引入过多信息,改善模型性能。应用组合间隔偏最小二乘法(SiPLS 法),橙皮苷最优波段为 870～940nm、1 430～1 500nm 和 1 570～1 640nm。

9. 模型的建立与预测 根据 SiPLS 波段筛选结果,分别对样本校正集建立 SiPLS 模型,采用内部样本集对模型预测性能进行验证,模型评价参数如下:橙皮苷校正均方根误差(RMSEC)为 0.006 6,交叉验证均方根误差(RMSECV)为 0.007 9,预测均方根误差(RMSEP)

为 0.015 5，校正集决定系数 R^2_{cal} 为 0.977 0，预测集决定系数 R^2_{pre} 为 0.926 1。NIR 光谱预测值与参考值的相关图见图 14-16。

示例 14-3 头孢地嗪钠溶剂化物结晶过程自催化动力学

本研究采用在线拉曼光谱研究头孢地嗪钠溶剂化物结晶过程动力学行为。

1. 仪器 在线拉曼光谱仪；磁力加热搅拌器；恒温水浴；玻璃夹套结晶器。

2. 头孢地嗪钠溶液浓度与特征峰强度的校正曲线测定 以乙醇 - 水为二元溶剂配制不同浓度的头孢地嗪钠溶液（0.02～0.21mol/L），在波长 785nm，曝光时间 5 秒，扫描间隔 1 分钟的条件下，以二元溶剂为校正背景，得出均相溶液的拉曼谱图（图 14-17a）；在相同的测试条件下，监测了结晶过程中悬浮液的拉曼谱图（图 14-17b）。与均相溶液相比，悬浮液的拉曼谱图变化主要位于 800～500cm⁻¹，在 750cm⁻¹ 和 580cm⁻¹ 两处的峰形变化明显；而在 1 100～900cm⁻¹ 均相溶液与悬浮液的谱图基本一致，无明显变化，这说明悬浮液中的晶体没有对该区域谱图造成影响，故选择 1 051cm⁻¹ 处头孢地嗪钠分子中羧酸根的特征峰作为定量基础，以避免结晶过程中出现的晶体对拉曼谱图的干扰。从图 14-17 可看出，该特征峰在谱图中峰形对称，随着头孢地嗪钠溶液浓度的增减，峰强度也表现出相应的变化趋势。

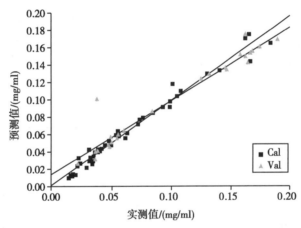

图 14-16 枳壳提取液样本中橙皮苷（浓度）预测值与实测值对应结果

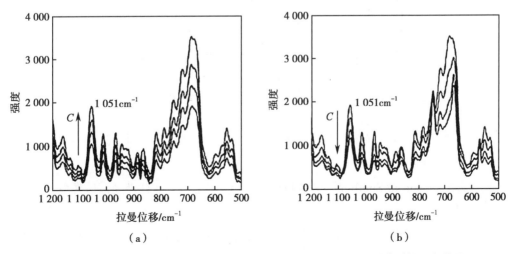

图 14-17 不同浓度头孢地嗪钠均相溶液（a）与结晶过程中悬浮液（b）拉曼光谱图

本研究将 1 051cm⁻¹ 处的峰作为校正头孢地嗪钠溶液浓度的特征峰,以头孢地嗪钠溶液浓度为横坐标,1 051cm⁻¹ 特征峰强度为纵坐标,得出校正曲线,如图 14-18 所示。

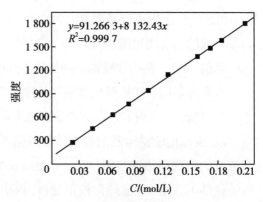

$y=91.266\ 3+8\ 132.43x$
$R^2=0.999\ 7$

图 14-18 头孢地嗪钠溶液浓度与 1 051cm⁻¹ 特征峰强度的校正曲线

3. 头孢地嗪钠溶剂化物结晶动力学实验

操作步骤:①设定恒温水浴的温度为 293K,磁力搅拌器的转速为 300r/min,将定量的去离子水和头孢地嗪钠原料加入结晶器中,搅拌溶解,形成饱和溶液;②待溶解完全后,按照乙醇:水为 4:1(体积比)的比例迅速加入无水乙醇,搅拌均匀,使之成为过饱和溶液;③立即开启在线拉曼光谱仪,检测并记录 1 051cm⁻¹ 特征峰的强度,随着头孢地嗪钠溶剂化物晶体的不断析出,1 051cm⁻¹ 特征峰强度逐渐减小,当特征峰的强度下降到一定程度并不再变化时,认为该结晶过程达到平衡。在不同温度(293.15K、288.15K、283.15K)、不同初始浓度(0.21mol/L、0.19mol/L、0.16mol/L)下重复上述步骤,即可得到一系列不同温度和不同初始浓度下的动力学数据。

在 293.15K 下测定了一组头孢地嗪钠溶剂化物结晶动力学数据,如图 14-19 所示。在结晶过程中,结晶速率先增大,然后逐渐降低;头孢地嗪钠溶剂化物结晶转化率与时间的动力学曲线呈现为 S 形,曲线上的拐点 x_i 对应于结晶速率的最大值。根据速率曲线中出现极大值,动力学曲线呈 S 形,可以将头孢地嗪钠溶剂化物的结晶假定为"自催化"过程。

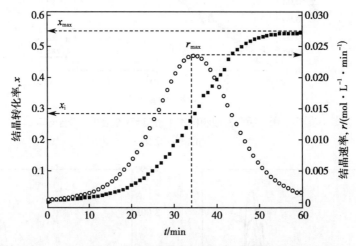

图 14-19 头孢地嗪钠溶剂化物结晶过程的"自催化"动力学特征

示例 14-4 基于红外光谱成像技术的乳块消片空间分布均匀性研究

1. 仪器与材料

(1)仪器:Spectrum Spotlight 400/400N 傅里叶变换近红外/红外光谱成像仪,16×1 阵列 MCT 检测器。

(2)实验材料:乳块消中间体素片 3 批(由指定药厂提供),橙皮苷对照品(纯度 98% 以上)。

2. **样品制备与检测**　采用漫反射方式采集成像光谱,近红外光谱条件为:以 99%
Spectralon 为背景,分辨率为 16cm^{-1},扫描范围 7 800~4 000cm^{-1},扫描次数 8 次,像元大小
为 25μm×25μm;中红外光谱条件为:以金镜片为背景,分辨率为 16cm^{-1},扫描范围 4 000~
750cm^{-1},扫描次数 8 次,像元大小为 25μm×25μm。采用 Spotlight 400 分析系统采集成像
光谱数据和数据分析。光谱经预处理后,再对样品表面的吸收光谱与乳块消片活性成分橙
皮苷对照品吸收光谱进行相关性研究,以相关系数(r)为指标进行片剂表面橙皮苷区域的
判别。

3. **光谱成像数据预处理**　对所采集的近红外及中红外光谱进行了消除噪声、扣除空气
中 CO_2 和 H_2O 干扰、归一化、SG 9 点平滑数据等预处理。对光谱进行预处理后,以橙皮苷光
谱平均谱为对照,对乳块消片表面橙皮苷的分布进行相关性分析,结果见图 14-20(文末有彩
图)。由图 14-20(a)、(b)可知,素片表面的近红外光谱与橙皮苷对照品光谱相关系数最高值
为 0.7 左右,表明相关性不是很理想,这可能与橙皮苷在素片中的含量偏低、近红外的灵敏度
和信噪比相对较低等因素有关。为此,采用中红外明显漫反射的方法对乳块消片进行了分
析。由图 14-20(c)、(d)可知,素片表面的中红外光谱与橙皮苷对照品光谱相关系数最高值

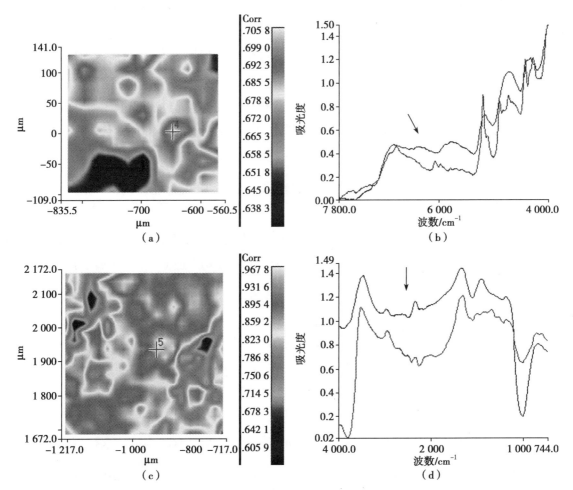

(a)近红外映射图;(b)具有最大相关性的代表性区域的近红外图谱(相关系数 =0.719 1;针对橙皮苷
　对照品的光谱);(c)红外映射图;(d)具有最大相关性的代表性区域的红外图谱

图 14-20　样本中橙皮苷的近/红外成像相关性图和成像面上点的相关光谱图

达 0.975 7,表明相关性明显提高。图(c)中白色区域与橙皮苷对照品光谱的相关系数均达到 0.95 以上,初步确定该区域为橙皮苷的分布区。通过 image(成像)统计分析,素片表面与橙皮苷相关系数为 0.95 以上的像元占 1.2%,但准确性仍然相对较低,有待采用化学计量学对光谱进行波段筛选,以优化分析结果。

为进一步考察方法的普适性,对 3 个批次 75 个样本进行中红外光谱成像分析,计算每个样本的表面光谱与橙皮苷光谱的相关系数,其最高相关系数结果见表 14-3。由表可知,75 个样本的表面光谱与橙皮苷对照品的最高相关系数均较高,都在 0.95 以上,个别样品最高相关系数在 0.92~0.95,这类样品有待对其光谱进行波段优化,筛选特征变量后进行相关性分析。综上所述,中红外漫反射成像可用于低含量活性成分的乳块消片成分分布研究。

4. 乳块消片橙皮苷空间分布均匀性评价 经光谱预处理的中红外成像光谱图上,对每个成像点在 4 000~750cm^{-1} 范围的吸收值取均值,以均值代表该成像点的吸收值,得到素片表面不同成像点的光谱吸收值分布。采用直方图统计方法对素片表面的吸收值分布情况进行分析,结果见图 14-21 及表 14-3。

由表 14-4 可知,同一批次样本的吸光度标准差在 0.05~0.09,表明数据离散较小,但峰度值区间在 2.84~8.97,表明样本之间吸光度正态分布存在不足和过度的现象,差异较大。偏度值区间在 −1.9~0.81,也相对差异较大,表明分布存在左偏或右偏。综上所述,乳块消片之间表面成分的总吸收分布存在左偏态或右偏态,以及不足和过度等现象,判定批次之间成分分布不均匀。另外,由直方图可知,素片表面成像点的吸收值明显过高或过低,如小图 2-5 和 2-7 等。因此,直方图统计法能够作为指导中药制剂混合过程以及中间体素片成分分布均匀性的评价方法。

表 14-3 75 个样本的红外光谱成像图与橙皮苷对照光谱的相关系数

批次	样品号												
	1	2	3	4	5	6	7	8	9	10	11	12	13
1	0.98	0.97	0.95	0.94	0.96	0.97	0.97	0.97	0.93	*	0.94	0.91	0.97
2	0.96	0.95	0.93	0.92	0.95	0.97	0.93	0.93	0.95	0.92	0.94	0.93	*
3	0.96	0.97	0.97	0.97	0.97	0.95	0.98	0.98	0.97	0.97	0.98	0.97	0.96

批次	样品号											
	14	15	16	17	18	19	20	21	22	23	24	25
1	0.96	*	0.97	*	0.96	0.93	0.94	0.96	0.95	*	0.96	0.94
2	0.96	0.93	0.94	0.96	0.96	0.94	0.9	0.97	0.94	0.94	0.95	0.96
3	0.97	0.96	0.97	0.97	0.97	0.97	0.97	0.96	0.97	0.97	0.97	0.96

注: * 对样品表面缺陷进行随机标示,不获取光谱数据。

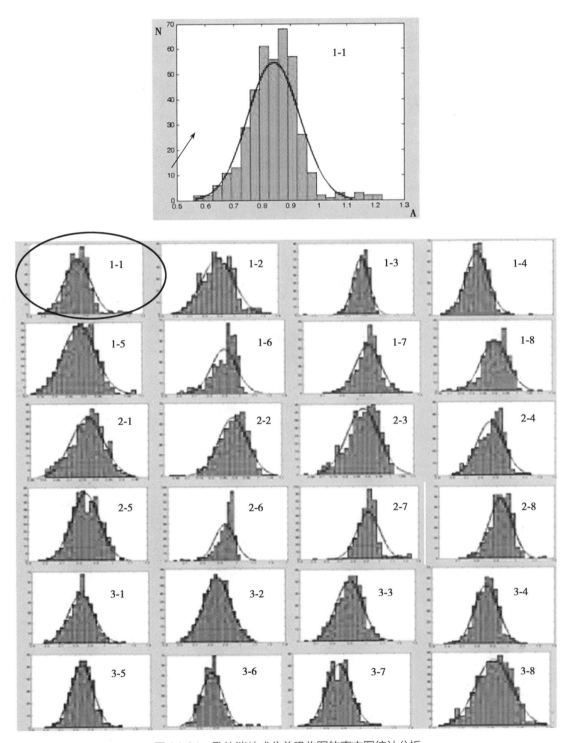

图 14-21 乳块消片成分总吸收图的直方图统计分析

表14-4 直方图统计分析的四个参数值

指标	样品号											
	1-1	1-2	1-3	1-4	1-5	1-6	1-7	1-8	2-1	2-2	2-3	2-4
标准差	0.09	0.11	0.05	0.07	0.06	0.08	0.06	0.06	0.06	0.06	0.07	0.09
均值	0.84	0.89	0.88	0.86	0.88	0.9	0.93	0.9	0.77	0.89	0.88	0.87
峰度	5.28	3.2	8.97	4.35	3.23	4	3.99	4.24	2.79	3.82	3.05	2.88
偏度	0.53	0.13	−1.3	−0.01	−0.01	−1.1	−0.2	−0.7	−0.2	−0.6	−0.6	−0.3
指标	样品号											
	2-5	2-6	2-7	2-8	3-1	3-2	3-3	3-4	3-5	3-6	3-7	3-8
标准差	0.08	0.06	0.09	0.06	0.09	0.09	0.08	0.08	0.08	0.06	0.07	0.06
均值	0.84	0.93	0.92	0.92	0.84	0.85	0.9	0.86	0.84	0.87	0.87	0.86
峰度	2.84	7.55	6.85	4.29	3.46	2.71	3.08	3.86	3.66	5.41	3.45	3.01
偏度	−0.2	−1.9	0.66	−0.2	−0.03	0.01	−0.2	−0.3	0.05	0.81	0.11	−0.2

ER14-2 第十四章 目标测试

（吴志生）

第十五章 现代药物分析方法简介

随着我国对药品质量的日益重视和药学科学的迅猛发展,药学相关学科对药物分析学不断提出新要求。药物分析学的发展依赖于分析技术的进步,色谱分析和光谱分析已经成为药物研究中最重要的分析方法。随着科学技术的发展,药物分析不仅仅用于静态的药物质量控制,已经开始应用到制药工程、药物体内代谢过程的综合评价和动态分析研究中。近年来发展起来的现代药物分析,在分析领域和分析技术上有了很大的拓展,为现代药学的发展提供了适时而有效的辅佐和动力。本章对几种在药物质量控制和药物研发方面具有良好应用前景的现代分析方法与技术进行了简述,旨在使这些现代分析方法与技术能够被更有效地用于药品质量研究与控制。

第一节 高效液相色谱 - 核磁共振联用技术

现代仪器分析技术的高速发展,LC-MS 成为复杂体系中化合物结构分析的重要技术,但 MS 无法解决复杂的位置异构和立体异构等化学问题。液相色谱 - 核磁共振联用技术（LC-NMR）开始应运而生,直到 20 世纪 90 年代逐渐发展成熟得以推广应用。拥有卓越分离效能的高效液相色谱技术与拥有强大结构鉴定能力的核磁共振技术联用能一次性完成从样品的分离纯化到峰的定量分析和结构鉴定,从而提高研究效率。HPLC-NMR 现已成为药物杂质鉴定、天然产物化学筛选、药物代谢等研究的新型分析手段。

一、高效液相色谱 - 核磁共振联用装置

在 HPLC-NMR 联用系统中,样品经 HPLC 分离后,通过一个适当的中间连接装置被注入 NMR 探头中。在此联用系统中,可以把 HPLC 看成是 NMR 的一个进样装置,也可以把 NMR 看作是 HPLC 的一个检测器。HPLC 的常用检测器如 UV、ELSD 等在样品组分的定性定量方面都有局限性,而 NMR 信号的化学位移、积分强度和谱线分裂情况则能提供丰富的信息。由于样品经 HPLC 分离和 NMR 分析时都处于液态环境中,两者使用的温度范围也相近,故这两种仪器联用时的环境不必作太多的改动。

典型的 HPLC-NMR 联用装置见图 15-1。输液泵、注入阀、色谱柱和检测器组成了 HPLC 系统,通过一条 2～2.5m 长的特制毛细管连接到 NMR 液相探头上,在 NMR 探头底部有一个阀来控制 NMR 测试是在停流状态下进行还是在连续流状态下进行。

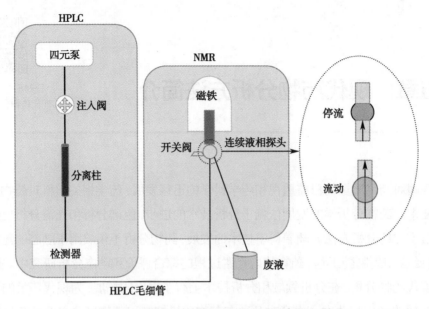

图 15-1　典型的高效液相色谱 - 核磁共振联用装置

NMR 具有灵敏度低的特点,因此 LC-NMR 联用技术的主要问题是要解决 NMR 的灵敏度问题。窄的色谱峰有利于提高 NMR 的灵敏度,操作时应调整色谱峰的峰宽使之尽可能小于或等于 NMR 检测线圈的长度。增加色谱柱的负载量也有利于 NMR 灵敏度的提高,但是色谱峰会随之展宽,甚至发生拖尾现象,因此要选择适宜的进样量。

二、基本操作模式

HPLC-NMR 主要有四种操作模式: 连续流动(on-flow)、停止流动(stop-flow)、环贮流(loop transfer stop-flow)和固相萃取 - 洗脱(SPE-elution)模式。

1. 连续流动模式　在该模式下,HPLC 的流动是连续的,不受 NMR 取样的影响。样品由 HPLC 检测器流出,由特制毛细管直接连接到专用 NMR 探头的液槽。所用毛细管的长度与 NMR 仪的磁场装置相关,对于超导 500MHz 仪而言,典型长度为 2m。样品成分自 HPLC 检测器出口随流动相进入 NMR 仪,并进行不间断的 NMR 谱检测,横坐标是液相色谱保留时间,纵坐标是 NMR 谱化学位移。由准二维谱即可获得不同保留时间组分的特征结构信息。该模式的缺点在于样品溶液浓度低,NMR 采样时间短,谱线的分辨率低,不易得到良好的 NMR 谱图。该模式只适用于分析高含量组分,不适用于分析低含量组分。

2. 停止流动模式　在该模式下,样品经 HPLC 分离,通过紫外检测器确定色谱峰位置,当色谱峰的最高点到达 NMR 液槽的中心位置时,停止色谱流动,同时使用 NMR 进行较长时间的扫描(可达数小时),并根据需要进行化学位移相关谱 / 总相关谱(COSY/TOCSY)等二维 NMR 检测,直接获得良好的 NMR 谱。一个谱峰扫描完毕后,再启动输液泵,恢复正常的 HPLC 条件,进行下一色谱峰的 NMR 测定。这样便可以得到各个色谱峰组分的 NMR 谱图。若停流时间较短,HPLC 色谱峰的扩散展宽有限,停流模式获得的结果要比连续流模式更好。该模式的优点在于有充足的采样时间,NMR 谱图分辨率高;缺点是色谱峰展宽,而且容易出现色谱峰间的交叉污染。

3. 环贮流模式　在该模式下，将 HPLC 色谱峰储存于毛细管回路中，进行离线的 NMR 测定。该方法既不中断 HPLC 过程，又能获得全部成分的 NMR 谱。该模式的优点是无峰展宽，可用于分析多组分邻近色谱峰，不会出现交叉污染的情况；缺点是成分易分解或异构化。

4. 固相萃取 - 洗脱模式　在该模式下，一次进样可分析多个组分，HPLC 高效分离，SPE 富集后进行 NMR 分析。该模式的优点是无峰展宽，色谱峰经富集后浓度增大，灵敏度高，无须溶剂抑制，可用于体内外代谢产物分析；缺点是成分易分解或异构化。

三、方法特点

1. 适用范围广泛　NMR 是一种功能强大的结构研究手段，可以解决多数有机物的化学结构问题，通用性极大。与 LC 联用时要求达到良好的色谱分离，但对色谱条件要求不高，色谱柱使用普通柱，流动相建议使用重水，其余使用甲醇、乙腈、四氢呋喃等有机溶剂，也可以加入酸、碱和各种缓冲盐及离子对试剂等，因而适用范围广泛。

2. HPLC-NMR 联用技术的整个分离检测体系均为溶液态且为非破坏性系统，与 HPLC-MS 相比，HPLC-NMR 有其特有的优势。首先，在检测同分异构体时，由于质量相同，HPLC-MS 难以分辨，而 HPLC-NMR 可以高效分辨。其次，HPLC-NMR 适用于不挥发的缓冲系统，如磷酸盐缓冲液，而 HPLC-MS 则不能。

3. 溶剂峰抑制是 HPLC-NMR 最关键的技术之一。HPLC-NMR 实验中最重要的技术问题是溶剂峰的抑制，解决溶剂峰抑制的问题可以有效提高 HPLC-NMR 谱的质量。虽然这一问题与液态生物样品 NMR 测定时水峰抑制有些类似，但也有它自身的特点。首先，在典型的反相 HPLC 中，所用的流动相一般是二元或三元组分的混合溶液，这些流动相所含的质子基团产生的溶剂峰比所测的信号大几个数量级，导致被分析成分的 NMR 信号变差，且这些强的溶剂峰所伴随的 ^{13}C 卫星峰也会干扰信号的观测。从理论上讲，采用氘代有机溶剂为流动相是可行的，但是由于 CD_3CN 和 CD_3OH 等氘代有机溶剂一般都非常昂贵，限制了其在实际中的应用。其次，样品在 HPLC-NMR 中常常是流动的，流动相会源源不断地进入腔内，再进入 NMR 检测范围内，预饱和类溶剂峰抑制方法的使用就受到了限制。HPLC 最常用的溶剂是甲醇和乙腈，这两种溶剂本身的 ^1H-NMR 峰很容易被抑制，然而由于浓度太大，^1H-^{13}C 的自旋耦合会在 ^{13}C-NMR 中产生很多卫星峰，它们往往比待测组分的信号峰还大。一般使用照射去耦合抑制这些信号。现在通过宽带 ^{13}C 去耦技术已经基本得到了解决，并且已经有商业化的 HPLC-NMR 去耦的软件。

四、在药物分析中的应用进展

目前，HPLC-NMR 联用技术已经日趋成熟，已用于进行药物代谢研究、药物杂质分析研究、多肽合成和发酵过程的研究，以及合成反应中同分异构体的检测。HPLC-NMR 联用技术也是复杂试样如中药的活性成分、生物样品中的药物及其代谢产物等微量组分的定性分析和结构鉴定的重要手段之一。

第二节 毛细管电泳免疫分析法

近年来,毛细管电泳技术迅速发展,其应用拓展到了各个领域。毛细管电泳在研究抗体方面也显示出了极强的能力,如分离纯化抗体,检测抗原抗体的结合常数,以及利用抗原抗体的特异性反应来识别相应的抗体或抗原等。因此,毛细管电泳技术在免疫分析上的逐步应用,使其发展成为一种新型免疫分析技术,即毛细管电泳免疫分析(capillary electrophoresis-based immunoassay, CEI)或免疫毛细管电泳(immunocapillary electrophoresis, ICE)。CEI 是将毛细管电泳作为分离手段,利用抗原抗体复合物与游离的抗原、抗体在电泳行为上的差异进行分析。由于毛细管分析进样量少、进样时间短、分离效果好、受外界干扰小、检测限低等优点,CEI 技术随着仪器的进一步自动化而迅速发展起来。此外,毛细管阵列技术的发展大大提高了物料通过量,而激光诱导荧光检测技术的应用使 CEI 的灵敏度大大提高。

目前,CEI 技术两个最主要的应用领域是临床分析和药物分析,其相较于固相免疫为代表的常规免疫有很多优势,如表 15-1 所示。

表 15-1 毛细管电泳免疫分析(CEI)分析与固相免疫分析(SIA)的比较

比较项目	毛细管电泳免疫分析(CEI)	固相免疫分析(SIA)
样品前处理	分析过程不受生物基质干扰,样品不需要纯化或提取处理	需经前处理纯化样品,消除生物基质的干扰
进样方式	不需要分离,直接进样	需将免疫复合物与游离试剂分离
进样量	样品用量少,通常是纳升级,反应试剂消耗少	以 μg/ml 级进行分析
免疫分析	不需要进行表面扩散,以在线或离线两种形式检测,均不需预先温育	需要新型表面扩散,温育时间较长
实验重现性	RSD 小于 5%	较差
分析时间	反应速度快,一般可以在几分钟内完成分离检测	反应时间较长
其他	多重免疫反应可同时检测	单一免疫反应的检测

一、毛细管电泳免疫分析法的原理

根据免疫机制的不同,毛细管电泳免疫分析可分为两种模式:竞争免疫分析和非竞争免疫分析。

(一)竞争免疫分析

无论在均相还是非均相体系中,竞争免疫方式中至少有一种是有限的,标记试剂(Ag^* 或 Ab^*)与分析物(Ag 或 Ab)同有限的试剂竞争反应,反应方程式如反应式(15-1)所示。

$$Ab(\text{limited}) + Ag^* + Ag \longrightarrow [Ag^*\text{-}Ab] + [Ag\text{-}Ab] + Ag^* + Ag \qquad \text{反应式(15-1)}$$

复合物 $[Ag^*\text{-}Ab]$ 与游离抗原 Ag^* 在毛细管中得以分离,并得以检测。分析物中 Ag 越多,Ag^* 与 Ab 形成的复合物越少,游离 Ag^* 越多,所以,通过 $[Ag^*\text{-}Ab]$ 和 $[Ag^*]$ 两峰信号比可知 Ag 的含量。

竞争免疫模式是毛细管免疫分析的主要方式,引入荧光标记探针分子,不仅可以得到更高灵敏度的分析结果,同时也扩大了待测物的分析范围。由于反应物不需要分离,所以 CEI 克服了常规分析中检测相与过量的标记试剂的分离问题。竞争免疫分析模式在药物分析的检测中应用广泛,除直接可以对药物进行检测外,还可以直接检测含这些药物的样品基质(如血清、尿液、组织样品及食物等)。

示例 15-1 氯霉素毛细管电泳免疫分析方法

采用直接竞争毛细管电泳免疫分析方式,经过毛细管分离后,激光诱导荧光检测器仅对未结合抗体的游离荧光标记抗原 Ag^* 和与抗体结合的荧光标记抗原抗体复合物 $[Ag\text{-}Ab]^*$ 产生信号。随着氯霉素质量浓度的增加,游离的抗原峰面积信号会逐渐增大,而随之对应的荧光标记抗原抗体复合物的信号逐渐减小。$[Ag^*\text{-}Ab]/Ag^*$ 表示加入氯霉素后的两个峰面积比值,$[Ag^*\text{-}Ab]_0/Ag^*_0$ 表示不含有氯霉素的两个峰面积比值,以相对峰面积比为纵坐标,以氯霉素质量浓度常用对数为横坐标,建立相关的标准工作曲线。

100μl 荧光标记氯霉素半抗原(1/800 000 稀释)与 100μl 氯霉素标样或样品提取液混合后,再加入 1μg 氯霉素抗体,待反应达到平衡后进行毛细管电泳分离分析。

毛细管电泳分离条件:样品采用气动进样,0.5psi,5 秒;毛细管分离柱温 20℃,分离电压 20kV。缓冲液用之前必须过 0.45μm 滤膜,并经过超声脱气处理。每次进样分离完成后,再用 0.1mol/L 的 NaOH 溶液和电泳缓冲液分别冲洗 1 分钟和 2 分钟,色谱图如图 15-2 所示。

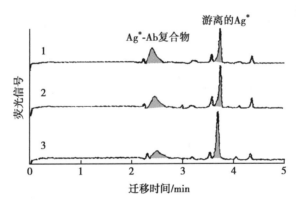

1. 空白;2. 0.01ng/ml 氯霉素;3. 0.1ng 氯霉素。

图 15-2 氯霉素毛细管电泳免疫分析

(二)非竞争免疫分析

毛细管电泳免疫的非竞争模式(或直接免疫模式)是以荧光或酶标的抗体或抗体片段 (Ab^*)与样品抗原(Ag)反应,标记 Ab^* 是过量的。反应方程式如反应式(15-2)所示。

$$Ab^* + Ag \rightarrow Ab^* + [Ab^*\text{-}Ag] \qquad \text{反应式}(15\text{-}2)$$

毛细管电泳 - 激光诱导荧光检测(CELIF)可检测到 $[Ab^*\text{-}Ag]$ 与过量的 Ab^* 的信号。由于 Ab^* 浓度过高,因此游离 Ab^* 的信号不能充分体现动力范围,所以要利用复合物的信号作定量分析的结果。非竞争免疫分析多数用于蛋白质等大分子抗原的研究。

示例 15-2 毛细管电泳非竞争免疫分析法检测 HBsAg

乙型肝炎是常见多发病,已成为备受人们关注的公共卫生问题。血液中乙型肝炎病毒表面抗原(HBsAg)的存在是人体感染乙型肝炎病毒(HBV)的标志。HBsAg 在乙型肝炎病毒感染者中常有很高的浓度,是常见的临床检验指标。

(1)乙型肝炎表面抗体的标记:准确称取 30mg 硫脲于 50ml 烧杯中,用 2.00ml 二次蒸馏水溶解,加入 3.00ml 戊二醛,在室温下搅拌 2 小时,加入 2.00ml 抗 HBs,于 4℃条件下搅拌标记 6 小时。在混合液中加入 5ml 水,离心分离。在离心液中加入足够硫酸铵固体使溶液饱和,于 4℃放置过夜后,离心分离。沉淀用 0.01mol/L 磷酸缓冲溶液(pH 7.2)于 4℃透析 3 次,每次用 1L 透析液透析 3 小时。透析完后,向透析袋上加少量聚乙二醇 400,浓缩溶液至 2～4ml,离心分离,溶液放冰箱中保存。

(2)缓冲溶液的制备:分别制备 0.1mol/L Tris、H_3BO_3 和 EDTA 贮备液,各取适量配成不同浓度、不同酸度的运行缓冲液。

(3)样品溶液的制备:取标记的抗体溶液 400μl 于 1.0ml 离心管中,加入 1～300μl HBsAg,用运行缓冲溶液定容至 1.0ml,在室温下温育 45 分钟后进样于电泳仪进行分析。

(4)实验方法:连接好毛细管电泳仪和检测装置,采用重力进样方式,进样高度差为 20cm,进样时间 6 秒,分离电压 15kV。输出信号经数据工作站采集到微机中进行实时数据处理。实验在恒温(25℃)、恒湿(相对湿度 65%)条件下进行,见图 15-3。

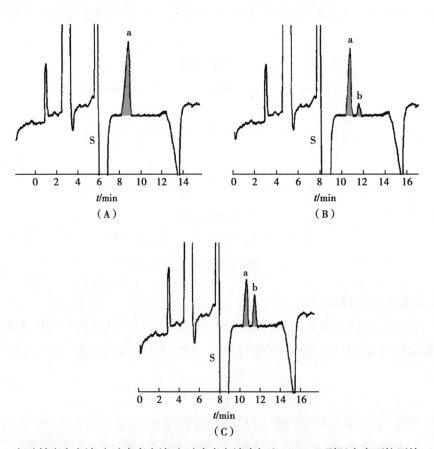

(A)健康人血清;(B)患者血清;(C)患者血清中加入 8.0μg 乙型肝炎表面抗原的人血清

图 15-3　非竞争毛细管电泳免疫分析 HBsAg

（三）检测技术

在毛细管电泳免疫分析中，根据分析物是否进行标记，免疫检测可分为两大类：标记和非标记检测。非标记检测常用的是紫外吸收检测，适用于具有较强紫外吸收特性的大分子，具有简单、经济和实用性强的特点；缺点是缺乏灵敏度，对低浓度和极微量样品无法检测。

目前，普遍应用的多是各种标记免疫分析，如放射免疫、酶联免疫、酶监测免疫检测，酶免疫分析和化学发光免疫分析等，主要检测手段是紫外-可见吸收检测技术和激光诱导荧光检测技术。其中，激光诱导检测器是目前 CEI 技术应用最多的检测方法，具有检测限较低的优势；缺点是对于多肽和蛋白质会产生不均一的产物，产生多重标记，出现多重峰。如果标记的抗原或抗体与抗原-抗体复合物不能直接分离，就需要连接上带电基团调节分子带电情况以便于分离。此外，还有电化学检测和粒子计数检测也用于毛细管电泳免疫分析中。

二、毛细管电泳免疫分析法的特点

毛细管电泳免疫分析具有以下特点。

1. 反应速度快，直接进行检测。CEI 的样品不需要预先纯化或提取处理，不论是离线的免疫检测还是在线的检测，都无须预先温育，可以直接进样进行分离检测；反应速度快，一般可以在几分钟内完成分离检测。

2. 极低的检测量。例如用 70μl 毛细管可以检测 2 800±150 个鼠 IgG 分子。

3. 样品用量少，易于实现自动化。CEI 的样品用量少，通常是纳升级的，重现性好（＜5%），且易于实现自动化。

4. 多组分可同时测定。CEI 可同时进行多组分的测定，并可解决免疫反应中的"交叉反应"问题，也就是抗原与抗原类似物由于差异很小而造成的假阳性现象，这是免疫反应中难以解决的问题，但 CEI 利用电泳的高分辨率，在电泳图谱上显示不同的迁移时间，表现为不同的峰而得以识别，这是传统免疫分析所达不到的。

三、在药物分析中的应用进展

CEI 对小分子药物的分析多采用竞争性免疫模式，多为体内滥用药物的测定。如采用毛细管区带电泳-激光诱导荧光（CZE-LIF）检测分析吗啡及其类似物与抗体的结合能力，结合能力不同，在电泳图谱上显示不同的迁移时间，表现为不同的峰。该分析方法还可用于免疫抑制剂环孢素的测定，阿司匹林在体内的代谢产物水杨酸和龙胆酸的含量测定。CEI 对体内大分子物质的检测多采用非竞争性免疫方式，如毛细管等电聚焦-激光诱导荧光（CIEF-LIF）可专属地测定重组蛋白质药物的变异体和降解物，为生物工程药物的质量控制和安全用药提供保障。

第三节 化学发光分析法

化学发光（chemiluminescence，CL）分析法是分子发光光谱分析法中的一类，指物质进行化学反应时，由于吸收了反应产生的化学能，从而使反应产物分子由基态激发至激发态，受激分子由激发态回到基态时，便会发出一定波长的光。根据化学发光反应在某一时刻的发光强度或总的发光量来确定组分含量的分析方法称为化学发光分析法（CLA）。此方法具有高灵敏度和宽的动态范围、仪器简单和不存在空白等优点。

化学发光与其他发光分析的本质区别是体系产生发光（光辐射）所吸收的能量来源不同。体系要产生化学发光，必须具有一个产生可检测信号的光辐射反应和一个可一次提供导致发光现象足够能量的单独反应步骤的化学反应。因不需要外来光源，可减少或消除瑞利散射和拉曼散射，避免了背景光和杂散光干扰，降低了噪声影响，大大提高了信噪比。它作为一种有效的痕量分析法，在药学、材料学、环境学等领域中具有广泛的应用。

现在应用较多的化学发光分析方法是增强化学发光（enhanced chemiluminescence，ECL）、化学发光免疫分析（chemiluminescence immunoassay，CLIA）。增强化学发光是指在一些已发现的化学发光体系中加入增强剂，使其发光强度增强、发光时间延长，从而便于检测。

一、化学发光分析法的原理

（一）化学发光反应

一个化学反应要产生化学发光现象，必须满足以下几个条件：一是该反应必须提供足够的激发能量（对于蓝光发射需 300kJ/mol，红光需 150kJ/mol），导致电子从基态跃迁至激发态，且由某一步骤单独提供，因为前一步反应释放的能量将会因振动弛豫消失在溶液中从而不能发光；二是要有有利的反应过程，使化学反应的能量至少能被一种物质所接受并成激发态；三是激发态分子或原子必须具有一定的化学发光量子效率释放出光子，或能够转移它的能量给另一个分子使其进入激发态，在从激发态回到基态的过程中释放出光子。

化学发光反应按照反应机制可以分为自身化学发光、敏化化学发光、电致化学发光等。其中，自身化学发光在化学发光反应中最多、最普遍，多数有机物分子在液相中的化学反应属于该类型。自身化学发光是指被测物质为反应物直接参与化学反应，利用自身化学反应释放的能量激发产物分子的光辐射，可用反应式（15-3）和反应式（15-4）表示。

$$A+B \longrightarrow C^* +D \qquad\qquad 反应式（15-3）$$

$$C^* \longrightarrow C+h\nu \qquad\qquad 反应式（15-4）$$

式中，C^* 是激发态产物分子；$h\nu$ 为 C^* 回到基态时所释放出的光。

敏化化学发光是指在某些化学反应中，由于激发态产物分子本身不发光或发光十分微弱，但可将其能量转移给另一种发光体，使之变为激发态而发光，可用反应式（15-5）、反应式（15-6）和反应式（15-7）表示。

$$A+B \longrightarrow C^* +D \qquad\qquad 反应式（15-5）$$

$$F+C^* \longrightarrow C +F^* \qquad\qquad 反应式（15-6）$$

$$F^* \longrightarrow F + h\nu \qquad \text{反应式（15-7）}$$

反应式中，C^*为能量给予体；F为能量接受体。在化学发光分析中，许多荧光化合物被用作能量接受体，接受激发态产物的能量而发光，进而提高化学发光分析的灵敏度。常用的接受体有罗丹明B、吖啶橙、吖啶酮、荧光素等。

电致化学反光是通过在电极上施加一定波形的电压或电流信号进行电解反应的产物之间或与体系中共存组分反应产生化学发光的现象。

（二）化学发光强度与反应物浓度的关系

化学发光反应一般可用反应式（15-3）和反应式（15-4）表示。

化学发光强度（I_{CL}）取决于反应速度（dp/dt）和化学发光量子效率（φ_{CL}），根据式（15-1）、式（15-2）、式（15-3）和式（15-4）计算化学发光强度。

$$I_{CL}(t) = \varphi_{CL} \times \frac{dp}{dt} \qquad \text{式（15-1）}$$

$$\varphi_{CL} = \frac{\text{发射光子数}}{\text{参加反应的分子数}} = \varphi_r \times \varphi_f \qquad \text{式（15-2）}$$

$$\varphi_r = \frac{\text{激发态分子数}}{\text{参加反应的分子数}} \qquad \text{式（15-3）}$$

$$\varphi_f = \frac{\text{产生光子数}}{\text{参加反应的分子数}} \qquad \text{式（15-4）}$$

式中，φ_r表示生成激发态产物分子的量子效率；φ_f表示激发态产物分子的发光量子效率。

对于特定的化学发光反应，φ_{CL}为定值，其反应速度（dp/dt）可按质量作用定律表示出与反应体系中物质浓度的关系。因此，通过测定化学发光强度可以测定反应体系中某种物质的浓度。

如果反应是一级动力学反应，t时刻的化学发光强度I_{CL}与该时刻的分析物浓度C成正比，即化学发光峰值强度与分析物浓度C呈线性关系。在化学发光分析中，常用已知时间内的发光总强度来进行定量分析，可根据式（15-5）计算化学发光强度。

$$I_{CL} = \int_0^t I_{CL}(t)\,dt = \int_0^t \varphi_{CL}[dA(t)/dt]\,dt = \varphi_{CL} \cdot C_A \qquad \text{式（15-5）}$$

即化学发光强度I_{CL}与分析物A的浓度C_A成正比。

化学发光分析测定的物质可分为三类：第一类是化学发光反应中的反应物；第二类是化学发光反应中的催化剂、增敏剂、抑制剂；第三类是耦合反应中的反应物、催化剂、增敏剂等。这三类物质还可以通过标记的方式用来测定人们感兴趣的其他物质，从而进一步扩大了化学发光分析的应用范围。

二、化学发光体系

（一）鲁米诺发光体系

鲁米诺（luminol）是最早被发现和应用最多的化学发光化合物之一。通过对鲁米诺类衍生物的氨基进行烷基化,增强鲁米诺及衍生物的发光效率,一些性能优良的鲁米诺类衍生物已被研究并广泛应用于生物、医药分析领域中。

传统鲁米诺发光体系一般由发光剂(鲁米诺、异鲁米诺、ABEI 等)、氧化剂(H_2O_2、O_2、NO_2 等)和催化剂[辣根过氧化物酶(HRP)、黄嘌呤氧化酶(XO)、Fe^{3+} 等]组成,发光剂与氧化剂发生化学反应从而发光,催化剂的加入能加速这一反应的进行,反应原理如图 15-4 所示。

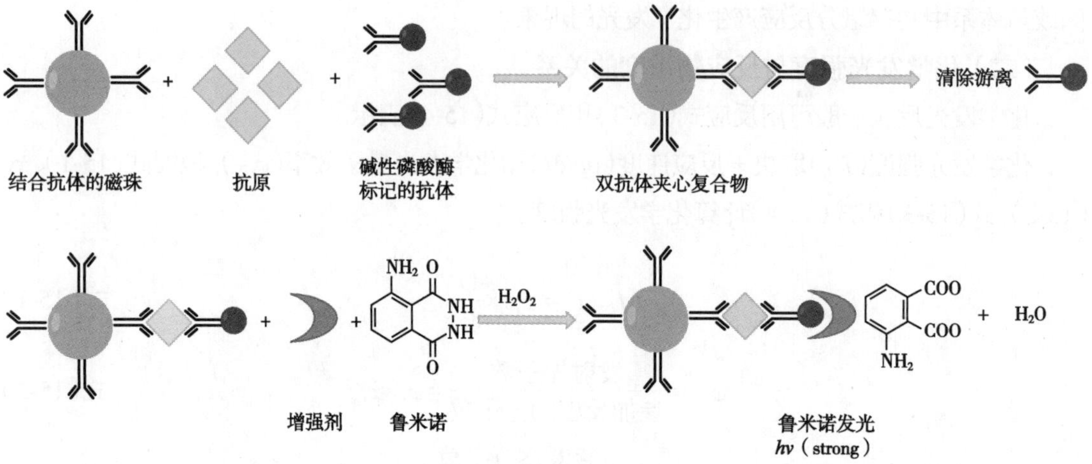

图 15-4 鲁米诺化学发光

目前,鲁米诺化学发光体系已成功地用于测定痕量过氧化氢、空气中的氧,DNA 杂交分析、生化免疫分析、滴定分析终点指示,以及多种金属离子的测定,如 Cu(Ⅱ)、Co(Ⅱ)、Mn(Ⅱ)、Ag(Ⅰ)、Cr(Ⅲ)、Cr(Ⅵ)、Fe(Ⅱ)、Fe(Ⅲ)、V(Ⅴ)、As(Ⅲ)等,也用于多种无机阴离子的测定,如 CN^-、SO_3^{2-}、PO_4^{3-}、NO_2^-、S_2^-、Cl^-、Br^- 等。此外,鲁米诺及其衍生物化学发光体系也广泛用于液相色谱和毛细管电泳的检测器。

近年来,鲁米诺化学发光体系在金属离子测定、农药检测、人体血液、药物及保健品抗自由基能力的评价,以及药物分析等方面都发挥了重要作用。

(二)吖啶类化学发光体系

吖啶类衍生物包括吖啶、吖啶酯及其衍生物,是一类优良的标记试剂和发光试剂。现在研究和应用较多的是吖啶酯类化合物,这类化合物在有 H_2O_2 和 OH^- 存在下能迅速产生化学发光反应,且具有很高的发光效率。化学反应方程式如下。

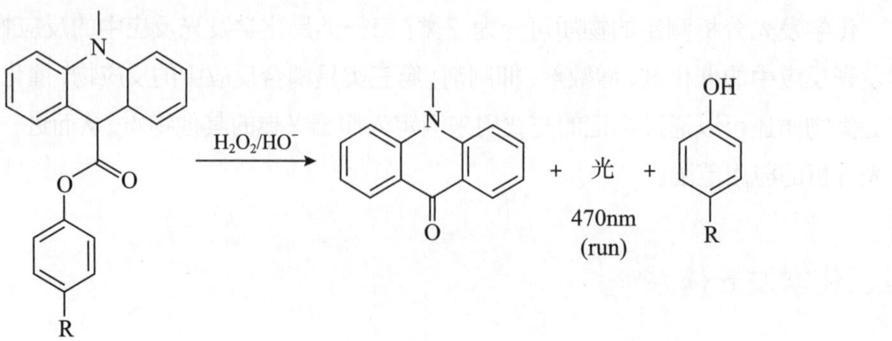

吖啶酯也能通过不发光的途径分解生成最终的产物 N- 甲基吖啶酮。吖啶酯类的化学发光量子产率比鲁米诺高,是化学发光免疫分析和 DNA 发光探针中最重要的化学发光标记物,已广泛地用于多种传染病的灵敏检测和诊断。

(三)四价铈化学发光体系

在酸性介质中,Ce(Ⅳ)可以与许多物质发生氧化还原反应而产生荧光特性或产生化学发光。利用该反应已经建立了一些化合物的测定方法。Ce(Ⅳ)是一种极强的氧化剂,在酸性条件下,可以直接氧化待测物产生化学发光。也可以通过加入一定量的增敏剂使化学发光增强。最常用的增敏剂有罗丹明 6G、罗丹明 B 等。

(四)碱性磷酸酶 /1,2- 二氧环乙烷发光体系

该发光体系是目前最重要也是最灵敏的一类发光体系,其主要代表是 APAMPPD 发光体系。AMPPD 是一种超敏感的碱性磷酸酶(ALP)底物,它首先在 ALP 特异催化下迅速脱磷酸基生成 AMPD 阴离子中间体,而后不稳定的 AMPD 发生分解,发出为 477nm 的光。在该体系中溶液的 pH 增高会增强发光强度,实验证明最佳 pH 为 9.0,在该体系中加入水溶性的大分子物质牛血清白蛋白(BSA)或十四烷酰胺基荧光素与十六烷基三甲基溴化铵(CTAB)构成的水溶性胶粒,可以使发光强度增强 400 倍。该化学发光体系有发光持续且稳定的特点,既可用发光仪,也可用简单的胶片感光检测。

三、化学发光分析法基本应用模式

(一)化学发光免疫分析

化学发光免疫分析是借助于化学发光反应的高灵敏性和免疫反应的高特异性而建立的一种测定方法,用于检测抗原、半抗原、抗体、激素、酶、脂肪酸、维生素和药物等的新型标记免疫分析技术。

化学发光免疫分析是一种非放射性标记免疫分析技术,它弥补了放射免疫分析需要复杂的放射性设备及引起放射性污染等不足。化学发光免疫含有免疫分析和化学发光分析两大系统。免疫分析是将化学发光物质或酶作为标记物,直接标记在抗原、抗体上,经过抗原与抗体反应形成抗原 - 抗体免疫复合物。化学发光分析是在免疫反应结束后,加入氧化剂或酶的发光底物,化学发光物质经氧化剂氧化后,形成一个处于激发态的中间体,会发射光子释放能量以回到稳定的基态,发光强度可利用发光信号测量仪器进行检测。根据化学发光标记物与发光强度的关系,可利用标准曲线计算出被测物质的含量。

化学发光免疫包括三大类,即标记化学发光物质的化学发光免疫分析、标记荧光物质的荧光化学发光免疫分析和标记酶的化学发光酶联免疫分析。此外,基于纳米粒子发展而来的新型化学发光免疫分析近年来取得了较好的进展,使检测效果得以有效提升。各类纳米粒子的引入可缩短检测时间,降低背景干扰值,提升检测的灵敏度及特异性等,常用的纳米粒子包括磁性纳米粒子、金纳米粒子等。

1. 磁性纳米粒子 磁性纳米粒子是指可均匀分散于一定基液中的胶态复合材料,具有超顺磁性、较大的比表面积、可修饰功能基团等特性。常用的磁性物质有纯铁粉、羰基铁、磁

铁矿、正铁酸盐等,其粒径一般在 10～100nm。将磁性微粒引入化学发光免疫分析法中,使其成为免疫反应和分离的固相载体,是加速抗原-抗体免疫复合物分离的有效措施。磁性微粒与抗体相连后,通过免疫反应即可捕获靶物质,由此形成免疫复合物,受外加磁场作用后,免疫复合物便会发生滞留,进而达到分离的效果,还可降低样品中基质对检测产生的干扰。

目前,基于磁性微粒的化学发光免疫分析法在癌胚抗原、甲胎蛋白、皮质醇等物质的检测中已得到了广泛的应用。应用磁性微粒的化学发光免疫分析法,不但能减少约 50% 的反应试剂用量,还可缩短反应时间,降低背景值,提高灵敏度。

2. **金纳米粒子** 金纳米粒子可对鲁米诺发光体系内自由基的产生与电子转移起到催化作用,增强化学发光反应,进而提高检测灵敏度。金纳米粒子的引入可催化鲁米诺发光体系内发光反应,使信号强度提升 4 倍以上。有研究指出,应用酶标记抗体修饰金纳米粒子后,将其用作反应抗体来检测癌胚抗原,其灵敏度较常规化学发光免疫分析法提升了 3 个数量级。因此,金纳米粒子的应用不仅可促进自由基的产生及电子转移,而且可作为信号放大载体,增强发光信号,反应原理如图 15-5。

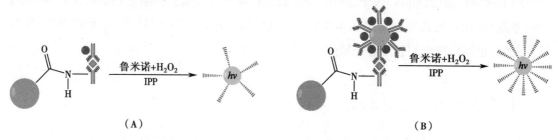

（A）鲁米诺发光;（B）金纳米粒子催化鲁米诺化学发光

图 15-5　金纳米粒子催化鲁米诺化学发光

此外,除了纳米粒子外,与其他技术的联用也可以提高化学发光免疫分析的检测性能,如与化学发光共振能量转移技术的联合、与微阵列芯片技术的联合、与免疫层析技术的联合和与流动注射技术的联合等。

（二）流动注射化学发光分析法

流动注射化学发光分析法(flow injection chemiluminescence, FICL)是将流动注射与化学发光相结合的一种分析方法。

流动注射化学发光分析仪配有两个蠕动泵、一个自动进样六通阀和电脑工作软件。样品由六通阀注入载流中,经过一个三通混合后进入化学发光流通池。流通池为玻璃做成的盘管,放置于光电倍增管的检测窗上。发光信号经由光电倍增管转化成电信号输入到发光分析仪中,由计算机通过专用的软件记录。见图 15-6。

流动注射化学发光分析法在保持了一般化学发光分析法优点的同时,也具备流动注射分析的一般优点:①所用分析装置比较简单,不需要复杂的分光元件和光强测量装置,操作简便,可自行组装;②灵敏度高,一般在 pg/ml～ng/ml 数量级;③线性范围宽;④重现性较好。

流动注射化学发光分析法是一种操作简单、快速、灵敏的分析方法,具有可控性强、灵敏度高、线性范围宽、仪器简单等优点,在生物学、医学、药学、环境科学、食品等很多领域中受

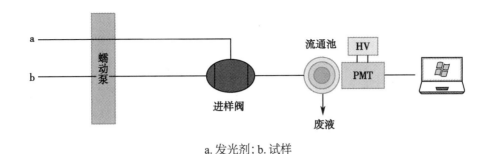

a. 发光剂；b. 试样

图 15-6　流动注射化学分析法的仪器装置示意图

到人们的广泛关注。

（三）化学发光联用技术

化学发光分析法以其仪器简单、分析快速、操作方便、线性范围宽、灵敏度高等显著优点备受青睐，是一种有效的微量、痕量的分析技术。但是中药的成分复杂，化学发光法固有的选择性差的缺点限制了该方法的应用。化学发光检测与高分辨力的高效液相色谱法（HPLC）、毛细管电泳（CE）等分离技术相结合，成为理想的分析方法，在中药成分分析中得到广泛的应用。

化学发光新技术未来的发展方向主要是继续完善现有化学发光体系，使其成为一种常规分析方法；不断建立和完善新体系，主要是新体系增敏剂的研究；化学发光与其他方法或技术联用，将化学发光与数学、物理学、生物学三大学科结合，拓宽化学发光体系应用范围；制备高效化学发光探针，以及化学发光仪器的智能化、微型化和遥控化，为化学发光的进一步发展创造条件。

四、在药物分析中的应用进展

目前，化学发光分析法已经发展成为一种高灵敏度的微量及痕量分析法，在药物分析中有着极大的潜力和应用前景。如化学发光法在抗生素类药物分析中的应用，一是根据化学发光反应，采用直接法或间接法进行抗生素的含量测定；二是根据化学发光反应，制成化学发光检测器并与其他技术联用，如流动注射化学发光分析法、化学发光与 HPLC 联用等。

第四节　质谱成像技术

质谱成像（mass spectrometry imaging，MSI）技术是基于质谱发展起来的一种分子成像新技术，通过质谱直接扫描生物样品成像，可以在同一张组织切片或组织芯片上同时分析数百种分子的空间分布特征。简而言之，质谱成像技术是借助于质谱的方法，在专门的质谱成像软件控制下，使用一台通过测定质荷比分析生物分子标准分子量的质谱仪来成像的方法。该技术具有免荧光标记、不需要复杂样品前处理等优点，已经成为基础医学、临床医学、环境、食品安全、制药等研究领域关键技术之一。

一、质谱成像技术原理

在 MSI 技术中，首先以适当的方式获取和制备待测样本，质谱仪按照预先设定的采集程序，利用激光或高能离子束等技术扫描样本，使其表面的分子或离子解吸离子化，再经质量分析器获得样本表面各像素点离子的质荷比和离子强度，借助质谱成像软件在各像素点的质谱数据中搜寻任意指定质荷比离子的质谱峰，结合其对应离子的信号强度和其在样本表面的位置，绘制出对应分子或离子在样本表面的二维分布图；进而采用上述软件对样本连续切片的二维分布图进行进一步数据处理，获得待测物在样本中的三维空间分布。

多种因素会影响质谱成像的结果，样本制备过程是影响质谱成像结果真实性和准确性的关键环节，其处理方法和技术与待测物自身的性质、所处的样本类型和状态密切相关。通常，MSI 技术用于药学研究多以动物、组织、细胞和固体制剂作为分析对象。恰当而迅速的样本收集与固定是维持样本中分子或离子的真实空间分布和丰度的保证。为避免待测物的移位和降解，样本一经收集应迅速固定。样本通常需要制成切片。切片的厚薄也很重要：切片过薄，容易在转移过程中撕裂；切片过厚，则不利于清洗除去一些对离子信号有干扰的物质且导电性差。

样本转移至质谱靶主要通过融裱法和胶带法，分别是在室温下直接将冷冻切片粘到靶上，或用导电双面胶将样本固定在质谱靶上。固体制剂切片和整体动物切片通常使用胶带法转移，样本转移至质谱靶后，需立即对载有样本的质谱靶进行干燥处理以保持样本稳定。常用的干燥方法有冷冻干燥、真空干燥、溶剂脱水干燥和氮气吹干。

干燥后的样本一般可直接进行质谱分析，复杂样本中特定待测物的检测常需采用溶剂清洗、表面酶解和化学衍生化等对分析表面进行适当处理。研究表明，用适当溶剂清洗载有样本的质谱靶，既能起到脱水固定作用，还能显著改善质谱测定结果。如蛋白质组学分析时，常用 70%～100% 乙醇洗去抑制蛋白质离子化的小分子和脂质，以增强多肽、蛋白质的检测灵敏度；而分析小分子时，则应尽量避免有机溶剂清洗，除非已明确待测物在所用溶剂不溶或几乎不溶。分析脂质和小分子药物时，使用特定 pH 的缓冲液清洗组织切片，可以除去内源性盐类等抑制离子化的物质，以提高检测信号强度。甲酸铵溶液可用于细胞表面盐类的清洗，既维持细胞渗透压和酸碱平衡，又不影响细胞形态。

由于 MSI 常用的离子化方式对多肽的检测灵敏度显著高于对完整蛋白质的检测灵敏度，故蛋白质原位分析时，采用胰蛋白酶先对样本表面的蛋白质进行原位酶解，产生相对分子质量范围在 400～3 500 的多肽后再检测。但因酶解过程中，待测物可能发生移位，内源性酶活性也可能恢复，因此原位酶解方式主要用于内源性蛋白质的鉴定，而非定量分布研究。对于难电离的物质或者存在内源性背景干扰，在样品表面进行化学衍生化将有利于待测物的 MSI 分析。

二、质谱成像的应用模式

质谱成像技术可用于小分子代谢产物、药物化合物、脂质和蛋白质的分析，而且质谱成像能相对快速地利用许多分子通道，完全无需特殊抗体。下面列出五种先进的质谱成像方法。

（一）MALDI 质谱分子成像技术

基质辅助激光解吸电离（matrix assisted laser desorption ionization，MALDI）质谱分子成像（MALDI-MSI）技术，是最早的质谱成像技术，由美国范德比尔特大学（Vanderbilt University）的 Richard Caprioli 等在 1997 年提出。通过将 MALDI 质谱离子扫描技术与专业图像处理软件结合，直接分析生物组织切片，产生任意指定质荷比（m/z）化合物的二维离子密度图，对组织中化合物的组成、相对丰度及分布情况进行高通量、全面、快速的分析，可通过所获得的潜在的生物标志物的空间分布以及目标组织中候选药物的分布信息，来进行生物标志物的发现和化合物的监控。

MALDI-MSI 是在专门的质谱成像软件控制下，使用一台通过测定质荷比来分析生物分子的标准分子量的质谱仪来完成的。通过计算机屏幕观察样品，利用 MALDI 系统的质谱成像软件，选择拟成像部分，首先定义图像的尺寸，根据尺寸大小将图像均分为若干点组成的二维点阵，来确定激光点轰击的间距。激光束通过这个光栅图案照射到靶盘上的组织切片，软件控制开始采集质谱数据，在质谱仪中，激光束对组织切片进行连续的扫描，组织样品在激光束的激发下释放出的分子被质谱仪所鉴定从而获得样品上每个点的质荷比信息，然后将各个点的分子量信息转化为照片上的像素点。在每个点上，所有质谱数据经平均化处理获得一幅代表该区域内化合物分布情况的完整质谱图。仪器逐步采集组织切片的质谱数据，最后得到具有空间信息的整套组织切片的质谱数据，这样就可以完成对组织样品的"分子成像"。设定 m/z 的范围，即可确定该组织区域所含生物分子的种类，并选定峰高或者峰面积来代表生物分子的相对丰度。图像中的彩色斑点代表化合物的定位，每个斑点颜色的深浅与激光在每一个点或像素上检测到的信号大小相关。

（二）解吸电喷雾电离质谱成像

解吸电喷雾电离质谱成像（desorption electrospray ionization MSI，DESI-MSI）是目前较广泛采用的常压成像技术。DESI 技术于 2004 年首次提出，由于这一方法具有样品无须前处理就可以在常压条件下，从各种载物表面直接分析固相或凝固相样品等优势而得到了迅速的发展。自 2008 年以来，DESI-MSI 已成功应用于表面和/或内部组织代谢产物的化学分析，研究单一或混合微生物培养物以及它们之间的化学相互作用。

DESI-MSI 的原理是带电液滴蒸发，液滴变小，液滴表面相斥的静电荷密度增大。当液滴蒸发到某一程度，液滴表面的库仑斥力使液滴爆炸。产生的小带电液滴继续此过程。随着液滴的水分子逐渐蒸发，可获得自由徘徊的质子化和去质子化的蛋白质分子。这种方法将雾化溶剂液滴吹扫组织切片表面，使待分析物溶解并发生电离，离子进入质谱接口进行检测，工作流程图如图 15-7 所示（文末有彩图）。电离机制和解吸事件直接在样品表面实现，以传递分子图像。在不同的生物系统（即微生物、植物和动物）中，观察到的多个离子（m/z）的相对强度以不同的颜色表示。这种方法的最好空间分辨在 50μm 左右，可进行原位检测，在法医鉴定、病理分析、代谢产物分析等领域得到了诸多应用。该方法的主要缺点是有极性歧视和较强的离子抑制，不适用于所有的待测物体系，而且在柔软和不规则的表面（如琼脂培养基）上使用 DESI-MSI 仍是一个挑战。对活菌落的直接 MSI 主要是通过 nano-DESI MSI 完成的，nano-DESI MSI 是一种更适合于在生物群落（如 *Shewanella oneidensis*、枯草杆菌、蓝色链霉

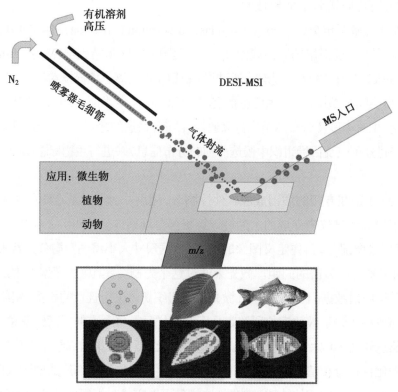

图 15-7 解吸电喷雾电离质谱成像工作流程图

菌、耻垢分枝杆菌和铜绿假单胞菌）上成像的方法，用于考察各种化学成分，如脂肽、鼠李糖脂、喹诺酮类、吩嗪类、糖肽脂等。

（三）大气压红外线 MALDI/LAESI 技术

了解细胞的内部成分是理解健康细胞不同于病变细胞的关键。但是直到目前为止，唯一的方法是观察单个细胞的内部，然后将其从动物或植物中移除，或者改变细胞的生存环境。

MALDI 质谱分析的原理是将分析物分散在基质分子中并形成晶体，当用激光照射晶体时，由于基质分子经辐射吸收能量，导致能量蓄积并迅速产热，从而使基质晶体升华，致使基质和分析物膨胀并进入气相。而生物样品也可以直接吸收能量，比如 2.94mm 波长的光能激活水中氢氧键。利用大气压红外线（an atmospheric pressure infrared, APIR）MALDI 激光直接激活组织中的水分，使样品气化，就像组织表面发生了细胞大小的核爆炸，从而获得了离子化微粒，进入质谱中进行分析。但是并不是所有的气化微粒都带电，大部分其实是不带电的，会被 APIR-MALDI 遗漏。

为了捕捉中性粒子，激光烧蚀电喷雾电离（laser ablation electrospray ionization, LAESI）能捕捉大量带电微滴的微粒，然后重新电离化。通过对整个样品进行处理，复合 APIR-MALDI 和 LAESI 两种方法，能覆盖更多的分子，分析质量更高，并在成像中增加了高度，实现了 3D 代谢产物成像。这项技术的分辨率是直径 10mm，高度 30mm，这与生物天然的立体像素相吻合，这样就可以获得天然构象。

（四）3D 成像 - 二次离子质谱技术

质谱成像技术能将基质辅助激光解吸电离质谱的离子扫描与图像重建技术结合，直接分析生物组织切片,产生任意质荷比化合物的二维或三维分布图。其中三维成像图是由获得的质谱数据,通过质谱数据分析处理软件自动标峰,并生成该切片的全部峰值列表文件,然后成像软件读取峰值列表文件,给出每个质荷比在全部质谱图中的命中次数,再根据峰值列表文件对应的点阵坐标绘出该峰的分布图。

一般的质谱成像技术不能对一些携带大分子碎片的化学成分进行成像,来自宾夕法尼亚州州立大学的 Nicholas Winograd 教授改进了一种称为二次离子质谱(secondary ion mass spectrometry, SIMS)的方法,可以对样品进行完整扫描,三维成像。这种技术具有几个优点:速度快(约 10 000 光谱/s),亚细胞构造分辨率高(约 100nm),以及不需要基质。但是另外一方面,不同于 MALDI 方法,SIMS 方面不是一种"软"技术,这种方法只能对小分子成像,因此常常需要进行粉碎。

SIMS 利用了一种新型 SIMS 光束(carbon-60 磁性球,C60),这种新光束比传统的 SIMS 光束对物体的化学损伤更小。C60 同时撞击样品表面,类似于"一阵爆炸",这样重复的轰击使得研究人员能深入分析样品,进行三维分子成像,Winograd 教授称这个过程是"分子深度成像"(molecular depth profiling)。C60 的能量与其他的离子束相当,却不到达样品表面以下,样品可以连续地被逐层剥离,得到纵面图形,最终获得三维的分子影像。

Winograd 教授等人用含有肽的糖溶液将硅的薄片包裹起来并进行 SIMS 实验,随着薄膜逐渐被 C60 剥蚀,可以获得糖和肽的稳态信号。最终,薄膜完全剥离后可以获得硅的信号。如果用其他的射线或原子离子代替 C60,粒子束会快速穿过肽膜而无法提供有关生物分子的信息。因此这种方法具有良好的空间分辨率,能够获得巨噬细胞和星形细胞的细胞特征和分析物的分布情况。

SIMS 和 APIR-MALDI/LAESI 技术都可以实现三维成像,但两者也有差别。SIMS 方法采用高能离子轰击样品,逐出分析物离子(二级离子),离子再进入质量分析器。MALDI 方法则用激光辐射样品使之离子化。另外,SIMS 探针可以探测到 100nm 的深度,能提供纳米级的分辨率,而 MALDI 可以探测更深,但空间分辨率较低。

(五)纳米结构启动质谱技术

质谱在检测生物分子方面有很大潜力,但现有方法仍存在一些缺陷,灵敏度不够高和需要基质分子促使分析对象发生离子化是其中之二。来自斯克利普斯研究院的 Gary Siuzdak 博士发明了一种称为纳米结构启动质谱(nanostructure-initiator mass spectrometry, NIMS)的新技术,这种技术能以极高的灵敏度分析非常小的区域,从而允许对肽阵列、血液、尿和单个细胞进行分析,而且还能用于组织成像。

NIMS 利用了一种特制的表面,这种多孔硅表面上聚集了一种含氟聚合物。这种方法利用激光或离子束来从纳米尺度的小囊中气化材料,样品中的分子在受到激光或离子束照射时会猛烈爆发,释放出离子化的分析物分子,它们被吸收到表面上,使其能够被检测到。通过这种方法可以分析很多类型的小分子,比如脂质、糖类以及类固醇。

NIMS 的每一种分析材料需要的含氟聚合物有少许差别,是一种一步法的方法,比 MALDI 简单。MALDI 需要固定组织,并添加基质。由于含氟聚合物不能很好的离子化,因此会发生轻微的光谱干扰,而且由于离子化过程是"软性"的,就像 MALDI,所以 NIMS 产生的生物分子是整块离子化,而不是片段离子化。此外,这种技术对于完整蛋白质的检测灵敏度没有 MALDI 高。

三、在药物分析中的应用进展

目前,MSI 技术已广泛应用于蛋白质识别、生物标志物发现、医学诊断等研究。该技术可以直观反映药物作用部位内源性生物分子、原型药物及代谢产物的种类和浓度等原位信息。因此,在药物研发、药物评价和药物临床研究中显示出不可替代的优势。MSI 技术以质谱为检测器可实现对原型药物和 / 或代谢产物进行同时、多部位分析,无须同位素标记;可提供药物在组织中的定量分布信息;MSI 技术能显示药物作用前后组织内分子分布及变化,实现对药效的有效评价;MSI 对目标成分具有独特的定位功能,可以鉴定药物的有毒代谢产物,为研究药物毒性及作用机制提供重要的生物学信息;MSI 还可用于药物蛋白质组学的研究和靶向药物的筛选。

第五节　时间分辨荧光免疫分析法

时间分辨荧光免疫分析法(time-resolved fluoroimmunoassay, TRFIA)是一种以镧系元素的螯合物为标记物,检测其发射荧光的超灵敏的无放射性污染的标记分析技术,是非常有发展前途的一种非同位素标记分析技术。

一、时间分辨荧光免疫分析法的原理

TRFIA 是在荧光分析法(FIA)的基础上发展起来的,它是一种特殊的荧光分析方法。荧光分析利用了荧光的波长与其激发波长的巨大差异从而克服了普通紫外 - 可见分光分析法中杂色光的影响。同时,光电接收器与激发光不在同一直线上,激发光不能直接到达光电接收器,因而大幅度地提高了光学分析的灵敏度。但是,在进行超微量分析的时候,激发光的杂散光影响就显得严重了。因此,解决激发光的杂散光影响成了提高灵敏度的关键。

在生物流体和血清中的多种复合物和蛋白质本身就可以发射荧光,因此使用传统的发色团进行荧光检测的灵敏度会严重降低。大部分背景荧光信号是短时间存在的,因此,将长衰减寿命的标记物与时间分辨荧光技术结合,可以使瞬时荧光干扰最小化。普通的荧光标记物荧光寿命非常短,激发光消失,荧光也会消失。不过有非常少的稀土金属(Eu、Tb、Sm、Dy)荧光寿命较长,可以达到 1~2 毫秒,能够满足测量要求,因此产生了时间分辨荧光免疫分析法,即使用长效荧光标记物,在关闭激发光后再测定荧光强度的分析方法。TRFIA 的标记物为镧系元素及其螯合物,主要是 Tb(铽)、Eu(铕)、Sm(钐)和 Dy(镝)。其中,Tb 的荧光寿命1.6 毫秒,在水中稳定,但其荧光波长较短,散射严重,能量大,易使待测组分分解;Eu 的荧光寿命 1 毫秒,在水中不稳定,但加入增强剂可增强其稳定性。因此,Tb 不适合用于生物分析,单标记中 Eu 最为常用,双标记中 Eu 和 Sm 最常用。

TRFIA 利用具有独特荧光特性的镧系元素及其螯合物为示踪物,代替荧光物质、酶、同位素、化学发光物质,标记抗体、抗原、激素、多肽、蛋白质、核酸探针及生物细胞,待反应体系发生后,用时间分辨荧光免疫分析检测仪测定反应物中的荧光强度,根据荧光强度和相对荧光强度的比值,判断反应体系中分析物的浓度,实现定量的目的。

TRFIA 的原理示意图如图 15-8 所示。

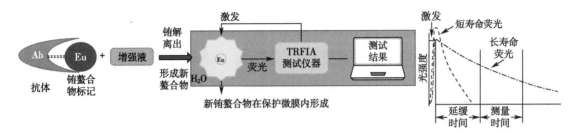

图 15-8　时间分辨荧光免疫分析技术原理示意图

时间分辨荧光免疫技术问世四十余年,但在方法学和应用方面的研究发展却很迅速。国外荧光测量仪已进入第三代,且实现了高度的自动化,2000 年国内也首次推出 ANYTFST 型时间分辨荧光免疫检测系统。TRFIA 已开发出 4 种主要的分析系统:解离 - 增强镧系元素荧光分析系统(dissociation enhanced Lanthanide fluor immunoassay,DELFIA)、FIAgen 分析系统、酶放大 TRFA(time-resolved fluorescence assay)系统、均相 TRFA 系统。其中解离增强镧系元素 TRFIA 的灵敏度高,是最经典的检测系统,其所用的仪器设备包括激发光源、时间延迟设备、激发光单色器或滤光片、样品池、荧光单色器及设有门控的检测器件等。时间分辨荧光免疫分析仪是用来检测镧系离子荧光信号的必备仪器,主要由三大部分组成。

（一）光源

根据 TRFIA 的原理,激发光应具备脉宽小、能量高的特点,目前比较合适的光源有高频脉冲氙灯(频率 1 000Hz,脉宽＜10 微秒)以及高能量的激光器。

（二）信号获取系统

信号获取系统包括样品室、光电倍增管、甄别器、放大器、积分器、A/D 信号转换器和线路,各部分的工作状态均由单片机控制。单片机接收到开始信号,便可触发脉冲发光器,激发样品池里的待测样品发出荧光信号,经一个窄带滤光片作光谱分离后,进入光电倍增管(photomultiplier tube,PMT),转变成为电信号;PMT 的信号,经过放大器放大后,进入检波器;检波器将样品的 1 000 次信号经比较后进入积分器;积分器的取样时间根据所用示踪剂的不同可以进行调节,送入 A/D 转换器转换成数字信号后,再送入微型计算机存储处理。

（三）数据处理系统

以微电脑为中心,按预先编制好的程序,先由标准品荧光值,选择合理的曲线拟合方式,作出标准曲线,再将待测样品的荧光信号与标准曲线作比较,得出待测物的浓度,并将数值存入计算机,打印输出。

二、时间分辨荧光免疫分析法的特点

1. 消除本底短寿命荧光的干扰 TRFIA 采用适当的激发光源和检测体系，通过设置合适的延缓时间和测量时间（门控时间），延迟测量时间，待本底短寿命荧光消失之后，才对复合物的长寿命荧光进行测定，从而最大限度地消除来自本底荧光的干扰，提高了检测灵敏度，而且无放射性污染。

2. 有效地排除非特异荧光 TRFIA 测定特异荧光，得到固定波长的荧光强度时间曲线和固定时间的荧光发射光谱，消除了杂质与背景荧光以提高信噪比，可分辨测定混合物中光谱重叠而荧光寿命有差异的组分，以及溶剂松弛的时间。这有助于对生物大分子和基团作用的研究。

TRFIA 的许多优点是来自镧系元素螯合物固有的特点。镧系离子被适宜的紫外光吸收，配位体螯合而形成螯合物，受到紫外光、氮分子激光器、氙灯等光源的激发而发射荧光时，有如下几个特点：①激发光与发射光之间斯托克斯位移大，易利用干涉滤光片进行波长分辨。激发光对发射光的干扰基本可以排除。②激发光谱谱带较宽，可以增加激发能，而提高灵敏度。③发射光谱谱带很窄，50% 发射谱带约为 10nm，可以利用通带滤光片，只允许峰值波长为 ±5nm 谱段通过供测量，在如此窄的谱段范围内，非特异荧光很少，可有效降低本底荧光，并且能量损失也不大。④镧系离子螯合物荧光寿命很长，约为 1 毫秒，在时间分辨荧光免疫分析仪上测量时，脉冲光源激发后，可以适当延迟一段时间，待其他短半衰期（1~10 纳秒）的非特异荧光完全衰变之后再进行测量，从而极大降低本底荧光，实现时间分辨和灵敏度提高。⑤镧系离子由激发态跃迁到基态时发射荧光，在测量时间内可反复激发镧系离子，这相当于大大地提高了标记比活性。

三、在药物分析中的应用进展

基于 TRFIA 可进行多标记、特异性高、稳定性好、重复性好的特点，其已被用于甲状腺激素、甾体类激素、病毒性肝炎标志物、肿瘤相关抗原、多肽类药物等的分析。如时间分辨铽敏化发光法测定制剂和尿样中的布洛芬含量。布洛芬能与稀土元素铽、表面活性剂 TOPO（三正辛基氧化膦）形成三元复合物，发射出铽的特征荧光峰，最大激发波长和发射波长分别为229nm 和 545nm；再结合时间分辨技术，延缓时间和测量时间分别设定为 100 秒和 200 秒，从而建立了一种新颖的时间分辨铽敏化发光法用于布洛芬的分析。

第六节　微流控芯片技术

微流控芯片（microfluidic chip），又称芯片实验室（lab-on-a chip）或者生物芯片，是在微米级微管中精确操纵微量流体的技术手段，具有将生物、化学等实验室微缩到几平方厘米芯片中的基本功能（样品的制备、分离、反应、检测等）。微流控芯片有着微型化、高灵敏度、高集成、高通量、反应快、检测时间短等技术优势,在生物医学研究、合成分析、司法鉴定等众多领域有着广泛的应用。

一、微流控芯片技术的原理

多功能、高集成、微型化是微流控芯片发展的关键所在。随着材料科学的发展,微流控技术在无数科研人员的不断探索中,经历了从丝网印刷、软光刻到纸质微流控,再发展为更精确的飞秒激光加工技术、双光子 3D 打印技术的过程,制备方法也趋于便捷,精度逐步提高,但控制成本成为限制其工业化制备的首要难题。

(一)微流控芯片常见的制备方法

随着材料科学的发展,作为微流控芯片载体的材料也层出不穷,从硅、玻璃到纸基、水凝胶以及各类聚合物和纳米材料。与此同时,微流控芯片的制备技术也蓬勃发展,如丝网印刷、喷墨打印、3D 打印等。一些高精尖的加工技术,如飞秒激光加工技术、双光子 3D 打印技术,也为高精密度的微流控芯片的制作提供了更多可能。

1. 丝网印刷 丝网印刷作为传统的印刷技术,成本低廉,工艺简单,主要应用于电路板、医疗器械、服装等领域。随着微流控技术的发展,为控制其成本以适应工业化生产,丝网印刷逐渐被应用于制备微流控芯片。如低成本的丝网印刷可降解聚己内酯(PCL)用于制备微流控纸基分析设备(mPADs)的方法。与传统的蜡印方法相比,PCL 丝网印刷 mPADs 实现了精确的疏水边缘生成,利用银纳米粒子探针进行比色检测,可用于分析纳克水平的 Cr^{3+}。丝网印刷大大降低了微流控芯片的制作成本,而且加工步骤少,可重复性高,有利于微流控芯片走向工业批量化生产。

2. 切割和激光打印 激光打印是非接触式微加工技术,可以直接根据金属、塑料、陶瓷等材料中计算机辅助设计(CAD)的数据来加工复杂的微结构。该技术已被应用于微模具和微通道的加工中,仅需要在智能设备上进行简单的操作步骤就可以实现高精度打印,对于环境洁净程度没有要求。但是由于紫外线激光的能量高,存在一定的安全隐患,需要在标准的激光实验室中进行操作,并使用专业安全防护设备。

3. 喷墨打印 喷墨打印一般应用于不同材料的精密组件喷印成型,其优势在于高速度、自动化、低成本、环境友好度高等。利用喷墨技术可直接将墨滴喷射到电路板上,从而精确绘制电路图。导电墨水电极非常适合热塑性塑料中微流控器件的快速成型,当与更高通量的应用方法(如喷墨打印)相结合时,则具有规模化生产的潜力。该系统已用于热塑性芯片液滴电容传感、合并和分选。喷墨打印可以与 3D 打印技术相结合制备器官组织支架等,超高精度的打印在生物医药领域具有广阔的应用前景。

4. 光刻打印 光刻和蚀刻技术起源于半导体和集成电路芯片制造,是微流控芯片制造中最基本的技术。目前已广泛应用于硅、玻璃和石英基板上的微结构制造。光刻和蚀刻包括三种工艺:薄膜沉积、光刻和蚀刻。光刻可以使其表面具有疏水性,增强基底表面与光刻胶的黏附性。当前我国的光刻打印技术仍存在很多难以攻克的技术壁垒,在眼下严峻的贸易环境中,光刻技术的突破对于我国的芯片产业链而言举足轻重。

5. 3D打印 3D打印技术自20世纪80年代开始进入人们的视野,随着3D打印的设备和材料(墨水)的不断发展,其可以将导体、半导体等材料融合交织快速定型,因而在仿生器官和可穿戴设备方面有着巨大的潜力。目前应用十分广泛。3D打印尽管有着可定制性的优势,但其在柔性多功能可穿戴设备和植入设备方面仍处于开发初期,还面临着挑战,如提高精密度、分辨率,实现人工智能辅助3D打印等。

(二)微流控芯片分析系统

一个完整的微流控芯片分析系统应包括取样、进样、试样预处理(预分离、浓集、稀释、混合、反应等)、高分辨分离、检测及系统控制和数据处理显示等单元系统。

1. 微流控芯片进样系统 进样技术是微流控芯片分析系统中的关键技术。如微流控芯片毛细管电泳系统主要有两类进样方式,分别为基于时间进样法和基于体积进样法。基于时间的进样法包括门式进样法和T型通道进样法;而基于体积进样法则包括"十"字通道和"双T"型通道进样法。

2. 微流控试样预处理系统 样品在进行检测之前,往往需要进行一系列步骤的预处理和反应操作,常采用的分离和浓集技术有过滤、渗析、气体扩散、液液萃取、固相萃取等。常采用的反应操作有标记反应(衍生化反应)、酶催化反应、PCR反应、免疫反应及其他生化反应。

3. 高分辨分离系统 目前微流控芯片系统的主要分离技术为芯片毛细管电泳和芯片高效液相色谱技术。芯片毛细管电泳具有分离速度快、分离效率高、进样体积小、流体操控能力强、系统集成化和微型化等特点,并已成功应用于区带电泳、胶束电动色谱、凝胶电泳、等电聚焦等多种电泳分离模式。分离的样品也极其广泛,包括氨基酸、手性氨基酸、生化药物、金属离子、多肽、蛋白质、DNA、RNA等。芯片液相色谱是将液相色谱的进样阀、预富集柱、分离柱和用于电喷雾质谱检测的电喷雾针集成于高聚合物芯片上。该系统被应用于酶解牛血清蛋白样品的分析和肿瘤标志物的发现。

4. 微流控芯片检测系统 微流控芯片分析系统的液体体积较小,通常为纳升、皮升级,甚至到飞升级,因此,该系统对其检测器的灵敏度和信噪比的要求更高。目前可以应用微流控芯片的主要有紫外-可见光吸收检测、激光诱导荧光检测、化学发光检测、电化学检测、质谱检测等。

(1)微流控芯片紫外-可见光吸收检测:以氘灯或钨灯为光源,选择一定的波长对微流控芯片上反应或分离后的样品进行照射,由紫外-可见光检测器检测物质的吸收波长从而获得检测信息。但微流控芯片的分离通道尺寸较短,限制了检测吸收光程,直接影响样品检测的分离度与灵敏度,因此应用微流控芯片紫外-可见光吸收检测药物的研究相对较少。

(2)微流控芯片激光诱导荧光检测:在微流控芯片中,大多采用共聚焦光路与激光器及检测器结合,可有效消除强激发光的干扰,降低背景噪声。目前,虽然微流控芯片激光诱导荧光检测药物的研究较多,但由于很多药物自身荧光效率低,需要各类荧光探针或荧光试剂与待测药物进行特异性结合后才可以进行检测。

(3)微流控芯片化学发光检测:微流控芯片与化学发光检测器的结合,通常将光电检测器直接置于反应通道下方。化学发光是以化学发光检测法为基础发展而来,其除保留了普通化学发光方法所具有的高灵敏度、仪器简单等优点外,还具有重现性好、试剂稳定、操作简便和一些试剂可以重复使用等优点。微流控芯片化学发光法检测药物的研究较为丰富。

(4) 微流控芯片电化学检测:基于样品和缓冲溶液背景的电导差异而进行检测,分为接触电导检测和非接触电导检测。在接触电导检测中,电极与通道中的溶液接触,电极容易受到损坏,且存在高压分离电场对检测的干扰及电极污染问题;非接触电导检测是在电导检测器基础上将检测电极放置在芯片外表面,避免了电极与待测溶液的直接接触,从而避免了随之而来的上述一系列问题。由于非接触电导检测干扰相对较少,通用性较好,因此目前大多数微流控芯片电导检测药物的研究多采用非接触电导检测。

(5) 微流控芯片质谱检测:微流控芯片与质谱检测器的结合,所得到的检测数据丰富而全面,不仅可以分离复杂混合物,而且可以鉴定各组分。目前微流控芯片质谱检测多用于细胞 - 药物作用后代谢物质的分析研究。

二、微流控芯片系统的特点

1. 微量试样与试剂的消耗　可由微升级降低至纳升级甚至皮升级,减少了贵重试样的消耗,也降低了环境污染。

2. 分析高速　一个分析操作可在数秒至数十秒内完成反应和分析。主要原因是微米级通道中的高传质和高传热速率,以及反应和分析系统空间尺寸的缩小。

3. 高通量　在微流控芯片上可以实现多个反应和分析通道同时进行,形成并行的多通道阵列分析系统。

4. 系统微型化、集成化和自动化　利用微加工技术可以将多个分析和控制功能单元集成在数平方厘米的芯片上,时间分析系统的微型化、集成化和自动化,进而发展出功能齐全的便携式分析仪器,适用于各类现场分析。

5. 显著的尺度效应　在微流控芯片系统中,存在着多种区别于宏观系统的尺度效应,如层流效应、快速扩散传质效应、快速传热效应和界面效应等。微流控系统尤其擅长进行单个细胞的操控,是进行大规模单细胞分析或单分子分析的理想工具。

三、在药物分析中的应用进展

微流控芯片检测技术作为一种前沿的分析检测技术,已在不同类型的药物分析中有了较为广泛的应用。一方面,微流控芯片降低了药物分析的成本,使药物分析检测的手段更为丰富,也使药物分析更加微型化、集成化;另一方面,药物分析场景的新要求,也促进了微流控芯片检测技术的成熟。近年来,微流控芯片在药物分析与检测上的应用不仅涉及片剂、注射液、颗粒剂、胶囊剂、滴鼻液、滴眼液等多种剂型,而且可检测的成分也由单一主成分检测发展为多成分的同时检测,应用范围也拓展到了药动学研究、手性药物检测、组织样本中的药物浓度检测、尿药浓度检测、血药浓度检测等方面。

微流控芯片分析在单一主成分药物分析中的应用较为多样,发挥了微流控芯片检测微型化、快速化、样品/试剂消耗低的优点，可以满足多种制剂主成分检测的需要。目前，微流控芯片在片剂成分检测中的应用以非接触电导检测与安培检测居多。在注射液分析方向，微流控芯片非接触电导检测法具有通用性强、适合检测溶液中离子的优势。微流控芯片在其他药物剂型（如颗粒剂、胶囊剂、滴鼻液和滴眼液等）检测的应用中，也延续了片剂、注射液检测方向以电化学检测为主的趋势。

多成分药物同时分析的难度有所增加，且部分应用场景也需要微流控芯片检测联合在线富集技术以进一步提高检测灵敏度。随着复方药物分析、环境药物监测以及其他复杂药物分析场景进一步发展的需要，微流控芯片药物分析会出现更多、更丰富的研究与应用。

ER15-2　第十五章　目标测试

（彭金咏）

参考文献

[1] 孙立新. 药物分析[M]. 北京: 人民卫生出版社, 2014.

[2] 曾苏. 药物分析[M]. 3 版. 北京: 高等教育出版社, 2021.

[3] 杭太俊. 药物分析[M]. 8 版. 北京: 人民卫生出版社, 2016.

[4] 杭太俊. 药物分析[M]. 北京: 化学工业出版社, 2019.

[5] 杨玉红, 田艳花. 食品分析与检测[M]. 武汉: 武汉大学出版社, 2015.

[6] 梁生旺, 贡济宇. 中药分析[M]. 北京: 中国中医药出版社, 2016.

[7] 吴志生, 乔延江. 中药制造测量学[M]. 北京: 科学出版社, 2022.

[8] 吴志生, 乔延江. 中药制造信息[M]. 北京: 科学出版社, 2024.

[9] 国家药典委员会. 中华人民共和国药典: 2020 年版[M]. 北京: 中国医药科技出版社, 2020.

[10] 国家药品监督管理局药品审评中心. 新型冠状病毒预防用 mRNA 疫苗药学研究技术指导原则(试行)
[EB/OL]. [2022-01-16]. https://www.gov.cn/xinwen/2020-08/15/content_5535069.htm.

[11] 吕东, 黄文龙. 浅谈中国药品质量控制模式的变迁[J]. 中国医药工业杂志, 2008, 39(7): 551-553.

[12] 许明哲, 黄宝斌, 杨青云, 等. 分析方法确认内容介绍[J]. 药物分析杂志, 2015, 35(1): 183-189.

[13] 孙一平, 刘戈, 李春刚. 药品分析方法转移类型与程序[J]. 上海医药, 2019, 40(3): 74-77.

[14] 许明哲, 黄宝斌, 杨青云, 等. 分析方法转移内容介绍[J]. 药物分析杂志, 2015, 35(1): 176-182.

[15] 钟丽君, 陈思, 田军. 分析方法确认的介绍和建议[J]. 药物分析杂志, 2019, 39(5): 945-950.

[16] 林沛辰. 固相萃取技术在我国环境化学分析中的应用分析[J]. 中国资源综合利用, 2019, 37(05): 173-
175.

[17] 黄照荣, 冯华业. 固相萃取技术在食品分析中的应用[J]. 食品安全导刊, 2021(18): 166-168.

[18] 伍莉莉, 邓海韬, 许国, 等. 固相微萃取技术在样品前处理中的应用研究[J]. 广东化工, 2017, 44(11):
167-168.

[19] 晁亮, 何宇臻, 方家豪, 等. 液相微萃取技术及其在生物样品预处理中的应用进展[J]. 药学学报, 2023,
58(02): 298-312.

[20] 李章万, 徐秀荣. 色谱分析中生物样品的前处理方法[J]. 药物分析杂志, 1996(01): 55-59.

[21] 邱宗荫, 李惠芝, 曾少波. 高效液相色谱中的化学衍生法[J]. 色谱, 1989(06): 340-349.

[22] 刘勇建, 牟世芬. 紫外光降解 - 离子色谱法测定液晶化合物中的阴离子[J]. 色谱, 2001(06): 493-496.

[23] 马维炜, 寇鹏斌, 王锡龙. 微波消解技术及其在分析化学中的应用[J]. 化纤与纺织技术, 2023, 52(06):
43-45.

[24] 陈永康, 韩朝阳. X 射线衍射法对药物西咪替丁的分析[J]. 上海计量测试, 2008(02): 23-26.

[25] 肖飒,郭树攀,王汝涛.异丙双酚的晶体结构和晶型稳定性研究[J].中国新药杂志,2020,29(4):376-381.

[26] 黄丽丽,何红,朱健萍,等.NIDRS法结合GC-MS法分析吡罗昔康原料晶型及PⅡ晶型吡罗昔康片中1,2-二氯乙烷残留[J].药物分析杂志,2017,37(2):310-315.

[27] 王馨,徐冰,徐翔,等.中药质量源于设计方法和应用:过程分析技术[J].世界中医药,2018,13(03):527-534.

[28] 李春美,陈娜,谭超,等.基于光谱技术实现中药三七的真伪识别及产地分析[J].当代化工,2020,49(05):834-837.

[29] 黄浩,李洁,陈荣,等.拉曼光谱结合统计分析对不同产地黄芪饮片的鉴别分类研究[J].福州大学学报(自然科学版),2014,42(04):646-652.

[30] 陈蕾,康笑博,宋宗华,等.《中国药典》2020年版第四部药用辅料和药包材标准体系概述[J].中国药品标准,2020,21(04):307-312.

[31] 陈超,王丹丹,程磊,等.《中华人民共和国药典》2020年版和国外药典的药包材标准体系概述[J].中国医药工业杂志,2021,52(02):267-271.

[32] 武静文,詹宇杰,李莎,等.ICP-OES法测定药用硅胶干燥剂纸袋中的12种元素[J].华西药学杂志,2021,36(04):453-457.

[33] 平玲,牛杰,张铭润,等.Sabin株脊髓灰质炎灭活疫苗与不同包材的相容性[J].中国生物制品学杂志,2021,34(07):775-781.

[34] 张永涛.大输液软袋用高分子材料的研究进展[J].合成树脂及塑料,2020,37(04):92-95.

[35] 霍东风,肖宇,张肖宁.低密度聚乙烯滴眼剂瓶的阻隔性研究[J].黑龙江医药,2021,34(03):547-549.

[36] 苗雅楠,骆泰庆,王薇.各类基础输液产品包装的综合评价:文献系统综述[J].中国卫生资源,2020,23(03):232-240.

[37] 梁真真,白绘宇.抗菌性聚乙烯醇包装材料的研究进展[J].塑料包装,2019,29(05):13-23.

[38] 宋夏义.全球医药包装八大趋势[J].中国自动识别技术,2018,(03):73-74.

[39] 胡军华,于桂芳,王永香,等.热毒宁注射液与低硼硅玻璃安瓿瓶的相容性评价[J].中国药学杂志,2021,56(03):218-224.

[40] 郑永森,刘继鑫,杨晖,等.适用于敏感性药品的医药软包装材料的研发[J].轻工科技,2021,37(05):40-41.

[41] 王丹丹,程磊,俞辉.药用聚酯瓶中乙醛测定方法分析与优化[J].药物分析杂志,2021,41(05):893-898.

[42] 方旻,黄梓为,党玺云,等.一次性使用输液器的药物相容性研究思路探讨[J].中国医疗器械信息,2020,26(13):21-22.

[43] 余艳,杨丹.影响药物制剂稳定性因素及其解决方法[J].科技资讯,2020,18(17):207-208.

[44] 陈婧,希迪·莫苏拉,杨宗蕊.中性硼硅玻璃与药物相容性研究进展[J].包装工程,2021,42(10):37-43.

[45] MA L J, LIU D H, DU C Z, et al. Novel NIR modeling design and assignment in process quality control of Honeysuckle flower by QbD[J]. Spectrochimica Acta Part A: Molecular and Biomolecular Spectroscopy, 2020, 242: 118740.

［46］MA L J, LI Y, LEI L T, et al. Real-time process quality control of ramulus cinnamomi by critical quality attribute using microscale thermophoresis and on-line NIR［J］. Spectrochimica Acta Part A：Molecular and Biomolecular Spectroscopy, 2020, 224：117463.

［47］YU F L, ZHAO N, WU Z S, et al. NIR rapid assessments of blumea balsamifera（Ai-na-xiang）in China［J］. Molecules, 2017, 22（10）：1730.

［48］徐曼菲. 中药红花辨色论质方法学研究［D］. 北京：北京中医药大学, 2016.

［49］LIN L, XU M F, MA L J, et al. A rapid analysis method of safflower（Carthamus tinctorius L.）using combination of computer vision and near-infrared［J］. Spectrochimica Acta Part A：Molecular and Biomolecular Spectroscopy, 2020, 236：118360.

［50］DAI S Y, PAN X N, MA L J, et al. Discovery of the linear region of near infrared diffuse reflectance spectra using the kubelka-munk theory［J］. Frontiers in Chemistry, 2018（6）：154.

［51］潘晓宁. 基于Kubelka-Munk理论的中药近红外漫反射定量研究［D］. 北京：北京中医药大学, 2016.

［52］薛忠, 徐冰, 张志强, 等. 药物粉末混合过程在线监控技术研究进展［J］. 中国药学杂志, 2016, 51（2）：91-95.

［53］林兆洲, 杨婵, 徐冰, 等. 中药混合过程终点在线判定方法研究［J］. 中国中药杂志, 2017, 42（06）：1089-1094.

［54］SCHAERLI Y, WOOTTON R C, ROBINSON T, et al. Continuous-flow polymerase chain reaction of single-copy DNA in microfluidic microdroplets［J］. Anal Chem, 2009, 81（1）：302-306.

［55］WHITESIDES G M. The origins and the future of microfluidics［J］. Nature, 2006, 442（7101）：368-373.

［56］WU J, FANG H, ZHANG J, et al. Modular microfluidics for life sciences［J］. J Nanobiotechnology, 2023, 21（1）：85.

［57］PARROT D, PAPAZIAN S, FOIL D, et al. Imaging the unimaginable：Desorption electrospray ionization-imaging mass spectrometry（DESI-IMS）in natural product research［J］. Planta Med, 2018, 84（9-10）：584-593.

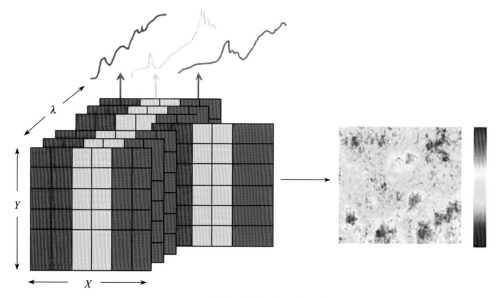

图 14-6　化学成像超立方方阵示意图

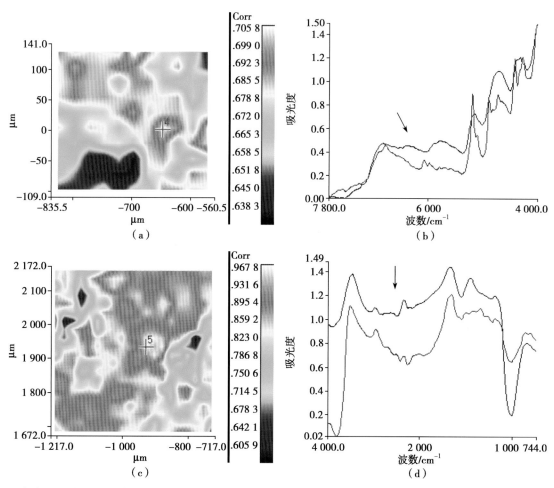

（a）近红外映射图；（b）具有最大相关性的代表性区域的近红外图谱（相关系数 =0.719 1；针对橙皮苷
　　对照品的光谱）；（c）红外映射图；（d）具有最大相关性的代表性区域的红外图谱

图 14-20　样本中橙皮苷的近 / 红外成像相关性图和成像面上点的相关光谱图

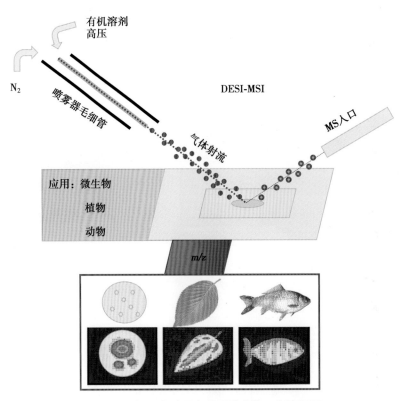

有机溶剂
高压

N₂

喷雾器毛细管

DESI-MSI

MS入口

气体射流

应用：微生物
植物
动物

m/z

图 15-7　解吸电喷雾电离质谱成像工作流程图